常见肿瘤诊疗策略

COMMON TUMOR DIAGNOSIS AND TREATMENT STRATEGY

主编：刘景诗
周 晓
梁剑平

海南出版社
HAINAN PUBLISHING HOUSE

图书在版编目（CIP）数据

常见肿瘤诊疗策略/刘景诗，周晓，梁剑平主编
·--海口：海南出版社，2015. 1
ISBN 978-7-5443-5873-6

Ⅰ.①常··· Ⅱ.①刘··· ②周··· ③梁··· Ⅲ.①肿瘤-诊疗 Ⅳ.①R73

中国版本图书馆 CIP 数据核字（2015）第 005721 号

常见肿瘤诊疗策略

刘景诗　周晓　梁剑平　主编

责任编辑：刘认军
策　　划：吴　琼
装帧设计：名典文化
出版发行：海南出版社
地　　址：海口市金盘开发区建设三横路 2 号
邮　　编：570216
电　　话：0898-66830929（海口）
0731-84880486 转 201（长沙）
网　　址：http://www.hncbs.cn
印刷装订：长沙多元印务有限公司
开　　本：889× 1194（毫米）　1/16
印　　张：29
字　　数：595 千字
版　　次：2015 年 1 月第 1 版　2015 年 1 月第 1 次印刷
书　　号：ISBN 978-7-5443-5873-6

定　　价：98 .00 元

《常见肿瘤诊疗策略》编委会

主　　编：刘景诗　周　晓　梁剑平

副 主 编：梁松岳　任年军

编　　者：（按姓氏笔画排序，排名不分先后）

王云启　王　晖　王　静　元发芝　古善智　史彩霞

左朝晖　朱苏雨　朱跃红　江勃年　许若才　邬　麟

何正文　吴飞跃　吴冠宇　吴湘玮　张九堂　张克强

李先安　李新春　肖高明　陈　凡　陈亦乐　陈建华

陈　杰　陈跃军　杨　农　周彦杰　易平勇　欧阳立志

欧阳取长　欧阳强　罗　以　罗　英　罗　嘉　金志红

金和坤　胡小翠　胡　英　胡炳强　唐迪红　唐　洁

席许平　桂　玲　殷先利　袁志军　康忠诚　喻建军

韩亚骞　韩惟青　廖革望

序

恶性肿瘤已成为目前危害人类身体健康最严重的疾病之一，不仅给成千上万的患者及其家属带来巨大的痛苦与不幸，同时给人类幸福和经济发展造成巨大的负面影响。WHO 专家预测，2020 年全球人口 80 亿，癌症发病将达到 2000 万人，死亡将达到 1200 万人，癌症将成为新世纪人类第一杀手，对人类生存构成最严重的威胁。因此，如何抗击癌症是 21 世纪人类面临的严峻挑战。

恶性肿瘤的治疗是现代医学的一个难题。近年来，尽管治疗手段与方法日新月异，但治疗效果却缺乏实质性的突破，过度治疗和不规范治疗的现象也比较普遍。由于缺乏规范治疗，我国肿瘤患者 5 年生存率不高，京津沪这样的大城市也仅为 40%，甚至有约 15%的肿瘤患者因为接受不规范治疗而加速死亡，而美国等发达国家则高达 68%。我国肿瘤的规范化治疗到了非正视不可的地步。

《常见肿瘤诊疗策略》的出版无疑对改善与普及肿瘤规范化治疗起到积极的推动作用。本书的编写者来自临床一线，全书用较大篇幅详细阐述了各个病种的诊断与鉴别诊断技术、治疗规范及最新进展，内容全面而详实。

本人虽不从事肿瘤临床工作，但一直坚持提倡治疗的规范化，特写此序推荐此书。

本书的出版将为从事肿瘤临床的各级医务人员提供有益的参考，为推动我国肿瘤规范化治疗事业作出积极贡献。

付小兵

2014 年 11 月

（**付小兵：**中国工程院院士。现任解放军总医院全军创伤修复重点实验室主任，创伤外科研究员，博士生导师。任国际创伤愈合联盟（WWHU）执委、国家自然科学基金评委和咨询委员、国家科技进步奖军队后勤专用项目评委、国家新药评委、中华医学会创伤学分会候任主任委员以及《国际创伤修复与再生杂志》、《国际创伤杂志》、《中国科学》以及中华创伤杂志编委等学术职务。）

前　言

肿瘤发病率的上升已经成为政府、医疗工作者、老百姓共同关注的问题。肿瘤的发生、发展是一个由社会因素、自然环境因素、人体遗传因素共同影响的结果。介于此，国家在本世纪初已经提出针对常见肿瘤需要建立早期预防、早期诊断、综合治疗的完整体系，肿瘤的诊治强调“可控、可防、可治”的一体化理念。《常见肿瘤诊疗策略》是由中国第一家通过 JCI 认证的三级甲等肿瘤专科医院组织数十位专家，精心编写的一部针对肿瘤的外科治疗、内科治疗、放射治疗一体化综合治疗的专业参考书。各位编者均为有着长期临床经验的业内专家，在总结过往工作的基础上，介绍了目前临床常用的一些诊治方案，尽量涵盖各自领域的新理论、新观点、新技术。本书的宗旨为突显“综合、规范、实用”的特色，以病种为单位，从早期诊断、综合治疗、规范化的临床路径、常态化的跟踪随访等不同角度进行详细的阐述。

本书的出版旨在帮助从事肿瘤专业的临床医师制定更为合理、科学的诊治方案，提升肿瘤诊疗水平。适用于不同级别的临床医师、护士、从事肿瘤研究的相关人员。

由于编者水平有限，难免有疏漏与不妥之处，敬请各位同仁与读者批评指正。

2015 年 1 月

（**刘景诗**：湖南省肿瘤医院院长兼党委副书记，医学博士，主任医师，硕士生导师。先后发表科研、教学管理论文 40 余篇，省部级科研立项 10 余项。

周　晓：湖南省肿瘤医院党委书记兼副院长，主任医师，硕士生导师，国务院政府特殊津贴专家，从事头颈肿瘤外科临床和基础研究 20 余年。

梁剑平：湖南省肿瘤医院副院长，主任医师，获湖南省第三批 121 人才工程第二层次人选，其主持课题“湖南省肿瘤资源平台的建设和利用”获湖南省科技厅课题立项并获国家外专局专项基金资助。）

目 录

第一章 内 科

第一节 肿瘤介入治疗

一、经导管血管内灌注化疗

【概述】

经导管血管内灌注化疗是指经皮穿刺后插管至恶性实体瘤的供血动脉内进行灌注化疗。血管内药物灌注术最早文献报道于1921年，20世纪世界50年代后逐渐用于实体肿瘤。随着介入放射学的发展，其应用越来越广泛，其临床疗效也得到肯定。

【原理】

化疗药物的疗效除其自身的药理作用和肿瘤对化疗药物的敏感性有关外，尚与肿瘤区域的化疗药物浓度和化疗药物与肿瘤接触时间有关，药代动力学研究表明，药物经静脉注入人体后经心脏至各动脉分支逐级分流到全身，在这个过程中，化疗药物已被血液充分稀释混合，在到达肿瘤区域的同时，也有大部分化疗药物已分流到达非肿瘤区域；同时大部分化疗药物的游离基键易与血浆蛋白结合，使到达靶器官时具有生物活性的含游离基键药物量减少，使药效降低。

实体肿瘤区域的药物浓度主要取决于其局部血流量，器官供血量大，肿瘤血管丰富，则肿瘤区域的药物浓度相对较高；但某一肿瘤在某一时期其血流量是相对稳定的，所以在静脉给药的情况下要提高肿瘤区域的药物浓度，只有增加药物注射剂量计注射速率。但通常药物的副作用与其外周血浆浓度成正比，所以静脉给药难以提高药物浓度。

动脉灌注化疗是血管内药物灌注术的一种，通过导管进入肿瘤供血动脉内，药物分布量不受全身血流分布的影响，肿瘤区域成为全身药物分布量最大的所在地，即使以小于静脉给药量的化疗药物注入，肿瘤区域的药物浓度仍远高于全身。所以动脉内灌注化疗可提高药物效价，提高疗效。

【设备和器械】

1.常规器械：常规器械与选择性血管造影所用相同，主要有穿刺针、导管鞘、导丝、导管。

2.特殊器械。

（1）球囊阻塞导管：外形同常规选择性导管，内为双腔，球囊腔与导管头端的乳胶球相通。待导管插入靶动脉后，先经球囊腔注入对比剂将球囊膨胀已阻断靶动脉血流，再经主腔缓慢注入药物。由于无血流冲刷和稀释，靶器官内药物潴留时间更长，浓度更高。

（2）全植入式导管药盒系统：又称埋入式药物泵，由留置导管和药盒组成。留置导管能在X线透视下淡浅显影，导管外径5~6F，内径可容纳0.038in导丝。药盒直接2~4cm，可埋置并固定在皮下组织。药盒上层为一层耐穿刺的高密度硅胶膜，能进行几千次穿刺给药而不泄漏。将已置入靶动脉的导管引出与药盆连接后埋置于胸、腹部皮下组织，即可行长期药物灌注治疗，从而使患者免受反复血管穿刺和体外留置导管之不便。

【操作方法】

常规采用Seldinger技术插管，将导管选择性插入靶动脉后先行血管造影，以了解病变的性质、大小、范围和血供等情况，然后行选择性或超选择性插管灌注化疗。其主要方式如下。

1. 一次性冲击法：是指在较短时间内（通常为30分钟至数小时）将药物注入靶动脉，然后拔管结束治疗的方法。其优点为操作迅速、简单、并发症少、护理简单。但因药物与病变接触时间较短及不能重复给药，疗效可能受影响。

2. 动脉阻滞化疗：目的是使靶血管血流减少后再行灌注化疗，进一步提高病变区药物浓度和延长药物停滞时间。

（1）球囊导管灌注法：是将专用的球囊导管插入靶动脉，然后用稀释的对比剂膨胀球囊使其阻断动脉血流，再行化疗药物灌注的方法。与一般的灌注方法比较，其可以提高靶器官药物浓度数倍至数十倍，且能延长药物停滞时间。球囊导管灌注法主要与肝、肾、盆腔和四肢恶性肿瘤的治疗。

（2）动脉升压化疗灌注：是利用肿瘤动脉对血管活性物质反应不良的特点，先灌注小剂量升压药物使正常组织血管收缩，血流量减少，而肿瘤血管床被动性扩张，血流量相对增加，再行化疗药物灌注的方法。可达到提高肿瘤区的药物浓度，保护正常组织的目的。目前常用的药物为血管紧张素II。

（3）可降解淀粉微球和生物降解白蛋白微球阻滞法：两者注入靶动脉后再加以化疗药物灌注。与其他中期和长期栓塞微球不同，此两种微球仅造成数十分钟的血流量减少，暂时减少动脉血流，待其被降解后血流可恢复至以前水平。

3. 长期药物灌注：相对于一次冲击性灌注而言，导管留置的时间较长，灌注可持续性或间断性。适用于肿瘤的姑息性治疗，主要方式如下：

（1）普通导管留置法。即用常规动脉造影器械和方法插管至靶动脉，造影明确诊断及确定导管位置正确后在穿刺部位用缝线固定装置固定导管，再行灌注化疗。由于股动脉置管时患者行动不便，因此需留置较长时间的灌注者可经肱动脉、腋动脉或锁骨下动脉置管。每次灌注后需用肝素生理盐水封管，防止血液倒流入导管造成血凝块阻塞。本方法主要缺点是留置导管时间有限，患者行动不便，护理工作较繁重病可能产生局部感染、血栓形成、导管堵塞或脱位等并发症。

（2）全植入式导管药盒系统。经锁骨下动脉或股动脉插入常规动脉导管选择性或超选择性插入靶动脉后置入交换导丝，拔出导管，沿导丝送入留置管。同时在胸部、腹部或股内侧切口并在皮下向穿刺部位做一皮下遂道，将留置管引出并与药盒连接，在皮下固定药盒并缝合皮肤。此系统可长期留置，通过局部皮肤穿刺刺入药盒做持续或间断性药物注射。由于是全埋入的留置方式，患者行动方便，生活质量较体外留置导管者明显提高，适用于肝癌、肺癌、胃癌和盆腔恶性肿瘤的长期化疗。

【临床应用】

1.恶性实体肿瘤的姑息性化疗。

2.外科手术前辅助化疗。

3.术后预防性化疗和复发灶的局部化疗。

灌注化疗术比全身性化疗的有效率显著提高，患者的生存质量得到显著改善，明显延长生存期。目前已经在临床中应用于全身各种组织来源的恶性实体肿瘤。包括头颈部恶性肿瘤、胸腹部恶性肿瘤、骨及软组织恶性肿瘤及全身各种转移性肿瘤。

【并发症及其防治】

1.顽固性消化道粘膜炎：由于：①化疗药物局部化学刺激引起消化道粘膜损伤、坏死；②药物刺激延脑呕吐中枢，刺激第四脑室底化学感受器出发引起口腔炎食管炎；③严重的恶心、呕吐及消化液刺激粘膜所致。化疗药物用量过大，配伍不合理易发生黏膜炎，合理联合应用化用药，减少药物剂量，并且用药后让患者大量饮水或输液水化，同时应用甲氧氯普安、维生素B6和盐酸昂丹司琼等止吐药物减少或减轻黏膜炎发生。

2.皮肤色素沉着和坏死：可因动脉灌注所用化疗药物浓度过高、注射速度过快或灌注药物的靶血管局部皮肤供血动脉共干时，易引起局部皮肤坏死。防止措施是：在行导管内灌注时应将导管超选择插管至病变供血动脉内，避开皮肤供血动脉，并尽量减少药物剂量，减慢注射速度。如果出现了皮肤变色坏死，则应以扩张血管改微循环，应用抗生素防止感染，并局部外敷药物（硫酸镁等），一般于治疗1~2周内能够恢复正常。当坏死面积较大、较深时应采取清创、植皮等治疗。

3.骨髓抑制：化疗药物大多数有不同程度的骨髓抑制作用，尤以粒细胞减少为主要表现。白细胞明显减少可继发严重感染，血小板显著降低可导致DIC或致命出血。减轻骨髓抑制的措施是严格掌握化疗的适应症，根据患者的一般情况、体表面积、以往放化疗经历等因素决定用药剂量，且尽量不将骨髓毒性大的药物联合使用。同时化疗期间给予必要的支持治疗。如果出现骨髓抑制则应暂停用化疗药，同时给予升白细胞药物和升血小板药物、给予抗生素预防感染，有出血倾向时应给予止血，可酌情输注包细胞或血小板治疗。

4.内脏毒性：许多化疗药物对肝、肾、心脏有一定程度的损害作用，尤其是在这些脏器本身患有疾病和有潜在疾病情况下，更容易发生脏器的毒性反应。在灌注化疗前后，应使用保护相应脏器的药物和手段，如保肝、水化、利尿等，尽量减少中药脏器的功能损害。另外根据重量的病理特性和对抗癌药物的敏感程度联应用药多种化疗药物，扩大化疗药物与肿瘤细胞间的作用范围，减慢肿瘤细胞耐药性，最大限度地杀伤肿瘤细胞并减少每种药物总量，降低药物毒副反应。

二、经导管血管内栓塞化疗

【概述】

肿瘤供血动脉内栓塞是经导管内介入治疗的一种方式，是指在X线电视透视下并导管选择性地将暂时性或永久性栓塞物质向肿瘤血管内注入使其阻塞，以达到治疗肿瘤的目的。经导管血管内栓塞术最早报道于1930年，20世纪70年代起逐渐用于治疗实体肿瘤。随着材料工艺学的发展和计算机技术的发展，血管栓塞治疗技术也得到了提高和广泛的应用，技术也渐趋成熟。为肿瘤治疗提供了一种安全、有效地治疗手段，提高了患者的生存质量、延长了患者的生存时间。

【原理】

栓塞术对肿瘤起治疗作用的主要原理为：堵塞靶血管使肿瘤造成缺血坏死；阻塞或破坏异常血管床、腔隙和通道使血流动力学恢复正常；阻塞血管使之远端压力下降或直接封堵破裂的血管以利于肿瘤破裂出血时止血。

1.栓塞剂对靶血管的影响：根据栓塞剂的物理状态可分为固体栓塞剂如弹簧圈、明胶海绵等和液体栓塞剂如无水乙醇、正丁基-2-氰基丙烯酸酯（NBCA）、乙烯-乙烯醇共聚物（ONYX）等；也可根据栓塞剂在人体内降解的时间分为长效栓塞剂如不锈钢圈、中效如明胶海绵和短效栓塞剂如体血凝块等。栓塞剂对靶血管的影响与其性质有关。一般固体栓塞剂进入靶血管后，在与其直径相同的血管停留下来，形成机械性栓塞，再此基础上栓子周围及被栓血管的远端和近端常可并发血栓形成，造成局部血流中断。一般固体栓塞剂和部分液体栓塞剂对血管壁的结构不产生破坏，仅产生物理栓塞，栓子周围可见异物反应。随着时间的延长，部分可吸收的栓塞剂被吸收后可观察到血管的机化和血管的再通。未再通者血管萎缩变细、结构模糊甚至消失，局部纤维化，血管永久性闭塞。部分液态栓塞剂(无水乙醇等）可通过化学破坏作用损伤血管内皮，并使血液有形成分破坏成泥状从而瘀塞毛细血管床，并引起小动脉继发血栓形成。栓塞后早期镜下即可见小动脉及毛细血管广泛血栓形成，血管内皮细胞肿胀、脱落。栓塞后 1 个月左右镜下可见血栓机化，化学破坏后血管结构损坏，甚至仅残存轮廓，很少有再通现象。

2.栓塞对靶器官的影响：栓塞的直接后果是造成靶器官局部不同程度缺血、坏死。其程度取决于许多因素：如靶器官对缺血的耐受性、栓塞血管的分支水平、栓塞程度、栓塞剂种类和数量等有关，栓塞水平是指栓塞所造成的血管闭塞的部位，可分为毛细血管栓塞、小动脉栓塞、主干栓塞和广泛性栓塞。毛细血管水平栓塞指使用微小颗粒或液态栓塞剂栓塞末梢血管，可造成靶器官严重缺血坏死，可用于肿瘤和其他异常血管团的治疗。小动脉栓塞对靶器官的影响则相对稍弱，坏死程度往往取决于靶器官是否为单支血供、是否有潜在侧支存在。可用于止血和治疗肿瘤及部分性内脏切除。主干栓塞则对靶器官的影响较小，目的主要用于改变局部血流方向。广泛性栓塞则指前三者共存的情况，可造成靶器官的广泛坏死，临床上主要用于治疗血供丰富的良恶性肿瘤和器官的内科性切除。

3.栓塞对局部肿瘤血流动力学的影响：肿瘤血管一旦被栓塞，局部血流动力学会随之产生改变，肿瘤局部血供中断或明显减少，但潜在的侧支循环可或早或晚开放，对肿瘤进行供血。

【设备和器械】

1.常规器械：常规器械与选择性血管造影所用相同，主要有穿刺针、导管鞘、导丝、导管等。

2.特殊器械：主要有微导管；各种不同种类的栓塞剂，包括明胶海绵、弹簧圈、微弹簧圈、螺旋圈、无水乙醇、碘化油、NBCA、ONYX、鱼肝油酸钠、PVA、微球及真丝线段等。

【操作方法】

1.血管造影诊断：用 Seldinger 法进行经皮穿刺插管做选择性血管造影以证实诊断。明确病变的部位、性质，了解血管本身的解剖位置和变异情况，包括血管的走形、直径、动静脉显影的时间和顺序、血流速度、侧支循环及异常血供，明确靶动脉的血流动力学改变，以及病变的显影程度和对比剂排空时间等。

2.超选择插管：根据造影结果确定所要栓塞的靶血管，然后进行选择性和超选择性插管。原则上要求导管插入欲被栓塞的血管，尽量避开非靶血管以期提高栓塞的疗效和降低栓塞的并发症。

3.栓塞剂的选择：在选用栓塞剂时既要考虑栓塞效果，也要考虑到可能出现的并发症和如何避免并发症。根据肿瘤血管的直径、肿瘤的性质和栓塞目的、栓塞部位及邻近的器官情况、被栓塞血管解剖特点与侧支循环情况采用不同种类的栓塞剂，必要时可以组合使用。如肿瘤的姑息性治疗选用可携带化疗药物的微囊、碘油、明胶海绵等；肿瘤破裂出血或肿瘤术前栓塞则可选中效栓塞剂。

4.栓塞剂的释放：栓塞剂经导管放入肿瘤血管的过程是完成栓塞术的关键步骤。在此过程中应始终监视栓塞过程中的影像，以控制栓塞剂的准确释放。通常可采用：①漂流法，导管插入靶血管不阻断其血流，缓慢注入栓塞物让血流将栓塞剂带到血管远端而栓塞，常用于固态颗粒性和液态栓塞物质的释放。②阻控法，以导管远端嵌入靶血管或以球囊导管阻断其血流然后在注入栓塞剂多用于液态栓塞剂的释放。③定位法，导管准确插入欲被栓塞部位，然后用导丝送入并顶住栓塞剂，回退导管或直接用导丝顶出栓塞剂，常用于弹簧圈等栓塞剂的释放。

5. 栓塞程度的检测和控制：栓塞治疗最为严重的并发症是误栓非靶器官及栓塞过度。为了防止这类并发症的发生，栓塞剂释放时必须在影像监视下进行，掌握好释放栓塞剂的压力和速度，注意栓塞剂的使用量，一般宁少勿多。

6. 造影复查：栓塞剂释放后及时造影观察栓塞效果。如果未达到栓塞目的可在次栓塞。一但发现误栓，可以及早处理。达到栓塞目的后拔除导管，做穿刺点处理。

【临床应用】

1. 治疗富血供的良、恶性实体瘤。富血供的实体瘤有明确供血动脉，通过栓塞其供血动脉，可使肿瘤缺血、萎缩、凋亡，起到姑息性治疗作用，可改善患者生存质量和延长生存期。

（1）姑息性栓塞：多是针对不能手术切除的肿瘤，可缓解症状，一定程度上控制肿瘤生长。

（2）相对根治性栓塞：是指通过栓塞术达到肿瘤完全消失或明显缩小并且有相当长的稳定时期。如少数良性富血供肿瘤（肝海绵状血管瘤、子宫肌瘤等）。

（3）术前辅助性栓塞：术前栓塞可以缩小肿瘤体积，使部分不能一期手术切除的肿瘤可二期切除。术前辅助性栓塞后肿瘤血供减少使手术中出血减少、手术野清楚，可缩短手术时间、提高肿瘤切除率。对于体积较大、血供较丰富、复杂、预计术中出血多、手术难度大的良、恶性肿瘤，如肾癌、脑膜瘤、鼻咽血管纤维瘤等更为适合。

2. 控制肿瘤破裂出血：栓塞治疗可以控制肿瘤破裂引起的出血，尤其是患者状况较差，不能耐受外科手术治疗时。

【并发症及其防治】

血管栓塞后，都会或多或少地引起患者的生理反应和病理变化，出现不同程度的不良反应和并发症，若术前准备充分，术中操作规范，术后处理恰当，则可减轻、减少术后反应，降低并发症。常见的不良反应和并发症如下：

1. 栓塞后综合症：靶器官栓塞后出现预料中的症状和体征，多为自然过程，对症处理后可恢复。其表现及程度与使用栓塞剂的种类、栓塞水平和程度、靶器官的不同有关，轻者可无明显症状和体征，重者可出现下列反应：

（1）疼痛：栓塞后靶器官缺血造成器官损伤，释放致痛物质或局部肿胀刺激包膜引起。与栓塞程度有关，栓塞程度越严重，疼痛越重。无水乙醇等本身亦可造成严重疼痛。疼痛可持续 1~10 天，并逐渐缓解。但疼痛剧烈者常需用镇痛剂。疼痛较严重且持续时间较长者应注意排除发生并发症的可能。

（2）发热：可能与肿瘤坏死组织释放的致热物质及坏死组织、栓塞剂等的吸收热有关。体温在 38℃左右，少数可在 39.5℃以上，持续 1~2 周，甚至 1 个月。

（3）消化道反应：主要有恶性、呕吐伴食欲下降等。多发生于腹部脏器的栓塞治疗后，常持续 1~5 天，并逐渐好转。严重时呕吐物伴有胆汁，甚至咖啡色样物，需对症处理。

(4) 反射性肠郁积或麻痹性肠梗阻：出现率较低，一般不需外科手术治疗，适当对症处理即可消失。

2. 误栓：非靶血管或器官的意外栓塞。其后果与被误栓器官的重要性和误栓程度有关。

(1) 反流性误栓：栓塞剂由靶血管返流至非靶血管，并随血流进入非靶器官。主要原因是注入栓塞剂时压力过大、速度过快和量过多。颈外动脉的返流性误栓常造成脑梗死；腹部血管的返流性误栓可造成胆囊炎、胃肠道缺血坏死等。

(2) 顺流性误栓：栓塞剂通过靶血管而致其远端器官栓塞。主要原因是所选栓塞剂的直径过小及所用压力过高致栓塞剂越过靶血管进入远端，或有潜在的侧支通道开放等。例如肝动脉栓塞时如有肝动脉—肝静脉瘘可造成肺动脉栓塞，如有右向左潜在分流存在时可造成脑栓塞。

3. 过度栓塞：栓塞程度和范围过大，尤其是在使用液态栓塞剂和过量使用颗粒或微小栓塞剂时，造成大范围组织坏死，引起相应的器官衰竭、管腔穿孔、皮肤坏死等。栓塞术时术者应少量分次注入栓塞剂，期间应不断反复造影复查，以了解栓塞程度，适度栓塞。没有安全栓塞剂只有安全使用栓塞剂。

4. 感染：常发生在实质性器官的栓塞治疗，如肝和脾。原因有所有器材和栓塞剂污染及手术场所消毒不严，栓塞后大量组织坏死容易引起感染，以及脾动脉栓塞较多可使脾静脉血流减慢，来自肠道带菌的门静脉血流可拟行感染。

三、经皮肿瘤消融治疗

【概述】

局部消融是治疗肿瘤的重要手段之一，包括物理消融及化学消融。物理消融包括：微波消融、射频消融、激光消融、氩氦刀冷冻消融等。微波消融是目前常用的物理消融治疗方法之一，微波是指频率为300MHz-3000GHz的电磁波，医用常用的微波频率段为915 MHz和2450 MHz，微波的基本性质通常呈现为穿透、反射、吸收三个特性。射频消融原理是应用频率$<$30 MHz的电磁波（通常在375~500 kHz之间）所产生的电磁热能造成组织凝固坏死，达到灭活肿瘤的目的。

【治疗途径】

物理消融的治疗途径有经皮、经腹腔镜和开腹手术3种。经皮消融是在影像引导下对肿瘤进行消融治疗，影像引导方式包括X线透视、超声、CT和MRI等，具有微创、相对安全、疗效确切、可重复应用等优点，是不适合外科切除或肝移植的早期原发性肝癌首选治疗方法；对不适合外科切除的中晚期原发性肝癌及肝转移癌，消融治疗也是综合治疗方法之一。另外，物理消融也可应用于其他实体肿瘤的消融治疗。

【影像引导】

X线透视、超声、CT和MRI等均可用于经皮肿瘤消融治疗的引导及监控，目前多应用超声和CT引导及监控，不推荐X线透视引导。

1. X线透视引导：X线透视引导穿刺定位，用于肺部肿瘤的消融治疗，或经过介入栓塞后碘化油标记的肝脏肿瘤行消融治疗。缺点是术中难以评估消融效果，操作者及患者均受到一定剂量的X线辐射。

2. 超声引导：超声引导的优点是实时引导穿刺，操作简单；可根据消融过程中产生的一过性高回声区评估肿瘤损毁大概范围；超声造影还可即刻评价肿瘤的灭活情况。超声引导的缺点是影像引导存在盲区；图像质量易受消融过程中产生的气泡伪影干扰，影响下一位点的消融治疗。应用超声与CT或超声与MRI影像融合技术可在一定程度上弥补单纯超声引导的不足。

3. CT 引导：CT 图像密度分辨率高，可清晰显示进针路径、消融电极针与肿瘤及周围组织的关系，定位精准，无盲区；可根据消融后组织坏死产生的低密度区评价肿瘤损毁的大概范围，并可应用增强扫描评价肿瘤灭活情况。缺点是穿刺存在一定盲目性，进针过程不能实时引导，常需反复穿刺、扫描；此外，患者受到一定剂量的 X 线辐射。

4. MRI 引导：MRI 引导的优点是软组织对比度及空间分辨率较高，肿瘤位置及与周围组织关系显示清晰、定位精准；可任意平面成像，有利于选择最佳进针路径；无 X 线辐射；能实时监测消融区温度场变化，评价肿瘤损毁的大概范围。MRI 引导的缺点主要是需使用磁兼容器械，价格相对较高，并且不适应于肺部肿瘤的消融治疗。

在实际工作中可根据具体情况选择合适的引导方式，也可将多种引导方式结合使用。

【适应证和禁忌证】

1. 适应证：（1）原发性肝癌：不适合手术切除的直径≤5cm 单发肿瘤，或最大直径≤3cm 的多发（≤3 个）肿瘤，无血管、胆管和邻近器官侵犯以及远处转移；不适合手术切除的直径>5㎝单发肿瘤，或最大直径>3cm 的多发肿瘤，消融可作为根治或姑息性综合治疗的一部分，推荐消融治疗前联合 TACE 或 TAE；消融还可用于肝移植前控制肿瘤生长以及移植后肝内复发、转移的治疗。（2）肝脏转移癌：如果肝外原发病变能够得到有效治疗，可进行肝转移癌消融治疗。消融治疗中，对肿瘤大小及数目的规定尚无共识。在多数临床试验中，将肿瘤最大直径≤5cm、数目≤5 作为治疗指征。（3）肝血管瘤：有临床症状，肿瘤直径>5cm，增大趋势明显，消融可作为治疗方法之一。（4）原发性周围型肺癌:患者不能耐受手术或拒绝行手术治疗或其它局部治疗复发后的单发病灶（如适型放疗后），肿瘤最大径≤3.5cm，且无其他部位的转移。（5）转移性周围肺癌：某些生物学特征显示预后较好的肺内转移瘤（如肉瘤、肾癌、结直肠癌、乳腺癌、黑色素瘤和肝细胞癌）。一侧肺病灶数目≤3 个（双侧肺≤5 个），肿瘤最大径≤5cm，且无其他部位的转移。对于双侧肺肿瘤，不应同时进行消融治疗。（6）其他实体肿瘤：一般将肿瘤最大直径≤5cm、数目≤5 作为治疗指征。

2. 禁忌证：（1）病灶弥漫；（2）肝癌合并肝外血管、胆管癌栓；（3）肿瘤侵犯空腔脏器；（4）肝功能 Child–PughC 级；（5）不可纠正的凝血功能障碍；（6）患者处于急性感染状态，尤其是胆系感染；（7）心、肺、肝、肾等重要脏器功能衰竭；（8）ECOG 体力状态评分>2（表 1–1）；（9）妊娠期患者。（10）肺癌病灶距离肺门、主支气管和食管≤1cm，治疗靶皮距（指从穿刺点到达病灶远端的距离）<2cm，穿刺通道不明确者。病灶周围感染性及放射性炎症没有很好控制者。

表 1–1 ECOG 体力状态评分标准

分级	体力状态
0 级	活动能力完全正常，与发病前活动能力无任何差异
1 级	能自由走动及从事轻体力活动，包括一般家务或办公室工作，但不能从事较重的体力活动
2 级	能自由走动及生活自理，但已丧失工作能力，日间不少于一半时间可以起床活动
3 级	生活仅能部分自理，日间一半以上时间卧床或坐轮椅
4 级	卧床不起，生活不能自理
5 级	死亡

【术前准备】

1. 设备和材料：微波天线（或射频电极针、冷冻电极等设备）、穿刺架或定位导航系统、引导针（CT 或 MRI 引导用）等。保证影像引导设备及消融治疗仪处于正常工作状态。MRI 引导时，需使用磁兼容设备及耗材。全身麻醉需配备呼吸机及相关设备。

2. 常规检查：患者需在 2 周内接受血、尿、大便常规，肝、肾功能，凝血功能，肿瘤标志物，血型，感染筛查，心电图，X 线胸片等检查。

3. 影像检查：患者需在 2 周内行超声（有条件者可行超声造影）、增强 CT 或增强 MR 检查，也可行 PET-CT 检查，观察肿瘤位置、大小、数目、形状，与大血管、胆管及周围脏器的关系,指导进针路径。推荐术前至少进行增强 CT 或增强 MRI 一项检查。

4. 病理检查：为明确诊断，建议行病灶穿刺活检病理检查。

5. 制定消融方案：根据患者病情和医院条件确定适宜的引导方式、消融针类型及型号，确定穿刺点、进针路径及布针方案。

6. 药品准备：术前应准备麻醉、镇静、镇痛、止吐、止血等药物，急救设备和药品。

7. 患者准备：（1）患者及家属（被委托人）签署手术知情同意书；（2）局部麻醉前 4h 禁饮食，全身麻醉前 12h 禁食、前 4h 禁水；（3）手术区常规备皮；（4）建立静脉通道。

【操作步骤】

1. 麻醉：目前最常用的方式为穿刺点局部麻醉联合术中静脉镇静、镇痛。这种麻醉方法的优点是操作简单、风险小，术中患者配合好。对于儿童、术中不能配合、预计手术时间长、肿瘤位于疼痛敏感部位的患者，采用全身麻醉。麻醉前评估可参照美国麻醉医师协会（American Society of Anesthesiologists，ASA）的分级标准（表 1-2），≤Ⅲ级的患者方可进行消融治疗，术中监测患者的生命体征、血氧饱和度等。

表 1-2 ASA 病情分级标准

分级	标准
Ⅰ级	体格健康，发育营养良好，各器官功能正常
Ⅱ级	除外科疾病外，有轻度系统性疾病，功能代偿健全
Ⅲ级	系统性疾病较严重，体力活动受限，但尚能应付日常活动
Ⅳ级	系统性疾病严重，丧失日常活动能力，经常面临生命威胁
Ⅴ级	无论手术与否，生命难以维持 24h 的濒死患者

2. 术前定位：术前行影像定位，选择最佳治疗体位及进针路径，避开大血管、胆管及重要脏器，标记穿刺点。

3. 消融治疗：手术区域常规消毒、铺巾，穿刺点局部麻醉。在影像引导下，电极针沿进针路径穿刺至消融靶区。CT 及 MRI 引导时，消融针可在引导针引导下穿刺或直接穿刺，应分步进针，根据预消融靶点调整穿刺角度及深度，扫描确认消融针活性端到达预消融靶点后固定消融针。并记录消融针的角度、深度，避免手术过程中消融针移位。消融时根据消融治疗仪的类型、消融针的型号、肿瘤大小及其与周围组织结构的关系设置治疗参数。超声引导应先消融较深部位肿瘤，再消融较浅部位肿瘤。为确保肿瘤消融治疗效果，消融范围应包括肿瘤及瘤周 0.5~1.0cm 肝组织，以获取消融边缘。具体（1）小肿瘤：肿瘤个数≤3，直径≤3cm者，单次完成消融治疗。（2）中肿瘤：直径3~5cm的肿瘤，单次多点叠加完成消融治疗。（3）大肿瘤：对直径>5cm的肿瘤，推荐消融前应用TACE或TAE治疗，大肿瘤消融治疗，采用多点叠加适形消融治疗，根据肿瘤情况并结合患者的肝功能及体能状况制定治疗方案，可单次也可分次完成消融治疗。（4）邻近胆囊、胃肠道、膈肌的肿瘤：在引导方式的选择上，尽量选择肿瘤显示清晰的引导方式。首先消融邻近重要脏器的肿瘤，对该部分肿瘤也可联合化学消融，必要时采取一定的保护措施，避免邻近脏器的热损伤。（5）突出于肝脏表面的肿瘤：对这一部位的肿瘤，应避免直接穿刺,进针路径需经过肝组织到达肿瘤。推荐术前进行TACE或TAE治疗，肿瘤内碘化油沉积密实后可直接穿刺肿瘤。（6）肝脏尾状叶肿瘤：避开下腔静脉、门静脉、主要胆管及胃肠道等重要器官，经右肝或左肝入路穿刺至肿瘤。

4. 治疗结束后处理：根据肿瘤消融时超声显示的一过性高回声区、CT显示的低密度区及MRI显示的温度场评估肿瘤损毁大概范围；也可行超声造影、增强CT、增强MRI检查评估。确认消融区达到预消融范围后撤出消融针，同时行针道消融，并行影像检查确认有无出血、气胸等并发症。

5. 治疗过程中注意事项：（1）穿刺前对患者进行呼吸及屏气训练，确保进针路径与肿瘤位置关系相对一致。（2）穿刺路径应经过部分肝组织，尽可能避免直接穿刺肿瘤。（3）穿刺时应准确定位，避免多次穿刺导致肿瘤种植、邻近组织损伤或肿瘤破裂出血等。（4）如果消融针已穿刺至肿瘤内但需调整位置，应原位消融后再进行调整，避免肿瘤种植。（5）对多个肿瘤消融时，消融针如需离开肝包膜重新穿刺定位，须行针道消融。

【术后处理】

术后用无菌纱布覆盖穿刺部位，24小时心电监护，如有必要可延长监护时间。术后常规禁食4h。邻近胃肠道的肿瘤消融治疗后，应根据情况适当延长禁食时间。术后3d内进行血常规，肝、肾功能，尿常规检查。根据情况补液、保肝、对症治疗。

【并发症及处理】

消融引起的并发症按照严重程度分为轻度（A，B级）及重度（C~F级）。A级：无需治疗，无不良后果；B级：需要治疗，无不良后果，包括仅需一夜的观察；C级：需要治疗，住院时间<48h；D级：需要治疗，增加了医护级别，住院时间>48h；E级：导致了长久的后遗症；F级：死亡。有报道，射频消融总体并发症发生率为0~10.6%，轻微并发症发生率约4.7%、严重并发症发生率约2.2%，病死率为0~1.4%。按照发生时间分为即刻并发症（消融后<24h）、围手术期并发症（消融后24h~30d）及迟发并发症（消融后>30d），具体如下：

1. 疼痛：一般在术中及术后1~2d出现，持续时间很少超过1周。轻度疼痛无需特别处理；中、重度疼痛在排除急腹症等原因的前提下给予镇静、镇痛处理。

2. 消融后综合征：包括低热及全身不适等，为一过自限性症状。其严重程度及持续时间与消融肿瘤体积有关。消融肿瘤体积小的患者可无任何症状。大部分患者症状持续时间为2~7d，消融肿瘤体积较大的患者症状可持续2~3周。对消融后综合征的治疗，主要是对症支持，可给予退热、止吐、补液等处理。

3. 胆心反射：（1）原因：手术刺激胆道系统引起迷走神经兴奋导致的冠脉痉挛和心功能障碍，表现为心动过缓，可伴血压下降、心律失常、心肌缺血甚至发生心室纤颤或心脏停跳。疼痛也可引起迷走神经兴奋，造成心动过缓。（2）治疗：即刻停止消融治疗，静脉注射阿托品；对血压下降、心律失常、心脏停跳患者给予相应的急诊抢救治疗。（3）预防：对肿瘤邻近胆囊、胆管的患者，术前可应用阿托品 0.5mg 静脉注射降低迷走神经兴奋性；应用镇静、镇痛药，控制疼痛；消融可从小功率开始，逐渐调至预定参数。

4. 心包填塞：（1）原因：引导针、消融穿刺时误伤心包。（2）治疗：少量心包积液（<100 ml）：即刻停止消融治疗，密切观察病情变化，进入急诊抢救状态，做好心包穿刺引流准备等；中等量以上心包积液（>100 ml）：急诊行心包穿刺引流和相应抢救治疗。（3）预防：对邻近心脏的肿瘤，术前制定详细手术治疗计划，优先选择可以实时引导穿刺的影像引导方式，防止误穿。

5. 肝脓肿：（1）原因:消融治疗区组织液化坏死继发感染或消融区形成胆汁瘤继发感染。（2）治疗:及时行经皮脓肿引流及抗感染治疗。（3）预防：严格无菌操作，对有感染危险因素（糖尿病、十二指肠乳头切开术后等）及消融体积较大的患者可预防性应用抗生素。

6. 肝功能衰竭：（1）原因:术后发生严重并发症，如感染、出血、胆道损伤等。（2）治疗:积极保肝及治疗并发症（抗感染、脓肿引流、止血、扩容、胆道引流等）。（3）预防:术中避免损伤胆道、血管；术后预防相关并发症的发生，积极保肝治疗。

7. 肝包膜下血肿、腹腔出血：（1）原因：肝包膜、肝实质撕裂，肿瘤破裂、血管损伤、针道消融不充分等。（2）治疗: 监测患者生命体征，少量出血保守治疗；动脉性活动性出血同时行动脉栓塞或消融止血；对有失血性休克的患者积极抗休克治疗，必要时手术探查止血。（3）预防:避开较大血管分支穿刺，减少穿刺次数，离开肝包膜调整消融针及术毕退针时须消融针道。

8. 气胸：（1）原因:穿刺时损伤脏层胸膜或肺组织。（2）治疗:少量气胸保守治疗，中~大量气胸行穿刺抽吸气体或胸腔闭式引流。（3）预防：术前对患者进行呼吸及屏气训练，常规采用平静呼吸屏气下穿刺，穿刺时避免损伤脏层胸膜或肺组织。

9. 胸腔积液：（1）原因：邻近膈肌肿瘤消融治疗损伤膈肌和胸膜组织，消融后坏死组织刺激胸膜，坏死组织液化或胆汁瘤直接破入胸膜腔。（2）治疗：少量胸腔积液保守治疗，中~大量胸腔积液行穿刺抽吸或引流。（3）预防：消融邻近膈肌肿瘤时，尽量避免膈肌和胸膜损伤，对邻近膈肌的肿瘤部分可结合化学消融。

10. 胆管及胆囊损伤：（1）原因：消融针引起的胆管及胆囊机械性损伤或热损伤。（2）治疗：无症状体征的轻微胆管扩张，保守治疗；梗阻性黄疸行经皮经肝或逆行胆道引流及胆道成形术；对有症状及逐渐增大的胆汁瘤可行经皮引流术。（3）预防:消融时避免损伤较大肝内胆管及胆囊；也可行胆管置管，消融时泵入生理盐水保护胆管。

11. 肝动脉-门静脉或肝动脉-肝静脉瘘：（1）原因:损伤肝动脉及门静脉或肝静脉分支。（2）治疗:分流量小的肝动脉-门静脉或肝动脉-肝静脉瘘无需治疗，对分流量大者可行弹簧圈栓塞治疗。

12. 胃肠道损伤：（1）原因:消融邻近胃肠道的肿瘤时，造成胃肠道损伤，甚至穿孔。（2）治疗:胃肠道穿孔时，禁食水、胃肠减压，及时行外科手术治疗。（3）预防:精准定位并合理设定消融参数，可通过注入气体（过滤空气或 CO2）或液体（5%葡萄糖或注射用水）分离肿瘤与邻近胃肠道后进行消融治疗，对邻近胃肠道的肿瘤也可结合化学消融。肿瘤已侵犯胃肠道者禁行消融治疗。

13. 膈肌损伤：（1）原因：肿瘤邻近膈肌，消融治疗造成膈肌热损伤。（2）治疗：形成气胸或胸腔积液者，治疗见“气胸”及“胸腔积液”的处理。（3）预防：可通过在膈下或胸膜腔注射液体（5%葡萄糖或注射用水）保护膈肌，对邻近膈肌的肿瘤结合化学消融。

14. 肿瘤种植：（1）原因：主要为反复多次穿刺及针道消融不充分。（2）治疗：可行种植肿瘤的消融治疗。（3）预防：避免直接穿刺肿瘤；精准定位，减少穿刺肿瘤次数；消融针穿刺肿瘤后，如需调整位置时应原位消融肿瘤后再进行调整。

15. 皮肤损伤：（1）原因：射频消融时回路电极板粘贴不实或不对称、一侧回路电极板脱落等使局部电流负荷过大；消融治疗时引导针与消融活性端接触，使引导针所经组织及局部皮肤损伤；消融针太靠近浅表、功率太大。（2）治疗:应用烫伤膏、对症处理并预防感染。（3）预防:负极板粘贴密实、对称；负极板局部冰袋冷却；一侧负极板过热时立即查找原因；消融治疗时避免引导针与消融针活性端接触。

16. 其他少见并发症：肋间动脉及肋间神经损伤、胆管–支气管瘘等。（1）原因：穿刺损伤肋间动脉、肋间神经及肺组织等。（2）治疗：肋间动脉损伤可应用止血药物，局部压迫、栓塞或消融止血；肋间神经损伤应用营养神经药物及对症治疗；胆管–支气管瘘可行引流或手术治疗。（3）预防：消融穿刺时避开肋间动脉及肋间神经走行区，充分消融针道以降低肋间动脉出血风险；膈顶部位肿瘤消融治疗时应经肝组织穿刺肿瘤，也可结合人工胸水、气胸，避免穿刺肺组织以防止胆管–支气管瘘。

【疗效评估及随访】

1. 疗效评估：增强 CT 或增强 MRI 是目前评价消融效果的标准方法，有条件的可使用 PET–CT。对于肝脏肿瘤及其他实体肿瘤，超声造影可用于治疗结束后初步评价消融效果。术后 4~6 周复查增强 CT 或增强 MRI。肿瘤完全消融：肿瘤及消融边缘无强化，中心坏死，伴或不伴同心、匀称、光滑的环形强化带。肿瘤残余或复发：消融边缘表现为散在、结节状、不规则偏心强化。

2. 后期随访：术后 1 年内每 1~3 个月复查超声及增强 CT 或增强 MRI、肿瘤标志物和肝功能；1 年后每 3 个月复查 1 次。主要观察局部病灶有无进展、有无新发病灶及肿瘤转移。

第二节　结直肠癌的内科治疗

【概　述】

近年来，随着人民生活水平的不断提高，饮食习惯和饮食结构的改变以及人口老龄化，我国结直肠癌（colorectal cancer,CRC）的发病率和死亡率均保持上升趋势。其中，结肠癌的发病率上升尤为显著。大多数患者发现时已属于中晚期。

为进一步规范我院结直肠癌诊疗行为，提高结直肠癌诊疗水平，改善结直肠癌患者预后，保障医疗质量和医疗安全，特制定本规范。

【化疗指证】

1. 结直肠癌术后，II 期以上；
2. 结直肠癌 IV 期，不能手术，行姑息化疗者；
3. 术前新辅助化疗。

【诊断要点】

1. 临床表现。

早期结直肠癌可无明显症状，病情发展到一定程度才出现下列症状：

（1）排便习惯改变。

（2）大便性状改变（变细、血便、黏液便等）。

（3）腹痛或腹部不适。

（4）腹部肿块。

（5）肠梗阻。

（6）贫血及全身症状：如消瘦、乏力、低热。

2. 辅助检查。

（1）一般状况评价、全身浅表淋巴结情况。

（2）腹部视诊和触诊，检查有无肠型、肠蠕动波、腹部肿块。

（3）直肠指检：凡疑似结直肠癌者必须常规作肛门直肠指诊。了解肿瘤大小、质地、占肠壁周径的范围、基底部活动度、距肛缘的距离、肿瘤向肠外浸润状况、与周围脏器的关系等。指检时必须仔细触摸，避免漏诊；触摸轻柔，切忌挤压，观察是否指套血染。

（4）结直肠癌患者在诊断、治疗前、评价疗效、随访时必须检测 CEA、CA19-9；建议检测 CA242、CA72-4；有肝转移患者建议检测 AFP；有卵巢转移患者建议检测 CA125。

（5）结肠钡剂灌肠检查，特别是气钡双重造影检查是诊断结直肠癌的重要手段。但疑有肠梗阻的患者应当谨慎选择。

（6）B 型超声：超声检查可了解患者有无复发转移，具有方便快捷的优越性。

（7）CT 检查：CT 检查的作用在于明确病变侵犯肠壁的深度，向壁外蔓延的范围和远处转移的部位。目前，结直肠病变的 CT 检查推荐用于以下几个方面：

① 提供结直肠恶性肿瘤的分期；

② 发现复发肿瘤；

③ 评价肿瘤对各种治疗的反应；

④ 阐明钡剂灌肠或内窥镜发现的肠壁内和外在性压迫性病变的内部结构，明确其性质；

⑤ 对钡剂检查发现的腹内肿块作出评价，明确肿块的来源及其与周围脏器的关系。

（8） MRI 检查：MRI 检查的适应证同 CT 检查。推荐以下情况首选 MRI 检查：（1）直肠癌的术前分期；（2）结直肠癌肝转移病灶的评价；（3）怀疑腹膜以及肝被膜下病灶。

（9）经直肠腔内超声：推荐直肠腔内超声或内镜超声检查为中低位直肠癌诊断及分期的常规检查。

（10）PET-CT：不推荐常规使用，但对于常规检查无法明确的转移复发病灶可作为有效的辅助检查。

（11）排泄性尿路造影：不推荐术前常规检查，仅适用于肿瘤较大可能侵及尿路的患者。

（12）病理检查：病理活检明确占位性质是结直肠癌治疗的依据。活检诊断为浸润性癌的病例进行规范性结直肠癌治疗。如因活检取材的限制，活检病理不能确定浸润深度，诊断为高级别上皮内瘤变的病例，建议临床医师综合其他临床情况，确定治疗方案。确定为复发或转移性结直肠癌时，检测肿瘤组织 K-ras 基因状态。

【化疗治疗】

1.结直肠癌的新辅助治疗。

新辅助治疗目的在于提高手术切除率，提高保肛率，延长患者无病生存期。推荐新辅助放化疗仅适用于距肛门<12cm 的直肠癌。除结肠癌肝转移外，不推荐结肠癌患者术前行新辅助治疗。

（1）直肠癌的新辅助放化疗。

① 直肠癌术前治疗推荐以氟尿嘧啶类药物为基础的新辅助放化疗。

② $T_{1-2}N_0M_0$ 或有放化疗禁忌的患者推荐直接手术，不推荐新辅助治疗。

③ T_3 和/或 N+的可切除直肠癌患者，推荐术前新辅助放化疗。

④ T_4 或局部晚期不可切除的直肠癌患者，必须行新辅助放化疗。治疗后必须重新评价，并考虑是否可行手术。

新辅助放化疗中，化疗方案推荐首选持续灌注 5–FU，或者 5–FU/LV，或者卡培他滨单药。建议化疗时限 2–3 个月。放疗方案请参见放射治疗原则。

（2）结直肠癌肝转移新辅助化疗。

结直肠癌患者合并肝转移和/或肺转移，可切除或者潜在可切除，推荐术前化疗或化疗联合靶向药物治疗：西妥昔单抗（推荐用于 K–ras 基因状态野生型患者），或联合贝伐珠单抗。

化疗方案推荐 FOLFOX（奥沙利铂+氟尿嘧啶+醛氢叶酸），或者 FOLFIRI（伊立替康+氟尿嘧啶+醛氢叶酸），或者 CapeOx（卡培他滨+奥沙利铂）。建议治疗时限 2–3 个月。

治疗后必须重新评价，并考虑是否可行手术。

2. 结直肠癌辅助治疗。

I 期（$T_{1-2}N_0M_0$）或者有放化疗禁忌的患者不推荐辅助治疗。

（1） 结直肠癌辅助化疗。

① Ⅱ期结直肠癌的辅助化疗。Ⅱ期结直肠癌患者，应当确认有无以下高危因素：组织学分化差（Ⅲ或Ⅳ级）、T_4、血管淋巴管浸润、术前肠梗阻/肠穿孔、标本检出淋巴结不足（少于 12 枚）。

A. Ⅱ期结直肠癌，无高危因素者，建议随访观察，或者单药氟尿嘧啶类药物化疗。

B. Ⅱ期结直肠癌，有高危因素者，建议辅助化疗。化疗方案推荐选用 5–FU/LV、卡培他滨、5–FU/LV/奥沙利铂或 CapeOx 方案。化疗时限应当不超过 6 个月。有条件者建议检测组织标本 MMR 或 MSI，如为 dMMR 或 MSI–H，不推荐氟尿嘧啶类药物的单药辅助化疗。

（2）Ⅱ期结直肠癌的辅助化疗。Ⅲ期结直肠癌患者，推荐辅助化疗。化疗方案推荐选用 5–FU/CF、卡培他滨、FOLFOX 或 FLOX（奥沙利铂+氟尿嘧啶+醛氢叶酸）或 CapeOx 方案。化疗不应超过 6 个月。

3.直肠癌辅助放化疗。

T_{3-4} 或 N_{1-2} 距肛缘≤12cm 直肠癌，推荐术前新辅助放化疗，如术前未行新辅助放疗，建议辅助放化疗，其中化疗方案推荐氟尿嘧啶类单药。放疗方案请参见放射治疗原则。

4. 晚期/转移性结直肠癌化疗。

目前，治疗晚期或转移性结直肠癌使用的药物：5–FU/LV、伊立替康、奥沙利铂、卡培他滨和靶向药物，包括西妥昔单抗（推荐用于 K–ras 基因野生型患者）和贝伐珠单抗。

（1）在治疗前检测肿瘤 K–ras 基因状态，EGFR 不推荐作为常规检查项目。

（2）联合化疗应当作为能耐受化疗的转移性结直肠癌患者的一、二线治疗。推荐以下化疗方案：FOLFOX/ FOLFIRI/CapeOx±西妥昔单抗（推荐用于 K–ras 基因野生型患者），FOLFOX/ FOLFIRI/ CapeOx±贝伐珠单抗。

（3）三线以上化疗的患者推荐进入临床研究。对在一、二线治疗中没有选用靶向药物的患者也可考虑伊立替康联合靶向药物治疗。

(4) 不能耐受联合化疗的患者，推荐方案 5–FU/LV±靶向药物，或 5–FU 持续灌注，或卡培他滨单药。

(5) 晚期患者若一般状况或器官功能状况很差，推荐最佳支持治疗，不建议化疗。

(6) 如果转移复发局限于肝，建议考虑针对肝病灶的局部治疗。

(7) 结直肠癌局部复发者，推荐进行多学科评估，判定能否有机会再次切除，是否适合术前放化疗。如与放疗联合，可以根据患者身体状况选择氟尿嘧啶类单药或联合化疗，如仅适于化疗，则采用上述晚期患者药物治疗原则。

5.局部/区域化疗。

术中或术后区域性缓释化疗与腹腔热灌注化疗目前不常规推荐应用。

【随 访】

结直肠癌治疗后一律推荐规律随访。

1. 病史和体检，每 3–6 个月 1 次，共 2 年，然后每 6 个月 1 次，总共 5 年，5 年后每年 1 次。

2. 监测 CEA、CA19–9，每 3–6 个月 1 次，共 2 年，然后每 6 个月 1 次，总共 5 年，5 年后每年 1 次。

3. 腹/盆超声、胸片每 3–6 个月 1 次，共 2 年，然后每 6 个月 1 次，总共 5 年，5 年后每年 1 次。

4. 腹/盆 CT 或 MRI 每年 1 次。

5. 术后 1 年内行肠镜检查，如有异常，1 年内复查；如未见息肉，3 年内复查；然后 5 年 1 次，随诊检查出现的大肠腺瘤均推荐切除。

第三节 多发性骨髓瘤内科治疗

【概 述】

多发性骨髓瘤（multiple myeloma，MM）是浆细胞的恶性肿瘤。骨髓瘤细胞在骨髓内克隆性增殖，引起溶骨性骨破坏；骨髓瘤细胞分泌单克隆免疫球蛋白，正常的多克隆免疫球蛋白合成受抑，本周蛋白随尿液排出；常伴有贫血，肾衰竭和骨髓瘤细胞髓外浸润所致的各大损害。我国 MM 发病率约为 1/10 万，低于西方工业发达国家（约 4/10 万）。发病年龄大多在 50~60 岁之间，40 岁以下者较少见，男女之比为 3:2。

病因不明。有学者认为人类 8 型疱疹病毒（human herpesvirus–8，HHV–8）参与了 MM 的发生。骨髓瘤细胞起源于 B 记忆细胞或幼浆细胞。细胞因子白介素–6（IL–6）是促进 B 细胞分化成浆细胞的调节因子。进展性 MM 患者骨髓中 IL–6 异常升高，提示以 IL–6 为中心的细胞因子网络失调导致骨髓瘤细胞增生。

【化疗指证】

有症状 MM 或 Durie–Salmon 分期Ⅱ期以上的患者。

【诊断要点】

一、临床表现

1. 骨髓瘤细胞对骨骼和其他组织器官的浸润与破坏。

（1）骨骼破坏：骨髓瘤细胞在骨髓中增生，刺激由基质细胞衍变而来的成骨细胞过度表达 IL–6，激活破骨细胞，导致骨质疏松及溶骨性破坏。

骨痛为常见症状，随病情发展而加重。疼痛部位多在骶部，其次为胸廓和肢体。活动或扭伤后剧痛者有自发性骨折的可能，多发生在肋骨、锁骨、下胸椎和上腰椎。多处肋骨或脊柱骨折可引起胸廓或脊柱畸形。骨髓瘤细胞浸润引起胸、肋、锁骨连接处发生串珠样结节者为本病的特征之一，如浸润骨髓可引起骨髓病性贫血。单个骨骼损害称为孤立性骨髓瘤。

（2）髓外浸润①器官肿大：如淋巴结、肾和肝脾肿大。②神经损害：胸、腰椎破坏压迫脊髓所致截瘫较常见，其次为神经很受累。脑神经瘫痪较少见。多发性神经病变，呈双侧对称性远端感觉和运动障碍。如同时有多发性神经病变、器官肿大、内分泌病、单克隆免疫球蛋白血症和皮肤改变者，称为 POEMS 综合征。③髓外骨髓瘤：孤立性病变位于口腔及呼吸道等软组织中。④浆细胞白血病：系骨髓瘤细胞浸润外周血所致，浆细胞超过 2.0×109/L 时即可诊断，大多属 IgA 型，其症状和治疗同其他急性白血病。

2. 骨髓瘤细胞分泌单克隆免疫球蛋白（monoclonal immunoglobulin，M 蛋白）引起的全身紊乱。

（1）感染：是导致死亡的第一位原因。因正常多克隆免疫球蛋白产生受抑及中性粒细胞减少，免疫力低下，容易发生各种感染，如细菌性肺炎和尿路感染，甚至败血症。病毒感染以带状疱疹多见。

（2）高黏滞综合征：血清中 M 蛋白增多，尤以 IgA 易聚合成多聚体，可使血液黏滞性过高，引起血流缓慢、组织淤血和缺氧。在视网膜、中枢神经和心血管系统尤为显著。症状有头昏、眩晕、眼花、耳鸣、手指麻木、冠状动脉供血不足、慢性心力衰竭等患者可发生意识障碍。

（3）出血倾向：鼻出血、牙龈出血和皮肤紫癜多见。出血的机制：①血小板减少，且 M 蛋白包在血小板表面，影响血小板的功能；②凝血障碍：M 蛋白与纤维蛋白单体结合，影响纤维蛋白多聚化，M 蛋白尚可直接影响因子Ⅷ的活性；③血管壁因素：高免疫球蛋白血症和淀粉样变性损伤血管壁。

（4）淀粉样变性和雷诺现象：少数患者，尤其是 IgD 型，可发生淀粉样变性，常见舌肥大、腮腺肿大、心脏扩大、腹泻便秘、皮肤苔藓样变、外周神经病变以及肝肾功能损害等。如 M 蛋白为冷球蛋白，则引起雷诺现象。

3. 肾功能损害。

为仅次于感染的致死原因。临床表现有蛋白尿、管型尿和急、慢性肾衰竭。急性肾衰竭多因脱水、感染、静脉肾盂造影等引起。慢性肾衰竭的发病机制：①游离轻链（本周蛋白）被肾近曲小管吸收后沉积在上皮细胞浆内，使肾小管细胞变性，功能受损。如蛋白管型阻塞，则导致肾小管扩张；②高血钙引起多尿，以至少尿；③尿酸过多，沉积在肾小管。

二、实验室和其他检查

1. 血象。

贫血可为首见征象，多属正常细胞性贫血。血片中红细胞排列成钱串状，可伴有少数幼粒、幼红细胞。血沉显著增快。晚期骨髓瘤细胞在血中大量出现，形成浆细胞白血病。

2. 骨髓。

异常浆细胞大于 10%，并伴有质的改变。该细胞大小形态不一。细胞浆呈灰蓝色，有时可见多核（2~3 个核），核内有核仁 1~4 个，核旁淡染区消失，胞浆内可有少数嗜苯胺蓝颗粒，偶见嗜酸性球状包涵体（Russel 小体）或大小不等的空泡（mott cell）。核染色质疏松，有时凝集成大块，但不呈车轮状排列。自骨压痛处穿刺，可提高阳性率。骨髓瘤细胞免疫表型为 CD38+、CD56+，80%的骨髓瘤患者 IgH 基因重排阳性。

3. 血液生化检查。

（1）单克隆免疫球蛋白血症的检查。

A. 蛋白电泳：骨髓瘤细胞克隆产生分子结构相同的单克隆免疫球蛋白或轻链片段。因此血清或尿液在蛋白电泳时可见一浓而密集的染色带，扫描呈现基底较窄单峰突起的 M 蛋白。

B. 固定免疫电泳：可确定 M 蛋白的种类并对骨髓瘤进行分型：①IgG 型骨髓瘤约占 52%，IgA 型占 21%，轻链型骨髓瘤约占 15%。IgD 型少见，IgE 型及 IgM 型极罕见。②伴随单克隆免疫球蛋白的轻链，不是 κ 链即为 λ 链。③约 1%的患者血清或尿中无 M 蛋白，称为不分泌型骨髓瘤。少数患者血中存在冷球蛋白。免疫电泳发现重链（γ、α 及 μ）是诊断重链病的重要证据。

C. 血清免疫球蛋白定量测定：显示 M 蛋白增多，正常免疫球蛋白减少。

（2）血钙、磷测定：因骨质破坏，出现高钙血症，血磷正常。本病的溶骨不伴成骨过程，通常血清碱性磷酸酶正常。

（3）血清 β2 微球蛋白和血清白蛋白 β2 微球蛋白由浆细胞分泌，与全身骨髓瘤细胞总数有显著相关性。血清白蛋白量与骨髓瘤生长因子 IL–6 的活性呈负相关。均可用于评估肿瘤负荷及预后。

（4）C–反应蛋白（CRP）和血清乳酸脱氢酶（LDH）LDH 与肿瘤细胞活动有关，CRP 和血清 IL–6 呈正相关，故可反映疾病的严重程度。

（5）尿和肾功能：90%患者有蛋白尿，血清尿素氮和肌酐可增高。约半数患者尿中出现本周蛋白（Bence Jones protein）。本周蛋白的特点：①由游离轻链 κ 或 λ 构成，分子量小，可在尿中大量排出。②当尿液逐渐加温至 45~60℃时，本周蛋白开始凝固，继续加热至沸点时重新溶解，再冷至 60℃以下，又出现沉淀。③尿蛋白电泳时出现浓集区带。

4. X 线检查。

骨病变 X 线表现：①典型为圆形、边缘清楚如凿孔样的多个大小不等的溶骨性损害，常见于颅骨、盆骨、脊柱、股骨、肱骨等处；②病理性骨折；③骨质疏松，多在脊柱、肋骨和盆骨。为避免急性肾衰竭，应禁止对骨髓瘤患者进行 X 线静脉肾盂造影检查。

5. 99m 锝–亚甲基二膦酸盐（99mTc–MDP）γ 骨显像可较 X 线提前 3~6 个月显示骨病变。

三、诊断与鉴别诊断

1. 诊断 MM 主要指标为：①骨髓中浆细胞>30%；②活组织检查证实为骨髓瘤；③血清中有 M 蛋白：IgG>35g/L，IgA>20g/L 或尿中本–周蛋白>1g/24h。次要指标为：①骨髓中浆细胞 10%~30%；②血清中有 M 蛋白，但未达上述标准；③出现溶骨性病变；④其他正常的免疫球蛋白低于正常值的 50%。诊断 MM 至少要有一个主要指标和一个次要指标，或者至少包括次要指标①和②的三条次要指标。明确 MM 诊断后应根据固定免疫电泳的结果按 M 蛋白的种类行 MM 分型诊断。

2. MM 须与下列病症鉴别：

（1）MM 以外的其他浆细胞病（plasma cell dyscrasia）。

① 巨球蛋白血症：因骨髓中浆细胞样淋巴细胞克隆性增生所致，M 蛋白为 IgM，无骨质破坏，与IgM 型多发性骨髓瘤不同。

② 意义未明的单克隆免疫球蛋白血症（MGUS）单克隆免疫球蛋白一般少于 10g/L，且历经数年而无变化，既无骨骼病变，骨髓中浆细胞不增多。血清 β2 微球蛋白正常。个别在多年后转化为骨髓

瘤或巨球蛋白血症。

③ 继发性单克隆免疫球蛋白增多症：偶见于慢性肝炎、自身免疫病、B 细胞淋巴瘤和白血病等；这些疾病均无克隆性骨髓瘤细胞增生。

④ 重链病：免疫电泳发现 γ、α 或 μ 重链。

⑤ 原发性淀粉样变性：病理组织学检查时刚果红染色阳性。

（2）反应性浆细胞增多症：可由慢性炎症、伤寒、系统性红斑狼疮、肝硬化、转移癌等引起。反应性浆细胞一般不超过 15%且无形态异常，免疫表型为 CD38+、CD56—且不伴有 M 蛋白，IgH 基因重排阴性。

（3）引起骨痛和骨质破坏的疾病：如骨转移癌，老年性骨质疏松症、肾小管性酸中毒及甲状旁腺功能亢进症等，因成骨过程活跃，常伴血清碱性磷酸酶升高。如查到原发病变或骨髓涂片找到成堆的癌细胞将有助于鉴别。

确立多发性骨髓瘤的诊断和免疫球蛋白分型诊断后，应按国际分期系统（ISS）进行分期（表1-3），为判断预后和指导治疗提供依据。有肾功能损害者归入 B 组，肾功能正常者为 A 组。

表 1-3　国际分期系统（International staging system，ISS）

分　期	分期的依据	中数生存时间
Ⅰ期	血清 β2 微球蛋白<3.5mg/L，白蛋白>3.5g/dl	62 个月
Ⅱ期	介于Ⅰ期和Ⅲ期之间	44 个月
Ⅲ期	血清 β2 微球蛋白>5.5mg/L，白蛋白<3.5g/dl	29 个月

【化疗】

一、治疗原则

1.无症状骨髓瘤或 Durie-Salmon 分期Ⅰ期患者可以观察，每 3 个月复查 1 次。

2.有症状的 MM 或无症状但已出现骨髓瘤相关性器官功能衰竭的骨髓瘤患者应早治疗。

3.年龄≤65 岁，适合自体干细胞移植者，避免使用烷化剂和亚硝基脲类药物。

4.适合临床试验者，应考虑进入临床试验。

二、有症状 MM 或 Durie-Salmon 分期Ⅱ期以上患者的治疗（化疗方案见附件 2）

1.诱导治疗：诱导治疗期间每个月复查 1 次血清免疫球蛋白定量及 M 蛋白定量，血细胞计数、BUN、肌酐、血钙、骨髓穿刺（若临床需要，可复查骨髓活检）；推荐检测血清游离轻链（如无新部位的骨痛发生或骨痛程度的加重，则半年以上可复查 x 线骨骼照片、MRI、PET/CT）。一般化疗方案在 3—4 个疗程（含新药方案可提前）时需对疾病进行疗效评价，疗效达微小缓解（MR）以上时（达不到 MR 以上者则为原发耐药或无变化，需更换治疗方案）可用原方案继续治疗，直至疾病转入平台期。

年龄≤65 岁或适合自体造血干细胞移植者：可选以下方案之一诱导治疗 4 个疗程，或 4 个疗程以下但已经达到部分缓解（PR）及更好疗效者，可进行干细胞动员采集。对高危患者可预防使用抗凝治疗。具体方案：（1）VAD±T（长春新碱+阿霉素+地塞米松±沙立度胺）；（2）TD（沙立度胺+地塞米松）；（3）BD（硼替佐米+地塞米松）；（4）PAD（硼替佐米+阿霉素+地塞米松）；（5）DVD（脂质体阿霉素+长春新碱+地塞米松）；（6）BTD（硼替佐米+沙立度胺+地塞米松）。

年龄>65 岁或不适合自体造血干细胞移植，同时血肌酐≥176μmol/L 者：可选以下方案之一直至获得 PR 及以上疗效。具体方案：（1）VAD（阿霉素+地塞米松+长春新碱）；（2）TD（沙立度胺+地塞米松）；（3）PAD（硼替佐米+阿霉素+地塞米松）；（4）DVD（脂质体阿霉素+长春新碱+地塞米松）。

年龄>65 岁或不适合自体干细胞移植者，血肌酐≤176μmol/L 者：除以上方案之外，还可选择以下方案之一直至获得 PR 及以上疗效。具体方案：（1）MP（美法仑+泼尼松）；（2）M2（环磷酰胺+长春新碱+卡莫司汀+美法仑+泼尼松）；（3）MPV（美法仑+泼尼松+硼替佐米）；（4）MPT（美法仑+地塞米松+沙立度胺）。

2. 原发耐药 MM 的治疗：（1）换用未用过的新方案，如能获得 PR 及以上疗效者，条件合适者尽快行自体造血干细胞移植；（2）符合临床试验者，进入临床试验。

3. MM 复发的治疗：化疗后复发：（1）缓解后半年以内复发，换用以前未用过的新方案；（2）缓解后半年以上复发，可以试用原诱导缓解的方案；无效者，换用以前未用过的新方。（3）条件合适者进行造血干细胞移植（自体、异基因）。移植后复发：（1）异基因移植后复发：供者淋巴细胞输注，使用以前未使用的、含新药的方案；（2）自体造血干细胞移植后复发：使用以前来使用的、含新药的方案，可考虑异基因造血干细胞移植。

4. 维持治疗：维持治疗时机在不进行移植的患者在取得最佳疗效后再巩固 2 个疗程后进行；行自体造血干细胞移植后的患者在达到非常好的 PR（VGPR）及以上疗效后进行。可选用沙立度胺 100–200mg/d。维持阶段如无 ROTI 的证据则第一年每 3 个月复查以上指标，第二年每 6 个月复查以上指标。

5. 自体造血干细胞移植：（1）自体造血干细胞移植常在有效化疗后 3–4 个疗程后进行；有可能进行自体造血干细胞移植的患者避免使用含烷化剂和亚硝基脲类药物；（2）第一次自体造血干细胞移植后，获得 VGPR 以下疗效的患者，可进行第二次自体造血干细胞移植，第二次移植一般在第一次移植后 6 个月内进行；（3）第一次自体干细胞移植后，获得 VGPR 以上疗效的患者，可以进行观察或维持治疗，也可以试验进行第二次自体干细胞移植。

6. 异基因造血干细胞移植：对 MM 患者可以进行自体—降低预处理方案的异基因干细胞移植；降低预处理方案的异基因干细胞移植一般在自体造血干细胞移植后半年内进行。清髓性异基因干细胞移植，移植可在年轻患者中进行，常用于难治复发患者。

7. 支持治疗。

骨病：（1）使用口服或静脉的双膦酸盐药物：包括氯膦酸二钠、帕米膦酸二钠、唑来膦酸、伊班膦酸。静脉制剂使用时要严格掌握输注时间，使用前后注意监测肾功能，总使用时间不要超过 2 年，如在 2 年以后仍有活动性骨损害，可间断使用。帕米膦酸二钠或唑来膦酸有引起颌骨坏死以及加重肾功能损害的可能；（2）在有长骨病理性骨折或脊柱骨折压迫脊髓可行手术治疗，有症状的脊柱压缩性骨折可行脊柱后凸成形术；（3）剧烈的疼痛，止痛效果不佳时，可以局部低剂量放疗，在于细胞采集前，避免全身放疗。

高钙血症：（1）水化、利尿：日补液 2000–3000ml；保持尿量，1500ml/d；（2）使用双膦酸盐；（3）糖皮质激素和（或）降钙素。贫血：可考虑红细胞生成素治疗。

肾功能不全：（1）水化利尿：减少尿酸形成和促进尿酸排泄；（2）有肾衰竭者，应积极透析；（3）慎用非甾类消炎镇痛药；（4）避免静脉肾盂造影。

感染：积极治疗各种感染，按免疫低下原则进行处理。高黏滞血症：血浆置换可用于有症状的高黏综合征患者。

【随访】

前2年每3月1次，以后3年每6月1次，以后每1年1次。

附件一 中国MM疗效标准

分为完全缓解（CR）、严格意义的完全缓解（sCR）、接近完全缓解（nCR）、非常好的部分缓解（VGPR）、部分缓解（PR）、微小缓解（MR）、无变化（NC）、平台期、疾病进展（PD）、CR后复发。

1.CR：必须符合以下所有条件：（1）血清和尿M蛋白免疫固定电泳均为阴性；（2）软组织浆细胞瘤消失；（3）溶骨病变在范围或数量上没有增加；骨髓浆细胞<0.05（如对不分泌型骨髓，需至少2次至少间隔6周或以上骨髓检查，其浆细胞均<0.05。

2.sCR：在CR的基础上，血清游离轻链比值正常和髓（免疫组化或免疫荧光法）未发现克隆性浆细胞。

3.nCR：除免疫固定电泳阳性以外，其他各项指标均达到CR标准。

4.VGPR：血M蛋白下降>90%和尿轻链<100mg/24h但又未达到CR标准。

5.PR：必须符合以下所有条件：（1）血清M蛋白下降≥50%（对不分泌型骨髓瘤，要求骨髓浆细胞下降≥0.50）；（2）24h尿轻链下降≥90%或<200mg/24h（3）软组织浆细胞瘤缩小≥50%；（4）溶骨病变在范围或数量上没有增加。

6.MR：必须符合以下所有条件：（1）血清M蛋白水平下降25%—49%（不分泌型骨髓瘤的骨髓中浆细胞下降0.25~0.49）；（2）24h尿轻链下降50%—89%但>200mg/24h（3）软组织浆细胞瘤缩小25%-49%；（4）溶骨病变在范围或数量上没有增加。

7.NC：介于MR和PD之间。

8.平台期：无进行性骨髓瘤相关性器官或功能损害的证据以及M蛋白和24 h尿轻链分泌水平变化≤25%并持续3个月以上。

9.PD：在治疗过程中或在平台期重新出现以下1项或多项情况：（1）血清M蛋白水平上升>基线水平的25%和（或）绝对值增加，5g/L；（2）24h尿轻链分泌增加>基线水平的25%和（或）绝对值增加200mg；（3）骨髓浆细胞比例增加>基线水平的25%，绝对值增加10%；（4）原有的溶骨损害或软组织浆细胞瘤体积较前增大；（5）出现新的溶骨病变或软组织浆细胞瘤；（6）出现其他原因不能解释的高钙血症（校正后的血清钙>2.8mmol/L即11.5mg/dl）。

10.CR后复发：在曾经CR的患者中出现以下1项或多项情况：（1）血清免疫固定电泳或蛋白电泳重新发现M蛋白；（2）骨髓浆细胞比例≥0.05；（3）出现新的溶骨性病变；（4）软组织浆细胞瘤；不能用其他原因解释的高钙血症（校正后的血清钙>2.8mmol/L）。

MM疾病进展及预后统计学数据的定义：（1）无疾病进展生存（PFS）：从治疗开始至疾病进展或死亡的时间。（2）无事件生存（EFS）：2006年国际骨髓瘤工作小组不推荐将EFS作为一个常规研究终点，因为不同临床研究对“事件”的定义不同，可能会引起混淆。（3）疾病进展时间（TTP）：指开始治疗至疾病进展的时间，如果患者在PD前死亡，并且死亡原因非PD而是其他的原因，此时TTP应作为截尾数据处理。这个指标有助于评估疗效受益的持续时间。（4）无疾病生存（DFS）：适用于CR的患者。指从达到CR开始到复发的时间（该指标目前而言对骨髓瘤评价疗效价值不大）。（5）缓解持续时间（DOR）：适用于至少达到PR的患者。指从达到PR或更佳疗效（指首次观察到疗效，而非再次复查证实）起至疾病进展的时间。如果患者并非因为疾病进展死亡，则应将DOR作为截尾数据处理。这是评估新药疗效和（或）新的治疗策略的一个重要的研究终点。建议采用DOR和TTP作为评价疗效维持时间的研究终点。（6）总生存期（OS）：为受试者从进入临床研究直至各种原因导致的死亡为止。OS是最可靠的肿瘤终点指标，当研究能充分评价生存期时，它就是最佳的终点指标。生存期的改善毫无疑问反映临床受益。一旦记录有死亡时间，这个终点指标是精确的且容易观察。最大的优点是客观，不易产生测量偏差。缺点是观测时间必须够长，试验人数必须够多，才能观测到足够的死亡事件，也才具有足够的检定力。（7）治疗失败时间（TTF）：是一个复合的终点指标，即随机选择某个时间直到无论何种原因终止此次治疗为止（包括因疾病进展，治疗毒性和死亡）。

附件二 常用化疗方案

1.VAD：长春新碱0.4mg/24h，1~4d；阿霉索9mg·m^{-2}·24h^{-1}，1-4d；地塞米松20 mg·m^{-2}.d^{-1}，1~4d，9~12d，17~20d，间歇4周。

2.VAD±T（长春新碱+阿霉素+地塞米松+沙立度胺）：沙立度胺100-300mg口服，1~28d；阿霉素9 mg/m^{2}持续静脉（或>6h）1~4d；地塞米松20mg口服，1~4d；长春新碱0.4mg持续静脉（或>6h）1~4 d，28d为1个疗程。

3.MP（美法仑+泼尼松）：美法仑0.1mg·kg^{-1}.d^{-1}或者0.25mg·kg^{-1}.d^{-1}，1~4d或7d；泼尼松25~60mg/d，1~4d或7d，间歇4~6周。

4.M2：长春新碱0.03 mg/kg，静脉，d21；卡莫司汀1mg/kg，静脉，d1；美法仑0.1 mg/kg，口服，1~7d；环磷酰胺10 m g/kg，静脉，d1；泼尼松1mg/kg，口服，1~7d，以后每周递减剂量到21d停用间歇4~6周。

5.TD（沙立度胺+地塞米松）：沙立度胺200mg口服，1~28；地塞米松40mg，口服，1~4d，作为移植前诱导每4周重复1次，共4周期；作为初始治疗使用直到平台期或疾病进展期。

6.BD（硼替佐米+地塞米松）：硼替佐米1.3mg/m^{2}静脉，1、4、8、11d；地塞米松40mg，1~4d，作为移植前诱导每3周重复1次，共4周期。

7.PAD（硼替佐米+阿霉素+地塞米松）：硼替佐米1.3 mg/m^{2}静脉1、4、8、11d；阿霉素9 mg/m^2/24h，1~4d；地塞米松40mg，1~4d。

8.DVD（脂质体阿霉素+长春新碱+地塞米松）：脂质体阿霉索40mg/m^{2}静脉，d1；长春新碱0.4 mg，持续静脉（或>6 h），1~4；地塞米松40 mg口服，1~4d，28d为1个疗程。

9.BTD（硼替佐米+沙立度胺+地塞米松）：硼替佐米1.3mg/m^{2}静脉注射，1、4、8、11 d；沙立度胺100~200mg口服1-21d；地塞米松20 mg/m^{2}口服1~4d；3周重复1次，共4周期。

10.MPT（美法仑+泼尼松+沙立度胺）：美法仑0.25 mg/kg，口服，1~4d；泼尼松2mg/kg口服1-4d；沙立度胺100-200mg口服1-28d，6周重复1次，共12周期。

11.MPV（美法仑+泼尼松+硼替佐米）：美法仑9mg/m^{2}口服，1-4d；泼尼松60mg/m^{2}口服，1~4d；硼替佐米1.3 mg/m^{2}静脉注射，1、4、8、11、22、25、29、32、42d，重复1次。

第四节 非小细胞肺癌内科治疗

【概 述】

中国恶性肿瘤流行病学调查显示，在我国肺癌发病率高居恶性肿瘤第一位，死亡率也是第一位，为了提高肺癌病人的生存率，为了提高晚期肺癌病人的生活质量，对肺癌进行规范化治疗非常重要。因此，我们制定本院非小细胞肺癌内科治疗规范。

【诊断要点】

1. 早期肺癌可以没有症状；
2. 咳嗽、咳痰，血痰；
3. 气促、胸痛；
4. 咯血；
5. 乏力；
6. 付瘤综合征：低血糖，高血糖，电解质异常；
7. 上腔静脉综合征：面颈部浮肿，充血，颈静脉怒张，胸壁浅静脉怒张；
8. 骨转移者，可以以骨痛为首发症状；
9. 脑转移者可以以中枢神经系统为首发症状，或以颅内高压为首发症状。

【辅助检查】

一、一般检查

1. PS 评分，一般情况评价，全身淋巴结情况；
2. 胸部视诊、和触诊：胸廓形态、呼吸运动的度，胸部浅静脉，语音震颤，胸膜摩擦感；
3. 叩诊：双肺叩诊音；
4. 听诊：双肺呼吸音，语音传导，胸膜摩擦音。

二、特殊检查

1. 常规支气管镜检查加活检；
2. 对支气管镜检没有确诊，但有纵膈肿块者实行支气管镜下纵膈肿块穿刺活检；
3. 对胸水性质不明的行胸腔镜胸膜活检；
4. 支气管镜没有确诊，肺部有明确肿块时，行经皮肺肿块活检；
5. 对有锁骨上淋巴结肿大的，行锁骨上淋巴结活检；
6. 对所有标本常规病理活诊检确诊；
7. 胸部 CT 上腹部 CT：明确肺肿块大小，位置，及肾上腺是否转移；
8、常规脑 MRI，怀疑肝转移时肝 MRI；
9. 骨扫描；
10. 腹部 B 超，了解腹部脏器是否有转移，腹腔是否有转移；
11. 对有胸水者胸水检查：细胞学，癌抗原；
12. 标本行基因检测，所有小标本：EGFR ALK VEGF KRASS ；
13. 血液癌抗原，胸水癌抗原；

14. 化疗前行心电图，心功能、肺功能检查，了解对化疗的耐受情况。

接受内科化学治疗指征。

1. 非小细胞肺癌新辅助治疗；
2. 非小细胞肺癌辅助治疗；
3. IIIB Ⅳ期非小细胞肺癌；
4. 非小细胞肺癌维持治疗；
5. 拒绝手术的早期非小细胞肺癌。

【内科化疗】

1. 非小细胞肺癌术前新辅助化疗。

术前新辅助化疗的地位仍在探讨之中，新辅助治疗可减少原发肿瘤的肿瘤负荷，使随后进行的局部（手术）治疗更有可能获得成功。也能够控制原本通过局部治疗所不能控制的病灶。减少手术过程中的血源播散和局部种植的发生率。

（1）新辅助化疗对象：

① IIB–IIIA 期非小细胞肺癌。

② I–ⅢA 期非小细胞肺癌肿块距离血管或脏器太近，估计手术难以切除干净，或难以分离。

（2）新辅助治疗时间：化学治疗一般进行 2–3 周期，常规 2 周期后，休息 2–3 周后行手术。

（3）化疗方案：一般可采用铂为基础加第三代化疗药物：NP,GP,TP，DP。

2. 非小细胞肺癌术后辅助化疗。

国际肺癌辅助化疗试验（IALT）报道根治术后患者接受顺铂为基础的联合化疗比未接受化疗者的 5 年绝对总生存率提高 4.1%，所以 NSCLC 术后辅助化疗目前基本上是持肯定态度，以铂类为基础的化疗能给根治术患者带来生存获益。

常规 I 期非小细胞肺癌术后不推荐术后化疗。

（1）化学治疗对象：

① I 期肺癌术后在一下情况可以考虑辅助化疗：肿块大于 4cm，低分化肺癌，切缘有残留，切缘离正常组织太近，血管癌栓，契形切除，脏层胸膜转移。

② 肺癌Ⅱ期与ⅢA 期术后。

③ 肺肿块切除或活检术后。

（2）化疗方案：铂为基础加第三代化疗药物。

3. 非小细胞肺癌 IIIB、IV 期化学治疗。

晚期非小细胞肺癌（NSCLC）患者诊断时有 50%已存在转移病变 ，这部分患者治疗的目的为延长生命，消除或改善现有的症状，对尚无症状的患者尽量延缓症状的出现。应遵循有效、低毒、经济、及考虑后续治疗原则。

（1）含铂双药方案是当今晚期非小细胞肺癌肺癌的一线标准方案。

目前 NSCLC 一线化疗仍然是以铂类为基础，第三代含铂双药方案已成为当今治疗晚期 NSCLC 的标准方案。虽然这些方案的疗效与毒副反应之间存在一定的差异，但是未发现某种化疗方案具有明显优势。

对首次化疗患者（包括辅助治疗和新辅助治疗含铂方案）铂类选用顺铂或卡铂，在无肾损害和原发耐药时不提倡首先奈达铂或洛铂。腺癌患者不选用奈达铂。

目前三代化疗药物（健择、多西他赛、紫杉醇或长春瑞滨）联合顺铂的一线化疗方案，非鳞癌 EGFR 无突变及 ALK 阴性的可以给予培美曲塞加铂类。

（2）化疗联合抗血管生成的靶向药物可用于 NSCLC 一线治疗。

A. 抗血管生成药恩度加化疗 NP 联合血管内皮抑素（Endostatin, YH-16,恩度）一线治疗 NSCLC 也逐渐成为标准方案。

B. 非鳞癌非小细胞肺癌抗血管生成药贝伐单抗加化疗：贝伐珠单抗（bevacizumab）是一种重组人源化单克隆 IgG1 抗体，它与血管内皮生长因子（human vascular endothelial growth factor，VEGF）高亲和力结合，通过抑制新生血管的形成，减少肿瘤的血供、氧供和其它营养物质的供应而抑制肿瘤生长。

C. 西妥昔单抗或尼妥珠单抗加化疗，化疗方案可以是 NP/GP。

（3）表皮生长因子受体-酪氨酸激酶抑制剂（EGFR-TKI）可作为一线治疗。

治疗对象：EGFR 突变患者，对 18,19,20,21 外显子检测有一个以上的突变患者，都可以一线使用表皮生长因子受体-酪氨酸激酶抑制剂（EGFR-TKI）。

4. 克唑替尼。

(1) 治疗对象：

ALK 和 ROSS1 检测阳性患者可以一线使用克唑替尼治疗。

（2）非小细胞肺癌的二线治疗：

①治疗对象：

A. 非小细胞肺癌一线化疗中进展；

B. 维持治疗中进展；

C. 一线治疗后未继续治疗疾病复发。

② 化学治疗方案：选择更改化疗方案，一线没有使用的第三代化疗药物单药或双药，视患者状况，PS 评分决定。

A. 如果使用含铂方案，可以使用包括奈达铂或洛铂，非腺癌患者可选用奈达铂；

B. 非鳞癌可以选培美曲塞；

C. 有 EGFR 基因突变的靶向治疗：表皮生长因子受体酪氨酸激酶抑制剂（EGFR-TKIs）；

D. 有 ALK，ROSS1 阳性者：可以用克唑替尼。

(3) 三线治疗。

对于二线化疗后进展的非小细胞肺癌可以选择三线治疗；

三线治疗药物可以是化疗，以前没有用过的，单药或双药；

也可以用靶向治疗，仍然要进行基因检测，对基因检测阳性患者使用相应的靶向药物。

(4) 临床新药试验。

三线或以上药物治疗无效或复发患者，可以考虑新药临床试验，提倡积极参加新药临床试验。

(5) 维持治疗。

① 化疗维持治疗：

A. 原药维持治疗：对于一线治疗有效的，可以继续原方案中的一个药维持，如果是化疗加抗血管生成靶向一线的及化疗加单抗一线的可选择抗血管生成维持或单抗单药维持，或选择原方案中化疗药物维持；

B. 换药维持治疗：改用一线治疗中没有用过的药物作维持。

常用于维持治疗药物单药：吉西他滨，培美曲塞，多西他赛，目前不太主张原方案维持。

C. 靶向维持治疗：对有基因突变的可以靶向维持治疗。

第五节　淋巴瘤的内科治疗

【概述】

淋巴瘤(lymphoma) 起源于淋巴结和淋巴组织，其发生大多与免疫应答过程中淋巴细胞增殖分化产生的某种免疫细胞恶变有关，是免疫系统的恶性肿瘤。

按组织病理学改变，淋巴瘤可分为霍奇金淋巴瘤（Hodgkin lymphoma，HL）和非霍奇金淋巴瘤（non Hodgkin lymphoma，NHL）两大类。

全世界有淋巴瘤患者 450 万以上。我国经标化后淋巴瘤的总发病率男性为 1.39/10 万，女性为 0.84/10 万，男性发病率明显多于女性，发病率明显低于欧美各国及日本。我国淋巴瘤的死亡率为 1.5/10 万，排在恶性肿瘤死亡的第 11~13 位。

表 1–4　淋巴组织肿瘤 WHO（2008）分型

霍奇金淋巴瘤	B 细胞肿瘤	T 细胞和 NK 细胞肿瘤
结节性淋巴细胞为主型霍奇金淋巴瘤（NLPHL） 经典型霍奇金淋巴瘤 结节硬化经典型霍奇金淋巴瘤（LPHL） 混合细胞典型霍奇金淋巴瘤★（MCHL） 富于淋巴细胞经型霍奇金淋巴瘤 淋巴细胞消减型经典型霍奇金淋巴瘤（LDHL）	原始 B 细胞肿瘤 B–原淋巴细胞白血病/淋巴瘤★（B–ALL/LBL） 成熟 B 细胞肿瘤 慢性淋巴细胞白血病/小淋巴细胞淋巴瘤★（CLL/SLL） B–幼淋巴细胞白血病（B–PLL） 淋巴浆细胞淋巴瘤（LPL） 脾边缘区淋巴瘤（SMZL） 毛细胞白血病（HCL） 浆细胞骨髓瘤（PCM）★ 骨孤立性浆细胞瘤 髓外浆细胞瘤 黏膜相关性淋巴样组织结外边缘区淋巴瘤★（MALT 淋巴瘤） 淋巴结边缘区淋巴瘤（MZL） 滤泡性淋巴瘤（FL） 套细胞淋巴瘤★（MCL） 套细胞淋巴瘤★（MCL） 弥漫性大 B 细胞淋巴瘤★（DLBCL） 纵隔（胸腺）大 B 细胞淋巴瘤 血管内大 B 细胞淋巴瘤 原发渗出性淋巴瘤（PEL） Burkitt 淋巴瘤/白血病★（BL）	原始 T 细胞和 NK 细胞肿瘤 原始 T 淋巴细胞白血病/淋巴瘤（T–ALL/LBL）★ 原始 NK 细胞淋巴瘤 成熟 T 细胞和 NK 细胞肿瘤 T–幼淋巴细胞白血病（T–PLL） T–大颗粒淋巴细胞白血病（T–LGL） 侵袭性 NK 细胞白血病因（ANKCL） 成人 T 细胞白血病/淋巴瘤 结外 NK/T 细胞淋巴瘤，鼻型（NK/TCL） 肠病型 T 细胞淋巴瘤（ITCL） 肝脾 T 细胞淋巴瘤 皮下脂膜炎样 T 细胞淋巴瘤 蕈样肉芽肿 Sezary 综合征 原发皮肤型间变性大细胞淋巴瘤（ALCL） 周围性 T 细胞淋巴瘤★，无其他特征（PTCL） 血管原始免疫细胞 T 细胞淋巴瘤★（AITCL） 间变性大细胞淋巴瘤★（ALCL）★

注：★，常见类型

淋巴瘤的病因和发病机制不完全清楚，但病毒学说颇受重视。有的淋巴瘤可能与EB病毒、人类T淋巴细胞病毒Ⅰ型、Kaposi肉瘤病毒有关。

WHO提出了淋巴组织肿瘤分型方案，该方案既考虑了形态学特点，也反映了应用单克隆抗体、细胞遗传学和分子生物学等新技术对淋巴瘤的新认识和确定的新病种，该方案包含了各种淋巴瘤和淋巴细胞白血病（表1-4）。

【化疗指证】

淋巴瘤属播撒性疾病，除少数类型以放疗为主外，大多数类型需化疗。

【诊断要点】

1.临床表现。

无痛性进行性的淋巴结肿大或局部肿块是淋巴瘤共同的临床表现，具有以下两个特点，①全身性。淋巴结和淋巴组织遍布全身且与单核-巨噬细胞系统、血液系统相互沟通，故淋巴瘤可发生在身体的任何部位。其中淋巴结、扁桃体、脾及骨髓是最易受到累及的部位。此外，常伴全身症状：发热、消瘦、盗汗，最后出现恶病质。②多样性。组织器官不同，受压迫或浸润的范围和程度不同，引起的症状也不同。当淋巴瘤浸润血液和骨髓时可形成淋巴细胞白血病，如浸润皮肤时则表现为蕈样肉芽肿或红皮病等。HL和NHL的病理组织学变化不同也形成了各自特殊的临床表现。

（1）霍奇金淋巴瘤。

多见于青年，儿童少见。首发症状常是无痛性颈部或锁骨上淋巴结进行性肿大（占60%~80%），其次为腋下淋巴结肿大。肿大的淋巴结可以活动，也可互相粘连，融合成块，触诊有软骨样感觉。少数HL可浸润器官组织或因深部淋巴结肿大压迫，引起各种相应症状（见NHL）。5%~16%的HL患者发生带状疱疹。饮酒后引起的淋巴结疼痛是HL所特有，但并非每一个HL患者都是如此。

发热、盗汗、瘙痒及消瘦等全身症状较多见。30%~40%的HL患者以原因不明的持续发热为起病症状。这类患者一般年龄稍大，男性较多，常有腹膜后淋巴结累及。周期性发热（Pel-Ebstein热）约见于1/6的患者。可有局部及全身皮肤瘙痒，多为年轻女性。瘙痒可为HL的唯一全身症状。

（2）非霍奇金淋巴瘤。

相对HL，NHL的临床表现有如下二个特点：①随年龄增长而发病增多，男较女为多；除惰性淋巴瘤外，一般发展迅速。②NHL有远处扩散和结外侵犯倾向，无痛性颈和锁骨上淋巴结进行性肿大为首发表现者较HL少。NHL对各器官的压迫和浸润较HL多见，常以高热或各器官、系统症状为主要临床表现。咽淋巴环病变临床有吞咽困难、鼻塞、鼻出血及颌下淋巴结肿大。胸部以肺门及纵隔受累最多，半数有肺部浸润或胸腔积液。可致咳嗽、胸闷、气促、肺不张及上腔静脉压迫综合征等。累及胃肠道的部位以回肠为多，其次为胃，结肠很少受累。临床表现有腹痛、腹泻和腹块，症状可类似消化性溃疡、肠结核或脂肪泻等，常因肠梗阻或大量出血施行手术而确诊。肝大，黄疸仅见于较后期的病例。原发于脾的NHL较少见。腹膜后淋巴结肿大可压迫输尿管，引起肾盂积水。肾损害主要为肾肿大、高血压、肾功能不全及肾病综合征。中枢神经系统病变累及脑膜及脊髓为主。硬膜外肿块可导致脊髓压迫症。骨骼损害以胸椎及腰椎最常见。表现为骨痛，腰椎或胸椎破坏，脊髓压迫症等。约20%NHL患者在晚期累及骨髓，发展成急性淋巴细胞白血病。皮肤受累表现为肿块、皮下结节、浸润性斑块、溃疡等。

2. 辅助检查。

（1）血液和骨髓检查。

HL 常有轻或中度贫血，部分患者嗜酸性粒细胞升高。骨髓被广泛浸润或发生脾功能亢进时，白细胞减少。骨髓涂片找到 R–S 细胞是 HL 骨髓浸润的依据，活检可提高阳性率。

NHL 白细胞数多正常，伴有淋巴细胞绝对相对增多。一部分患者的骨髓涂片中可找到淋巴瘤细胞。晚期并发急性淋巴细胞白血病时，可呈现白血病样血象和骨髓象。

疾病活动期有血沉增速，血清乳酸脱氢酶升高提示预后不良。如血清碱性磷酸酶活力或血钙增加，提示骨骼累及。B 细胞 NHL 可并发抗人球蛋白试验阳性或阴性的溶血性贫血，少数可出现单株 IgG 或 IgM。中枢神经系统累及时脑脊液中蛋白升高。

（2）影像学检查。

① 浅表淋巴结的检查：B 超检查和放射性核素显像，可以发现体检时触诊的遗漏。

② 纵隔与肺的检查：胸部摄片可了解纵隔增宽、肺门增大、胸水及肺部病灶等情况，胸部 CT 可确定纵隔与肺门淋巴结肿大。

③ 腹腔、盆腔淋巴结的检查：剖腹探查病理检查结果表明，淋巴造影阳性符合率为 98%，阴性符合率为 97%，CT 阳性符合率为 65%，阴性符合率为 92%。因为淋巴造影能显示结构破坏，而 CT 仅从淋巴结肿大程度上来判断；但 CT 不仅能显示腹主动脉旁淋巴结，而且还能显示淋巴结造影所不能检查到的脾门、肝门和肠系膜淋巴结受累等情况，同时还显示肝、脾、肾受累的情况，所以 CT 是腹部检查的首选方法。CT 阴性而临床上怀疑时，才考虑做下肢淋巴造影。B 超检查的准确性不及CT，重复性差，受肠气干扰较严重，但在无 CT 设备时仍不失是一种较好的检查方法。

④ 肝、脾的检查：CT、B 超、放射性核素显像及 MRI 只能查出单发或多发结节，对弥漫性浸润或粟粒样小病灶难以发现。一般认为有两种以上影像学诊断同时显示实质性占位病变时，才能确定肝、脾受累。

⑤ 正电子发射计算机体层显像 CT（PETCT）：可以显示淋巴瘤病灶及部位。是一上根据生化影像来进行肿瘤定性定位的诊断方法。

（3）病理学检查。

选取较大的淋巴结，完整地取出，避免挤压，切开后在玻片上作淋巴结印片，然后置固定液中。淋巴结印片 Wright’s 染色后做细胞病理形态学检查，固定的淋巴结经切片和 HE 染色后做组织病理学检查。深部淋巴结可依靠 B 超或 CT 引导下细针穿刺涂片，做细胞病理形态学检查。病理学检查是诊断淋巴瘤的基本方法。

免疫酶标和流式细胞仪测定淋巴瘤细胞的分化抗原，对 NHL 的细胞表型进行分析，可为淋巴瘤进一步分型诊断提供依据。细胞分裂中期的染色体分带检查对 NHL 某些类型的亚型诊断有帮助。如 t（14；18）是滤泡细胞淋巴瘤的标志，t（8；14）是 Burkitt 淋巴瘤的标记，t（11；14）是套细胞淋巴瘤的标志，t（2；5）是间变性大细胞淋巴瘤的标记，3q27 异常是弥漫性大细胞淋巴瘤的染色体标志。FISH 还可以提供细胞分裂间期染色体畸变的信息，也是可选用的技术。可应用 PCR 技术检测 T 细胞受体（TCR）的基因重排和 B 细胞 H 链的基因重排。还可应用 PCR 技术检测 bcl–2 基因等，为疑难病例确诊淋巴瘤提供线索。

(4) 剖腹探查。

一般不易接受。但必须为诊断及临床分期提供可靠依据时，发发热待查病例、临床高度怀疑淋巴瘤、B 超发现有腹腔淋巴结肿大但无线表淋巴结或病灶可供活检的情况下，为肯定诊断，或准备单用扩大照射治疗 HL 前，为明确分期诊断，有时需要剖腹探查，同时切除脾并做活检。

3. 临床分期。

根据淋巴瘤的分布范围，按照 Ann Arbor（1966 年）临床分期方案分期。

Ⅰ期：病变仅限于 1 个淋巴结区（Ⅰ）或单个结外器官局部受累（ⅠE）。

Ⅱ期：病变累及横膈同侧两个或更多的淋巴结区（Ⅱ），或病变局限侵犯淋巴结以外器官及横膈同侧 1 个以上淋巴结区（ⅡE）。

Ⅲ期：横膈上下均有淋巴结病变（Ⅲ）。可伴脾累及（ⅢS）、结外器官局限受累（ⅢE），或脾与局限性结外器官受累（ⅢSE）。

Ⅳ期：1 个或多个结外器官受到广泛性或播散性侵犯，伴或不伴淋巴结肿大。肝或骨髓只要受到累及均属Ⅳ期。

累及的部位可采用下列记录符号：E，结外；X，直径 10cm 以上的巨块；M，骨髓；S，脾；H，肝；O，骨骼；D，皮肤；P，胸膜；L，肺。

为提高临床分期的准确性，肿大的淋巴结也可穿刺涂片进行细胞形态学、免疫学和分子生物学检查，作为分期的依据。

每一个临床分期按全身症状的有无分为 A、B 二组。无症状者为 A，有症状者为 B。全身症状包括三个方面：①发热 38℃以上，连续 3 天以上，且无感染原因；②6 个月内体重减轻 10%以上；③盗汗：即入睡后出汗。

【化疗】

1. 以化疗为主的化、放疗结合的综合治疗。

（1）霍奇金淋巴瘤。

预后好早期：HD 2–4 周期化疗 + 受累野照射（20–36 Gy）；

预后不良早期：HD 4–6 周期化疗 + 受累野照射（20–40 Gy）；

晚期：HD6–8 周期化疗 + 放疗（20–36 Gy）；

大肿块或残存肿瘤时做放疗

（2）非霍奇金淋巴瘤：NHL 多中心发生的倾向使 NHL 临床分期的价值和扩大照射的治疗作用不如HL，决定了其治疗策略应以化疗为主。

① 惰性淋巴瘤：B 细胞惰性淋巴瘤包括小淋巴细胞瘤、浆细胞样淋巴细胞淋巴瘤、边缘区淋巴瘤和滤泡性淋巴瘤等。T 细胞惰性淋巴瘤指蕈样肉芽肿/赛塞里综合征。

惰性淋巴瘤发展较慢，化、放疗有效，但不易缓解。该组Ⅰ期和Ⅱ期放疗或化疗后存活可达 10 年，部分患者有自发性肿瘤消退。Ⅲ期和Ⅳ期患者化疗后虽会多次复发，但中位生存时间也可达 10 年。故主张观察和等待的姑息治疗原则，尽可能推迟化疗，如病情有所发展，可单独给予苯丁酸氮芥 4~12mg 每日 1 次口服，或环磷酰胺 100mg 每日 1 次口服。联合化疗可用 COP 方案或 CHOP 方案（表 6）。进展不能控制者可试用 CF 方案：环磷酰胺 0.6/m2 静注一次，氟达拉深（fludarabine）25mg/m2 静脉滴每天一次，共 3 天。

② 侵袭性淋巴瘤：B 细胞侵袭性淋巴瘤包括原始 B 淋巴细胞淋巴瘤，原始免疫细胞淋巴瘤，套细胞淋巴瘤、弥漫性大 B 细胞淋巴瘤和 Burkitt 淋巴瘤等。T 细胞侵袭性淋巴瘤包括原始 T 淋巴细胞淋巴瘤，血管免疫母细胞性 T 细胞淋巴瘤、间变性大细胞淋巴瘤和周围性 T 细胞淋巴瘤等。侵袭性淋巴瘤不论分期均应以化疗为主，对化疗残留肿块、局部巨大肿块或中枢神经系统累及者，可行局部

放疗扩大照射(25Gy) 作为化疗的补充。

CHOP 方案与其他化疗方案比较，疗效高而毒性较低。因此，该方案为侵袭性 NHL 的标准治疗方案。方案第 3 天开始用 G-CSF 5ug/kg，5~8 天，可减少白细胞下降。CHOP 方案每 2~3 周为一疗程(CHOP14 比 CHOP21 更有效)，4 个疗程不能缓解，应改变化疗方案。完全缓解后巩固 2 个疗程，就可结束治疗，但化疗不应少于 6 个疗程。长期维持治疗并无好处。本方案的 5 年无病生存率达 41%~80%。有条件者化疗前加用利妥昔单抗，即 R-CHOP 方案，可获得更好的疗效。

EPOCH-R 方案治疗 DLBCL 缓解率达 69%，1.5 年无进展生存率（PFS）83%，总生存率（OS）95%。更强烈的 HyperCVAD=R 方案可命名初治的套细胞淋巴瘤 3 年 PFS 达 78%，总生存率（OS）至 97%。但因毒性大，不适于老年及脏器功能受损者。

血管原始免疫细胞性 T 细胞淋巴瘤及 Burkitt 淋巴瘤进展较快，如不积极治疗，几周或几个月内即会死亡，应采用强烈的化疗方案予以治疗。大剂量环磷酰胺组成的化疗方案对 Burkitt 淋巴瘤有治愈作用，应考虑使用。

全身广泛散布的淋巴瘤或有向白血病发展倾向者或已转化成白血病的患者，可试用治疗淋巴细胞白血病的化疗方案，如 VDLP 方案。ESHAP 方案对复发淋巴瘤的完全缓解率为 30%。

2. 生物治疗。

（1）单克隆抗体：NHL 大部分为 B 细胞性，后者 90%表达 CD20。HL 的淋巴细胞为主型也高密度表达 CD20。凡 CD20 阳性的 B 细胞淋巴瘤，均可用 CD20 单抗（利妥昔单抗）治疗。已有临床研究报告，方案前使用一次利妥昔单抗（375mg/m2）的 R-CHOP，R-EPOCH，R-HCVAD 和 R-ESHAP 等方案均可明显提高惰性或侵袭性 B 细胞淋巴瘤的 CR 率并可延长无病生存时间。B 细胞淋巴瘤在造血干细胞移植前用利妥昔单抗做体内净化，可以提高移植治疗的疗效。

（2）干扰素：对蕈样肉芽肿和滤泡性小裂细胞型有部分缓解作用。

（3）抗幽门螺杆菌的药物：胃 MALT 淋巴瘤经抗幽门螺杆菌治疗后部分患者症状改善，淋巴瘤消失。

3. 骨髓或造血干细胞移植。

55 岁以下、重要脏器功能正常、如属缓解期短、难治易复发的侵袭性淋巴瘤、4 个 CHOP 方案能使淋巴结缩小超过 3/4 者，可考虑全淋巴结放疗（即斗蓬式合并倒“Y”字式扩大照射）及大剂量联合化疗后进行基因或自身骨髓（或外周造血干细胞）移植，以期最大限度地杀灭肿瘤细胞，取得较长期缓解和无病存活。

自身干细胞移植治疗侵袭性淋巴瘤取得了令人鼓舞的结果，其中 40%~50%以上获得肿瘤负荷缩小，18%~25%的复发病例被治愈，比常规化疗增加长期生存率 30%以上。自体外周血干细胞移植用于淋巴瘤治疗时，移植物受淋巴瘤细胞污染的机会小，造血功能恢复快，并适用于骨髓受累或经过盆腔照射的患者。

血管免疫母细胞性 T 细胞淋巴瘤、套细胞淋巴瘤和 Burkitt 淋巴瘤，如不为化疗和放疗所缓解，则应行异基因造血干细胞移植。异基因移植可以诱导移植物抗淋巴瘤作用，有利于清除微小残留病灶(MRD)，治愈的机会有所增加。

【随访】

淋巴瘤的治疗已取得了很大进步，HL 已成为化疗可治愈的肿瘤之一。淋巴细胞为主型预后最好，5 年生存率为 94.3%；其次是结节硬化型，混合细胞型较差，而淋巴细胞消减型最差，5 年生存率仅为 27.4%。HL Ⅰ期与Ⅱ期5年生存率在90%以上，Ⅳ期为31.9%；有全身症状者较无全身症状者为差；儿童及老年人的预后一般比中青年为差；女性治疗的预后较男性为好。

1993年Shipp等提出了NHL的国际预后指标（international prognostic index，IPI），将预后分为低危、低中危、高中危、高危四类（表1–5）。年龄大于60岁、分期为Ⅲ期或Ⅳ期、结外病变1处以上、需要卧床或生活需要别人照顾、血清LDH升高是5个预后不良的IPI，可根据病例具有的IPI数来判断NHL的预后。

表 1–5 非霍奇金淋巴瘤的预后

预后	IPI 数	CR 率	2 年生存率	5 年生存率
低危	0~1	87%	84%	73%
低中危	2	67%	66%	50%
高中危	3	55%	54%	43%
高危	4~5	44%	34%	26%

淋巴瘤随访前2年每3月1次，以后3年每6月1次，以后每1年1次。

第六节 头颈部癌的内科治疗

【概 述】

头颈部癌的药物治疗：头颈部癌的药物治疗包括化疗和分子靶向药物治疗（西妥昔单抗cetuximab或尼妥珠单抗nimotuzumab治疗）。化疗分为诱导化疗（induction chemotherapy）、同步化放疗（concurrent chemotherapy/RT）、序贯化放疗（sequential chemotherapy/RT）、辅助化疗（adjuvant chemotherapy）、姑息化疗（alleviative chemotherapy）。应当严格掌握临床适应证，并在肿瘤内科医师的指导下施行。化疗应当充分考虑患者病期、体力状况、合并症、不良反应、生活质量及患者意愿、治疗目标，避免治疗过度或治疗不足。应当及时评估化疗疗效，密切监测及防治不良反应，并酌情调整药物和（或）剂量。

化疗的适应证为：PS评分≤2（附件6，ZPS评分，5分法），重要脏器功能可耐受化疗，鼓励患者参加临床试验。

一、唇癌（Cancer of the Lip）的药物治疗

【化疗指征】

T3,T4a,N0; 任何T,N1–3：手术；或放疗；或化/放疗。

若行手术治疗后，不良预后因素①淋巴结包膜外受侵和/或切缘阳性：化疗/放疗（1类推荐）或重切或放疗；②其他不良预后因素：放疗或考虑化疗/放疗。

注：不良预后因素指淋巴结包膜外受侵、切缘阳性、多个淋巴结转移或神经周围/淋巴管/血管受侵。

【诊断要点】

唇癌多发生在下唇。临床表现主要有外生、溃疡和疣状 3 种类型。

肿瘤增大至一定程度后：

1. 可发生坏死、溃疡，表面覆盖痂皮、出血，向深部肌肉和周围唇组织；

2. 晚期可累及颏、颊部皮肤，甚至颌骨；

3. 颈部淋巴结转移率低，仅 10%。

唇癌发生在身体显露部位，易于发现及诊断。确诊主要根据病理检查。

【随访】

第 1 年，每 1–3 个月 1 次；第 2 年，每 2–6 个月 1 次；第 3–5 年，每 4–8 个月 1 次；大于 5 年，每 12 个月 1 次。详细体检，相应部位的 X 线片、CT 及 MRI、B 超，全身骨 ECT。

二、口腔癌（Cancer of the Oral Cavity）的药物治疗

【化疗指征】

包括系统化疗及插管化疗。化疗包括诱导化疗、术后、放疗后辅助化疗、同步放化疗。

1. T1–2N0, T3N0, T4a 任何 N ,T1–3N1–3 患者若行手术治疗后，不良预后因素①淋巴结包膜外受侵和/或切缘阳性：化疗/放疗（1 类推荐）或重切或放疗；②其他不良预后因素：放疗或可考虑化疗/放疗。

2. T4b 任何 N 或不能手术切除的或不适合手术的口腔癌。

不良预后因素指淋巴结包膜外受侵、切缘阳性、原发肿瘤 pT3 或 T4、淋巴结 N2 或 N3、部分 pT2N0–N1 疾病，Ⅳ 或Ⅴ区淋巴结转移、神经周围侵犯、血管内瘤栓。

【诊断要点】

口腔癌早期一般表现为口腔粘膜溃疡或肿块，可在白斑、红斑等癌前病变基础上出现，继而迅速增大。

1. 向周围及深部组织浸润、粘连，基底固定、变硬；

2. 溃疡增大后中央坏死，并伴有感染、出血；

3. 出现相应软组织或骨组织的破坏和功能障碍；

4. 可侵犯神经，引起面部麻木、舌活动受限等神经系统症状；

5. 晚期可出现多个淋巴结融合成巨大颈部肿块，累及皮肤出现破溃、感染、出血等症状。

口腔癌确诊主要根据病理检查，细针穿刺细胞学检查也是判断病变性质的一种方法。

【随　访】

1. 口腔癌治疗后大多数复发在术后 2 年之内，一般建议口腔癌治疗后的第一年内，每 1–3 月复查一 1 次，第二年内每 2–4 个月 1 次，第 3–5 年每 4–6 个月 1 次，5 年后每 6–12 个月 1 次。

2. 复查原发灶及颈部 CT 或 MRI,B 超；必要时 PET–CT。

3. 注意第二原发癌。

三、口咽癌（Cancer of the Oropharynx）的药物治疗

【化疗指征】

1. T1–2N0–1 患者若行手术治疗后，存在不良预后因素①淋巴结包膜外受侵±切缘阳性：化疗/放疗（1 类推荐）；②切缘阳性：重切或放疗或考虑化疗/放疗；③其他不良预后因素：放疗或可考虑化疗/放疗。

只对 T2N1 行放疗+全身治疗（全身治疗为 2B 类）。

2. T3–4 aN0–1 患者同步全身治疗/放疗，顺铂（1 类推荐），或手术，或诱导化疗（3 类推荐）后予放疗或化疗/放疗，或含多种诊疗模式的临床试验。

若手术后，存在不良预后因素：①淋巴结包膜外受侵和/或切缘阳性：化疗/放疗（1 类推荐）；②其他不良预后因素：放疗或可考虑化疗/放疗。

3. 任何 T，N2–3 患者同步全身治疗/放疗，顺铂：（1 类推荐）；或诱导化疗（2B 类推荐）后予放疗或化疗/放疗；或手术；或含多种诊疗模式的临床试验。

若手术后，存在不良预后因素：①淋巴结包膜外受侵和/或切缘阳性：化疗/放疗（1 类推荐）；②其他不良预后因素：放疗或可考虑化疗/放疗。

4. T4b.任何 N 或不能手术切除的或不适合手术的口咽癌：（见晚期头颈部癌治疗）

不良预后因素指淋巴结包膜外受侵、切缘阳性、原发肿瘤 pT3 或 T4、淋巴结 N2 或 N3，Ⅳ 或Ⅴ区淋巴结转移、神经周围侵犯、血管内瘤栓。

【诊断要点】

1. 早期无明显症状；

2. 肿瘤继续发展，可出现下列症状：咽异物感、咽痛、溃疡、吞咽困难及影响呼吸及谈话、耳鸣听力下降、口臭、痰多、出血、舌运动障碍等；

3. 口咽癌确诊主要根据病理检查。

【随访】

第 1 年，每 1–3 个月 1 次；第 2 年，每 2–6 个月 1 次；第 3–5 年，每 4–8 个月 1 次；大于 5 年，每 12 个月 1 次。详细体检，相应部位的 X 线片、CT 及 MRI、B 超，全身骨 ECT，必要时 PET–CT。

四、下咽癌（Cancer of the Hypopharynx）的药物治疗

【化疗指征】

1. 大多数 T1N0，选择性 T2N0 患者若行手术治疗后，存在不良预后因素：①淋巴结包膜外受侵±切缘阳性：化疗/放疗（1 类推荐）；②切缘阳性：重切或放疗或考虑化疗/放疗（仅 T2）；③其他不良预后因素：放疗或可考虑化疗/放疗。

2. 选择性 T2N0，T1N+，T2–3 任何 N（如果需要全喉切除术）患者诱导化疗（1 类推荐）;；或手术；或同步全身治疗/放疗，推荐顺铂；或含多种诊疗模式的临床试验。

若诱导化疗原发灶达 CR,放疗（1 类推荐）或考虑化疗/放疗（2B 类推荐）；原发灶达 PR,化疗/放疗（2B 类推荐）；原发灶达 <PR，手术治疗。

若手术后，存在不良预后因素①淋巴结包膜外受侵和/或切缘阳性：化疗/放疗（1类推荐）；②其他不良预后因素：放疗或可考虑化疗/放疗。

3.T4a，任何N患者手术，接放疗或化疗/放疗；或诱导化疗（3类推荐）；或同步全身治疗/放疗（3类推荐）；或含多种诊疗模式的临床试验。

若诱导化疗原发灶达CR或PR和≥颈部病变稳定：达CR，放疗；或考虑化疗/放疗；达PR,化疗/放疗。若诱导化疗原发灶<PR或颈部病变进展：有指征的行挽救性手术，接放疗或化疗/放疗。

4. T4b.任何N或不能手术切除的或不适合手术的口咽癌：（见八、晚期头颈部癌治疗）。

不良预后因素指淋巴结包膜外受侵、切缘阳性、原发肿瘤pT3或T4、淋巴结N2或N3、部分pT1–T2N0–N1疾病，神经周围侵犯、血管内瘤栓。

【诊断要点】

1. 早期无明显症状；

2. 肿瘤继续发展，可出现下列症状：咽异物感、吞咽痛、吞咽困难及影响呼吸及谈话、声嘶、咳嗽或呛咳、颈部肿块等；

3. 下咽癌确诊主要根据病理检查。

【随访】

第1年，每1–3个月1次；第2年，每2–6个月1次；第3–5年，每4–8个月1次；大于5年，每12个月1次。详细体检，相应部位的X线片、CT及MRI、B超，全身骨ECT，必要时PET–CT。

五、鼻咽癌（Cancer of the Nasopharynx）的药物治疗

【化疗指征】

包括诱导化疗、同期放化疗、辅助化疗、姑息性化疗。

1.T1N1–3，T2–4任何N患者同步全身治疗/放疗，顺铂或尼妥珠单抗（1类推荐），接辅助化疗；或诱导化疗后，予化/放疗（3类推荐）；

2.任何T任何N，M1患者联合化疗（以铂类为基础），若临床完全临床缓解，行放疗或化/放疗。

【诊断要点】

1. 最常见颈部淋巴结肿大；

2. 可有回缩性涕血、耳鸣或听力减退、头痛、鼻塞、面部麻木、岩蝶综合症、垂体–蝶骨综合症、眼眶综合症、颈交感受损的Horner综合症等；

3. 转移途径有直接蔓延、淋巴结转移、远处转移；

4. 诊断性检查包括CT及MRI、B超，放射性核素检查、血液检查（VCA–IgA检测等），脑神经检查，鼻咽部活检（间接鼻咽镜活检、直接鼻咽镜活检、鼻咽细针穿刺、经鼻腔盲目活检及其他方法）。鼻咽癌确诊主要结合影像学及病理检查。

【随访】

第1年，每1–3个月1次；第2年，每2–6个月1次；第3–5年，每4–8个月1次；大于5年，

每 12 个月 1 次。详细体检和鼻咽镜检；相应部位的 CT 及 MRI、B 超，全身骨 ECT,必要时 PET-CT。

六、声门型喉癌（Cancer of the Glottic Larynx）的药物治疗

【化疗指征】

1.T1-2，选择性 T3（不需要全喉切除术）患者若行手术治疗后，存在不良预后因素①淋巴结包膜外受侵±切缘阳性：化疗/放疗（1 类推荐）；②切缘阳性：重切或放疗或考虑化疗/放疗（≥ T2）；③其他不良预后因素：放疗或考虑化疗/放疗。

2.T3 N0-1（需要全喉切除术）患者同步全身治疗/放疗，顺铂（1 类推荐）；或放疗；或手术若 N1，行喉切除+同侧甲状腺切除，同侧颈部淋巴结清扫或双侧颈部淋巴结清扫术后，存在不良预后因素①淋巴结包膜外受侵和/或切缘阳性：化疗/放疗（1 类推荐）；②其他不良预后因素：放疗或考虑化疗/放疗。

3. T3 N2-3（需要全喉切除术）患者同步全身治疗/放疗，顺铂（1 类推荐）；或手术；或诱导化疗（3 类推荐）。

若诱导化疗原发灶达 CR,放疗（1 类推荐）或考虑化疗/放疗（2B 类推荐）；原发灶达 PR，化疗/放疗（2B 类推荐）；原发灶达 <PR,手术治疗。

若手术后，存在不良预后因素①淋巴结包膜外受侵和/或切缘阳性：化疗/放疗（1 类推荐）；②其他不良预后因素：放疗或考虑化疗/放疗。

4. T4a 任何 N 患者行手术治疗后，若 N1 或 N2-3，行化疗/放疗（1 类推荐）。

5. T4a 拒绝手术的患者可考虑同步化疗/放疗；或保留功能的手术或非手术治疗的临床试验；或诱导化疗，序贯化/放疗（2B 类推荐）。

不良预后因素指淋巴结包膜外受侵、切缘阳性、原发肿瘤 pT4、淋巴结 N2 或 N3、神经周围侵犯、血管内瘤栓。

【诊断要点】

1. 早期症状为声音改变。初起为发音易倦或声嘶；

2. 随着肿瘤增大，声嘶逐渐加重，可出现发声粗哑，甚至失声；

3. 呼吸困难是声门癌的另一常见症状。肿瘤组织表面糜烂可出现痰中带血；

4. 晚期，肿瘤向声门上区或声门下区发展，还可出现放射性耳痛、呼吸困难、咽下困难、频繁咳嗽、咳痰困难及口臭等症状；

5. 最后，可因大出血、吸入性肺炎或恶病质而死亡；

6. 诊断性检查包括喉部 X 线侧位片、断层摄片、喉部 CT 及 MRI，在间接喉镜、直接喉镜或纤维喉镜下活检，喉癌确诊主要根据病理检查。

【随访】

第 1 年，每 1-3 个月 1 次；第 2 年，每 2-6 个月 1 次；第 3-5 年，每 4-8 个月 1 次；大于 5 年，每 12 个月 1 次。详细体检和喉镜检查，相应部位的 X 线片、CT 及 MRI、B 超，全身骨 ECT，必要时 PET-CT。

七、声门上喉癌（Cancer of the Supraglottic Larynx）的药物治疗

【化疗指征】

1. 大多数 T1–2N0,选择性 T3（不需要全喉切除术）患者若行手术治疗后，存在不良预后因素：①淋巴结阳性；切缘阳性：重切或放疗或考虑化疗/放疗（2B 类推荐）；②淋巴结包膜外受侵：化疗/放疗（1 类推荐），或放疗（部分患者为 2B 类推荐）。

2. T3 N0（需要全喉切除术）患者同步全身治疗/放疗，顺铂（1 类推荐）；或手术；或放疗；或诱导化疗（3 类推荐）。

若手术后，存在不良预后因素：①淋巴结包膜外受侵和/或切缘阳性：化疗/放疗（1 类推荐）；②其他不良预后因素：放疗或考虑化疗/放疗。

3.淋巴结阳性者：

（1）T1–2N+,选择性 T3N1（不需要全喉切除术）患者同步全身治疗/放疗，顺铂（1 类推荐）；或放疗；或手术；或诱导化疗（3 类推荐）。

若手术后，存在不良预后因素：①淋巴结包膜外受侵和/或切缘阳性：化疗/放疗（1 类推荐）；②其他不良预后因素：放疗或考虑化疗/放疗。

（2）大多数 T3 N2–3（需要全喉切除术）患者同步全身治疗/放疗，顺铂（1 类推荐）；或手术；或 T3N2–3 患者选择性地采用诱导化疗序贯化/放疗（2B 类推荐）。

若诱导化疗原发灶达 CR,放疗（1 类推荐）或考虑化疗/放疗（2B 类推荐）；原发灶达 PR,化疗/放疗（2B 类推荐）；原发灶达 <PR,手术治疗。

若手术后，存在不良预后因素：①淋巴结包膜外受侵和/或切缘阳性：化疗/放疗（1 类推荐）；②其他不良预后因素：放疗或考虑化疗/放疗。

（3）T4a N0–3 患者若手术后，存在不良预后因素：①淋巴结包膜外受侵和/或切缘阳性：化疗/放疗（1 类推荐）；②其他不良预后因素：放疗或考虑化疗/放疗。

（4）T4a N0–3 拒绝手术的患者可考虑同步化疗/放疗；或临床试验；或诱导化疗后予化/放疗（2B 类推荐）。

不良预后因素指淋巴结包膜外受侵、切缘阳性、原发肿瘤 pT4、淋巴结 N2 或 N3、神经周围侵犯、血管内瘤栓。

【诊断要点】

1. 大多原发于会厌喉面根部。早期常仅有轻微的或非特异性的症状如：痒感、异物感、吞咽不适感等；

2. 声门上癌分化差、发展快，可有咽喉痛、声嘶；

3. 晚期，呼吸困难、咽下困难、咳嗽、痰中带血或咳血等症状；

4. 诊断性检查包括喉部 X 线侧位片、断层摄片、喉部 CT 及 MRI，在间接喉镜、直接喉镜或纤维喉镜下活检，喉癌确诊主要根据病理检查。

【随访】

第 1 年，每 1–3 个月 1 次；第 2 年，每 2–6 个月 1 次；第 3–5 年，每 4–8 个月 1 次；大于 5 年，每 12 个月 1 次。详细体检和喉镜检查，相应部位的 X 线片、CT 及 MRI、B 超，全身骨 ECT，必要时 PET–CT。

八、涎腺肿瘤（Salivary Gland Tumors）的药物治疗：包括腮腺癌、下颌下腺癌、舌下腺癌、小唾液腺癌。

【化疗指征】

1. T3，T4a 患者手术后，若完全切除，存在不良预后因素的行放疗或可考虑化疗/放疗（2B 类推荐）；若不完全切除又没有进一步切除可能的患者行放疗或化疗/放疗（2B 类推荐）。

2. T4b 患者不能手术切除或不推荐手术患者行放疗或化疗/放疗（2B 类推荐）。

3. 随诊后：

（1）局部区域复发既往未放疗患者行再切，若完全切除，存在不良预后因素的行放疗或可考虑化疗/放疗（2B 类推荐）；若不能再切患者行放疗或化疗/放疗（2B 类推荐）。

（2）局部区域复发或第二原发癌既往已放疗患者若有切除可能，行手术或再放疗±化疗，临床试验。若无切除可能，行再放疗±化疗，临床试验；或化疗。

（3）远处转移患者参加临床试验；或标准治疗：P0–2，化疗或密切观察（发展缓慢的疾病）或选择性的转移灶切除术（3 类推荐）。P3，最佳支持治疗。

注：不良预后因素包括中等或低分化、切缘近或阳性、神经/神经周围受侵、淋巴结转移、淋巴/血管受侵。

【诊断要点】

1. 恶性涎腺肿瘤的征兆为：快速生长、疼痛、累及面神经、颈部淋巴结肿大。其中面神经麻痹是腮腺癌的典型体征；

2. 进行性的张口困难、皮肤溃疡、窦道形成是晚期肿瘤的特点；

3. 体检对于诊断涎腺肿瘤有重要意义。诊断性检查包括 B 超、CT、MRI,放射性核素检查，PET-CT，腮腺碘油造影等，涎腺肿瘤确诊主要根据病理检查，细针穿刺细胞学检查也是判断病变性质的一种方法。

【随 访】

最初 3 年，应当每 2–3 个月 1 次（因 70%的局部复发发生于 3 年以内）。以后每 6 个月 1 次，对于高分级、颌下腺的、小涎腺的肿瘤至少每年 1 次的胸片检查是必需的，因为这一类有高的肺转移危险。随访应当是终身的。

九、非常晚期的头颈部癌（Very Advanced Head and Neck Cancer）的药物治疗

【化疗指征】

1. 新诊断的 T4b任何 N，M0 或不能手术切除的淋巴结病灶或不适合手术的患者：参加临床试验；或标准治疗：

（1） P0–1，同步全身治疗/放疗，顺铂（1 类推荐）；或诱导化疗继之放疗或化疗/放疗（3 类推荐）；

（2） P2，放疗± 同步全身治疗；

（3）P3，放疗或单药化疗或最佳支持治疗。

不良预后因素指淋巴结包膜外受侵、切缘阳性、原发肿瘤 pT3 或 T4、淋巴结 N2 或 N3、神经周围侵犯、血管内瘤栓。

十、复发/残存头颈部肿瘤的药物治疗

【化疗指征】

1. 复发/残存疾病：局部区域复发既往未放疗患者再切，或化疗/放疗。

若手术后，存在不良预后因素：(1)淋巴结包膜外受侵和/或切缘阳性：化疗/放疗（1 类推荐）；② 其他不良预后因素：放疗或可考虑化疗/放疗。

2. 局部区域复发或第二原发病灶既往已放疗的患者若有切除可能，行手术±再放疗±化疗，临床试验。若无切除可能，行再放疗±化疗，临床试验；或化疗。

3. 远处转移患者参加临床试验；或标准治疗：

（1）P0–1，铂类+5–FU+西妥昔单抗（1 类推荐）;或联合化疗；或单药化疗；

（2）P2，单药化疗，或最佳支持治疗；

（3）P3，最佳支持治疗。

不良预后因素指淋巴结包膜外受侵、切缘阳性、原发肿瘤 pT3 或 T4、淋巴结 N2 或 N3、神经周围侵犯、血管内瘤栓。

十一、原发灶不明的颈部转移癌（Occult Primary）的药物治疗

【化疗指征】

1. 根治性治疗：低分化或非角化型鳞状细胞癌或 NOS 或未分化癌（非甲状腺）或鳞状细胞癌：手术；或化疗/放疗（2B 类推荐）；或放疗（3 类推荐）；或诱导化疗序贯化疗/放疗或放疗（3 类推荐）。

2. 手术后：（1）无包膜外受侵的 N2，N3，行放疗；或化疗/放疗（2B 类推荐）；或仅颈部放疗（3 类推荐）。（2）包膜外受侵：化疗/放疗（1 类推荐）；或仅颈部放疗（3 类推荐）。

【诊断要点】

仅发现颈部淋巴结肿大，病理证实为转移癌；相应部位的 X 线片、CT 及 MRI、B 超，全身骨 ECT，喉镜、鼻咽镜、纤维支气管镜、胃镜、肠镜检查等及 PET–CT 未见明显原发灶。

【随访】

第 1 年，每 1–3 个月 1 次；第 2 年，每 2–6 个月 1 次；第 3–5 年，每 4–8 个月 1 次；大于 5 年，每 12 个月 1 次。详细体检，相应部位的 X 线片、CT 及 MRI、B 超，全身骨 ECT，必要时喉镜、鼻咽镜、纤维支气管镜、胃镜、肠镜检查及 PET–CT 检查。

十二、粘膜黑色素瘤（Mucosal Melanoma） 的药物治疗

【化疗指征】

1. 鼻窦或鼻腔粘膜黑色素瘤：ⅣB 期，临床试验（推荐）；或放疗；或全身治疗。ⅣC 期，临床试验（推荐）；或最佳支持治疗；或放疗；或全身治疗。

2. 口腔、口咽、喉或下咽粘膜黑色素瘤：ⅣB 期，临床试验（推荐）；或放疗；和/或全身治疗。ⅣC 期，临床试验（推荐）；或最佳支持治疗；或放疗；或全身治疗。

3. 原发灶不明的黑色素瘤：手术±放疗±辅助全身治疗（见 NCCN 黑色素瘤指南）。

【诊断要点】

1. 早期一般无自觉症状。

2. 多因色素痣颜色变深或肿大引起注意。（1）色泽：杂色为恶性病变先兆；（2）边缘：参差不齐呈锯齿状改变；（3）表面：不光滑，粗糙而伴有鳞形或片状脱屑；（4）病灶周围皮肤：出现水肿，丧失光泽或变白色、灰色；（5）感觉异常：局部发痒、灼痛或压痛。

3. 当病变继续发展，呈结节状或息肉状，也可为溃疡性病变，可伴有淋巴结肿大等。

4. 粘膜黑色素瘤确诊主要根据病理检查。

【随访】

第 1 年，每 1–3 个月 1 次；第 2 年，每 2–6 个月 1 次；第 3–5 年，每 4–8 个月 1 次；大于 5 年，每 12 个月 1 次。详细体检，相应部位的 X 线片、CT 及 MRI、B 超，全身骨 ECT，必要时 PET–CT。

十三、头颈部癌全身治疗原则

化疗的选择要个体化（结合一般状况、治疗目的）；诱导化疗后，可选择多形式的以放疗为基础的治疗:放疗或放疗+西妥昔单抗或每周一次的化疗。

1.鳞 癌。

唇癌、口腔癌、口咽癌、下咽癌、声门型喉癌、声门上喉癌、筛窦癌、上颌窦癌、原发灶不明：

(1) 主要全身治疗+ 同步放疗：单药顺铂（1 类推荐）；西妥昔单抗（1 类推荐）；卡铂/输注 5–FU（1 类推荐）；5–FU /羟基脲；顺铂/紫杉类；顺铂/输注 5–FU；卡铂/紫杉醇（2B 类推荐）；奈达铂/5–FU 类；

(2) 术后化放疗：单药顺铂（高危患者 1 类推荐）；

(3) 诱导/后续化疗：多西他赛/顺铂/5–FU（1 类推荐）；紫杉醇/顺铂/输注 5–FU；紫杉类/奈达铂/5–FU 类。

诱导化疗后，在同步化放疗中应用的药物通常包括每周一次的铂类药物，每周一次的紫杉类药物或西妥昔单抗。

2. 鼻咽癌：

(1) 化放疗序贯辅助化疗；放疗/顺铂序贯顺铂/5–FU（1 类推荐）。

(2) 诱导/后续化疗；多西他赛/顺铂/5–FU；顺铂/5–FU；顺铂/表柔比星/紫杉类；奈达铂/ 5–FU 类；诱导化疗后，在同步化放疗中应用的药物通常包括每周一次的铂类。

3. 复发的、不可切除的或转移性的（无法治愈的）病变

(1) 联合治疗：顺铂或卡铂+5–FU+西妥昔单抗（1 类推荐）；顺铂或卡铂+多西他赛或紫杉类；顺铂/西妥昔单抗；顺铂+5–FU；奈达铂/5–FU 类；

(2) 单药：顺铂；卡铂；紫杉类；多西他赛；5–FU 类；MTX；异环磷酰胺；博来霉素；吉西他滨（鼻咽癌）；西妥昔单抗。

(3) 头颈部癌化疗的原则：

①KPS<60 或 ECOG>2 的肺癌患者不宜进行化疗。

②白细胞少于 3.0×109/l，中性粒细胞少于 1.5×109/l、血小板少于 6×1010/l，红细胞少于 2×1012/

1、血红蛋白低于 8.0g/dl 的肺癌患者原则上不宜化疗。

③肺癌患者肝、肾功能异常，实验室指标超过正常值的 2 倍，或有严重并发症和感染、发热，出血倾向者不宜化疗。

④在化疗中如出现以下情况应当考虑停药或更换方案：

治疗 2 周期后病变进展，或在化疗周期的休息期中再度恶化者，应当停止原方案，酌情选用其他方案；化疗不良反应达 3–4 级，对患者生命有明显威胁时，应当停药，下次治疗时改用其他方案；出现严重的并发症，应当停药，下次治疗时改用其他方案。

⑤必须强调治疗方案的规范化和个体化。必须掌握化疗的基本要求。除常规应用止吐药物外，铂类药物除卡铂外需要水化和利尿。化疗后每周两次检测血常规。

⑥化疗的疗效评价参照 WHO 实体瘤疗效评价标准或 RECRST 疗效评价标准。

第七节　胃癌的内科治疗

【概　述】

胃癌是我国最常见的恶性肿瘤之一，2010 年卫生统计年鉴显示，2005 年，胃癌死亡率占我国恶性肿瘤死亡率的第 3 位。胃癌的发生是多因素长期作用的结果。我国胃癌发病率存在明显地区差异，环境因素在胃癌的发生中居支配地位，而宿主因素则居从属地位。有研究显示，幽门螺旋杆菌（Helicobacter pylori, H.pylori）感染、饮食、吸烟及宿主的遗传易感性是影响胃癌发生的重要因素。

为进一步规范我国胃癌诊疗行为，提高医疗机构胃癌诊疗水平，改善胃癌患者预后，保障医疗质量和医疗安全，特制定本规范。本规范所称的胃癌是指胃腺癌（以下简称胃癌），包括胃食管结合部癌。

【化疗指证】

1. 胃癌术后病理分期为 Ib 期伴淋巴结转移者，术后病理分期为 II 期及以上者；
2. 胃癌 IV 期，不能手术，有姑息化疗指征；
3. 胃癌术前新辅助化疗。

【诊断要点】

1. 临床表现。胃癌缺少特异性临床症状，早期胃癌常无症状。常见的临床症状有上腹部不适或疼痛、食欲减退、消瘦、乏力、恶心、呕吐、呕血或黑便、腹泻、便秘、发热等。晚期胃癌患者可扪及上腹部包块，发生远处转移时，根据转移部位，可出现相应的体征。出现上消化道穿孔、出血或消化道梗阻等情况时，可出现相应体征。

2. 辅助检查。

（1）内镜检查。

① 胃镜检查：确诊胃癌的必须检查手段，可确定肿瘤位置，获得组织标本以行病理检查。必要时可酌情选用色素内镜或放大内镜。

② 超声胃镜检查：有助于评价胃癌浸润深度、判断胃周淋巴结转移状况，推荐用于胃癌的术前分期。对拟施行内镜下粘膜切除（EMR）、内镜下粘膜下层切除（ESD）等微创手术者必须进行此项

检查。

③ 腹腔镜：对怀疑腹膜转移或腹腔内播散者，可考虑腹腔镜检查。

（2）组织病理学诊断。

组织病理学诊断是胃癌的确诊和治疗依据。活检确诊为浸润性癌的患者进行规范化治疗。如因活检取材的限制，活检病理不能确定浸润深度，报告为癌前病变或可疑性浸润的患者，建议重复活检或结合影像学检查结果，进一步确诊后选择治疗方案。

（3）实验室检查。

① 血液检查：血常规、血液生化学、血清肿瘤标志物等检查。

② 尿液、粪便常规、粪隐血试验。

（4）影像学检查。

① 计算机断层扫描（CT）：CT 平扫及增强扫描在评价胃癌病变范围、局部淋巴结转移和远处转移状况等方面具有重要价值，应当作为胃癌术前分期的常规方法。在无造影剂使用禁忌证的情况下，建议在胃腔呈良好充盈状态下进行增强 CT 扫描。扫描部位应当包括原发部位及可能的转移部位。

② 磁共振（MRI）检查：MRI 检查是重要的影像学检查手段之一。推荐对 CT 造影剂过敏者或其他影像学检查怀疑转移者使用。MRI 有助于判断腹膜转移状态，可酌情使用。

③ 上消化道造影：有助于判断胃原发病灶的范围及功能状态，特别是气钡双重对比造影检查是诊断胃癌的常用影像学方法之一。对疑有幽门梗阻的患者建议使用水溶性造影剂。

④ 胸部 X 线检查：应当包括正侧位相，可用于评价是否存在肺转移和其他明显的肺部病变，侧位相有助于发现心影后病变。

⑤ 超声检查：对评价胃癌局部淋巴结转移情况及表浅部位的转移有一定价值，可作为术前分期的初步检查方法。经腹超声检查可了解患者腹腔、盆腔有无转移，特别是超声造影有助于鉴别病变性质。

⑥ PET-CT：不推荐常规使用。对常规影像学检查无法明确的转移性病灶，可酌情使用。

⑦ 骨扫描：不推荐常规使用。对怀疑有骨转移的胃癌患者，可考虑骨扫描检查。

【化学治疗】

1. 治疗原则。

临床上应采取综合治疗的原则，即根据病人的机体状况，肿瘤的病理类型、侵犯范围（病期）和发展趋向，有计划地、合理地应用现有的治疗手段，以期最大幅度地根治、控制肿瘤和提高治愈率，改善病人的生活质量。对拟行放、化疗的病人，应做 Karnofsky 或 ECOG 评分。

2. 化学治疗。

分为姑息化疗、辅助化疗和新辅助化疗，应当严格掌握临床适应证，并在肿瘤内科医生的指导下施行。化疗应当充分考虑患者病期、体力状况、不良反应、生活质量及患者意愿，避免治疗过度或治疗不足。及时评估化疗疗效，密切监测及防治不良反应，并酌情调整药物和（或）剂量。按照疗效评价标准或参照 WHO 实体瘤疗效评价标准评价疗效。

(1) 姑息化疗。目的为缓解肿瘤导致的临床症状，改善生活质量及延长生存期。适用于全身状况良好、主要脏器功能基本正常的无法切除、复发或姑息性切除术后的患者。

常用的系统化疗药物包括：5-氟尿嘧啶（5-FU）、卡培他滨、替吉奥、顺铂、表阿霉素、多西紫杉醇、紫杉醇、奥沙利铂、伊立替康等。

化疗方案包括两药联合或三药联合方案，两药方案包括：5-FU/LV+顺铂（FP）、卡培他滨+顺铂、替吉奥+顺铂、卡培他滨+奥沙利铂（XELOX）、FOLFOX、卡培他滨+紫杉醇、FOLFIRI 等。三药方案适用于体力状况好的晚期胃癌患者，常用者包括：ECF 及其衍生方案（EOX、ECX、EOF），DCF 及其改良方案等。对体力状态差、高龄患者，考虑采用口服氟尿嘧啶类药物或紫杉类药物的单药化疗。

对 HER-2 表达呈阳性（免疫组化染色呈+++，或免疫组化染色呈++且 FISH 检测呈阳性）的晚期胃癌患者，可考虑在化疗的基础上，联合使用分子靶向治疗药物曲妥珠单抗。

(2) 辅助化疗。辅助化疗的对象包括：术后病理分期为 Ib 期伴淋巴结转移者，术后病理分期为 II 期及以上者。辅助化疗始于患者术后体力状况基本恢复正常，一般在术后 3-4 周开始，联合化疗在 6 个月内完成，单药化疗不宜超过 1 年。辅助化疗方案推荐氟尿嘧啶类药物联合铂类的两药联合方案。对临床病理分期为 Ib 期、体力状况差、高龄、不耐受两药联合方案者，考虑采用口服氟尿嘧啶类药物的单药化疗。

(3) 新辅助化疗。对无远处转移的局部进展期胃癌（T3/4、N+），推荐新辅助化疗，应当采用两药或三药联合的化疗方案，不宜单药应用。胃癌的新辅助化疗推荐 ECF 及其改良方案。新辅助化疗的时限一般不超过 3 个月，应当及时评估疗效，并注意判断不良反应，避免增加手术并发症。

术后辅助治疗应当根据术前分期及新辅助化疗疗效，有效者延续原方案或根据患者耐受性酌情调整治疗方案，无效者则更换方案。

3. 支持治疗。

目的为缓解症状、减轻痛苦、改善生活质量，应当在选择治疗方案、判断疗效时统筹考虑，包括纠正贫血、改善营养状况、改善食欲、缓解梗阻、镇痛、心理治疗等。具体措施包括支架置入、肠内外营养支持、控制腹水、中医中药治疗等。

【随　访】

胃癌患者应当通过监测症状、体征和辅助检查进行定期随访。随访目的为监测疾病复发或治疗相关不良反应、评估改善营养状态等。随访频率为治疗后 3 年内每 3-6 月一次，3-5 年每 6 月一次，5 年后每年一次。内镜检查每年一次。对全胃切除术后，发生大细胞性贫血者，应当补充维生素 B12 和叶酸。

第八节　小细胞肺癌（SCLC）内科治疗

【概　述】

小细胞肺癌（small cell lung cancer，SCLC）占所有肺癌的 15%左右。SCLC 以倍增时间快，生长分数高及早期广泛转移为特征。对初始化疗和放疗高度敏感，但大多数患者最终会死于肿瘤复发。几乎所有的 SCLC 均由吸烟导致，应大力提倡 SCLC 患者戒烟。

为了进一步规范我院 SCLC 诊疗行为，提高 SCLC 诊疗水平，改善 SCLC 患者预后，保障医疗质量和医疗安全，特制订本规范。

【化疗指证】

1. 所有术后患者需要辅助化疗；

2. 局限期同步放化疗或诱导 2 周期后同步放化疗；

3. 广泛期化疗。

【诊断要点】

1. 临床表现

（1）咳嗽，痰血或咯血，气促或喘鸣，其中由巨大肺门肿块和纵膈肿大淋巴结所引起的咳嗽和呼吸困难是 SCLC 的典型表现。

（2）胸痛、胸腔积液、声音嘶哑、咽下困难等局部症状。

（4）上腔静脉阻塞综合征，表现为头面部和上半身淤血水肿，颈部肿胀，颈静脉扩张。

（5）副癌综合征在 SCLC 常见，主要有抗利尿激素分泌不当综合征（SIADH）：不适当的抗利尿激素分泌可引起厌食、恶心、呕吐等水中毒症状，产生稀释性低钠血症；除此之外，神经肌肉综合征、类癌综合征、库欣综合征等。

（6）胸外转移如骨、脑、肝转移引起相应的症状和体征。

（7）全身症状：体重下降、乏力、发热等。

2. 辅助检查

（1）患者一般情况评价、全身尤其是颈部、锁骨上淋巴结情况。

（2）颈、胸部检查：头面部和上半身是否淤血水肿，颈部是否肿胀，颈静脉扩张与否，前胸壁浅静脉是否曲张，患侧呼吸音是否减低等。

（3）血液肿瘤标志物检查：目前尚并无特异性 SCLC 标志物应用于临床诊断，建议每次住院检查同样的项目，利于前后对比。

①癌胚抗原（carcinoembryonic antigen,CEA）：目前血清中 CEA 的检查主要用于判断肺癌预后以及对治疗过程的监测及用于部分混杂有非细胞肺癌成分患者的判定。

②神经特异性烯醇化酶（neurone specific enolase，NSE）：是小细胞肺癌首选标志物，用于小细胞肺癌的诊断和治疗反应监测。

③CT 检查：胸部增强 CT 检查：胸部 CT 可以进一步验证病变所在的部位和累及范围，也可大致区分其良、恶性，是目前诊断肺癌的重要手段。2.上腹部增强 CT 检查：上腹部增强 CT 可以发现肝脏、肾上腺是否存在转移及腹膜后淋巴结转移，对确定临床分期有重要意义。

④MRI 检查：MRI 检查对肺癌的临床分期有一定价值，特别适用于判断颅脑、脊柱以及肋骨等有无转移。

⑤骨扫描检查：用于判断肺癌骨转移的常规检查。当骨扫描检查提示骨可疑转移时，可对可疑部位进行 MRI 检查验证。

⑥PET–CT 检查：不推荐常规使用。但在诊断肺癌纵隔淋巴结转移时较 CT 的敏感性、特异性高。

⑦病理细胞学确诊检查选择：纤维支气管镜、CT 或 B 超引导下经胸壁肺内肿物穿刺针吸活检术（TTNA），胸水细胞学，胸膜活检获取病理诊断，如果伴有浅表淋巴结肿大，应当常规进行浅表淋巴结活检。其他检查包括：经纤维支气管镜引导透壁穿刺纵隔淋巴结活检术（TBNA）；纤维超声支气管镜引导透壁淋巴结穿刺活检术（EBUS–TBNA）；纵隔镜检查；胸腔镜检查：

【治疗原则】

1.I 期 SCLC。手术+辅助化疗（EP/EC 4–6 周期）。

2.II-III 期 SCLC：放、化疗联合。

（1）可选择序贯或同步。

（2）序贯治疗推荐 2 周期诱导化疗后同步化、放疗。

（3）经过规范治疗达到疾病控制者，推荐行预防性脑照射（PCI）。

3.IV 期 SCLC：化疗为主的综合治疗以期改善生活质量。

【化学治疗】

1. 辅助化疗。

小细胞肺癌恶性程度高，生长迅速，容易出现远处转移，因此化疗和放疗是其主要治疗手段。手术只推荐应用于 I 期（T1-2N0MO）患者，术后推荐辅助化疗或同步放化疗。部分患者还需要进行 PCI 以降低脑转移风险，提高生存。

2. 局限期和广泛期一线化疗。

小细胞肺癌化疗发展过程中最重要的莫过于 EP 方案的应用。EP 方案最先用于 CAV（环磷酰胺、阿霉素、长春新碱）后复发的小细胞肺癌患者。随后一系列研究显示 EP 方案能够将小细胞肺癌一线治疗的有效率提高至 80%以上。与 CAV 比较，一线使用 EP 方案明显提高小细胞肺癌 2 年和 5 年生存率，这种优势主要体现在局限期小细胞肺癌。随后的一些 Meta 分析也更加支持 EP 方案作为小细胞肺癌一线化疗标准方案。VP-16 与顺铂联合胃肠道反应发生率高于卡铂，VP-16 联合卡铂骨髓抑制发生率相对高于顺铂。而顺铂和卡铂对比的临床研究结果证实，VP-16 联合顺铂或者卡铂在有效率、无进展生存时间、总生存时间方面并无差异，因此临床上根据患者年龄、性别、体质、是否容易出现胃肠道反应及是否联合放疗等综合选择顺铂和卡铂。

对于广泛期小细胞肺癌，化疗仍是最主要的治疗手段，放射治疗仅在缓解局部症状如脑转移、转移性骨痛、脊髓压迫等时考虑应用。EP 方案一直是广泛期小细胞肺癌一线化疗标准，21 世纪以来，日本学者开展临床研究发现，一线应用伊立替康联合顺铂（IP）对比 EP 方案，在疗效和生存方面均有提高，中国学者进行的临床试验也得到同样的结果，随后 IP 方案同样也成为了广泛期小细胞肺癌的一线化疗标准方案。

3. 二、三线化疗。

小细胞肺癌是化疗敏感性肿瘤，局限期和广泛期小细胞肺癌一线化疗有效率分别为 70%-90%和 60%。但是一线治疗后几乎所有广泛期和 80%的小细胞肺癌患者会在 1 年内复发。6 个月后疾病进展可选择初始治疗方案，规范治疗 3 个月内疾病复发进展者推荐进入临床试验。3-6 个月内复发者推荐拓扑替康、伊立替康、紫杉醇或多西他塞、吉西他滨、异环磷酰胺和口服依托泊苷等。最近 II 期临床研究显示，替莫唑胺治疗初治化疗敏感型和抗药型小细胞肺癌患者二线有效率分别是 23%和 13%，基于该研究结果，2013 年 NCCN 指南推荐替莫唑胺用于小细胞肺癌复发后治疗，尤其是存在脑转移的小细胞肺癌。

4. 靶向治疗。

靶向治疗近年在非小细胞癌肺癌取得非常大的进展，提高了患者生活质量、改善了患者生存。在小细胞肺癌也进行大量尝试，包括吉非替尼、伊马替尼、厄洛替尼、西妥昔单抗、贝伐珠单抗、凡德他尼、索拉菲尼、舒尼替尼、沙利度胺、Cediranib 等。贝伐珠单抗是开展临床研究最多的靶向药物，多项临床研究显示贝伐单抗一线治疗广泛期小细胞肺癌可改善 PFS，但不能改善 OS。舒尼替尼是小分子多靶点 TKI，可抑制 VEGFR1-3、PDGFR 和 KIT，研究显示广泛期小细胞肺癌化疗后给予舒尼替尼维持治疗具有较好的耐受性和疾病控制率。其余靶向药物在小细胞肺癌均未显示出疗效来。

5. 维持治疗。

近年来临床上证实对 SCLC 治疗有效的一些新药及靶向药物被用于 SCLC 维持治疗的期研究，IFN、VAC 化疗方案、沙利度胺、TPT、凡德他尼、索拉菲尼、舒尼替尼等均作为 SCLC 维持治疗，但未有明显阳性结果。口服依托泊苷作为维持治疗的期随机对照临床研究结果显示依托泊苷能提高 PFS，有提高中位生存期及 1 年、2 年、3 年生存率的趋势。广泛期小细胞肺癌化疗后给予舒尼替尼维持治疗具有较好的耐受性和疾病控制率。各项研究结果显示维持治疗会产生过多毒副作用而降低患者生存质量， 因此对肿瘤病灶稳定率高、症状改善率高、毒副反应小、安全性和耐受性好的维持治疗方法仍有待探索。

【随 访】

对于新发SCLC 患者应当建立完整病案和相关资料档案，诊治后定期随访并进行相应检查，具体包括病史、体查、血液学检查、影像学检查及内镜检查等，旨在监测疾病复发情况、处理治疗相关不良反应及评估生活质量等。随访频率为治疗后 2 年内每 3–6 个月随访一次，2–5 年内每 6 个月随访一次，5 年后每年随访一次。

表 1–6 TNM 定义 *

T 原发肿瘤

TX 原发肿瘤不能评估，或痰，支气管冲洗液找到癌细胞但影像学或支气管镜没有可见的肿瘤。

T0 没有原发肿瘤的证据。

Tis 原位癌。

T1 肿瘤最大径≤3cm，周围被肺或脏层胸膜所包绕，支气管镜下肿瘤侵犯没有超出叶支气管近端（即没有累及主支气管）a。

Tla 肿瘤最大径≤2cm

Tlb 肿瘤最大径>2cm 但≤3cm

T2 肿瘤>3cm 但≤7cm 或者肿瘤具有以下任一特征 b：

- 累及主支气管，但距隆突≥2cm
- 侵犯脏层胸膜
- 伴有扩展到肺门的肺不张或阻塞性肺炎，但未累及全肺

T2a 肿瘤最大径>3cm 但≤5cm

T2b 肿瘤最大径>5cm 但≤7cm

T3 肿瘤>7cm 或肿瘤已直接侵犯了下述结构之一者：胸壁（包括肺上沟瘤）、膈肌、膈神经，纵隔胸膜、心包壁层；或肿瘤位于距隆突 2cm 以内的主支气管，但尚来累及隆突，或伴有累及全肺的肺不张或阻塞性肺炎或原发肿瘤同一叶内出现分散的单个或多个，白结节。

T4 任何大小的肿瘤已直接侵犯了下述结构之一者：纵隔、心脏、大血管，气管，喉返神经，食管，椎体，隆突；同侧非原发肿瘤所在叶的其他肺叶出现分散的单个或多个瘤结节。

N 区域淋巴结

Nx 区域淋巴结不能评估。

NO 无区域淋巴结转移。

N1 转移至同侧支气管旁淋巴结和/或同侧肺门淋巴结，和肺内淋巴结，包括直接侵犯。

N2 转移至同侧纵隔和域隆突下淋巴结。

N3 转移至对侧纵隔淋巴结、对侧肺门淋巴结、同侧或对侧斜角肌或锁骨上淋巴结。

M 远处转移

Mx 远处转移不能评估。

MO 无远处转移。

M1 有远处转移。

Mla 对侧肺叶出现分散的单个或多个瘤结节，胸膜结节或恶性胸腔（或心包）积液 c

Mlb 远处转移

a 任何大小的非常见的表浅播散的肿瘤，只要其浸润成分局限于支气管壁，即使临近主支气管，也定义为 T1。

b 肿瘤大小≤5cm 或者大小无法确定的 T2 肿瘤定义为 T2a，肿瘤>5cm 但 47cm 的 T2 肿瘤定义为T2b。

c 大多数肺癌患者的胸腔积液（以及心包积液）由肿瘤引起。但是有极少数患者的胸腔积液（心包积液）多次细胞学病理检查肿瘤细胞均呈阴性，且积液为司》血性液，亦非渗出液。如综合考虑这些因素并结合

临床确定积液与肿瘤无关时，积液将不作为分期依据，患者仍按 T1、T2、T3 或 T4 分期。

* 经许可使用。GoldstrawP，CrowleyJ，Chansky K，et al，The IASLC Lung Cancer Staging Project：Proposals for the revision of the TNM stage groupings in the for thcoming（seventh） edition of the TNM classification of malignant tumors，JThorac Oncol 2007;2:706–714。

表 1–7 描述符、T 和 M 分类以及分期分组 *

第 6 版 T/M 描述符	第 7 版 T/M	N0	NI	N2	N3
Tl（≤2cm）	T1a	ⅠA	ⅡA	ⅢA	ⅢB
T1（>2–3cm）	T1b	ⅠA	ⅡA	ⅢA	ⅢB
T2（≤5cm）	T2a	ⅠB	ⅡA	ⅢA	ⅢB
T2（>5–7cm）	T2b	ⅡA	ⅡB	ⅢA	ⅢB
T2（>7cm）	T3	ⅡB	ⅢA	ⅢA	ⅢB
T3（侵犯胸壁等）		ⅡB	ⅢA	ⅢA	ⅢB
T4（同一肺叶的结节）		ⅡB	ⅢA	ⅢA	ⅢB
T4（侵犯心脏等）	T4	ⅢA	ⅢA	ⅢB	ⅢB
M1（同侧肺）		ⅢA	ⅢA	ⅢB	ⅢB
T4（胸腔积液）	M1a	Ⅳ	Ⅳ	Ⅳ	Ⅳ
M1（对侧肺）		Ⅳ	Ⅳ	Ⅳ	Ⅳ
M1（远处转移）	Mlb	Ⅳ	Ⅳ	Ⅳ	Ⅳ

方格中粗体字代表同第 6 版相比该期别所包含的 TNM 类别有改动。

表 1-8 常用的 SCLC 一/二线化疗方案

化疗方案	剂量（mg/m2）	用药时间	时间及周期
EP：			
VP-16	100	d1,2,3	
顺铂	80	d1	q21d×4-6
EC：			
VP-16	100	d1,2,3	
卡铂	AUC=5	d1	q21d×4
IP：			
CPT-11	60	d1，d8,d15	
顺铂	60	d1	
IC:			
CPT-11	50	d1，d8,d15	
卡铂	AUC=5	d1	q21d×4
拓扑替康	1.5	d1,2,3,4,5	q21d

第九节 原发性肝癌内科治疗

【概 述】

原发性肝癌（Primary liver cancer，PLC，以下简称肝癌）是常见恶性肿瘤。由于起病隐匿，早期没有症状或症状不明显，进展迅速，确诊时大多数患者已经达到局部晚期或发生远处转移，治疗困难，预后很差，如果仅采取支持对症治疗，自然生存时间很短，严重地威胁人民群众的身体健康和生命安全。原发性肝癌主要包括肝细胞癌（HCC）、肝内胆管细胞癌（ICC）和肝细胞癌-肝内胆管细胞癌混合型等不同病理类型，在其发病机制、生物学行为、组织学形态、临床表现、治疗方法以及预后等方面均有明显的不同；由于其中 HCC 占到 90%以上，故本文所指的“肝癌”主要是指 HCC。

【化疗指证】

1. HCC 是对含 OXA 等新型化疗方案具有一定敏感性的肿瘤。对于没有禁忌证的晚期HCC 患者，系统化疗明显优于一般性支持治疗，不失为一种可以选择的治疗方法，其主要适应证：

（1）合并有肝外转移的晚期患者；（2）虽为局部病变，但不适合手术治疗和肝动脉介入栓塞化疗者，如肝脏弥漫性病变或肝血管变异；（3）合并门静脉主干或下腔静脉瘤栓者；（4）多次肝动脉栓塞化疗（TACE）后肝血管阻塞以及或介入治疗后复发的患者。当然，系统化疗应当严格掌握临床适应证，及时评估疗效，密切监测和防治不良反应。

2. 原则上，对于具有以下情况之一的患者不宜进行系统化疗：

① ECOG>2 分，Child–Pugh>7 分；②白细胞<3.0×109/L 或中性粒细胞<1.5×109/L，血小板<60×109/L，血红蛋白<90g/L；③ 肝、肾功能明显异常，氨基转移酶（AST 或 ALT）>5 倍正常值和/或胆红素显著升高>2 倍正常值，血清蛋白<28g/L，肌酐（Cr）≥正常值上限，肌酐清除率（CCr）≥50mi/min；④具有感染发热、出血倾向、中大量腹腔积液和肝性脑病。

【临床表现】

1.症状

肝癌的亚临床前期是指从病变开始至诊断亚临床肝癌之前，患者没有临床症状与体征，临床上难以发现，通常大约 10 个月时间。在肝癌亚临床期（早期），瘤体约 3~5cm，大多数患者仍无典型症状，诊断仍较困难，多为血清 AFP 普查发现，平均 8 个月左右，期间少数患者可以有上腹闷胀、腹痛、乏力和食欲不振等慢性基础肝病的相关症状。因此，对于具备高危因素，发生上述情况者，应该警惕肝癌的可能性。一旦出现典型症状，往往已达中、晚期肝癌，此时，病情发展迅速，共约 3~6 个月，其主要表现：

（1）肝区疼痛，右上腹疼痛最常见，为本病的重要症状。常为间歇性或持续性隐痛、钝痛或胀痛，随着病情发展加剧。疼痛部位与病变部位密切相关，病变位于肝右叶为右季肋区疼痛，位于肝左叶则为剑突下区疼痛；如肿瘤侵犯膈肌，疼痛可放散至右肩或右背；向右后生长的肿瘤可引起右侧腰部疼痛。疼痛原因主要是肿瘤生长使肝包膜绷紧所致。突然发生的剧烈腹痛和腹膜刺激征，可能是肝包膜下癌结节破裂出血引起腹膜刺激。

（2）食欲减退，饭后上腹饱胀，消化不良，恶心、呕吐和腹泻等症状，因缺乏特异性，容易被忽视。

（3）消瘦、乏力、全身衰弱，少数晚期患者可呈现恶液质状况。

（4）发热，比较常见，多为持续性低热，37.5~38℃，也可呈不规则或间歇性、持续性或者驰张型高热，表现类似肝脓肿，但是发热前无寒战，抗生素治疗无效。发热多为癌性热，与肿瘤坏死物的吸收有关；有时可因癌肿压迫或侵犯胆管而致胆管炎，或因抵抗力减低合并其它感染而发热。

（5）肝外转移灶症状，如肺部转移可以引起咳嗽、咯血；胸膜转移可以引起胸痛和血性胸腔积液；骨转移可以引起骨痛或病理性骨折等。

（6）晚期患者常出现黄疸、出血倾向（牙龈、鼻出血及皮下淤斑等）、上消化道出血、肝性脑病以及肝肾功能衰竭等。

（7）伴癌综合征（paraneoplastic syndrome），即肝癌组织本身代谢异常或癌组织对机体产生的多种影响引起的内分泌或代谢紊乱的症候群。临床表现多样且缺乏特异性，常见的有自发性低血糖症，红细胞增多症；其他有高脂血症、高钙血症、性早熟、促性腺激素分泌综合征、皮肤卟啉症、异常纤维蛋白原血症和类癌综合征等，但比较少见。

2.体征。

在肝癌早期，多数患者没有明显的相关阳性体征，仅少数患者体检可以发现轻度的肝肿大、黄疸和皮肤瘙痒，应是基础肝病的非特异性表现。中晚期肝癌，常见黄疸、肝脏肿大（质地硬、表面不平、伴或不伴结节，血管杂音）和腹腔积液等。如果原有肝炎、肝硬化的背景，可以发现肝掌、蜘蛛痣、红痣、腹壁静脉曲张及脾脏肿大等。

（1）肝脏肿大：往往呈进行性肿大，质地坚硬、表面凹凸不平，有大小不等的结节甚至巨块，边缘清楚，常有程度不等的触压痛。肝癌突出至右肋弓下或剑突下时，相应部位可见局部饱满隆起；如癌肿位于肝脏的横膈面，则主要表现横膈局限性抬高而肝脏下缘可不肿大；位于肝脏表面接近下缘的癌结节最易触及。

（2）血管杂音：由于肝癌血管丰富而迂曲，动脉骤然变细或因癌块压迫肝动脉及腹主动脉，约半数病人可在相应部位听诊到吹风样血管杂音；此体征具有重要的诊断价值，但对早期诊断意义不大。

（3）黄疸：皮肤巩膜黄染，常在晚期出现，多是由于癌肿或肿大的淋巴结压迫胆管引起胆道梗阻所致，亦可因为肝细胞损害而引起。

（4）门静脉高压征象：肝癌患者多有肝硬化背景，故常有门脉高压和脾脏肿大。腹腔积液为晚期表现，一般为漏出液，血性积液多为癌肿向腹腔破溃所致，亦可因腹膜转移而引起；门静脉和肝静脉癌栓，可以加速腹腔积液的生长。

3.浸润和转移。

（1）肝内转移：肝癌最初多为肝内播散转移，易侵犯门静脉及分支并形成瘤栓，脱落后在肝内引起多发性转移灶。如果门静脉干支瘤栓阻塞，往往会引起或加重原有的门静脉高压。

（2）肝外转移：① 血行转移，以肺转移最为多见，还可转移至胸膜、肾上腺、肾脏及骨骼等部位。② 淋巴转移，以肝门淋巴结转移最常见，也可转移至胰、脾和主动脉旁淋巴结，偶尔累及锁骨上淋巴结。③ 种植转移，比较少见，偶可种植在腹膜、横膈及胸腔等处，引起血性的腹腔、胸腔积液；女性可发生卵巢转移，形成较大的肿块。

4.常见并发症。

（1）上消化道出血：肝癌常有肝炎、肝硬化背景伴有门静脉高压，而门静脉和肝静脉癌栓可以进一步加重门脉高压，故常引起食管中下段或胃底静脉曲张裂破出血。若癌细胞侵犯胆管可致胆道出血、呕血和黑便。有的患者可因胃肠黏膜糜烂、溃疡和凝血功能障碍而广泛出血，大出血可以导致休克和肝昏迷。

（2）肝病性肾病和肝性脑病（肝昏迷）：肝癌晚期尤其弥漫性肝癌，可以发生肝功能不全甚至衰竭，引起肝肾综合征（hepatorenal syndrome，HRS），即功能性急性肾功能衰竭（functional acute renal failure，FARF），主要表现为显著少尿，血压降低，伴有低钠血症、低血钾和氮质血症，往往呈进行性发展。肝性脑病（hepatic encephalopathy，HE）即肝昏迷，往往是肝癌终末期的表现，常因消化道出血、大量利尿剂、电解质紊乱以及继发感染等诱发。

（3）肝癌结节破裂出血：为肝癌最紧急而严重的并发症。癌灶晚期坏死液化可以发生自发破裂，也可因外力而破裂，故临床体检触诊时宜手法轻柔，切不可用力触压。癌结节破裂可以局限于肝包膜下，引起急骤疼痛，肝脏迅速增大，局部可触及软包块，若破溃入腹腔则引起急性腹痛和腹膜刺激征。少量出血可表现为血性腹腔积液，大量出血则可导致休克甚至迅速死亡。

（4）继发感染：肝癌患者因长期消耗及卧床，抵抗力减弱，尤其在化疗或放疗之后白细胞降低时容易并发多种感染，如肺炎、肠道感染、真菌感染和败血症等。

【辅助检查】

1. 血液生化检查。

肝癌可以出现门冬氨酸氨基转移酶（谷草转氨酶，AST 或 GOT）和谷氨酸氨基转移酶（谷丙转氨酶，ALT 或 GPT）、血清碱性磷酸酶（AKP）、乳酸脱氢酶（LDH）或胆红素的升高，而白蛋白降低等肝功能异常，以及淋巴细胞亚群等免疫指标的改变。乙肝表面抗原（HBsAg）阳性或“二对半”五项定量检查（包括 HBsAg、HBsAb、HBeAg、HBeAb 和 HBcAb）阳性和/或丙肝抗体阳性（抗

HCVIgG、抗 HCVst、抗 HCVns 和抗 HCVIgM）都是肝炎病毒感染的重要标志，而 HBV DNA 和 HCV mRNA 可以反映肝炎病毒载量。

2. 肿瘤标志物检查。

血清 AFP 及其异质体是诊断肝癌的重要指标和特异性最强的肿瘤标记物，国内常用于肝癌的普查、早期诊断、术后监测和随访。对于 AFP≥400μg/L 超过 1 个月，或≥200μg/L 持续 2 个月，排除妊娠、生殖腺胚胎癌和活动性肝病，应该高度怀疑肝癌，关键是同期进行影像学检查（CT/MRI）是否具有肝癌特征性占位。尚有 30%~40%的肝癌病人 AFP 检测呈阴性，包括 ICC、高分化和低分化 HCC，或 HCC 已坏死液化者，AFP 均可不增高。因此，仅靠 AFP 不能诊断所有的肝癌，AFP 对肝癌诊断的阳性率一般为 60%~70%，有时差异较大，强调需要定期检测和动态观察，并且要借助影像学检查甚或 B 超导引下的穿刺活检等手段来明确诊断。其他可用于 HCC 辅助诊断的标志物还有多种血清酶，包括 r-谷氨酰转肽酶（GGT）及其同工酶、α-L-岩藻苷酶（AFU）、异常凝血酶原（DCP）、高尔基体蛋白 73（GP73），5-核苷酸磷酸二酯酶（5′NPD）同工酶、醛缩酶同工酶 A（ALD-A）和胎盘型谷胱甘肽 S-转移酶（GST）等，还有异常凝血酶原（DCP）、铁蛋白（FT）和酸性铁蛋白（AIF）等。部分 HCC 患者，可有癌胚抗原（CEA）和糖类抗原 CA19-9 等异常增高。

3. 影像学检查。

（1）腹部超声（US）检查：因操作简便、直观、无创性和价廉，US 检查已成为肝脏检查最常用的重要方法。该方法可以确定肝内有无占位性病变，提示其性质，鉴别是液性或实质性占位，明确癌灶在肝内的具体位置及其与肝内重要血管的关系，以用于指导治疗方法的选择及手术的进行；有助于了解肝癌在肝内以及邻近组织器官的播散与浸润。对于肝癌与肝囊肿、肝血管瘤等疾病的鉴别诊断具有较大参考价值，但因仪器设备、解剖部位、操作者的手法和经验等因素的限制，使其检出的敏感性和定性的准确性受到一定影响。实时 US 造影（超声造影 CEUS）可以动态观察病灶的血流动力学情况，有助于提高定性诊断，但是对于 ICC 患者可呈假阳性，应该注意；而术中 US 直接从开腹后的肝脏表面探查，能够避免超声衰减和腹壁、肋骨的干扰，可发现术前影像学检查未发现的肝内小病灶。

（2）电子计算机断层成像（CT）：目前是肝癌诊断和鉴别诊断最重要的影像检查方法，用来观察肝癌形态及血供状况、肝癌的检出、定性、分期以及肝癌治疗后复查。CT 的分辨率高，特别是多排螺旋 CT，扫描速度极快，数秒内即可完成全肝扫描，避免了呼吸运动伪影；能够进行多期动态增强扫描，最小扫描层厚为 0.5mm，显著提高了肝癌小病灶的检出率和定性准确性。通常在平扫下肝癌多为低密度占位，边缘有清晰或模糊的不同表现，部分有晕圈征，大肝癌常有中央坏死液化；可以提示病变性质和了解肝周围组织器官是否有癌灶，有助于放疗的定位；增强扫描除可以清晰显示病灶的数目、大小、形态和强化特征外，还可明确病灶和重要血管之间的关系肝门及腹腔有无淋巴结肿大以及邻近器官有无侵犯，为临床上准确分期提供可靠的依据，且有助于鉴别肝血管瘤。HCC 的影像学典型表现为在动脉期呈显著强化，在静脉期其强化不及周边肝组织，而在延迟期则造影剂持续消退，因此，具有高度特异性。

（3）磁共振（MRI 或 MR）：无放射性辐射，组织分辨率高，可以多方位、多序列成像，对肝癌病灶内部的组织结构变化如出血坏死、脂肪变性以及包膜的显示和分辨率均优于 CT 和 US。对良、恶性肝内占位，尤其与血管瘤的鉴别，可能优于 CT；同时，无需增强即能显示门静脉和肝静脉的分支；对于小肝癌 MRI 优于 CT，目前证据较多。特别是高场强 MR 设备的不断普及和发展，使 MR 扫描速度大大加快，可以和 CT 一样完成薄层、多期相动态增强扫描，充分显示病灶的强化特征，提高病灶的检出率和定性准确率。另外，MR 功能成像技术（如弥散加权成像、灌注加权成像和波谱分析）以及肝细胞特异性对比剂的应用，均可为病灶的检出和定性提供有价值的补充信息，有助于进一步提高肝癌的检出敏感率和定性准确率以及全面、准确地评估多种局部治疗的疗效。上述三种重要的影像学检查技术，各有特点，优势互补，应该强调综合检查，全面评估。

（4）选择性肝动脉造影（DSA）：目前多采用数字减影血管造影，可以明确显示肝脏小病灶及其血供情况，同时可进行化疗和碘油栓塞等治疗。肝癌在 DSA 的主要表现为：① 肿瘤血管，出现于早期动脉相；② 肿瘤染色，出现于实质相；③ 较大肿瘤可见肝内动脉移位、拉直、扭曲等；④ 肝内动脉受肝瘤侵犯可呈锯齿状、串珠状或僵硬状态；⑤ 动静脉瘘，“池状”或“湖状”造影剂充盈区等。

DSA 检查意义不仅在于诊断和鉴别诊断，在术前或治疗前可用于估计病变范围，特别是了解肝内播散的子结节情况；也可为血管解剖变异和重要血管的解剖关系以及门静脉浸润提供正确客观的信息，对于判断手术切除的可能性和彻底性以及决定合理的治疗方案有重要价值。DSA 是一种侵入性创伤性检查，可用于其他检查后仍未能确诊的患者。此外，对于可切除的肝癌，即使影像学上表现为局限性可切除肝癌，也有学者提倡进行术前 DSA，有可能发现其他影像学手段无法发现的病灶和明确有无血管侵犯。

（5）正电子发射计算机断层成像（PET-CT）：PET-CT 是将 PET 与 CT 融为一体而成的功能分子影像成像系统，既可由 PET 功能显像反映肝脏占位的生化代谢信息，又可通过 CT 形态显像进行病灶的精确解剖定位，并且同时全身扫描可以了解整体状况和评估转移情况，达到早期发现病灶的目的，同时可了解肿瘤治疗前后的大小和代谢变化。但是，PET-CT 肝癌临床诊断的敏感性和特异性还需进一步提高，且在我国大多数医院尚未普及应用，不推荐其作为肝癌诊断的常规检查方法，可以作为其他手段的补充。

（6）发射单光子计算机断层扫描仪（ECT）：ECT 全身骨显像有助于肝癌骨转移的诊断，可较 X 线和 CT 检查提前 3~6 个月发现骨转移癌。

4. 肝穿刺活检。

在超声引导下经皮肝穿刺空芯针活检（Core biopsy）或细针穿刺（Fine needle aspiration，FNA），进行组织学或细胞学检查，可以获得肝癌的病理学诊断依据以及了解分子标志物等情况，对于明确诊断、病理类型、判断病情、指导治疗以及评估预后都非常重要，近年来越来越多地被采用，但是也有一定的局限性和危险性。肝穿刺活检时，应注意防止肝脏出血和针道癌细胞种植；禁忌证是有明显出血倾向、患有严重心肺、脑、肾疾患和全身衰竭的患者。

【化学治疗】

系统化疗（systemic chemotherapy，全身化疗）是指主要通过口服、肌肉或静脉途径给药进行化疗的方式。早在 20 世纪 50 年代起，系统化疗就开始用于治疗肝癌，是临床常用的姑息性治疗手段。多数传统的细胞毒性药物，包括 ADM/EADM、5-Fu、PDD 和 MMC 等，都曾试用于肝癌，但单药有效率都比较低（一般<10%），缺乏高级别的循证医学证据表明具有生存获益；仅个别研究提示：与 BSC 相比，含 ADM 的系统化疗可能延长晚期 HCC 患者总的生存时间；同时，可重复性差，毒副反应明显，严重影响了其临床应用和疗效。因此,多年来有关研究较少，水平低下，停滞不前。

1.亚砷酸注射液。

三氧化二砷（As2O3，亚砷酸）是中药砒霜的主要成分，我国学者首创应其注射液（亚砷酸注射液）治疗早幼粒细胞白血病，取得了重大突破。2004 年，国内多中心协作临床研究的结果表明采用亚砷酸注射液治疗中晚期原发性肝癌具有一定的姑息治疗作用，可以控制病情进展，改善患者生活质量、减轻癌痛和延长生存期，同时不良反应较轻，患者的耐受性较好；因此，亚砷酸注射液已经获得国家食品药品监督管理局（SFDA）批准增加晚期肝癌的适应证，成为第一个通过多中心临床研究证明有效而获得批准治疗肝癌的系统化疗药物。在临床应用时，应注意选择适当的患者，注意积极防治不良反应，特别是肝肾毒性。

2.FOLFOX 方案。

近年来，奥沙利铂（OXA）等新一代的化疗药物相继问世和应用，使得胃肠癌化疗进步明显，预后显著改善，推动和启发了肝癌化疗的研究，使肝癌不适合系统化疗的传统观念受到挑战和质疑。国内外已进行了一系列的临床观察和 II 期研究，均提示含 OXA 的方案治疗肝癌有效，客观有效率有所提高，能够控制病情发展，减轻症状，可能延长生存，因而广受重视。2010 年 FOLFOX 4 方案与单药 ADM 对照用于不适于手术或局部治疗的晚期肝癌患者姑息性化疗的国际多中心 I I I 期临床研究（EACH 研究） 结果已经公布，已证明含 OXA 的联合化疗可以为晚期 HCC 患者带来较好的客观疗效、控制病情和生存获益，且安全性好。该项研究得到了国际国内学术界的高度重视，改变了晚期 HCC 系统化疗长期缺乏标准方案的现状，引起肝癌治疗观念的重大变革。

3.其他药物。

由于多项国际随机临床研究（RCT）都没有证明具有生存获益，不推荐应用三苯氧胺、抗雄性激素药物或奥曲肽作为抗肝癌的系统治疗。但是，奥曲肽用于控制肝癌合并消化道出血和缓解肠梗阻除外。

【随访】

对于肝癌患者，强调通过动态观察患者的症状、体征和辅助检查（主要是血清 AFP 和影像学检查）进行定期随访，应当监测疾病发展、复发或治疗相关不良反应。一般认为，随访频率在治疗后 3 年内应该每 3~4 个月一次；3~5 年期间，每 4~6 个月一次；5 年后依然正常，可以改为 6~12 个月一次。

第十节　乳腺癌的内科治疗

【概述】

乳腺癌是女性常见的恶性肿瘤之一，发病率位居女性恶性肿瘤的首位，严重危害妇女的身心健康。乳腺癌好发血行转移，因此，在采用局部治疗方法清除其原发病灶的同时，还需兼顾全身治疗，以控制体内潜在的转移病灶。目前，通过采用综合治疗手段，乳腺癌已经成为疗效最佳的实体肿瘤之一。

【化疗指证】

1. 新辅助化疗：①局部进展期乳腺癌 ②无法手术切除 ③有保乳意愿，需要降期 ④炎性乳腺癌。

2. 术后辅助化疗：①肿瘤>2cm ②淋巴结阳性 ③激素受体阴性 ④HER2 阳性（对 Tla 以下患者目前无明确证据推荐使用辅助化疗）⑤组织学分级为 3 级。

3. 晚期化疗：①激素受体阴性 ②有症状的内脏转移 ③激素受体阳性但对内分泌治疗耐药者 ④年龄<35 岁。

【诊断要点】

乳腺癌的诊断应该结合患者的临床表现、体格检查、影像学检查、组织病理学检查等进行乳腺癌的诊断和鉴别诊断。

一. 临床表现

早期乳腺癌不具备典型症状和体征，不易引起患者重视，常通过体检或乳腺癌筛查发现。乳腺的典型体征，多在中期和晚期患者中出现：

1. 乳腺肿块：80%患者以乳腺肿块首诊。

2. 乳头溢液：非妊娠期从乳头流出血液、浆液、乳汁、脓液，或停止哺乳半年以上仍有乳汁流出者，称为乳头溢液。

3. 皮肤改变：如酒窝征、橘皮样改变、皮肤卫星结节等。

4. 乳头、乳晕异常：如：乳头回缩、瘙痒等。

5. 腋窝淋巴结肿大：隐匿性乳腺癌体检不能扪及乳腺肿块，常以腋窝淋巴结肿大为首发症状。

二. 乳腺体查

主要是乳腺的触诊，在体查前，应询问患者乳腺病史、月经婚姻史、既往肿瘤家族史（乳腺癌、卵巢癌）。

1. 检查时患者呈坐位或立位，对下垂型乳房或乳房较大者，可结合仰卧位。体查遵循先视诊后触诊，先健侧后患侧的原则。

2. 体查时注意乳房的肿块，记录其位置、大小、质地、活动度、有无压痛等，注意局部皮肤有无变化，乳头有无乳头溢液、回缩等情况。

3. 早期触诊阴性时，查体应重视乳腺局部腺体增厚变硬、乳头糜烂、乳头溢液、乳头回缩、乳房皮肤轻度凹陷、乳头轻度水肿、绝经后乳房胀痛等。

三. 影像学检查

1. 乳腺 X 线摄影：适用于乳腺肿块、硬化，乳头溢液，乳腺皮肤异常，局部疼痛或肿胀；筛查发现异常改变；良性病变短期随诊；乳房修复重建术后；乳腺肿瘤治疗时等情况。

2. 乳腺超声：用于所有疑诊乳腺病变的人群，可同时进行乳腺和腋窝淋巴结的检查。是年轻、妊娠、哺乳期妇女乳腺病变首选的影像学检查；对于临床触及的肿块及可疑异常进行确认，进一步评估临床及影像所见；或评估假体植入后的乳腺病变。

3. 乳腺核磁共振成像（MRI）检查：不作为常规检查项目。可用于乳腺癌分期评估，确定同侧乳腺肿瘤范围，判定是否存在多灶或多中心肿瘤；初诊时用于筛查对侧乳腺肿瘤；有助于评估新辅助治疗前后肿瘤范围、治疗缓解情况及是否可行保乳治疗。

4. 组织病理学诊断：是乳腺癌的确诊和治疗依据，是通过综合分析临床各种信息及病理形态得出的最后诊断。病理诊断应标明：①肿瘤的部位、大小、乳腺癌的组织学分级；②癌组织侵犯及淋巴结转移情况；③分子生物学标志物及基因的检测及判定：包括类固醇激素受体（ER 和 PR）、HER2 蛋白检测、肿瘤增殖指数（Ki-67）等。如 HER2 蛋白检测为 2+时，建议进一步行 FISH 检测 HER2

基因，这些都是指导治疗方案制定的重要因素。

【治疗】

一. 新辅助化疗

1. 为降低肿瘤临床分期，提高切除率和保乳率，在手术和手术加局部放疗前进行全身化疗。

2. 病理完全缓解率（PCR）是新辅助化疗的目标。

3. 化疗方案选择：术后辅助化疗方案均可用于新辅助化疗，推荐含蒽环类和（或）紫杉类药物的联合化疗方案。常用方案有：

（1）以蒽环类为主的化疗方案，如 CAF,FAC,AC,CEF 和 FEC 方案（C:环磷酰胺:A:多柔比星，或用同等剂量的吡柔比星；E：表柔比星；F：氟尿嘧啶）。

（2）蒽环类与紫杉类联合方一案，如 A（E）T, TAC（T：多西他赛）。

（3）蒽环类与紫杉类序贯方案，如 AC→P 或 AC→T（P：紫杉醇）。

（4）其他化疗方一案如 PC（P：紫杉醇）。

（5）HER-2 阳性患者化疗时可考虑联合曲妥珠单抗治疗。

4.绝经后激素受体强阳性的患者可考虑使用单用内分泌治疗，推荐使用芳香化酶抑制剂、新辅助内分泌治疗应持续 5~8 个月或至最佳疗效。

5.在门诊病历和住院病史中须记录患者当时的身高、体重以及体表面积，并给出药物的每平方米体表面积的剂量强度、一般推荐首次给药剂量不得低于推荐剂量的 85%，后续给药剂量应根据患者的具体情况和初始治疗后的不良反应，可以 1 次下调 20%~25%。

6.疗效评估以及化疗的疗程：

（1）建议在化疗第 1 个周期的最后 1 天，亦即计划第 2 个周期化疗之前，进行细致的体检，初步了解化疗的治疗反应，如果明确肿瘤增大，要考虑早期进展的可能。

（2）一般情况下，建议在化疗第 2 个周期末，即计划第 3 个周期之前全面评估疗效。新辅助化疗前后的检查手段应该一致，评价结果按照 RECIST 标准,分为 CR、PR、SD 和 PD。

（3）无效的患者建议更改化疗方案重新进人评价程序，或改变总体治疗计划，改用手术、放疗或者其他全身治疗措施。

（4）对 CR 或 PR 的患者，目前推荐完成既定的新辅助化疗疗程，即便肿瘤退缩明显，也应完成原计划疗程（除非不能耐受），避免因化疗有效而临时中断新辅助治疗、立即手术的情况。中国专家推荐对新辅助化疗患者在术前即完成辅助化疗的总疗程数（如 6 或 8 周期），术后可不再用化疗。

二. 术后辅助化疗

1.腋窝淋巴结阳性；具有高危复发风险因素的患者（包括年龄<35 岁、肿瘤直径≥2cm、分级 II-III 级、脉管瘤栓、HER2 阳性、ER/PR 阴性等）均推荐行术后辅助化疗。

2.妊娠早、中期患者，年老体弱且伴有严重内脏器质性病变患者，应慎重选择化疗。

3.化疗方案及注意事项：

（1）辅助化疗方案的制定应综合考虑肿瘤的临床病理学特征、患者方面的因素和患者的意愿以及化疗可能的获益和由之带来的不良反应等。免疫组化检测应该常规包括 ER ,PgR、HER2 和 Ki67。

（2）选择联合化疗方案，常用的有:①以蒽环类为主的方案，如 CAF , A（E）C , FE100C 方案(C:环磷酰胺，A:多柔比星，E:表柔比星，F:氟尿嘧啶)。虽然吡柔比星（THP）在欧美少有大组的循证医学资料，但在我国日常临床实践中，用吡柔比星代替普通多柔比星也是可行的、THF，推荐剂量

40–SOmn/m2。②蒽环类与紫杉类联合方案，例如 TAC（T:多西他赛）③蒽环类与紫杉类序贯方案，例如 AC→T/P（P：紫杉醇）或 FEC→T。④不含蒽环类的联合化疗方案，适用于老年、低风险、蒽环类禁忌或不能耐受的患者，常用的有 TC 方案及 CMF 方案（C:环磷酰胺，M:甲氨蝶呤，F:氟尿嘧啶）。

（3）若无特殊情况，一般不建议减少化疗的周期数。

（4）在门诊病历和住院病史中应当记录患者当时的身高、体重及体表面积，并给出药物的每平方米体表面积的剂量强度一般推荐首次给药剂量不得低于推荐剂量的 85%，后续给药剂量应根据患者的具体情况和初始治疗后的不良反应，可以 1 次下调 20%–25%。每个辅助化疗方案仅允许剂量下调 2 次。

（5）辅助化疗一般不与内分泌治疗或放疗同时进行，化疗结束后再开始内分泌治疗，放疗与内分泌治疗可先后或同时进行。

（6）化疗时应注意化疗药物的给药顺序，输注时间和剂量强度，严格按照药品说明和配伍禁忌使用。

（7）蒽环类药物有心桩毒性，使用时须评估 LVEF，至少每 3 个月 1 次。如果患者使用蒽环类药物期间发生有临床症状的心脏毒性、或无症状但 LV EF<45%亦或较基线下降幅度超过 15%，可考虑检测肌钙蛋白 cTnT，必要时应先停药并充分评估患者的心脏功能，后续治疗应慎重。

（8）HER–2 阳性患者建议靶向治疗与化疗同时进行。

三. 晚期乳腺癌的化疗

1.晚期乳腺癌的主要治疗目的不是治愈患者，而是提高患者生活质量、延长患者生存时间。

2.化疗方案及注意事项：

（1）推荐的首选化疗方案包括单药序贯化疗或联合化疗与单药化疗相比，联合化疗通常有更好的客观缓解率和疾病至进展时间，然而联合化疗的毒性较大且生存获益有限。此外，序贯使用单药能降低患者需要减小剂量的可能性。需要使肿瘤迅速缩小或症状迅速缓解的患者选择联合化疗，耐受性和生活质量作为优先考虑因素的患者选择单药序贯化疗。

（2）常用单药包括:蒽环类，如多柔比星、表柔比星、吡柔比星、聚乙二醇化脂质体多柔比星;紫杉类，如紫杉醇、多西他赛、白蛋白结合紫杉醇:抗代谢药，如卡培他滨和吉西他滨:以及非紫杉类微管形成抑制剂，如长春瑞滨、艾日布林。

（3）常用的联合化疗方案包括:环磷酰胺、多柔比星和氟尿嘧啶（FAC/CAF）;氟尿嘧啶、表柔比星和环磷酰胺（FEC）;环磷酰胺、吡柔比星和氟尿嘧啶（CTF）；多柔比星、环磷酰胺（AC）;表柔比星、环磷酰胺（EC）;多柔比星联合多西他赛或紫杉醇（AT）;环磷醚胺、氨甲蝶呤和氟尿嘧啶（CMF）;多西他赛联合卡培他滨;吉西他滨联合紫杉醇。

（4）其他有效的单药还包括环磷酰胺、顺铂、口服依托泊昔、长春花碱、米托蒽醌和氟尿嘧啶持续静脉给药方案。

（5）标准的药物治疗为应用一个治疗方案直至疾病进展换药，但由于缺乏总生存期方面的差异，应该采用长期化疗还是短期化疗后停药或维持治疗需权衡疗效、药物不良反应和患者生活质量。

（6）蒽环类药物有心脏毒性，使用时须评估 LVEF，至少每 3 个月 1 次。如果患者使用蒽环类药物期间发生有临床症状的心脏毒性、或无症状但 LVEF<45%或较基线下降>15%,首先停药，充分评估患者的心脏功能，后续治疗应该慎重。

（7）HER–2 阳性患者，即使既往治疗过程中未行靶向治疗，晚期解救治疗仍然推荐化疗联合靶向治疗。

【随　访】

乳腺癌治疗后推荐规律随访：

1. 体检：最初两年每 4–6 月一次，其后 3 年每 6 月一次，5 年后每年一次；

2. 乳腺超声：每 6 月一次；

3. 乳腺钼靶照相：每年一次；

4. 胸片：每年一次；

5. 腹部超声：每 6 月一次，3 年后改为每年一次；

6. 存在腋窝淋巴结转移 4 个以上等高危因素的患者，行基线骨扫描检查，全身骨扫描每年一次，5 年后可改为每 2 年一次；

7. 血常规、血生化、乳腺癌标志物的检测每 6 月一次，3 年后每年一次；

8. 应用三苯氧胺的患者每年进行一次盆腔检查。

第十一节　中医药治疗肿瘤的特色治疗

【概　述】

中医学是我国劳动人民几千年来与疾病作斗争的经验总结，是我国古代医家丰富的临床经验和理论知识的积累。中医治疗肿瘤的历史悠久，早在三千多年前的甲骨文中，就有“瘤”字的记载，随后的《黄帝内经》中记载了十余种肿瘤相关的病症，宋代《卫济宝书》首次使用“癌”字，《仁斋直指附遗方论》则对癌的症状、病性进行了较细致的描述。几千年来，历代医家对肿瘤的病因、病机、诊断、治疗、康复、预防等方面都有相当的认识、积累了丰富的经验。肿瘤作为一个全身性的疾病，多学科的综合治疗尤为重要，中医作为祖国医学的瑰宝在当今肿瘤的综合治疗中仍占有重要的地位。临床观察和实验研究发现，中医治疗对于改善肿瘤相关的并发症、减轻治疗的毒副反应、控制稳定瘤体、降低复发转移几率、减少癌前病变等高危人群肿瘤发生有一定的疗效。因此在肿瘤综合治疗的各个阶段，中医药都能发挥着它的特色。

【治疗原则】

中医在防治肿瘤方面有着悠久的历史，中医治疗肿瘤，既要遵循中医治疗其他内科疾病的一般规律，同时又要考虑肿瘤疾病的特殊情况，采取相应的治疗方法和措施。中医治疗肿瘤主要的治疗原则如下：

1. 扶正与祛邪。

中医认为，疾病的发生发展，都是由正邪双方力量的消长而决定的。正胜邪却，疾病逐渐转愈；邪胜正却，则病情加重。因此扶正以增强人体正气，提高免疫力，祛邪以削弱邪气的力量而扶正正气，使疾病向痊愈的方向转化。

2. 同病异治与异病同治。

辨证论治是中医治疗疾病的特色，故相同的疾病，由于其病因病机不同，则临床表现也不同，因而采用不同的治疗方法和措施，即同病异治；相反，不同的疾病，由于其病因病机相同，则临床表现也相同，因而采用相同的治疗方法和措施，即异病同治。同样地，治疗肿瘤也强调辨证求因，审因论治。

3. 治标与治本。

标与本，是指疾病的主次本末和病情轻重缓急的情况。“急则治其标，缓则之其本”是临床治疗中一般遵循的原则。在肿瘤发展过程中，如果出现了紧急危重的证候，影响到病人的安危时，必须先行解决，而后待病情稳定后治疗肿瘤本身的原则。而在肿瘤病情稳定，无紧急危重的证候时，就主要针对肿瘤证候进行辨证论治。

4. 中医综合治疗。

肿瘤是一个多因素、多基因的复杂疾病，故“单枪匹马”的治疗方法取效甚小，而注重多法结合、多药合用，常能取得良好效果，如内外治结合、药物与精神治疗相结合、辨证治疗与特色治疗相结合等。

【治疗法则】

中医药治疗肿瘤法则的研究，结合现代科学方法研究中医的理、法、方、药，已取得一定进展，同时也为中医走向化提供新的途径。

1. 扶正培本法。

扶正培本法治疗疾病，是中医学的一大特色，也是治疗肿瘤的特点，运用扶正培本法治疗肿瘤，通过扶持人体正气，培植本元来增强免疫功能，调节人体阴阳气血、脏腑经络的生理功能而提高人体抗肿瘤能力，抑制肿瘤生长，达到“带瘤生存”。具体来讲，如健脾益气法、养阴生津法、滋阴补血法、温补脾肾法等。

2. 活血化瘀法。

中医认为肿瘤的形成多为气滞血瘀、日久形成肿块。如《黄帝内经》指出：“石瘕生于胞中，寒气客于子门，子门闭塞，气不得通，恶血当泻不泻，衃以留止，日以益大，状如怀子。”现代实验研究证实活血化瘀法对刺激造血功能及减轻血液粘稠度等作用而发挥具有抗肿瘤作用。

3. 清热解毒法。

《仁斋直指附遗方论》“癌者上高下深，岩穴之状，颗颗累重，热毒深藏。”中医认为热毒是肿瘤的主要病因之一。现代医学研究表明，清热解毒法治疗肿瘤既直接抑制或杀伤肿瘤细胞，又提高机体的免疫功能而达到治疗效果。

4. 软坚散结法。

肿瘤形成后，聚结成块，坚硬如石。治疗上，《黄帝内经》强调：“坚者削之……结者散之。”诸如牡蛎、鳖甲、龟板、土鳖虫、海藻等咸寒之品。在临床运用上，多与其他治疗法则相结合。

5. 以毒攻毒法。

以毒攻毒法师治疗肿瘤的常用而有效的方法之一。中医认为，肿瘤的发生最终导致瘀毒内结，故临床上常采用一些性峻力猛，有毒之品，以克有毒之疾病。值得一提的是，以毒攻毒法是专用某些药物的毒性作用来治疗毒邪为主的疾病，与在治疗中某些药物引起其他毒副反应不同。

【中医药治疗肿瘤的特色】

传统的手术、放疗、化疗在治疗肿瘤方面扮演着重要角色，但是不可否认，他们不同程度的也损伤着人体，导致多数病人不能耐受手术、放疗、化疗。中医学作为祖国的传统医学，它以整体观念和辨证论治为基础，在肿瘤治疗上强调“阴阳和，则人和”原则，通过整体调节、局部调节、双向调节等方法恢复和增强机体的抗病能力。大量临床研究及基础研究等资料表明，中医药因其扶正培本，提高机体免疫功能，通过扶正抗邪起到治疗的作用，且中药长期使用毒副作用低，疗效可靠，廉价，患者依从性好的特点，使得中医药在肿瘤各个阶段都发挥着一定优势：

1. 手术前中医药治疗。

(1) 手术前的中医药扶正治疗：术前给患者以中医药调理，纠正阴阳的失衡，可扩大手术适应症，减少手术的并发症及后遗症。手术前给药多采用补气养血，或健脾益气，滋补肝肾的药方，如四君子汤、八珍汤、保元汤、六味地黄汤等，或结合中医辨证论治加以调理。

(2) 手术前的中医药抗癌治疗：手术前中医药抗癌治疗的目的在于控制肿瘤发展，在辨证论治基础上加用如半枝莲、苦参、土茯苓、白花蛇舌草等中药。

2. 手术后的中医药治疗。

(1) 调理脾胃：肿瘤患者手术后，由于麻醉、出血及手术创伤，特别是消化道手术后加以禁食、胃肠减压等，使胃肠功能紊乱，出现纳差、腹胀气、大便秘结等，此时治疗重点在于健脾和胃。如单纯表现为脾虚气亏，脾胃不和，可选用六君子汤加减，佐以理气之品；如果手术后腹胀明显，便秘数日未解，口干，舌苔黄厚而干，则宜用理气化滞，通腑泄热之类药物，如枳实、厚朴、大黄之类；如果术后体虚明显，则应予补气养血，开胃消食之品，如人参、黄芪、党参、甘草、当归、丹参、麦芽、山楂、鸡内金、茯苓、陈皮、砂仁等。

(2) 益气固表：有些患者术后出现虚汗淋漓，或动则出汗，汗后畏冷，疲乏无力，此乃术后营卫失调，表虚不固所致。治宜益气固表，用玉屏风散加减。

(3) 养阴生津：有些胃肠道手术后患者出现胃阴大伤，津液亏损，致使口干，烦躁，纳差伴恶心，大便干，舌光红无苔等，此乃大量消化液丢失，这时以大量养阴生津中药调理常能获得良好疗效，如沙参麦冬汤、玉女煎等，常用药物有沙参、麦冬、石斛、玉竹等药物。

3. 中医药防治放疗毒副反应。

(1) 放射性皮肤炎：在临床上，放射治疗常常出现不同程度的皮肤炎症。表现为局部皮肤红斑、干裂、潮湿糜烂，治疗上：①皮肤红斑及干性反应，愈后一般不留痕迹，酌情可选用如意金黄散外敷；②局部皮肤湿性脱皮或破溃糜烂时，禁止涂擦油膏类药物及任何刺激性化学药物，同时用淀粉或冰片外涂；若破溃伤口久不愈合，可用生肌散或复方珍珠散或黑绛丹外敷；③ 内服以清热解毒、养血滋阴为主。

(2) 放射性口腔炎、咽喉炎及肺炎及肺纤维化：头颈部肿瘤的放射治疗，多数伴发口腔、咽喉部的粘膜炎性反应，而急性放射性肺炎常见于肺癌、食管癌、乳腺癌、纵膈肿瘤等的放射治疗。此均为热毒之邪灼伤津液所致，治宜清热解毒，养阴生津，方如沙参麦冬汤、麻杏石甘汤加减。

(3) 放射性肠炎：放射性肠炎是盆腔、腹腔或腹膜后恶性肿瘤放射治疗后引起的肠道损害,临床表现为腹痛腹泻、便次增多、黏液脓血便甚至鲜血便,常见的原发疾病是直肠及膀胱等器官及妇科的恶性肿瘤。中医认为放射性肠炎主要病因病机是患者脾失健运，肠失传化，外兼热毒（射线）侵袭，导致热毒内蕴下焦，气机失调。病机总属本虚标实，虚实夹杂，病位在大小肠，与脾胃关系密切相关。治宜清热凉血、敛阴止泻，方用小蓟饮子合地榆槐角丸加减。

(4) 放射性膀胱炎：主要由宫颈癌或盆腔肿物放射治疗所致，此系热毒蕴结于下焦，湿热下注膀胱，损伤络脉所致。治宜五苓散和小蓟饮子加减。

4. 中医药与化疗相结合。

(1) 中医药减轻化疗期间毒副反应：化疗毒副反应主要表现在损伤气血，脾胃失调及肝肾亏虚，热毒壅盛等证候。因此，其主要治疗原则为：①补气养血；②健脾和胃；③滋补肝肾；④清热解毒。

（2）中医药增强化疗疗效：临床上有些扶正作用，包括提取的多糖类药物，与化疗药物合用时，不仅能减轻化疗的毒副反应，而且还能增强其疗效。目前主要以中药注射液为主，如香菇多糖注射液、复方苦参注射液、艾迪注射液等。

5. 中医药在放化疗后的维持治疗。

中医药治疗肿瘤以扶正祛邪为基本原则，一方面通过调整人体阴阳平衡，提高或调整人体的免疫功能，另一方面辨证结合清热解毒、活血化瘀等治法进一步杀灭肿瘤，因其低毒，患者依从性好，在维持治疗中有不可取代的优势。

6. 晚期肿瘤的中药治疗。

对于一些晚期肿瘤，中医药常常起着重要的角色。其目的是减轻症状，缓解疼痛，改善生活质量如吞咽困难、恶心、呕吐、腹泻、便血的，同时在一定程度上控制肿瘤，延长生存期方面也有一定作用。

7. 其他治法。

中医的药物外治在肿瘤临床应用上同样广泛，如太乙膏主治各种肿块肿痛或发热、溃烂之阳证者；阳和解凝膏主治各种肿块不红不痛，皮色不变或色暗不痛，或坚硬不溃之阴证者；根据辨证论治组方予以捣烂敷于局部病变处。同时，针灸作为祖国医学的重要组成部分之一，在抑制肿瘤生长、提高机体免疫功能、抗化疗药物毒副反应等方面发挥中医特色。

第十二节　肿瘤患者的营养治疗

【概　述】

1. 营养素分类。

（1）宏量营养素：蛋白质、脂类、碳水化合物、水、膳食纤维；

（2）微量营养素：维生素、矿物质【常量元素（>0.01%）、微量元素（<0.01%)】。

2. 营养计算。

（1）能量：常用单位千卡。

能量系数（kcal）：1 克蛋白质、1 克脂肪、1 克碳水化合物 在体内分别产热量 4kcal、9kcal、4kcal。

肿瘤病友能量供给量一般比正常人增加 20%（肥胖者不增），住院患者按 25~30 Kcal/kg/d 。建议按理想体重计算，范围 20~40 Kcal/kg/d 。

（2）蛋白质，一般蛋白质供能占总能量 12%~20%，需高蛋白者，蛋白质供能达 15~20%。1 克氮=6.25 克蛋白质。

（3）非蛋白质热量（脂类、碳水化合物）的供给。

① 肠外营养（PN）：

根据非蛋白供热量及糖脂比计算脂肪乳及葡萄糖的需要量： 非蛋白质热量=总热量−蛋白质供热

葡萄糖供热:脂肪乳供热= 50:50 或 60:40。

② 经肠营养（EN）：

一般脂肪占总热量 30~35%，碳水化合物 40%~55%。

在患者可耐受前提下，可适当提高肿瘤患者脂肪供能比。

(4) 液体和电解质及多种维生素和微量元素。

可按照常规推荐量及不同临床监测情况等供给水和电解质及多种维生素和微量元素。

A. 液体量（无额外丢失的）一般按 30–50ml/kg/d 给予（心功能不全者减少）；

B. 电解质（K、Na、Cl、Ca、P 等）及多种维生素（水溶、脂溶）和微量元素的量；

C. 水溶性维生素:PN 常规应每天补充；

D. 电解质：PN 根据临床情况补充；

E. 脂溶性维生素和微量元素:PN 短期禁食不必补充，禁食大于一周者，应注意补充。

PN 最后配成“全合一（ALL IN ONE)”。

EN 还要考虑膳食纤维，最后配成合理膳食食谱，或选择肠内营养制剂。

3. 应急状况下的营养支持。

在发热及大术后应激期（约 3–5 天内），低热量（18–20 kcal/kg/d）、低氮（蛋白质 0.6–0.8g/kg/d）的营养供给对病友有利，而恢复期则应增加热量和蛋白的供给量到 30–35 kcal/kg/d 及 1.2–1.5g/kg/d 。

4. 营养支持时机。

当病友存在营养不良或营养不良高危因素时，应尽早给予合理的营养支持。

(1) 有营养不足风险的病友，大手术前应给予 10 天~14 天的营养支持（尽可能通过肠内途径)；

(2) 营养筛查（NRS2002）≥3 分；

(3) 预计口服摄入量<预计能量消耗的 60%持续 10 天以上（能量亏欠 10000 千卡)；

(4) 预计不能进食时间>7 天。

需要强调的是：经肠营养（膳食营养和肠内营养）是营养支持的最佳模式，全胃肠外营养是不得已模式，而肠内营养+肠外营养是妥协模式。应首选膳食营养和肠内营养。

很多病友不是死于癌症，而是死于营养状况恶化（饿死的)。

5. 营养支持的意义和原则。

大量研究证实，合理的营养支持对于阻止恶性肿瘤患者营养状况恶化，减少抗癌治疗引起的副反应和并发症；促进细胞分裂，使“S”期细胞增加，增加抗癌治疗的敏感性、提高抗癌治疗的效果，改善患者生活质量上有积极的作用。

营养良好的病友能接受更高剂量的化疗和放射治疗，且对放化疗较敏感。手术治疗后的复原也更加迅速。

(1) 在积极的抗肿瘤治疗阶段，营养支持的目的是增加抗肿瘤治疗的效果，维持器官功能，减少并发症和副反应的发生。

(2) 在晚期姑息治疗阶段，营养支持的目的是维持日常家居生活，改善生活质量。

(3) 营养支持的主要目的不是治愈癌症，而是治疗营养不良，通过改善营养状态来改善器官功能、免疫状态，减少抗肿瘤治疗引起的毒副反应，从而发挥改善病人预后的作用。

(4) 没有临床证据显示营养支持促进肿瘤生长。

(5) 手术、化疗、放疗病人无需常规使用营养支持。

(6) 营养不良的肿瘤病友必需使用营养支持。

(7) 肿瘤病友是营养不良高危人群。

(8) 重视营养不良的筛查和评估，及时发现营养风险和营养不良。

【营养筛查与评估】

营养风险筛查（nutrition risk screening,NRS2002）是欧洲肠外肠内营养学会（ESPEN）推荐使用的住院患者营养风险筛查方法（见表 1-9）。

表 1-9 营养风险筛查 NRS2002 表

<table>
<tr><td>病　　室</td><td></td><td>床　位</td><td></td><td>住院号</td><td></td></tr>
<tr><td>姓　　名</td><td></td><td colspan="2">性 别：（　）男　（　）女</td><td>年龄（岁）</td><td></td></tr>
<tr><td>身高（cm）</td><td></td><td>体重（kg）</td><td></td><td>体重指数（BMI）</td><td></td></tr>
<tr><td>临床诊断</td><td colspan="2"></td><td>治疗措施</td><td colspan="2"></td></tr>
<tr><td colspan="5">（一）营养状态受损评分</td><td>得分</td></tr>
<tr><td colspan="5">轻度（1 分）　a..3 月内体重丢失>5%；b.食物摄入为正常量的 50~75%
中度（2 分）　a..2 月内体重丢失>5%；b.食物摄入为正常量的 25~50%；c. BMI<20.5
重度（3 分）　a..1 月内体重丢失>5%；b.食物摄入为正常量的 25%以下；c. BMI<18.5（若严重胸腹水、水肿得不到准确 BMI 值时，用白蛋白替代，即<35g/L）</td><td></td></tr>
<tr><td colspan="5">（二）疾病状况</td><td rowspan="2">得分</td></tr>
<tr><td colspan="3">疾病严重程度</td><td colspan="2">营养状况变化</td></tr>
<tr><td colspan="3">轻度（1 分）骨盆骨折　或者慢性病患者合并有以下疾病：肝硬化、慢性阻塞性肺病、长期血液透析、糖尿病、肿瘤
中度（2 分）腹部重大手术、中风、重症肺炎、血液系统肿瘤
重度（3 分）颅脑损伤，骨髓移植，ICU 住院患者（APACHE>10 分）</td><td colspan="2">轻度（1 分）慢性病患者因出现并发症而住院治疗。患者虚弱但不需卧床。蛋白质需要量略有增加，但可以通过口服和补充来弥补
中度（2 分）患者需要卧床，如大手术后。蛋白质需要量相应增加，但大多数人仍可通过人工营养得到恢复
重度（3 分）患者在加强病房中靠机械通气支持。蛋白质需要量增加而且人工营养支持不足以弥补，但是通过适当的人工营养可以使蛋白质分解和氮丢失明显减少</td><td></td></tr>
<tr><td colspan="5">（三）年龄评分</td><td>得分</td></tr>
<tr><td colspan="5">年龄≤70 岁（0 分）；年龄>70 岁（1 分）</td><td></td></tr>
<tr><td colspan="5">NRS2002 营养风险筛查总评分
（营养状态受损评分+疾病严重程度评分+年龄评分）　　　　分</td><td></td></tr>
<tr><td colspan="6">筛查者签名：________　　签名时间：______年___月___日___时___分</td></tr>
<tr><td colspan="6">是否请营养科会诊　　□是　　□否</td></tr>
<tr><td colspan="6">管床医师签名：________　　签名时间：______年___月___日___时___分</td></tr>
</table>

说明：（1）营养风险总评分≥3分：患者处于营养风险，制定一般性营养支持计划；

（2）营养风险总评分<3分：每1周复查营养风险筛查；

（3）如患者将进行腹部大手术，就在首次评定时按照新的分值（2分）评分，并按新的总评分决定是否需要营养支持。

表 1–10　常用营养指标评价参考值

参数	正常范围	营养不良		
		轻度	中度	重度
体重（理想正常值的%）	>90	80~90	60~79	<60
体质指数	18.5~23	17~18.4	16~16.9	<16
白蛋白（g/L）	>35	35~28	27~21	<20
转铁蛋白（g/L）	2.0~4.0	1.5~2.0	1.0~1.5	<1.0
前白蛋白（g/L）	>2	1.6~2.0	1.2~1.5	<1.2
总淋巴细胞计数（×109/L）	>1500	1200~1500	800~1200	<800
血红蛋白（g/L）	> 120	120~90	90~60	60~30

目前推荐采用PG–SGA营养不良主管全面评估表对肿瘤患者进行营养不良评定。

【改善营养状况方式】

1.营养教育。

（1）营养教育是改善营养状况、增强机体抵抗能力，最终促进疾病好转或痊愈的一种治疗手段。

（2）我们应该做什么？告诉病友：吃什么，吃多少，怎么加工。不能进食时怎么办。应注意什么等。

（3）不要认为病友能吃饭就不过问，应关心吃了什么？吃了多少？质量如何？消化吸收情况等。

（4）饮食指导、营养教育要注意科学性，切忌误导病友和家属。

2.经肠营养（EN）：肠道有功能可用。

包括：经口膳食或肠内营养制剂（医用食品）及管饲（鼻饲、胃造瘘、空肠造瘘）肠内营养（制剂）。喂菌、固肠、养人。

3.肠外营养（PN）：静脉营养。

（1）通常说的营养支持，是指静脉营养、口服或管饲肠内营养制剂（医用食品）；

（2）肠外营养和肠内营养；

（3）口服（膳食、肠内营养制剂）是最好、最自然、也最应鼓励的方式；

（4）常常采用联合的方式。

【营养膳食】

“没有不好的食物，只有不合理的膳食”，关键在于搭配。中国营养学会权威发布的《中国居民膳食指南》和《平衡膳食宝塔》是指导人们合理营养、采用健康的生活方式的主要资料。

具体膳食措施：

根据不同个体的能量不同，在平衡膳食的基础上适当增加。即每天摄入：

1.谷、薯类、杂豆类 4 两~1 斤；

2.肉、鱼、蛋 2~4 两+2~3 两；

3.奶半斤~1 斤；

4.大豆及制品 30g~50g（嫩豆腐半斤）；

5.新鲜蔬菜（5 种以上）1 斤左右，水果（2~4 种）4 两~8 两，多选用时令的、颜色深、气味重的蔬果。

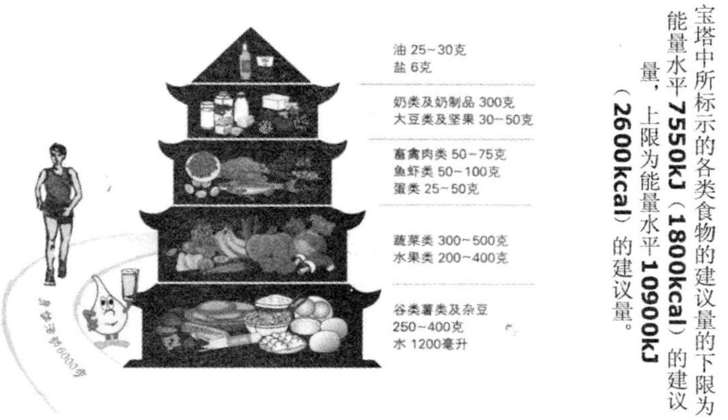

图 1–1 中国居民平衡膳食宝塔示意图

肿瘤患者应建立科学的饮食营养观，应根据病情遵医嘱进食。除一些刺激性比较大的食物如辣的辣椒、花椒、芥末，或正在服用中药需遵医嘱忌口外，不要过度忌口，以免影响热量和营养素的摄入。

多数病友需限制或禁忌的食物有：高温油炸、烟熏烧烤、辛辣刺激、盐腌发霉、烧焦的、油腻生硬的食物如腊肉、腊鱼、腌菜等；

【肠内营养支持】

通过口服或管喂的方式将特殊制备的营养物质送入患者胃肠道以提供机体营养的支持方法，可以完全代替正常饮食或特需膳食的营养支持手段。

凡不能经口摄食（如鼻饲、胃肠造瘘）或和口服营养不足而肠道又有功能者，均是肠内营养支持的适应症。管饲肠内营养又分胃内喂养和小肠内喂养两种。

特点：营养全面，比日常饮食容易消化，符合人体生理。与肠外（静脉）营养比较，肠内营养能维持肠道正常功能，预防肠粘膜萎缩、肠道细菌移位，使用方便，费用低。EN 养菌、固肠、养人。

常用的肠内营养制剂（特殊医学用途配方食品，医用食品）很多，按用途分通用型、疾病专用型。按氮的来源分整蛋白型如安素、能全力、立适康高蛋白全营养素、匀浆膳、瑞素等，短肽（预消化）、氨基酸（要素）型如百普力、维沃等；按是否含膳食纤维可分为纤维型、非纤维型；有水剂和粉剂。可以单用或同日常膳食配合使用，最好在专业营养医师指导下使用。

需管饲肠内营养的病友应该选择配方合理的肠内营养液，并达到足够的量，如医院营养科配制的、医院药房提供的。标准肠内营养液应每100毫升提供能量100千卡或以上，蛋白质3~5克。

1. 制剂的选择。

要根据病情、来源、经济（以最经济的手段获得最有价值的营养）、使用时间、喂养方式（口服、管饲）来综合考虑。以整蛋白纤维型（标准配方）应用最普遍。

胰腺、小肠疾病一般用要素或短肽型，其他可用整蛋白纤维型，大肠疾病早期可不用含纤维的。

2. 制剂的配制。

（1）粉剂：用温开水冲调，现配现用，由低浓度（10%）到标准浓度（25%），卫生安全，配制后室温下不宜超过4小时，冷藏不超过24小时。

（2）水剂：必要时稀释，可适当加温。

3. 肠内营养的输入系统。

喂养管、喂养袋（喂养瓶）、注射器、 营养泵（输液泵）等。

4. 肠内营养的方式。

（1）口服：可以单用或同日常膳食配合使用（两餐之间），最好在营养医师指导下使用。

（2）管喂：通过喂养管向胃或空肠输送营养物质的营养支持方法。有鼻胃管、鼻肠管、胃造瘘、空肠造瘘等。

A.完全管饲的病人，肠内营养液必须达到一定的质和量才能满足身体营养的需要，能量：20~30千卡/公斤/日，液体总量（EN+PN）：30毫升~50毫升/公斤体重。

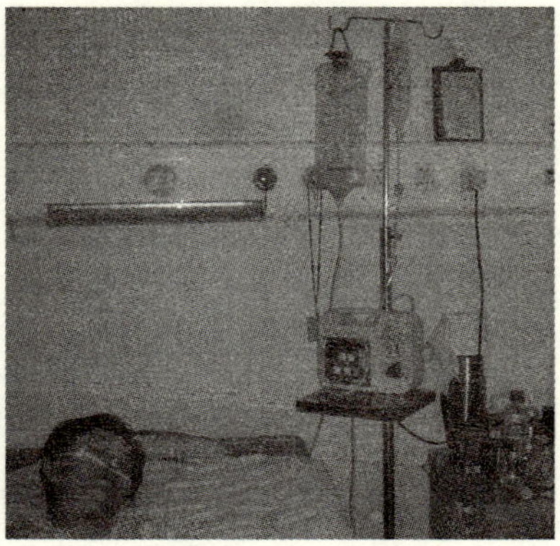

图 1-2

B.注意营养液的温度不宜太高太低，一般保持在38℃左右，这样对病友肠道的刺激较小。

C.营养液的浓度最好从10%开始逐渐增加至25%（特别是要素膳或短肽渗透压高）。

D.可以采用热水袋或暖水瓶等作加温装置 。

5. 投入方法。

①一次投入，200ml~300ml/次，6~8次/天；用注射器推注。

②间歇重力输注，多见；速度从50毫升/小时左右开始，用营养泵或输液泵控制（胃内喂养可不用泵），逐渐增加到125毫升/小时，每喂完一定的数量，停止一段时间，晚上睡觉时，一般停止喂养。

③连续输注：24小时连续重力输注。

管饲（尤其胃内喂养）时，头部需抬高30°~45°才能减少返流，避免吸入性肺炎的发生。

【肠外营养支持】

肠外营养即静脉营养。禁食或肠内营养、膳食营养不足时使用。凡经胃肠道营养不能达到身体营养推荐量的60%，时间超过10天，应考虑肠外营养支持。

营养原则：总能量20~30千卡 / 公斤体重，氮：热约为1:150~200（1克氮=6.25克蛋白质），液体总量30毫升~50毫升 / 公斤体重。

静脉营养置管方式应根据营养支持时间和数量来定，短期可用外周静脉，时间长（＞14天）者，应采用中心静脉，如中心静脉插管或PICC（经外周静脉置入中心静脉导管）。

营养状况好的病友，短期（3天内）静脉营养可以只补充水分、葡萄糖、电解质、水溶性维生素。

建议TPN（完全肠外营养）患者给予含氨基酸、脂肪乳、葡萄糖、短效胰岛素、水溶性维生素、脂溶性维生素、微量元素和其他矿物质的平衡的"全合一"营养液输入，有利于机体的利用和代谢。完全肠外营养者，强调双能源（葡萄糖、脂肪乳）。

尽量减少单瓶输注；需单瓶输注时，应先输入能量制剂（葡萄糖、脂肪乳等），再输氨基酸制剂等。

1. 输注方式。

（1）单瓶输注：单瓶输注时，应先输入能量制剂（葡萄糖、脂肪乳等），后输氨基酸制剂。

缺点：营养素不平衡，难以满足人体需要，营养素不能充分利用。

（2）多瓶输注：氨基酸和葡萄糖分别与电解质、维生素等溶液混合后，以 Y 型管或三通管与脂肪乳剂体外连接后同时输注。优点：适用于不具备无菌配制条件的单位。缺点：工作量大，且不利于营养素充分利用。注意：单瓶脂肪乳剂输注时间应>6 小时。

（3）全合一输注：TPN 推荐，将所有成分在无菌条件下混合在 1 个容器中进行输注。

优点：易管理，减少相关并发症，有利于各种营养素的利用，并节省费用。

缺点：混合后不能临时改变配方。

2. 使用卡文（脂肪乳氨基酸〔17〕葡萄糖〔11%〕注射液）注意：

有 2400ml，1920ml 和 1440ml 三种包装规格。以 1440ml 为例，能量 1000 千卡，含蛋白质（氨基酸）34g, 脂肪 51g, 碳水化合物（葡萄糖）97g 及少量钾（24mmol ,KCL1.8g）、钠（32mmol ,NaCL1.9g）、镁（4mmol）、钙（2mmol）、氯（47mmol）、Hpo4⁻（11mmol），渗透压约 750（mOsm／L）。缺乏水溶性维生素、脂溶性维生素、微量元素和其他电解质。短期使用应每日添加注射用水溶性维生素如水乐维他 1 支；时间大于一周或者饮食不足较长时间的患者应常规添加注射用水溶性维生素、脂溶性维生素、微量元素和其他电解质的推荐量，但不宜过量。并按适当比例（1iu:4~12gGS）添加短效胰岛素以促进合成代谢。

第十三节 常见恶性肿瘤的靶向治疗

【肺癌的靶向治疗】

1.肺癌靶向治疗概述。

近年肺癌靶向治疗药物进展主要集中在晚期非小细胞肺癌领域，主要分为小分子酪氨酸激酶抑制剂（TKI）、单克隆抗体等。

表现最为突出的是 TKI，携带驱动基因敏感突变（如 EGFR、ALK）的晚期 NSCLC 患者，在治疗全程中如接受到特定 TKI 治疗，其总生存期和生活质量将极大提高。中国的非小细胞肺癌患者中，约 40%的患者存在驱动基因敏感突变，如 EGFR 敏感突变、EML4-ALK 融合突变、ROS1 融合突变、MET 扩增、T790M 突变等。

血管靶向治疗药物（贝伐单抗、重组人血管内皮抑素）等可以抑制肿瘤新生血管生成、促进肿瘤新生血管正常化的药物，贝伐单抗联合化疗或 EGFR-TKI 可使患者 OS 得到显著延长。

肺癌的免疫靶向治疗，如 PD1、PDL-1 抗体，在刚刚完成的 I、II 期临床研究中显示出较好的安全性、耐受性和一定的疗效。

未来的靶向治疗，将着重解决靶向治疗耐药、更好的靶靶联合、靶化联合、免疫治疗以及寻找新的免疫治疗靶点。

2.肺癌靶向治疗的里程碑 EGFR-TKI。

EGFR-TKI 作用机制为抑制 EGFR 胞内区酪氨酸激酶与 ATP 结合位点，抑制 EGFR 酪氨酸激酶活性，阻断其磷酸化向下游及胞内传递生长、增殖及抗凋亡信号。代表药物有厄洛替尼、吉非替尼、埃克替尼、阿法替尼。

晚期非鳞 NSCLC 患者，在一线治疗前应该常规检测 EGFR 及 ALK 基因突变，携带 EGFR 敏感突变的患者，标准的一线方案是 EGFR-TKI 靶向治疗。以 IPASS、OPTIMAL 为代表的多个临床研究证实，一线 EGFR-TKI 的有效率和无进展生存时间远远优于化疗。

临床实践中常常遇到大量一线未行基因突变检测的患者，二线治疗必须接受基因检测，明确有无 EGFR 及 ALK 敏感突变，具有敏感突变的患者二线使用 EGFR-TKI 治疗，没有敏感突变患者使用靶向药物的有效率不超过 3%，因此仅在极端个案情况下进行“盲吃”。

临床证据表明，EGFR 敏感突变的患者只要在治疗全程中接受到 EGFR-TKI 的治疗，其生存和预后都远优于未接受 EGFR-TKI 治疗的患者及野生型患者，一线使用 EGFR-TKI 对比二线使用 EGFR-TKI，患者具有更好的体力评分和经济能力（在欠发达地区，后者对大多数病人尤为重要），对患者的生存质量改善也更高。

近期对 LUX-LUNG 3 和 6 研究的汇总分析发现，EGFR 19 外显子突变患者一线使用 EGFR-TKI 比二线使用总生存时间提高 10 个月，进一步支持一线使用 EGFR-TKI。

二代 EGFR-TKI——阿法替尼，以共价键结合形式不可逆抑制 EGFR 胞内区酪氨酸激酶。现有研究数据提示，阿法替尼治疗 EGFR 敏感突变患者，疗效未超越厄洛替尼和吉非替尼，但皮疹、腹泻反应更重。它的特点是可能对 EGFR 罕见敏感突变更有效。

三代 EGFR-TKI 目前最杰出的代表——AZD9291，2014 年 ASCO 大会报道，对 EGFR 敏感突变接受一代 TKI 治疗中继发 T790M 突变耐药患者有显著疗效，安全性、耐受性良好，缓解率接近 70%。

鉴于 EGFR 敏感突变及 EGFR-TKI 治疗对于晚期 NSCLC 患者预后的巨大影响，晚期肺腺癌是必须行 EGFR 敏感突变检测的人群，而腺鳞癌、不吸烟鳞癌、女性鳞癌、活检小样本的晚期 NSCLC 患者也应当进行基因突变检测，对于这部分存在敏感突变的患者 EGFR-TKI 治疗仍然有效。

EGFR-TKI 突变检测以测序法和 ARMS 法为主，ARMS 法灵敏度更高，但测序的特异性更好，支气管镜活检、肺穿刺活检、淋巴结活检标本、皮下转移结节以及手术切除标本可供检测，无法获得活检标本的患者，也可以用血浆提取的游离 DNA 进行高效液相色谱等方法检测突变，该法灵敏度稍差，但特异度可媲美 ARMS 法。胸腔或心包积液中肿瘤细胞重新包埋的蜡块也可以进行 ARMS 法检测。全血中 CTC（循环肿瘤细胞）也可以用于 EGFR-TKI 敏感突变的检测。

3.EGFR-TKI 的耐药机制和解决策略。

EGFR-TKI 虽能显著延长患者生存，但几乎所有接受 EGFR-TKI 治疗的患者最终会发展为耐药，耐药机制根据患者接受 EGFR-TKI 治疗的关系，可分为原发耐药和继发耐药。

原发耐药机制包括：KRAS 突变、HER-2 扩增，PIK3CA 活化突变、携带固有 T790M 突变等，原发耐药的机制出现在接受 EGFR-TKI 治疗前，这部分患者虽然存在敏感突变，但对 EGFR-TKI 疗效不敏感，常出现快进展。

继发耐药为 EGFR-TKI 治疗过程中逐渐出现的耐药，其机制包括：继发 T790M 突变、MET 扩增、SCLC 转化、胰岛素受体活化等。继发突变中，T790M 突变约占 50%~70%；而 MET 扩增约占

10%~20%，MET 扩增可独立存在，也可合并发生于其它耐药机制。

EGFR-TKI 耐药目前是晚期肺癌治疗领域的难题，目前针对 EGFR-TKI 耐药，可根据进展的快慢和类型，选择不同的解决方案。

3 月内的快速进展患者应停 EGFR-TKI，改用化疗。

3-6 月的缓慢进展的患者应继续使用 EGFR-TKI。

6 个月以上的慢进展患者，可以继续使用 EGFR-TKI，或在此基础上加用化疗。

临床中应根据实际情况判断患者是否能从继续的 EGFR-TKI 治疗中获益，如果能获益，并考虑到停药后肿瘤的爆发性进展，不建议轻易停用 EGFR-TKI。

如具备条件，应该进行二次活检，明确继发耐药的类型，分类施治。肺癌指南及共识建议，在 EGFR-TKI 耐药后行积极再活检及耐药相关基因检测。

三代 EGFR-TKI 和 MET mab 可能是未来解决 EGFR-TKI 耐药的最佳药物，AZD9291 在目前的 I、II 期研究中，对继发 T790M 突变患者有效率近 70%，上市后将成为解决 T790M 继发突变耐药的最佳方案。对于 MET 扩增，MET mab 和 MET inhibitor 仍在临床研究阶段，而临床可用的药物中，克唑替尼对 MET 扩增的患者部分有效。

4.EGFR-TKI 的术后辅助治疗。

目前尚无确凿证据支持 EGRR-TKI 用于术后辅助治疗，术后辅助仍以化疗和放化疗为基础，这可能和两者作用机制的区别相关，化疗和放化疗是最大程度的杀灭癌细胞，在瘤负荷小（手术后）作用更加明显，而靶向治疗是抑制肿瘤细胞生长、增殖，对于瘤负荷大的肿瘤患者更加合适。

最近发布的 RADIANT 等临床研究提示，即便是在 EGFR 敏感突变患者术后使用 EGFR-TKI，仅只能提高无复发生存时间，不能延长患者总生存时间。

5.ALK 基因融合突变抑制剂——克唑替尼。

尽管在 NSCLC 总人群中只有 3%~7%患者存在 EML4-ALK 融合基因突变，但如能接受克唑替尼治疗，无论在一线或二线，其有效率远远优于化疗，生存获益非常明显。

在国内进行的临床研究中发现，ALK 突变的优势人群特征与 EGFR 相似，在不吸烟、女性、腺癌患者中，如果未检出 EGFR 突变，ALK 阳性的机会提升至 20%左右，因此尤其不能轻易放弃对这部分病人进行 ALK 融合突变检测，ALK 融合突变检测方法有 FISH 及 VENTANA 免疫组化，国外检测的金标准为 FISH，国内 VENTANA 法更加经济、快速，且准确度媲美 FISH，湖南省肿瘤医院均可开展。

6.血管靶向：贝伐单抗及重组人内皮抑素。

血管靶向不同于针对驱动基因突变的分子靶向治疗，它针对肿瘤新生血管，具有抑制新生血管生成、促进肿瘤新生血管正常化的作用。

贝伐单抗为首个 FDA 批准的晚期 NSCLC 抗血管靶向药物，适用于晚期非鳞 NSCLC 的一线治疗，贝伐单抗联合“培美曲塞+顺铂”或“紫杉醇+顺铂”方案，可显著延长总生存时间，且有维持治疗指征。但目前贝伐单抗尚无应用于晚期 NSCLC 跨线治疗的指征。

今年报道的 JO25567 研究发现，对 EGFR 敏感突变患者“贝伐单抗+厄洛替尼”（A+T）比较单药厄洛替尼可以大大提高无进展生存时间（延长 7 个月），重新开启了双靶向联合治疗 NSCLC 的大门。

重组人血管内皮抑素又称内皮他汀，可应用于晚期 NSCLC 患者，包括鳞癌，其联合 NP 方案使用，对比 NP 方案，无论在一线还是二线，腺癌还是鳞癌，均可显著延长 PFS 和 OS。

7.免疫靶向治疗。

免疫靶向治疗在肺癌的靶向治疗中可能逐渐占据重要地位，PD-1、PDL-1 单抗在晚期肺癌的 I、II 期临床研究中显示出良好的安全性和耐受性，并且在少数肺癌中提示出良好的疗效。

PD-1 全称是程序性死亡受体-1，是一种重要的免疫抑制分子，肿瘤细胞通过细胞膜表达 PD-1，与免疫细胞 PDL-1 配体结合，诱导免疫耐受，启动肿瘤细胞的免疫逃避。封闭 PD-1 或 PDL-1 可打破肿瘤细胞的免疫耐受，激活免疫系统清除肿瘤细胞。目前 PD-1、PDL-1 单抗仍需要三期临床研究数据的支持，且需要在肺癌患者中寻找疗效预测标志物，筛选能在免疫靶向中获益的肺癌患者。

8.肺癌靶向治疗总结。

携带 EGFR、ALK 敏感突变的患者如果能接受到相应 TKI 治疗，其生存和预后将得到极大改善，TKI 是肺癌靶向治疗新的大门，而基因突变检测为开启这扇大门的钥匙，存在敏感突变的患者，在治疗全程中得到 TKI 治疗，是患者的权利，也是医生的责任和义务。“腺癌”、“不吸烟或少量吸烟”的优势人群、以及不吸烟或女性鳞癌、腺鳞癌都必须接受至少一次的 EGFR 和 ALK 基因突变的检测。

【乳腺癌的靶向治疗】

1.乳腺癌靶向治疗概述。

随着乳腺癌分子病理的和靶向药物研究的进展，基于表皮生长因子受体 2（HER2）的靶向治疗逐渐成为目前乳腺癌靶向治疗的核心，大约 15%的乳腺癌患者存在 HER2 过表达，抗 HER2 单克隆抗体的出现极大改善了 HER2 早期和晚期乳腺癌的预后。目前 FDA 批准的抗 HER2 靶向药物有：曲妥珠单抗、拉帕替尼、帕妥珠单抗以及 transtuzumab emtansine（T-DM1）等。

2.HER-2 单克隆抗体——晚期乳腺癌靶向治疗的基础。

HER2 过表达的晚期乳腺癌患者，一线接受 HER2 靶向治疗联合化疗将显著延长患者总生存期。对于一线 HER2 靶向治疗期间或治疗后出现疾病进展的患者，二线仍应该用 HER2 靶向治疗为基础的联合化疗方案。二线或二线以上 HER2 靶向治疗期间或之后又出现进展的患者，三线应当继续接受以 HER2 靶向治疗为基础治疗。

临床证据表明，以 HER2 靶向治疗为基础的一线化疗可显著提高患者的总生存期。对于 HER2 过表达、无紫杉烷禁忌症的患者，一线接受曲妥珠单抗联合帕妥珠单抗和紫杉烷的治疗方案可显著延长总生存期。

一线 HER2 靶向治疗后出现疾病进展的患者，二线应该使用 T-DM1 进行治疗。

对于二线或二线以上 HER2 靶向治疗期间或治疗后出现疾病进展的患者，如果疾病进展前未接受 T-DM1 的治疗，三线及后续方案应当包括 T-DM1。而对于接受过 T-DM1 治疗的患者，应当接受帕妥珠单抗进行治疗。

二线或二线以上 HER2 靶向治疗期间或之后出现疾病进展，且已接受过帕妥珠单抗和 T-DM1 治疗的患者，后续应接受以 HER2 靶向治疗为基础的化疗方案，如拉帕替尼联合卡培他滨或其它方案、曲妥珠单抗、拉帕替尼和曲妥珠单抗以及内分泌治疗（雌激素受体和/或孕激素受体阳性）等。

对于接受 HER2 靶向治疗联合化疗的患者，当毒性耐受且无进展时，应接受 4-6 月持续化疗（或更长），或治疗时间维持到持续出现最大缓解时。化疗终止时，患者应继续使用 HER2 靶向治疗，在出现进展或不可耐受的毒副作用之前，不应更换化疗方案。

3.HER2 阳性患者的内分泌治疗。

HER2 阳性患者的内分泌治疗人群为 HER2 及激素受体阳性的患者。此类患者应当接受 HER2 靶向治疗联合化疗，或内分泌治疗联合曲妥珠单抗或拉帕替尼，而不推荐单纯的内分泌治疗。

对于已开始使用 HER2 靶向治疗联合化疗的患者，当化疗结束或疾病出现进展时，可以在 HER2 靶向治疗基础上增加内分泌治疗。

4.HER2 过表达乳腺癌辅助靶向治疗。

HER2 过表达的乳腺癌根治术患者，术后应当接受以曲妥珠单抗为基础的辅助靶向治疗，曲妥珠单抗使用时间 1 年。对于完成辅助治疗后不足 12 月即发生复发的患者，应当继续接受以 HER2 靶向治疗为基础的二线方案治疗，而完成辅助治疗后超过 12 月发生复发的患者，应当接受以 HER2 靶向治疗为基础的一线方案治疗。

5.HER-2 过表达的检测。

HER-2 检测方法，临床推荐以免疫组化（IHC）方法和原位杂交（ISH）方法检测 HER-2 基因表达和扩增水平。

所有乳腺原发浸润癌都应当进行 HER-2 检测，如能获取肿瘤组织，对复发或转移灶也应进行 HER-2 检测，当一种方法检测不确定时，可用另一种方法进行补充。

HER-2 IHC +视为阴性，HER-2 IHC +++视为阳性，对于 IHC ++病例，应当用 ISH 方法进一步确认。

6.乳腺癌靶向治疗小结。

HER2 阳性乳腺癌的靶向治疗是基于 HER2 的过表达检测及 HER2 单克隆抗体的全程、连贯的综合治疗，HER2 阳性乳腺癌患者接受抗 HER2 的靶向治疗，能极大延长患者总生存期，HER2 单克隆抗体是乳腺癌靶向治疗的基石。而抗血管治疗、抗 EGFR 治疗以及 PI3K 抑制剂药物在乳腺癌靶向治疗中仍需要进一步研究。

【胃癌的靶向治疗】

1.胃癌靶向治疗概述。

分子靶向治疗兴起为晚期胃癌治疗提供了新的选择，随着对胃癌分子生物学机制研究的不断深入，多个在胃癌发生、发展中起驱动作用的基因被发现，一批针对这些“驱动基因”的靶向药物也随之诞生。目前已经或者即将获得 FDA 批准的胃癌分子靶向治疗有：曲妥珠单抗、阿帕替尼。

2.曲妥珠单抗——用于 HER-2 阳性转移性胃癌一线治疗。

曲妥珠单抗是重组 DNA 衍生的人源化单克隆抗体，能够选择性作用于 HER-2 的细胞外区，阻断下游的信号转导。胃癌组织中 HER-2 的阳性表达率为 10%~25%。ToGA 研究是第一项评价曲妥珠单抗治疗 HER-2 阳性晚期胃癌疗效的Ⅲ期、随机对照临床研究。在该研究中，患者随机接受氟尿嘧啶（5-FU）/卡培他滨+ 顺铂（FP /XP 方案）6 个周期或 FP /XP 方案联合曲妥珠单抗 6 个周期方案，并用曲妥珠单抗维持至疾病进展或出现不可耐受的不良反应。结果显示：联合治疗组的有效率较单纯化疗组显著升高，总生存时间明显延长，ToGA 研究是第一项使晚期胃癌患者的中位 OS 超过 1 年的国际多中心Ⅲ期临床研究，批准用于 HER-2 阳性转移性胃癌一线治疗。

3.阿帕替尼——第一个治疗晚期胃癌的小分子抗血管生成靶向药物。

阿帕替尼是全球第一个晚期胃癌标准化疗失败后被证实安全有效的小分子抗血管生成靶向新药；阿帕替尼的Ⅲ期临床研究是一项随机、双盲、平行对照、多中心研究，共纳入 273 例晚期胃癌二线治疗失败的患者，按照 2:1 的比例随机分配接受阿帕替尼 850mg qd（N=181）和安慰剂（N=92），28 天为一个周期。结果显示：实验组总生存期、无进展生存期、疾病控制率、客观缓解率均明显提高。阿帕替尼将为二线治疗失败晚期胃癌患者提供新的治疗选择。

胃癌中 HER2 免疫组化过表达的判读同乳腺癌。

【肝癌的靶向治疗】

1.肝癌靶向治疗概述。

近年来，科学家通过对肝癌发生信号通路的研究，发现 EGFR 信号通路的改变和血管生成异常是肝癌发生的重要原因。因此肝癌的靶向治疗主要集中在 EGFR 抑制剂和抗血管生成。

2.EGFR 抑制剂。

虽然 EGFR 信号通路在肝癌发生过程中的机制还不十分清楚，但是 EGFR 抑制剂已经在肝癌患者中得到应用，晚期肝癌患者通过免疫组化分析，EGFR 高表达患者二线使用 EGFR 抑制剂厄洛替尼可以显著延长无进展生存时间（PFS）和总生存时间（OS），其中位 PFS 为 3.8 月，中位 OS 为 13 个月，而且并未观察到不可耐受的不良反应。另外一种已经获批的药物拉帕替尼，晚期肝癌患者二线使用拉帕替尼后，其中位 PFS 为 1.8 月，但疗效不及厄洛替尼，而且拉帕替尼并不能作为晚期肝癌患者单独使用的药物。

3.抗血管生成。

索拉非尼的分子生物学机制为它可以通过抑制 PDGFR-β 显著抑制肝癌细胞的转移；晚期初治的肝癌患者，肝功能 CHILD A 或者 B，使用索拉非尼，其 4 个月的 PFS 率为 40%，中位 TTP 为 4.2 月，中位 OS 为 9.2 月，并没有观察到不可耐受的毒副反应。继索拉非尼之后，SHARP 临床研究证实，与安慰剂相比，晚期肝癌患者，肝功能 CHILD A 单独使用索拉非尼，其中位 OS 达到 10.7 月，该研究只有 1%的患者出现了 3–4 级的出血，无不可耐受的毒副反应。建立在 SHARP 临床研究之上，美国 FDA 批准了在晚期肝癌患者中一线使用索拉非尼（包括亚洲人群）。

4.其他靶向治疗。

1.贝伐珠单抗。一种 VEGF 的抑制剂，对于 PS 评分 1–2 分的晚期肝癌患者，一线使用贝伐珠单抗可显著获益，其 6 个月的 PFS 率为 65%，中位 PFS 和 OS 分别为 6.9 月和 12.4 月，其中 3–5 级出血的不良反映发生率为 11%，无其他不可耐受的不良反应。

2.舒尼替尼。一种 VEGF 和 VEGFR 的抑制剂，晚期肝癌患者一线使用舒尼替尼则获益有限，其中位 PFS 和 OS 分别为 3.9 月和 9.8 月，但是舒尼替尼可以导致不可逆性的肝功能损害，发生率为 8%。

3.布里尼布。一种 VEGF 和 FGF 的双重抑制剂，无论是一线还是二线使用，其临床获益均有限，一线和二线使用的 PFS 分别为 2.8 月和 2 月，总生存时间为 10 月。

5.联合治疗。

1.贝伐珠单抗+化疗。晚期肝癌患者，一线使用贝伐珠单抗联合卡培他滨能够显著提高患者的生存时间，其 ORR 为9%，DCR 为 52%，中位的 PFS 和 OS 分别为 2.7 月和 5.4 月；而在此基础上加用奥沙利铂后 PFS 和 OS 延长到 6.8 月和 9.8 月。如果是贝伐珠单抗联合吉西他滨或者奥沙利铂，其中位的 PFS 和 OS 分别为 5.3 月和 9.6 月。

2.S1+索拉非尼。一项 S1 联合索拉非尼的临床研究证实，肝癌患者中位 PFS 和 OS 分别为 3.9 月和 10.4 月，并没有观察到不可耐受的不良反映。另外，一线使用阿霉素联合索拉非尼能够显著延长晚期肝癌患者的生存时间。其中位 OS 达到 13.7 月，这是迄今为止获得的最长的 OS。

【结直肠癌的靶向治疗】

1.结直肠癌靶向治疗概述。

结直肠癌领域主要的靶向药物包括：以表皮生长因子受体（EGFR）为靶点，和以血管内皮生长因子（VEGF）为靶点的两类药物，具体包括西妥昔单抗、帕尼单抗和贝伐珠单抗。应用于晚期结直肠癌。

2.抗 EGF 的人源化单克隆抗体——西妥昔单抗、帕尼单抗。

西妥昔单抗是人鼠嵌合 IgG1 单克隆抗体，作用于 EGFR 信号通路。

多项研究结果提示，在晚期结直肠癌患者中，任何具有活性的 RAS 基因突变都可能导致西妥昔单抗的联合应用不能带来获益。西妥昔单抗的应用严格局限于 RAS 基因位点均为野生型的患者中，促使适用患者的获益达到最大化，避免部分患者的无效治疗。

西妥昔单抗治疗的特征性反应痤疮样皮疹虽发生率较高，但患者可耐受。更重要的是，患者发生皮疹的程度与西妥昔单抗的疗效呈正相关。

KRAS 基因突变状态可影响抗 EGFR 抗体疗效，但部分 RAS 野生型患者对西妥昔单抗、帕尼单抗疗效欠佳。约有 5%–9%的结直肠癌患者存在 BRAF V600E 的突变。对于 BRAF 突变型患者，抗 EGFR 治疗 PFS 和 OS 均短于野生型患者。

2014 年 ASCO 会议上，公布了 OPUS 和 CRYSTAL 两个研究的 RAS 基因突变分析结果，对于 RAS 野生型的患者，西妥昔单抗+FOLFOX 治疗组的 PFS 和 OS 均优于单纯化疗组（PFS：12 个月对 5.8 个月，P=0.0615；OS：19.8 个月对 17.8 个月，p=0.80）。在 FIRE–3 研究中，对于 RAS 野生型患者，西妥昔单抗组的生存则显著延长，差额达到 7.5 个月（33.1 个月对 25.6 个月，P=0.011）。

帕尼单抗是一种完全人源化 IgG2 单克隆抗体，与 EGFR 的高度亲和性与西妥昔单抗类似。目前尚未获 CFDA 批准使用。

3.抗 VEGF 的人源化单克隆抗体——贝伐珠单抗。

贝伐珠单抗是一种可特异性结合 VEGF 的人源化单克隆抗体，并可阻断 VEGF 受体的激活，阻断血管生成。

一线治疗：2004 年一项Ⅲ期临床研究表明，与 5–氟尿嘧啶（5–FU）/亚叶酸钙（LV）+伊立替康（IFL）化疗相比，IFL 联合贝伐珠单抗一线治疗转移性结直肠癌（mCRC）可显著延长患者生存期。基于此项研究结果，2004 年美国 FDA 批准贝伐珠单抗联合 IFL 作为 mCRC 的一线化疗方案。联合贝伐珠单抗治疗的常见不良反应包括出血、高血压、蛋白尿，独特的不良反应包括胃肠穿孔（发生率约为 2%）和伤口愈合不良。

跨线治疗：TML 研究是首项针对 mCRC 靶向药物跨线治疗的Ⅲ期随机对照研究。结果表明，贝伐珠单抗联合标准化疗的跨线治疗可明显改善生存期（OS 和 PFS），使死亡风险下降 19%，疾病进展风险下降 32%。

维持治疗：CAIRO3 研究同样对转移性结直肠癌患者接受化疗联合贝伐珠单抗诱导治疗后患者的维持治疗方案的选择进行了探究，结果提示，诱导治疗后未进展患者给予卡培他滨+贝伐珠单抗维持治疗，PFS 及 TTP 均优于观察组 (8.5 m vs. 11.7 m， HR=0.67，P<0.0001)。该研究证实了卡培他滨联合贝伐珠单抗作为维持治疗方案在一线诱导治疗后的转移性结直肠癌中的价值。

4.新型靶向药物。

2012 年美国 FDA 批准 VEGFR 融合蛋白阿伯西普（Aflibercept），研究显示阿伯西普联合 FOL-

FORI 方案二线治疗转移性结直肠癌 OS 获得延长（13.5 个月 VS12.1 个月，P=0.0032）。此外，多靶点酪氨酸激酶抑制剂瑞戈非尼（regorafenib）单药后线治疗 mCRC 较安慰剂可明显改善 OS（6.4 个月 VS 5 个月，P=0.0052）和 PFS（1.9 个月 VS1.7 个月，P<0.001）。

5.结直肠癌靶向治疗总结。

贝伐珠单抗和西妥昔单抗是治疗晚期结直肠癌的两种主要靶向药物，两个靶向药物联合化疗均可提高患者总生存。但两大药物在一线中孰优孰劣，如何与化疗药配伍，一直没有定论。FIRE-3 是首个将两个靶向药物头对头直接比较，尽管尚有很多未知的东西，但还是能给临床带来很多启示，对于 KRAS 野生型患者，当一线和 FOLFIRI 联合时，西妥昔单抗是更好的选择。

【头颈部鳞癌的靶向治疗】

1.头颈部鳞癌靶向治疗概述。

头颈部肿瘤 90%以上为鳞状细胞癌，发病率排名第六。目前国内外专家公认在一般情况下，结合手术、放疗、化疗以及靶向治疗。近年来，头颈鳞癌靶向治疗研究主要集中于表皮生长因子受体（EGFR）的单克隆抗体和小分子抑制剂。

2.表皮生长因子受体单抗——西妥昔单抗和帕尼单抗。

EGFR 在头颈部鳞癌和鼻咽癌中表达率高达 80~95%以上，与肿瘤侵袭、转移和放 \ 化疗抵抗有关，是公认的不良预后因素。目前临床研究主要关注的 EGFR 单抗包括西妥昔单抗（cetuximab）和帕尼单抗（Panitumumab）。

西妥昔单抗：在早期及局部晚期头颈部鳞癌的治疗中的临床研究发现，放疗联合 EGFR 单克隆抗体西妥昔单抗可显著改善头颈部鳞癌患者的局部控制率和总生存率，增加放疗敏感性，延长中位生存期。在复发和（或）转移头颈部鳞癌中，含西妥昔单抗的方案在一线治疗方案中可提高肿瘤缓解率、中位无进展生存期和总生存率，且不增加细胞毒药物诱发的血液学毒性。二线方案中，联合西妥昔单抗有可能在不损害生活质量的前提下改善疗效。鼻咽癌研究中，西妥昔单抗可明显增加放/化疗敏感性，降低药物急性毒性反应，减少瘤负荷。在有条件的复发/转移鼻咽癌患者的一线化疗中也推荐加入西妥昔单抗。

帕尼单抗：帕尼单抗是一种人工合成的 IgG2 抗体，可以与 EGFR 高亲和力结合。根据 I 期临床试验，调强放疗联合卡铂、紫杉醇和帕尼单抗，可以使患者获得 95%的完全缓解率。尽管帕尼单抗比西妥昔单抗引起的变态反应低，但目前 FDA 尚未被批准帕尼单抗用于局部晚期头颈部鳞癌的治疗。

3.小分子抑制剂。

头颈部鳞癌的小分子抑制剂研究主要集中在吉非替尼和厄洛替尼，但二者在目前的临床研究中尚未发现明显治疗优势。

4.靶向治疗方案。

根据临床研究结果以及 NCCN 指南，不同时期的头颈部鳞癌和鼻咽癌其靶向治疗的方案不同，具体如下：

早期及局部晚期头颈部鳞癌的治疗：对于不适合进行手术、放疗或同步放化疗治疗患者，西妥昔单抗+放疗仍然是最佳的替代治疗选择。

复发和（或）转移头颈部鳞癌的治疗：

一线治疗推荐：铂类/5-FU 联合西妥昔单抗；紫杉类联合西妥昔单抗（不能耐受铂类）；铂类联合 5-FU/紫杉类；或单药铂类、紫杉类、甲氨喋呤、西妥昔单抗（无法耐受联合治疗的患者）。

二线治疗推荐：紫杉类联合西妥昔单抗（未使用过紫杉类的患者）；西妥昔单抗单药（未使用过西妥昔单抗的患者）；其他一线治疗未使用过的化疗单药。对于功能状态较差（PS 评分>2）患者的推荐治疗：最佳支持治疗。

鼻咽癌的治疗：对于早期患者：单纯根治性放疗联合/不联合铂类药物为基础的同步放疗是合理的，但建议进行前瞻性临床研究以明确化疗的作用。对于局部晚期病变：放疗联合/不联合以铂类药物为基础的同步辅助化疗。在有条件的患者中，可在标准放化疗方案的基础上加上西妥昔单抗。

5.头颈部鳞癌靶向治疗总结。

靶向治疗因其特异性以及药物毒性低，并能使患者生存获益，在局部晚期、复发和（或）转移的头颈鳞癌和鼻咽癌中都有着重要意义。因此，寻找新的靶基因并开发新的靶向治疗药物，有利于根据患者采取个体化治疗，提高诊治效率，改善患者的生存率。

第二章　外　科

第一节　膀胱癌外科治疗

【流行病学】

1.发病率和死亡率。

世界范围内，膀胱癌发病率居恶性肿瘤的第 9 位，在男性排名第 6 位，女性排在第 10 位之后。2002 年世界膀胱癌年龄标准化发病率男性为 10.1/10 万，女性为 2.5/10 万，年龄标准化死亡率男性为 4/10 万，女性为 1.1/10 万。

在我国，男性膀胱癌发病率位居全身肿瘤的第 8 位，女性排在第 12 位以后，发病率远低于西方国家，膀胱癌男性发病率为女性的 3–4 倍。且城市居民膀胱癌死亡率明显高于农村。2009 年我国城市居民膀胱癌年龄标准化死亡率男性为 3.79/10 万，女性为 1.30/10 万；而农村男性居民膀胱癌年龄标准化死亡率为 2.42/10 万，女性为 0.81/10 万。

而对分期相同的膀胱癌，女性的预后比男性差。男性膀胱癌发病率高于女性不能完全解释为吸烟习惯和职业因素，性激素可能是导致这一结果的重要原因。膀胱癌可发生在任何年龄，甚至于儿童。但是主要发病年龄在中年以后，并且其发病率随年龄增长而增加。

种族对膀胱癌发病的影响迄今还没有确定。美国黑人膀胱癌发病危险率为美国白人的一半，但是其总体生存率却更差，而美国白人发病率高于美国黑人仅局限于非肌层浸润性肿瘤，而肌层浸润性膀胱癌的发病危险率却相似。

不同人群的膀胱癌组织类型不同，在美国等国家中，以移行细胞癌为主，占膀胱癌的 90%以上，而非洲国家则以血吸虫感染所致的鳞状细胞癌为主，如在埃及，鳞状细胞癌约占膀胱癌的 75%。

2.自然病程。

大部分膀胱癌患者确诊时处于分化良好或中等分化的非肌层浸润性膀胱癌，其中约 10%的患者最终发展为肌层浸润性膀胱癌或转移性膀胱癌。膀胱癌的大小、数目、分期与分级与其进展密切相关，尤其是分期与分级，低分期低分级肿瘤发生疾病进展的风险低于高分期高分级肿瘤。总体上说，T1 期膀胱癌发生肌肉浸润的风险要远高于 Ta 期。在欧洲肿瘤协作组（EORTC）广泛采用的用于预测膀胱癌复发及进展的权重评分表中，Ta 期膀胱癌发生进展的权重评分为 0，而 T1 期进展的权重评分则为 4。但膀胱癌的分级可能是更为重要的预测因子。研究发现：G1 级膀胱癌出现进展的风险（6%）仅为 G3 级膀胱癌（30%）的 1/5,但是其复发的风险却相同，约为 50%。

原位癌的发病率占非肌层浸润性膀胱癌的 5%–10%，Lamm 将原位癌分为 3 型。Ⅰ型没有侵袭性，单一病灶，为疾病的早期阶段。Ⅱ型为多病灶，可引起膀胱刺激症状。Ⅲ型合并有一个或多个其他膀胱癌，会增加肿瘤复发、进展及死亡的风险。经腔内切除的Ⅱ型原位癌发生疾病进展的风险约 54%，膀胱灌注化疗可降低其进展风险至 30%–52%，而 BCG 膀胱灌注可以将风险降至 30%以下。

【致病的危险因素与病因学】

膀胱癌的发生是复杂、多因素、多步骤的病理变化过程，既有内在的遗传因素，又有外在的环境因素。较为明确的两大致病危险因素是吸烟和长期接触工业化学产品。吸烟是目前最为肯定的膀胱癌致病危险因素，约 30%-50%的膀胱癌由吸烟引起，吸烟可使膀胱癌危险率增加 2-4 倍，其危险率与吸烟强度和时间成正比。另一重要的致病危险因素为长期接触工业化学产品，职业因素是最早获知的膀胱癌致病危险因素，约 20%的膀胱癌是由职业因素引起的，包括从事纺织、染料制造、橡胶化学、药物制剂和杀虫剂生产、油漆、皮革及铝、铁和钢生产。柴油机废气累积也可增加膀胱癌的发生危险。其他可能的致病因素还包括慢性感染（细菌、血吸虫及 HPV 感染等、应用化疗药物环磷酰胺（潜伏期 6-13 年）、滥用含有非那西汀的止痛药（10 年以上）、近期及远期的盆腔放疗史、长期饮用砷含量高的水和氯消毒水、咖啡、人造甜味剂及染发。另外，膀胱癌还可能与遗传有关，有家族史者发生膀胱癌的危险性明显增加，遗传性视网膜母细胞瘤患者的膀胱癌发生率也明显升高。对于肌层浸润性膀胱癌，慢性尿路感染、残余尿及长期异物刺激（留置导尿管、结石）与之关系密切，其主要见于鳞状细胞癌和腺癌。

尿路上皮肿瘤具有时间和空间的多中心性，上尿路尿路上皮肿瘤的病史是膀胱尿路上皮癌的重要危险因素，研究表明，上尿路尿路上皮癌治疗后出现膀胱癌的风险累计达 15%-50%，但目前尚无可靠的指标对膀胱癌的发病风险进行预测。

【膀胱癌的组织病理学】

目前，膀胱癌的分级广泛采用 WHO 的国际肿瘤组织学分类（WHO 1973, 1998, 2004）分级标准，而浸润深度则主要以国际抗癌联盟（Union Internationale Contre le Cancer/International Union Against Cancer, UICC） TNM 分期法为标准。

1. 膀胱癌的组织学类型。

被覆尿路的上皮统称为尿路上皮（urothelium）或移行上皮（transitional epithelium），本指南中主要采用尿路上皮的概念。

膀胱癌包括尿路上皮（移行）细胞癌、鳞状细胞癌和腺细胞癌，其次还有较少见的小细胞癌、混合型癌、癌肉瘤及转移性癌等。其中，膀胱尿路上皮癌最为常见，占膀胱癌的 90%以上；膀胱鳞状细胞癌比较少见，约占膀胱癌的 3%~7%。膀胱腺癌更为少见，占膀胱癌的比例<2%，膀胱腺癌是膀胱外翻最常见的癌。

2. 膀胱癌的组织学分级。

膀胱癌的分级与膀胱癌的复发和侵袭行为密切相关。膀胱肿瘤的恶性程度以分级（Grade）表示。关于膀胱癌的分级，目前普遍采用 WHO 分级法（WHO 1973, WHO/ISUP 1998, WHO2004）。

（1）WHO1973 分级法 1973 年的膀胱癌组织学分级法根据癌细胞的分化程度分为高分化、中分化和低分化 3 级，分别用 grade 1、2、3 或 grade Ⅰ、Ⅱ、Ⅲ表示（表 2-1）。

（2）WHO/ISUP 分级法：1998 年 WHO 和国际泌尿病理协会（International Society of Urological Pathology, ISUP） 提出了非浸润性尿路上皮（移行细胞）癌新分类法，2004 年 WHO 正式公布了这一新的分级法。

此分级法将尿路上皮肿瘤分为低度恶性倾向尿路上皮乳头状肿瘤（papillary urothelial neoplasms of low malignant potential, PUNLMP）、低分级和高分级尿路上皮癌（表 2-2） （www.pathology.jhu.edu/

表 2-1 膀胱尿路上皮癌恶性程度分级系统

WHO 1973 分级
- 乳头状瘤
- 尿路上皮癌 1 级，分化良好
- 尿路上皮癌 2 级，中度分化
- 尿路上皮癌 3 级，分化不良

WHO/ISUP 1998, WHO 2004 分级
- 乳头状瘤
- 低度恶性倾向尿路上皮乳头状瘤
- 乳头状尿路上皮癌，低分级
- 乳头状尿路上皮癌，高分级

* WHO 1973, WHO 2004 分级法是两个不同的分类系统，二者之间不能逐一对应。

表 2-2 膀胱癌 2002 TNM 分期

T （原发肿瘤）
- Tx 原发肿瘤无法评估
- T0 无原发肿瘤证据
- Ta 非浸润性乳头状癌
- Tis 原位癌（'扁平癌'）
- T1 肿瘤侵及上皮下结缔组织
- T2 肿瘤侵犯肌层
- T2a 肿瘤侵犯浅肌层 （内侧半）
- T2b 肿瘤侵犯深肌层 （外侧半）
- T3 肿瘤侵犯膀胱周围组织
- T3a 显微镜下发现肿瘤侵犯膀胱周围组织
- T3b 肉眼可见肿瘤侵犯膀胱周围组织 （膀胱外肿块）
- T4 肿瘤侵犯以下任一器官或组织，如前列腺、子宫、阴道、盆壁和腹壁
- T4a 肿瘤侵犯前列腺、子宫或阴道
- T4b 肿瘤侵犯盆壁或腹壁

N （区域淋巴结）

Nx 区域淋巴结无法评估
- N0 无区域淋巴结转移
- N1 真骨盆区（髂内、闭孔、髂外，或骶前）单个淋巴结转移
- N2 真骨盆区（髂内、闭孔、髂外，或骶前）多个淋巴结转移
- N3 髂总淋巴结转移

M （远处转移）
- Mx 远处转移无法评估
- M0 无远处转移
- M1 远处转移

bladder 上可以查到各级膀胱肿瘤的详细描述）。

低度恶性倾向尿路上皮乳头状肿瘤的定义为尿路上皮乳头状肿瘤，其细胞形态正常，无恶性肿瘤的细胞学特征。虽然，此种尿路上皮肿瘤进展的风险很小，但不完全属于良性病变，仍有复发的可能。

3. 膀胱癌的分期。

膀胱癌的分期指肿瘤浸润深度及转移情况，是判断膀胱肿瘤预后的最有价值的参数。膀胱癌可分为非肌层浸润性膀胱癌（Tis, Ta, T1）和肌层浸润性膀胱癌（T2 以上）。原位癌虽然也属于非肌层浸润性膀胱癌，但一般分化差，属于高度恶性的肿瘤，向肌层浸润性进展的几率要高得多。因此，应将原位癌与 Ta、T1 期膀胱癌加以区别。

【膀胱癌的诊断】

1. 早期检测与症状。

血尿是膀胱癌最常见的症状，尤其是间歇全程无痛性血尿，可表现为肉眼血尿或镜下血尿，血尿出现时间及出血量与肿瘤恶性程度、分期、大小、数目、形态并不一致。

膀胱癌患者亦有以尿频、尿急、排尿困难和盆腔疼痛为首发表现，为膀胱癌另一类常见的症状，常与弥漫性原位癌或浸润性膀胱癌有关，而 Ta、T1 期肿瘤无此类症状。

其他症状还包括输尿管梗阻所致腰胁部疼痛、下肢水肿、盆腔包块、尿潴留。有的患者就诊时即表现为体重减轻、肾功能不全、腹痛或骨痛，均为晚期症状。

2. 体格检查。

膀胱癌患者触及盆腔包块多是局部进展性肿瘤的证据。体检还包括经直肠、经阴道指检和麻醉下腹部双合诊等，但体检在 Ta、T1 期膀胱癌中的诊断价值有限。

3. 影像学检查。

（1）超声检查　超声检查可通过三种途径（经腹、经直肠、经尿道）进行，可同时检查肾脏、输尿管、前列腺和其他脏器（如肝脏等）。经直肠超声显示膀胱三角区、膀胱颈和前列腺较清楚。

超声检查不仅可以发现膀胱癌，还有助于膀胱癌分期，了解有无局部淋巴结转移及周围脏器侵犯，尤其适用于造影剂过敏者。

（2）泌尿系统平片和静脉尿路造影（KUB+IVU）　泌尿系统平片及静脉尿路造影检查一直被视为膀胱癌患者的常规检查，但初步诊断时此项检查的必要性目前受到置疑，因为其获得的重要信息量较少。泌尿系统 CT 成像（CTU）可替代传统 IVU 检查，可提供更多的检查信息，并对泌尿上皮肿瘤具有更高的诊断准确率，而缺点是更多的射线暴露量。

（3）CT 检查　传统 CT（平扫+增强扫描）对诊断膀胱肿瘤有一定价值，可发现较大肿瘤，还可与血块鉴别。但是原位癌仍不易被发现，不能了解输尿管情况，分期准确性不高，肿大淋巴结不能区分是转移还是炎症，不能准确区分肿瘤是局限于膀胱还是侵犯到膀胱外，而且既往有肿瘤切除史者可因局部炎症反应所致的假象而造成分期过高。因此，如果膀胱镜发现肿瘤为实质性（无蒂）、有浸润到肌层的可能或了解肝脏有无病变时可进行 CT 检查。

（4）胸部检查　术前应常规拍胸部 X 线片，了解有无肺部转移。对肺部转移最敏感的检查方法是胸部 CT。

（5）MRI 检查：传统 MRI 对膀胱癌检查并无明显优越之处。MRI 检查膀胱，T1 加权像尿呈极低信号，膀胱壁为低至中度信号，而膀胱周围脂肪为高信号。T1 加权像有助于检查扩散至邻近脂肪的肿瘤、淋巴结转移以及骨转移情况，甚至可评价除前列腺以外的邻近器官受侵犯情况。T2 加权像尿液呈高信号，正常逼尿肌呈低信号，而大多数膀胱癌为中等信号。低信号的逼尿肌下方的肿瘤出现中断现象提示肌层浸润。因此，MRI 有助于肿瘤分期。动态 MRI 在显示是否有尿路上皮癌存在以及肌层侵犯程度方面准确性高于 CT 或非增强 MRI。由于膀胱肿瘤的平均表观弥散系数（ADC）较周围组织低，弥散加权成像（DWI）能更好的对肿瘤的 T 分期进行术前评估，且在可能在评估肿瘤侵犯周围组织中有价值。

（6）骨扫描：一般不做常规使用。只在浸润性肿瘤患者出现骨痛，怀疑有骨转移时使用。

（7）PET（正电子发射断层扫描）一般不用于诊断，因示踪剂 FDG（氟脱氧葡萄糖）经肾脏排泌入膀胱会影响对较小肿瘤的诊断，而且费用较高，限制了其应用。目前，PET/CT 主要应用于肌层浸润性膀胱癌术前分期。

4. 尿细胞学。

尿细胞学检查是膀胱癌诊断和术后随诊的主要方法之一。尿标本的采集一般是通过自然排尿，也可以通过膀胱冲洗，这样能得到更多的癌细胞，利于提高诊断率。尿细胞学阳性意味着泌尿道的任何部分，包括：肾盏、肾盂、输尿管、膀胱和尿道，存在尿路上皮癌的可能。根据文献报道，尿细胞学检测膀胱癌的敏感性为 13%~75%，特异性为 85%~100%。敏感性与癌细胞恶性分级密切相关，分级低的膀胱癌敏感性较低，一方面是由于肿瘤细胞分化较好，其特征与正常细胞相似，不易鉴别，另一方面由于癌细胞之间黏结相对紧密，没有足够多的癌细胞脱落到尿中而被检测到，所以尿细胞学阴性并不能排除低级别尿路上皮癌的存在；相反，分级高的膀胱癌或原位癌，敏感性和特异性均较高。尿标本中癌细胞数量少、细胞的不典型或退行性变、泌尿系感染、结石、膀胱灌注治疗和检查者的技术差异等因素会影响尿细胞学检查结果。

5. 尿液膀胱癌标记物。

为了提高无创检测膀胱癌的水平，尿液膀胱癌标记物的研究受到了很大的关注，美国 FDA 已经批准将 BTAstat、BTAtrak、NMP22、FDP、ImmunoCyt 和 FISH 用于膀胱癌的检测。其他还有许多的标记物，如：端粒酶、存活素（survivin）、微卫星分析、CYFRA21-1 和 LewisX 等，在检测膀胱癌的临床研究中显示了较高的敏感性和特异性。

6. 膀胱镜检查和活检。

膀胱镜检查和活检是诊断膀胱癌最可靠的方法。通过膀胱镜检查可以明确膀胱肿瘤的数目、大小、形态（乳头状的或广基的）、部位以及周围膀胱粘膜的异常情况，同时可以对肿瘤和可疑病变进行活检以明确病理诊断。如有条件，建议使用软性膀胱镜检查，与硬性膀胱镜相比，该方法具有损伤小、视野无盲区、相对舒适等优点。

膀胱肿瘤通常是多灶性的，非肌层浸润性膀胱癌可以伴有原位癌或发育不良，表现为类似炎症的淡红色绒毛样的粘膜改变，也可以完全表现为正常。

不建议对非肌层浸润性膀胱癌的正常膀胱粘膜实行常规的随机活检或选择性活检，因为发现原位癌的可能性很低（小于 2%），特别是对于那些低风险的膀胱癌。但当尿脱落细胞学检查阳性或膀胱粘膜表现异常时，建议行选择性活检（selected biopsy），以明确诊断和了解肿瘤范围。在尿细胞学检查阳性而膀胱粘膜表现为正常、怀疑有原位癌存在时，应考虑行随机活检。如果膀胱肿瘤为原位癌、多发性癌或者肿瘤位于膀胱三角区或颈部时，并发前列腺部尿道癌的危险性增加，建议行前列腺部尿道活检，此外，尿细胞学阳性或前列腺部尿道粘膜表现异常时，也应行该部位的活检。

7. 诊断性经尿道电切术（TUR）。

如果影像学检查发现膀胱内有非肌层浸润的肿瘤占位病变，可以省略膀胱镜检查，直接行 TUR，这样可以达到两个目的，一是切除肿瘤，二是明确肿瘤的病理诊断和分级、分期，为进一步治疗以及判断预后提供依据。

TUR 方法：如果肿瘤较小（小于 1cm），可以将肿瘤与其基底的部分膀胱壁一起切除送病理检查；如果肿瘤较大，则行分步骤切除，先将肿瘤的突起部分切除，然后切除肿瘤的基底部分，基底部分应包含膀胱壁肌层，最后切除肿瘤的周边区域，将这三部分标本分别送病理检查。

8. 荧光膀胱镜检查。

荧光膀胱镜检查是通过向膀胱内灌注光敏剂，如：5-氨基酮戊酸（5-ALA）、Hexaminolaevulinate（HAL）或 Hypericin，产生的荧光物质能高选择的积累在新生的膀胱粘膜组织中，在激光激发下病灶部位显示为红色荧光，与正常膀胱粘膜的蓝色荧光形成鲜明对比，能够发现普通膀胱镜难以发现的小肿瘤、发育不良或原位癌，检出率可以提高 14%~25%。欧洲泌尿外科学会指南推荐，在怀疑有膀胱原位癌或尿细胞学检查阳性而普通膀胱镜检查正常时，应该考虑使用荧光膀胱镜做进一步检查。

9. 二次经尿道电切术（ReTUR）。

非肌层浸润性膀胱癌电切术后，相当多的肿瘤复发是由于肿瘤残余造成的，特别是中、高分级的 T1 期膀胱癌，首次电切术后肿瘤残余率可以达到 33.8%~36%，此外，由于电切技术和送检肿瘤标本质量问题，首次电切还可以造成一部分肿瘤的病理分期偏差。

【非肌层浸润性膀胱癌的治疗】

非肌层浸润性膀胱癌（non muscle-invasive bladder cancer）或表浅性膀胱癌（superficial bladder cancer）占初发膀胱肿瘤的 70%，其中 Ta 占 70%、T1 占 20%、Tis 占 10%。Ta 和 T1 虽然都属于非肌层浸润性膀胱癌，但两者的生物学特性有显著不同，由于固有层内血管和淋巴管丰富，故 T1 容易发生肿瘤扩散。

某些因素同非肌层浸润性膀胱癌的预后密切相关。其中与复发密切相关的因素包括肿瘤数目、肿瘤的复发频率，尤其是术后 3 个月时有无复发、肿瘤大小、肿瘤分级。与肿瘤进展最相关的因素包括肿瘤的病理分级和肿瘤分期。膀胱颈处的肿瘤预后较差。根据复发风险及预后的不同，非肌层浸润性膀胱癌可分为以下三组：

其一，低危非肌层浸润性膀胱尿路上皮癌　单发、Ta、G1（低级别尿路上皮癌）、直径<3cm（注：必须同时具备以上条件才是低危非肌层浸润性膀胱癌）。

其二，高危非肌层浸润性膀胱尿路上皮癌　多发或高复发、T1、G3（高级别尿路上皮癌）、Tis。

其三，中危非肌层浸润性膀胱尿路上皮癌　除以上两类的其他情况，包括肿瘤多发、Ta~T1、G1~G2（低级别尿路上皮癌）、直径>3cm 等。

欧洲膀胱癌指南根据 EORTC 评分表的肿瘤评分，将非肌层浸润性膀胱尿路上皮癌分为低危、中危和高危。

1. 手术治疗。

（1）经尿道膀胱肿瘤切除术：经尿道膀胱肿瘤切除术（TUR-BT）既是非肌层浸润性膀胱癌的重要诊断方法，同时也是主要的治疗手段。膀胱肿瘤的确切病理分级、分期都需要借助首次 TUR-BT 后的病理结果获得。经尿道膀胱肿瘤切除术有两个目的：一是切除肉眼可见的全部肿瘤，二是切除组织进行病理分级和分期。TUR-BT 术应将肿瘤完全切除直至露出正常的膀胱壁肌层。肿瘤切除后，建议进行基底部组织活检，便于病理分期和下一步治疗方案的确定。对于肿瘤切除不完全、标本内无肌层、高级别肿瘤和T1期肿瘤，建议术后2~6周再次行TUR-BT，可以降低术后复发概率。

（2）经尿道激光手术：激光手术可以凝固，也可以汽化，其疗效及复发率与经尿道手术相近。

（3）光动力学治疗：光动力学治疗（photodynamic therapy, PDT）是利用膀胱镜将激光与光敏剂相结合的治疗方法。肿瘤细胞摄取光敏剂后，在激光作用下产生单态氧，使肿瘤细胞变性坏死。膀胱原位癌、控制膀胱肿瘤出血、肿瘤多次复发、不能耐受手术治疗等情况可以选择此疗法。

2. 术后辅助治疗。

（1）术后膀胱灌注化疗：TUR-BT术后有10%~67%的患者会在12个月内复发，术后5年内有24%~84%的患者复发，可能与新发肿瘤、肿瘤细胞种植或原发肿瘤切除不完全有关。非肌层浸润性膀胱癌TUR-BT术后复发有两个高峰期，分别为术后的100~200天和术后的600天。术后复发的第一个高峰期同术中肿瘤细胞播散有关，而术后膀胱灌注治疗可以大大降低由于肿瘤细胞播散而引起的复发。尽管在理论上TUR-BT术可以完全切除非肌层浸润的膀胱癌，但在临床治疗中仍有很高的复发概率，而且有些病例会发展为肌层浸润性膀胱癌。单纯TUR-BT术不能解决术后高复发和进展问题，因此建议所有的非肌层浸润性膀胱癌患者术后均进行辅助性膀胱灌注治疗。

① TUR-BT术后即刻膀胱灌注化疗：TUR-BT术后24小时内完成表柔比星（epirubicin）、吡柔比星（THP）或丝裂霉素（mitomycin）等膀胱灌注化疗可以使肿瘤复发率降低39%，因此推荐所有的非肌层浸润性膀胱癌患者TUR-BT术后24小时内均进行膀胱灌注化疗，但术中有膀胱穿孔或术后明显血尿时不宜采用。TUR-BT术后即刻膀胱灌注化疗对单发和多发膀胱癌均有效。低危非肌层浸润性膀胱癌术后即刻灌注后，肿瘤复发的概率很低，因此即刻灌注后可以不再继续进行膀胱灌注治疗。

② 术后早期膀胱灌注化疗及维持膀胱灌注化疗：对于中危和高危的非肌层浸润性膀胱癌，术后24小时内即刻膀胱灌注治疗后，建议继续膀胱灌注化疗，每周1次，共4~8周，随后进行膀胱维持灌注化疗，每月1次，共6~12个月。

③ 膀胱灌注化疗的药物：膀胱灌注化疗常用药物包括表柔比星、丝裂霉素、吡柔比星、阿霉素、羟基喜树碱等。尿液的pH值、化疗药的浓度与膀胱灌注化疗效果有关，并且药物浓度比药量更重要。化疗药物应通过导尿管灌入膀胱，并保留0.5~2小时（注：膀胱内保留时间需依据药物说明书）。灌注前不要大量饮水，避免尿液将药物稀释。表柔比星的常用剂量为50~80mg，丝裂霉素为20~60mg，吡柔比星为30mg，羟基喜树碱为10~20mg。其他的化疗药物还包括吉西他滨等。膀胱灌注化疗的主要副作用是化学性膀胱炎，程度与灌注剂量和频率相关，TUR-BT术后即刻膀胱灌注更应注意药物的副作用。多数副作用在停止灌注后可以自行改善。

（2）术后膀胱灌注免疫治疗。

① 卡介苗（BCG）：BCG膀胱灌注指征：BCG的确切作用机制尚不清楚，多数研究认为是通过免疫反应介导的。BCG适合于高危非肌层浸润性膀胱癌的治疗，可以预防膀胱肿瘤的进展。BCG不能改变低危非肌层浸润性膀胱癌的病程，而且由于BCG灌注的副作用发生率较高，对于低危非肌层浸润性膀胱尿路上皮癌不建议行BCG灌注治疗。对于中危非肌层浸润性膀胱尿路上皮癌而言，其术后5年肿瘤复发概率为42%~65%，而进展概率为5%~8%，因此，中危非肌层浸润膀胱尿路上皮癌膀胱灌注的主要目的是防止肿瘤复发，一般建议采用膀胱灌注化疗，某些情况也可以采用BCG灌注治疗。由于术后膀胱有创面，因此术后即刻灌注治疗应避免采用BCG，以免引起严重的副作用。

② 免疫调节剂：一些免疫调节剂与化疗药物一样可以预防膀胱肿瘤的复发，包括干扰素、钥孔戚血蓝素（keyhole limpet hemocyanin, KLH）等。

（3）复发肿瘤的灌注治疗：膀胱肿瘤复发后，一般建议再次TUR-BT治疗。依照TUR-BT术后分级及分期，按上述方案重新进行膀胱灌注治疗。对频繁复发和多发者，建议行 BCG 灌注治疗。

（4）膀胱原位癌的治疗：膀胱原位癌的治疗方案是行彻底的 TUR-BT 术，术后行 BCG 膀胱灌注治疗。BCG 灌注每周 1 次，每 6 周为 1 个周期，1 个周期后有 70%完全缓解。休息 6 周后，进行膀胱镜检和尿脱落细胞学检查，结果阳性者再进行 1 个周期，共 6 周的灌注治疗。另有 15%的病例获得缓解。休息 6 周后，重复膀胱镜检和尿脱落细胞学检查，若结果仍为阳性，建议行膀胱根治性切除术及尿道根治性切除术。对于缓解的病例，应在第 3、6、12、18、24、30 和 36 个月时进行 1 个周期的 BCG 灌注防止复发。BCG 治疗缓解率 83%~93%，有 11%~21%在 5~7 年内死于该病。无效及不完全反应肿瘤进展率 33%~67%。若治疗 9 个月时未完全缓解或肿瘤复发，则建议行根治性膀胱切除术 。

（5）T1G3 膀胱癌的治疗：T1G3 膀胱癌通过 BCG 灌注治疗或膀胱灌注化疗，有 50%可以保留膀胱。建议先行 TUR-BT 术，术后 2~6 周后再次行 TUR-BT 术。无肌层浸润者，术后行 BCG 灌注治疗或膀胱灌注化疗。对于 2 周期 BCG 灌注治疗或 6 个月膀胱灌注化疗无效或复发的病例，建议行根治性膀胱切除术。

【肌层浸润性膀胱癌的治疗】

1. 根治性膀胱切除术。

根治性膀胱切除术同时行盆腔淋巴结清扫术，是肌层浸润性膀胱癌的标准治疗，是提高浸润性膀胱癌患者生存率、避免局部复发和远处转移的有效治疗方法。该手术需要根据肿瘤的病理类型、分期、分级、肿瘤发生部位、有无累及邻近器官等情况，结合患者的全身状况进行选择。文献报道浸润性膀胱癌患者盆腔淋巴结转移的可能性为 24%~43%，淋巴结清扫范围可根据肿瘤范围、病理类型、浸润深度和患者情况决定。

（1）根治性膀胱切除术的指征：根治性膀胱切除术的基本手术指征为 T2–T4a, N0–X, M0 浸润性膀胱癌，其他指征还包括高危非肌层浸润性膀胱癌 T1G3 肿瘤，BCG 治疗无效的 Tis，反复复发的非肌层浸润性膀胱癌，单靠 TUR 或腔内手术无法控制的广泛乳头状病变等；挽救性膀胱全切除术的指征包括非手术治疗无效、保留膀胱治疗后肿瘤复发和膀胱非尿路上皮癌。

以上手术指征可独立选用，亦可综合应用。但应除外有严重合并症（心、肺、肝、脑、肾等疾病）不能耐受根治性膀胱切除术者。

（2）根治性膀胱切除术的相关事项：根治性膀胱切除术的手术范围包括：膀胱及周围脂肪组织、输尿管远端，并行盆腔淋巴结清扫术；男性应包括前列腺、精囊，女性应包括子宫、附件。近年来有研究对男性是否应将前列腺完整切除，女性是否应切除阴道及尿道提出疑问。如果手术尿道切缘阳性，原发肿瘤侵犯尿道、女性膀胱颈部或男性前列腺部，则需考虑施行全尿道切除。国内有学者认为若肿瘤累及前列腺、膀胱颈、三角区，或多发肿瘤、原位癌，应行全尿道切除术。亦有报道术中尿道远端切缘送快速病理检查，明确有无肿瘤累及，以决定是否需同时行尿道切除术。对于性功能正常的年龄较轻男性患者，保留性神经和精囊的手术可以使半数以上患者的性功能不受影响，但术后需严密随访，并且患者的长期转归有待进一步证实。

目前根治性膀胱切除术的方式可以分为开放手术和腹腔镜手术两种。与开放手术相比，腹腔镜手术具有失血量少、术后疼痛较轻、恢复较快的特点，但手术时间并不明显优于开放性手术，而且腹腔镜手术对术者的操作技巧要求较高。近来机器人辅助的腹腔镜根治性膀胱切除术可以使手术更精确和迅速，并减少出血量。

淋巴结清扫不仅是一种治疗手段，而且为预后判断提供重要的信息。目前主要有局部淋巴结清扫，常规淋巴结清扫和扩大淋巴结清扫三种。局部淋巴结清扫仅切除闭孔内淋巴结及脂肪组织；扩大淋巴结清扫的范围是：主动脉分叉和髂总血管（近端），股生殖神经（外侧），旋髂静脉和Cloquet淋巴结（远端），髂内血管（后侧），包括腹主动脉远端周围，下腔静脉周围，闭孔，两侧坐骨前和骶骨前淋巴结，清扫范围向上甚至可以扩展至肠系膜下动脉水平；常规淋巴结清扫的范围达髂总血管分叉水平，其余与扩大清扫范围相同；淋巴结清扫术应清除15个以上淋巴结。有学者认为扩大淋巴结清扫对患者有益，可以提高术后的5年生存率。阳性淋巴结占术中切除淋巴结的比例（淋巴结密度）可能是淋巴结阳性高危患者的重要预后指标之一。

目前的随机对照研究显示，尽管术前放疗4–6周可以显著地降低浸润性膀胱癌的分期，但并不能显著延长患者的5年生存率。

(3) 根治性膀胱切除术的生存率：随着手术技术和随访方式的改进，浸润性膀胱癌患者的生存率有了较大的提高。根治性膀胱切除术围手术期的死亡率为1.8%~3.0%，主要死亡原因有心血管并发症、败血症、肺栓塞、肝功能衰竭和大出血。患者的总体5年生存率为54.5%~68%，10年生存率为66%。若淋巴结阴性，T2期的5年和10年生存率分别为89%和78%，T3a期为87%和76%，T3b期为62%和61%，T4期为50%和45%。而淋巴结阳性患者的5年和10年生存率只有35%和34%。

2. 保留膀胱治疗。

对于身体条件不能耐受根治性膀胱切除术，或不愿接受根治性膀胱切除术的浸润性膀胱癌患者，可以考虑行保留膀胱的综合治疗。鉴于浸润性膀胱癌较高的淋巴结转移比例，考虑施行保留膀胱治疗的患者需经过细致选择，对肿瘤性质、浸润深度进行综合评估，正确选择保留膀胱的手术方式，并辅以术后放射治疗和化学治疗，且术后需进行密切随访。

浸润性膀胱癌保留膀胱的手术方式有两种：经尿道膀胱肿瘤切除术（TUR–BT）和膀胱部分切除术。对于多数保留膀胱的浸润性膀胱癌患者，可通过经尿道途径切除肿瘤。但对于部分患者应考虑行膀胱部分切除术：肿瘤位于膀胱憩室内、输尿管开口周围或肿瘤位于经尿道手术操作盲区的患者，有严重尿道狭窄和无法承受截石位的患者。近来有学者认为对于T2期患者，初次TUR–BT术后4~6周内再次行TUR–BT并结合化疗与放疗有助于保全膀胱。

由于单一的治疗无法达到理想的保留膀胱的效果，所以目前保留膀胱的综合治疗多采取手术、化疗和放疗的三联综合治疗。该治疗方案的选择指征必须严格控制，且患者必须具有良好的依从性，才能得到较好的治疗效果。

浸润性膀胱癌患者施行保留膀胱综合治疗的5年总体生存率为45%–73%，10年总体生存率为29%–49%。

【尿流改道术】

尿流改道术尚无标准治疗方案。目前有多种方法可选，包括不可控尿流改道（noncontinent diversion）、可控尿流改道（continent diversion）、膀胱重建（bladder reconstruction）等。手术方式的选择需要根据患者的具体情况，如年龄、伴发病、预期寿命、盆腔手术及放疗史等，并结合患者的要求及术者经验认真选择。泌尿外科医生术前需与患者充分沟通，告知患者尿流改道的各种手术方式及其优缺点，取得一致意见后再决定尿流改道方式。保护肾功能、提高患者生活质量是治疗的最终目标。神经衰弱、精神病、预期寿命短、肝或肾功能受损、尿道或其它手术切缘阳性的患者对于复杂性尿流改道术属于禁忌证。

1. 不可控尿流改道（noncontinent diversion）。

输尿管皮肤造口术（cutaneous ureterostomy）是一种简单、安全术式。由于输尿管直径小，输尿管皮肤吻合口狭窄发生率高。尿流改道相关的并发症输尿管皮肤造口术要明显低于回、结肠膀胱术。但是，皮肤造口处狭窄和泌尿道感染要高于回肠膀胱术。适用于预期寿命短、有远处转移、姑息性膀胱全切、肠道疾患无法利用肠管进行尿流改道或全身状态不能耐受手术者。

回肠膀胱术（bricker operation）目前仍是一种经典的可选择的术式，主要缺点是需腹壁造口、终身佩戴集尿袋。早期并发症可达48%，包括尿道感染、肾盂肾炎、输尿管回肠吻合口漏或狭窄。长期随访结果表明，主要并发症是吻合口并发症（24%）和上尿路的功能和形态学上的改变（30%）。随着随访时间的增加，并发症相应增加，5年并发症为45%，15年并发症增加到94%，后组患者上尿路的改变和尿石形成分别达50%和38%。各种形式的肠道尿流改道中，回肠膀胱术的晚期并发症要少于可控贮尿囊或原位新膀胱。伴有短肠综合征、小肠炎性疾病、回肠受到广泛射线照射的患者不适于此术式。

乙状结肠膀胱术（sigmoid bladder）对于有原发性肠道疾病或严重放射性盆腔炎和不愿意接受可控性膀胱术的患者，可作为回肠膀胱术的替代术式。横结肠膀胱术对于进行过盆腔放疗或输尿管短的患者可选用。

2. 可控尿流改道（continent diversion）。

（1）可控贮尿囊（continent reservior）可控贮尿囊必须满足肠道去管重建成高容量低压贮尿囊，抗反流和控尿，能自行插管导尿的原则。随访发现该术式早，晚期并发症发生率分别为12%和37%。晚期并发症主要有输尿管狭窄或梗阻、尿失禁、导尿困难和尿路结石，代谢并发症也比较常见。可控贮尿囊适用于：①预期寿命较长、能耐受复杂手术；②双侧肾脏功能良好可保证电解质平衡及废物排泄；③无上尿路感染；④肠道未发现病变；⑤能自行导尿。

（2）利用肛门控制尿液术式　利用肛门括约肌控制尿液的术式包括：尿粪合流术，如输尿管乙状结肠吻合术，输尿管结肠、结肠直肠吻合术；尿粪分流术，如直肠膀胱术，直肠膀胱、结肠腹壁造口术。输尿管乙状结肠吻合术由于易出现逆行感染、高氯性酸中毒、肾功能受损和恶变等并发症，现已基本放弃。

3. 膀胱重建（bladder reconstruction）或原位新膀胱（orthotopic neobladder）。

近年来，原位新膀胱术逐渐已被各大医疗中心作为一些选择性病例根治性膀胱全切术后尿流改道的主要手术方式。可用于男性和女性患者。肠段的使用末端回肠应用较多，升结肠、盲肠、乙状结肠、胃应用相对较少。此术式主要优点是不需要腹壁造口，提高了生活质量和改变了自身形象。缺点是夜间尿失禁和排尿失败需要导尿或间歇性自我导尿。长期并发症包括昼夜尿失禁（分别为8%~10%，20%~30%）、输尿管肠道吻合口狭窄（3%~18%）、尿潴留（4%~12%）、代谢性疾病、维生素B12缺乏病等。另一缺点是尿道肿瘤复发，尿道肿瘤复发在男性、女性患者中约为1.5%~7%，如膀胱内存在多发原位癌或侵犯前列腺尿道则复发率高达35%。建议术前男性患者常规行前列腺尿道组织活检，女性行膀胱颈活检，或者术中行冷冻切片检查，术后应定期行尿道镜检和尿脱落细胞学检查。

原位新膀胱的先决条件是完整无损的尿道和外括约肌功能良好，术中尿道切缘阴性。前列腺尿道有侵犯、膀胱多发原位癌、骨盆淋巴结转移、高剂量术前放疗、复杂的尿道狭窄以及不能忍受长期尿失禁的患者为原位新膀胱术的禁忌证。

4. 腹腔镜手术。

腹腔镜或机器人辅助下腹腔镜手术已应用于多种尿流改道术，可作为一种选择，现多采用在腹腔镜下行膀胱切除术后通过小切口在腹腔外行尿流改道术。目前的技术条件下是否有必要完全在腹腔镜下完成尿流改道仍存在争议。腹腔镜下尿流改道方式选择原则与开放性手术基本相同。腹腔镜下膀胱全切-尿流改道术可在熟练掌握腹腔镜技术，掌握严格的适应证并且在患者的意愿下选择。

【膀胱癌的化疗与放疗】

1. 膀胱癌的化疗。

10%~15%的肌层浸润性膀胱癌患者在确诊时已出现转移，肌层浸润性膀胱癌行根治性膀胱切除术后，高达50%的患者会出现转移，5年生存率为36%~54%。对于T3~T4和（或）N+ M0膀胱癌高危患者，5年生存率仅为25%~35%。膀胱癌对含顺铂的化疗方案比较敏感，总有效率为40%~75%，其中12%~20%的患者局部病灶获得完全缓解，约10%~20%的患者可获得长期生存。

（1）新辅助化疗：对于可手术的T2~T4a期患者，术前可行新辅助化疗。新辅助化疗的主要目的是控制局部病变，使肿瘤降期，降低手术难度和消除微转移灶，提高术后远期生存率。新辅助化疗后，患者死亡率可下降12%~14%，5年生存率提高5%~7%，远处转移率降低5%，对于T3~T4a患者，其生存率提高可能更明显。新辅助化疗还被用做保留膀胱的手段，但这一方法备受争议。新辅助化疗的疗程尚无明确界定，但至少要用2~3个周期基于顺铂的联合化疗。

（2）辅助化疗：对于临床T2或T3期患者，根治性膀胱切除术后病理若显示淋巴结阳性或为pT3-4，术前未行新辅助化疗者术后可采用辅助化疗。膀胱部分切除患者术后病理若显示淋巴结阳性或切缘阳性或为pT3-4，术后亦可采用辅助化疗。辅助化疗可以推迟疾病进展，预防复发，但各项对于辅助化疗的研究由于样本量小、统计及方法学混乱，因此结果尚无定论。

（3）对于临床T4a及T4b患者，若CT显示淋巴结阴性或发现不正常淋巴结经活检阴性，可行化疗或化疗+放疗，或手术±化疗（仅限于选择性cT4a患者）。CT显示有肿大淋巴结经活检阳性的，则行化疗或化疗+放疗。

（4）转移性膀胱癌应常规行全身系统化疗，尤其是无法切除、弥漫性转移、可测量的转移病灶。身体状况不宜或不愿意接受根治性膀胱切除术者也可行全身系统化疗±放疗。全身化疗2~3周期后进行评价，如肿瘤减小或稳定，则追加2周期化疗。如果化疗后肿瘤可手术切除，则术后继续2周期化疗，可延长患者生存期。如未行手术或放射治疗，则最多使用6周期化疗。如化疗2~3周期后评价肿瘤无反应，则应更换化疗方案。已确立以下因素可影响预后：Karnofsky PS≤80%,以及内脏转移是独立的预后差的因素，这些叫“Bajorin”预后因素；其他如碱性磷酸酶或乳酸脱氢酶超过正常、病灶>3个、血红蛋白<10mg/dl等都提示预后差。

（5）动脉导管化疗（intra-arterial chemotherapy）：通过对双侧髂内动脉灌注化疗药物达到对局部肿瘤病灶的治疗作用，对局部肿瘤效果较全身化疗好，常用于新辅助化疗。

（6）化疗方案。

① 一线化疗方案：三种化疗药物活性较高，顺铂、吉西他滨、紫杉烷。2~3种化疗药物联合效果更好。

A. GC（吉西他滨和顺铂）方案：此联合化疗方案被认为是目前标准一线治疗方案，可被更多患者选用。吉西他滨800~1000mg/m2第1、8、15天静脉滴注，顺铂70mg/m2第2天静脉滴注，每4周重复，共2~6个周期。研究显示GC方案的CR为12%-22%，PR为33%，中位疾病进展时间为23周，中位总生存时间为13.8个月，较MVAC方案耐受性好。

B. MVAC（氨甲蝶呤、长春碱、阿霉素、顺铂）方案：是传统上膀胱尿路上皮癌标准一线治疗方案。

C. 一线替代方案：如不能使用顺铂者，可使用含卡铂或紫杉烷类的化疗方案。但如肾功能正常，卡铂不能替代顺铂。

D. 如果联合放疗，则一线化疗可用顺铂单药、顺铂联合 5–氟尿嘧啶或丝裂霉素–C 联合 5–氟尿嘧啶，这些药物可增加放疗的敏感性。

② 二线化疗方案：目前唯一被证实有效的二线化疗药物是长春氟宁。长春氟宁是一种新的第三代长春花碱药品，目标反应率为 8.5%–18%，疾病控制率为 67%，安全性好，并可延长患者生存。其他单药可选用吉西他滨、培美曲塞、紫杉烷、异环磷酰胺等。

2. 膀胱癌的放疗。

肌层浸润性膀胱癌患者在某些情况下，为了保留膀胱不愿意接受根治性膀胱切除术，或患者全身条件不能耐受根治性膀胱切除手术，或根治性手术已不能彻底切除肿瘤以及肿瘤已不能切除时，可选用膀胱放射治疗或化疗+放射治疗。但对于肌层浸润性膀胱癌，单纯放疗患者的总生存期短于根治性膀胱切除术。

（1）根治性放疗：膀胱外照射方法包括常规外照射、三维适形放疗及调强适形放疗。放疗的局部控制率约为 30%~50%，肌层浸润性膀胱癌患者 5 年总的生存率约为 40%~60%，肿瘤特异生存率为 35%~40%，局部复发率约为 30%。

（2）辅助性放疗：通过术前 4–6 周的放疗，可使 40–65%的患者肿瘤降期，使 10–42%的患者提高局部肿瘤控制率，但根治性膀胱切除术前放疗对延长患者生存是否有益尚不明确，因此不推荐术前放疗。膀胱全切或膀胱部分切除手术未切净的残存肿瘤或术后病理切缘阳性者，可行术后辅助放疗。

（3）姑息性放疗：通过短程放疗（7 Gy×3 天；3~3.5 Gy×10 天）可减轻因膀胱肿瘤巨大造成无法控制的症状，如血尿、尿急、疼痛等。但这种治疗可增加急性肠道并发症的危险，包括腹泻和腹部痉挛疼痛。

3. 保留膀胱的治疗策略。

主要针对 T2 和 T3a 的尿路上皮癌患者。方法包括单纯经尿道电切手术、经尿道电切手术联合化疗、经尿道电切手术联合放疗、联合放化疗。

（1） 单纯经尿道电切手术：仅对少部分肿瘤局限于浅肌层、且对肿瘤基底再次分期活检阴性的患者可采用，或对于不适合做全膀胱切除手术或拒绝做全膀胱切除手术的患者也可采用。但基底活检为 pT0 或 pT1 的患者中有一半会进展成浸润性膀胱癌而被迫行全膀胱切除，肿瘤特异死亡率占 47%。

（2） 经尿道电切手术联合外放射治疗：主要针对不适合膀胱癌根治术或不能耐受化疗的患者。这组患者 5 年存活率从 30%到 60%，肿瘤特异存活率从 20%到 50%。

（3） 经尿道电切手术联合化疗：病理完全反应率可为 8–26%，对 T3/T4 使用顺铂为基础的化疗，其 CR 和 PR 分别为 11%和 34%。3 周期化疗后，通过膀胱镜和活检再次评估，如无残余病灶，则也要警惕有残余病灶存在的可能；如病灶仍存在，则行挽救性全膀胱切除。

（4） 经尿道电切手术联合放、化疗：最大限度经尿道电切手术后，以顺铂为基础的化疗联合放疗可使完全缓解率达到 60%–80%，可使 40%–45%的患者保留完整膀胱存活 4–5 年，长期存活达 50%–60%（与全膀胱切除相媲美）。如果联合治疗不敏感，则推荐早期行全膀胱切除。

（5）化疗联合膀胱部分切除术：不到 5%的肌层浸润型膀胱癌可通过膀胱部分切除达到治愈的目的。可使约 27%的患者避免全膀胱切除手术。

【膀胱癌患者的生活质量、预后与随访】

1. 生活质量。

健康相关生活质量（health-related quality of life, HRQL）研究目前已被广泛应用于肿瘤和慢性病临床治疗方法的筛选、预防性干预措施效果的评价以及卫生资源分配的决策等方面。但是在国内，对于膀胱癌患者生活质量的研究尚未引起泌尿外科医师的足够重视。

膀胱癌患者生活质量评估应包含身体、情绪、社会活动方面的内容以及相关的并发症（如排尿问题、尿瘘、皮肤问题、性功能问题等）。生活质量评估主要是通过适宜的量表来完成。目前膀胱癌研究中应用较多的生活质量评估量表包括 FACT（functional assessment of cancer therapy）-G，EORTC QLQ-C30 和 SF（short form）-36。

非肌层浸润性膀胱癌患者生活质量的相关研究较少，并且主要集中于术后灌注 BCG 的患者。随访中发现，非肌层浸润性膀胱癌患者的总体健康严重受损。患者接受第一次 TUR-BT 时心理健康受损最严重，而躯体功能、躯体角色、情感角色和社会功能在第二次或第三次 TUR-BT 时受损最严重。如果患者接受第四次或更多次 TUR-BT，则除了总体健康外，其他几方面都将回到正常水平。此外，排尿问题（如血尿和尿频、尿急、尿痛等）是术后治疗过程中最为常见的症状，严重影响患者的生活质量，尤其是在治疗早期，但随着治疗的持续尤其是当治疗间期延长后将逐步减轻。

肌层浸润性膀胱癌患者生活质量研究的焦点是全膀胱切除术后接受不同尿流改道术式者相互之间的比较以及与正常人群之间的比较。总体来讲，接受可控尿流改道或原位新膀胱手术患者的生活质量优于接受非可控性尿流改道手术的患者，但是也有文献报道指出前者并不优于后者。对于接受保留膀胱手术、放疗和/或化疗治疗的肌层浸润性膀胱癌患者，虽然少有文献对其生活质量进行研究，但是膀胱相关并发症的发生率相对较低。对患者术后生活质量进行评估时应充分考虑患病时间、患者年龄、性格、相处能力、文化背景、对手术方案及其术后可能面临处境的了解以及患者完成问卷的方式、地点等各种因素的影响。

2. 膀胱癌的预后因素。

膀胱癌的预后与肿瘤分级、分期、肿瘤大小、肿瘤复发时间和频率、肿瘤数目以及是否存在原位癌等因素密切相关，其中肿瘤的病理分级和分期是影响预后的最重要因素。国内一项研究显示，各期膀胱癌患者 5 年生存率分别为 Ta~T1 期 91.9%、 T2 期 84.3%、T3 期 43.9%、T4 期 10.2%。各分级膀胱癌患者 5 年生存率分别为 G1 级 91.4%、G2 级 82.7%、G3 级 62.6%。

对于非肌层浸润性膀胱癌，可以通过 EORTC（European Organization for Research and Treatment of Cancer）制定的一个综合肿瘤数目、大小、复发频率、分级、分期和有无伴发原位癌等 6 项指标的评分系统来评估 TUR-BT 术后近期和远期复发及进展的概率，并根据复发的危险性和进展的危险性分别相应的将患者分为低危、中危和高危。

表 2-3 不同因素对肿瘤复发与进展影响的评分

影响因子	复发	进展
	肿瘤数目	
单发	0	0
2~7	3	3
≥8	6	3
	肿瘤大小	
≤3cm	0	0
>3cm	3	3
	既往复发频率	
原发	0	0
≤1 次/ 年	2	2
>1 次/ 年	4	2
	T 分期	
Ta	0	0
T1	1	4
	原位癌	
无	0	0
有	1	6
	分级	
G1	0	0
G2	1	0
G3	2	5
总分	0~17	0~23

表 2-4 不同评分肿瘤复发的可能性（%）

评分	1 年复发概率	5 年复发概率	复发的危险性
0	15 （10~19）	31 （24~37）	低危
1~4	24 （21~26）	46 （42~49）	中危
5~9	38 （35~41）	62 （58~65）	
10~17	61 （55~67）	78 （73~84）	高危

表 2-5 不同评分肿瘤进展的可能性（%）

评分	1 年进展概率	5 年进展概率	进展的危险性
0	0.2 （0.0~0.7）	0.8 （0~1.7）	低危
2~6	1.0 （0.4~1.6）	6.0 （5~8.0）	中危
7~13	5.0 （4.0~7.0）	17 （14~20）	高危
14~23	17.0 （10~24）	45 （35~55）	

近年来随着对肿瘤分子机制认识的加深，许多肿瘤标记物相继被发现可用于膀胱癌的预后判断。研究发现，核基质蛋白 22（NMP-22）、端粒酶（telomerase）、血管内皮生长因子（vascular endothelial growth factor, VEGF）、透明质酸酶（hyaluronidase, HAase）、增殖相关核抗原 Ki-67 以及 p53 基因等均对膀胱癌的预后判断有一定价值。但必须指出的是，目前膀胱癌肿瘤标记物的研究尚处于实验室阶段，临床上尚没有一种标记物能准确估计膀胱癌的预后。

3. 膀胱癌患者的随访。

膀胱癌患者治疗后随访的目的是尽早发现局部复发和远处转移，如果有适应证且有可能，应及早开始补救治疗。膀胱癌患者的随访方案目前无前瞻性对照研究证据支持，应该根据预后评估和所采取的治疗方式（如 TUR–BT、膀胱切除术、尿流改道方式等）来制定。

（1）非肌层浸润性膀胱癌的随访。在非肌层浸润性膀胱癌的随访中，膀胱镜检查目前仍然是金标准，泌尿外科医师应该尽可能地帮助患者克服恐惧心理而接受膀胱镜检查。同时一旦发现异常则应该行病理活检。B 超、尿脱落细胞学以及 IVU 等检查在非肌层浸润性膀胱癌的随访中亦有一定价值，但均不能完全代替膀胱镜检的地位和作用。

所有的非肌层浸润性膀胱癌患者都应该在术后 3 个月接受第一次膀胱镜检查，但是如果手术切除不完整、创伤部位有种植或者肿瘤发展迅速则需要适当提前。以后的随访应根据肿瘤的复发与进展的危险程度决定。一旦患者出现复发，则治疗后的随访方案须重新开始。

（2）根治性膀胱切除术后的随访。膀胱癌患者接受根治性膀胱切除术和尿流改道术后必须进行长期随访，随访重点包括肿瘤复发和与尿流改道相关的并发症。

根治性膀胱切除术后肿瘤复发和进展的危险主要与组织病理学分期相关，局部复发和进展以及远处转移在手术后的前 24 个月内最高，24~36 个月时逐渐降低，36 个月后则相对较低。肿瘤复发通过定期的影像学检查很容易发现，但是间隔多长时间进行检查仍然存在着争论。有学者推荐 pT1 期肿瘤患者每年进行一次体格检查、血液生化检查、胸部 X 线片检查和 B 超检查（包括肝、肾、腹膜后等）；pT2 期肿瘤患者 6 个月进行一次上述检查而 pT3 期肿瘤患者每 3 个月进行一次。此外，对于 pT3 期肿瘤患者应该每半年进行一次盆腔 CT 检查。需要特别指出的是，上尿路影像学检查对于排除输尿管狭窄和上尿路肿瘤的存在是有价值的，上尿路肿瘤虽然并不常见，但是一旦发现往往需要手术治疗。

根治性膀胱切除术后尿流改道患者的随访主要包括手术相关并发症（如反流和狭窄）、替代物相关代谢问题（如维生素 B12 缺乏所致贫血和外周神经病变）、尿液贮存相关代谢问题（水电解质紊乱）、泌尿道感染以及继发性肿瘤问题（如上尿路和肠道）等方面。

【膀胱非尿路上皮癌】

1. 鳞状细胞癌(Squamous cell carcinoma, SCC)。

膀胱鳞状细胞癌（SCC）可分为非血吸虫病性膀胱 SCC 和血吸虫病性膀胱 SCC。诊断主要靠膀胱镜活检。单纯的膀胱 SCC 患者应选择根治性膀胱切除术，高分级、高分期肿瘤术前放疗有助于预防盆腔复发，在无有效化疗药物的情况下可选择根治性手术之前放疗。膀胱 SCC 的 5 年生存率约为 50%。血吸虫病性膀胱 SCC 的预后相对较好。

（1）非血吸虫病性膀胱鳞状细胞癌：细菌感染、异物、慢性下尿路梗阻或膀胱结石等引起的慢性炎症，以及膀胱粘膜白斑、长期留置导尿管等可能与膀胱 SCC 的发生有关。

非血吸虫病性膀胱 SCC 好发于膀胱三角区和侧壁,主要是溃疡和浸润,很少呈乳头样生长，可伴有膀胱憩室或膀胱结石。约 8%膀胱 SCC 发生转移。血尿是主要的临床表现，93%的患者伴有泌尿系统感染。本病单纯放疗效果差，根治性膀胱切除术疗效优于放疗，术前放疗加根治性膀胱切除术比单纯根治性膀胱切除术效果更好。膀胱 SCC 是一种化疗抵抗的肿瘤，目前还未发现有效的化疗方案 [9]。

（2）血吸虫病性膀胱鳞状细胞癌：血吸虫病性膀胱 SCC 的发生可能与血吸虫存在导致的细菌和病毒感染有关，而非寄生虫本身。维生素 A 缺乏也可能是膀胱上皮鳞状化生及肿瘤发生的重要原因之一。

血吸虫病性膀胱 SCC 的平均发病年龄比非血吸虫病性膀胱 SCC 低 10~20 岁。主要症状是尿频、尿痛和血尿。肿瘤多发于膀胱后壁的上半部分或顶部，很少发生于三角区。确诊主要依靠膀胱镜检查活检以及麻醉状态下仔细的双合诊。

根治性膀胱切除术是血吸虫病性膀胱 SCC 治疗的主要方法。研究显示术前放疗可改善高分级、高分期肿瘤患者的预后。

2. 腺癌（Adenocarcinoma）。

根据组织来源膀胱腺癌可分为三种类型：原发性非脐尿管腺癌、脐尿管腺癌、转移性腺癌。诊断主要依靠膀胱镜活检，B 超、CT 以及 MRI 等检查可显示肿瘤大小、侵犯范围及临床分期，特别是对脐尿管腺癌，当肿瘤未侵及膀胱粘膜时，膀胱镜检可无异常发现。

（1）非脐尿管腺癌：非脐尿管腺癌可能因移行上皮腺性化生引起。长期的慢性刺激、梗阻及膀胱外翻则是引起化生的常见原因。血吸虫感染也是腺癌发生原因之一，在血吸虫流行地区膀胱腺癌约占膀胱癌的 10%。

膀胱腺癌主要症状有血尿、尿痛、膀胱刺激症状、黏液尿。原发性膀胱腺癌发生于膀胱三角区及膀胱侧壁，病变进展较快，多为肌层浸润性膀胱癌。非脐尿管腺癌的患者伴腺性膀胱炎比原位癌更常见。

临床就诊时大多数已属局部晚期，宜行根治性膀胱切除术以提高疗效。经尿道切除或膀胱部分切除术的疗效差。术后辅以放射治疗，可以提高肿瘤无复发生存率。对于进展期和已有转移的腺癌可以考虑化疗，一般采用 5−氟尿嘧啶为基础的化疗，M−VAC 方案化疗无效。

（2）脐尿管腺癌：脐尿管腺癌可能与脐尿管上皮增生及其内覆移行上皮腺性化生有关，约占膀胱腺癌的 1/3。脐尿管腺癌只发生在膀胱顶部前壁，膀胱粘膜无腺性膀胱炎和囊性膀胱炎及肠上皮化生，肿瘤集中于膀胱壁，即肌间或更深层，而非粘膜层，可见脐尿管残留。脐尿管腺癌可浸润到膀胱壁深层、脐、Retzius 间隙及前腹壁。

脐尿管腺癌的治疗主要为手术治疗，包括扩大性膀胱部分切除术和根治性膀胱切除术。放疗和化疗的效果不佳。近年来脐尿管腺癌采用扩大性膀胱部分切除术受到重视，手术应尽可能的整块切除膀胱顶、脐尿管和脐，切除范围包括部分腹直肌、腹直肌后鞘、腹膜及弓状线。术后复发和转移是治疗失败的主要原因，一般在术后 2 年内发生。常见的转移部位是骨、肺、肝和盆腔淋巴结。脐尿管腺癌诊断时往往分期较高，有较高的远处转移风险。美国 M.D. Anderson 肿瘤中心的经验：边缘阴性与否和淋巴结情况是影响预后的重要因素，总体 5 年生存率为 40%，平均生存 46 个月。

（3）转移性腺癌：转移性腺癌是最常见的膀胱腺癌，原发病灶包括来自直肠、胃、子宫内膜、乳腺、前列腺和卵巢。治疗上以处理原发病为主的综合治疗。

3. 未分化癌（小细胞癌 Small cell carcinoma）。

未分化癌少见，已报道有一种小细胞癌类型，组织学上类似肺小细胞癌。肿瘤好发于膀胱两侧壁和膀胱底部。膀胱小细胞癌瘤体直径往往较大，平均约 5cm。与尿路上皮癌相似，膀胱小细胞癌主要通过淋巴转移，不同点在于其更具侵袭性，转移的更早、更快。最常见的转移部位依次为淋巴结、肝脏、骨骼、肺和大脑。就诊时患者往往已有深肌层浸润。

膀胱小细胞癌的诊断同尿路上皮癌，但应考虑有无远处转移。膀胱小细胞癌与膀胱尿路上皮癌在 CT 上的区别是：膀胱小细胞癌广基、无蒂、息肉样改变，向膀胱壁内浸润明显，在未出现膀胱邻近器官或淋巴结转移时往往已侵犯膀胱全层。

膀胱小细胞癌细胞病理学特征为零散的、相互孤立、圆形、大小均匀的小细胞，细胞学上相邻的肿瘤细胞缺乏巢状或腺状结构是膀胱小细胞癌最重要的特征。

小细胞癌可分为局限期和广泛期，局限期是指任何分期、最大区域淋巴结转移不超过 2cm、无远处转移，其余均属广泛期。局限期治疗考虑采用小细胞肺癌的化疗方案做辅助化疗或者新辅助化疗，并联合局部治疗（手术或放疗）。研究认为新辅助化疗有助于提高生存率。手术治疗应选择根治性膀胱切除术，病理分期为 T3、T4 期考虑术后辅助化疗，化疗一般选用顺铂和依托泊甙。广泛期主要采用放疗或/和化疗为主的综合治疗。

4. 混合细胞癌。

混合细胞癌是指原发于膀胱的两种不同类型恶性肿瘤同时出现或并存。通常以鳞癌、腺癌或小细胞癌与尿路上皮癌共生。其病程进展快，恶性程度高，预后极差，治疗上建议行根治性膀胱切除术。根治术后没有证据表明辅助化疗有效（小细胞癌除外）。如果含有小细胞癌的成分，根治性膀胱切除术后根据分期选择小细胞癌的辅助化疗方案。

第二节　鼻腔、鼻窦肿瘤外科治疗

【鼻腔、鼻窦肿瘤发病率及流行病学】

1. 良性肿瘤。

鼻腔、鼻窦良性肿瘤组织学分类繁多，常见的可分为以下几组，纤维骨源性肿瘤（骨瘤，软骨瘤，骨化纤维瘤和骨纤维异常增殖症/纤维结构不良），神经源性肿瘤（神经鞘瘤，神经纤维瘤和脑膜瘤），牙源性肿瘤（造釉细胞瘤，牙源性钙化上皮瘤），血管来源的肿瘤（血管瘤，血管外皮细胞瘤，青少年纤维血管瘤和化脓性肉芽肿）和内翻性乳头状瘤。

骨瘤是鼻腔鼻窦最常见的良性肿瘤，据报道，在常规进行鼻窦放射照片检查时有 1%的受检者可以查出骨瘤，主要位于额窦。在因鼻腔鼻窦症状就诊而行冠状位 CT 扫描的病人中，骨瘤的发病率为 3%，常见于 10–60 岁，50–60 岁高发，男女比例为 1.3–2:1。以额窦最为常见（57%）。

纤维骨源性肿瘤是一种异质性肿瘤，骨化纤维瘤和骨纤维异常增殖症是鼻腔、鼻窦腔区最常见的纤维骨源性肿瘤。骨化纤维瘤和骨纤维异常增殖症均多发于女性，骨纤维异常增殖症通常在 20 岁以下发病，骨纤维异常增殖症有两种类型：多骨型（15%–30%），多处骨质受累；单骨型（70–85%），单独一处骨质受累。该病可见于所有颌面骨，而蝶窦中隔，但上颌骨和下颌骨是头颈部最常见的发病部位。无症状骨纤维异常增殖症经常在行 X 线检查时偶然发现，多为蝶骨和中颅底骨质受累。其生长速度各异，通常在青春期过后生长减慢。骨纤维异常增殖症发生恶性变者少见。

内翻性乳头状瘤（IP）占手术切除的鼻部肿瘤的 0.5–4%，每年的发病率为 0.6–1.5/10 万，发病年龄 15–96 岁，50–60 岁高发，男女比例为 2–5:1，没有明显的种族差异。症状持续时间从 5 个月到 20 年不等，平均时间为 3.9 年。内翻性乳头状瘤表现为双侧息肉样肿物的发生率为 0.00%–0.92%，在“息肉”复发次数不多的鼻息肉患者中内翻性乳头状瘤的发病率很低，其发病率与第一次行鼻息肉切除术的患者类似，并和患者年龄、性别和复发次数无关。内翻性乳头状瘤好多发，很难确定其原发部位，多源于筛窦、鼻腔外侧壁和上颌窦，其中 48%发生于筛区，28%发生于上颌窦，7.5%发生于蝶窦，额窦、下鼻甲和鼻中隔的发生率均为 2.5%

青少年纤维血管瘤是一种罕见的良性血管瘤，约占头颈肿瘤的 0.5%，总的发病率约为 1/150000。

纤维血管瘤多发于青年男性，女性罕见发病。最近的基因研究发现，鼻咽纤维血管瘤患者的基因组部分或完全丢失 Y 染色体，并且其 X 染色体获得了雄激素受体的基因，表明雄激素和鼻咽纤维血管瘤的病理生理过程有关。

神经纤维瘤可发生在全身任何部位，但多见于头、颈部（占所有病例的 25% - 45%）。发生于鼻和鼻窦腔的神经纤维瘤约占头颈部神经纤维瘤的 4% ，多见于鼻筛区域，少见于上颌窦、鼻中隔、蝶窦和额窦。大部分患者的发病年龄在 10–20 岁和 40–50 岁，没有性别和种族差异。神经鞘瘤发生癌变的风险很低，但是有报道指出病程长的良性神经纤维瘤会癌变。

多形性腺瘤是继骨瘤和内翻性乳头状瘤之后，第三常见的鼻腔、鼻窦区良性肿瘤，高发于 50 岁，女性稍多见。鼻中隔是最常累及部位，其次是上颌窦。还有一些其它的良性肿瘤，例如平滑肌瘤、副神经节瘤、血管瘤、肌上皮瘤和嗜酸细胞腺瘤等，在鼻腔、鼻窦区域偶发。

2. 恶性肿瘤。

鼻腔和鼻窦的恶性占所有恶性肿瘤的 1%，占所有上呼吸道恶性肿瘤的 3%，占所有头颈恶性肿瘤的 3%–5%。在男性中更常见，据报道男女发病率之比为 1.2–2.7/1，其中鼻窦的男女发病率之比为 2:1，筛窦的男女发病率之比为 1.4:1。75%的恶性肿瘤发生于年龄大于 50 岁的人群。

最常见的鼻和鼻窦腔恶性肿瘤是原发性上皮肿瘤，其次是非上皮性恶性肿瘤。在上皮性鼻腔鼻窦恶性肿瘤中，以鳞状细胞癌为主，在非上皮性恶性肿瘤中，以恶性淋巴瘤为主。文献中不同恶性肿瘤的发生率差别很大，上皮性鼻腔鼻窦恶性肿瘤的发病率介于 52.1%~91%。不同地区肿瘤的发病率、发病部位和组织学类型不同，可能与职业、社会和遗传因素有关。在所有鼻腔和鼻窦肿瘤中，以鼻腔和鼻窦为原发部位的分别占 25%和 75%，其中鼻窦的肿瘤 60%–80%源于上颌窦。但对于体积较大的肿瘤，确定其原发灶较为困难。

鳞状细胞癌是最常见的鼻腔鼻窦恶性肿瘤。大约 60%–73%的鳞状上皮细胞癌源于上颌窦，20%–30%源于鼻腔，10%–15%发生于筛窦，1%发生于蝶窦和额窦。在鼻腔鼻窦癌中，腺体来源恶性肿瘤是鼻腔鼻窦第二高发的恶性上皮性肿瘤，鼻窦是小涎腺来源肿瘤的好发部位。腺样囊性癌占所有头颈恶性肿瘤的 1%不到，占所有涎腺肿瘤的 10%。鼻腔鼻窦腺样囊性癌占所有头颈部腺样囊性癌的 10%–25%。上颌窦和鼻腔是最常见的肿瘤原发部位，分别占 47%和 30%。腺样囊性癌容易沿神经扩散和骨侵犯，从而导致广泛的颅底和颅内侵犯。腺癌是继鳞状细胞癌和腺样囊性癌之后鼻腔鼻窦区域第三常见的粘膜上皮性恶性肿瘤，约占所有鼻腔鼻窦癌的 8%–15%，主要发生于 60–65 岁的男性。

鼻腔鼻窦的粘液表皮样癌占所有涎腺肿瘤的 0.6%，占所有粘液表皮样癌的 4.8%。最常见的发病部位是上颌窦，然后依次是鼻腔，鼻咽和筛窦。目前没有发现粘液表皮样癌的其他危险因素，但是微创伤和慢性刺激是导致鼻腔、鼻窦多种癌肿的共同病因 。

即使在不存在明显的致病因子的情况下，某些化学物质（铬类化合物、镍化合物、异丙醇和芥子气）和职业（如核浓缩工人、靴鞋制造的皮革工人、铬颜料工人、金属业工人、纺织工人、建筑工人、面包师、面粉作坊工人和农场主）仍然提高了罹患鼻腔鼻窦癌的风险。这些因素的相对危险率已有文献报道。据报道具有高患病风险的工业种类有：金属工业（相对危险率 3.1– 5.9），纺织业（2.9–17.0），矿业和建筑业（2.3–5.3），农业（1.9–3.3）。女性暴露于纺织物灰尘被认为可以提高鳞状细胞癌和腺癌的发生危险。对鳞状细胞癌，发生的危险性随暴露时间和暴露水平的增加而增加。不同类型的纺织物（棉、羊毛和合成化纤）致癌的危险性相似，无法证实某一类型的纺织物风险更高。造影剂二氧化钍，会造成鼻窦鳞癌和粘液表皮样癌。

吸烟是发生鼻部癌肿尤其是上颌窦鳞状细胞癌的高危因素。但有些研究报道鼻–鼻窦腔和颅底区恶性肿瘤的高发与烟草和酒精并不相关。由于没有强有力的证据表明吸烟是导致鼻腔鼻窦癌肿的因素之一，这方面还需要进一步研究。

有证据表明人乳头状瘤病毒（HPV）可能参与呼吸道良性乳头状瘤和鳞状细胞癌的发病，之后有大量研究探索了这方面的内容，并在内翻性乳头状瘤和临近正常粘膜的细胞中发现了该病毒的脱氧核糖核酸。现有令人信服的证据表明了HPV至少是鼻腔鼻窦良性乳头状瘤病因的一部分。2005年国际癌症协会对人乳头状瘤病毒的致癌性进行了评估，得出结论是有足够的证据表明HPV在口腔和口咽的致癌性，在喉的致癌性证据有限，在鼻腔鼻窦具有致癌性的证据尚不充分。尽管如此，之前有些文献报导HPV可能参与鼻腔鼻窦部位一些种类癌的发生。

原发于鼻-鼻窦腔和颅底区粘膜的恶性黑色素瘤很罕见，约占全部恶性黑色素瘤的0.3%–2%，占头颈部黑色素瘤的4%，头颈部是粘膜恶性黑色素瘤最常见的部位，每年的发病率约为0.018–0.051/105，鼻腔鼻窦粘膜恶性黑色素瘤占全部鼻腔鼻窦肿瘤的4%。原发于鼻腔的黑色素瘤多于鼻窦，但源于鼻窦的肿瘤早期症状不明显，一般较晚期才被发现。1/3的患者有颈部转移，接着出现远处转移，远处转移通常是致命的表现，其中55%原发于头颈部。鼻腔鼻窦粘膜恶性黑色素瘤的发病没有性别差异。鼻腔鼻窦粘膜恶性黑色素瘤平均发病年龄（64.3岁）迟于皮肤恶性黑色素瘤。同皮肤黑色素瘤类似，60岁以上的鼻腔鼻窦恶性黑色素瘤的死亡率较高。

嗅神经母细胞瘤的发病率为每年0.4/ 1000，000，但是嗅神经母细胞瘤并不像所报道的那样少见，可能超过全部鼻恶性肿瘤的5%。嗅神经母细胞瘤的发病年龄广（3–90岁），有两个发病高峰，10–20岁和50–60岁，也有小于10岁的儿童的偶发报道，嗅神经母细胞瘤的发病没有性别差异，可见于任何年龄段。嗅神经母细胞瘤没有明显的遗传模式和种族倾向。

肺外神经内分泌癌（鼻腔鼻窦小细胞神经内分泌癌）仅占全部小细胞神经内分泌癌的4%，头颈部小细胞神经内分泌癌鲜有报道。迄今为止，已报道的头颈部小细胞神经内分泌癌不超过250例，包括48例鼻腔鼻窦小细胞神经内分泌癌。头颈部小细胞神经内分泌癌多见于男性，其发病似乎和吸烟有关，但是相关性不像吸烟和肺小细胞神经内分泌癌那么密切。尽管有报道该肿瘤可见于16–77岁的患者，其高发年龄为40–60岁。目前还没有发现其发病危险因素。

鼻腔鼻窦未分化癌是一种罕见肿瘤，全球报道的病例不到100例，男性较多（2 - 3:1），发病年龄广，20–90岁都有发病，平均发病年龄为50–60岁。目前还没有相关致病因素的报道，通常没有EB病毒感染，也有继发于鼻咽癌放疗后的病例报道。

鼻腔鼻窦区组织来源丰富多样，其他恶性肿瘤如尤文氏肉瘤家族瘤、骨肉瘤、横纹肌肉瘤、软骨肉瘤、平滑肌肉瘤、纤维肉瘤、脂肪肉瘤、纤维粘液肉瘤、神经纤维肉瘤、成釉细胞肉瘤和滑膜肉瘤亦有偶发报道，但病例数较少，流行病学数据少见。

【诊断规范】

1. 临床表现。

发生于鼻-鼻窦和颅底区肿瘤出现临床症状通常比较迟，且无特异性，因而常被病人和医生忽视，尤其是在一些比较少遇到鼻-鼻窦腔肿瘤的基层医疗单位。对于新近出现的单侧鼻部症状，经过短时间药物治疗无改善，则应及时将病人转诊给专科医生进行评估。若有眶部和神经系统症状，则应常规在第一时间转诊给专科医生。

表 2-6 不同病变部位的临床特征

原发部位	症状
鼻腔： – 下方至硬腭 – 后方至鼻咽和咽鼓管口，咽鼓管关闭 – 前上方至鼻骨 – 外侧至皮肤 – 上方至前颅底	鼻阻塞，出血，流涕，嗅觉减退 肿块，溃疡，瘘管 中耳渗液/耳聋 眉间肿块 肿块/溃疡 轻微的性格改变 头痛，神经功能障碍 脑脊液漏/脑膜炎（少见）
上颌窦： – 内侧至鼻腔 – 前端直接至面颊，或通过眶下孔 – 后方至翼腭窝区域和颞下窝 – 下方至硬腭或牙床 – 上方至眼眶	肿块，皮肤溃疡，感觉异常 牙关紧闭和疼痛 肿块，牙齿松动，口腔–鼻窦瘘管 眼球突出，复视
筛窦： – 内侧至鼻腔 – 下外侧至上颌骨 – 外侧至眼眶 – 上方至前颅底	黏液潴留 眼球突出，结膜水肿，复视，视力下降，溢泪 轻微的性格改变，神经系统功能障碍 脑脊液漏/脑膜炎（少见）
额窦： – 前端 – 后方至前颅底 – 下方至鼻腔，眼眶 – 内侧至对侧额窦	前额或眉间肿块 病变超出额窦范围才有明显症状

（1）影像学检查。影像学检查在治疗前的评估，以及在侵犯鼻–鼻窦腔、鼻咽部和毗邻颅底区域良恶性肿瘤的术前计划制定时的作用至关重要。在判断该区域肿瘤的性质时，CT 和 MRI 可以作为一种有效的辅助检查手段。有利于准确的判断肿瘤的侵犯范围，包括评估骨质、神经血管或淋巴结的侵犯。另外在术后复查方面，CT 和 MRI 的作用也是最为重要的。

（2）CT 和 MRI 的检查目的：鉴别肿瘤和潴留囊肿。评估眶骨膜的侵犯。评估硬脑膜的侵犯。评估周围神经侵润。分析颈内动脉颅底段与肿瘤关系。

（3）CT 和 MRI 参数要求。

MR 检查应该包括鼻腔鼻窦、眶、颅底以及相邻颅内部分等部位的轴位、冠状位和矢状位高分辨率（2mm）T1 和 T2 加权扫描图像。为鉴别肿瘤性质需要进行钆增强的 MR 检查。

CT 检查应该包括鼻腔鼻窦、眶、颅底以及相邻颅内部分等部位的轴位、冠状位和矢状位高分辨率 CT（层厚 2mm）。

2. 组织病理学检查。

鼻腔鼻窦和颅底区域是人体内组织学类型最多样化的区域，包括鼻腔、鼻窦、以及颅底区域的新生物，应该进行术前病理学活检。但青少年鼻咽血管纤维瘤是例外情况，理由是有可能会造成不可控制的鼻腔出血。

【治疗】

1. 鼻腔、鼻窦肿瘤治疗概况。

鼻腔鼻窦恶性肿瘤的组织学特性，生物学行为，病变的部位及范围具有高度多样性。鼻腔、鼻窦肿瘤的发生率很低，缺乏大量同种性质的病人。因此，鼻腔、鼻窦肿瘤临床病例研究大多为Ⅲ、Ⅳ类研究结论，缺乏Ⅰ、Ⅱ类随机对照研究结论，对其治疗作用的比较和分析很困难。

目前鼻腔、鼻窦肿瘤是外科为主导的综合治疗。外科术式包括鼻外入路和鼻内入路两种方式。鼻外入路即传统的手术方式：鼻侧切开、面中掀翻、柯–陆氏入路、颅面联合入路等等，这些鼻外手术方式，在推动鼻腔鼻窦肿瘤治疗发展方面起到非常重要的作用。鼻内镜技术经过20年发展，内镜下进行鼻腔、鼻窦肿瘤手术成为可能，并且成为治疗这一区域病变的越来越受欢迎的术式。精细的解剖学研究提高了对内镜下鼻腔、鼻窦及颅底区域解剖的了解。解剖学的研究与术中影像导航系统和专门器械的应用，已使得手术医生能够使用微创技术处理深部病变。这些扩大入路的可行性和安全性已经由多个临床研究证实。目前经鼻内镜扩大鼻内入路（expanded endonasal approaches, EEA）能够提供处理鼻腔、鼻窦、腹侧颅底的手术方式。

EEA与传统经颅手术入路比较的优势在于：可到达深部病变部位，更直接的中线暴露，减少脑实质损伤，较少需要处理神经血管，适应症包括视神经减压，以及早期的肿瘤血运阻断。鼻内入路已获得了与传统鼻外入路相似的肿瘤治疗效果。冰冻切片已证实恶性肿瘤的分块切除并不影响肿瘤治疗结果。对患者来讲，手术时间更短，住院时间更短，舒适度提高且没有体外切口是EEA的显著优势。

尽管经鼻内镜处理鼻腔、鼻窦、颅底区肿瘤有着诸多优势，但是由于这些肿瘤的发生率很低，缺乏大量同种性质的病人，对其治疗作用的比较和分析很困难。目前需要完善的问题主要在于以下9个方面：

（1）鼻及鼻窦肿瘤的流行病学；

（2）收集大量良性肿瘤病例（尤其是更罕见者）的数据；

（3）临床分期是否有助于选定良恶性肿瘤的治疗方案；

（4）组织学或新的分子生物学技术能否有助于预测肿瘤的（生物学）行为；

（5）在大样本良性及恶性肿瘤的鼻内镜治疗中，疗效如何；

（6）鼻内镜手术的限制有哪些；

（7）整体切除在鼻及鼻窦肿瘤治疗中是否必要；

（8）鼻内镜下切除肿瘤能在等同于传统开放入路的精确度下达到切缘干净否；

（9）最后，我们是否有能力组织鼻内镜治疗恶性肿瘤与开放手术的随机对照试验以便评估前者的可行性以及对比二者生存率及生活质量。

到目前为止，经鼻内镜EEA仍处于发展当中。肿瘤的类型、大小、形状、纤维化、血供、硬膜外局部侵犯、血管包绕、硬脑膜侵犯和硬脑膜内侵犯并非内镜经鼻入路的禁忌症。两个重要因素决定了是否优先选择EEA而非传统手术入路：第一，必须考虑到病变与重要神经血管的关系，EEA是神经血管位于肿瘤周围的理想术式，此入路很少需要对这些重要结构进行处理；第二，需要考虑手术团队的经验，保持良好术野，止血技术，处理血管并发症和进行恰当的重建对于理想的手术十分重要。

由于鼻内镜手术长足发展，鼻腔、鼻窦颅底区肿瘤的外科治疗模式正在发生巨大的变化。特定手术路径的选择须根据肿瘤性质，患者自身因素，以及手术医生的技术和经验。每一位患者均须全方位评估，以使用创伤最小、最少并发症的入路达到完全切除病变的目的。在考虑病变及其部位的情况下联合使用多种手术入路。然而，当病变不能通过单一入路完全切除时，可考虑鼻内与开放入路联合进行。例如对于原发于鼻腔上部或鼻腔下部肿瘤，可以利用内镜处理鼻腔鼻窦的切缘，再联合开入路处理颅底、口腔或上颌窦外侧切缘，最大可能达到有安全切缘的整块切除手术。

放疗是鼻腔、鼻窦恶性肿瘤最重要的辅助治疗，普遍认为大多数鼻腔鼻窦恶性肿瘤对放射治疗比较敏感，单独放射治疗的成功率大约为35%，对放射治疗的敏感性主要取决于肿瘤的组织学特性和生长速度。 然而存在这样一种共识，即如果情况允许大多数鼻腔鼻窦恶性肿瘤首选的治疗是彻底的手术切除，术后进行放射治疗，伴或不伴化学治疗。术后放疗的意义在于它可以有大约10%的局部控制率以及改善5年生存率（5%–50%）。

2. 常见鼻腔、鼻窦肿瘤治疗指南。

（1）乳头状瘤。

大多数外科医生认为内翻性乳头状瘤之所以会复发是因为瘤体没有被完全切除，或者是因为周围粘膜已有病变，因手术时看似正常，没有被清除。局限性切除的病人更常复发。为了切除同时癌变的病灶，降低复发率和再次手术的需要，同时降低异时癌变发生的可能性，建议将累及的粘膜和粘骨膜完全切除。手术方式的选择首先应考虑能完全切除病理为内翻性乳头状瘤的粘膜。其次为降低手术的并发症。局部切除和息肉切除术这类保守手术的复发率高达78%。以往经鼻侧切开或面中翻切除内侧上颌骨的外进路是标准的手术入路。而近年来内镜切除已经越来越受到关注，因其可以避免鼻外入路的并发症，甚至在一些困难部位如上颌窦的前壁和底壁，内镜下扩大鼻内入路已经可以完全切除肿瘤。手术的主要目的是去除所有病变的粘膜和粘骨膜。术前三维薄层CT检查可显示出乳头状瘤生发中心部位骨质有增生，完全去除该部位粘膜及黏骨膜对控制术后复发有重要意义。

相关文献的总结指出内镜切除内翻性乳头状瘤和鼻外进路效果一样，甚至更好。不管应用什么样的手术方法，都有很好的证据显示：结果与病变粘膜切除的彻底性相关。应用内镜技术手术并发症更少，而且无面部切口，面部肿胀少，住院时间短，可以减少术后疼痛和感觉迟钝。将所有的手术标本都送病理检查看其是否是恶性肿瘤或有无异型性，这一点很重要，因为其与疾病的治疗方法相关。复发率也很重要，虽然其主要在术后第一年复发，但术后几年的复发率均有报道。鼻内镜手术的相对禁忌症主要有：病变累及额窦且额隐窝内有疤痕或新骨形成，伴有恶性肿瘤。鼻内中线开放术和内镜下上颌窦内侧切除术联合应用角度镜及弧形的器械使得各鼻窦内的几乎所有区域在内镜下均可到达，病变的粘膜均可去除。

①有充分的证据证实：手术结果与病变粘膜切除的彻底性相关。特别是对肿瘤生发中心处理彻底对控制乳头状瘤术后复发有重要意义。

A.有文献综述指出内镜切除内翻性乳头状瘤和鼻外进路的效果一样好，甚至更好。

B.将所有的手术标本都送病理检查看其是否是恶性肿瘤或有无异型性很重要。

②内镜技术的优点：无面部切口，面部肿胀轻，住院时间短，可以减少术后疼痛和麻木。

A.过去内镜下难以完全切除病变的区域，如上颌窦前壁和底壁以及额窦，通过内镜下扩大鼻内入路均可处理。

B.病例诊断恶变者，只要手术切除干净可以不需要行术后放疗，若术中有骨膜粘连紧密，难以保证显微镜下切净者，术后需补充放疗。

(2) 骨及纤维骨性肿瘤。

纤维骨性病变属于良性广谱骨性畸形，可以影响到所有的鼻窦区域。骨纤维异常增殖症，骨化纤维瘤和骨瘤是三种典型骨肿瘤病变。

骨纤维异常增殖的药物治疗仅限于缓解症状。双磷酸盐已经被证明可以减少骨折骨疼痛的发作。对于伴发于某些遗传性疾病如 McCune-Albright 综合征的骨纤维异常增殖，可采用药物治疗：奥曲肽能降低生长激素的分泌；放射性碘、他巴唑、丙基硫氧嘧啶可用于甲状腺功能亢进；螺内酯和酮康唑可用于抗雄激素。手术治疗的选择取决于患者的症状、病变范围和年龄。骨纤维异常增殖是一种罕见的疾病，文献中未见大宗病例报道。由于其该病青春期后期趋于稳定不在生长，且该病多发于青少年及青年人群，对外形美容要求较高，侵入性手术治疗应慎重。大多数作者推荐对于严重的病例，如视神经压迫症状，颌面部不对称畸形。可以根据病变位置和症状的严重程度进行局部手术切除。一些作者报道了该病鼻内镜治疗，该治疗对眼部症状（视神经减压）有一定优势。

骨化纤维瘤治疗策略的选择由肿瘤部位决定。侵及面中部和鼻-鼻窦腔和颅底区的肿瘤，则显示出更强的侵袭性，需要手术切除。因为复发几率较高，大部分作者建议如果可能肿瘤应彻底切除。通过分析骨化纤维瘤体内骨与纤维成分比例可初步判断肿瘤血供情况，这一点可通过分析 MRI 检查得出，瘤体内纤维成分多，血管流空影密集常常提示肿瘤富血供，术前需做好备血的准备，如选择经内镜鼻内入路需要高超的手术技巧。由于骨化纤维瘤非常罕见，故未见大宗病例的内镜鼻内入路手术治疗报道。在病例报道中，一些作者已完成经鼻内镜切除肿瘤的手术。Draf 等报告了对 4 例患者行经鼻内镜肿瘤切除，术后无任何并发症。其中 2 例患者行视神经减压手术。对病变范围广泛的病例，大多数作者推荐鼻内镜手术与颅面切除术相结合的办法，这样对术中出血控制及完整切除肿瘤更有利。

骨瘤是最常见的面部区域的骨肿瘤。骨瘤可无症状，但如果阻塞鼻窦引流，可引起头痛。骨瘤也可引发眼部症状，如复视、溢泪、面部变形、甚至失明。有时，颅内囊肿、脑脊液漏、脑膜炎、脑脓肿或脑膨出可作为首发症状。骨瘤常被偶然发现，CT 扫描显示为均匀、致密、界限清晰的病变。经鼻内镜行鼻窦骨瘤切除的大宗病例报道较为少见，但如果病变的部位和大小合适，该进路是可行的。

总的来说，上述肿瘤如果不是严重影响患者的功能和外形，可定期复查而不必手术。

(3) 鼻咽纤维血管瘤。

由于鼻内镜技术的飞速发展，鼻咽纤维血管瘤的手术治疗术式发生了一系列的变化，越来越多的外科医生倾向于选择，创伤小，并发症较少的经内镜鼻内入路的方式。随着鼻内镜手术技巧的提高和对复杂的鼻窦解剖及周边重要结构认识的加深，越来越多的外科医生利用自己的专长进行鼻腔和鼻窦肿瘤的鼻内镜下切除，甚至包括鼻窦外的内镜进路手术。影像学（高分辨率 CAT 扫描，MRI，血管 MRI 检查）的进步有助于改进手术计划和肿瘤切除。辅助技术的改进，如栓塞，更好的手术器械，导航系统或甚至术中成像系统。栓塞技术的改进加上射频设备的使用，使内窥镜下纤维血管瘤切除从传统的“整块”切除变为“逐块”切除。肿瘤体积的减少使手术更易到达解剖复杂的区域。此外，导航系统可能提供鼻窦以外区域的信息。

比较内镜下手术的并发症与鼻外入路切除手术所致的并发症类似。有报道显示，在 7 例行经鼻入路纤维血管瘤切除的患者中，有 4 例因泪液无法分泌而导致干眼症，其原因可能是由于蝶腭神经自身或其分支的损伤导致。其他并发症，如 V2/V3 感觉障碍，牙关紧闭症，鼻窦炎，或需要输血等，与内镜手术没有直接联系，只和手术范围有关。内镜手术中的失血量不等。Nicolai 等发现失血量与栓塞质量、肿瘤体积/范围密切相关，这一点也被 nerci 证实。Snyderman 等认为，失血量与一种新的分期系统有显著相关性，该系统以残留血管为基础制定。事实上，栓塞已被证明可以显著减少术中出血。据统计，栓塞组出血 650 毫升，而非栓塞组平均在 1200ml（$P<0.05$）。同样，围手术期的输血量也显著减少（$p<0.005$）。在比较鼻咽纤维血管瘤内镜与开放性切除术失血量的研究中发现，内镜方法和早期肿瘤的平均失血量似乎较低，但有一个偏倚必须考虑到：较大的肿瘤更多采用开放手术，而 I 和 II 期肿瘤主要采用内镜下手术。

不论开放手术还是经鼻内入路，控制肿瘤术后复发是关键。骨膜下切除和电钻暴露其蝶骨及其他纤维血管瘤附着部位是避免复发的关键。此外，通过对 72 例患者术前 CT 和 MRI 的检查，Lloyd 等人发现，60%的纤维血管瘤沿翼管向后生长，并侵及翼底的松质骨和蝶骨大翼，93%的复发患者的影像学证据显示肿瘤通过翼管入侵蝶骨板障。

复发率与肿瘤累及的具体部位更相关，如蝶骨，前颅底，颞下窝和海绵窦，翼腭窝和翼板，如侵及这些部位，则表明肿瘤分期较高且侵袭广泛，因而有较高的复发率。此外，特殊部位的肿瘤侵犯对于复发率也很重要，例如经翼管入侵基蝶骨窦、栓塞后残余血管的存在也和复发有关。

对于向颞下窝侵犯的较大肿瘤，Khalifa 和 Ragab 提出了一种经内镜的上颌窦开窗术，使得切除咀嚼肌和脸颊脂肪来源的肿瘤成为可能。Hackmann 等也提出了内镜辅助的手术入路，即开放手术与内镜联合入路，他们将此术式用于 6 例患者。目前已经提出，通过鼻内镜进路可直接到达翼腭窝和颞下间隙，显示出单纯鼻内镜进路手术所能到达的潜在范围。此外，经验表明，肿瘤分块切除有助于彻底评估肿瘤的范围，且不会增加复发率。

其他一些非手术治疗方案已被提出。外放疗已被提倡用于治疗复发性和广泛（颅内）病变。最近的放射治疗研究报告显示，85%的晚期肿瘤接受 30–35Gy 的放疗后可被控制。在这两项研究中，复发肿瘤接受进一步的手术治疗或放射治疗或同时接受两种方案（1 例）。研究中，一位病人放疗 14 年后，在放射区内发生基底细胞癌；3 名患者放疗后 5–10 年发生了白内障，1 例则出现延迟性一过性中枢神经系统综合征。3 例病变广泛侵及海绵窦的患者给予 3,400–4,500cGy 的适形调强放射治疗。2 例（Chandler stage III and IV）手术切除不完全的患者给予颅底 γ–刀（20 Gy 的剂量）治疗。

放射治疗在青少年可产生长期后遗症， 如生长抑制。此外，辐射导致的脑损伤可引起中枢神经系统综合症，早期表现为脑病，晚期（数月或数年）表现为痴呆症或放射诱发的肿瘤。虽然放疗后 JA 可发生恶变，但它仍然可以作为肿瘤的辅助治疗手段，用于无法切除的肿瘤，未完全切除的肿瘤，或广泛颅内侵犯的肿瘤。

多柔比星和达卡巴嗪的使用经验有限，而且多用于局部侵袭生长的病例，但二者可用于肿瘤复发的治疗。尽管有一些相关研究，激素疗法尚未被评估。最近的一项研究显示激素治疗并未产生任何积极效果。但研究中病例数过少以至无法得出结论。

由于有导致严重出血的危险，不推荐手术前活检。

血管栓塞、术前备自体血、术中过滤并回输流出的血液，是处理血管纤维瘤术中出血的重要手段，能够减少输血的需要。

整块切除术是不必要的。特别是在少年患者尚未发育成熟的鼻部进行手术时，逐块切除有利于到达困难的解剖位置。因此，肿瘤的大小不再是制定手术计划的首要标准。

最近的一些报道都支持用内镜手术切除较小的青少年纤维血管瘤（I 和 IIA，B 期）。其复发率与传统开放手术相当。在这些研究中，除一项为前瞻性研究（病例连续纳入，数据前瞻性收集），其余均为回顾性研究，因而其循证级别为三级，推荐力度为 C 级。

范围大的青少年鼻咽纤维血管瘤（Radkowski / Andrews–Fisch stages IIC, IIIA/B）仍然是一个手术

挑战，建议行开放手术入路，然而越来越多证据（循证级别为三级，推荐力度为 C 级）表明鼻科专家行内窥镜切除大型或范围广泛的肿瘤是可行的。

（4）鼻腔鼻窦恶性肿瘤。

鼻腔鼻窦恶性肿瘤类型多样包括有鳞状细胞癌，腺样囊性癌，粘液表皮样癌，肉瘤，嗅神经母细胞瘤，未分化癌，粘膜黑色素瘤等等。治疗方案需根据其病理确诊后决定，手术和放疗的综合运用是最常用的治疗方法，也是达到最高治愈率的方法。尽管没有证据支持单一的治疗模式，仍有大量的病人仅接受手术或者放射治疗。综合治疗和单纯放、化疗之间的生存率有明显差异，总体来说鼻腔鼻窦恶性肿瘤综合治疗效果优于单纯治疗。对于放化疗不敏感的肿瘤科可先选择手术；对于放化疗敏感的鳞状细胞癌等可先选择同步放化疗，剂量达到 50Gy 左右，进行 CT 或 MRI 评估疗效，放疗效果好，继续根治性放疗，放疗缓解小于 1/2 且患者体质无手术禁忌症者可选择手术治疗。诱导化疗可以评估肿瘤对放化疗的敏感性，从而使部分患者避免手术治疗。

肿瘤的分期主要与疾病的预后相关，依据肿瘤分期，可选择最佳的治疗方式。然而，根据鼻腔鼻窦恶性肿瘤的 TNM 分期并不常用，因为这种分期与预后相关性差，并且不能预测手术切除的可行性。例如，原发于鼻腔上部的恶性肿瘤易累及颅底，其 T 分期与累及硬腭口腔的鼻腔下部肿瘤相同，但手术可切除性及预后明显是前者差于后者。

鼻腔鼻窦恶性肿瘤生长和治疗的差异，针对各种的严格或联合（经鼻/经口/经面/颅内）的手术径路和手术技术（经内镜/非内镜/显微镜），这些分期系统通常是不完善的。例如黑色素瘤的组织病理学以及容易局部复发和远处转移的特性是治疗的首要难题。肿瘤是否通过经鼻内镜切除，或通过外部切口切除，或面中翻切除，对疾病预后都无明显差别。

众所周知，恶性肿瘤手术切缘构成了最重要的预测因素。鼻腔鼻窦恶性肿瘤常突破颅底至颅内，突破眶周到眶内，侵犯翼腭窝并沿交通间隙扩散，保证手术的安全切缘是很困难的，例如位于鼻腔上部肿瘤，常常侵犯颅底中线以及旁中线的腹侧，并沿斜坡裂缝延伸。因为肿瘤的附近有重要的动脉、颅神经和海绵窦等环绕，整块切除这些病变是不可能的。如何选择手术方式（内镜或开放），尽可能达到手术安全切缘非常重要。

患者的因素常常影响治疗方式的选择，面部正中的（鼻侧切）中度瘢痕是可以被患者接受的。患者对生存的要求已远远高于对美容的要求。但对于接受较大的颅面手术的患者来说，面容的损害是较重要的。患者有可能选择放化疗，或者保守的手术方式（经鼻内镜手术）。

参照 NCCN 指南，将鼻腔鼻窦恶性肿瘤进行解剖部位分类，分为：来源于鼻腔上部结构(筛窦、蝶窦、额窦、上鼻甲）的恶性肿瘤；来源于鼻腔下部结构（上颌窦中鼻甲、下鼻甲、总鼻道的恶性肿瘤），制定治疗指南。具体如下：

表 2–7　来源于鼻腔上部结构肿瘤

T 分期	主要治疗	辅助治疗
T1，T2 →	手术完整切除 或 根治性放疗	手术完整切除 → 放疗 或 观察（T1 患者） 或 不良预后因素考虑放化疗
T3，T4a →	手术完整切除 →	放疗 或 不良预后因素放化疗
T4b →	放/化疗 或 放疗 或 临床试验（推荐）	

注：不良预后因素是指侵犯颅内或切缘阳性。

T 分期	主要治疗	辅助治疗
T1~2，N0 →	手术完整切除	→ 切缘阴性 观察随访 → 神经周围侵犯 → 放疗 或 化\放疗 → 切缘阳性 → 再手术后切缘阴性 → 放疗 → 切缘阳性 → 再手术后切缘阴性 → 化/放疗
T3~4a,N0 →	手术完整切除	→ 不良预后因素 → 化疗/原发灶颈部放疗 → 无不良预后因素 → 化疗/原发灶颈部放疗
T4b,任何 N →	临床试验或根治性放疗或化/放疗	
T1~4a,N+ →	手术切除+颈清扫	→ 不良预后因素 → 原发灶和颈部化/放疗 → 无不良预后因素 → 原发灶和颈部放疗

注：不良预后因素是指侵犯眶内、切缘阳性、颈部淋巴结转移。

第三节　胆囊肿瘤外科治疗

【概述】

1. 胆道系统的应用解剖。

胆道分肝内和肝外部分，胆囊属于肝外部分，在这里为保证胆道解剖的连续性描述，所以一并讲解。

胆道起于毛细胆管，其终末端与胰管汇合，开口于十二指肠乳头，外有 Oddi 括约肌围绕。

（1）肝内胆管起自毛细胆管，汇集成小叶间胆管，肝段、肝叶胆管及肝内部分的左右肝管。肝内胆管的左、右肝管为一级支，左内叶、左外叶、右前叶、右后叶胆管为二级支，各肝段胆管为三级支。

（2）肝外胆道：左右肝管和肝总管左、右肝管出肝后，在肝门部汇合形成肝总管。左肝管细长，长约 2.5-4cm，与肝总管间形成约 900 的夹角;右肝管粗短，长约 1-3cm。在肝门处，一般是左、右肝管在前，肝左、右动脉居中，门静脉左、右主干在后;左、右肝管的汇合点位置最高，左、右门静脉主支的分叉点稍低;肝左、右动脉的分叉点最低。

肝总管直径为 0.4-0.6cm，其下端与胆囊管汇合形成胆总管，由于这一汇合点高低不同，胆总管一般长约 3cm，最长可达 7cm。有时肝总管前方有肝固有动脉发出的肝右动脉或胆囊动脉越过，60o-10%的人有副肝管，1%左右的人可无肝总管，胆道手术时应注意这些解剖变异。

胆总管、肝总管与胆囊管汇合形成胆总管，长约 7-v9cm，直径 0.4-0.8cm。胆总管分为四段:①十二指肠上段：经肝十二指肠韧带右缘下行，肝动脉位于其左侧，门静脉位于两者后方。临床上胆总管探查、引流常在这个部位施行。②十二指肠后段:行经十二指肠第一段后方。其后方为下腔静脉，左侧有门静脉和胃十二指肠动脉。③胰腺段: 在胰头后方的胆管沟内或实质内下行。、④十二指肠壁内段: 行至十二指肠降部中段，斜行进人肠管后内侧壁，长约 1.5-2cm.800o-90%人的胆总管与主胰管在肠壁内汇合，膨大形成胆胰壶腹，亦称乏特（Vater）壶腹。壶腹周围有括约肌（称 Oddi 括约肌），末端通常开口于十二指肠大乳头。另有 150-20%的胆总管与主胰管分别开口于十二指肠。Oddi 括约肌主要包括胆管括约肌、胰管括约肌和壶腹括约肌，它具有控制和调节胆总管和胰管的排放，以及防止十二指肠内容物反流的重要作用胆囊呈梨形，位于肝的胆囊窝内。长 5-8cm，宽 3-5cm，容积 40-60ml。分为底、体，颈三部。底部为盲端，向左上方延伸为体部，体部向前上弯曲变窄形成胆囊颈，三者间无明显界限。颈上部呈囊性扩大，称 Hartmann 袋，胆囊结石常滞留于此处。

胆囊管由胆囊颈延伸而成，长 2-3cm，直径约 0.2-0.4cm。胆囊起始部内壁粘膜形成螺旋状皱壁，称 Heister 瓣。胆囊管、肝总管、肝下缘所构成的三角区称为胆囊三角（Calot 三角）。胆囊动脉、肝右动脉、副右肝管在此区穿过，是胆道手术极易发生误伤的区域。胆囊淋巴结位于胆囊管与肝总管相汇处夹角的上方，可作为手术寻找胆囊动脉和胆管的重要标志。

（3）胆道的血管、淋巴和神经。胆管有丰富的血液供应，主要来自胃十二指肠动脉、肝总动脉和肝右动脉，这些动脉的分支在胆总管周围相互吻合成丛状。胆囊、肝总管、胆总管上部由胆囊动脉供血;胆总管下部的血供来自于胰十二指肠动脉及十二指肠后动脉的分支。胆囊静脉和肝外胆道静脉直接汇人门静脉。

胆囊的淋巴引流入胆囊淋巴结和肝淋巴结，并与肝组织内的淋巴管有吻合。肝外胆管的淋巴引流入位于肝总管和胆总管后方的淋巴结。胆道系统分布着丰富的神经纤维，主要来自腹腔丛发出的迷走神经和交感神经。术中过度牵拉胆囊致迷走神经受激惹，可诱发胆心反射；严重者可产生胆心综合征，甚至发生心跳骤停，需高度重视。

（4）胆道的结构：肝外胆管粘膜层由单层柱状上皮构成，含杯状细胞和其他含粘液的细胞；肌层含平滑肌和弹力纤维层，受刺激时肌纤维可痉挛性收缩引起绞痛；浆膜层由结缔组织组成，含神经纤维和血管分支。

胆囊粘膜层由高柱状细胞组成，具吸收作用；底部含小管泡状腺体，可分泌粘液。胆囊内的众多粘膜皱 9-，能增加浓缩胆汁的能力。肌层内层呈纵形，外层呈环形，夹以弹力纤维。外膜层由结缔组织及肝包膜延续而来的浆膜形成。

胆道系统的生理功能：胆道系统具有分泌、贮存、浓缩与输送胆汁的功能，对胆汁排放人十二指肠起着重要的调节作用。

（5）胆道系统的解剖变异。

胆囊的变异：胆囊的变异很少见，但常常给临床治疗带来严重后果。主要是数目的变异、形态变形和位置异常。

肝外胆道的变异：①胆囊管的变异，主要是胆囊管长度和口径的变异；胆囊管与肝外胆管汇合的变化。这常常是手术损伤得基础，尤其是腹腔镜手术，往往带来严重后果。②胆总管的变异，相对罕见，一般术前造影常能确认。

肝外胆管周围的血管变异：在临床实践中，肝动脉及其分支的变异较常见，处理不慎常致其它损伤，应引起足够重视，除了经验积累，术中仔细辨别非常重要。另外，门脉系统和肝静脉系统的变异也不能忽视，术前应常规行相关影像学检查，进行评估。

2. 胆汁的生成、分泌和代谢。

胆汁的分泌和功能成人每日分泌胆汁约 800–1200ml，胆汁主要由肝细胞分泌，约占胆汁分泌量的 3/4，胆管细胞分泌的胆汁，约占 1/4。胆汁中 97%是水，其他成分主要有胆汁酸与胆盐、胆固醇、磷脂和胆红素等。

胆汁呈中性或弱碱性，其主要生理功能是:①乳化脂肪：胆盐随胆汁进人肠道后与食物中的脂肪结合使之形成能溶于水的脂肪微粒而被肠粘膜吸收，并能刺激胰脂肪酶的分泌和使其被激活，水解脂类，促使脂肪、胆固醇和脂溶性维生素的吸收；②胆盐有抑制肠内致病菌生长繁殖和内毒素形成的作用；③刺激肠蠕动；④中和胃酸等。

胆汁分泌的调节：胆汁分泌受神经内分泌的调节。迷走神经兴奋，胆汁分泌增加，交感神经兴奋胆汁分泌减少。促胰液素、胃泌素、胰高糖素、肠血管活性肤等可促进胆汁分泌；生长抑素、胰多肤等则抑制胆汁分泌。胆汁分泌还受药物和食物的影响。最强的促进胆汁分泌的是促胰液素。胃酸、脂肪和蛋白质的分解产物由胃进入十二指肠后，刺激十二指肠粘膜分泌促胰素和促胆囊收缩素（CCK），两者均可引起胆囊平滑肌收缩和 Oddi 括约肌松弛。

胆汁的代谢：胆固醇不溶于水而溶于胆汁。胆汁中的胆盐和磷脂形成的微胶粒将胆固醇包裹于其中，而使其溶解。当胆盐与磷脂的比例为 2–3:1 时，胆固醇的溶解度最大。再者，胆汁中的 Zeta 电位越高，微胶粒的稳定性越大。在胆汁中还存在着一种由磷脂酰胆碱和胆固醇按同等比例组成的球泡，亦称胆固醇磷脂泡，其中无胆盐。球泡溶解胆固醇的能力比微胶粒大 10–20 倍，可溶解 80%以上的肝胆汁内的胆固醇。但球泡的数量随胆盐浓度的增加而减少，当胆汁中胆盐浓度超过 40mmol/L 时，球泡消失。胆汁中球泡愈少，胆固醇愈不稳定，易于析出形成结石。

胆汁酸（盐）由胆固醇在肝内合成后随胆汁分泌至胆囊内储存并浓缩。进食时于胆盐随胆汁排至肠道，其中95%的胆盐能被肠道（主要在回肠）吸收人肝，以保持胆盐池的稳定，称为肠肝循环。当胆盐的肠肝循环被破坏，胆汁中胆盐减少，或胆固醇增加，则胆固醇易于析出形成结石。

胆红素在肝内与葡萄糖醛酸结合，随胆汁排人肠道后不被重吸收，在回肠下段及结肠内经细菌作用转变为尿胆素原，后者小部分被肠吸收，由肝细胞摄取、处理后再从胆汁排人肠腔，形成胆色素的肠肝循环。如胆色素在肝内未与葡萄糖醛酸相结合，或当胆道感染时，大肠杆菌所产生的牙葡萄糖醛酸酶将结合性胆红素水解成为非结合性胆红素，易聚结析出与钙结合形成胆红素钙，促发胆色素结石形成。

3. 胆囊、胆管的生理功能。

胆管的主要生理功能是输送胆汁至胆囊和十二指肠，胆管还分泌胆汁。胆管输送胆汁至十二指肠则由胆囊和Oddi括约肌协调完成。由于空腹时或餐间Oddi括约肌的压力高于胆总管和胆囊管的压力，从而迫使胆汁流人胆囊。进餐后，胆囊收缩，括约肌松弛，胆汁排人十二指肠。

胆管内压力超过胆汁分泌压时即可抑制胆汁分泌和发生胆血反流。最新研究表明，1.96kPa（20cmH20）的压力即有可能导致胆血反流，因为毛细胆管直接与肝窦相通。因此，在行T管造影或胆道冲洗时，注人压力不宜过高。

胆囊的生理功能：胆囊通过吸收、分泌和运动而发挥浓缩、储存和排出胆汁的作用。其主要功能有：

浓缩储存胆汁：胆囊容积仅为40~-60ml，但24小时内能接纳约500ml由肝分泌的胆汁，胆囊粘膜有很强的吸收水和电解质的功能，胆汁可浓缩5-10倍而储存于胆囊内。

排出胆汁：胆汁的分泌是持续的，而胆汁的排放则随进食而断续进行，通过胆囊平滑肌收缩和Oddi括约肌松弛来实现，受神经系统和体液因素（胃肠道激素、代谢产物、药物等）的调节。每次排胆时相长短与食物的种类和量有关。每个排胆时相完成后仍约有15%的胆汁留在胆囊内。CCK是餐后胆囊收缩的主要生理性刺激因子。

分泌功能：胆囊粘膜每天分泌约20ml粘液性物质，主要是粘蛋白，有润滑和保护胆囊粘膜的作用。胆囊管梗阻，胆汁中胆红素被吸收，胆囊粘膜分泌粘液增加，胆囊内积存的液体呈无色透明，称为白胆汁。积存白胆汁的胆囊称胆囊积水。

胆囊切除后，胆总管可稍有代偿性扩大，管壁增厚，粘膜腺体肥厚增多，从而使肝胆汁在通过胆管系统时可得到一定的浓缩。

【胆囊肿瘤】

1. 胆囊息肉和良性肿瘤。

（1）胆囊息肉胆囊息肉（gallbladderpolyps）是形态学的名称，泛指向胆囊腔内突出或隆起的病变，可以是球形或半球形，有蒂或无蒂，多为良胜。病理上可分为:①肿瘤性息肉，包括腺瘤和腺癌，其他少见的还有血管瘤、脂肪瘤、平滑肌瘤、神经纤维瘤等。②非肿瘤性息肉，如胆固醇息肉、炎性息肉、腺肌增生等，尚有很少见的如腺瘤样增生、黄色肉芽肿、异位胃粘膜或胰腺组织等。由于胆囊息肉术前难以确诊性质，故笼统称为“胆囊息肉样病变”polypoidlesionsofgallbladder）或“胆囊隆起性病变”。胆固醇息肉是胆囊粘膜面的胆固醇结晶沉积.；炎性息肉是胆囊粘膜的增生，呈多发，直径常小于1cm，多同时合并胆囊结石和胆囊炎；胆囊腺肌增生是胆囊壁的增生性改变，如为局限型则类似肿瘤，但呈良性经过。本病大部分是体检时由B超检查发现，无症状。少数病人可有右上腹疼痛，恶心呕吐，食欲减退；极个别病例可引起阻塞性黄疸、无结石性胆囊炎、胆道出血、诱发胰腺炎等。

体检可能有右上腹压痛。对此病的诊断主要依靠B超，但难以区分是肿瘤性还是非肿瘤性息肉，是良性还是恶性病变。帮助确诊的方法有:①常规超声加彩色多普勒超声或声学血管造影检查；②内镜超声 endoscopicultrasonography,EUS）检查；③CT 增强扫描；④超声导引下经皮细针穿刺活检。鉴于少数胆囊息肉可能为早期胆囊癌或可发生癌变，因此对本病以下情况视为恶性病变的危险因素:直径超过 1cm；年龄超过 50 岁；单发病变；息肉逐渐增大；合并胆囊结石等。

有明显症状的病人，在排除精神因素、胃十二指肠和其他胆道疾病后，宜行手术治疗。无症状的病人有以下情况仍考虑手术:直径超过 1.cm 的单个病变，年龄超过 50 岁，连续 B 超检查发现增大，腺瘤样息肉或基底宽大，合并胆囊结石或胆囊壁增厚。病人如无以上情况，不宜急于手术，应每 6 个月 B 超复查一次。直径小于 2cm 的胆囊息肉，可行腹腔镜胆囊切除；超过 2cm 或高度怀疑恶变，应剖腹手术，以便于行根治切除。

（2）胆囊腺瘤：是胆囊常见的良性肿瘤，约占胆囊切除标本的 1%，多见于中、老年女性。可单发或多发，直径 0.5-2.0cm，甚至可充满胆囊。腺瘤表面可溃破出血、坏死、感染。胆囊腺瘤的恶变率约为 1.5%，一直被认为是胆囊癌的癌前病变，一旦确诊宜手术切除。术中应将切除的胆囊连同腺瘤送冰冻切片或快速切片病理检查，术后还应作常规石蜡切片检查。如发现癌变须按胆囊癌原则处理。如胆囊肿物合并出血、坏死、感染，也宜尽早手术治疗。

2.胆囊癌。

胆囊癌（carcinomaofgallbladder）是胆道最常见的恶性病变，90%的病人发病年龄超过 50 岁，平均 59.6 岁，女性发病约为男性的 3~4 倍，国内统计约占肝外胆道癌的 25%，占胆道疾病的构成比为 0.4%~3.8%.

（1）病因：无明确病因，但是流行病学显示，70%的病人与胆结石存在有关，胆囊结石至发生胆囊癌长达 10~15 年；胆囊癌合并胆囊结石是无结石的 13.7 倍，直径 3cm 的结石发病是 1cm 的 10 倍，说明胆囊癌的发生是胆囊结石长期的物理刺激，加上粘膜的慢性炎症、感染细菌的产物中有致癌物质等因素综合作用的结果。此外，可能的致癌因素还有多年以前的胆囊空肠吻合，完全钙化的“瓷化”胆囊，胆囊腺瘤，胆胰管结合部异常，溃疡性结肠炎等。

（2）病理：胆囊癌多发生在胆囊体部和底部。腺癌占 82%，包括硬癌、乳头状癌、粘液癌，其次为未分化癌占 7%，鳞状细胞癌占 3%，混合性癌占 1%；其他少见的还有淋巴肉瘤、横纹肌肉瘤、网状组织细胞肉瘤、纤维肉瘤、类癌、癌肉瘤等。胆囊癌可经淋巴、静脉、神经、胆管腔内转移、腹腔内种植和直接侵犯。沿淋巴引流方向转移较多见，途径多由胆囊淋巴结至胆总管周围淋巴结，再向胰上淋巴结、胰头后淋巴结、肠系膜上动脉淋巴结、肝动脉周围淋巴结、腹主动脉旁淋巴结转移，极少逆行向肝门淋巴结转移。肝转移也常见，尤其是靠近胆囊床的体部肿瘤，常由直接侵犯或淋巴管转移。

胆囊癌的预后与分期有关，有多种分期方法。Nevin 分期：I 期:粘膜内原位癌；II 期：侵犯粘膜和肌层；III 期：侵犯胆囊壁全层；IV 期：侵犯胆囊壁全层及周围淋巴结；V 期：侵犯或转移至肝及其他脏器。国际抗癌联盟（UICC）按照 TNM 分期把胆囊癌分为 4 期：I 期：侵犯粘膜和肌层（T1NoMo）；II 期：侵犯囊壁全层（T2NoMo）；III 期：侵犯肝<2cm，区域淋巴结转移（T3N0M0），新 TNM 将该期又分为两期，即 IIIA 期（T3N0M0）和 IIIB 期（T4N0M0）；IVA 期：侵犯肝>2cm（T4NoMo,TxNi1VIo）；IVB 期:远处淋巴或脏器（TXN2Mo,TxNoM1）。另外还有我国肝胆道外科协会分期（JSBS 分期系统），I 期：局限于浆膜下层；II 期：直接浸润肝实质、胆管、肝门淋巴结转移；III 期：肝实质被广泛浸润，淋巴结转移超过局域淋巴结；IV 期：肿瘤发生肝脏、腹腔以及远处器官的转移。JSBS 分期并不常用。

Nevin 分期较简单，与临床治疗方法选择密切相关；UICC 分期稍复杂但较规范严格，对治疗和预后的判断均有帮助。两种分期均被广泛应用。

【临床表现】

根据病变的部位和深度可有不同的症状。早期无特异性症状，如原有的慢性胆囊炎或胆囊结石引起的腹痛、恶心呕吐、腹部压痛等，部分病人因胆囊切除标本病理检查意外发现胆囊癌(意外胆囊癌)。当肿瘤侵犯至浆膜或胆囊床，则出现定位症状，最常见为右上腹痛，可放射至肩背部，食欲可下降，胆囊管受阻时可触及肿大的胆囊。能触及右上腹肿物时往往已到晚期，常伴有腹胀、体重减轻或消瘦、食欲差、贫血、肝大，甚至出现黄疸、腹水、全身衰竭。少数肿瘤穿透浆膜，发生胆囊急性穿孔、腹膜炎，或慢性穿透至其他脏器形成内瘘；还可引起胆道出血、肝弥漫性转移引起肝衰竭等。

【诊断】

实验室检查：CEA,CA19-9,CA125 等均可以升高，其中以 CA19-9 较为敏感，但无特异性。细针穿刺胆囊胆汁行肿瘤标志物检查更有诊断意义。

影像学检查：胆道的影像学检查可参考相关专著，这里只做简单叙述。B 超、CT 检查对胆囊癌的诊断率为 75~88%，均可显示胆囊壁增厚不均匀，腔内有位置及形态固定的肿物，或能发现肝转移或淋巴结肿大；B 超检查回声不均匀、不伴声影。增强 CT 或 MRI 能较清楚显示胆囊肿块，且可见较丰富血供。胆囊癌合并坏死、感染需要与胆囊炎或胆囊坏疽形成的脓肿鉴别，但胆囊癌血供丰富，CA19-9 升高。为避免腹腔镜或剖腹探查作诊断，可考虑作 B 超导引下的细针抽吸活检，有助于获得诊断。

【治疗】

首选手术切除。化学治疗或放射治疗效果均不理想。根据病变的程度选择手术方法。胆囊癌的临床分期是胆囊癌手术切除范围及预后的决定性因素。对于术前影像学及实验室检查结合临床诊断较明确的病例，处理方式上多无争议，但对于术前可疑诊断的病例尚存有争议。主要问题在于以下几个方面：一是腹腔镜（LC）手术的普及，但精准的病理学检查尤其是规范的冰冻切片技术并没有同步普及，使得意外胆囊癌的病例增多。另外，对于可疑病例，未及时中转开腹手术，仅满足于炫技式的腹腔镜技术，而忽视了无瘤原则。二是对于病史较长的病例，术前检查不完善，未充分评估可能的变化，有的病例仅术前做黑白 B 超就施行手术者大有人在。所以，解决的方案规范如下：完善术前检查，充分评估；与病理医生密切配合，培养有经验的病理医生；对于常规腹腔镜胆囊切除，须完善无瘤技术。我们的经验结合国内各大肿瘤中心的经验要求如下。

1.单纯胆囊切除术：适用于 NevinI 期及 UICCI 期病变。这些病变一般因胆囊结石胆囊炎行胆囊切除后病理检查发现胆囊癌，如局限于胆囊粘膜层，不必再行手术，但行胆囊切除时须同步切除浆膜层及保证胆囊内容物不外溢。腹腔内和 Trac 孔种植转移多是胆囊内容外溢及浆膜碎片所致。如病理检查切缘浆膜阳性，应行再次手术扩大切除和清除局部淋巴结。

2.胆囊癌根治性切除术：适用于 NevinII 期和 UICCUII 期病变。切除范围除胆囊外还包括距胆囊床2cm 以远的肝楔形切除及胆囊引流区域的淋巴结清扫术，目前主张规范化切除肝 IVb 段（方叶）和 V 段更合理和符合解剖。

3.胆囊癌扩大根治术：对 NevinIV 期和 UICCIVA 期病变，国内、外均有越来越多成功手术治疗的报告，除根治性切除外，切除范围还包括右半肝或右三叶肝切除、胰十二指肠切除、肝动脉或（和）门静脉重建术，但手术创伤大，并发症多，须做好评估和预案。

4.姑息性手术：适用于晚期胆囊癌（NevinV 期、UICCIV 期）引起其他并发症如梗阻性黄疸、十二指肠梗阻等，以缓解症状。引流胆道可行肝总管空肠吻合、经圆韧带入路的左肝管空肠吻合、或切开胆管行 U 形管外引流手术；不能手术的病人可经皮、肝穿刺或经内镜在狭窄部位放置内支撑管引流。有十二指肠梗阻者可行胃空肠吻合术。

【预防】

胆囊结石引起胆囊癌的发生率虽相当低，但胆囊癌即使手术治疗，预后也差，故预防其发生甚为重要。胆囊息肉多为胆固醇息肉、直径<1cm、常多发，对无症状的胆囊结石或小的息肉不需要行预防性胆囊切除。对有症状的病人，胆囊结石直径>3cm，病史较长，胆囊息肉单发、直径>1cm 或广基息肉，或临床诊断为腺瘤样息肉，或“瓷化”胆囊等因素才应行胆囊切除，且术前须充分评估，术中注意无瘤原则，精准的病理检查等不可或缺。

【随访】

胆囊癌患者术后随访应检查每 2–3 月一次，随访项目以肝胆道影像学检查为主，包括胸部X 线检查。术前肿瘤学标志物增高的患者可在术后复查肿瘤学标志物。

第四节　肺癌外科治疗

【概述】

原发性肺癌(以下简称肺癌）是我国最常见的恶性肿瘤之一。2010 年卫生统计年鉴显示，肺癌是发病率和死亡率增长最快，对人群健康和生命威胁最大的恶性肿瘤之一。近 50 年来许多国家都报道肺癌的发病率和死亡率均明显增高，男性肺癌发病率和死亡率均占所有恶性肿瘤的第一位，女性发病率占第二位，死亡率占第二位。

【诊断技术与应用】

1. 高危因素。

有吸烟史并且吸烟指数大于 400 支/年、高危职业接触史（如接触石棉）以及肺癌家族史等，年龄在 45 岁以上者，是肺癌的高危人群。

2. 临床表现。

（1）肺癌早期可无明显症状。当病情发展到一定程度时，常出现以下症状：

① 刺激性干咳。② 痰中带血或血痰。③ 胸痛。④ 发热。⑤ 气促。

当呼吸道症状超过两周，经治疗不能缓解，尤其是痰中带血、刺激性干咳，或原有的呼吸道症状加重，要高度警惕肺癌存在的可能性。

（2）当肺癌侵及周围组织或转移时，可出现如下症状：

①癌肿侵犯喉返神经出现声音嘶哑；

②癌肿侵犯上腔静脉，出现面、颈部水肿等上腔静脉梗阻综合征表现；

③癌肿侵犯胸膜引起胸膜腔积液，往往为血性；大量积液可以引起气促；

④癌肿侵犯胸膜及胸壁，可以引起持续剧烈的胸痛；

⑤上叶尖部肺癌可侵入和压迫位于胸廓入口的器官组织，如第一肋骨、锁骨下动、静脉、臂丛神经、颈交感神经等，产生剧烈胸痛，上肢静脉怒张、水肿、臂痛和上肢运动障碍，同侧上眼睑下垂、瞳孔缩小、眼球内陷、面部无汗等颈交感神经综合征表现；

⑥近期出现的头痛、恶心、眩晕或视物不清等神经系统症状和体征应当考虑脑转移的可能；

⑦持续固定部位的骨痛、血浆碱性磷酸酶或血钙升高应当考虑骨转移的可能；

⑧右上腹痛、肝肿大、碱性磷酸酶、谷草转氨酶、乳酸脱氢酶或胆红素升高应当考虑肝转移的可能；

⑨皮下转移时可在皮下触及结节；

⑩血行转移到其他器官可出现转移器官的相应症状。

3. 体格检查。

(1) 多数肺癌患者无明显相关阳性体征。

(2) 患者出现原因不明，久治不愈的肺外征象，如杵状指（趾）、非游走性肺性关节疼痛、男性乳腺增生、皮肤黝黑或皮肌炎、共济失调、静脉炎等。

(3) 临床表现高度可疑肺癌的患者，体检发现声带麻痹、上腔静脉梗阻综合征、Horner 征、Pancoast 综合征等提示局部侵犯及转移的可能。

(4) 临床表现高度可疑肺癌的患者，体检发现肝肿大伴有结节、皮下结节、锁骨上窝淋巴结肿大等提示远处转移的可能。

表 2-8 Karnofsky 评分（KPS，百分法）

100	健康状况正常，无主诉和明显客观症状和体征。
90	能正常活动，有轻微症状和体征。
80	勉强可进行正常活动，有一些症状或体征。
70	生活可自理，但不能维持正常生活或工作。
60	生活能大部分自理，但偶尔需要别人帮助，不能从事正常工作。
	生活大部分不能自理，经常治疗和护理。
50	生活不能自理，需专科治疗和护理。
40	生活完全失去自理能力，需要住院和积极的支持治疗。
30	病情严重，必须接受支持治疗。
	垂危，病情急剧恶化，临近死亡。
20 10 0	死亡。

4. 影像检查。

(1) 胸部 X 线检查：胸片是早期发现肺癌的一个重要手段，也是术后随访的方法之一。

(2) 胸部 CT 检查：胸部 CT 可以进一步验证病变所在的部位和累及范围，也可大致区分其良、恶性，是目前诊断肺癌的重要手段。低剂量螺旋胸部 CT 可以有效地发现早期肺癌，而 CT 引导下经胸肺肿物穿刺活检是重要的获取细胞学、组织学诊断的技术。

(3) B 型超声检查：主要用于发现腹部重要器官以及腹腔、腹膜后淋巴结有无转移，也用于双锁骨上窝淋巴结的检查；对于邻近胸壁的肺内病变或胸壁病变，可鉴别其囊、实性及进行超声引导下穿刺活检；超声还常用于胸水抽取定位。

(4) MRI 检查：MRI 检查对肺癌的临床分期有一定价值，特别适用于判断脊柱、肋骨以及颅脑有无转移。

(5) 骨扫描检查：用于判断肺癌骨转移的常规检查。当骨扫描检查提示骨可疑转移时，可对可疑部位进行 MRI 检查验证。

(6) PET-CT 检查：不推荐常规使用。在诊断肺癌纵隔淋巴结转移时较 CT 的敏感性、特异性高。

5. 内窥镜检查。

(1) 纤维支气管镜检查：纤维支气管镜检查技术是诊断肺癌最常用的方法，包括纤支镜直视下刷检、活检以及支气管灌洗获取细胞学和组织学诊断。上述几种方法联合应用可以提高检出率。

(2) 经纤维支气管镜引导透壁穿刺纵隔淋巴结活检术（TBNA）和纤维超声支气管镜引导透壁淋巴结穿刺活检术（EBUS-TBNA）：经纤维支气管镜引导透壁淋巴结穿刺活检有助于治疗前肺癌 TNM 分期的精确 N2 分期。但不作为常规推荐的检查方法，有条件的医院应当积极开展。经纤维超声支气管镜引导透壁淋巴结穿刺活检术（EBUS-TBNA）更能就肺癌 N1 和 N2 的精确病理诊断提供安全可靠的支持。

(3) 纵隔镜检查：作为确诊肺癌和评估 N 分期的有效方法，是目前临床评价肺癌纵隔淋巴结状态的金标准。尽管 CT、MRI 以及近年应用于临床的 PET-CT 能够对肺癌治疗前的 N 分期提供极有价值的证据，但仍然不能取代纵隔镜的诊断价值。

(4) 胸腔镜检查：胸腔镜可以准确地进行肺癌诊断和分期，对于经纤维支气管镜和经胸壁肺肿物穿刺针吸活检术（TTNA）等检查方法无法取得病理标本的早期肺癌，尤其是肺部微小结节病变行胸腔镜下病灶切除，即可以明确诊断。对于中晚期肺癌，胸腔镜下可以行淋巴结、胸膜和心包的活检，胸水及心包积液的细胞学检查，为制定全面治疗方案提供可靠依据。

6. 其他检查技术。

(1) 痰细胞学检查：痰细胞学检查是目前诊断肺癌简单方便的无创伤性诊断方法之一，连续三天留取清晨深咳后的痰液进行痰细胞学涂片检查可以获得细胞学的诊断。

(2) 经胸壁肺内肿物穿刺针吸活检术（TTNA）：TTNA 可以在 CT 或 B 超引导下进行，在诊断周围型肺癌的敏感度和特异性上均较高。

(3) 胸腔穿刺术：当胸水原因不清时，可以进行胸腔穿刺，以进一步获得细胞学诊断，并可以明确肺癌的分期。

(4) 胸膜活检术：当胸水穿刺未发现细胞学阳性结果时，胸膜活检可以提高阳性检出率。

(5) 浅表淋巴结活检术：对于肺部占位病变或已明确诊断为肺癌的患者，如果伴有浅表淋巴结肿大，应当常规进行浅表淋巴结活检，以获得病理学诊断，进一步判断肺癌的分期，指导临床治疗。

7. 血液免疫生化检查。

(1) 血液生化检查：对于原发性肺癌，目前无特异性血液生化检查。肺癌患者血浆碱性磷酸酶或血钙升高考虑骨转移的可能，血浆碱性磷酸酶、谷草转氨酶、乳酸脱氢酶或胆红素升高考虑肝转移的可能。

(2) 血液肿瘤标志物检查：目前尚并无特异性肺癌标志物应用于临床诊断，故不作为常规检查项目，但有条件的医院可以酌情进行如下检查，作为肺癌评估的参考：

（3）癌胚抗原（carcinoembryonic antigen,CEA）：目前血清中 CEA 的检查主要用于判断肺癌预后以及对治疗过程的监测。

（4）神经特异性烯醇化酶（neurone specific enolase，NSE）：是小细胞肺癌首选标志物，用于小细胞肺癌的诊断和治疗反应监测。

（5）细胞角蛋白片段 19（cytokeratin fragment，CYFRA21-1）：对肺鳞癌诊断的敏感性、特异性有一定参考意义。

（6）鳞状细胞癌抗原（squarmous cell carcinoma antigen，SCC）：对肺鳞状细胞癌疗效监测和预后判断有一定价值。

8. 组织学诊断。

组织病理学诊断是肺癌确诊和治疗的依据。活检确诊为肺癌时，应当进行规范化治疗。如因活检取材的限制，活检病理不能确定病理诊断时，建议临床医师重复活检或结合影像学检查情况进一步选择诊疗方案，必要时临床与病理科医师联合会诊确认病理诊断。

9. 肺癌的鉴别诊断。

（1）良性肿瘤：常见的有肺错构瘤、支气管肺囊肿、巨大淋巴结增生、炎性肌母细胞瘤、硬化性血管瘤、结核瘤、动静脉瘘和肺隔离症等。这些良性病变在影像检查上各有其特点，若与恶性肿瘤不易区别时，应当考虑手术切除。

（2）结核性病变：是肺部疾病中较常见也是最容易与肺癌相混淆的病变。临床上容易误诊误治或延误治疗。对于临床上难于鉴别的病变，应当反复做痰细胞学检查、纤维支气管镜检查及其他辅助检查，直至开胸探查。在明确病理或细胞学诊断前禁忌行放射治疗（以下简称放疗）或化学药物治疗(以下简称化疗)，但可进行诊断性抗结核治疗及密切随访。结核菌素试验阳性不能作为排除肺癌的指标。

（3）肺炎：大约有 1/4 的肺癌早期以肺炎的形式出现。对起病缓慢，症状轻微，抗炎治疗效果不佳或反复发生在同一部位的肺炎应当高度警惕有肺癌可能。

（4）其他：包括发生在肺部的一些少见、罕见的良、恶性肿瘤，如肺纤维瘤、肺脂肪瘤等，术前往往难以鉴别。

【肺癌的分期】

1. 非小细胞肺癌。

目前非小细胞肺癌的 TNM 分期采用国际肺癌研究协会（IASLC）2009 年第七版分期标准（IASLC 2009）。

（1） 肺癌 TNM 分期中 T、N、M 的定义。

① 原发肿瘤（T）。

T_X：原发肿瘤不能评估，或痰、支气管冲洗液找到癌细胞但影像学或支气管镜没有可见的肿瘤。

T_0：没有原发肿瘤的证据。

Tis：原位癌。

T_1：肿瘤最大径≤3cm，周围被肺或脏层胸膜所包绕，支气管镜下肿瘤侵犯没有超出叶支气管(即没有累及主支气管)。

T_{1a}：肿瘤最大径≤2cm。

T_{1b}：肿瘤最大径 >2cm 且≤3cm。

T_2：肿瘤大小或范围符合以下任何一项：肿瘤最大径>3cm； 但不超过 7cm；累及主支气管，但距隆突≥2cm；累及脏层胸膜；扩展到肺门的肺不张或阻塞性肺炎，但不累及全肺。

T_{2a}：肿瘤最大径≤5cm，且符合以下任何一点：肿瘤最大径>3cm；累及主支气管，但距隆突≥2cm；累及脏层胸膜；扩展到肺门的肺不张或阻塞性肺炎，但不累及全肺。

T_{2b}：肿瘤最大径>5cm 且≤7cm。

T_3：任何大小的肿瘤已直接侵犯了下述结构之一者：胸壁（包括肺上沟瘤）、膈肌、纵隔胸膜、心包；或肿瘤位于距隆突 2cm 以内的主支气管，但尚未累及隆突；或全肺的肺不张或阻塞性肺炎。肿瘤最大径>7cm；与原发灶同叶的单个或多个的卫星灶。

T_4：任何大小的肿瘤已直接侵犯了下述结构之一者：纵隔、心脏、大血管、气管、食管、喉返神经、椎体、隆突；或与原发灶不同叶的单发或多发病灶。

② 区域淋巴结（N）。

N_X：区域淋巴结不能评估。

N_0：无区域淋巴结转移。

N_1：转移至同侧支气管旁淋巴结和（或）同侧肺门淋巴结，和肺内淋巴结，包括原发肿瘤直接侵犯。

N_2：转移至同侧纵隔和（或）隆突下淋巴结。

N_3：转移至对侧纵隔、对侧肺门淋巴结、同侧或对侧斜角肌或锁骨上淋巴结。

（3）远处转移（M）。

M_X：远处转移不能评估。

M_0：无远处转移。

M_1：有远处转移。

M_{1a}：胸膜播散（包括恶性胸膜积液、恶性心包积液、胸膜转移结节）；对侧肺叶的转移性结节。

M_{1b}：胸腔外远处转移。

大部分肺癌患者的胸腔积液（或心包积液）是由肿瘤所引起的。但如果胸腔积液（或心包积液）的多次细胞学检查未能找到癌细胞，胸腔积液（或心包积液）又是非血性或非渗出性的，临床判断该胸腔积液（或心包积液）与肿瘤无关，这种类型的胸腔积液（或心包积液）不影响分期。

（2）肺癌 TNM 分期（IASLC 2009）。

表 2-9　肺癌 TNM 分期（IASLC 2009）

分期	TNM
隐形肺癌	T_x，N_0，M_0
0	T_{is}，N_0，M_0
IA	$T_{1a,b}$，N_0，M_0
IB	T_{2a}，N_0，M_0
IIA	$T_{1a,b}$，N_1，M_0
	T_{2a}，N_1，M_0
	T_{2b}，N_0，M_0
IIB	T_2，N_1，M_0
	T_3，N_0，M_0
IIIA	T_1，N_2，M_0
	T_2，N_2，M_0

分期	TNM
	T_3，N_1，M_0
	T_3，N_2，M_0
	T_4，N_0，M_0
	T_4，N_1，M_0
IIIB	T_4，N_2，M_0
	任何 T，N_3，M_0
IV	任何 T，任何 N，$M_{1a,b}$

2. 小细胞肺癌。

小细胞肺癌分期：对于接受非手术的患者采用局限期和广泛期分期方法，对于接受外科手术的患者采用国际肺癌研究协会（IASLC）2009 年第七版分期标准。

【治疗】

1. 治疗原则。

应当采取综合治疗的原则，即：根据患者的机体状况，肿瘤的细胞学、病理学类型，侵及范围（临床分期）和发展趋向，采取多学科综合治疗（MDT）模式，有计划、合理地应用手术、化疗、放疗和生物靶向等治疗手段，以期达到根治或最大程度控制肿瘤，提高治愈率，改善患者的生活质量，延长患者生存期的目的。目前肺癌的治疗仍以手术治疗、放射治疗和药物治疗为主。

2. 外科手术治疗。

（1）手术治疗原则。手术切除是肺癌的主要治疗手段，也是目前临床治愈肺癌的唯一方法。肺癌手术分为根治性手术与姑息性手术，应当力争根治性切除。以期达到最佳、彻底的切除肿瘤，减少肿瘤转移和复发，并且进行最终的病理 TNM 分期，指导术后综合治疗。对于可手术切除的肺癌应当遵守下列外科原则：

①全面的治疗计划和必要的影像学检查（临床分期检查）均应当在非急诊手术治疗前完成。充分评估决定手术切除的可能性并制订手术方案。

②尽可能做到肿瘤和区域淋巴结的完全性切除；同时尽量保留有功能的健康肺组织。

③电视辅助胸腔镜外科手术（VATS）是近年来发展较快的微创手术技术，主要适用于 I 期肺癌患者。

④如果患者身体状况允许，应当行解剖性肺切除术（肺叶切除、支气管袖状肺叶切除或全肺切除术）。如果身体状况不允许，则行局限性切除：肺段切除（首选）或楔形切除，亦可选择 VATS 术式。

⑤完全性切除手术（R0 手术）除完整切除原发病灶外，应当常规进行肺门和纵隔各组淋巴结（N1 和 N2 淋巴结）切除并标明位置送病理学检查。最少对 3 个纵隔引流区（N2 站）的淋巴结进行取样或行淋巴结清除，尽量保证淋巴结整块切除。建议右胸清除范围为：2R、3a,3p、4R、7–9 组淋巴结以及周围软组织；左胸清除范围为：4L、5–9 组淋巴结以及周围软组织。

⑥术中依次处理肺静脉、肺动脉，最后处理支气管。

⑦袖状肺叶切除术在术中快速病理检查保证切缘（包括支气管、肺动脉或静脉断端）阴性的情况下，尽可能行保留更多肺功能（包括支气管或肺血管），术后患者生活质量优于全肺切除术患者。

⑧肺癌完全性切除术后 6 个月复发或孤立性肺转移者，在排除肺外远处转移情况下，可行复发侧余肺切除或肺转移病灶切除。

⑨心肺功能等机体状况经评估无法接受手术的 I 期和 II 期的患者，可改行根治性放疗、射频消融治疗以及药物治疗等。

（2）手术适应证。

① Ⅰ、Ⅱ期和部分Ⅲa 期（T_3N_{1-2M0}；$T_{1-2}N_2M_0$；T_4N_{0-1M0} 可完全性切除）非小细胞肺癌和部分小细胞肺癌（$T_{1-2}N_{0-1}M_0$）。

② 经新辅助治疗（化疗或化疗加放疗）后有效的 N_2 期非小细胞肺癌。

③ 部分Ⅲb 期非小细胞肺癌（T_4N_{0-1M0}）如能局部完全切除肿瘤者，包括侵犯上腔静脉、其他毗邻大血管、心房、隆凸等。

④ 部分Ⅳ期非小细胞肺癌，有单发对侧肺转移，单发脑或肾上腺转移者。

⑤ 临床高度怀疑肺癌的肺内结节，经各种检查无法定性诊断，可考虑手术探查。

（3）手术禁忌证。

① 全身状况无法耐受手术，心、肺、肝、肾等重要脏器功能不能耐受手术者。

② 绝大部分诊断明确的Ⅳ期、大部分Ⅲb 期和部分Ⅲa 期非小细胞肺癌，以及分期晚于 T1–2N0–1M0 期的小细胞肺癌。

3. 非小细胞肺癌的分期治疗模式。

（1）Ⅰ期非小细胞肺癌的综合治疗。

① 首选手术治疗，包括肺叶切除加肺门、纵隔淋巴结清除术，可采用开胸或 VATS 等术式。

② 对于肺功能差的患者可以考虑行解剖性肺段或楔形切除术加肺门、纵隔淋巴结清除术。

③ 完全切除的 IA 期肺癌患者不适宜行术后辅助化疗。

④ 完全切除的 IB 期患者，不推荐常规应用术后辅助化疗。

⑤ 切缘阳性的Ⅰ期肺癌推荐再次手术。其他任何原因无法再次手术的患者，推荐术后化疗加放疗。

（2）Ⅱ期非小细胞肺癌的综合治疗。

① 首选手术治疗，包括肺叶、双肺叶或全肺切除加肺门、纵隔淋巴结清除术。

② 对肺功能差的患者可以考虑行解剖性肺段或楔形切除术加肺门、纵隔淋巴结清除术。

③ 完全性切除的Ⅱ期非小细胞肺癌推荐术后辅助化疗。

④ 当肿瘤侵犯壁层胸膜或胸壁时应当行整块胸壁切除。切除范围至少距病灶最近的肋骨上下缘各 2cm，受侵肋骨切除长度至少应当距肿瘤 5cm。

⑤ 切缘阳性的Ⅱ期肺癌推荐再次手术，其他任何原因无法再次手术的患者，推荐术后化疗加放疗。

【诊疗流程和随访】

1. 肺癌诊疗流程。

（1）肺癌诊疗流程：影像学检查；肺癌相关标记物检测；组织病理学检查；门诊拟诊肺癌患者；继续随访。

（2）可切除性评估：不可切除；可切除；排除诊断；明确诊断与 TNM 分期；以放化疗为主的综合治疗；以手术为主的综合治疗；随访；复发转移。

2. 随访。

对于新发肺癌患者应当建立完整病案和相关资料档案，诊治后定期随访和进行相应检查。具体检查方法包括病史、体检、血液学检查、影像学检查、内镜检查等，旨在监测疾病复发或治疗相关不良反应、评估生活质量等。随访频率为治疗后 2 年内每 3~6 个月随访一次，2~5 年内每 6 个月随访一次，5 年后每年随访一次。

第五节 肝门部胆管癌外科治疗

【概述】

肝门部胆管癌因部位隐蔽，解剖位置特殊，未治疗的肝门胆管癌预后极差，患者多在 3–4 个月内死于肝脏功能衰竭。随着现代影像技术的发展，临床上对肝门部胆管癌的诊断与治疗有很大的进步。其发病率占肝外科胆管癌的 58%–60%，而肝外胆管癌占全部癌症的 1%左右，近年来有增加趋势。

手术指征：患者一般情况可，无重要脏器功能障碍，肿瘤无远处转移（包括无清扫范围以外的淋巴结转移）。肿瘤侵犯门静脉汇合部并非绝对手术禁忌，术前行 CT 或 MR 血管造影明确受侵范围及长度能够在术前较为准确的判断手术是否可切除，门静脉人造血管的置换能够提高手术切除率，但远期效果尚待大样本量实验证实。

【病因】

1. 胆石病：肝胆管癌与原发性胆管结石肝胆管结石的关系甚为密切，胆囊结石虽与胆囊癌的发生密切相关，但与胆管癌发生有何关联，尚不清楚。

2. 胆管囊性疾病：胆管系统的囊性疾病常发生癌变，如先天性胆管囊肿和肝内胆管囊肿（Caroli 病）的癌变率高，并主要是腺癌。

3. 硬化性胆管炎：硬化性胆管炎在组织学上与硬化型胆管癌难以区别，临床上常将其作为胆管癌对待。

4. 慢性溃疡性结肠炎：其胆管癌发生率为正常人群的 10 倍。

5. 华支睾吸虫感染：其寄生于肝管系统内，可能是长期局部炎症和虫体及其代谢产物，分解产物对胆管粘膜上皮刺激，以致引起胆管粘膜的上体增生，乳头样增生，腺瘤样改变等、

【转移特点】

1. 神经侵犯：与胰腺癌、胆囊癌神经侵犯类似，可能与嗜神经信号通道被激活有关，发生率可高达 60%。

2. 肝侵犯：肝门部胆管癌常易侵犯肝脏。

3. 肝转移灶：肝门部胆管癌不同于胆囊癌及肝内胆管细胞癌，其肝转移发生率较低，约 10%左右。

4. 肝门周围淋巴脂肪侵犯：发生率约 45%左右（可能与神经侵犯有重叠）。

5. 淋巴结转移：约 30%–50%出现淋巴结转移。

【诊断】

1. 临床症状：消化道症状，发热、上腹痛、瘙痒、体重下降、倦乏等。

2. 黄疸：进展迅速，患者常有中度—深度黄疸。

3. 其他：肝大、胆囊不可及，腹水，转移癌体征等。

4. 血清学指标：CA19-9、CA242、CEA 等可升高，虽不具特异性，但升高应当引起重视。

【影像学诊断】

1. B 超：能发现肝内胆管扩张及程度，大部分能显示肿瘤大小及范围，肝内有无转移病灶，肝十二指肠带内、腹膜后及其他部位淋巴结转移情况及侵犯情况。

2. CT：能显示肝内胆管扩张情况，肿瘤大小，侵犯范围，肝胆管受侵程度，肝实质受侵程度，肝叶萎缩情况，肝内转移灶情况，肝十二指肠韧带内及胰头后方、腹腔动脉周围等淋巴转移情况。

3. MRI： 显示情况同 CT，但 MRCP 为最有价值的影像资料之一。

4. 三维成像：MRCP 结合三维成像能清晰显示整个胆管系统、门静脉系统和肝动脉系统三维结构，进一步明确肝内胆管受侵犯、门静脉受侵犯，肝动脉受侵犯程度，为制定手术方案提供帮助。

5. PET-CT 可显示转移性病灶的存在情况。

6. ERCP 有一定意义。

7. PTC 到PTCD 如需手术前诚时可获得此资料。

【鉴别诊断】

1. 胆囊癌伴肝门侵犯。

2. 以胆管癌栓为主要表现的肝细胞癌。

3. 胃癌、贲门癌及食管癌合并肝门淋巴结转移压迫肝门。

4. 肝门部胆管局灶增生型炎性肿块。

5. 良性胆管狭窄如 Mirizzi 综合症，术后胆管损伤。

【分型 分期】

1. Bismuth 分型。

I 型 肿瘤位于肝总管，未侵犯汇合部。

Ⅱ型 肿瘤侵及左、右肝管口。

Ⅲa 型 肿瘤侵犯右肝管。

Ⅲb 型 肿瘤侵犯左肝管。

Ⅳ型 肿瘤已侵犯左、右双侧肝管。

2. 改良 T 分期（sloan-kettering 肿瘤中心）。

T1 期肿瘤局限于肝管汇合部和/或单侧扩展至二级胆管。

T2 期 肿瘤侵及肝管汇合部和/或单侧扩展至二级胆管，同时合并同侧门静脉受累和/或同侧肝叶萎缩。

T3 期 肿瘤侵及肝管汇合部并且双侧都扩展至二级胆管；或肿瘤单侧扩展至二级胆管同时对侧的静脉受累和/或 对侧肝萎缩；或肿瘤累及的静脉主干或者双侧门静脉均受累。

【术前准确评结】

1.患者全身状况的评估、包括一般情况、年龄、基本素质、心肺功能、肝肾功能、总胆红素水平、白蛋白水平、凝血功能。

2. 手术组医生手术技能评估，肝门部胆管癌一般只有一次手术机会，追求 R0 切除是最理想境界，R1 切除或 R2 切除亦能获得较长的生存期及较高的生存质量，除手术切除要求主刀有较强的操作技能外，重建手术亦要求助手有较强的操作技能予以配合，因门静脉分叉处常易受侵，主刀必须具备较强血管外科技能，以备术中顺利完成血管重建，这点极为重要。

3. 正确的临床分型分期，根据正确全面的影像学资料进行正确临床分型分期制订初步手术方案。手术探查所见可能与术前评估有一定差距（最高可达 36%），应于探查后再评估，修订出切实可行的手术方案，并付之实际操作。

【术前预处理】

1. 减黄，仍有争议，但支持者亦多。

2. 术前肝动脉栓塞，栓塞可形成动脉侧支循环，肝内部主要动脉一并切除，不易至术后肝功能衰竭。

3. 术前门静脉栓塞，安全可行，可增加手术切除率，生存率与未行门静脉栓塞的肝切除者相仿。缺点是术前很难判断是预行左半肝切除还是右半肝切除，那么决定栓塞哪侧内静脉就困难。

【手术治疗】

1. 肝门胆管癌外科手术治疗的地位。外科手术治疗是肝内胆管癌首选的治疗方法，R0 切除是唯一能使患者获得长期治愈的手段，R1 切除或 R2 切除亦能使患者较多获益，放化疗对此类疾病不敏感。

2. 手术路径。

根据前述分型分期，对Ⅰ Ⅱ型肝内胆管癌，不论肝十二指肠韧带内淋巴结转移，融合的情况如何，作者从腹腔动脉、肝总动脉起始部开始，向肝内手法清扫，耐心采用双极电凝加锐性分离的办法，均可找到操作平面，完成清扫和切除。对于Ⅲ、Ⅳ型或 T3 期肝内胆管癌，肿瘤延伸至肝实质内或尾状叶，要完成 R0 切除，必将切除受累肝叶，妥善处理受侵犯之门静脉手术难度极大，易招改不易控制的大出血，作者的操作步骤是：

（1）切除胆囊，扩大操作空间，分离出保留侧门静脉（包括肝动脉）是手术切除成功的前提和保证。

（2）肝门呈冻结状态时，胆囊窝（右肝门）入路或为困难，宜行肝总动脉入路，用双极电凝辅以锐性解剖的方法暴露肝总动脉，进入肝十二指肠韧带显露门静脉，切断胆总管末端，自上而上完成血管骨骼化的同时显露门静脉分叉部，再根据术前评估的切肝模式结合术中探查的肝内侵犯情况决定分叉部以上的手术方式（即最终切肝模式）。

（3）沿预前线从第二肝门开始切肝，分层进入，处理好第二肝的后（需切断的肝静脉），自下而上沿下腔静脉两侧处理第三肝门，切除尾状叶，最后处理第一肝内。

（4）决定联合左半肝或右半肝切除由探查决定，以作者的经验大部分病例以左半肝切除联合尾叶切除能达手术目的，少数情况下以右侧侵犯为主右侧尾状叶肿块侵犯较深，需右半肝联合尾叶切除，尾叶胆管无明显侵犯者可不追求规则尾叶切除。

（5）门静脉的处理仍是手术中的难中之难，门静脉处理不理想意味着台上有危险或达不到 RO 切除，而门静脉最易受累，且最难处理的地方即为分叉部。Ebata 160 例 Ro 切除其中 52 例联合门静脉切除，108 例未行门静脉切除，手术死亡率分别 9.6%和 9.3%切除门静脉病检 16 例（30.8%）无瘤侵犯，由于联合门静脉切除其手术技术要求高，术后并发症发生率高，切除门静脉后仅部分病例发现肿瘤侵润，联合门静脉切除应有选择性，但作者持积极态度。另外，肝门部胆管癌肝动脉（或分支）受侵犯不通发生率比门静脉受累率更高，如遇肝动脉受累不通，保证保留侧门静脉支通畅更是决定手术成败的关键。选择联合切除门静脉重建更需有较多的经验积累完成。至于肝动脉损伤的处理多数学者认为保留侧应保护或重建，否则将招致术后肝衰和肝内胆管坏死，但以作者有限有临床经验来看，此类情况并不常发生，可能占肝动脉受侵后有侧支循环建立（腹膜后来源可能）。

（6）关于胆肠吻合。一般均能顺利完成，主要胆管内应置支撑引流，术者最多一次肝门部 5 支胆管分别与肠袢吻合，并无胆漏发生。

【肝移植的地位】

早期有学者提供，针对无法切除的肝门胆管癌，可采用原位肝移植治疗。但临床结果显示，尽管术后早期预后转好，但 84%的病人于术后 2 年内复发，近半数的复发肿瘤位于移植肝内，复发后中位死亡时间为 2 个月，1、3、5 年生存率分别为 72%、48%、23%。近年来越来越多的临床资料显示，肝门部胆管癌行原位肝移植前进行新辅助治疗可得到分理想的治疗效果。Kea 报道，Mayo 医院一组Ⅰ Ⅱ期肝门胆管癌手术治疗资料：

表 2-10 不同手术后生存率

	1 年	3 年	5 年
新辅助治疗+肝移植（n=38）	92.0%	82.0%	82.0%
同期手术切除（n=?）	82.0%	48.0%	21.0%

表 2-11　不同手术后复发率

			复发率
新辅助治疗+肝移植（n=38）			13.0%
同期手术切除（n=?）			27.0%

附：中、下段胆管癌

肝外胆管癌的部位划分，一般采用 Longmire 的划分法：即从胆囊管开口以下至胰腺上缘的胆总管称中段胆管，胰腺内胆管至进入十二指肠壁之前，称为下段胆管。一般把十二指肠壁内段胆管、壶腹部、乳头部的肿瘤从肝外胆管癌中分出来。中下段胆管癌临床表现类似，手术治疗基本上以包括肝外胆管在内之胰头，十二指肠切除+区域清扫为基本术式，但与肝内部胆管癌相比，其手术难度较低，R0 切除率较高，因而预后相对较好。极少数早期病例，可考虑行肝外胆管（包括胆囊）切除，区域清扫，肝门胆管-空肠 Roux-en-y 吻合术，但清扫范围及切缘均难保证，特别是胰头后方及周围清扫，一旦复发，进展极快，不支持该术式。

【随防】

出院指征：患者一般情况可，可自行进食并下床活动，腹腔引流管中引流液少于 20ml/24h。

随访要求：患者术后胆道引流管建议在术后 6 周左右拔除，拔除前持续夹管 24 小时。建议术后三年内每 3 月复查一次，复查项目包括肿瘤学标志物检查、影像学检查（彩超、CT、MR 等）。三年后复查间隔可适当延长。

第六节　肛管癌外科治疗

【概述】

肛管癌（anal cancer）指起源于肛管或主要位于肛管的肿瘤。肛管癌不同于常见的结直肠癌，它的病因 、危险因素、临床进展、分期和治疗都区别于结直肠癌癌，肛管癌最常见的类型是由鳞柱状上皮交界处起源的鳞状细胞癌，分为角化（基底细胞样鳞状细胞癌）或非角化（一穴肛原癌），其它类型包括腺癌，淋巴瘤，肉瘤，恶性黑色素瘤。肛管癌是少见的肿瘤，通常发生在成年人,平均年龄约 60 岁，肛管癌的发生率大约是 1/100000，占下消化道肿瘤比约 4%。2010 年美国大约有新发病例 5260 例，包括 2000 例男性和 3260 例妇女。近 50 年来，肛管鳞状细胞癌的发病率显著上升, 人类乳头瘤病毒（HPV）的感染是肛管癌最重要的发病因素，大多数肛管鳞状细胞癌可检测到 HPV DNA，在人类免疫缺陷病毒（HIV）阳性的患者中，肛管癌的发生率高于阴性患者的 2 倍，在有肛门性交的男性患者中，肛管癌的发生率高达 35/100000。

【病因】

肛管癌的危险因素包括：

1.高龄，绝大多数肛管癌发生于 50 岁以上人群。

2.性伴侣过多,无论男女，性伴侣过多发生肛管癌的几率明显增加。

3.肛交，有肛交行为的男女肛管癌发生率增加。

4.吸烟，吸烟与肛管癌的发生呈正相关。

5.人类乳头瘤病毒（HPV）感染，HPV 感染是肛管癌最重要的发病因素, 80%–85%肛管癌可以用 PCR 技术检测到 HPV 的 DNA。

6.免疫功能低下：患者的免疫功能与肛管癌有明显的相关性，爱滋病（AIDS）患者的肛管癌发病率明显增加。患者危险度的增加一般认为可能是因为患者免疫功能低下，在这种情况下增加了 HPV 的易感性；同样，在进行肾移植的患者罹患肛管癌的危险明显增加。此外放射治疗是肛管癌的危险因素，可能是因为机体的免疫系统受到抑制的缘故。

【病理】

肛管癌的肿瘤的中心位于齿状线的 2cm 以内。按组织学分，发生于黏膜上皮，无论是腺上皮，移行上皮还是鳞状上皮，均称为肛管癌；发生于皮肤或远端黏膜皮肤交界处的，称为肛缘癌。

WHO 肛管癌的病理分类：鳞状细胞癌、腺癌、黏液腺癌、小细胞癌和未分化癌。在北美和欧洲，鳞癌占 80%，然而，病理类型有地域的变化，例如，在日本仅 20%的肛管癌是鳞癌。在 WHO 分类中，除了 80%的鳞癌外，剩下的 20%上皮肿瘤主要为结直肠黏膜型的腺癌，以及少见的，来自肛管腺体或肛窦的黏液腺癌、小细胞癌和未分化癌。

肛管上皮性癌的播散方式主要是直接浸润和淋巴转移，血行转移较少见，早期即可有括约肌和肛周组织的直接侵犯，约有半数的病例肿瘤侵犯到直肠和（或）肛周区域。进展期的肿瘤可浸润骶骨或骨盆壁，女性常浸润至阴道，然而，男性的前列腺浸润则不常见。进展期肿瘤的局部转移较盆腔外转移更常见，仅 10%的患者在诊断时发现已有远处转移。发生远处转移的常见部位是肝脏和肺。

齿状线以上肿瘤的淋巴主要引流到直肠周围、髂外、闭孔和髂内。Boman 的报道显示，在经腹会阴切除术中，发现 30%的肛管癌有盆腔淋巴结转移，16%有腹股沟淋巴结转移。位于远端肛管的肿瘤引流至腹股沟–股骨区域、髂外和髂总淋巴结。约 15%~20%的患者在就诊时已有腹股沟淋巴结转移。通常是单侧腹股沟转移，而 10%~20%是在以后的检查时发现的。约 30%淋巴结转移浅表，60%可为深部。

约有 5%患者在初次就诊时已有盆腔外转移，转移的途径多通过门静脉系统或体静脉系统，常见的转移部位为肝脏和肺。

【解剖学基础】

肛管的定义有外科肛管和病理学肛管之分。外科肛管的上界是以肛管直肠环为界，下界为肛缘；其平均长度约为 4cm（3~5cm），三分之二在齿状线（dentate line）以上，三分之一位于齿状线以下，齿状线以下的上皮曾描述为肛门粘膜或肛门皮肤，目前更倾向于称为肛管皮肤（anoderm）。尽管不具有皮肤附属器，但具有色素沉着、感觉灵敏、上皮角化等皮肤特点。齿状线上方的肛管移行区有肛柱，肛柱近齿状线处有肛乳头和肛窦。肛管移行区包括齿状线区，由范围不同的移行上皮和鳞状上皮覆盖，在此区域内可以见到内分泌细胞和黑色素细胞，移行区上则是直肠粘膜。而病理学的肛管是指从肛管上皮移行区开始至肛缘的范围。国内学者对于肛管的定义多数是以病理学肛管为标准。

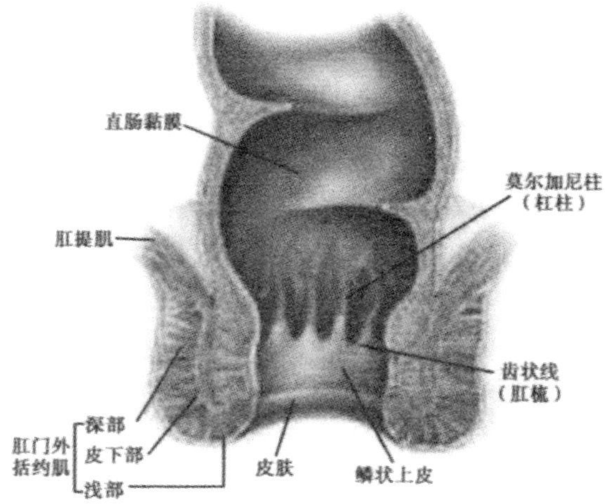

图 2–1　肛管解剖示意图

【临床症状】

肛管癌约 20%没有症状，由于所处位置易于医师通过肉眼检查及指诊，因此肛管癌容易早期发现。主要症状包括：便血、肛门异物感、约 30%患者会出现肛周持续或反复的疼痛，持续或反复的瘙痒，排便习惯改变或排便时费力，大便变细，大便失禁，腹股沟淋巴结肿大等。但需关注的是肛管癌是少见的疾病，出现上述症状时应首先考虑引起该症状的其他疾病，并行相关检查。

【辅助诊断】

影像学检查对于肿瘤的分期有很大的帮助，进行这些检查的目的在于了解肿瘤对于周围组织的侵犯情况、是否存在区域淋巴结的转移、是否存在远处的转移。包括胸部的 X 线检查、腹盆腔的 CT 检查，肛管直肠内的腔内超声检查，对于判断肛管癌的侵犯深度和区域淋巴结的情况有很大帮助，也有医院进行磁共振或PET-CT 检查。

【临床分期】

目前肛管癌的分期最为公认的是 AJCC /UICC 的 TNM 分期系统（表 2-11）。与肠道系统的其它的T 的分期不同，肛管癌分期中 T 采用的是肿瘤的大小而非肿瘤的侵犯深度。

表 2-11　AJCC /UICC 的 TNM 分期

原发肿瘤（T）
Tx　原发肿瘤无法评价
T0　没有原发肿瘤
Tis　原位癌
T1　肿瘤最大直径≤2cm
T2　肿瘤最大直径 2cm,但<5cm
T3　肿瘤的最大直径>5cm
T4　肿瘤侵犯临近器官（阴道、尿道、膀胱）,不论肿瘤的大小；肿瘤侵犯括约肌不属于 T4。
淋巴结转移（N）
Nx　区域淋巴结无法评价
N0　区域淋巴结无转移
N1　直肠周围淋巴结存在转移
N2　存在单侧的髂内淋巴结转移和/或腹股沟淋巴结转移
N3　直肠周围淋巴结存在转移和腹股沟淋巴结转移和/或双侧髂内淋巴结转移和或双侧腹股沟淋巴结转移
M　远处转移
Mx　远处转移无法评价
M0　无远处转移
M1　存在远处转移
分期
0 期　TisN0M0
Ⅰ期　T1N0M0
Ⅱ期　T2N0M0　T3N0M0
ⅢA 期　T4N0M0　T 任何 N1M0
ⅢB 期　T4N1M0　T 任何 N2、3M0
Ⅳ期　T任何 N 任何 M1

【诊断和鉴别诊断】

1.诊断。

（1）对有肛门刺激症状，肿块结节等或原有肛门部疾患者，局部出现硬结或溃疡时应考虑到有本病的可能性而进行进一步检查。

（2）肛门部视诊、肛门指诊、肛门镜检查可见肛管部有硬结或癌性溃疡，晚期肛门括约功能松弛，肛门指诊可明确癌肿的性质、扩展范围及固定程度等。

（3）本病的最后确诊有赖于肿块的活组织检查，阳性者即可确定诊断。

（4）腹股沟淋巴结触诊检查，若发现淋巴结肿大而坚韧者，应进行淋巴结活检，明确其性质。

2. 鉴别诊断。

本病应注意与下列疾病相鉴别。

（1）直肠癌：直肠癌可以侵犯到肛管，甚至可以到达齿线处。诊断要靠病理检查。但直肠腺癌的预后较鳞状细胞癌为佳。

（2）肛瘘：感染性肛瘘的表现有时类似肛管癌，肛瘘多在肛管后、前正中处，并与齿线处相连，肛管粘膜完整，探针检查有助于鉴别。

（3）恶性黑色素瘤：该肿瘤在肛管处少见。典型的黑色素瘤外观似血栓性痔，但触诊为硬性结节，偶有压痛。若表面有色素及溃疡，则诊断不难，但半数黑色素瘤无色素，易误诊，活检可明确诊断。

【治疗】

治疗原则:对于基底细胞样鳞癌和一穴肛缘癌，目前的治疗方式是以放疗和化疗为主的综合治疗；手术治疗适用于疾病的组织病理活检确诊或者在综合治疗效果不佳的情况下的补救措施；单纯放疗在有明显的化疗禁忌症的情况下采用；一般不将化疗单独作为肛管癌的治疗方法。

1. 手术治疗。

在 20 世纪 70 年代以前，肛管癌的最主要的治疗方式是广泛的腹会阴联合切除术（ APR）。目前尽管外科手术不再是肛管癌的主要治疗手段,但外科手术仍然发挥着重要作用, 比如肿瘤局部活检、为了更有效的放射治疗而采取的粪便转流手术、腹股沟部病变的处理以及出现各种严重情况的外科解救手术治疗等。外科手术在肛管癌治疗中主要发挥以下作用：（1）作为综合治疗效果不佳或者治疗后局部复发病例的补救措施，此时应该进行根治性手术；（2）早期病变的局部切除，这种情况限于分化程度高、肿瘤直径<2 cm，仅仅侵犯黏膜下层的肿瘤；（3）作为存在放疗或者化疗禁忌症患者的治疗手段；（4）作为疾病诊断或者随访的病理活检的必要手段。

2. 放射治疗。

70 年代以前，放射治疗仅作为那些不能手术的晚期或复发后病例的姑息性治疗。自从 Nigro 等提出对于肛管鳞癌进行术前放疗同时行化疗的综合治疗方法后，对肛管癌的治疗观念发生了根本性的变化，肛管癌的治疗从以手术为主转变为放化疗结合的综合治疗。其优势在于可以保留肛门，提高患者的生活质量,而疗效与手术治疗是相似的。越来越多的放射治疗结果显示了其对肛管癌的良好疗效及其保留肛门功能方面的作用。对于 T1、T2 及较小的 T3 期肿留，放疗治愈率较高，对于较大的肿瘤，采用放疗加手术的联合治疗方法可使部分病例达到根治目的。

3. 化疗治疗。

肛管癌对化疗有一定敏感性。常用的化疗药物有 5-Fu、MMC、争光霉素、博莱霉毒等。5-Fu 作为放疗的增敏剂可明显延长无瘤生存期及远期生存率。5-Fu 与 MMC 联合应用可减少单药的剂量而提高局部控制率及远期生存率。

4. 放化疗联合治疗。

放射治疗与化疗结合的方案可以获得满意的无病生存和总体生存率，被认为是肛管癌的标准治疗方案。目前在欧美，综合治疗作为肛管癌的治疗措施已经得到公认。对 T1,N0 的患者，NCCN 指南要求采用放射治疗（RT 50~59 Gy）±丝裂霉素（MMC）或 5-Fu。对 T2~4，N0 或任何 T，淋巴结阳性的患者，主张采用 MMC 或 5-Fu+放射治疗（RT 50~59 Gy），并包括腹股沟淋巴结的照射。

目前在美国被广泛接受的综合治疗方案是患者接受持续的盆部放疗，总剂量达到 45Gy（其中 30Gy 为全盆照射，15Gy 为真骨盆照射），并且同时进行两个周期（第 1 周和第 5 周）的持续的 5-FU 输注（1000 mg/m2，第 1~4 天），和单次的 MMC（10mg/m2,D1）给药；如果在治疗结束 6 周以后没有达到完全缓解，患者接受为期 1 周的补充治疗，具体包括一个周期的化疗 [持续的 5-FU 输注，1000 mg/m2 ，第 1~4 天；单次给予顺铂（CDDP）10mg/m2，第 2 天，同时进行 9 Gy 的原发肿瘤的照射，在经过补充治疗后 6 周如果进行活检仍然存在残余病灶，则进行补救性手术。手术方式为腹会阴联合切除。

综合治疗可以同时进行或顺序进行。若顺序治疗，化疗先于放疗。有报道显示，顺序治疗的效果差于同时进行的效果，因此对于肛管癌的综合治疗多数是同时进行。需要强调的是,尽管同时进行综合治疗的患者施行补救性手术的机会较低，但是在这方面有随机性的前瞻性研究资料。对于某些存在高危因素患者（如 T4 期肿瘤），首先进行诱导化疗，然后同时进行放疗和化疗可能效果更好，这方面需要更加深入的研究。

【预后】

对直径<2cm 的肿瘤,5 年存活率是 72%~83%, 而>5cm 的病人 5 年存活率仅有 24.3%~55.0%。

表 2-12　各期肛管癌的预后

期别	5 年生存率（%）
I	69.5
II	61.8
IIIA	45.6
IIIB	39.6
IV	5.3

第七节　骨肉瘤的外科治疗

【概述】

1. 定义。

起源于未分化的骨纤维组织，在发展过程中可以形成骨组织及其骨样组织。又称为成骨肉瘤；占原发性骨肿瘤（16.79%）；占原发性恶性骨肿瘤首位（48.3%），接近 1/2,其中主要是普通型骨肉瘤。

2. 分类。

（1）根据肿瘤的骨内位置分为髓内型、中心型、骨膜型、骨皮质旁型、骨表面型等。

（2）根据肿瘤成分分为骨母细胞型、软骨母细胞型、纤维母细胞型、纤维组织细胞型、毛细血管扩张型、软骨细胞型及小细胞型等。

（3）根据肿瘤细胞分化程度分为高度恶性、中度恶性、低度恶性三种类型。

（4）根据病灶分布分为单发型及多发型。

（5）根据病程分为原发型及继发型。

【普通型骨肉瘤】

是最常发生在髓内的原发性恶性肿瘤，起源于骨内，由产生骨质的间质细胞生成，肿瘤骨较多，偶见肿瘤骨稀疏及散发。

1. 流行病学。

发病率：好发于男性，男与女之比为 1.5~2:1；75%病例在 10~30 岁发病。

发病部位：在四肢长骨的好发部位为干垢端和骨干旁；最常见为股骨远端和胫骨近端，其次为肱骨近端，约 3/4 的骨肉瘤出现在膝和肩；再其次为股骨近端，股骨干和骨盆；前臂和跗骨不常见。

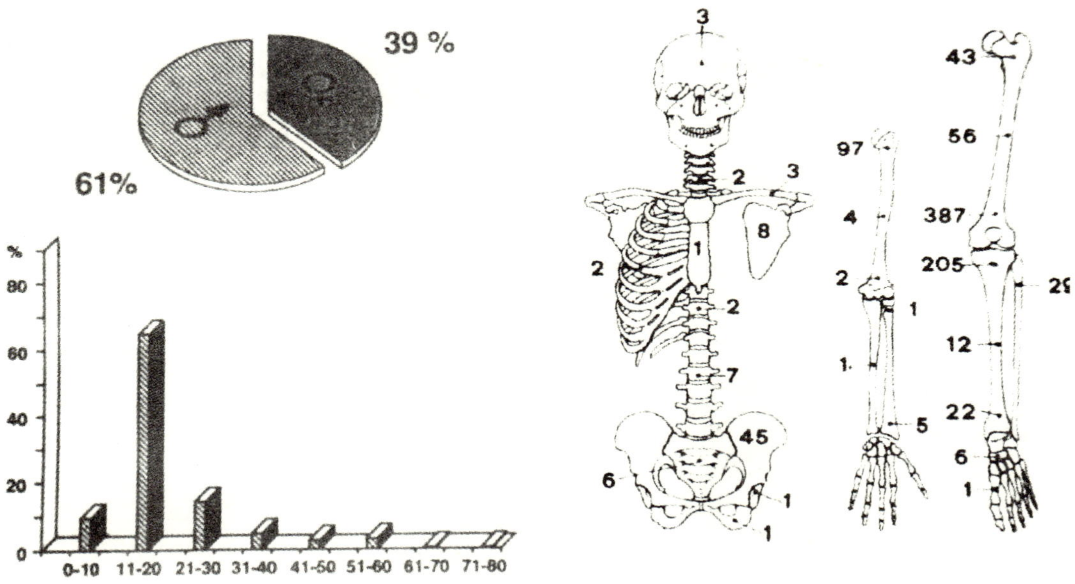

图 2-2 骨肉瘤的发病率的年龄和部位分布图。

生长特点：生长软骨的长期存在可推迟肿瘤入侵骨髓。骨肉瘤最常经血行转移至肺，继发性的和末期的科转移至骨，而发生骨转移时，往往已发生肺部转移；转移到内脏的很少；局部区域性淋巴结转移非常罕见。90%的病例为ⅡB 期肿瘤，另有 5%为ⅡA 期肿瘤,5%为Ⅲ期肿瘤。

2. 诊断。

（1）严格遵循临床、影像学及病理学三结合的原则。患者入院后，根据患者的临床症状、体征、X 线或 CT 表现，初步诊断为骨肉瘤。完善三大常规、凝血功能、肝功能、肾功能、心电图（老年患者要完善心功能、肺功能检查）、B 超、胸片。初步诊断为骨肉瘤的患者，在 CT 定位下行经皮病症穿刺活检（完善术前签字），对穿刺风险较大的部位（如股骨上端内侧）或穿刺不能明确诊断或患者坚决要求的（要签字为证），可以行切开活检，以明确诊断。

临床表现：初期常无典型的症状；在数周内，病情进展展，疼痛加剧；局部皮肤温度增高；邻近关节功能障碍，红肿、浅表静脉网状怒张；骨质溶解，并发病理骨折。

注意点：局部区域性淋巴结并不增大和增多；体重下降和贫血现象，预示肿瘤开始/已经转移。

（2）影像学。

X 线：对骨肉瘤性质判断最基本、最准确的影像学方法。其基本过程如下：肿瘤扩散–破坏骨质–骨膜隆起–穿破骨膜–新生骨/骨样组织。

早期表现：骨内局部性的改变，溶骨改变/混合性改变/硬化（成骨）影像。骨膜反应，一般均呈薄层或分层改变，或伴有小的放射样骨针（图 2–3）。

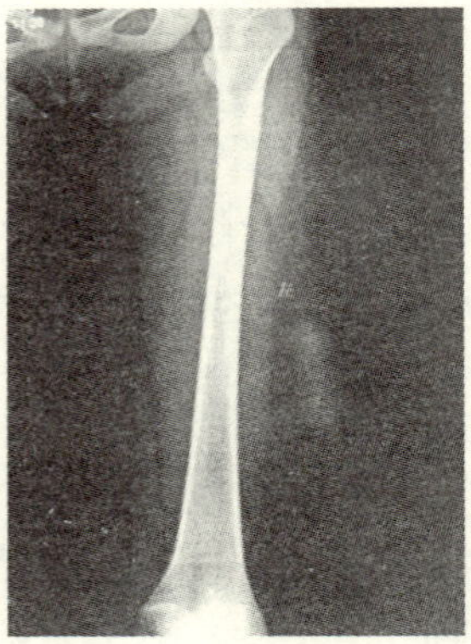

图2–3

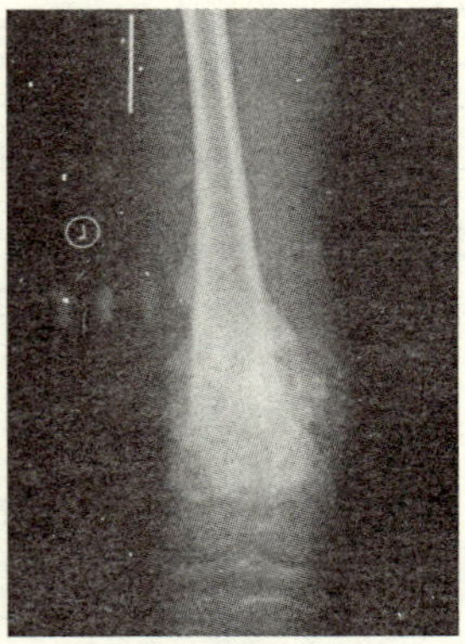

图 2–4

进展期：骨皮质被破坏并多处穿破；软组织内肿瘤性肿块；阳光射线影像；高度不透过放射线的结节和分支状影像；Codman 三角；洋葱皮样改变（图 2–4）。

CT（CTA）：了解肿瘤在髓内软组织中扩展的情况；与大血管或重要脏器的关系；对关节组织和关节腔的侵犯（图 2–5）。

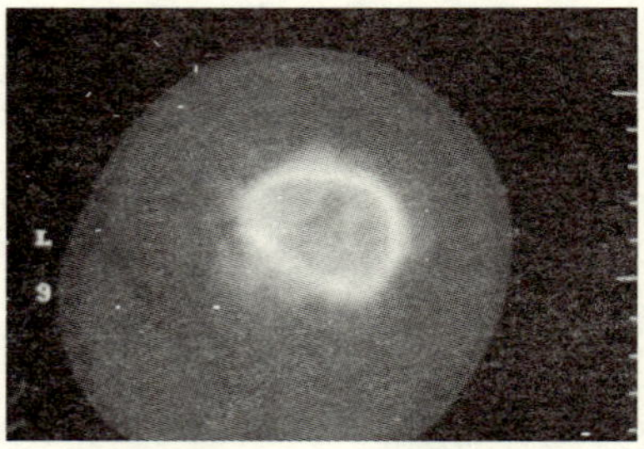

图 2–5

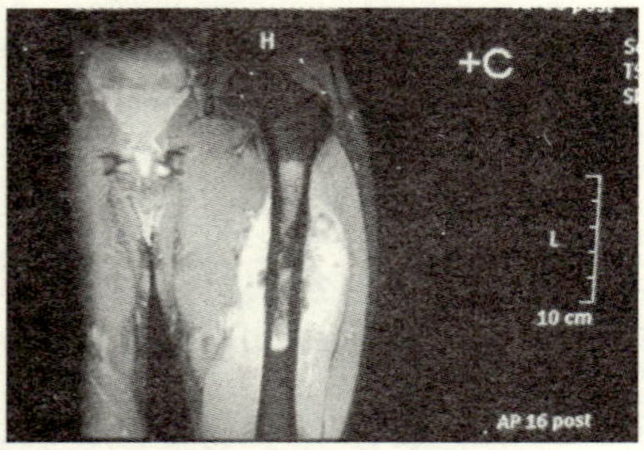

图2–6

MRI（MRA）：检测肿瘤在松质骨和循骨髓腔扩展情况；显示遗漏的肿瘤转移；了解肿瘤与其周围软组织关系；与大血管或重要脏器的关系（图 2–6）。

血管造影术（DSA）：是否有肿瘤性栓塞所致的静脉梗阻；肿瘤血供和滋养血管分布情况；常可见到“血池”现象；介入治疗；术前血管栓塞止血（图 2–7）。

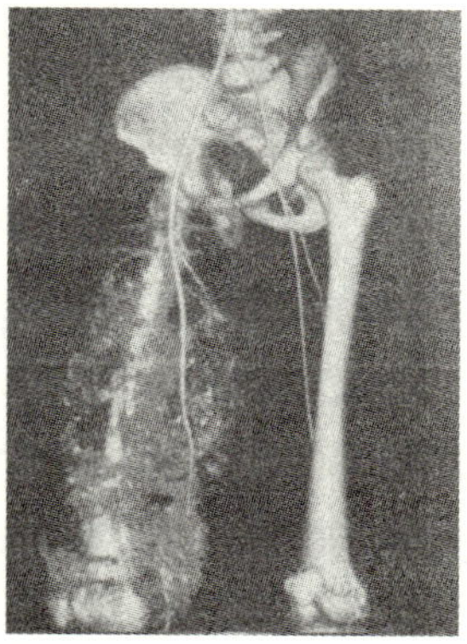

图 2–7

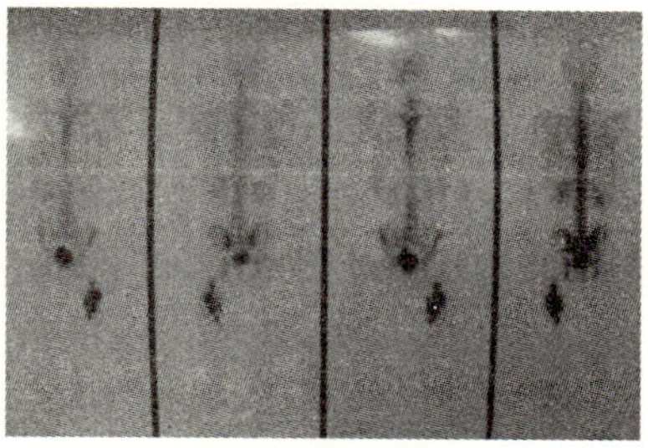

图 2–8

骨扫描：明确显示骨肉瘤的境界及其扩展情况；发现遗漏的转移或在其他部位的病灶（图 2–8）。

病理学分为大体病理学和组织病理学

大体病理学特征：在硬化区则以象牙质样硬固为特征；起源于肿瘤骨的小梁骨结构呈现带状、束状和厚密的网状；当生长软骨仍然存在时，往往不致被肿瘤穿破（图 2–9）。

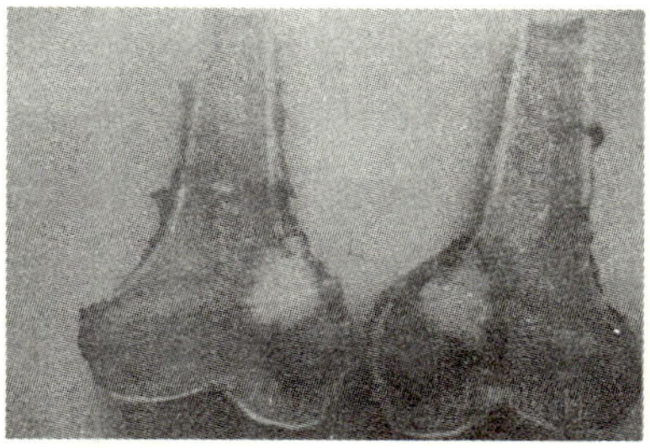

图 2–9

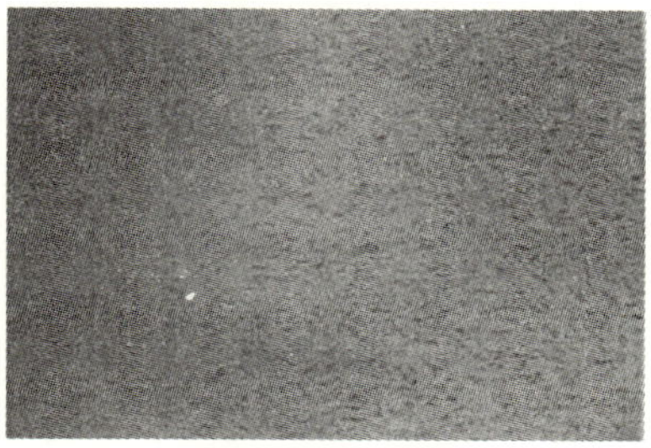

图 2–10

组织病理学特征：新生骨的结构紊乱，肿瘤骨在宿主骨的髓腔内扩散，宿主骨的小梁骨或被存留的组织均包藏在变异的骨组织中，即不规则肿瘤骨，此为骨肉瘤的诊断标志（图 2–10）。

3. 鉴别诊断。

临床上：应与 EWing 瘤、纤维肉瘤和恶性纤维纳织细胞瘤鉴别。

组织学上：与动脉瘤样。对囊肿、骨巨细胞瘤、骨囊肿等相鉴别。

治疗：诊断明确后，和患者及其家属详谈治疗方案（术前化疗→手术→术后化疗）及预后。其化疗方案大致如下：

（1）术前化疗。

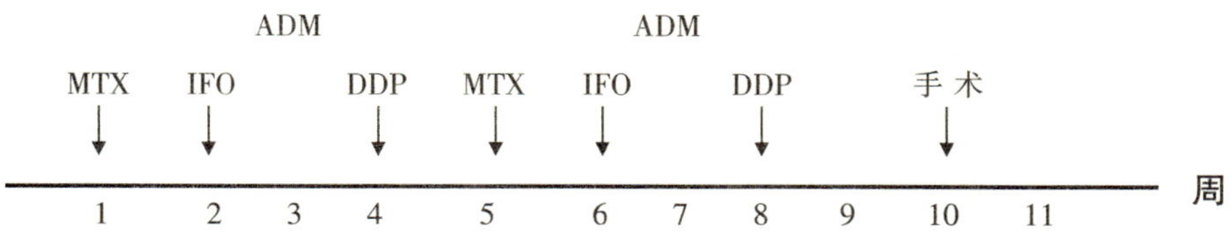

（2）术后化疗。

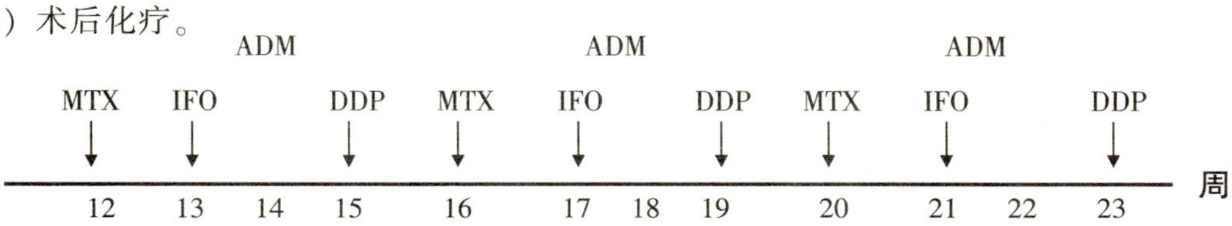

用药剂量：1.氨甲喋呤（MTX）：8~12g/m2，静脉，4~6h 输入，6h 后甲酰四氢叶酸钙解毒。2.异环磷酰胺（IFO）：2g/m2/天，静脉，连用 5 天，90 分钟后给膀胱保护剂美司那。3.阿霉素（ADM）：45mg/m2，静脉。4.顺铂（DDP）：100~120mg/m2，静脉或动脉。

（1）术前化疗。患者及其家属同意后，准备术前化疗（不同意化疗者要签字，直接行手术）。化疗前谈话，告知化疗毒副作用及疗效，患者及其家属同意并签字后开始化疗。术前化疗（MTX→I-FO→ADM、DDP）两周期，具体如下：

MTX（氨甲喋呤 8~12g/ m2 溶于 5%葡萄糖中Θ500~1000ml 静滴 4 小时）。

化疗前常规检查血常规、血小板、凝血酶原时间、尿常规、肾功能、碱性磷酸酶。化疗前 1 天开始服碳酸氢钠 2.0g，每日 4 次，连续 4 天，使尿的 pH 值维持在 7.0 左右；用 5%NaHCO3 250ml 静的，以碱化尿液；化疗前 1 天开始水化（2000ml 以上），利尿（20%甘露醇 125ml 静滴），连续 4 天，记出入水量，使尿量维持在 24 小时 3000ml 以上。化疗当天予氨甲喋呤 8~12g/ m2 溶于 5%葡萄糖中Θ500~1000ml 静滴 4 小时，6 小时后开始应用甲酰四氢叶酸钙（CF）解救，剂量为 9~15mg 肌肉注射，每 6 小时一次，用 12 次，连续监测化疗前 0h、化疗后 0h、24h、72hMTX 血药浓度，若 MTX 在中毒浓度以下，则停用 CF，若 MTX 在中毒浓度以上，则继续予 CF 解救，并继续监测 MTX 血药浓度，至 MTX 血药浓度低于 10-7 以下停用 CF；化疗当天测每次尿液 pH 值，使用 NaHCO3，保持尿液呈碱性（pH 维持在 6.5 以上）；化疗当天开始进行护肝（复甘、百扶苷、联苯双酯、肝复乐）、止呕（恩丹西酮、格拉斯琼）、护胃（西米替丁）治疗，连用 3 天。化疗后第 3、6 天抽血查血象、肝功能、肾功能，若 WBC 低于正常值，予集落刺激因子（GSF）升 WBC 治疗，使其恢复正常；肝功能转氨酶升高时继续使 。

MTX 结束后休息 1 周，复查血象、肝功能、肾功能正常后，开始 IFO 化疗。

IFO（异环磷酰胺（IFO）：2g/m2/天 静脉 连用 5 天）。

化疗前 1 天，予水化；化疗当天予 IFO 2g/m2/天（溶于生理盐水 500~1000ml 中） 静滴 连用 5 天，IFO 要予美司钠保护泌尿道，Mensa 400mg 在给 IFO 的同时及之后的第 4、8 小时由麦氏管人。化疗当天开始进行护肝（复甘、百扶苷、联苯双酯、肝复乐）、止呕（恩丹西酮、格拉斯琼）、护胃（西米替丁）治疗，连用 5 天。化疗后第 3、6 天抽血查血象、肝功能、肾功能，若 WBC 低于正常值，予集落刺激因子（GSF）升 WBC 治疗，使其恢复正常；肝功能转氨酶升高时继续使用护肝、降酶药治疗，使其恢复正常。

IFO 结束后休息 10 天，复查血象、肝功能、肾功能正常后，开始 ADM、DDP 化疗。

ADM、DDP（阿霉素（ADM）45mg/m2 静脉、顺铂（DDP）100~120mg/m2 静脉或动脉连用 3 天）。

化疗前 1 天，予水化；化疗当天予阿霉素（ADM）：45mg/m2，静脉、顺铂（DDP）100~120mg/m2，静脉或动脉，输注 ADM 时需予心电监护；化疗当天开始进行护肝（复甘、百扶苷、联苯双酯、肝复乐）、止呕（恩丹西酮、格拉斯琼）、护胃（西米替丁）治疗，连用 5 天。化疗后第 3、6 天抽血查血象、肝功能、肾功能，若 WBC 低于正常值，予集落刺激因子（GSF）升 WBC 治疗，使其恢复正常；肝功能转氨酶升高时继续使用护肝、降酶药治疗，使其恢复正常。

第一周期化疗结束后行 X 线片、CT 检查、MRI 扫描，并结合临床症状及体征（病灶局部肿胀大小及疼痛的变化），判断化疗疗效，若化疗效果不好，则第一周期结束后就行手术（截肢）。ADM、DDP 结束后休息 1 周，复查血象、肝功能、肾功能正常后，开始按上述方案行第二周期化疗。

（2）化疗评估。Rosen 等于 1982 年首先提出肿瘤坏死率的概念，即在切除的肿瘤标本中根据预先设计的多点取材法，计算出坏死肿瘤细胞的百分率。肿瘤标本坏死率评估已广泛为接受，肿瘤细胞坏死率大于90%为组织反应良好，小于90%视为组织反应不佳。这一指标已成为判断术前化疗有效性的金指标。MRI成像和动态增强结合肿瘤血管生存能力的评估有助于判定可能存在的镜下肿瘤浸润，计算MRI序列上显示为正常、异常交界处的最大倾斜率，阈更加准确的判定肿瘤范围，有助于确定安全的外科边界。血管造影与同位素扫描显示了较高的应用价值，现认为201Ti显像是一项较为准确的检查。

（3）手术。术前化疗结束后休息2周，进行手术治疗（不行手术者要签字），手术分保肢和截肢两种方式，和患者及其家属谈话，告知其两种手术的优缺点，根据其化疗效果、局部软组织条件（未行术前化疗者直接截肢）提出建议，由其决定并选择手术方案（选择后要签字）。

一是截肢术：分为高位截肢和关节离断术。①仍是治疗骨肉瘤的重要手段。②应用于ⅡB期以及Ⅲ期不伴肺外转移的骨肉瘤。③一经确诊，应尽快实施。④优点：最大限度地切除原发病灶；手术操作简单；术后即可尽快施行其他辅助治疗。⑤缺点：肢体功能障碍；幻肢痛是其常见的并发症；⑥注意点：ⅡB期患者，如化疗反应良好，应从严掌握。

二是保肢手术：适应证：①Enneking分期Ⅱ A期，对化疗反应好的Ⅱ B期，主要神经、血管未受累；②全身情况及局部软组织条件允许，可以达到广泛性切除；③无转移病灶或转移病灶可以治愈；④患者有强烈的保肢愿望；⑤经济上能够承受高强度的化疗。

禁忌证：①肿瘤周围的主要神经血管受到肿瘤的侵犯。②在根治手术前，或在术前化疗期间发生病理骨折，肿瘤组织和细胞破出屏障，随血肿广泛污染周围正常组织。③肿瘤周围软组织条件不好，如主要的肌肉随肿瘤被切除，或因放疗，反复手术而瘢痕化，或皮肤有感染者。④不正确的切开活检，污染周围正常组织或使切口周围瘢痕化，弹性差，血运不好。

目前保肢方法有关节融合术、异体骨及关节移植术、特制人工假体置换术、异体骨和人工假体复合置换术、带血管骨移植术和肿瘤瘤段骨灭活与再植等多种方法。常用保肢方法可以归纳为三种：人工假体置换、自体或（和）异体骨移植和肿瘤瘤段骨灭活与再植。根据患者情况，和患者及其家属商量，共同选择保肢方法。

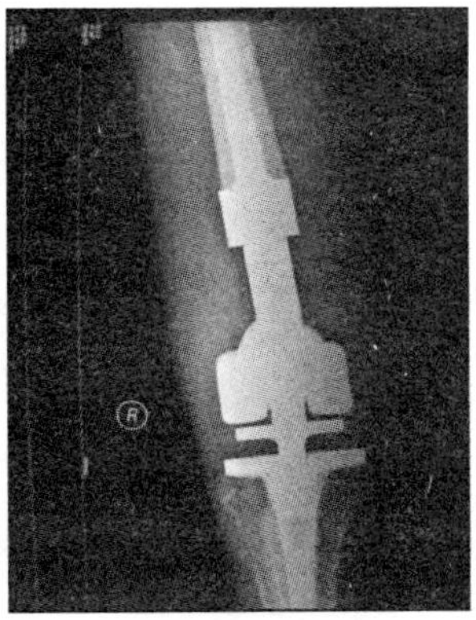

图2-11　人工假体置换

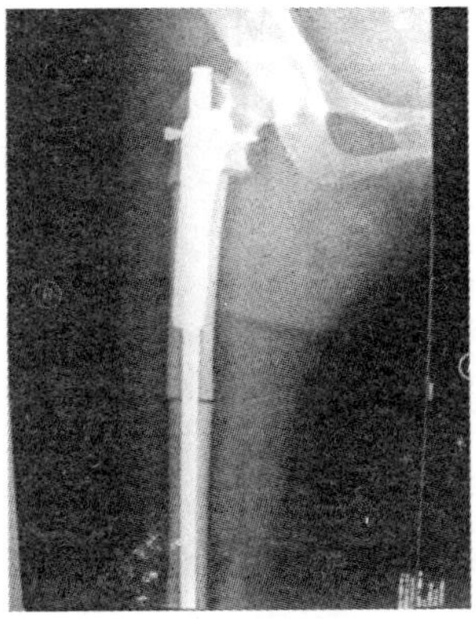

图2-12　异体骨移植

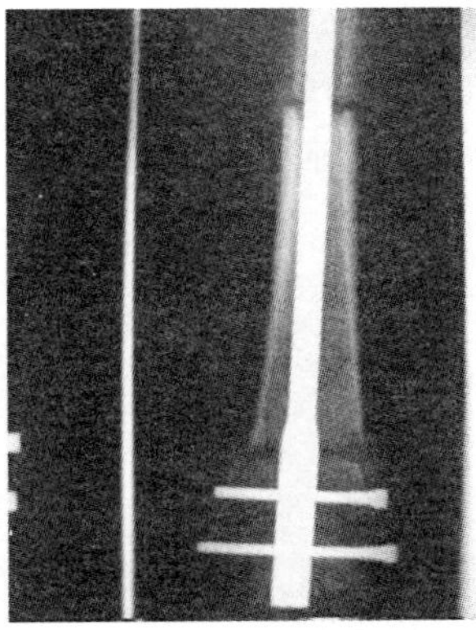

图2-13　瘤段骨灭活与再植

术前要完善血常规、肝功能、肾功能、凝血功能、传染病毒、PET-CT检查（若患者不同意，要签字为证）、X线（胸片）、心电图、骨ECT、B超、MRI（确定截骨平面），确定未转移。术前要谈话签字，截肢者要打截肢报告。肿瘤瘤段骨的截断平面一般应距骨肉瘤两端5~7 cm，截骨平面可根据术前化疗后患者的X线片、CT检查、MRI扫描及术中髓腔组织病理检查确定，特别是MRI对确定髓腔的病变范围，决定截骨平面非常有帮助。此外，骨肉瘤多位于关节附近，尤其是膝关节周围发病率高，所以关节腔内可有反应性积液，但对肿瘤未侵入关节者，可采用经关节内切除。如术前已确认或术中发现肿瘤侵入关节，应采用经关节外切除。术后予止血、预防感染治疗（感染是保肢手术后最凶险的并发症，一旦发生多数以截肢终结，选择合适的保肢手术方法、严格的无菌操作、术中严格止血、术后保持引流通畅和合理的抗生素应用等均是预防感染的关键），注意定期检查血象。

(4) 术后化疗。术后休息 2 周，待伤口完全愈合后行术后化疗（如果患者不同意术后化疗，要签字为证），按前述化疗方案进行三周期化疗（手术切除的肿瘤标本行肿瘤组织坏死率的测定，判断术前化疗的疗效，决定术后化疗的方案）。

5. 预后。20 世纪 80 年代的一些研究表明，对于局限的可切除的肢体骨肉瘤单行手术治疗与 1970 年以前的治疗结果相同，即确诊后 6 个月内 50%以上患者出现转移，确诊后 2 年内 80%以上的患者再次出现肿瘤，单行手术能够无瘤生存的患者不足 20%。近 20 年来，对骨肉瘤的诊断和治疗取得了巨大的进步。利用先进的影像技术（CT 和 MRI）能够清晰地显示肿瘤的局部解剖情况和生长方式。胸部螺旋 CT 扫描对于发现隐匿的肺转移灶非常敏感。同时，经过改良的分级系统有助于判断患者的预后。多药联合化疗极大地提高了患者的长期生存率和施行保肢术的可能性。其他方面的进步，如假体的设计和对异体骨使用经验的积累等，使肢体骨肉瘤患者的保肢手术率提高至 90%–90%。目前，经过正规的化疗–手术–化疗，患者 5 年生存率可达到 60%–80%。

6. 总结。

(1) 病程短，进展快，一经确诊，自然病程<10m。

(2) 肿瘤可在数日内因肿瘤出血明显增大膨出。

(3) 血行转移至肺，晚期可骨转移，内脏转移者少。

(4) 局部区域性淋巴结转移者非常罕见。

(5) 单纯行手术治疗效果不佳。

(6) 联合辅助化疗可提高 5 年生存率（>60%~80%），延滞转移。

【毛细血管扩张性骨肉瘤】

1. 基本概况：又称出血性骨肉瘤，属高度恶性骨肿瘤，发病约占骨肉瘤的 5%。

2. 临床特点：其发病与普通型骨肉瘤在性别和年龄方面并无差别；病灶常起源于骨干，侵犯干垢端，以股骨远端、胫骨、肱骨、腓骨、肩胛骨及骨盆常见；本病进展迅速；病理骨折较典型骨肉瘤多。

3. 影像学特点：X–线表现为骨质溶解，以及显著的侵袭征象，骨膜成骨反应少见（图 2–14）。

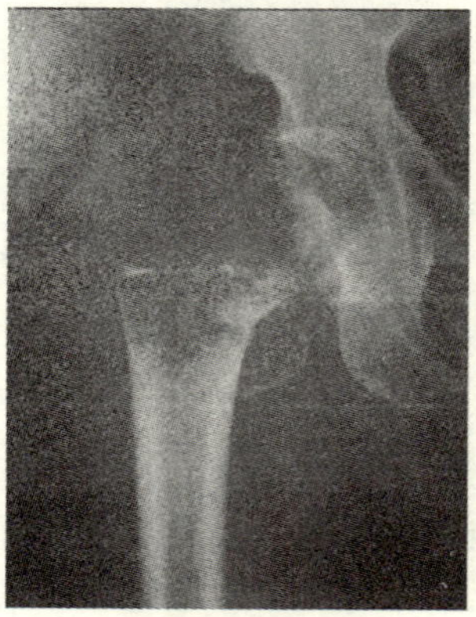

图 2–14

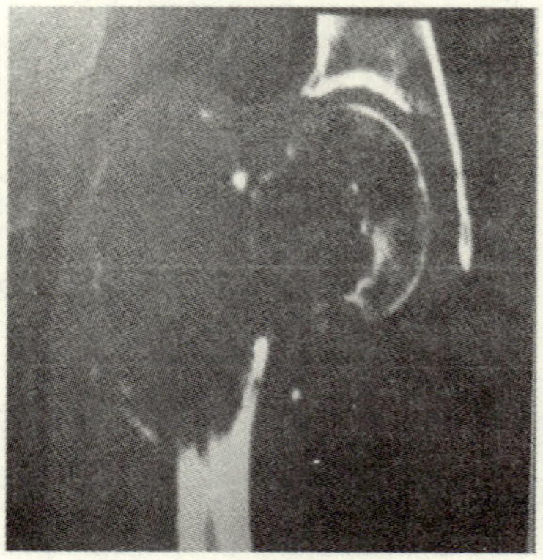

图 2–15

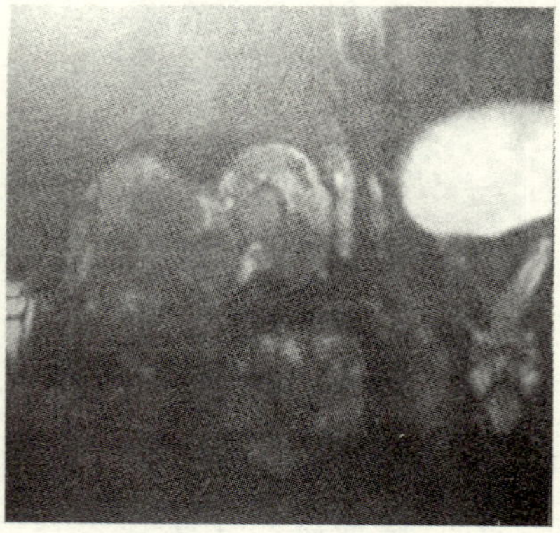

图2–16

CT 及 MRI 检查可显示肿瘤内部的液平面，提示病灶内有出血（图 2–15、2–16）。

4.治疗及预后：因特别具有侵袭性而病程进展迅速，组织学表现恶性程度非常高。治疗与普通骨肉瘤相同。

【骨皮质旁型骨肉瘤】

1. 基本概况：源自骨旁和（或）源自骨表面的骨肉瘤；它趋向于象牙质样致密改变；病程缓慢，属低度恶性骨肉瘤；发病率较典型骨肉瘤发病率低；出现症状的潜伏期可能会很长。

2. 年龄及性别：一般在 20~50 岁出现症状；发病性别差异不明显。

3. 好发部位：

（1）几乎全部发生在四肢长骨：股骨最为常见（2/3 病例）；其次为胫骨、肱骨、前臂骨；罕见于躯干骨、手部骨和足部骨。

（2）好发在干垢区，鲜有在骨干部。

临床表现：生长缓慢的无痛性肿块，病程较长；疼痛出现较晚，呈中等程度；肿瘤邻近关节时，关节功能受限。

4. 影像学特点：

（1）X 线：骨旁骨化肿块；肿块可沿干骺端环绕生长甚至侵袭宿主骨；肿瘤与骨骼间有透光带相隔；如不侵犯骨骼一般无骨膜反应；软组织内可有大小不等的瘤骨（图 2–17、2–18）。

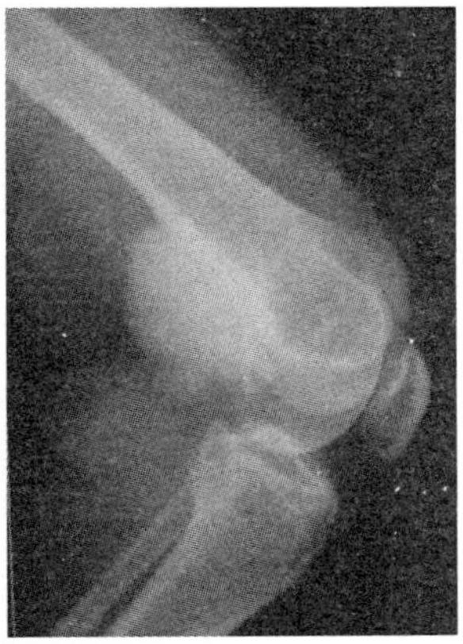

图 2–17

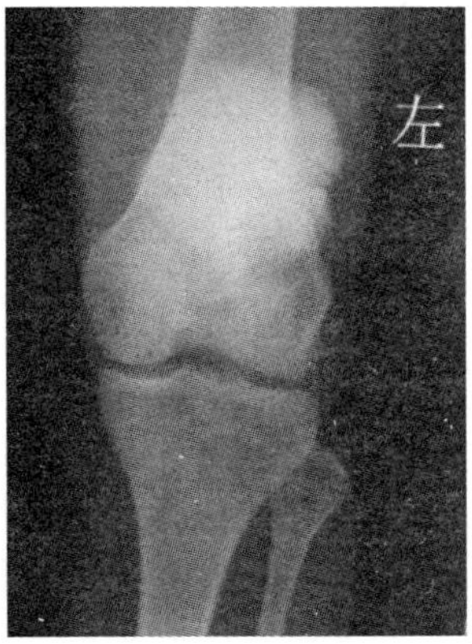

图 2–18

（2）CT（图 2–19、2–20）。

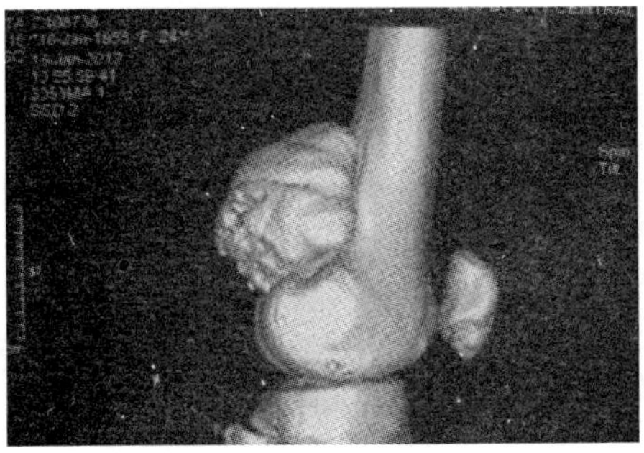

图 2–19

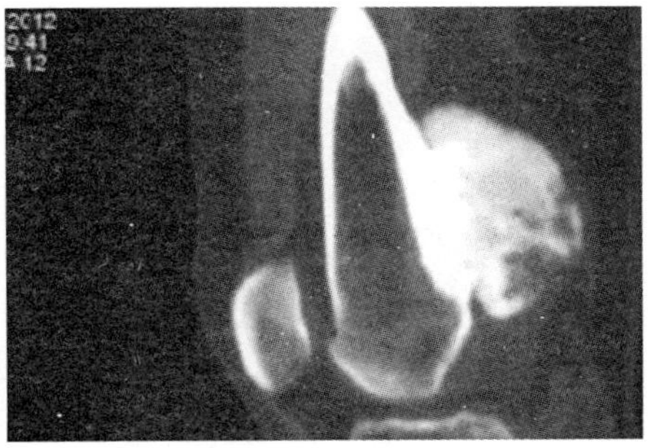

图 2–20

（3）MRI（图 2–21、2–22）。

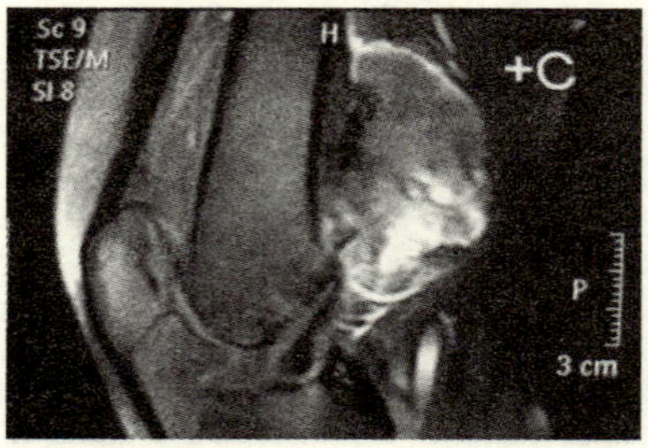

图 2-21

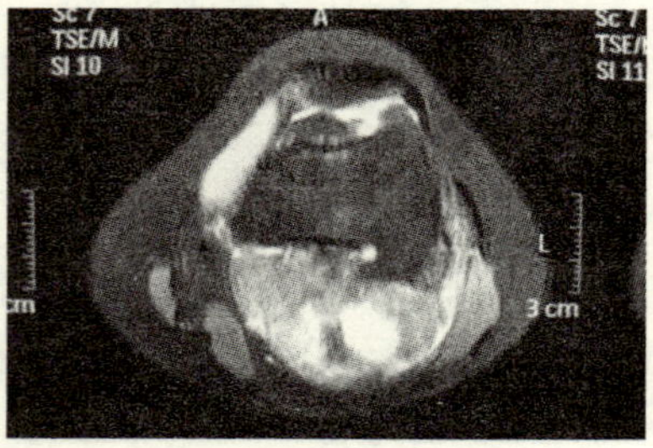

图 2-22

5. 治疗及预后：其病程缓慢，可多年无症状或仅有轻微症状；肿瘤经反复切除复发，但始终无转移；个别病例，病程进展快，恶性程度可达Ⅲ级，复发时恶性程度增加。

第八节　黑色素瘤外科治疗

【分期】

皮肤黑色素瘤分期按照 AJCC 第 7 版分期（TNM 分期）。除来源于眼的黑色素瘤（结膜、眼睑和脉络膜），黏膜黑色素瘤没有统一的明确分期。

表 2-13　典型病例的分期

2010 年恶性黑色素瘤 AJCC 第 7 版分期	区域淋巴结 (N)
	Nx　区域淋巴结尢法评价
原发肿瘤 (T)	NO　无淋巴结转移
Tx 原发灶无法评价	Nl　1 个淋巴结转移
T0 无肿瘤证据	Nla　隐性转移 (病理诊断)
Tis　原位癌	Nlb　显性转移 (临床诊断)
	N2　2-3 个淋巴结转移
Tla　厚度≤1.0mm，无溃疡，有丝分裂率<l/mm²	N2a　隐性转移 (病理诊断)
Tlb　厚度≤1.0mm，有溃疡，有丝分裂率≥1/mm²	N2b　显性转移 (临床诊断)
	N3c　移行转移或卫星灶 (但尢移行转移)
T2a　1.01-2.0mm 不伴溃疡	N3　≥4 个淋巴结转移，或簇样转移结节/移行转移，或卫星灶合并区域淋巴结转移
T2b　1.01-2.0mm 伴溃疡	
T3a　2.0l′-4.0mm 不伴溃疡	Mx　远处转移无法评价
T3b　2.01-4.0mm 伴溃疡	MO　无远处转移
T4a　>4.0mm 不伴溃疡	Mia　皮肤、皮下组织，或远处淋巴结转移
T4b　>4.0mm 伴溃疡	Mlb　肺转移
	M1c　其他内脏转移或任何远处转移伴 LDH 升高

临床分期				病理分期			
0 期	Tis	N0	M0	0 期	Tis	N0	M0
IA 期	T1a	N0	M0	1A 期	T1a	N0	M0
IB 期	T1b	N0	M0	1B 期	TIb	N0	M0
	T2a	N0	M0		T2a	N0	M0
ⅡA 期	T2b	N0	M0	ⅡA 期	T2b	N0	M0
	T3a	N0	M0		T3a	N0	M0
ⅡB 期	T3b	N0	M0	ⅡB 期	T3b	N0	M0
	T4a	N0	M0		T4d	N0	M0
ⅡC 期	T4b	N0	M0	ⅡC 期	T4h	N0	M0
Ⅲ期	anyT	N1	M0	ⅢA 期	T1−4a	N1a	M0
	anyT	N2	M0		T1−4a	N2a	M0
	anyT	N3	M0	ⅢB 期	T1−4b	N1a	M0
Ⅳ期	anyT	anyN	Ml		T1−4h	N2a	M0
					T1−4a	Nib	M0
					T1−4a	N2b	M0
					T1−4a	N2c	M0
				ⅢC 期	T1−41	N1b	M0
					T1−4b	N2b	M0
					T1−4b	N2c	M0
					anyT	N3	M0
				Ⅳ期	anyT	anyN	Ml

注意：临床分期包括原发灶微分期和临床/影像学所确认的转移灶。常规来说，应在原发灶切除和分期检查完成后确定分期。

注意：病理分期包括原发灶微分期，部分或全部区域淋巴结切除的病理情况。

注：登陆 WWW.cancerslaSing.net 可获更多信息。

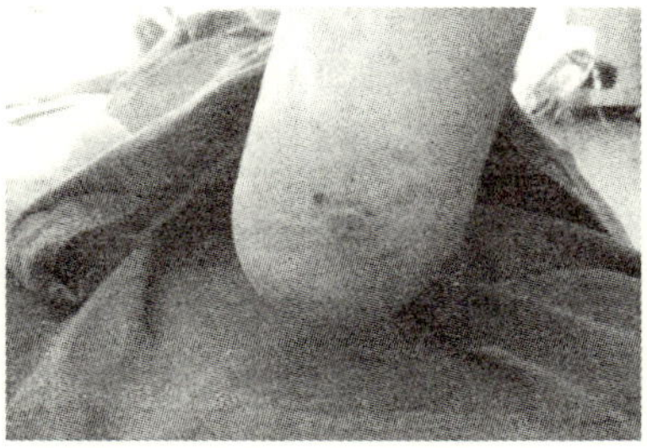

图 2-23　早期（Ⅰ期）

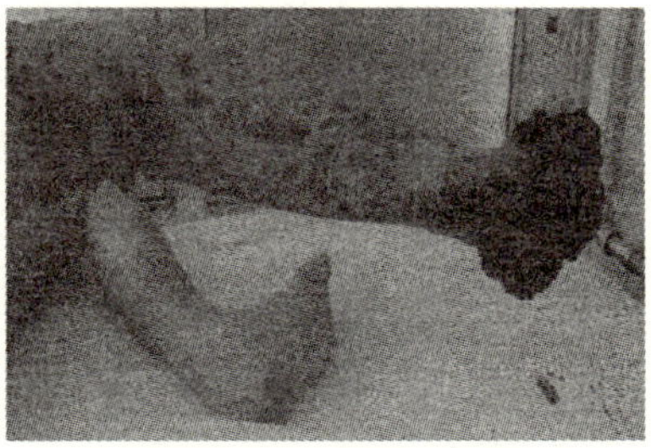

图 2-24　局部播散（Ⅱ期）

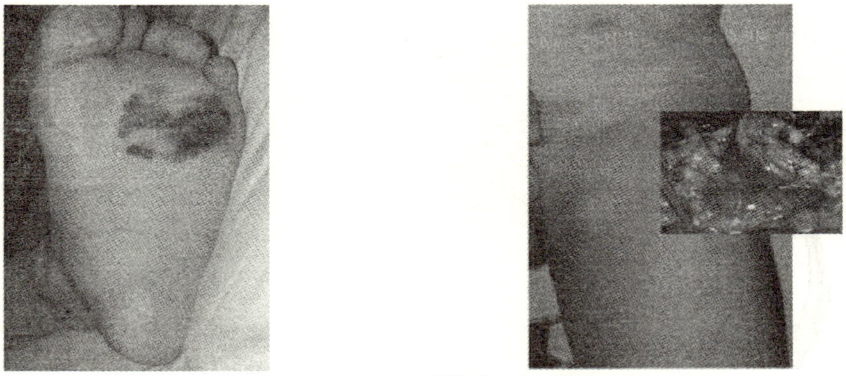

图 2-25　区域转移（Ⅲ期）

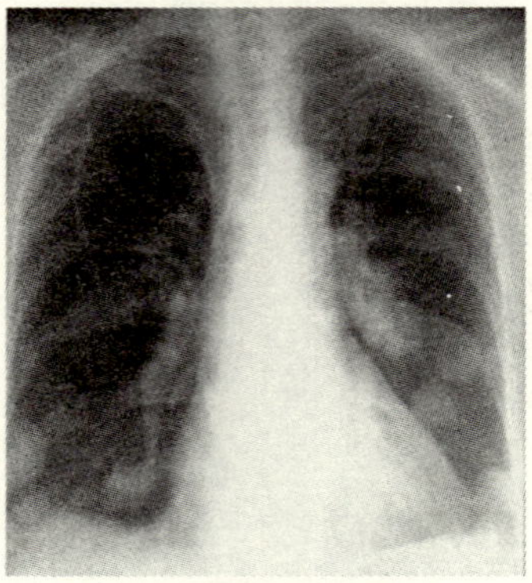

图 2-26　远隔转移（IV 期）

【黑色素瘤的诊断】

包括病理学诊断标准和临床诊断标准。诊断方法主要包括查体、病理组织学检查和影像学检查(包括超声显像、CT、MRI 和 PET-CT)。强调早期诊断，NHMRC 更是指出“早期诊断即为挽救生命”。

典型的临床表现和查体体征是黑色素瘤诊断的常用方法。病理学检查是黑色素瘤确定诊断甚至分期的最终标准，因而在整个黑色素瘤的诊断、分期、治疗及预后判断中都占有十分重要的地位。免疫组织化学染色是鉴别黑色素瘤的主要辅助手段。S-100，HMB-45 和波形蛋白（Vimentin）是诊断黑色素瘤的较特异指标。HMB-45 在诊断恶性黑色素肿瘤方面比 S-100 更具特异性。

1. 临床症状：皮肤黑色素瘤的早期临床症状可总结为 ABCDE 法则：（1）非对称（Asymmetry），色素斑的一半与另一半看起来不对称；（2）边缘不规则（Border irregularity）：边缘不整或有切迹、锯齿等，不像正常色素痣那样具有光滑的圆形或椭圆形的轮廓；（3）颜色改变（Color Variation），正常色素痣通常为单色，而黑色素瘤主要表现为污浊的黑色，也可有褐、棕、棕黑、蓝、粉、黑甚至白色等多种不同颜色；（4）直径（Diameter），色素斑直径>5-6mm 或色素斑明显长大时要注意。黑色素瘤通常比普通痣大：要留心直径>5mm 的色素斑。直径大于 1cm 的色素痣最好做活检评估；（5）隆起（Elevation），一些早期的黑色素瘤，整个瘤体会有轻微的隆起。ABCDE 的唯一不足在于它没有将黑色素瘤的发展速度考虑在内，也就是说，几周或几月内发生显著变化的趋势。早期皮肤黑色素瘤进一步发展可出现卫星灶、溃疡、反复不愈、区域淋巴结转移、移行转移。粘膜黑色素瘤，如口腔、会阴部等可参考 ABCDE 法则。晚期黑色素瘤根据不同的转移部位症状不一，容易转移的部位为肺、肝、骨、脑。眼和直肠来源的黑色素瘤容易发生肝转移。

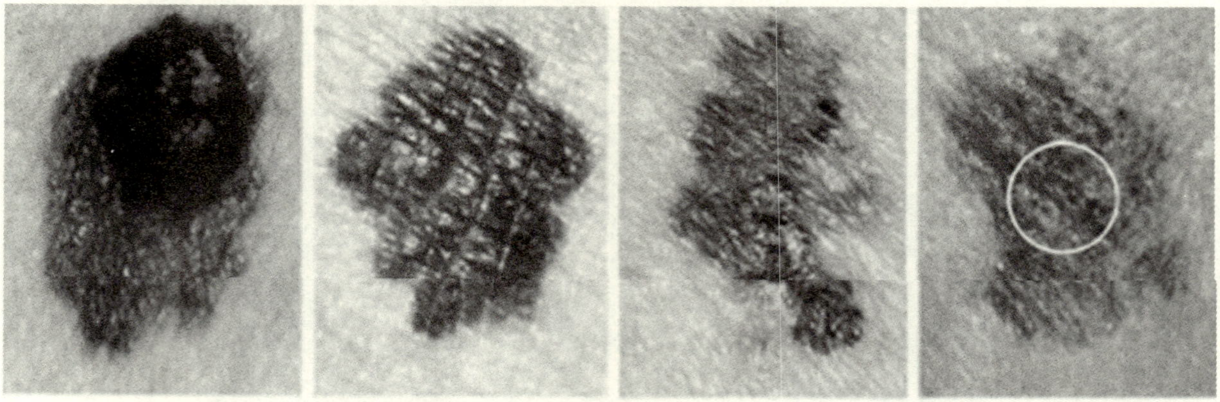

Asymmetry　　Border irregularity　　Color　　Diameter: ¼ inch or 6mm

图 2-27

2. 影像学诊断：影像学检查应根据当地实际情况和患者经济情况决定，必查项目包括区域淋巴结 B 超（颈部、腋窝、腹股沟、腘窝等）、胸部（X 线或 CT）和腹部（B 超、CT 或 MRI），根据临床症状或经济情况可行全身骨扫描及头颅检查（CT 或 MRI），对于原发于下腹部皮肤、下肢或会阴部的黑色素瘤，要注意行盆腔影像学检查（B 超、CT 或 MRI），了解髂血管旁淋巴结情况。经济情况好的患者可以行 PET-CT 检查，特别是对原发灶不明的患者。

3. 实验室检查：包括血常规、肝肾功和 LDH，这些指标主要为后续治疗做准备同时了解预后情况，如 LDH 越高预后越差，有报道 LDH<0.8 倍正常值的患者总生存明显延长。黑色素瘤尚无特异的血清肿瘤标志物，不推荐肿瘤标志物检查。

【黑色素瘤的治疗】

早期治疗以手术为主，手术方式为扩大切除，扩切范围根据 T 分期（浸润深度）决定。浸润深度≥1mm，或伴原发灶溃疡的建议行前哨淋巴结活检。前哨淋巴结活检阳性（淋巴结中肿瘤直径≥0.1mm）或临床诊断为区域淋巴结转移的患者应行区域淋巴结清扫。对于移行转移的患者建议行隔离肢体热灌注或热输注治疗（ILP 或 ILI）。辅助治疗推荐 1 年高剂量 a-2b 干扰素（甘乐能.）治疗，主要治疗适应人群为Ⅱb 期以上（含Ⅱb 期）的高危术后患者，治疗剂量为 2000wiu/m2 d1-5×4w（诱导期）和 1000wiu/m2 TIW×48w（维持期）。区域淋巴结转移≥3 个、区域淋巴结未能清扫彻底的、转移淋巴结囊外侵犯的或转移淋巴结直径≥3cm 的建议行区域淋巴结的辅助放疗。Ⅳ期或不能手术切除的黑色素瘤患者的治疗在近 2 年来已获得突破性进展，NCCN 在 2011 年引入了 Ipillimumab（抗 CTLA-4 单抗）列为标准治疗，证据级别为 1 类。

1. 黑色素瘤的外科治疗。

（1）活检：早期黑色素瘤一定要完整切除可疑病灶，获取准确的 T 分期，除颜面部等特殊部位的肿瘤可以考虑全层凿取活检外，尽量避免局部活检或针吸活检。如果肿瘤巨大破溃，或已经明确发生转移，可进行病灶的穿刺或切取活检。

（2）扩大切除：早期黑色素瘤在活检确诊后应尽快行原发灶扩大切除手术。扩大切除的安全切缘应当是多少是根据病理报告中的肿瘤浸润深度来决定的：病灶厚度≤1.0mm 时，安全切缘为 1cm；厚度在 1.01-2mm 时，安全切缘为 1-2cm；厚度在>2mm 时，安全切缘为 2cm。当厚度>4mm 时，有学者认为安全切缘应为 3cm，但目前的循证医学证据还是支持安全切缘为 2cm 就足够。

（3）前哨淋巴结清扫（SLNB，Sentinel Lymph Node Biopsy）：对于厚度≥1mm 或有溃疡的患者推荐做前哨淋巴结活检，可与完整切除的同时或分次进行。前哨淋巴结活检有助于准确获得 N 分期，如果发现前哨淋巴结阳性，一般应及时进行淋巴结清扫。但鹿特丹 Erasmus 大学肿瘤中心的前瞻性研究发现，如果前哨淋巴结的转移灶直径<0.1mm，其长期生存与前哨淋巴结阴性患者无区别，因此建议这部分患者不需要进一步行淋巴结清扫。

（4）淋巴结清扫：不建议行预防性淋巴结清扫。前哨淋巴结阳性或临床诊断为Ⅲ期的患者在扩大切除的基础上应行区域淋巴结清扫，要求受累淋巴结基部完全切除，腹股沟淋巴结清扫要求至少应在 10 个以上，颈部及腋窝淋巴结应至少清扫 15 个；在腹股沟区，如临床发现股浅淋巴结转移数≥3 个，应行髂窝和闭孔区淋巴结清扫。如果盆腔影像学提示 Cloquet 淋巴结阳性则应当行髂窝和闭孔区淋巴结清扫。

（5）Ⅲ期患者中的特殊类型被称为肢体移行转移（Intransit metatasis），表现为一侧肢体原发灶和区域淋巴结之间的皮肤、皮下和软组织的广泛转移，手术难以切除干净。该种类型国际上以隔离热灌注化疗（ILP）和隔离热输注化疗为主，ILI 是一种无氧合、低流量输注化疗药物的局部治疗手段，通过介入动静脉插管来建立化疗通路输注马法兰，要求设备简单。悉尼黑色素瘤中心自 1992 年始 10 年间完成 300 余例 ILI，Ⅲ期 MM 有效率约 80%，无相关截肢病例和相关死亡。>70 岁老年患者的有效率明显高于<70 岁患者（91% vs 78%，P<0.05）。

（6）Ⅳ期患者如果表现为孤立的转移灶，也可以考虑手术切除。SWOG9430 研究发现Ⅳ期孤立转移的患者术后的中位总生存可达到 19 个月，5 年生存率为 20%，远远超过以往Ⅳ期患者 6-8 个月的中位总生存期。2008 年 ASCO 报告的一项回顾性研究，分析了从 1991 年至 2008 年的 900 例肝转移的黑色素瘤患者，共 54 例接受了手术，与未手术组相比，中位总生存分别为 29 月和 7 月，5 年生存率分别为 33% 和 5%。

2. 黑色素瘤的辅助治疗。

黑色素瘤术后患者的预后根据危险因素不同而不同。根据病灶浸润深度、有无溃疡、淋巴结转移情况等危险因素，一般将术后患者被分为四类：①Ⅰa 期（低危）；②Ⅰb~ⅡA 期（中危）；③ⅡB~ⅢA 期（高危）；④ⅢB~Ⅳ期（极高危）。低危患者有可能长期存活，5 年生存率 95% 左右。中危患者术后 5 年生存率 80% 左右，高危和极高危患者的 5 年生存率 10~50% 不等。不同危险度的患者应选择不同的辅助治疗。目前，对于低、中、高危患者的辅助治疗，已达成广泛共识，极高危患者的辅助治疗还存在争议。某些特殊类型的黑色素瘤应区别对待。

（1）低危患者：对于低危黑色素瘤，未进行相关的临床试验，一项回顾性研究在随访 5 年后显示，厚度<0.5mm 的患者很少出现复发和死亡。目前无推荐的辅助治疗方案，更倾向于预防新的原发灶的出现，以观察为主。

（2）中高危患者：中高危黑色素瘤复发与死亡的危险明显升高，超过 25%。已进行了多个相关辅助治疗的临床试验，如黑色素瘤疫苗（包括全细胞疫苗、树突状细胞疫苗、肽疫苗、神经节苷脂疫苗、DNA 疫苗和病毒性疫苗等）、低中剂量干扰素、化疗、生物化疗、大剂量干扰素等，除大剂量干扰素（a-2b）以外，上述所有其他治疗均与安慰剂无显著差异。但多个Ⅲ期随机对照临床试验都证明了大剂量干扰素（a-2b）能延长患者的无复发生存和总生存，因此美国食品与药物管理局（FDA）在 1995 年批准了 1 年高剂量 IFN-α（2000wiu/m2 d1-5×4w，1000wiu/m2 TIW×48w）作为辅助治疗高危复发的黑色素瘤患者。2011 年 FDA 批准长效 a 干扰素组（治疗 5 年）作为高危黑色素瘤患者的推荐，原发灶溃疡患者更为获益。

（3）极高危患者：极高危患者的辅助治疗模式仍然在进一步尝试中，尚无标准治疗方案，但仍以高剂量干扰素治疗为主。

（4）中国黑色素瘤患者应用干扰素治疗的剂量推荐：可以沿用国外的 a-2b 干扰素的标准剂量（2000wiu/m2 d1-5×4w，1000wiu/m2 TIW×48w）治疗 1 年；2011 年 EJC 杂志发表了 147 例中国肢端黑色素瘤应用高剂量干扰素的结果，对于Ⅲb-Ⅲc 期和转移淋巴结≥3 个的极高危肢端黑色素瘤患者，也可选择（1500wiu/m2 d1-5×4w 900wiu TIW×48w）1 年方案，对于Ⅱb-Ⅲa 期的高危肢端患者也可使用 1 月方案（1500wiu/m2 d1-5×4w）。

3. 黑色素瘤的放疗。

一般认为黑色素瘤对放疗不敏感，但在某些特殊情况下放疗仍是一项重要的治疗手段。黑色素瘤的放疗分为辅助放疗和姑息放疗，前者主要用于淋巴结清扫和某些头颈部黑色素瘤（尤其是鼻腔）的术后补充治疗，可进一步提高局部控制率；后者主要用于骨转移和脑转移（详见姑息放疗原则）。但对于本部分内容缺乏中国循证医学证据，专家组没有达成广泛一致意见。故本指南中推荐的辅助放疗为 3 类证据。

4. 黑色素瘤的全身治疗。

晚期黑色素瘤预后差，尚无有效的治疗手段，一般以内科治疗为主的综合治疗，推荐参加临床试验。据统计 M1a 期中位生存为 15 个月，M1b 期为 8 个月，肝、脑转移为 4 个月，骨转移为 6 个月。总体中位生存为 7.5 月，2 年生存率 15%，5 年生存率约 5%。近 30 年来，FDA 仅批准了 DTIC 和高剂量 IL-2 治疗晚期黑色素瘤，但有效率低，不能明显延长生存。近 2 年来，晚期黑色素瘤的治疗取得了突破性进展，个体化靶向治疗和免疫靶向治疗是目前研究的方向，并取得较好的疗效。

（1）Ipilimumab（1 类证据）：2011 年 3 月 25 日美国 FDA 批准了靶向免疫治疗药物 Ipilimumab（yervoy.，Ipi）用于治疗晚期黑色素瘤，这是近 30 年来首个被证明能延长晚期黑色素瘤患者生存的药物，也是近 10 余年来唯一一个获得 FDA 批准用于晚期黑色素瘤治疗的药物。Ipi 能够得到批准，是由于刚刚刊登在新英格兰医学杂志的一项Ⅲ期随机对照临床研究的结果证实了 Ipi 能够延长晚期黑色素瘤患者的生存期。Ipi 是一种抗 CTLA4 单克隆抗体，CTLA4 是一种在 T 细胞膜表面表达的抑制性受体。正常情况下，T 细胞的激活依赖于第一信号（抗原- 抗体复合物形成）和第二信号（B7 介导的活化信号）双活化。而 CTLA4 与 B7 结合将产生抑制性信号而抑制 T 细胞的活化。Ipi 能阻断 CTLA4 与 B7 的结合，使免疫抑制去除，从而调动特异性抗肿瘤免疫反应。Ipi 这项Ⅲ期研究包含了Ⅰpi 组、Ⅰpi +gp100 疫苗组和单纯 gp100 疫苗组，入组患者均为反复治疗失败的进展期黑色素瘤患者，最终结果显示 Ipi 单药组的总生存最好（10.1m），较单纯疫苗组延长 3.7m（P=0.002），降低了死亡风险达 32%~34%。目前推荐 Ipi 的剂量为 3mg/kg，90 分钟内滴注完毕，每 3 周重复，连续 4 个周期。Ipi 在国内未上市，还缺乏中国患者应用的经验。

（2）Vemurafenib（BRAFV600 抑制剂）：在欧美白种人中 BRAFV600E 突变的黑色素瘤约占 50%，Vemurafenib（PLX4032）是近年来研制的 BRAFV600E 抑制剂，Ⅰ期和Ⅱ期临床试验已证实了其对 BRAFV600E 突变黑色素瘤患者的有效性，有效率约为 60%-80%。BRIM-3 试验为一项多中心Ⅲ期随机对照研究，比较 Vemurafenib 与Ⅳ期黑色素瘤化疗的金标准单药 DTIC 在 BRAFV600E 突变患者中的疗效。在 103 个中心共入组了 675 例不能手术切除的Ⅲ期或Ⅳ期的初治黑色素瘤患者，结果 Vemurafenib 组 RR 达到 48.4%，而 DTIC 组只有 5.5%，所有的亚组分析均证明 Vemurafenib 组均比 DTIC 组大大提高了 PFS 和 OS，其风险比分别是 0.26 和 0.37。Vemurafenib 在国内未上市，中国黑色素瘤中 BREFV600E 变异率接近 26%，虽然不如白种人约 50% 的变异率高，但仍然有可能通过这个药物解决我国 1/4 黑色素瘤患者的问题，对于我国黑色素瘤的治疗也有着十分重要的意义，故在本指南中也将 Vemurafenib 作为 BREFV600E 突变患者的一类证据推荐。

（3）伊马替尼（KIT 抑制剂）：针对 KIT 变异药物的临床研究中规模最大的是来自中国的一项Ⅱ期临床研究，该研究结果在 2011 年 6 月 20 日 JCO 杂志得以发表。43 例来自全国多个中心的 KIT 基因突变或扩增的晚期黑色素瘤患者接受了伊马替尼治疗，结果显示 6 个月的 PFS 率为 36.6%，中位 PFS 为 3.5 个月。相比其他外显子突变的患者，11 号或 13 号外显子突变患者的中位 PFS 更长，另外多发 CKIT 变异的患者较单发的 PFS 长（均无统计学差异）。10 例患者（23.3%）获得 PR，13 例患者（30.2%）获得 SD，20 例患者 PD。虽然有效率不如 BRAFV600 抑制剂，但与目前大部分治疗缺乏明确预测疗效的因子相比，本项研究还是非常有希望的：1 年生存率达到了 51.0%，中位 OS 达到了 14 月；并且获得 PR 或 SD 患者的 OS 为 15 个月，与疾病进展的患者相比，有明显的统计学意义（P=0.036）。故本指南也将伊马替尼作为 KIT 突变或扩增的晚期黑色素瘤患者的Ⅱ类证据推荐。

（4）化疗：由于 Ipi 和 Vemurafenib 还没有在国内上市，化疗药物仍然是重要的治疗手段。根据

NCCN 指南，一线治疗推荐达卡巴嗪（Dacarbazine，DTIC）单药、替莫唑胺（Temozolomide，TMZ）或 TMZ/DTIC 单药为主的联合治疗（如联合顺铂或福莫斯汀）；二线治疗一般推荐紫杉醇联合卡铂方案。长期以来，达卡巴嗪（DTIC）是晚期黑色素瘤内科治疗的“金标准”，目前其他化疗药物在总生存上均未超越 DTIC。近期 1998–2006 年的 4 个Ⅲ期多中心随机对照研究显示，单药 DTIC 的有效率为 7.5%~12.2%，无进展生存（PFS）不到 2 月，中位生存 5~6 月。新的化疗药物如替莫唑胺和福莫斯汀，虽然在疗效上并未明显超越 DTIC，但两者能透过血脑屏障，治疗和预防脑转移，因此在欧洲和北美很多国家用于黑色素瘤的一线治疗。TMZ 为口服制剂，与 DTIC 结构相似，疗效不差于 DTIC，故 NCCN 推荐两者均可作为转移性黑色素瘤的一线治疗用药。2008 年 NCCN 黑色素瘤治疗指南第 1 版新增紫杉醇±卡铂作为晚期黑色素瘤二线推荐治疗，主要证据来源于 2006 年发表的 Rao 等人对既往接受卡铂+紫杉醇治疗的回顾性分析，总有效率约 26%，但缺乏与 DTIC 的对比研究结果。

5. 黏膜黑色素瘤的诊治。

黏膜黑色素瘤主要指来源于头颈部、消化道和泌尿生殖道黏膜的黑色素瘤。国内中山大学肿瘤医院、协和医院和宜昌等多家医院总结了各类型黏膜黑色素瘤的预后和辅助治疗。总体结果显示黏膜黑色素瘤较皮肤黑色素瘤预后差（P=0.036）。中山肿瘤医院和宜昌第一医院分别总结了 44 例和 13 例鼻腔部黑色素瘤资料，结果显示早期发现、手术切除和术后放疗能提高长期生存率；北京协和医院妇产科回顾性分析了 53 例阴道黑色素瘤资料，发现分期与预后明确相关，Ⅰ–Ⅱ期和Ⅲ–Ⅳ期患者的 2 年无复发生存率为 77%和 34%（P<0.05），术后辅助化疗明显提高了无复发生存和总生存（P<0.05）。中山肿瘤医院还回顾性了 127 例消化道黑色素瘤的资料，发现了Ⅲ期患者中术后接受辅助治疗的患者明显优于术后观察患者，多因素分析发现肿瘤浸润深度为预后危险因素。因此本指南对于黏膜黑色素瘤的术后辅助治疗推荐 TMZ/DTIC 为主的辅助化疗 4~6cs，对于鼻腔黑色素瘤还建议行局部辅助放疗以期提高局部控制率。但国内的资料均为回顾性资料，专家组认为证据级别较低，故列为 3 类证据。

第九节　喉癌和下咽癌外科治疗

【咽喉部解剖】

喉、下咽和颈段食道是紧密相连的重要器官，它们既是空气进入机体的通道，也是食物的必经之路；同时通过喉体产生声音，提供人类进行言语交流的基本条件。咽喉的任何解剖生理异常不仅影响人的呼吸、发音或声音质量，而且还会影响吞咽进食功能。

1. 咽喉部解剖及生理。

喉的支架由甲状软骨、环状软骨、杓状软骨、契状软骨及小角软骨构成。会厌软骨被覆粘膜构成会厌，不参与构成喉腔的软骨支架。依据胚胎发育的组织来源，喉体划分为声门上区（会厌喉面、杓会厌皱襞、杓状软骨、室带及喉室），声门区（双侧声带及前联合）及声门下区（可分成左右侧壁），这种解剖分区有重要的临床意义。因为声门区的淋巴管稀疏，而声门上区淋巴引流非常丰富，所以喉癌的局部扩散方式取决于肿瘤的原发部位及肿瘤的范围。原发性喉癌的分期取决于以下几个方面：同一分区内不同部位肿瘤的范围、肿瘤是否跨越不同分区、是否超出喉腔侵犯邻近组织以及声带是否活动等。声带固定意味着深部组织受侵。

下咽为咽部的最低部分，上起会厌尖水平，下止于环状软骨下缘水平，向下与食管相延续。根据下咽腔的不同分区，常将下咽分为梨状窝区、下咽后壁区、环后区。梨状窝区的内侧壁为杓会厌皱襞的外壁，外侧壁贴近甲状软骨板，后与下咽后壁相连；下咽后壁从会厌谷底（相当于舌骨上缘水平）到环状软骨下缘之间的咽后壁；环后区即环状软骨板的区域，从杓间区水平至环状软骨下缘，外邻梨状窝。双侧梨状窝、咽后壁及环后区形成了下咽的三个解剖区，各区之间相互重叠，没有绝对明显的边界。生理学上，下咽作为上呼吸消化道的组成部分与喉和食管相延续。解剖的特殊性，使得下咽部早期原发肿瘤很少有症状，也很难发现，相当部分患者在被诊断下咽癌时，其原发肿瘤常常已经偏晚期。另外，下咽部的淋巴管网非常丰富，在病程的早期就可能出现淋巴结转移，临床上 2/3 的下咽癌病人出现颈部淋巴结转移。颈部淋巴结的转移意味着患者的病情较重，病期偏晚。

喉癌是常见的头颈部恶性肿瘤，喉癌最多见于 50–70 岁。喉癌发病率城市高于农村，空气污染重的重工业城市高于污染轻的轻工业城市。喉癌发病率占全身恶性肿瘤的 5.7%~7.6%，下咽癌的年发病率为 0.17~0.8/10 万,占头颈部恶性肿瘤的 1.4% 5.0%，占全身恶性肿瘤的 0.5%。临床统计 5 年生存率在 25%~40%。其预后差的主要原因为：位置隐蔽，症状出现较晚；局部呈侵袭性生长并沿黏膜下浸润扩散；易发生淋巴结转移；也可发生远处转移。

【喉癌、下咽癌的病因】

1. 吸烟：烟草燃烧可产生烟草焦油其中苯芘可致癌且烟草的烟雾可使纤毛运动停止或迟缓也引起粘膜水肿和出血使上皮增生变厚鳞状化生成为致癌基础。

2. 饮酒过度：长期刺激粘膜可使其变性而致癌。

3. 空气污染：有害气体如二氧化硫和生产性工业粉尘如铬砷的长期吸入易致喉癌。

4. 病毒感染与癌的产生关系密切一般认为病毒可使细胞改变性质发生异常分裂；病毒可附于基因上传至下代细胞发生癌变。

5. 癌前期病变：喉部角化症和喉部良性肿瘤如喉乳头状瘤反复发作可发生癌变。

6. 放射线：用放射线治疗颈部肿物时可致癌。

7. 性激素：有关实验表明喉癌病人雌激素受体阳性细胞百分率明显增高。

【喉癌、下咽癌的症状】

根据癌肿发生的部位，有以下特有症状：

1. 声门上型：包括原发于声带以上部位的癌肿，如会厌、杓状会厌襞、室带和喉室等。此型癌肿分化较差，发展较快。由于该区淋巴管丰富，常易向颈深上组位于颈总动脉分叉处淋巴结转移，早期症状又觉喉部有异物感，咽部不适。以后癌肿表面溃烂时，则有咽喉着，可反射至耳部，甚至影响吞咽。晚期癌肿侵蚀血管后，则痰中带血，常有臭痰路出；侵及声带时，则有声嘶、呼吸困难等。

2. 声门型：局限于声带的癌肿，以前、中 1/3 处较多，分化较好，属Ⅰ、Ⅱ级。发展较慢，由于声带淋巴管较少，不易向颈淋巴结转移。主要症状为声嘶，逐渐加重。肿瘤增大时，阻塞声门，可出现喉喘和呼吸困难，晚期有血痰。

3. 声门下型：即位于声带以下，环状软骨下缘以上部位的癌肿。因该区较为隐匿，不易在常规喉镜检查中发现。早期可无症状，以后则发生咳嗽、血痰。晚期，由于声门下区被癌肿堵塞，常有呼吸困难。亦有穿破环甲膜，侵入甲状腺、预前软组织，亦可沿食管前壁浸润。

4. 下咽癌：早期症状不典型，仅仅表现为咽部异物感、喉部轻压迫感等非特异性表现，常常当做慢性咽炎、咽易感症治疗。一旦出现下列症状，表示病程已到中晚期。出现吞咽疼痛、吐血、声嘶、呼吸困难等。

【喉癌、下咽癌的扩散转移】

喉癌按其分化程度和原发部位可有以下 3 种方式的扩散转移：

1. 直接扩散：晚期喉癌常向粘膜下浸润扩散。位于会厌之声门上型癌，可向前侵入会厌前隙、厌谷和舌根。杓状会大庆襞部癌向外扩散至梨状窝、喉咽侧壁。声门型癌可向前侵及前连合，扩散至对侧声带；亦可向前破坏甲状软骨，使喉体膨大，并有颈前软组织浸润。声门下型癌向下蔓延至气管、亦可穿破环甲膜至颈前肌层，向两侧发展，侵及甲状腺；向后累及食管前壁。下咽癌主要向喉、舌根及口咽直接扩散。

2. 淋巴转移：转移部位多见于颈深上组的颈总动脉分叉处之淋巴结，然后再沿颈内静脉向上、下部之淋巴结发展。声门下型癌常转移至气管旁淋巴结组。咽喉淋巴结转移也是下咽癌常见的转移部位。

3. 血管转移：可循血循环向全身转移至肺、肝、肾、骨、脑垂体等。

【喉癌、下咽癌的病理】

组织学上喉癌以鳞状细胞癌最常见，约占 95%~98%，腺癌少见，约占 2%，未分化癌、淋巴肉瘤。喉鳞状细胞癌依其发展程度可分为原位癌、早期浸润癌和浸润癌三种类型。原位癌较少见，经过一段时间可发展成浸润癌；早期浸润癌一般是由原位癌突破上皮基底膜向下浸润，并在固有层内形成癌巢；喉浸润癌绝大多数为高分化鳞癌，癌细胞可见不同程度的角化现象和细胞间桥，在癌巢中心可见角化珠，低分化鳞癌少见。有时肿瘤以梭形细胞为主，称为梭形细胞癌，癌细胞排列紊乱，不形成癌巢，颇似肉瘤。

声带癌是喉癌中最多见者，约点 60%，分化较好；多数为Ⅰ、Ⅱ级，转移较少。声门上癌的发病率约点 30%，癌细胞的分化较差，转移较多见。声门下癌少见，约占 6%。肉眼观肿瘤可呈乳头状、疣状或菜花状隆起，也可在局部形成溃疡。喉部继发性癌肿瘤不多见，一般系从甲状腺、喉烟、食管扩散浸润而来。

【喉癌、下咽癌的检查】

1.颈部检查：包括对喉外形和颈淋巴结的望诊和触诊对颈淋巴结触诊应按颈部淋巴结的分布规律从上到下从前向后逐步检查弄清肿大淋巴结的部位及大小，喉体的大小及其与颈椎的摩擦感是否存在。

2.喉镜检查：间接喉镜为临床上普遍采用的方法仅在间接喉镜检查不满意或不易采取病理时可选用直达喉镜及纤维导光镜更进一步了解肿瘤侵犯喉内情况并可对可疑病业及时取组织送病理检查

3.影像学检查：

（1）CT 或 MRI 检查：是有助于明确肿瘤在喉内生长范围和有无外侵及程度以及颈淋巴结转移情况特别对晚期病人很有帮助

（2）超声波断层扫描：用于颈部肿大的淋巴结的查出定部位及与周围组织关系和术后放疗后随访检查的一种方法它具有无损害方便准确费用低及可以反复进行等优点

【治疗】

一、喉癌的治疗

采用以手术治疗为主的综合治疗，包括手术治疗、放射治疗、化学药物治疗和免疫治疗等，不同病情选择方案不同。

1. 手术治疗。

是治疗喉癌的主要手段，手术原则是首先彻底切除肿瘤，其次尽可能保留或者重建喉的发声、呼吸功能。

（1）喉部分切除术 适用于早、中期和部分晚期喉癌，手术方式较多，依照癌肿部位、范围可能采取：①支撑喉镜下喉显微二氧化碳激光手术；②喉裂开声带切除术；③喉垂直部分切除术；④喉额前部分切除术；⑤喉声门上水平部分切除术，也称水平半喉切除；⑥喉水平垂直部分切除术，也称 3/4 喉切除；⑦喉次全切除术或喉近全切除术；⑧喉环状软骨上部分切除术。

（2）全喉切除术 适用于临床上不适宜保留喉结构的部分中晚期喉癌、原发的声门下喉癌、复发的喉癌、下咽癌。

（3）喉全切除术后喉功能重建 方法有：气管–咽吻合术、气管–食管造瘘术、人工喉/电子喉、食管发音法。目前只能恢复部分喉功能，

（4）颈清扫术 用于颈部淋巴结的治疗。依照癌肿原发部位和颈淋巴结转移的情况，可进行根治性颈清扫术、改良性颈清扫术或分区性颈清扫术。

2.放射治疗。

有多种放射源，方法有普通放射治疗、三维适形放射治疗、调强放射治疗等，根治性放射治疗总剂量为 60~70Gy。适用于：

（1）声带癌，单侧且声带活动正常；

（2）病变小于 1 厘米的声门上癌；

（3）全身情况差，不适合手术者；

（4）病变范围较广，达到下咽者，可行术前放射治疗，4 周内照射剂量为 45~50Gy，放射治疗结束后 2~4 周内行手术治疗。

（5）术后放射治疗：通常在手术切口愈合后进行，放射治疗剂量根据具体情况而定。

3. 其他治疗。

化学药物治疗结合手术、放射治疗，方案多种，针对鳞状细胞癌的均可。

二. 下咽癌的治疗

1. 手术治疗。

（1）梨状窝癌切除+邻近筋膜瓣或颈阔肌皮瓣修复下咽缺损：适应于早期梨状窝癌为侵犯喉。

（2）下咽癌切除+垂直部分喉切除+颏下皮瓣（前臂皮瓣）修复：适应于内壁梨状窝癌侵犯一侧披裂或喉体，对侧声带活动好杓间区有足够的安全切缘。

（3）保留喉体的下咽后壁癌切除+植皮（或前臂皮瓣修复、口腔修复膜、筋膜裸露）：适应于比较局限的下咽后壁癌。

（4）保留喉体的环后癌切除+游离空肠修复环后粘膜及使食管入口缺损：适应于环后癌没有侵犯杓间区粘膜和环状软骨，双侧声带活动好。

（5）全喉切除+下咽癌切除+颏下皮瓣或胸大肌皮瓣或游离股前外侧皮瓣等修复术：适应于下咽癌侵犯喉体，或颈部淋巴结转移侵犯皮肤等。

2. 放射治疗。

早期下咽癌选择放射治疗，和手术相比疗效相似，但是放射治疗的功能要好得多。中晚期下咽癌则需要手术+放化疗以提高疗效。手术加放疗的综合治疗模式是最佳选择，而手术彻底切除肿瘤是提

高疗效的关键。目前对中晚期下咽癌选择诱导化疗，2 个疗程后，评估化疗敏感，当原发灶完全缓解即可行根治性放射治疗。原发灶部分缓解可行同步放化疗，到达放射剂量 50Gy 后再一次评估，原发灶残留者可行手术治疗。诱导化疗部分缓解者可选择手术，术后可能需要放疗或化疗。

3. 其他治疗。

靶向药物如爱必妥或泰欣生+放化疗等，提高放化疗敏感性。

第十节　壶腹部癌外科治疗

【概　述】

壶腹部癌（periampillary adenocarcinoma）是指胆总管末端、Vater 壶腹部和十二指肠乳头的恶性肿瘤。因其临床表现与胰头癌有很多相似之处，故统称它们为壶腹部周围癌。该病多见于 40–70 岁的男性。由于胰腺癌早期诊断率小于 5%，易出现早期浸润和转移（远处器官和淋巴结转移）。嗜神经浸润是胰腺癌特有生物学行为，也是导致手术切除不彻底和术后复发的主要原因，因此提高胰腺癌的早期诊断水平，加强规范化综合治疗是胰腺癌研究的重点。由于其临床症状出现早，较易及时发现和早期诊断。壶腹部癌的恶性程度明显低于胰头部癌，因此，手术切除率及术后 5 年生存率都明显高于胰头癌。

【病因】

长期以来，肿瘤研究工作者经广泛的研究，多数认为胰腺癌是由多因素的反复作用所致。高蛋白饮食可能与胰腺癌的发病有关，这一点在动物实验中已得到证实。用大豆粉喂饲小鼠，所分泌的胃泌素和缩胆囊素可刺激胰腺组织增殖和结节形成。流行病学调查也有证据支持上述观点，如抽烟、喝咖啡和饮酒等均可引起胃泌素分泌增多，它们导致胰腺癌的作用尚待作进一步论证。此外，近年来慢性胰腺炎与胰腺癌之间的关系受到广泛关注。1985 年 Nogueria 在 136 例慢性钙化性胰腺炎中，发现 2.2%病例伴有胰腺癌，这一比例较一般人群中胰腺癌的发病率高出了近一百倍。在一组胰腺癌的尸解报告中，癌肿未累及的胰腺组织有导管增生者竟达 41%，导管增生可能是致癌因子的作用或内分泌失衡所造成。有人选用大田鼠为实验对象，用赛璐玢纸带包绕胰头，于术后 5 天即见胰头部主胰管上皮细胞增生，杯状细胞化生，进而胰管周围纤维化和导管部分阻塞，并证明胰管阻塞、潴留和胰管上皮增生与胰腺癌的发生有着密切的关系。

【病理】

大体形态上可呈息肉状及结节状，常分为肿块型和溃疡型。病理组织类型以腺癌最多见，其次为乳头状癌、粘液癌。肿瘤均呈侵润性生长，首先阻塞胆管、胰管开口，引起阻塞性黄疸及消化不良等症状。当肿瘤侵润十二指肠壁并长到一定大小形成溃疡后，因癌肿溃烂、坏死、脱落，可使阻塞部位暂时通畅，黄疸得以暂时减轻。也可因癌肿溃破而出现上消化道出血。如癌肿呈肿块生长，可引起十二指肠梗阻。

【收住院指证】

明显黄疸或黄疸呈波浪性变化，行 CT 或内镜等检查发现壶腹部肿块者。

【诊断要点】

1.临床表现：壶腹部周围癌与胰头癌的临床表现很相似，但也有其临床特点。

（1）黄疸：早期即可出现黄疸。黄疸深浅呈波浪式变化是本病的特点。由于癌肿溃烂、坏死、脱落，胆道阻塞部位暂时通畅，黄疸得以暂时减轻；随着肿瘤的快速生长，完全阻塞胆管而致黄疸再次出现，如此反复。

（2）胃肠道出血：是另一个常见症状。出血是由于癌肿组织溃烂、坏死、脱落所致。出血量较小，多数病人大便隐血实验阳性，黑便少见，常伴有贫血。

（3）腹痛：30%壶腹部癌患者以腹痛和腹部不适为最先出现的症状。由于癌肿阻塞胆管和胰管导致患者右上腹疼痛和上腹饱胀感，当并发胆道感染时，可出现绞痛，伴畏寒、发热，黄疸加深。

（4）腰背部疼痛：癌肿浸润和压迫腹腔神经丛所致的腰背部痛，程度剧烈，患者常彻夜取坐位或躬背侧卧，多属晚期表现。

（5）其他症状：食欲减退、体重减轻、全身乏力、腹泻、陶土样粪便、恶心呕吐和贫血等。

2.实验室检查：

（1）粪便和尿液检查。大多数患者粪便潜血试验持续阳性，多有轻度贫血，尿胆红素阳性而尿胆原阴性。

（2）血液检查。血清胆红素增高多在256.5~342μmol/L，碱性磷酸酶、γ-谷氨酰转肽酶增高，转氨酶轻至中度增高，癌胚抗原CA19-9和CA125均可升高。

（3）十二指肠引流液检查。十二指肠可引流出血性或暗褐色液体，其潜血试验阳性，镜检可见大量红细胞，脱落细胞学检查可发现癌细胞。

（4）胃肠钡餐及十二指肠低张造影检查。十二指肠外上方可见胆囊压迹，其第一、二段交界处有增粗的胆总管压迹，十二指肠乳头增大，黏膜呈不规则紊乱或充盈缺损。胰头癌患者可见十二指肠圈扩大，十二指肠内侧壁“僵硬”受压、变形或部分性梗阻，呈“Σ”形，但典型表现者少见。

（5）B型超声检查。B超可示肝内外胆管扩张，胆囊增大。但对壶腹周围癌本身的诊断率较低，这是由于该部位常有十二指肠及胃内积气及食物掩盖所致。

（6）CT、MRI检查。对鉴别胰头癌有意义，有助于本病诊断，可显示肿瘤的位置与轮廓。影像上壶腹周围癌与胆总管癌表现相似。胆总管、胰管均可扩张或仅胆管扩张；胰头癌时则胰头增大、有肿块，胰管扩张，环影突然中断变形，出现双环影，表示胰头、胆总管均有侵犯。有时可见扩张的胆总管内有软组织影或异常信号。

（7）ERCP。可以窥视十二指肠内侧壁和乳头情况，可见乳头肿大，表面不规则，呈结节状，质脆易出血，活检可进行病理学确诊。

（8）PTC检查。比ERCP为优，因壶腹乳头高低不平，管腔狭窄、堵塞，ERCP常不易成功。PTC可显示肝内外胆管扩张，胆总管呈“V”字形不规则充盈缺损或闭塞，有定位诊断和鉴别诊断价值。

（9）选择性腹腔动脉造影（SCA）。对胰头癌诊断有益，从血管位置改变，可间接确定胰腺癌所在部位。

（10）核素检查。可了解梗阻部位。75Se-蛋氨酸胰腺扫描，在胰腺癌肿处出现核素缺损（冷区）。

【治 疗】

手术切除仍然是目前治疗壶腹部癌的最有效的方法，壶腹部癌恶性程度高，手术范围大，并且术后并发症发生率较高。目前，以手术为主的多学科合作的综合治疗是壶腹部癌最佳治疗的模式。

1. 外科手术切除。

同胰头癌。但经胰十二指肠切除术或 PPPD 治疗的效果明显好于胰头癌，5 年生存率可达 50%左右。扩大根治术提高了手术切除率,并能够通过降低局部复发率改善胰头癌患者的预后。

2. 姑息性手术。

若肿块无法切除，Ronx-Y 胆肠吻合术是重要的姑息治疗方法。如癌肿已侵及门静脉，腹膜后广泛转移、肝转移时，可行内引流术以减轻黄疸，如胆囊空肠吻合术或胆总管空肠或十二指肠吻合术等姑息性旁路手术；若发生十二指肠狭窄可行胃空肠吻合术。化学疗法和免疫治疗有辅助性治疗效果，可延长病人生命及改善生活质量。

3.全身化疗。

化学疗法一般不敏感，目前的化疗多选择以吉西他滨（GEM）、奥沙利铂（L-OHP）及氟尿嘧啶（5-FU）为基础的化疗方案。首选的方案为吉西他滨单药化疗：吉西他滨 1000mg/ m2 静脉滴注>30 分钟，第一、八、十五天输注，每 4 周重复一次。其他的化疗方案有吉西他滨+顺铂、丝裂霉素+氟尿嘧啶、氟尿嘧啶+顺铂等。

4.生物治疗。

生物治疗是肿瘤新型的治疗方式，与放化疗相比，副作用小。（1）靶向治疗：特点是目标明确，对肿瘤细胞以外的正常细胞无影响，对不宜进行手术的中晚期肿瘤患者， 能够明显遏制肿瘤的进展，延长患者生命。目前常用药物为索拉菲尼。（2）免疫治疗：通过主动免疫能够激发全身性的抗肿瘤效应，作用范围更加广泛，特别适用于壶腹部癌晚期伴多发转移的患者。

【出院指证】

1. 生命体征平稳，能正常进食。
2. 无术后并发症，术后各项血液生化指标基本正常。

【治愈指证】

术后症状缓解，术后按计划完成辅助化（放）疗，内镜及影像学检复查均无肿瘤复发、转移征象。

【随　　访】

壶腹部癌根治性切除术后的五年生存率可达 40-50%。建议随访。

1. 2 年内每三月复查一次，复查项目：血常规、血清肿瘤标志物、腹部 CT/B 超，建议每年行一次ERCP 或 PTC 检查。
2. 2 年后每六月复查一次，复查项目：肿瘤标志物、腹部 CT/B 超等，建议 2-3 年行一次 ERCP 或 PTC 检查。
3. 5 年后每年复查一次，复查项目：肿瘤标志物、腹部 CT/B 超等，建议 5 年行一次 ERCP 或 PTC 检查。

第十一节　甲状腺结节和甲状腺癌外科治疗

【概述】

甲状腺结节是内分泌系统的多发病和常见病。触诊获得的甲状腺结节患病率为3%~7%，高分辨率B超检查获得的甲状腺结节的患病率为20%~76%。甲状腺结节中的甲状腺癌的患病率为5%~15%。

近年来我国甲状腺癌的发病率呈现增高的趋势，非必要的甲状腺结节的手术率也显著升高。甲状腺癌的术式、放射性碘治疗、TSH抑制疗法和甲状腺癌复发的监测等方面都缺乏共识和规范。

2011年4月，中华医学会内分泌学分会、中华医学会普通外科学分会、中国抗癌协会头颈肿瘤专业委员会、中华医学会核医学分会决定联合编撰我国首部《甲状腺结节和分化型甲状腺癌诊治指南》。该指南的制定充分汲取国际多个指南和国内各个学科现有指南的精华，对甲状腺结节的良恶性鉴别、细针穿刺活检（FNAB）结果判定、甲状腺结节手术治疗的适应证；DTC甲状腺手术术式的选择和颈部淋巴结的处理、TNM分期和复发风险评估、131碘清甲治疗的适应证和具体方法、DTC转移的131碘清灶疗法、DTC的TSH抑制疗法、DTC复发的血清Tg浓度的监测等进行了总结及规范。

我院在改指南基础上，结合我院多年诊疗甲状腺经验及多年随访，对甲状腺结节及各型甲状腺癌的诊断治疗进行总结，并规范甲状腺结节及甲状腺癌的诊疗程序，以利各级医生的诊治，并建立甲状腺疾病的规范化数据库，为未来的科学研究建立良好的临床平台。

【甲状腺结节及甲状腺癌的诊断流程】

1. 临床表现：大多数甲状腺结节患者没有临床症状。合并甲状腺功能异常时，可出现相应的临床表现。部分患者由于结节压迫周围组织，出现声音嘶哑、压气感、呼吸/吞咽困难等压迫症状。

2. 病史收集：包括肿块生长速度，病程长短，幼年期的放射线暴露史，是否为缺碘及高碘地区，就诊前是否有感冒发热病史，药物治疗病史，是否有甲状腺功能亢进及减低病史，是否有家族史等等。

3. 体查：大于1厘米的结节一般通过触诊均可发现。需要对肿块的位置，质地，边界，大小进行描述，根据肿块一般规律可获得初步印象。同时对颈部淋巴结进行触诊，了解颈部淋巴结情况。

4. 甲状腺及颈部B超：颈部超声可证实“甲状腺结节”是否真正存在，确定甲状腺结节的大小、数量、位置、质地（实性或囊性）、形状、边界、包膜、钙化、血供和与周围组织的关系等情况，同时评估颈部区域有无淋巴结和淋巴结的大小、形态和结构特点。某些超声征象有助于甲状腺结节的良恶性鉴别。下述两种超声改变的甲状腺结节几乎全部为良性：①纯囊性结节；②由多个小囊泡占据50%以上结节体积、呈海绵状改变的结节，99.7%为良性。而以下超声征象提示甲状腺癌的可能性大：①实性低回声结节；②结节内血供丰富（TSH正常情况下）；③结节形态和边缘不规则、晕圈缺如；④微小钙化、针尖样弥散分布或簇状分布的钙化；⑤同时伴有颈部淋巴结超声影像异常，如淋巴结呈圆形、边界不规则或模糊、内部回声不均、内部出现钙化、皮髓质分界不清、淋巴门消失或囊性变等。通过超声检查鉴别甲状腺结节良恶性的能力与超声医师的临床经验相关。近年来，弹性超声和甲状腺超声造影技术在评估甲状腺结节中的应用日益增多，其临床价值有待进一步研究 。

5. 血清甲状腺FT3，FT4，TSH，Tg, Tg-Ab, Ct检测: 所有甲状腺结节患者均应检测血清促甲状腺激素（TSH）水平。研究显示，甲状腺结节患者如伴有 TSH 水平低于正常，其结节为恶性的比例低于伴有 TSH 水平正常或升高者。

甲状腺球蛋白（Tg）是甲状腺产生的特异性蛋白，由甲状腺滤泡上皮细胞分泌。多种甲状腺疾病均可引起血清 Tg 水平升高，包括 DTC、甲状腺肿、甲状腺组织炎症或损伤、甲状腺功能亢进症（甲亢）等，因此血清 Tg 不能鉴别甲状腺结节的良恶性。

6. 甲状腺核素显像：适用于评估直径 >1cm 的甲状腺结节。在单个（或多个）结节伴有血清 TSH 降低时，甲状腺 131I 或 99mTc 核素显像可判断某个（或某些）结节是否有自主摄取功能（“热结节 ”）。“热结节”绝大部分为良性，一般不需细针穿刺抽吸活检（fine needle aspiration biopsy, FNAB）

7. 细针穿刺抽吸活检（fine needle aspiration biopsy, FNAB）：术前通过 FNAB 诊断甲状腺癌的敏感度为 83%（65%–98%），特异度为 92%（72%–100%），阳性预测率为 75%（50%–96%），假阴性率为 5%（1%–11%），假阳性率为 5%（0%–7%）。FNAB 不能区分甲状腺滤泡状癌和滤泡细胞腺瘤。术前 FNAB 检查有助于减少不必要的甲状腺结节手术，并帮助确定恰当的手术方案。凡直径 >1 cm 的甲状腺结节，均可考虑 FNAB 检查。但在下述情况下，FNAB 不作为常规：①经甲状腺核素显像证实为有自主摄取功能的“热结节 ”；②超声提示为纯囊性的结节；③根据超声影像已高度怀疑为恶性的结节。直径 <1 cm 的甲状腺结节，不推荐常规行 FNAB。但如存在下述情况，可考虑超声引导下 FNAB：①超声提示结节有恶性征象；②伴颈部淋巴结超声影像异常；③童年期有颈部放射线照射史或辐射污染接触史；④有甲状腺癌或甲状腺癌综合征的病史或家族史；⑤ 18F–FDG PET 显像阳性；⑥伴血清 Ct 水平异常升高。与触诊下 FNAB 相比，超声引导下 FNAB 的取材成功率和诊断准确率更高。为提高 FNAB 的准确性，可采取下列方法：在同一结节的多个部位重复穿刺取材；在超声提示可疑征象的部位取材；在囊实性结节的实性部位取材，同时进行囊液细胞学检查。此外，经验丰富的操作者和细胞病理诊断医师也是保证 FNAB 成功率和诊断准确性的重要环节。

8. 其他影像学手段在甲状腺结节评估中的应用：在评估甲状腺结节良恶性方面，CT 和 MRI 检查不优于超声。拟行手术治疗的甲状腺结节，术前可行颈部 CT 或 MRI 检查（加增强），显示结节与周围解剖结构的关系，寻找可疑淋巴结，协助制定手术方案。

9. 电子喉镜检查：通过了解声带活动情况，大致判断肿块良恶性，以确定手术方案。

10. 协助评估甲状腺结节良恶性的其他方法。

11. 前瞻性研究证实：经 FNAB 仍不能确定良恶性的甲状腺结节，对穿刺标本进行某些甲状腺癌的分子标记物检测，例如 BRAF 突变、Ras 突变、RET/PTC 重排等，能够提高确诊率。检测术前穿刺标本的 BRAF 突变状况，还有助于甲状腺乳头状癌（papillary thyroid cancer, PTC）的诊断和临床预后预测，便于制定个体化的诊治方案。

诊断流程简化为下图：

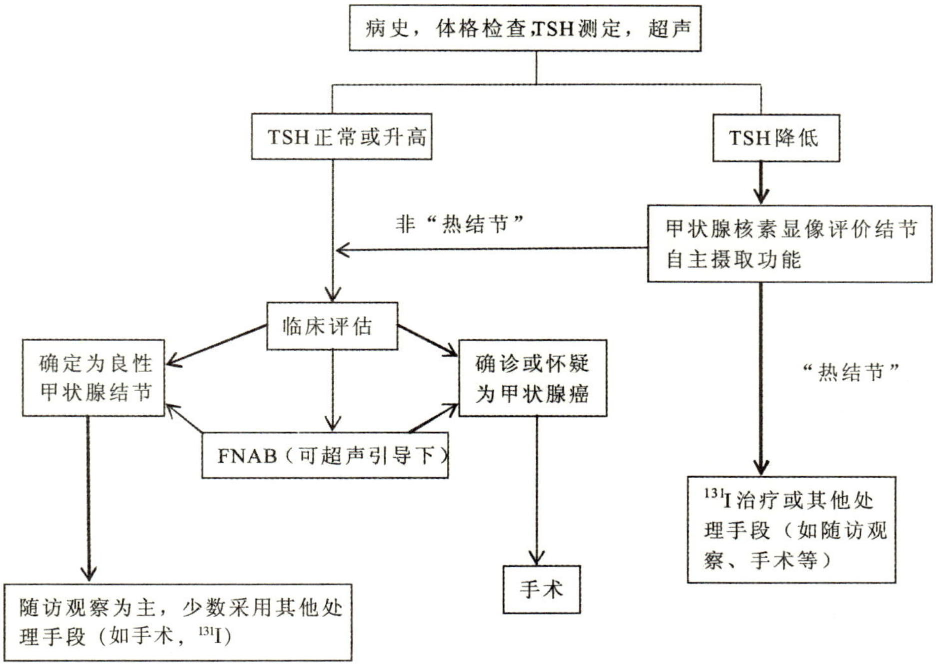

图 2-28 诊断流程简化图

【甲状腺结节及分化型甲状腺癌的治疗】

1. 甲状腺良性结节。

（1）结节性甲状腺肿及甲状腺腺瘤。

① 多数良性甲状腺结节仅需定期随访，尤其是小于 2cm 的良性甲状腺结节无需特殊治疗。尤其是结节体查触诊不明显，B 超提示有小结节的病例，可随访观察

② 需手术治疗的情况：a.出现与结节明显相关的局部压迫症状；b.合并甲状腺功能亢进，内科治疗无效者；c.肿物位于胸骨后或纵隔内；d.结节进行性生长，临床考虑有恶变倾向或合并甲状腺癌高危因素。因外观或思想顾虑过重影响正常生活而强烈要求手术者，可作为手术的相对适应证

③ 手术原则：在彻底切除甲状腺结节的同时，尽量保留正常甲状腺组织。建议慎重使用全 /近全甲状腺切除术式。后者的适应证为：结节弥漫性分布于双侧甲状腺，导致术中难以保留较多正常甲状腺组织。术中应注意保护甲状旁腺和喉返神经。

④ 术后注意事项：接受甲状腺全切术者，术后即应开始左甲状腺素（L-T4）替代治疗，此后定期监测甲状腺功能，保持 TSH 水平在正常范围；保留部分甲状腺者，术后也应定期监测甲状腺功能（首次检测时间为术后 1 个月），如监测中发现甲减，要及时给予 L-T4 替代治疗。

（2）桥本氏甲状腺炎伴结节形成：若有甲减，可行 L-T4 替代治疗。若甲状腺肿大明显压迫周围组织，术前诊断不明晰，可行结节切除以明确诊断，但手术治疗不推荐。

2. 分化型甲状腺癌（DTC）的治疗。

（1）分化型甲状腺癌概述：超过 90%的甲状腺癌为 DTC。DTC 起源于甲状腺滤泡上皮细胞，主要包括 PTC 和甲状腺滤泡状癌（follicular thyroid carcinoma, FTC），少数为 Hürthle 细胞或嗜酸性细胞肿瘤。大部分 DTC 进展缓慢，近似良性病程，10 年生存率很高，但某些组织学亚型（PTC 的高细胞型、柱状细胞型、弥漫硬化型、实体亚型和 FTC 的广泛浸润型等）的 DTC 容易发生甲状腺外侵犯、血管侵袭和远处转移，复发率高、预后相对较差，可以将其定义为高度恶性的甲状腺肿瘤。低分化型甲状腺癌（poorly differentiated thyroid cancer）也属于 DTC 范畴。此类肿瘤相对少见，有岛状、梁状或实性结构，但不具备典型 PTC 的细胞核特点，且至少有下列三个形态学特征之一：核扭曲、核分裂象 ≥ 3/10 高倍镜视野、坏死。该类型肿瘤的临床生物学特点为高侵袭性、易转移、预后差，是目前 DTC 治疗的难点之一。

（2）DTC 的治疗方法主要包括：手术治疗、术后 131I 治疗和 TSH 抑制治疗。其中，手术治疗最为重要，直接影响本病的后续治疗和随访，并与预后密切相关。DTC 治疗的总体发展趋势是个体化的综合治疗。

表 2-14　分化型甲状腺癌的 TNM 分类和分期

A. AJCC 第七版（2010）甲状腺癌 TNM 分类。

T 原发灶：所有的分类可再分为 s（单个病灶），m（多发病灶，以最大的病灶确定分期）
TX 不能评价原发肿瘤
T0 无原发肿瘤的证据
T1 局限于甲状腺内的肿瘤，最大直径 ≤ 2 cm
T1a 肿瘤局限于甲状腺内，最大直径 ≤ 1 cm
T1b 肿瘤局限于甲状腺内，最大直径> 1 cm, ≤ 2 cm
T2 肿瘤局限于甲状腺内，最大直径> 2 cm，≤ 4 cm
T3 肿瘤局限于甲状腺内，最大直径> 4 cm；或有任何大小的肿瘤伴有最小程度的腺外浸润（如侵犯胸骨甲状肌或甲状腺周围软组织）
T4a 较晚期的疾病。任何大小的肿瘤浸润超出甲状腺包膜至皮下软组织、喉、气管、食道或喉返神经
T4b 很晚期的疾病。肿瘤侵犯椎前筋膜、或包绕颈动脉或纵隔血管
N 区域淋巴结转移
区域淋巴结包括颈正中部淋巴结、颈侧淋巴结、上纵隔淋巴结
NX 不能评价区域淋巴结
N0 无区域淋巴结转移
N1 区域淋巴结转移
N1a 转移至 VI 区淋巴结（包括气管前、气管旁、喉前（Delphian）淋巴结）
N1b 转移至单侧、双侧或对侧颈部（I、II、III、IV、V 区）、咽后或上纵隔淋巴结
M 远处转移
M0 无远处转移
M1 有远处转移

B. AJCC 第七版（2010）DTC 的 TNM 分期（2）AJCC 第七版（2010）DTC 的 TNM 分期。

	T	N	M
年龄小于 45 岁			
I 期	任何 T	任何 N	M0
II 期	任何 T	任何 N	M1
年龄大于 45 岁			
I 期	T1	N0	M0
II 期	T2	N0	M0
III 期	T3 T1 T2	N0 N1a N1a	M0 M0 M0
IVa 期	T4a T4a T1 T2 T3	No N1a N1b N1b N1b	M0 M0 M0 M0 M0
IVb 期	T4b	任何 N	M0
IVc 期	任何 T	任何 N	M1

C. 分化型甲状腺癌（DTC）的复发危险度分层。

复发危险度组别	符合条件
低危组	符合以下全部条件者 –无局部或远处转移 –所有肉眼可见的肿瘤均被彻底清除 –肿瘤没有侵犯周围组织 –肿瘤不是侵袭型的组织学亚型，并且没有血管侵犯 –如果该患者清甲后行全身碘显像，甲状腺床以外没有发现碘摄取
中危组	符合以下任一条件者 –初次手术后病理检查可在镜下发现肿瘤有甲状腺周围软组织侵犯 –有颈淋巴结转移或清甲后行全身 131I 显像发现有异常放射性摄取 –肿瘤为侵袭型的组织学类型，或有血管侵犯
高危组	符合以下任一条件者 –肉眼下可见肿瘤侵犯周围组织或器官 –肿瘤未能完整切除，术中有残留 –伴有远处转移 –全甲状腺切除后，血清 Tg 水平仍较高 –有甲状腺癌家族史

3. 如何确定分化型甲状腺癌的手术术式（一般原则）。

（1）确定 DTC 手术的甲状腺切除范围时，需要考虑以下因素：肿瘤大小；有无侵犯周围组织；有无淋巴结和远处转移；单灶或多灶；童年期有无放射线接触史；有无甲状腺癌或甲状腺癌综合征家族史；性别、病理亚型等其他危险因素。应根据临床 TNM（cTNM）分期、肿瘤死亡 /复发的危险度、各种术式的利弊和患者意愿，细化外科处理原则，不可一概而论。

（2）DTC 的甲状腺切除术式主要包括全/近全甲状腺切除术和甲状腺腺叶 +峡部切除术。全甲状腺切除术即切除所有甲状腺组织，无肉眼可见的甲状腺组织残存；近全甲状腺切除术即切除几乎所有肉眼可见的甲状腺组织（保留 <1g 的非肿瘤性甲状腺组织，如喉返神经入喉处或甲状旁腺处的非肿瘤性甲状腺组织）。全 /近全甲状腺切除术可为 DTC 患者带来下述益处：①一次性治疗多灶性病变；②利于术后监控肿瘤的复发和转移；③利于术后 131I 治疗；④减少肿瘤复发和再次手术的几率（特别是对中、高危 DTC 患者），从而避免再次手术导致的严重并发症发生率增加；⑤准确评估患者的术后分期和危险度分层。另一方面，全 /近全甲状腺切除术后，将不可避免地发生永久性甲减；并且，这种术式对外科医生专业技能的要求较高，术后甲状旁腺功能受损和（或）喉返神经损伤的概率增大。

建议 DTC 的全 /近全甲状腺切除术适应证包括：①童年期有头颈部放射线照射史或放射性尘埃接触史；②原发灶最大直径 >4 cm；③多癌灶，尤其是双侧癌灶；④不良的病理亚型，如：PTC 的高细胞型、柱状细胞型、弥漫硬化型、实体亚型，FTC 的广泛浸润型，低分化型甲状腺癌；⑤已有远处转移，需行术后 131I 治疗；⑥伴有双侧颈部淋巴结转移；⑦伴有腺外侵犯（如气管、食管、颈动脉或纵隔侵犯等）。

全 /近全甲状腺切除术的相对适应证是：肿瘤最大直径介于 1–4cm 之间，伴有甲状腺癌高危因素或合并对侧甲状腺结节。

与全近全甲状腺切除术相比，甲状腺腺叶 +峡部切除术更有利于保护甲状旁腺功能、减少对侧喉返神经损伤，也利于保留部分甲状腺功能；但这种术式可能遗漏对侧甲状腺内的微小病灶，不利于术后通过血清 Tg 和 131I 全身显像监控病情，如果术后经评估还需要

131I 治疗，则要进行再次手术切除残留的甲状腺。因此，建议甲状腺腺叶 +峡部切除术的适应证为：局限于一侧腺叶内的单发 DTC，并且肿瘤原发灶≤1cm、复发危险度低、无童年期头颈部放射线接触史、无颈部淋巴结转移和远处转移、对侧腺叶内无结节。

甲状腺腺叶+峡部切除术的相对适应证为：局限于一侧腺叶内的单发 DTC，并且肿瘤原发灶≤4cm、复发危险度低、对侧腺叶内无结节；微小浸润型 FTC。

4. 分化型甲状腺癌术式选择。

结合肿瘤大小，临床分期，是否有颈部淋巴结转移及危险因素，甲状腺癌手术方案对应如下：

（1）肿块局限于一侧，单发或多发，最大肿块≤2cm，结合 B 超检查，无明确颈侧区淋巴结转移，行单侧腺叶及峡部切除+中央区清扫。

（2）肿块局限于一侧，单发或多发，无包膜外侵犯，最大肿块≤2cm，有颈侧区淋巴结转移，行单侧腺叶及峡部切除+中央区清扫+颈侧区清扫。若有包膜外侵犯，建议甲状腺全切+中央区清扫+颈侧区清扫，并切除周围侵犯组织，如带状肌等。并定期随访检查，必要时再行另一侧腺叶切除。

（3）肿块局限于一侧，无包膜外侵犯，单发或多发，最大肿块≥2cm，无颈侧区淋巴结转移，行甲状腺全切+中央区清扫。

（4）肿块局限于一侧，单发或多发，肿块≥2cm，无包膜外侵犯，有颈侧区淋巴结转移，行甲状腺全切+中央区清扫+颈侧区清扫。

（5）肿块位于两侧叶，单发或者多发，无颈侧区淋巴结转移,行甲状腺全切+中央区清扫。

（6）肿块位于两侧叶，单发或者多发，有颈侧区淋巴结转移,行甲状腺全切+中央区清扫+颈侧区

清扫（单侧或者双侧）。

（7）对有包膜外侵犯，侵犯带状肌，气管，食道，喉返神经及喉的病例，一律行甲状腺全切+中央区清扫。若有颈侧区淋巴结转移，行颈侧区淋巴清扫。并整体切除侵犯之带状肌，择情切除气管管壁，食道壁，喉返神经，并做好修复措施。术后予以 131I 治疗。

（8）对晚期包绕颈总动脉，侵犯纵隔及血管，伴有远处转移的病例，可尽量切除所有的肿瘤组织，对残余无法切除的肿瘤，可行 131I 治疗及粒子治疗。

5. 甲状腺癌术后的 131I 清甲治疗及清灶治疗。

（1）131I 是 DTC 术后治疗的重要手段之一。131I 治疗包含两个层次：一是采用 131I 清除 DTC 术后残留的甲状腺组织（131I ablation for thyroid remnant），简称 131I 清甲；二是采用 131I 清除手术不能切除的 DTC 转移灶，简称 131I 清灶。

（2）DTC 术后 131I 清甲的意义包括：①利于通过血清 Tg 和 131I 全身显像（whole body scan, WBS）监测疾病进展。②是 131I 清灶治疗的基础。③清甲后的 WBS、单光子发射计算机断层成像（SPECT）/CT 融合显像等有助于对 DTC 进行再分期。④可能治疗潜在的 DTC 病灶。目前对术后 131I 清甲治疗的适应证尚存争议，主要问题集中于低危患者是否从中获益。结合 ATA 的推荐、国内的实际情况和临床经验，建议对 DTC 术后患者进行实时评估，根据 TNM 分期，选择性实施 131I 清甲治疗。总体来说，除所有癌灶均 <1 cm 且无腺外浸润、无淋巴结和远处转移的 DTC 外，均可考虑 131I 清甲治疗。妊娠期、哺乳期、计划短期（6 个月）内妊娠者和无法依从辐射防护指导者，禁忌进行 131I 清甲治疗。

131I 清甲治疗前评估发现有再次手术指证者，应先行手术治疗；仅在患者有再次手术的禁忌证或拒绝再次手术时，可考虑直接进行清甲治疗。清甲治疗前，停用 L-T4 至少 2-3 周或使用重组人 TSH（rhTSH），使血清 TSH 升高至>30 mU/L。不建议也不反对进行清甲治疗前的 Dx-WBS。131I 清甲治疗前低碘饮食（<50 μg/d）至少 1-2 周，避免应用含碘造影剂和药物（如胺碘酮等）。131I 清甲治疗前对患者进行辐射安全防护指导。

131I 清甲治疗的 131I 剂量目前首次清甲治疗多采用固定剂量，即 3.7GBq（100 mCi）的 131I。在部分患者中（尤其是低、中危患者），较低剂量（如 30-75 mCi）也能有效完成清甲治疗，但单次治疗成功率可能偏低。残留甲状腺组织多、合并肾功能异常者，首次清甲治疗剂量要酌减。儿童 DTC 患者需根据体重或体表面积来调整清甲治疗剂量。下述情况可直接应用 3.7-7.4 GBq（100-200 mCi）131I：残留较多手术不能切除的 DTC 病灶；伴发颈部淋巴结或远处转移，但无法手术或患者拒绝手术；不明原因的血清 Tg 水平明显升高。此时，清甲治疗同时兼顾清灶目的。

（3）131I 清灶治疗适用于无法手术切除、但具备摄碘功能的 DTC 转移灶（包括局部淋巴结转移和远处转移）。治疗目的为清除病灶或部分缓解病情。清灶治疗的疗效与转移灶摄取 131I 的程度和 131I 在病灶中的滞留时间直接相关，还受到患者年龄、转移灶的大小和部位，以及病灶对 131I 的辐射敏感性等因素的影响。年轻患者获得治愈的可能性较大，软组织和肺部的微小转移灶易被清除；已形成实质性肿块的转移灶或合并骨质破坏的骨转移，即使病灶明显摄取 131I，清灶治疗的效果也往往欠佳。高龄、伴随其他严重疾病或无法耐受治疗前甲减者，不宜采用 131I 清灶治疗。位于关键部位的转移灶（如颅内或脊髓旁、气道内、性腺旁转移等），如果无法手术，即使病灶显著摄取 131I，也不适合 131I 清灶治疗，而应采用其他方法处理。清灶治疗应在 131I 清甲后至少 3 个月后进行。重复清灶治疗宜间隔 4-8 个月。

（4）手术后行 131I 治疗的 DTC 患者，如满足下列标准，可被认定为“肿瘤临床治愈 ”：

①没有肿瘤存在的临床证据。②没有肿瘤存在的影像学证据。③清甲治疗后的 Rx-WBS 没有发

现甲状腺床和床外组织摄取 131I。④ TSH 抑制状态下和 TSH 刺激后，在无 TgAb 干扰时，测不到血清 Tg（一般为 Tg<1ng/ml）。

6. DTC 患者术后应及时给予 TSH 抑制治疗。

DTC 术后 TSH 抑制治疗首选 L-T4 口服制剂。基于 DTC 患者的肿瘤复发危险度和 TSH 抑制治疗的副作用风险，设立 DTC 患者术后 TSH 抑制治疗的个体化目标。TSH 抑制治疗的 L-T4 剂量需根据 TSH 抑制目标调整，存在个体差异。L-T4 的起始剂量因患者年龄和伴发疾病情况而异。L-T4 应当清晨空腹顿服。

TSH 抑制水平与 DTC 的复发、转移和癌症相关死亡的关系密切，特别对高危 DTC 者，这种关联性更加明确。TSH>2 mU/L 时癌症相关死亡和复发增加。高危 DTC 患者术后 TSH 抑制至 <0.1 mU/L 时，肿瘤复发、转移显著降低。低危 DTC 患者术后 TSH 抑制于 0.1-0.5 mU/L 即可使总体预后显著改善，而将 TSH 进一步抑制到<0.1 mU/L 时，并无额外收益 。某些低分化 DTC 的生长、增殖并非依赖于 TSH 的作用，对此类患者，即便将 TSH 抑制到很低的水平，仍难以减缓病情进展。长期使用超生理剂量甲状腺激素，会造成亚临床甲亢。特别是 TSH 需长期维持在很低水平（<0.1 mU/L）时，可能影响 DTC 患者的 QOL，加重心脏负荷和心肌缺血（老年者尤甚），引发或加重心律紊乱（特别是心房颤动），引起静息心动过速、心肌重量增加、平均动脉压增大、舒张和（或）收缩功能失调等，甚至导致患者心血管病相关事件住院和死亡风险增高。减少甲状腺素剂量后则上述诸多受损情况可逆转。TSH 长期抑制带来的另一副作用是增加绝经后妇女骨质疏松症（OP）的发生率，并可能导致其骨折风险增加 。

L-T4 剂量调整期间，每 4 周左右测定血清 TSH。对需要将 TSH 抑制到低于 TSH 正常参考范围下限的 DTC 患者，评估治疗前基础骨矿化状态并定期监测。绝经后女性 DTC 者在 TSH 抑制治疗期间应接受骨质疏松症（OP）初级预防；达到 OP 诊断标准者，启动正规抗 OP 治疗。对需要将 TSH 抑制到低于 TSH 正常参考范围下限的 DTC 患者，评估治疗前基础

心脏情况并定期监测。TSH 抑制治疗期间，可选择性应用 β 受体阻滞剂预防心血管系统副作用。

7. 对 DTC 患者应当进行长期随访。

尽管大多数 DTC 患者预后良好、死亡率较低，但是约 30%的 DTC 患者会出现复发或转移，其中 2/3 发生于手术后的 10 年内，有术后复发并有远处转移者预后较差。对 DTC 患者进行长期随访的目的在于：(1) 对临床治愈者进行监控，以便早期发现复发肿瘤和转移；(2) 对 DTC 复发或带瘤生存者，动态观察病情的进展和治疗效果，调整治疗方案；(3) 监控 TSH 抑制治疗的效果；(4) 对 DTC 患者的某些伴发疾病（如心脏疾病、其他恶性肿瘤等）病情进行动态观察。

对已清除全部甲状腺的 DTC 患者，随访血清 Tg 变化是判别患者是否存在肿瘤残留或复发的重要手段。随访血清 Tg 应采用同种检测试剂，每次测定血清 Tg 时均应同时检测 TgAb。随访期间可根据 DTC 患者的复发危险度，选择性应用血清基础 Tg（TSH 抑制状态下）或 TSH 刺激后（TSH >30 mU/L）的 Tg 检测。对已清除全部甲状腺的 DTC 患者，提示其无病生存的 Tg 切点值可设定为：基础 Tg（TSH 抑制状态下）1 ng/ml；TSH 刺激后（TSH>30 mU/L）的 Tg 2 ng/ml。未完全切除甲状腺的 DTC 患者，术后每 6 个月检测血清 Tg（同时检测 TgAb）。对 Tg 有持续升高趋势者，应考虑甲状腺组织或肿瘤生长，需结合颈部超声等其他检查进一步评估。DTC 随访期间应定期（间隔 3-12 个月）进行颈部超声检查。对可疑淋巴结可行穿刺活检和（或）穿刺针冲洗液的 Tg 检测。对已清除全部甲状腺的 DTC 患者，可在随访中根据复发危险度，选择性应用 Dx-WBS。不建议在 DTC 随访中常规使用 18F-FDG PET、CT 或 MRI 检查。DTC 的长期随访内容中，应纳入 131I 治疗的长期安全性、TSH 抑制治疗效果和某些伴发疾病（如心脏疾病、其他恶性肿瘤等）的病情变化。针对 DTC 复发或转移病灶，可

选择的治疗方案依次为：手术切除（可能通过手术治愈者）、131I 治疗（病灶可以摄碘者）、外放射治疗、TSH 抑制治疗情况下观察（肿瘤无进展或进展较慢，并且无症状、无重要区域如中枢神经系统等受累者）、化学治疗和新型靶向药物治疗（疾病迅速进展的难治性 DTC 患者）。甲状腺已完全清除的 DTC 患者，如在随访中血清 Tg 水平持续增高（>10ng/ml）、但影像学检查未发现病灶，可经验性给予 3.7–7.4GBq（100–200mCi）131I 治疗；如治疗后 Rx-WBS 发现 DTC 病灶或血清 Tg 水平减低，可重复 131I 治疗，否则应停止 131I 治疗，以 TSH 抑制治疗为主。应根据随访过程中获得的新数据，建立 DTC 的动态危险度评估模式，并积极探索评估时需纳入的参数、评估间隔时间和后续的处理方案。

综上，分化型甲状腺癌的临床处理流程如下图：

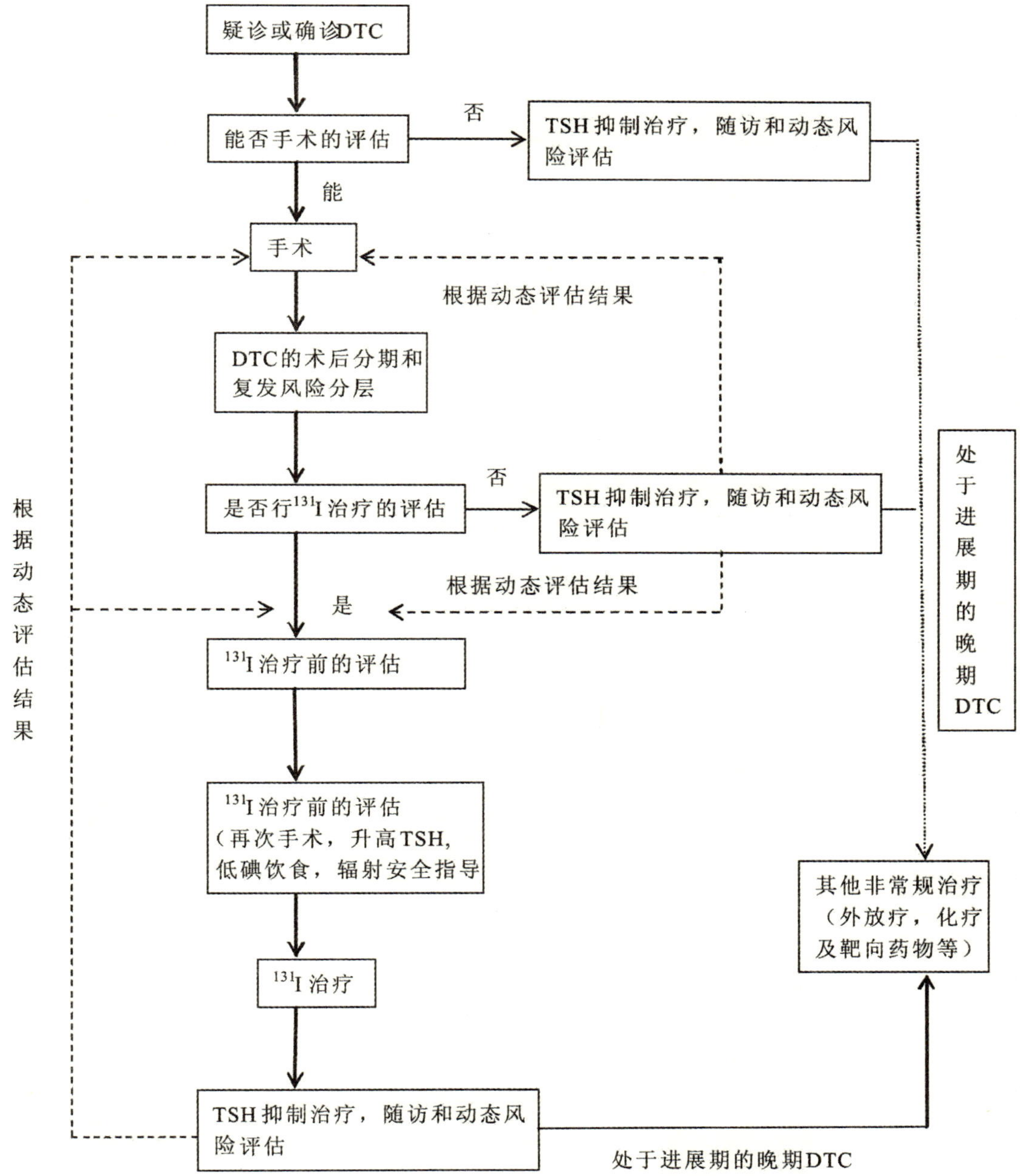

图 2–29 分化型甲状腺癌的临床处理流程图

【其他类型甲状腺恶性肿瘤的诊断及治疗】

1. 甲状腺淋巴瘤。

指原发于甲状腺的淋巴瘤，为少见的甲状腺恶性肿瘤。常发生于中老年人， 女性多于男性，男女比例为 1：2.7。可能与病毒感染、免疫缺陷等因素有关。病人常表现为甲状腺短期迅速增大，并可出现气管、喉部受压症状，有发热、夜汗、体重明显减轻等症状。多数病人就诊时可触及甲状腺肿块，肿块大小不等、质地硬实，常固定，活动度差。40%可出现颈部淋巴结肿大。30%的病人伴有言语不清。20%病人出现声嘶，10%出现呼吸困难，7%伴有甲状腺功能低下表现。远处转移多见于纵隔，可有骨、脾脏侵犯。

临床诊断甲状腺淋巴瘤有一定困难。术前诊断率低于 50%。近年随着影像技术及诊断技术的进步，术前诊断率有较大的提高。

如出现下列情况应该高度怀疑本病：甲状腺肿块短期迅速增大，伴颈部淋巴结肿大。出现声嘶、呼吸困难。伴有发热、体重减轻。胸部 X 线片提示纵隔增宽，气管受压。既往有 HT 病史。甲状腺功能检查提示 TGAb、TPOAb 明显升高。

血常规、骨髓穿刺、全身骨扫描等可排除其他血液疾病；细针穿刺抽吸细胞学检查（FNAC）、活组织病理检查可明确诊断，必须做免疫组化检查；X 线检查、CT 扫描、B 超等，有助于发现转移病灶。CT 检查常见肿块呈现均质改变，即使侵犯喉及气管，也无明显的甲状软骨及气管破坏征象。

甲状腺淋巴瘤在活检确诊后，可行化疗联合放射治疗。

2. 甲状腺髓样癌（MTC）。

（1）甲状腺髓样癌实际上并非甲状腺癌，它来源于分泌降钙素的甲状腺滤泡旁细胞（又称 C 细胞），是神经内分泌细胞，和甲状腺滤泡细胞无关。1959 年由 Hazand 等首先提出作为一个独立临床病理类型，它只占甲状腺肿瘤一小部分（约占 3-12%），其发病、诊断和治疗都独具特点。甲状腺髓样癌发病主要原因是 RET 原癌基因突变。当出现单侧或双侧甲状腺肿块、呼吸不畅、吞咽困难、声音嘶哑、手足抽搐、类癌综合征等症状应警惕甲状腺髓样癌的发生。女性，且年龄在 30~60 岁之间、有甲状腺甲状旁腺及肾上腺肿瘤家族史的人群是甲状腺髓样癌易患人群，应注意防范。

（2）根据是否具有遗传性，MTC 可分为散发性和遗传性两大类：

① 散发性 MTC：临床上最多见，约占 MTC 的 75- 80%，多为中老年，女性稍多；

② 遗传性 MTC：临床上较少见，约占 MTC 的 20- 25%，发病年龄较散发性 MTC 提前 10-20 年左右，男女发病率无差异，一个家族中可以同时或先后有多人患病。又细分为以下 3 种类型：

多发性内分泌腺瘤 2A（MEN2A）：占所有遗传性 MTC80%,此型会同时发生 MTC、嗜铬细胞瘤和甲状旁腺增生。

多发性内分泌腺瘤 2B（MEN2B）：无甲状旁腺疾病，以粘膜多发性神经瘤伴 MTC 和（或）肾上腺嗜铬细胞瘤为特点，是遗传性 MTC 中恶性程度最高的类型。

家族非多发性内分泌腺瘤性 MTC（FMTC）：此型被认为是 MEN2A 的一种变异类型，MTC 是其唯一的特征，是遗传性 MTC 中恶性程度最低的类型。

（3） 降钙素检查：可作为 MTC 特异性肿瘤标志物，与瘤负荷密切相关。

（4） 治疗：目前手术是治疗 MTC 首选治疗方法；其它治疗方法包括放疗、化疗及药物介入治疗；目前认为放、化疗只是在无效控制手段下作为姑息治疗方法；新型分子靶向治疗药物，用于晚期（转移性）MTC 成年患者 ；放射免疫治疗和接种疫苗治疗近期有所发展。

3. 甲状腺未分化癌。

（1）甲状腺未分化癌是甲状腺癌中恶性程度最高的一种，发病率约占全部甲状腺癌的 10–15%，多见了年老体弱者，发病迅速， 早期可发生全身转移。临床有长期甲状腺肿大的病史，近期内迅速增大，并产生局部压迫症状，如有呼吸困难，吞咽困难，颈静脉怒张，声音嘶哑等表现，是由于肿瘤压迫气管，食管，颈静脉及喉返神经所致。颈部疼痛，肿块坚硬，固定，边界不清。

（2）早期甲状腺未分化癌可行手术治疗。晚期病例手放疗、化疗、中药治疗。

第十二节 结肠癌外科治疗

【概述】

结肠癌是发生于结肠部位常见的消化道恶性肿瘤，好发于直肠与乙状结肠交界处，以 40~50 岁年龄组发病率最高，男女之比为 2~3：1。发病率占胃肠道肿瘤的第 3 位。

【病因】

结肠癌发病的主要原因是高脂肪食谱和纤维素摄入不足。结肠的慢性炎症使肠癌的发生率比一般人群高。有结肠息肉者，结肠癌发病率是无结肠息肉者的 5 倍。家族性多发性肠息肉瘤，癌变的发生率更高。遗传因素可能也参与结肠癌的病变过程。

【病理】

结肠癌主要为腺癌、黏液腺癌、未分化癌。大体形态呈息肉状、溃疡型等。结肠癌可沿肠壁环行发展，沿肠管纵径上下蔓延或向肠壁深层浸润，除经淋巴管、血流转移和局部侵犯外，还可向腹腔内种植或沿缝线、切口面扩散转移。

1.病理类型。

（1）早期结肠癌。

癌细胞限于结直肠黏膜下层者称早期结直肠癌（pT1）。WHO 消化道肿瘤分类将黏膜层内有浸润的病变亦称之为“高级别上皮内瘤变”。

（2）进展期结肠癌的大体类型。

①隆起型：凡肿瘤的主体向肠腔内突出者，均属本型。②溃疡型：肿瘤形成深达或贯穿肌层之溃疡者均属此型。③浸润型：肿瘤向肠壁各层弥漫浸润，使局部肠壁增厚，但表面常无明显溃疡或隆起。

（3）组织学类型。

腺癌：包括：乳头状腺癌、管状腺癌、黏液腺癌、印戒细胞癌； 未分化癌； 腺鳞癌； 鳞癌；小细胞癌； 类癌。

（4）分级与组织学类型的关系。

WHO 四级分法：

低级别：Ⅰ级 高分化（管状）腺癌，乳头状腺癌；Ⅱ级 中分化（管状）腺癌。

高级别：Ⅲ级 低分化（管状）腺癌，黏液腺癌，印戒细胞癌，未分化癌；Ⅳ级 髓样癌。

（5）结肠癌 TNM 分期。

表 2-15　结肠癌 TNM 分期

美国癌症联合委员会（AJCC）/国际抗癌联盟（UICC）结肠癌 TNM 分期系统（2010 年第七版）：

原发肿瘤（T）

Tx　原发肿瘤无法评价

T0　无原发肿瘤证据

Tis　原位癌：局限于上皮内或侵犯黏膜固有层

T1　肿瘤侵犯黏膜下层

T2　肿瘤侵犯固有肌层

T3　肿瘤穿透固有肌层到达浆膜下层，或侵犯无腹膜覆盖的结直肠旁组织

T4a　肿瘤穿透腹膜脏层

T4b　肿瘤直接侵犯或粘连于其他器官或结构

区域淋巴结（N）

Nx　区域淋巴结无法评价

N0　无区域淋巴结转移

N1　有 1–3 枚区域淋巴结转移

N1a　有 1 枚区域淋巴结转移

N1b　有 2–3 枚区域淋巴结转移

N1c　浆膜下、肠系膜、无腹膜覆盖结肠周围组织内有肿瘤种植（TD, tumor deposit），无区域淋巴结转移

N2　有 4 枚以上区域淋巴结转移

N2a　4–6 枚区域淋巴结转移

N2b　7 枚及更多区域淋巴结转移

远处转移（M）

M0　无远处转移

M1　有远处转移

M1a　远处转移局限于单个器官或部位（如肝,肺,卵巢,非区域淋巴结）

M1b　远处转移分布于一个以上的器官/部位或腹膜转移

2.解剖分期/预后组别。

表 2-16　结肠癌解剖分期/预后组别

Stage	T	N	M	Dukes	MAC
0	Tis	N0	M0	–	–
I	T1	N0	M0	A	A
	T2	N0	M0	A	B1
IIA	T3	N0	M0	B	B2
IIB	T4a	N0	M0	B	B2
IIC	T4b	N0	M0	B	B3
III	任何 T	N1，N2	M0	C	

Stage	T	N	M	Dukes	MAC
IIIA	T1,T2	N1/N1c	M0	C	C1
	T1	N2a	M0	C	C1
IIIB	T3,T4a	N1/N1c	M0	C	C2
Stage	T	N	M	Dukes	MAC
	T2,T3	N2a	M0	C	C1/C2
	T1,T2	N2b	M0	C	C1
IIIC	T4a	N2a	M0	C	C2
	T3,T4a	N2b	M0	C	C2
	T4b	N1,N2	M0	C	C3
IVA	任何 T	任何 N	M1a	–	–
IVB	任何 T	任何 N	M1b	–	–

（1）cTNM 是临床分期，pTNM 是病理分期；前缀 y 用于接受新辅助（术前）治疗后的肿瘤分期（如 ypTNM），病理学完全缓解的患者分期为 ypT0N0cM0，可能类似于 0 期或 1 期。前缀 r 用于经治疗获得一段无瘤间期后复发的患者（rTNM）。Dukes B 期包括预后较好（T3N0M0）和预后较差（T4N0M0）两类患者，Dukes C 期也同样（任何 TN1M0 和任何 TN2M0）。MAC 是改良 Astler-Coller 分期。

（2）Tis 包括肿瘤细胞局限于腺体基底膜（上皮内）或黏膜固有层（黏膜内），未穿过黏膜肌层到达黏膜下层。

（3）T4 的直接侵犯包括穿透浆膜侵犯其他肠段，并得到镜下诊断的证实（如盲肠癌侵犯乙状结肠），或者位于腹膜后或腹膜下肠管的肿瘤，穿破肠壁固有基层后直接侵犯其他的脏器或结构，例如降结肠后壁的肿瘤侵犯左肾或侧腹壁，或者中下段直肠癌侵犯前列腺、精囊腺、宫颈或阴道。4.肿瘤肉眼上与其他器官或结构粘连则分期为 cT4b。但是，若显微镜下该粘连处未见肿瘤存在则分期为 pT3。V 和 L 亚分期用于表明是否存在血管和淋巴管浸润，而 PN 则用以表示神经浸润（可以是部位特异性的）。

【临床表现】

早期结肠癌可无明显症状，病情发展到一定程度才出现下列症状：排便习惯改变；大便性状改变（变细、血便、黏液便等）；腹痛或腹部不适；腹部肿块；肠梗阻；贫血及全身症状：如消瘦、乏力、低热。

【诊断】

除病人自觉症状外主要依靠以下几方面：

1.体格检查。

（1）一般情况：贫血、浅表淋巴结肿大等。

（2）腹部视诊和触诊，肠型、肠蠕动波、腹部肿块。

（3）直肠指检：凡疑似结肠癌者必须常规作肛门直肠指诊。了解有无直肠肿瘤，大小、质地、占肠壁周径的范围、基底部活动度、距肛缘的距离、肿瘤向肠外浸润状况、与周围脏器的关系等。指检时必须仔细触摸，避免漏诊；触摸轻柔，切忌挤压，观察是否指套血染。

2.实验室检查。

（1）血常规：了解有无贫血。

（2）尿常规：观察有无血尿，结合泌尿系影像学检查了解肿瘤是否侵犯泌尿系统。

（3）大便常规：检查应当注意有无红细胞、脓细胞。

（4）粪便隐血试验：针对消化道少量出血的诊断有重要价值。

3.内窥镜检查。

所有疑似结肠癌患者均应行纤维结肠镜或电子结肠镜检查，但以下情况除外：

（1）一般状况不佳，难以耐受；

（2）急性腹膜炎、肠穿孔、腹腔内广泛粘连以及完全性肠梗阻；

（3）肛周或严重肠道感染、放射性肠炎；

（4）妇女妊娠期和月经期。

内窥镜检查之前，必须做好准备，检查前进流质饮食，服用泻剂，或行清洁洗肠，使肠腔内粪便排净。

4.影像检查。

（1）结肠钡剂灌肠检查，特别是气钡双重造影检查是诊断结直肠癌的重要手段。但疑有肠梗阻的患者应当谨慎选择。

（2）B 型超声：超声检查可了解患者有无复发转移，具有方便快捷的优越性。

（3）CT 检查：CT 检查的作用在于明确病变侵犯肠壁的深度，向壁外蔓延的范围和远处转移的部位。目前，结肠病变的 CT 检查用于以下几个方面：

①提供结肠恶性肿瘤的分期；

②发现复发肿瘤；

③评价肿瘤对各种治疗的反应；

④阐明钡剂灌肠或内窥镜发现的肠壁内和外在性压迫性病变的内部结构，明确其性质；

⑤对钡剂检查发现的腹内肿块作出评价，明确肿块的来源及其与周围脏器的关系。

（4）MRI 检查：MRI 检查的适应证同 CT 检查。推荐以下情况首选 MRI 检查：

①结直肠癌肝转移病灶的评价；

②怀疑腹膜以及肝被膜下病灶。

（5）PET-CT:不推荐常规使用，但对于常规检查无法明确的转移复发病灶可作为有效的辅助检查。

（6）排泄性尿路造影：不推荐术前常规检查，仅适用于肿瘤较大可能侵及尿路的患者。

5.血清肿瘤标志物。

结直肠癌患者在诊断、治疗前、评价疗效、随访时必须检测 CEA、CA19-9；建议检测 CA242、CA72-4；有肝转移患者建议检测 AFP；有卵巢转移患者建议检测 CA125。

6. 病理组织学检查。

病理活检是确诊结直肠癌的依据。

【结肠癌的鉴别诊断】

1. 溃疡性结肠炎：本病可以出现腹泻、黏液便、脓血便、大便次数增多、腹胀、腹痛、消瘦、贫血等症状，伴有感染者尚可有发热等中毒症状，与结肠癌的症状相似，纤维结肠镜检查及活检是有效的鉴别方法。

2. 阑尾炎：回盲部癌可因局部疼痛和压痛而误诊为阑尾炎。特别是晚期回盲部癌，局部常发生坏死溃烂和感染，临床表现有体温升高，白细胞计数增高，局部压痛或触及肿块，常诊断为阑尾脓肿，需注意鉴别。

3. 肠结核：在我国较常见，好发部位在回肠末端、盲肠及升结肠。常见症状有腹痛、腹块、腹泻、便秘交替出现，部分患者可有低热、贫血、消瘦、乏力，腹部肿块，与结肠癌症状相似。但肠结核患者全身症状更加明显，如午后低热或不规则发热、盗汗、消瘦乏力，需注意鉴别。

4. 结肠息肉：主要症状可以是便血，有些患者还可有脓血样便，与结肠癌相似，钡剂灌肠检查可表现为充盈缺损，行纤维结肠镜检查并取活组织送病理检查是有效的鉴别方法。

5. 血吸虫性肉芽肿：多见于流行区，目前已少见。少数病例可癌变。结合血吸虫感染病史，粪便中虫卵检查，以及钡剂灌肠和纤维结肠镜检查及活检，可以与结肠癌进行鉴别。

6. 阿米巴肉芽肿：可有肠梗阻症状或查体扪及腹部肿块与结肠癌相似。本病患者行粪便检查时可找到阿米巴滋养体及包囊，钡剂灌肠检查常可见巨大的单边缺损或圆形切迹。

【治疗】

结肠癌的治疗方法是以手术为主、辅以化疗、免疫治疗、中药以及其他支持治疗的综合方案。

一、外科治疗

1. 结肠癌的手术治疗原则。

（1）全面探查，由远及近。必须探查记录肝脏、胃肠道、子宫及附件、盆底腹膜，及相关肠系膜和主要血管淋巴结和肿瘤临近脏器的情况。

（2）建议切除足够的肠管，清扫区域淋巴结，整块切除。

（3）推荐锐性分离技术。

（4）推荐由远及近的手术清扫。建议先处理肿瘤滋养血管。

（5）推荐手术遵循无瘤原则。

（6）推荐切除肿瘤后更换手套并冲洗腹腔。

（7）如果患者无出血、梗阻、穿孔症状，且已失去根治性手术机会，则无首先姑息性切除原发灶必要。

2. 早期结肠癌的手术治疗。

（1）T1N0M0 结肠癌：建议局部切除。术前直肠腔超声波检查属 T1 或局部切除术后病理提示 T1，如果切除完整而且具有预后良好的组织学特征（如分化程度良好、无脉管浸润），则无论是广基还是带蒂，不推荐再行手术切除。如果是带蒂但具有预后不良的组织学特征，或者非完整切除，标本破碎切缘无法评价，推荐行结肠切除术加区域淋巴结清扫。

（2）直径超过 2.5cm 的绒毛状腺瘤癌变率高，推荐行结肠切除加区域淋巴结清扫。

（3）所有患者术后均须定期行全结肠镜检查以排除是否存在多发腺瘤或多发肠癌。局部切除标本必须由手术医师展平、固定，标记方位后送病理检查。

3. 进展期结肠癌的手术治疗。

(1) 首选的手术方式是相应结肠切除加区域淋巴结清扫。区域淋巴结清扫必须包括肠旁，中间和系膜根部淋巴结三站。建议标示系膜根部淋巴结并送病理学检查；如果怀疑清扫范围以外的淋巴结有转移必须完整切除，无法切除者视为姑息切除。手术方式：视肿瘤部位行右半结肠、左半结肠、横结肠、乙状结肠、结肠次全、全结肠、全大肠的根治性切除。

(2) 对具有遗传性非息肉病性结直肠癌（hereditary nonpolyposis colorectal cancer, HNPCC）家族史，或有明显的结肠癌家族史，或同时多原发结肠癌的患者建议行更广泛的结肠切除术。

(3) 肿瘤侵犯周围组织器官建议联合脏器整块切除。

(4) 结肠新生物临床诊断高度怀疑恶性肿瘤，由于某些原因无得到病理学诊断，如患者可耐受手术，建议行剖腹探查。

(5) 行腹腔镜辅助的结肠切除术推荐满足如下条件：

①由有经验的外科医师实施手术；

②无严重影响手术的腹腔粘连；

③无局部进展期或晚期病变的表现；

④无急性肠梗阻或穿孔的表现；

⑤保证能进行全腹腔的探查；

⑥ 考虑术前标记小病灶。

(6) 对于已经引起梗阻的可切除结肠癌，推荐行Ⅰ期切除吻合，或Ⅰ期肿瘤切除近端造口远端闭合，或造瘘术后Ⅱ期切除，或支架植入术后Ⅱ期切除。如果肿瘤局部晚期不能切除或者临床上不能耐受手术，建议给予姑息性治疗。

4. 肝转移外科治疗的原则。

参见结肠癌肝转移治疗规范。

5. 肺转移外科治疗的原则。

(1) 原发灶必须能根治性切除（R0）。

(2) 有肺外可切除病灶并不妨碍肺转移瘤的切除。

(3) 完整切除必须考虑到肿瘤范围和解剖部位，肺切除后必须能维持足够功能。

(4) 某些患者可考虑分次切除。

(5) 不管肺转移瘤能否切除，均应当考虑联合化疗（术前化疗和/或术后辅助化疗）。

二、内科治疗

1. 结肠癌的新辅助治疗：除结肠癌肝转移外，不推荐结肠癌患者术前行新辅助治疗，结直肠癌患者合并肝转移和/或肺转移，可切除或者潜在可切除，推荐术前化疗或化疗联合靶向药物治疗：西妥昔单抗（推荐用于 K-ras 基因状态野生型患者），或联合贝伐珠单抗。

化疗方案推荐 FOLFOX（奥沙利铂+氟尿嘧啶+醛氢叶酸），或者 FOLFIRI（伊立替康+氟尿嘧啶+醛氢叶酸），或者 CapeOx（卡培他滨+奥沙利铂）。建议治疗时限 2-3 个月。 治疗后必须重新评价，并考虑是否可行手术。

2. 结肠癌的辅助治疗。

Ⅰ期（T1-2N0M0）或者有放化疗禁忌的患者不推荐辅助治疗。

Ⅱ期结肠癌患者应当确认有无以下高危因素：①组织学分化差（Ⅲ或Ⅳ级），②血管/淋巴管侵犯，③术前肠梗阻/肠穿孔，④神经侵犯，⑤标本检出淋巴结不足（少于 12 枚），⑥切缘接近、不确定或阳性。无高危因素者，建议随访观察，或者单药氟尿嘧啶类药物化疗。有高危因素者，建议辅助化疗。化疗方案推荐选用 5-FU/LV、卡培他滨、5-FU/LV/奥沙利铂或 CapeOx 方案。化疗时限应当不超过 6 个月。有条件者建议检测组织标本 MMR 或 MSI，如为 dMMR 或 MSI-H，不推荐氟尿嘧啶类药物的单药辅助化疗。

Ⅲ期结肠癌患者，推荐辅助化疗。化疗方案推荐选用 5-FU/CF、卡培他滨、FOLFOX 或 FLOX（奥沙利铂+氟尿嘧啶+醛氢叶酸）或 CapeOx 方案。化疗不应超过 6 个月。

晚期/转移性结肠癌化疗：目前，治疗晚期或转移性结肠癌使用的药物：5-FU/LV、伊立替康、奥沙利铂、卡培他滨和靶向药物，包括西妥昔单抗（推荐用于 K-ras 基因野生型患者）和贝伐珠单抗。在治疗前检测肿瘤 K-ras 基因状态，EGFR 不推荐作为常规检查项目。

联合化疗应当作为能耐受化疗的转移性结肠癌患者的一、二线治疗。推荐以下化疗方案：FOLFOX/ FOLFIRI/CapeOx±西妥昔单抗（推荐用于 K-ras 基因野生型患者），FOLFOX/ FOLFIRI/CapeOx±贝伐珠单抗。

三线以上化疗的患者推荐进入临床研究。对在一、二线治疗中没有选用靶向药物的患者也可考虑伊立替康联合靶向药物治疗。

不能耐受联合化疗的患者，推荐方案 5-FU/LV±靶向药物，或 5-FU 持续灌注，或卡培他滨单药。

晚期患者若一般状况或器官功能状况很差，推荐最佳支持治疗，不建议化疗。

如果转移复发局限于肝，建议考虑针对肝病灶的局部治疗。

结肠癌局部复发者，推荐进行多学科评估，判定能否有机会再次切除，是否适合术前放化疗。如与放疗联合，可以根据患者身体状况选择氟尿嘧啶类单药或联合化疗，如仅适于化疗，则采用上述晚期患者药物治疗原则。

3. 局部/区域化疗。

术中或术后区域性缓释化疗与腹腔热灌注化疗目前不常规推荐应用。

三、结肠癌肝转移治疗规范

1. 结肠癌肝转移的定义：（国际通用分类）

（1）同时性肝转移。结肠癌确诊时发现的或结肠癌原发灶根治性切除术后 6 个月内发生的转移。

（2）异时性肝转移。结直肠癌根治术 6 个月后发生的肝转移。

结肠癌确诊时合并肝转移与结直肠癌原发灶根治术后的肝转移在诊断和治疗上有较大差异。

2. 结肠癌肝转移的诊断 。

（1）结肠癌确诊时肝转移的诊断。①对已确诊结肠癌的患者，应当进行肝脏超声和/或增强 CT 影像检查，对于怀疑肝转移的患者加行血清 AFP 和肝脏 MRI 检查。PET-CT 检查不作为常规推荐，可在病情需要时酌情应用。②肝转移灶的经皮针刺活检仅限于病情需要时应用。③结肠癌手术中必须常规探查肝脏以进一步排除肝转移的可能，对可疑的肝脏结节可考虑术中活检。

（2）结肠癌原发灶根治术后肝转移的诊断。结直肠癌根治术后的患者，应当定期随访肝脏超声或/和增强 CT 扫描，怀疑肝转移的患应当加行肝脏 MRI 检查，PET-CT 扫描不作常规推荐。

3. 结肠癌肝转移的治疗。手术完全切除肝转移灶仍是目前能治愈结直肠癌肝转移的最佳方法，故符合条件的患者均应当在适当的时候接受手术治疗。对部分最初肝转移灶无法切除的患者应当经多学科讨论慎重决定新辅助化疗和手术时机，创造一切机会使之转化为可切除病灶。

4. 肝转移灶手术的适应证和禁忌证。

（1）适应证：

①结肠癌原发灶能够或已经根治性切除。②根据肝脏解剖学基础和病灶范围肝转移灶可完全（R0）切除，且要求保留足够的肝脏功能，肝脏残留容积≥50%（同步原发灶和肝转移灶切除）或≥30%（分阶段原发灶和肝转移灶切除）。③患者全身状况允许，没有不可切除的肝外转移病变。

（2）禁忌证：

①结肠癌原发灶不能取得根治性切除；②出现不能切除的肝外转移；③预计术后残余肝脏容积不够；④患者全身状况不能耐受手术。

5. 可切除的结肠癌肝转移的治疗。

（1）结肠癌确诊时合并肝转移。肝转移灶小、且多位于周边或局限于半肝，肝切除量低于 50%，肝门部淋巴结、腹腔或其他远处转移均可手术切除时一期手术切除。在下列情况下分阶段切除：先手术切除结肠癌原发病灶，分阶段切除肝转移灶，时机选择在结肠癌根治术后 4~6 周。若在肝转移灶手术前进行治疗，肝转移灶的切除可延至原发灶切除后 3 个月内进行。急诊手术不推荐原发结肠癌和肝脏转移病灶同步切除。可根治的复发性结肠癌伴有可切除肝转移灶倾向于进行分阶段切除肝转移灶。

（2）结肠癌根治术后发生肝转移。既往结肠原发灶为根治性切除且不伴有原发灶复发，肝转移灶能完全切除且肝切除量低于 70%（无肝硬化者），应当予以手术切除肝转移灶，可先行新辅助治疗。肝转移灶切除术后复发，在全身状况和肝脏条件允许的情况下，对于可切除的肝转移灶术后的复发病灶，可进行二次、三次甚至多次的肝转移灶切除。此外，还可选择射频消融，放射治疗。

四.放疗。

结肠癌放疗主要用于：手术后局部有瘤残留；肝转移等。

【随访】

结肠癌治疗后一律推荐规律随访。

1.病史和体检，每 3~6 个月 1 次，共 2 年，然后每 6 个月 1 次，总共 5 年，5 年后每年 1 次。

2.监测 CEA、CA19–9，每 3~6 个月 1 次，共 2 年，然后每 6 个月 1 次，总共 5 年，5 年后每年 1次。

3.腹/盆超声、胸片每 3~6 个月 1 次，共 2 年，然后每 6 个月 1 次，总共 5 年，5 年后每年 1次。

4.腹/盆 CT 或 MRI 每年 1 次。

5.术后 1 年内行肠镜检查，如有异常，1 年内复查；如未见息肉，3 年内复查；然后 5 年 1 次，随诊检查出现的大肠腺瘤均推荐切除。

6.PET–CT 可酌情应用。

第十三节　尿路上皮癌外科治疗

【概述】

“尿路上皮”（urothelium）一词首先由 Melicow1945 年使用。应用这一名称是基于肾盂、输尿管、膀胱及前列腺尿道都被覆移行上皮细胞，各段的移行上皮胚胎学来源相同，细胞形态、组织学结构相同，各段的功能均引流尿液，尿液通过时移行上皮没有什么改变，此外，各段移行上皮的肿瘤的组织病理学和生物学行为也基本相同，故将这一系统的移行上皮总称为尿路上皮，由这类组织细胞发生的癌变统称尿路上皮癌。故尿路上皮癌包括了肾盂癌、原发性输尿管癌、膀胱癌、尿道癌中的绝大多数

(病理类型中也包括鳞状细胞癌、腺癌等)，但由于肿瘤部位的不同，其诊治方法及预后也有所不同，故按部位分别阐述。

【肾盂尿路上皮癌】

1. 流行病学及病因。

肾盂尿路上皮癌是发生于肾盂、肾盏尿路上皮的肿瘤（因占肾盂癌类型的绝大多数，以下简称肾盂癌），发病率在肾脏肿瘤中居第 2 位，仅次于肾癌。，且发病率正逐年上升，其原因可能与发病者增多或检出率提高有关。在巴尔干地区肾盂癌发病率高，占所有肾癌的 40%，而且 10%为双侧病变，病因不详。我国肾盂癌发病率较西方国家为高，原因尚不清楚，多发生于 40 岁以上中老年，男性多于女性。发病原因与环境因素、化学物质致癌等因素有关，近来国内外有研究显示与吸烟、肾结石等有关。

2. 肾盂癌病理分期。

表 2-17 肾盂癌病理分期

分期	描述
TX	原发肿瘤不能评估
T0	未发现肿瘤
Tis	原位癌
Ta	非侵润性乳头状癌
T1	肿瘤侵犯上皮下结缔组织
T2	肿瘤侵犯肌层
T3	肿瘤穿过肌层至肾盂外脂肪
T4	肿瘤侵犯邻近器官，或穿透肾组织进入肾周脂肪
NX	局部淋巴结不能评估
N0	无淋巴结转移
N1	单个淋巴结转移，2cm
N2	单个淋巴结 2cm，但 5cm，或多个淋巴结转移，无大于 5cm 者
N3	转移淋巴结 5cm
MX	不能评估存在远处转移
M0	无远处转移
M1	远处转移

根据 TNM 分期将肾盂癌分为 5 期

分期	T	N	M
0	Tis	N0	M0
	Ta	N0	M0
1	T1	N0	M0
2	T2	N0	M0
3	T3	N0	M0
4	T4	N0	M0
	任何 T	N1-3	M0
	任何 T	任何 N	M1

3. 肾盂癌诊断。

（1）临床表现。肾盂癌多见于40–70岁，很少发生在40岁以前。无痛性、间歇性肉眼可见全程血尿为本病最常见症状，占患者90%；其次是腰痛、排尿困难、肿块，另有部分病人伴有全身症状，如消瘦、高血压、食欲不佳、贫血等。若伴有膀胱刺激症状的往往合并膀胱肿瘤。肿瘤局部扩散可能出现同侧精索静脉曲张、后腹膜刺激症状。

（2）影像学检查。

① B超检查：超声是简单、有效、无创的检查手段，自1979年采用该技术，初期诊断阳性率50%，以后随着对本病声像图特点掌握及检查方法上的改进，以及超声仪性能的提高，诊断率明显提高。超声检查的直接征象：肾盂内探及实性肿块回声，以肿块边缘极不规则和肿块回声低于肾实质为本病的特点。间接征象：瘤体较小时肾盂集合系统呈局限性扩张，回声不规则；当瘤体较大时集合系统回声中断，扩张明显，肾盂肾盏出现积水，它以肾盂轻度积水和部分肾盏积水扩张为特点。上尿路肿瘤常致不同程度的尿路梗阻，B超对诊断尿路积水极为敏感，对病灶定位准确。但在有些情况下超声诊断仍会出现困难，例如：1、对于肿瘤较大侵犯肾实质及被膜，难以分辨肿瘤与肾实质的界限者与肾癌难以鉴别；2、肿瘤较小，回声低于肾实质，易误诊为肾囊肿；3、对于小于1cm的肾盂癌可出现漏诊；4、肾窦分离时，肾盂腔内发现小突起物，并非肾盂癌，声像图亦难鉴别；5、靠近肾盂的肾盂癌瘤体向肾盂内突出时不易与肾盂癌相鉴别，此时可结合CT帮助诊断。高分辨率的彩色超声检查可观察到肿瘤内有血流分布，这在肿瘤与血块鉴别诊断中有意义。

② CT检查 CT在本病的诊断及术前分期中具有其他影像学检查无法媲美的优点。CT检查具有高度密度分辨力，在平扫加增强扫描后，能清楚显示病变密度，浸润范围以及与周围脏器的关系，对肾盂癌诊断正确率达94.3%。肾盂癌的血供较肾癌少，注射造影剂后，仅轻、中度增强，CT值提高幅度较少，肾盂肿瘤侵及肾实质时，增强扫描肿瘤密度降低，明显低于肾实质。肾盂癌起源于中央尿路上皮，被致密的肾实质包绕，向心性增大和/或浸润肾实质，即使很大的肾盂癌，肾脏轮廓仍可保持。晚期肾盂癌常造成集合系统阻塞、肾盂积水、肾功能部分或完全丧失，延时扫描时部分散在未受累的肾实质明显强化，往往提示肿瘤为中心性起源和向心性扩张或浸润。CT扫描不仅可直接清楚显示肿瘤本身，还可鉴别肾盂癌和肾癌侵犯肾盂，清晰观察肾周浸润及区域淋巴结转移，决定手术切口、范围及术前分期具有重要意义。

③ 静脉肾盂造影：静脉肾盂造影是诊断上尿路疾病的重要措施。在本病中，乳头状肿瘤主要表现为偏心性充盈缺损或杯口状梗阻，但当肿瘤导致完全性梗阻或肾功能严重损害而患肾不显影时，严重影响本病的定位及定性诊断。静脉肾盂造影检查在早期肿瘤小易漏诊外，肿瘤造成严重梗阻致尿路显影差，便降低诊断率或病灶定位率，但静脉肾盂造影检查除有助于患肾的诊断外，也能了解对侧肾是否有病变及肾功能情况，对决定治疗方案具有重要意义。因此应作为必要的初步检查方法。静脉肾盂造影有以下缺点和限度：小病灶往往遗漏；当造影不满意或有气粪影重叠时，难于与伪影区分；不能发现肾盂以外的病灶；不能准确分期。一般文献认为，肾盂癌作静脉肾盂造影时，20%可无异常发现，30%显示充盈缺损，25%显示肾盏扩张和狭窄，单凭静脉肾盂造影作出诊断只有50%左右。静脉肾盂造影对肾盏内的肾盂癌的诊断非常有意义，而位于肾盂输尿管开口病灶易引起肾积水,导致静脉肾盂造影不显影而诊断困难。

④ 逆行性肾盂造影：常用于静脉肾盂造影显影不理想者的进一步检查，对静脉肾盂造影检查示一侧上尿路不显影者应常规行上尿路逆行造影。逆行肾盂造影可以达到定位诊断和通过细胞学检查的定性诊断。输尿管插管时导管可盘曲在肿瘤下方扩张的输尿管内；或在输尿管内卷绕以后到达肿瘤上

方称为 Bergman 氏征。插管时发现患侧管口喷血，当导管通过肿瘤上方时则导管引出清亮尿液，或患侧管口无喷血，当导管通过肿瘤时损伤肿瘤，膀胱镜见到输尿管口从导管旁流出血性尿，而输尿管导管引出清亮尿液，对诊断有重要意义。

⑤ 核磁共振：由于 MRI 具有多平面成像，对软组织分辨力高等优点，当在尿路造影和 CT 图像难以作出肯定诊断时，可作 MRI 检查。近年来应用的新技术磁共振尿路造影（MRU）具有取得泌尿系统全貌影像的优点，一次检查能获得清晰的尿路造影图像，其影像与 IVP 相同，不需要注射造影剂，是诊断肾盂癌、尤其是多器官发病的尿路上皮肿瘤最理想的检查方法。所以核磁共振对已发生梗阻、排泄性尿路造影不显影者尤为适用。

⑥ 肾盂输尿管镜检查：随着腔道泌尿外科技术的进展，输尿管镜在肾盂癌的诊断中占有极重要的地位。近年来，输尿管镜光学和柔韧性技术不断改进，对有经验的泌尿外科医生来说，上尿路和集合系统几乎无盲点可言，同时还可以抓取病变组织进行病检，为诊断提供最直接的依据。

⑦ 尿细胞学检查：尿路上皮癌尿细胞学检查一直被认为是诊断本病的常用方法，但检出率不高，可能与缺乏反复多次检查有关。肿瘤细胞分化不良者尿细胞学检查阳性率高，尿细胞学阳性者预后低于阴性者。无论何种影像学检查，只能显示病灶形态学改变，确诊仍要靠组织病理检查。

⑧ 肾穿刺造影：对排泄性尿路造影不显影、逆行肾盂造影插管不成功者，可采用此方法，但这种造影对肿瘤而言不是完善的诊断方法，它可引起肿瘤种植和扩散，目前应用的较少。

⑨ PET 检查：PET 是将极微量的正电子核素示踪剂注射到人体，然后采.用特殊的体外测量装置探测正电子核素在体内的分布情况，通过计算机断层显像方法显示主要器官的结构和代谢功能。18FDG 是临床上应用最广的肿瘤代谢显像方法。18FDG 肿瘤显像的生物学基础在 18FDG 能被肿瘤细胞瘤组织中的 18FDG 分布水平明显高于肿瘤周围正常组织，PET 图像上肿瘤组织表现为放射性浓聚。18FDG 经尿液排泄，尿路中有较低程度的放射性分布，对尿路上皮肿瘤的诊断价值会受影响，采用延迟显像或采用导尿管、尿路冲洗及利尿剂等措施有一定帮助。PET 可作全身显像是其突出的优点，显示原发灶变化的同时可探测全身其他部位是否存在转移灶，有利于肿瘤分期。PET 断层图像可与 CT 和 MRI 作图像融合。CT 和 MRI 侧重观察肿瘤的形态学变化，PET 在分子水平上显示组织的功能代谢变化。PET 检查价格昂贵，因此限制了其在临床上的广泛使用。

（3）诊断：综合以上病史及各项检查，肾盂癌诊断可基本确立，但由于本病临床表现个体差异性大，常被并发的膀胱癌所掩盖，故漏诊率高。漏诊的原因一般认为：(1)、对肉眼血尿这一重要信号没有引起足够的重视，实施简单止血、对症治疗，血尿经治疗停止后，未进行进一步诊治；(2)、满足于尿路感染、前列腺增生伴出血、泌尿系统结石等诊断，随后的治疗仅限于以上疾病；(3)、对实施了静脉肾盂造影、逆行造影等检查而未明确诊断的患者，未进一步实施膀胱镜等特殊检查，甚至未进行必要的随访；(4)、各项辅助检查自身存在的局限性及病灶的大小、位置等均易引起漏诊。

4. 肾盂癌治疗。

对肾盂癌采取不同的治疗方法会取得不同的治疗效果，应考虑肿瘤细胞分化程度和肿瘤侵犯程度，这是选择治疗方法的重要依据和原则。一个低级、低期的肿瘤患者，采取保守性手术和根治性手术的效果都是较好的；一个中等分级分期的肿瘤患者，则应采取根治性手术为好；高级、高期肿瘤患者采取保守性手术与根治性手术相比较，有明显的差异。

目前认为，保守性手术只能对特殊的孤立肾、肾功能有损害、双侧肿瘤或小的息肉样、低级的输尿管肿瘤才适用。对较少见的双侧高级、高期肿瘤或孤立肾、高级 高期肿瘤，行双肾切除加血液透析，或以后再行肾移植也是较好的治疗方案。

(1) 手术治疗。手术方法应根据病人的全身情况、肾功能及肿瘤情况而选择。肾盂癌行肾及部分输尿管切除术后，残留输尿管发生率为40%-84%，残端输尿管肿瘤发生率与输尿管残留长度呈正相关。经典的肾盂癌的手术治疗术式是根治性肾输尿管和包括壁间段输尿管在内的部分膀胱切除术，肾脏需先结扎肾动、静脉，整块切除 Gerota 筋膜、肾周脂肪、肾、肾蒂及淋巴结。但此手术一般采用两个切口：腰部（切肾）和下腹部切口，对病人创伤较大。近年来，内窥镜被应用于本病的治疗并取得满意成就。早在1952年，McDonald 等首先使用电切镜经尿道切除输尿管的膀胱壁段，再经腰部切口切除肾及剩余输尿管，减少一个手术切口。Gill 等行膀胱穿刺置入电切镜切除输尿管下段及周围膀胱壁，再用腹腔镜作肾输尿管全切，整块取出标本。多数学者报道腹腔镜行肾盂输尿管全切术可达到根治目的，且并发症少，康复快。Jarrett 等及 Lee 等行经皮肾镜治疗肾盂及输尿管上段肿瘤，效果满意。输尿管镜早就被应用于本病的治疗，随着操作技术普遍提高，可弯曲软镜及激光的应用，输尿管镜不仅能治疗浅表性输尿管肿瘤，也能治疗浅表性肾盂肿瘤。经皮肾镜或输尿管镜尤其适用于浅表肿瘤、独肾或对侧肾功能不全患者的治疗。术后常规行膀胱内药物灌注以预防继发膀胱移行细胞癌是必要的。另外一个未引起重视的问题是肾盂癌由于某些原因手术未能将输尿管全 切，那么术中应向输尿管残端内灌注化疗药物，否则这也是致输尿管残端及膀胱肿瘤发生的原因之一。

(2) 放射治疗及化疗。放射治疗多用于术后防止高级高期恶性病变的复发，对姑息性治疗骨转移和疼痛也是常用的手段。系统抗癌药物治疗上尿路上皮肿瘤目前尚无大量报道。长期随访应用 M-VAC（丝裂-长 春花碱、阿霉素、卡帕）曾使之失望，仅5%有永久性疗效。

(3) 滴注疗法。滴注疗法治疗上尿路上皮肿瘤，1987年 Smith 报道经膀胱内应用丝裂霉素 C 治疗伴有膀胱输尿管返流的末端输尿管肿瘤。灌注途径是逆行输尿管导管或经 PCN 管给药，有报道用于孤立肾取得了较好的效果。

(4) 腹腔镜肾盂手术治疗。自从 Glayman 于20世纪90年代初首次利用腹腔镜技术进行肾切除手术以来，泌尿外科腹腔镜手术发展十分迅速。Rass- weiler 等于1994年报道了肾输尿管切除手术，丘少鹏等总结了手辅助式腹腔镜技术治疗肾盂癌的临床经验。肾盂癌的腹腔镜手术目前还处于发展的初期，不同的手术方法各有优缺点，手术的操作环节还需要进一步改良。手术体位：患侧垫高卧位和侧卧位为主，由于这样的体位能使肠管自然移向健侧，有利于充分暴露腹膜后的肾输尿管；手术方式：包括腹腔镜手术和手辅助式腹腔镜手术。前者在手术入路的建立到肾输尿管切除的过程中均使用一般常规的腹腔镜器械和技术，因此操作复杂，技术难度高，后者由于有手的参与，克服了常规腹 腔镜手术的许多局限性，揉和了开放手术和腹腔镜技术的优势，在手术安全性、根治性、操作的灵巧性等方面都得到了明显的提高。腹腔镜手术治疗肾盂癌具有创伤小、病人恢复快的特点，是一种安全可靠的方法。

5. 肾盂癌的预后及随访。

预后：肿瘤分期、分级、淋巴转移和血管浸润等因素均能影响肾盂癌的预后。肾盂癌同时合并输尿管膀胱癌，这种自上而下的同时发生多器官肿瘤可能与肿瘤的种植有关。在某种程度上反映了肿瘤的恶性程度。肾盂壁薄，周围淋巴引流丰富，即使低度恶性的肿瘤也可早期浸润，发生转移而出现不良预后。在肾盂癌预后的诸多因素中，肿瘤细胞的分化程度和浸润深度是主要的预后因素。一般随分期升高生存率逐渐下降。肿瘤细胞分级、病理分期反映了肿瘤细胞的生物学行为，且常与静脉淋巴浸润相关，肾盂癌肿瘤细胞分级、病理分期是决定预后的主要因素。肿瘤细胞分级与病理分期呈正相关，在 G3 级 T3 以上占 81.6%，在 G2 级以上占 29.3%，随肿瘤分级升高病理分期也高。肾盂壁薄，周围淋巴引流丰富，即使低度恶性的肿瘤也可早期浸润，发生转移而出现不良预后，因此以分期为标志的肿瘤浸润能力在判断肾盂癌预后上更有意义，但结果并非完全一致。肾盂癌术后再发膀胱癌对生存率的影响有不同的报道。有报道结果显示不伴发膀胱癌 5 年生存率为 59.3%，续发膀胱癌 5 年生存率为 82.5%，术后再发膀胱癌预后良好，其原因是肿瘤分期、分级低。Hisataki 等报道术后再发与非再发膀胱癌生存率无显著性差异。术后再发膀胱癌不影响肾盂癌的预后。

【随防】

有文献报道肾盂输尿管肿瘤术 15.0%–45.6%再发膀胱癌，复发时间常在术后 3 年，因此术后 3 年内每 3 个月复查一次膀胱镜，早期发现再发膀胱癌、早期治疗。3 年后可适当延长复查间隔，术后亦应膀胱内灌注化疗药物，以延缓和减少再发膀胱癌。

【原发性输尿管尿路上皮癌】

1. 流行病学及病因。

原发性输尿管尿路上皮癌约占原发性输尿管癌的 95%以上 (本文简称输尿管癌)，是临床上少见的尿路上皮恶性肿瘤，约占泌尿系肿瘤的 1%，上尿路肿瘤的 25%。40 岁以前少见，发病高峰出现50 岁以后，男性的发病率约为女性的 3 倍。病变多为单侧，75%位于输尿管下段。目前认为其致病多与吸烟史,某些工业溶剂和染料的污染，以及放射性金属钍为主要成分的造影剂的应用以及某些止痛剂的滥用等因素有关。原发性输尿管癌早期诊断存在一定困难,研究显示近 30 年来，输尿管肿瘤的发病率有着明显增高的趋势，除了该病患病人数增多因素外，对该病认识的深入及诊断水平的提高也是其重要原因。因输尿管淋巴管丰富、管壁薄,故输尿管癌较膀胱癌更早出现转移或更易穿透至输尿管周围，最为常见的远处转移是肝脏、骨骼及肺，预后差，故早期诊断、早期治疗是提高原发性输尿管癌生存率的关键因素。

2. 输尿管癌分期。

临床分期：根据国际抗癌联合会 (UICC) 2002 年恶性肿瘤 TNM 分类制定原发性输尿管癌。

表 2–18　输尿管癌分期TNM 分期

T：原发性肿瘤
TX：无法评价原发肿瘤；
T0：未检测到的原发肿瘤；
Ta：非侵袭性的乳头状癌；
Tis：原位癌；
T1：肿瘤侵入上皮结缔组织；
T2：肿瘤侵犯肌层；
T3：肿瘤穿透肌层侵犯输尿管周脂肪；
T4：肿瘤侵犯毗邻器官。
N：局部淋巴结；
NX：无法评价局部淋巴结；
N0：无局部淋巴结转移；
N1：局部单个淋巴结转移，直径≤2 cm；
N2：局部单个淋巴结转移，2cm<直径≤5cm，或局部多个淋巴结转移，直径≤5 cm；
N3：局部转移淋巴结直径>5 cm。

M：远处转移；

MX：无法评价远处转移；

M0：无远处转移；

M1：有远处转移。

G：组织病理学分级；

GX：无法评价分化级别；

G1：高分化；

G2：中等分化；

G3～4：低分化~未分化。

3. 输尿管癌诊断。

原发性输尿管癌的临床表现缺乏特异性，无痛、间断及反复发作的全程肉眼血尿是其最为常见的首发症状，亦有仅表现为镜下血尿者，可伴有患侧腰痛或膀胱刺激症状。早期诊断比较困难，临床上常误诊为肾积水，手术探查发现有输尿管癌变方行肾输尿管全切。目前，该病的诊断主要依赖于各种影像学检查手段。

（1）尿脱落细胞学检查：尿脱落细胞学检查找到癌细胞对早期定性诊断具有重要意义。但该检查特异性虽然较高（>90%），敏感性却较低（<50%），且不能明确指出病变部位，不过可作为观察和随访的手段。采用输尿管插管及洗刷技术收集尿液进行选择性尿脱落细胞检查有助于诊断。近年还有究报道荧光原位杂交技术（FISH）检测尿脱落细胞基因异常，可用于输尿管癌的早期诊断，其较细胞学检查具有相同的特异性和更高的敏感性。

（2）B超：B超是一种无创性检查方法，易于被患者接受，由于B超下输尿管显示不良，其对于输尿管癌的诊断价值有限，但能帮助排除肾脏及膀胱的病变，可作为输尿管癌的初筛方法。有研究指出适当服用缓泻剂，排除肠气的影响，重复检查可以提高诊断的准确性。B超的典型表现为输尿管管腔内的软组织团块伴有近端输尿管扩张。

（3）静脉尿路造影（IVU）检查：IVU对本病诊断价值不大，有报道其诊断符合率为14%。其诊断本病的作用是了解双肾形态和功能，在一定程度上显示梗阻位置及肿瘤形态，为进一步的CT及MRI检查提供扫描范围，并对决定手术方式具有重要意义。输尿管癌IVU的典型表现为单个或多发输尿管局部充盈缺损，如病程较长，可造成输尿管梗阻及肾功能损害，表现为肾盂、近端输尿管积水或患侧肾不显能损害，表现为肾盂、近端输尿管积水或患侧肾不显影。不过受显影情况制约，IVU诊断特异性较差，往往无法满意显示病变范围和部位，特别是约2%~7%的肿瘤会呈现钙化，通过IVU很难与尿路结石相鉴别，常需要进一步检查。

（4）逆行肾盂造影（retrograde pyelography，RP）检查：目前认为RP是诊断本病的重要影像学方法。输尿管癌有时可合并膀胱肿瘤，RP行膀胱镜检可直接观察有无膀胱肿瘤或有无从输尿管脱入膀胱的输尿管肿瘤，尚可观察输尿管口喷血征象。RP能显示输尿管癌的位置及形态，表现为输尿管局部的充盈缺损和不同程度的梗阻，梗阻不全时，RP可显示输尿管癌的轮廓、形状、范围及管腔狭窄程度；完全梗阻时，导管不能通过梗阻段，造影仅能显示梗阻下端或部分病变段。RP时，输尿管充盈缺损和近端扩张可显现典型的“高脚杯”征象，这是由于肿瘤的慢性生长的特点所致，与急性梗阻性因素所致的影像学变化是不同的。RP有一定创伤性，若插管失败或患者不能配合则无法进行造影。

（5）CT检查：CT对输尿管癌的诊断及分期有重要帮助，CT检查不受肾功能的影响，特别是对于肾功能丧失和不能逆行插管造影者更有优势，能直接显示肿块的部位及范围，常表现为输尿管不规则增厚或软组织块影，另有管腔狭窄及梗阻上方积水，特别是输尿管癌侵入周围组织形成较大肿块或有远处转移时帮助较大。目前螺旋 CT 的容积扫描及三维重建，再结合轴位 CT 和动态 CT 增强扫描，可清晰，直观显示病变，能有效区分结石与肿瘤病变，为临床手术治疗方案选择提供有力帮助。CT 增强检查根据肾实质强化及肾小盏、肾盂显影在一定程度上也可判断肾功能情况，结合 B 超及 IVU 检查结果，选择适当的扫描区域和条件可明显提高检查的阳性率和诊断的准确率。

（6）MRI 检查：作为诊断泌尿系疾病的新方法，不用造影剂也无需考虑肾功能的情况下，MRI 清晰显示输尿管管腔大小、病变部位及瘤体的范围，其磁共振尿路造影 (MRU) 对于诊断泌尿系肿瘤有很高的价值，可清晰显示输尿管积水的梗阻水平，准确鉴别各种导致输尿管梗阻的病因。MRU 是利用MR 水成像技术的原理，采用重 T2 加权成像的技术，使含水器官显影,呈现高信号。输尿管癌使输尿管不同程度梗阻，导致肾盂输尿管积水，因，MRU 所形成的图像与 IVU 相似，对于 IVU 或 RP 失败者更具价值。但在病变早期，肾积水和输尿管扩张不明显的患者，MRU 的诊断意义不大。

（7）膀胱镜检查：有文献报道肾盂输尿管癌同时伴发膀胱肿瘤者占 26.7%，因此有必要行膀胱镜检查，其可发现下段输尿管癌及是否合并膀胱肿瘤。

（8）输尿管镜检查:输尿管镜能直接观察输尿管腔内情况，并可以作活检，能发现早期病变和影像学不能检出的早期肿瘤。输尿管镜检查的适应证有：①EU、RP 输尿管内出现充盈缺损征象；②不明原因的输尿管狭窄或梗阻；③来源于上尿路不明原因的血尿；④肾盂、输尿管表浅肿瘤活检；⑤肾绞痛反复发作，影像学检查未能发现结石，需进一步明确病因；⑥尿细胞学检查阳性，不能排除上尿路肿瘤。但也有学者认为输尿管镜检查有可能引起输尿管癌的恶化和种植转移，认为输尿管镜检查所致肾盂、输尿管内高压可促使肿瘤细胞穿透尿路上皮层，促进肿瘤的浸润；同时，输尿管镜探查还可能造成输尿管黏膜不同程度的损伤而为肿瘤细胞的种植提供条件。因此,对于输尿管镜活检术确诊的输尿管癌患者，应及早行输尿管癌根治术。

影像检查在输尿管癌的诊断中起着非常重要的作用，对输尿管癌的诊断应根据患者的具体情况采用不同的影像检查方法。首先可以采用 B 超进行筛查，其能较早发现肾盂输尿管积水和排除肾及膀胱肿瘤；如果患者肾功能尚好又无碘过敏，可进行 IVU 检查；当肾功能损害较重、B 超提示有梗阻性积水而 IVU 检查显影欠佳时，可做 RP 检查；CT 或 MRI 检查对于肿瘤的显示及分期有重要价值，特别是对于碘过敏、年老体弱、肾功能不好或对 RP 检查不能耐受的患者，CT 或 MRI 检查就显得特别方便、快捷和准确，尤其是 MRI，有较 CT 更高的组织分辨率，又无 X 线辐射和碘过敏之虞，其 MRU 能 很好地显示输尿管梗阻部位，有作者认为 B 超结合 MRI 可能是检查此病的最佳影像组合 。

4. 输尿管癌治疗。

原发性输尿管癌的治疗原发性输尿管癌的预后与肿瘤的分期、分级有关，其手术方式的选择应根据肿瘤的分期、分级、患者的身体状况、对侧肾功能、肿瘤部位及生长方式等 因素来确定。

（1）根治疗法：因为残段输尿管肿瘤的高复发性 (16%~58%)、肿瘤同侧上尿路多中心性特点 (15%~ 44%) 以及对侧发生肿瘤的可能 (2%~5%)，肾输尿管切除伴膀胱袖状部分切除术仍是原发性输尿管癌的首选治疗方法。该术式切除范围包括患侧肾、输尿管及其膀胱出口。可采用传统开放手术和腹腔镜手术，近年来腹腔镜手术的应用越来越广泛。手术是否采用两个切口并不重要，但应尽量避免切断输尿管以预防肿瘤种植扩散的可能。输尿管癌肉瘤极为罕见，根治性肾输尿管切除是其唯一的选择，放疗和化疗对其意义不大，但因为其恶性进展的特性，多数月后复发，大部分患者生存时间少于 2 年 。

（2）保守疗法:对于孤立肾 (解剖性或功能性)、肾功能不良或双侧上尿路肿瘤的患者，则不宜选用根 治性肾输尿管切除术，应采用保守的手术治疗方法， 近年来对于低级、低期的原发性输尿管癌

(T1 、G1~2) 也倾向于采用此类方法，包括输尿管膀胱部分切除、输尿管膀胱再植术和经输尿管镜肿瘤电灼术等。然而，术前很难对肿瘤的分期做出准确的评价，但由于输尿管肿瘤分级与分期间存在显著的相互关联，对此类患者术前尽可能行输尿管镜活检以获得肿瘤组织分级结果显得尤为重要。保守性手术治疗术后肿瘤复发率主要依赖于该病病程的长短、肿瘤的大小及病理分级。有研究显示经输尿管镜局部肿瘤切除有着与开放手术相似的成功率，住院时间明显缩短，不过存在一定程度的肿瘤种植和合并医源性损伤的风险。近年来，对于输尿管癌双侧致病同步及异时性特点的认识，以及新的诊断技术的应用，使得频繁采用保守性手术治疗，特别是输尿管镜电切手术成为可能，但应要求严格掌握适应证并严格随访。有研究者认为原发性输尿管癌输尿管镜电切手术适应证为:①高龄，体质差，不适宜行开放手术者；②低期、低级别，瘤体小，单发非浸润性肿瘤；③保留肾脏手术后复发早期合并对侧肾功能不全或独肾。

（3）化学和免疫治疗：手术治疗只是输尿管癌的相对性治愈措施，其术后复发极为常见，因此有学者认为有必要采用手术期间化疗以最大限度降低术后复发的风险，但由于大部分患者需要行肾切除并存在一定程度肾功能损害，这为化疗带来一定难度，有学者主张在术前进行有条件的联合辅助化疗。

化疗药物及 BCG 对浅表性膀胱肿瘤及原位癌有一治疗作用，是否对上尿路肿瘤有效果仍存在争议，但已有相当研究报道其对于浅表性的上尿路肿瘤有一定疗效，可采用输尿管插管给药或利用双 J 管返流给药，为了保证药物与输尿管黏膜充分接触，可应用微泵持续给药 1~2h。

第十四节　乳腺肿瘤外科治疗

【乳腺良性肿瘤】

1. 乳腺纤维腺瘤。

（1）病因。纤维腺瘤是乳房最常见的良性肿瘤，其发病原因目前尚不十分清楚，一般认为与雌激素的刺激有密切关系，若某一区域的乳房组织腺上皮或纤维细胞对雌激素异常敏感而发生过度增生即形成纤维腺瘤。

（2）分型。纤维腺瘤的特点是腺上皮和结缔组织不同程度的增生，根据增生的比例，可分为腺瘤、腺纤维瘤、纤维腺瘤 3 种基本类型。

① 腺瘤：由大量的小腺管上皮腺泡和少量纤维组织构成的腺瘤样结构，多数具有完整的包膜。

② 腺纤维瘤：指肿瘤组织内腺管增生不明显，纤维组织构成瘤体的主要成分。

③ 纤维腺瘤：瘤体以增生的腺管上皮为主，纤维组织结构较少。

（3）临床表现。青年女性多发，60%以上患者是 30 岁以下女性。患者多无自觉症状，发现乳房肿块多呈圆形，卵圆形或扁形，边界清楚，表面光滑，活动度较大，与表皮及胸大肌无粘连。多为单发，肿瘤生长速度较慢，若静止多年的肿瘤迅速增大，出现疼痛及淋巴结肿大等表现，要高度怀疑恶变可能。

（4）诊断。① 乳腺 X 线钼靶摄片 典型的纤维腺瘤钼靶表现为边缘光滑锐利的圆形或扁圆形阴影，密度均匀，无血管增多现象，肿块周围脂肪组织被挤压后可出现薄层透亮晕，少数可发生钙化，与乳腺癌的细沙样钙化不同，多表现为片状或轮廓不规则的粗颗粒钙化灶。② 乳腺 B 超 纤维腺瘤 B 超下多表现为圆形或椭圆形暗区，边界清晰整齐，内部回声均匀。③ 病理学检查：如针吸细胞学穿刺、切除活检等，针吸细胞学检查对乳房诊断符合率达 90%以上，但有如下情况者，应当行切除活检：A.患者年龄超过 35 岁。B.有乳房肿瘤家族史。C.乳房肿块近期增长迅速。④乳房肿块伴有同侧腋窝淋巴结肿大。⑤乳房特殊检查怀疑恶变者。

（5）鉴别诊断。①乳腺囊性增生病：一般好发于 30–50 岁女性，变现为单侧或双侧的乳腺腺体增厚，表面结节，质韧，也有呈条索或片状者。多与纤维腺瘤较好鉴别，但部分囊性增生病多与多发性纤维腺瘤同时存在，常需病理检查确诊。②乳腺癌 好发年龄为 40–60 岁，病程多较短，多无疼痛，肿块常为单个，肿块界限不清，活动度欠佳，局部淋巴可有肿大，钼靶 X 线、B 超等检查有助于鉴别。

（6）治疗。乳腺纤维腺瘤有较低的恶变率，手术切除是治疗乳腺纤维腺瘤的最好方法。手术原则和时机如下：

① >25 岁的已婚妇女或>30 岁无论婚否的女性，应首选手术治疗。

② <25 岁的未婚患者，能够确诊的宜在不影响学习工作时择期手术切除，但以在婚前切除为宜。

③ 婚后未孕的患者宜尽早手术，最好在孕前手术切除。

④ 怀孕后确诊的，应在孕后 3–6 个月内手术

⑤ 若肿块近期突然增大，考虑恶变，应尽快手术。

纤维腺瘤手术切除多采用放射状切口，以减少对乳管的损伤。乳头附近的肿块可采用乳晕旁的弧形切口，纤维腺瘤切除时应当包括肿块周围部分正常组织，以无瘤显露为原则。肿瘤切除后应当严密止血，逐层关闭切口，避免留死腔，皮肤多采用美容缝合。

纤维腺瘤完整切除后很少复发，但不少患者在术后同侧乳房内其他部位或对侧乳房内可发生新的纤维腺瘤，不应视为复发。

2. 乳腺导管内乳头状瘤。

（1）病因。乳房导管内乳头状瘤的发病与体内雌激素水平高低有关，较多学者认为该病多由于雌激素过度刺激造成导管内上皮局限性呈乳头状生长而形成。

（2）病理改变。大导管内乳头状瘤多位于乳头乳晕区的大导管内，病变大导管明显扩张，管腔内可见乳头状物突向腔内，瘤体多为单发，也可多发，一般直径为 0.5–1.0cm。肿瘤多有蒂，瘤体所在的导管内常有浅黄色或棕色的液体存留，有时杂以粘液或血性液体。

（3）临床表现。该病以 35–50 岁女性最为多见，约占发病率的 70%。①溢液：乳头溢液是本病的主要症状，且该溢液是自溢性的，常呈浆液性或血性。对于男性乳头溢液应首先考虑为导管内乳头状瘤，并高度警惕恶性的可能。②疼痛：本病少数患者可有局部疼痛及压痛，常为乳房导管扩张，炎症所致。③乳房肿块：乳房肿块是本病的主要体征，肿块常位于乳头乳晕区或乳房中心处。体积多在 1–2cm 之间，一般质地较软，光滑，边界清楚，活动度良好。

（4）诊断。根据患者的主诉乳头溢液，体格检查在乳晕区内可扪及直径 1cm 左右肿块，伴有压痛。按压时可在相应乳孔中观察到血性或浆液性液体流出，根据这些特点诊断多不困难。可选的辅助检查如下：

① 乳腺导管内镜：本病在乳管镜下的表现为：导管内红色、淡红色或红白相间的实性占位，如草莓状或桑葚状，表面光滑或有小颗粒，周围管壁光滑有弹性。乳管镜为诊断本病最有价值的手段。

② 乳腺导管 X 线碘油造影：该法是常用的可靠安全的检查方法，在 X 线片上可显示扩张的导管及分枝状影，大导管处可见米粒样或更大的充盈缺损，肿块多为单发。

③ 钼靶 X 线片：瘤体较大时，平片上显示规则的圆形肿瘤影，但较小的肿瘤很难发现。

④ 红外线透照：1cm 以上较大的肿瘤或积血的囊肿可显示清楚的红色、棕色或暗棕色病灶，但一般的大导管乳头状瘤较小，红外线透照较难显示。

⑤ 乳头溢液细胞学检查：本病乳头溢液涂片观察可见良性上皮细胞，对良恶性乳头溢液有十分重要的鉴别价值，需要引起重视的是涂片未找到恶性细胞也不能完全排除乳房恶性肿瘤的可能性。

(5) 鉴别诊断。

① 乳腺囊性增生病：该病的增生期体格检查可发现孤立或多发的条索状、结节状或片状肿块，边界不清，质地较韧而可活动，有疼痛。本病也可出现乳头溢血，但大多数时候是浆液性溢液。其病理学改变为乳房腺管或腺上皮增生，病变导管处扩张或形成囊肿，囊内可见增生的上皮呈乳头状瘤样改变。

② 乳管内乳头状癌：可发生在乳腺大小导管内，有乳头溢血，早期与大导管内乳头状瘤难以区别，但恶性病变多为单管溢液。但乳头状癌瘤体一般较大，常大于 1cm，表面不光滑，可与表皮粘连，有的患者腋窝可扪及肿大淋巴结。病理学检查可资鉴别。

③ 乳腺导管扩张症：本病也可发现乳晕区肿块，但在急性期多有乳房感染的表现，乳房水肿及乳头内陷，部分患者有乳头溢液，但溢液为浓稠的凝块状，非自溢性，因挤压而溢出，且多呈多管溢出。

(6) 治疗。本病有一定的恶变率，一经临床诊断，首选手术治疗，明确溢血导管部位和性质后根据具体情况确定手术方案。

① 局部切除术：术前的准确定位是手术成功的关键，术前沿乳晕轻压，当看到有血性液体溢出时，说明病变位置所在，可用钝头针从溢液的乳头导管开口插入，注入少量无菌亚甲蓝作为手术切除病变范围指标，将着色组织楔形切除，避免遗留病变。

② 乳房区段切除术：或称腺段切除术，即将整个乳管连同肿瘤及部分周围正常乳房组织一并切除。

③ 乳房单纯切除术：手术适应征如下：

A. 年龄>50 岁的患者。

B. 挤压乳房多个区段，多乳管血性溢液。

C. 病理诊断有局限性上皮高度不典型增生，细胞生长活跃，有恶变倾向者。

D. >45 岁，乳头状瘤为多发病灶，范围较广泛者。

乳房的其他良性肿瘤包括乳房脂肪瘤、乳房血管瘤、乳房平滑肌瘤、乳房神经纤维瘤、乳腺错构瘤、乳房汗腺肌上皮瘤、乳房淋巴管瘤、乳房颗粒细胞瘤等，其中一些并非乳房特有良性肿瘤，治疗原则同身体其他部位良性肿瘤，多以完整切除作为主要治疗手段，切除后均应当行病理组织学检查，术后需定期复查。

【乳腺癌】

1. 乳腺癌的临床表现。

(1) 乳房肿块：乳房肿块是多数乳腺癌患者的首发症状，多数位于外上象限，多为单发，约 2–3cm 大小者较多，无痛，边界欠清，活动度差。

(2) 皮肤改变：乳癌累及 cooper 韧带时，使局部皮肤凹陷，称为酒窝征。乳癌累及皮下淋巴管网导致局部皮肤水肿，可呈“橘皮”样改变。肿瘤发展到晚期可隆起于皮肤甚至破溃。癌细胞沿病变周围皮肤及淋巴管、乳腺导管转移可在原发病灶周围形成卫星结节。

(3) 乳房外形改变 肿块较大时，乳房可有局部隆起，肿瘤累及皮肤或胸肌时，可使乳房变硬，固定于胸壁，造成两侧不对称。

(4) 乳头乳晕改变：乳头回缩、凹陷甚至固定，其周围或下方可扪及肿块。乳头、乳晕的湿疹样改变，瘙痒、脱屑糜烂渗液等。乳头溢液也是乳腺癌的重要表现，可呈血性、浆液性或脓性。

(5) 区域淋巴结肿大：乳腺癌发生淋巴结转移时可出现区域淋巴结肿大，常见部位包括腋窝、锁骨上、下及内乳淋巴结。

(6) 远处转移：乳腺癌可通过淋巴或血液途径发生远处转移，好发部位包括肺、胸膜、骨、肝脏、脑及软组织，转移部位可出现疼痛及脏器功能障碍。

2. 乳腺癌的诊断。

(1) 专科检查。

①视诊：应在有明亮光线的环境中视诊，要点包括观察双侧乳房外形，有无异常的不对称、是否有局限性隆起、凹陷等。皮肤有无酒窝征、红肿、静脉扩张及卫星结节、破溃等。两侧乳头是否等高，有无回缩、固定、是否有糜烂渗液等。

②触诊：取坐位或仰卧位检查，检查者手指自然并拢，使用指腹平按于乳房上，按逆时针方向循序进行全乳房触诊，以免遗漏主病灶以外其他病变。检查乳房不可抓捏，注意避免遗漏乳腺尾叶。

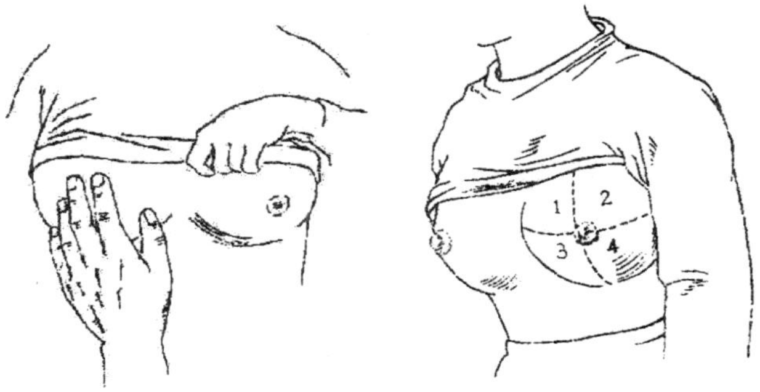

图 2–30　乳房触诊

③肿块检查：乳腺分为外上、外下、内上、内下 4 个象限及中央部 5 个分区，应描述肿块所处象限位置，测量肿块大小，描述肿块形状、边界、肿块个数、质地、活动度及表面皮肤情况。

④腋窝淋巴结检查：一般采取坐位，检查右侧腋窝时，医生以右手托持患者右臂，用左手从胸壁外侧逐步向腋顶部全面触诊，若触及肿大淋巴结，应描述部位、大小、个数、硬度、活动度、淋巴结与周围组织有无粘连、融合，是否有压痛等。

⑤锁骨上、下淋巴结检查：乳腺癌发生锁骨上淋巴结转移时多发生在胸锁乳突肌锁骨头外侧缘处，检查时可沿锁骨上和胸锁乳突肌外缘向左右和上下触诊。

(2) 特殊检查。

①影像学检查 包括超声、X 线钼靶，磁共振等。

A.超声检查：超声检查方便简单，安全易行，对于鉴别肿块的囊性或实性，尤其是彩色超声对于反映病灶内及周围的血液循环情况有独到优点。恶性肿块 B 超下特点多为不规则形状或分叶状，边缘及轮廓不清晰，呈毛刺状、锯齿状或蟹足状，深宽径比值>1，侧方声影罕见，周边无包膜，内部回声不均匀，呈实性衰减，后壁回声不整，减弱或消失；大多数乳腺癌病灶多血流，病变组织及周围有粗细不等扭曲的血管，血流丰富，色彩明亮，呈点状、棒状或分枝状，以高速低阻动脉血流信号为主，其中阻力指数（RI）对于鉴别良恶性有一定帮助，一般认为 RI>0.7 提示恶性可能。

B.X 线钼靶摄影：是目前诊断符合率较高的检查手段，建议每侧乳房常规应当摄 2 个体位，即头足轴位（CC）和侧斜位（MLO），目前不建议对 40 岁以下，无明确乳腺癌高危因素或临床体检未发现异常的妇女进行乳腺 X 线检查。乳腺癌在钼靶 X 线片上所见可分为直接征象和间接征象两大类。直接征象包括局限性肿块、呈簇的微小钙化，局限致密浸润，乳腺结构扭曲，两侧乳腺结构不对称等。间接征象包括皮肤增厚或回缩，乳头及乳晕异常，瘤周水肿，异常增粗的血管等。其中微小的钙化灶在诊断中占据特别重要的地位。相当一部分病例中，微小钙化灶是唯一的阳性证据。在 1cm2 范围内见到 10 个以上≤0.5mm 直径的微小钙化时应高度警惕恶性可能，特定范围内钙化数目越多，恶性可能性越大。

C. 乳腺 MRI 检查：当乳腺 X 线摄影或超声检查不能确定病变性质或不适宜行 X 线检查时，可考虑 MRI 进一步检查，其有助于发现乳房内隐匿性癌灶，确定位置和范围。

② 病理学检查：包括组织学检查和细胞学检查两大类。

A. 组织学检查：活体组织学检查是确诊乳腺癌最重要的手段。在各种检查中，组织学检查最为准确可靠，方法包括：

a. 切除活检：适用于直径<2cm 的病例，快速冰冻切片证实为癌之后可立即行根治性手术，有保乳条件的患者在取得阴性切缘后亦可行保乳手术。切除活检不仅能达到活检的目的，亦可达到治疗的目的。

b. 部分切取活检：肿瘤较大或已与皮肤粘连的肿瘤，或癌瘤已破溃的患者，为综合治疗前确诊，可行肿物部分切除活检。活检术中应当注意切勿挤压瘤体，使用锋利刀片切取部分瘤组织行活检。

c. 空心针活检或真空辅助旋切活检（麦默通）：B 超定位下行空心针穿刺活检或麦默通活检可获得足够的组织量用于快速冰冻切片或免疫组化染色，其中真空辅助旋切系统可大大减少活检过程中的医源性癌细胞播散，其缺点是成本较高。

B. 细胞学检查：又称细针针吸细胞学检查，具有便捷、快速、安全、费用少等优点，但因缺乏组织学特征，针吸细胞学检查具有一定的假阴性率，应当引起重视。乳头溢液细胞学涂片及乳头脱落细胞学检查对于乳腺癌的诊断也具有重要的参考价值。

③ 乳管内镜检查：乳管内镜检查主要针对乳头溢液的患者，通过直接观察溢液乳管的改变诊断乳头溢液的原因。正常乳管一般分支为 2–3 支，也有 4–5 支的，管腔无明显扩张，管壁光滑，有光泽，呈淡黄色或浅红色，管壁毛细血管清晰可见。乳管癌则多位于主乳管和 1 级、2 级乳管分支内，肿瘤呈灰白色或暗红色，一般无蒂，以宽大的基底与管壁相连。肿块表面、管壁及基底粗糙，多可见自发性出血及较多陈旧性凝血块，病变管腔明显狭窄。

【乳腺肿瘤的分类和分期】

《2013 原发性乳腺癌规范化诊疗指南（试行)》

1. 乳腺肿瘤的分类。

乳腺肿瘤组织学分类（WHO2003)。

表 2-19 上皮性肿瘤

类型	编码
浸润性导管癌，非特殊类型	8500/3
混合型癌	
多形性癌	8022/3
伴有破骨样巨细胞的癌	8035/3
伴有绒癌特征的癌	
伴有黑色素细胞特征的癌	
浸润性小叶癌	8520/3
小管癌	8211/3
浸润性筛状癌	8201/3
髓样癌	8510/3
粘液癌和其他富于粘液的肿瘤	
粘液癌	8480/3
囊腺癌和柱状细胞粘液癌	8480/3
印戒细胞癌	8490/3
神经内分泌肿瘤	
实性神经内分泌癌	
非典型类癌	8249/3
小细胞/燕麦细胞癌	8041/3
大细胞神经内分泌癌	8013/3
浸润性乳头状癌	8503/3
浸润性微乳头状癌	8507/3
大汗腺癌	8401/3
化生性癌	8575/3
纯上皮化生性癌	8575/3
鳞状细胞癌	8070/3
腺癌伴梭形细胞化生	8572/3
腺鳞癌	8560/3
粘液表皮样癌	8430/3
上皮/间叶混合性化生性癌	8575/3
富于脂质的癌	8314/3
分泌型癌	8502/3
嗜酸细胞癌	8290/3
腺样囊性癌	8200/3

腺泡细胞癌	8550/3
富于糖原的透明细胞癌	8315/3
皮脂腺癌	8410/3
炎症型癌	8530/3
小叶性瘤变 小叶原位癌	 8520/2
导管内增生性病变 普通导管增生 平坦上皮非典型增生 非典型性导管增生 导管原位癌	 8500/2
微小浸润癌	
导管内乳头状肿瘤 中心型乳头状瘤 外周型乳头状瘤 非典型性乳头状瘤 导管内乳头状癌 囊内乳头状癌	 8503/0 8503/0 8503/2 8504/2
良性上皮增生 腺病及其亚型 硬化性腺病 大汗腺腺病 盲管性腺病 微腺性腺病 腺肌上皮腺病 放射性瘢痕/复杂性硬化性病变 腺瘤 管状腺瘤 泌乳腺瘤 大汗腺腺瘤 多形性腺瘤 导管腺瘤	 8211/0 8204/0 8401/0 8940/0 8503/0

表 2-20 肌上皮病变

肌上皮增生症	
腺肌上皮腺病	
腺肌上皮瘤	8983/0
恶性肌上皮瘤	8982/3

表 2-21　间叶性肿瘤

血管瘤	9120/0
血管瘤病	
血管周细胞瘤	9150/1
假血管瘤样间质增生	
肌纤维母细胞瘤	8825/0
纤维瘤病（侵袭性）	8821/1
炎性肌纤维母细胞瘤	8825/1
脂肪瘤	8850/0
血管脂肪瘤	8861/0
颗粒细胞瘤	9580/0
神经纤维瘤	9540/0
神经鞘瘤	9560/0
血管肉瘤	9120/3
脂肪肉瘤	8850/3
横纹肌肉瘤	8900/3
骨肉瘤	9180/3
平滑肌瘤	8890/0
平滑肌肉瘤	8890/3

表 2-22　纤维上皮性肿瘤

纤维腺瘤	9010/0
叶状肿瘤 良性 交界性 恶性	9020/1 9020/0 9020/1 9020/3
导管周围间质肉瘤,低级别	9020/3
乳腺错构瘤	

表 2-23　乳头部肿瘤

乳头腺瘤 汗管腺瘤 乳头 Paget 氏病	8506/0 8407/0 8540/3

表 2-24 恶性淋巴瘤

弥漫性大 B 细胞淋巴瘤	9680/3
Burkitt 淋巴瘤	9687/3
结外边缘区 MALT 型 B 细胞淋巴瘤	9699/3
滤泡性淋巴瘤	9690/3

表 2-25 转移性肿瘤男性乳腺肿瘤

男性乳腺发育	
癌	
浸润癌	8500/3
原位癌	8500/2

2. 乳腺癌的分期。

《2013 原发性乳腺癌规范化诊疗指南（试行)》

表 2-26 乳腺癌分期

原发肿瘤（T）。

原发肿瘤的分期定义临床与病理一致。如果肿瘤的大小由体检得到，可用 T1、T2 或 T3 来表示。如果用乳腺 X 线摄片或病理学等其他方法测量得到，可用 T1 的亚分类。肿瘤大小应精确到 0.1cm。

Tx 原发肿瘤无法评估

T0 没有原发肿瘤证据

Tis 原位癌

Tis （DCIS） 导管原位癌

Tis （LCIS） 小叶原位癌

Tis （Paget’s） 乳头 Paget’s 病，不伴有肿块

注：伴有肿块的 Paget’s 病按肿瘤大小分类。

T1 肿瘤最大直径≤2cm

T1mi 微小浸润癌，最大直径≤0.1cm

T1a 肿瘤最大直径>0.1cm, 但≤0.5cm

T1b 肿瘤最大直径>0.5cm, 但≤1cm

T1c 肿瘤最大直径>1cm, 但≤2cm

T2 肿瘤最大径大>2cm, 但≤5cm

T3 肿瘤最大径>5 cm

T4 无论肿瘤大小，直接侵及胸壁或皮肤

T4a 肿瘤侵犯胸壁，不包括胸肌

T4b 乳腺皮肤水肿（包括橘皮样变），或溃疡，或不超过同侧乳腺的皮肤卫星结节

T4c 同时包括 T4a 和 T4b。

T4d 炎性乳腺癌

区域淋巴结（N）

临床分期

NX 区域淋巴结不能确定（例如曾经切除）

N0 区域淋巴结无转移

N1 同侧腋窝淋巴结转移，可活动

N2 同侧腋窝淋巴结转移，固定或相互融合或缺乏同侧腋窝淋巴结转移的临床证据，但临床上发现有同侧内乳淋巴结转移★

N2a 同侧腋窝淋巴结转移，固定或相互融合

N2b 有内乳淋巴结转移的临床征象，而无同侧腋窝淋巴结转移的临床证据★

N3 同侧锁骨下淋巴结转移伴或不伴有腋窝淋巴结转移；或临床上发现同侧内乳淋巴结转移和腋窝淋巴结转移的临床证据★；或同侧锁骨上淋巴结转移伴或不伴腋窝或内乳淋巴结转移

N3a 同侧锁骨下淋巴结转移

N3b 同侧内乳淋巴结及腋窝淋巴结转移

N3c 同侧锁骨上淋巴结转移

病理学分期（pN）

pNx 区域淋巴结无法评估（例如过去已切除，或未进行病理学检查）

pN0 无组织学上区域淋巴结转移。

pN1 1~3 个同侧腋窝可活动的转移淋巴结，和/或通过前哨淋巴结切除发现内乳淋巴结有微小转移灶，但临床上未发现★★

pN1mi 微小转移（>0.2 mm, 但<2.0 mm）

pN1a 1–3 个腋窝淋巴结转移

pN1b 通过前哨淋巴结切除发现内乳淋巴结有微小转移灶，但临床上未发现★★

pN1 1–3 个腋窝淋巴结转移，以及通过前哨淋巴结切除发现内乳淋巴结有微小转移灶，但临床上未发现★★（在阳性腋窝淋巴结阳性淋巴结>3 个的情况下，内乳淋巴结阳性即被归为 pN3b，以反映肿瘤符合的增加）

pN2 4–9 个同侧腋窝转移淋巴结转移；临床上发现内乳淋巴结转移，但腋窝淋巴结无转移

pN2a 4–9 个同侧腋窝转移淋巴结转移（至少一个转移灶>2.0 mm,）

pN2b 临床上发现内乳淋巴结转移，但腋窝淋巴结无转移

pN3 10 个或更多的同侧腋窝淋巴结转移或锁骨下淋巴结转移, 或临床显示内乳淋巴结转移伴一个以上同侧腋窝淋巴结转移；或 3 个以上腋窝淋巴结转移和前哨淋巴结切开检测到内乳淋巴结显示微转移而临床上未显示；或同侧锁骨上淋巴结转移

N3a 10 个或更多的同侧腋窝淋巴结转移或锁骨下淋巴结转移

N3b 临床显示内乳淋巴结转移伴一个以上同侧腋窝淋巴结转移；或 3 个以上腋窝淋巴结转移和前哨淋巴结切开检测到内乳淋巴结显示微转移而临床上未显示

N3c 同侧锁骨上淋巴结转移

注：★“临床上发现”的定义为：影像学检查（淋巴结闪烁扫描除外）、临床体检异常

★★“临床上未发现”的定义为：影像学检查（淋巴结闪烁扫描除外）或临床体检为发现异常

M 远处转移

Mx 远处转移无法评估

M0 无远处转移

M1 有远处转移

3. 临床分期标准。

表 2-27 乳腺癌临床分期标准

0 期	TisN0M0
I 期	T1N0M0
IIA 期	T0N1M0 T1N1M0 T2N0M0
IIB 期	T2N1M0 T3N0M0
IIIA 期	T0N2M0 T1N2M0 T2N2M0 T3N1， 2M0
IIIB 期	T4N0M0， T4N1M0，T4N2M0
IIIC 期	任何 T，N3M0
IV 期	任何 T 任何 N，M1

【乳腺癌的外科治疗】

1. 乳腺癌根治术：（Halsted 法） 该手术切除患侧全部乳腺及周围脂肪组织，切除胸大、小肌，清除腋窝淋巴结和脂肪组织。切除所有的组织应做到整块切除，以防术中癌瘤扩散。其适应证包括乳腺癌临床 IIb 期以上患者，肿瘤位置较深，侵犯胸大肌筋膜或胸大肌以及临床 III 期的患者；腋下可以触及多发肿大淋巴结或融合的大淋巴结者。

2. 乳腺癌扩大根治术：该手术的主要目的是在乳腺癌根治术的基础上进一步清除内乳淋巴结，开始应用于 20 世纪 60 年代，一般分为两种方式：（1）胸膜外扩大根治术（Margotini 手术），即在胸膜外切除内乳淋巴结；（2）胸膜内扩大根治术（Urbon 手术）连同局部相应的壁胸膜在内一并切除内乳淋巴结。本手术的适应证包括：临床分期 II 期与 III 期，原发肿瘤位于中央区和内乳区的乳腺癌患者，尤其适用于影像学检查如 MRI、CT、B 超发现内乳淋巴结肿大者。

3. 乳腺癌改良根治术：目前乳腺癌最常用的外科治疗手段，也是早、中期乳腺癌的常用术式，该手术要求整块切除全部腺体及周围脂肪组织，胸大肌筋膜、胸肌间淋巴脂肪组织（Roter 淋巴结），腋下淋巴脂肪组织（包括 I、II 水平和/或第 III 水平淋巴结）。本手术适应证包括：（1）按 TNM 分期不适合行保乳手术的 I、II 期乳腺癌，肿瘤未侵犯胸肌。（2）III 期乳癌，无皮肤广泛侵犯、无胸肌受侵及同侧锁骨上无淋巴结转移。（3）无远处转移证据，全身一般情况较好，无重要脏器功能损害，能耐受手术。

4. 乳腺癌保乳根治手术：保留乳房的乳腺癌切除术是指包括原发灶在内的部分乳腺切除和腋窝淋巴结清扫，术后对残留乳腺行放射治疗以杀灭可能残存的癌细胞。该手术在获得与根治术相似的治疗效果的同时可以保留相对良好的乳房外观，提高了患者的生活质量。主要针对具有保乳意愿且无保乳禁忌证的患者,临床Ⅰ期、Ⅱ期的早期乳腺癌，肿瘤大小属于 T 1 和 T 2 分期，尤其适合肿瘤最大直径不超过 3 cm，且乳房有适当体积，肿瘤与乳房体积比例适当，术后能够保持良好的乳房外形的早期乳腺癌患者。

5. 保留乳头乳晕的腺体全切加一期乳房重建手术：因乳头及乳晕包含乳腺导管开口，多数乳腺癌手术均不主张保留乳头乳晕，近年来哈佛大学麻省总院乳腺肿瘤外科中心主任 Barbara Smith 教授重点研究的保留乳头乳晕的腺体全切加一期乳房重建手术取得了较好的效果。对于无明显临床及病理学证据乳头乳晕及皮肤受侵犯的早期乳腺癌患者，以及一些预防性乳腺切除的患者，保留乳头乳晕的腺体全切加假体或自体组织移植重建的乳房无论在外观还是自体感觉上均优于其他术式，关于适应证的大样本临床研究正在进行中。

6. 保乳保腋术：（保乳+SLNB 联合检测）在早期乳癌患者病灶周围或乳晕旁局部注射生物染料和(或）放射性胶体，可发现最先接受肿瘤淋巴引流的途径及最早发生肿瘤转移的淋巴结（前哨淋巴结），准确性可达 96–98%，活检术目的是了解腋窝淋巴结的转移状况；代替腋淋巴结清扫术，大大减少上肢淋巴水肿及疼痛，基本不影响患肢功能。在肿瘤扩大切除后取得阴性切缘的前提下，通过 SLNB 联合检测，按照 SLNB 检测程序处理腋窝，SLNB 阴性的患者可选取保乳手术+保腋手术。

【前哨淋巴结活检手术（SLNB)】

循证医学Ⅰ级证据证实，乳腺癌前哨淋巴结活检（sentinel lymph node biopsy，SLNB）是一项腋窝准确分期的微创活检技术。SLNB 可准确评估腋窝淋巴结病理学状态，对于腋窝淋巴结阴性的患者，可安全有效地替代腋窝淋巴结清扫术（axillary lymph node dissection, ALND)，显著降低并发症，改善生活质量。

乳腺癌 SLNB 的流程包括适应证的选择，示踪剂的注射和术前淋巴显像，术中 SLN 的检出，SLN 的术中和术后组织学、细胞学和分子生物学诊断，SLN 阳性患者的腋窝处理及 SLN 阴性替代 ALND 患者的术后随访等。

1. SLNB 指征 SLNB 是早期浸润性乳腺癌的标准治疗手段，具体适应证见下表。随着乳腺癌 SLNB 研究的不断深入，越来越多的相对禁忌证已逐渐转化为适应证。目前认为，可手术乳腺癌患者如腋窝淋巴结细针穿刺证实为淋巴结转移时可不必再进行 SLNB。

表 2–28 SLNB 指征

适应证	有争议的适应证	禁忌症
早期浸润性乳腺癌	预防性乳腺切除 b	炎性乳腺癌
临床腋窝淋巴结阴性	同侧腋窝手术史 c	临床 N2 期淋巴结
单灶或多中心病变 a	导管内癌 d	
性别不限	临床可疑腋窝淋巴结肿大 e	
年龄不限	新辅助化疗前 f	
肥胖		
此前细针或空心针穿刺活检或切除活检阴性		

《中国抗癌协会乳腺癌诊治指南与规范（2013 版)》。

a、乳腺淋巴系统的解剖学研究和多中心临床研究结果支持多中心乳腺癌患者接受 SLNB；b、高危患者在行预防性乳腺切除时，可以考虑接受 SLNB；c、部分研究在先前进行过保乳和腋窝手术后同侧乳房复发的患者中进行 SLNB 取得了成功，但在其作为常规应用前还需要更多循证医学证据的支持；d、导管内癌患者接受乳房切除术或保乳手术范围可能影响到随后的 SLNB 时推荐进行 SLNB；e、临床查体和影像学检查可疑的腋窝淋巴结可以通过超声引导下的细针穿刺或空芯针活检进行评估，细胞学或病理组织学阴性患者仍可进入 SLNB 流程；f、2012 年美国圣安东尼奥乳腺癌会议推荐，有 SLNB 和新辅助化疗适应证的患者新辅助化疗前行 SLNB，新辅助化疗后腋窝的标准处理方法是 ALND。

2. SLNB 操作规范 SLNB 使用蓝染料和/或 T_c^{99m} 标记的硫胶体作为标记物，注射于肿瘤表面的皮内或皮下、乳晕区皮内或皮下及原发肿瘤周围的乳腺实质内。核素示踪剂的注射时间一般要求术前 3h~18 h，采用皮内注射可以缩短到术前 30min。蓝染料示踪剂术前 10~15 min 注射。

3. SLN 转移灶类型判定标准转移灶的位置不影响微转移、孤立肿瘤细胞群（isolated tumor cells，ITCs）或宏转移的诊断：转移灶可以位于淋巴结内、突破被膜或完全淋巴结外侵犯脂肪；转移灶伴纤维间质反应时，转移灶大小为肿瘤细胞和相连纤维化的长径。

（1）宏转移：淋巴结内存在一个以上>2 mm 肿瘤病灶；仅有 ITCs 的淋巴结不作为 pN 分期阳性淋巴结，但应另外记录为 ITC。

（2）微转移：肿瘤病灶最大径>0.2mm 但≤2.0 mm，或单张组织切片不连续，亦或接近连续的细胞簇>200 个细胞。记录只发现微转移（无宏转移）的淋巴结数目，标记为 pN1mi 或 pN1mi（sn）；多个转移灶时，测量最大转移灶的最大径，不能累计。

（3）ITCs：单个细胞或最大径≤0.2 mm 的小细胞簇；单张组织切片不连续或接近连续的细胞簇≤200 个细胞，淋巴结不同纵/横切片或不同组织块不能累计计数；通常没有或很少组织学间质反应；可通过常规组织学或 IHC 检出。

4. SLN 不同转移类型的预后意义及腋窝处理。

（1）宏转移：约 50%的患者腋窝非前哨淋巴结（nSLN）阳性。ALND 是标准治疗，特别是通过 ALND 进一步获得的预后资料将改变治疗决策。如果预后资料不改变治疗决策，且患者拒绝进一步腋窝手术，则腋窝放疗可以作为替代治疗。虽然 St. Gallen 共识建议，对于未接受过新辅助治疗的临床 T 1–2 期、腋窝淋巴结为阴性、但病理 1~2 枚 SLN 宏转移且会接受后续进一步辅助全乳放疗及全身系统治疗的保乳患者，可免除 ALND，但是中国学者倾向建议对所有腋窝淋巴结宏转移患者仍采用 ALND。

（2）微转移：约 20%的患者腋窝 nSLN 是阳性（>5mm 的浸润性导管癌），且大多数为宏转移（80%），ALND 可导致 15%的患者分期提高，7%的患者辅助治疗改变。单个 SLN 微转移患者接受保乳治疗（联合放疗）时，可不施行 ALND；对于多个 SLN 微转移患者接受保乳治疗（联合放疗）时，中国专家意见倾向施行 ALND；微转移且后续仅行全乳切除无放疗时，腋窝处理同宏转移患者。

（3）ITCs：腋窝 nSLN 转移的几率<8%（>5 mm 的浸润性导管癌），ALND 可导致 4%的患者分期提高。目前认为 ITC 对患者预后有不良影响，与微转移患者一样可以自辅助全身治疗获益，但 ITC 患者不接受腋窝治疗其腋窝复发率并无显著升高，不推荐常规施行 ALND。

（4）SLN 阴性：不需进行腋窝处理。

【乳腺癌的辅助化疗与新辅助化疗】

一、乳腺癌的术后辅助化疗

1. 适应证。

（1）肿瘤>2 cm。

（2）淋巴结阳性。

（3）激素受体阴性。

（4）HER-2 阳性（对 T1a 以下患者目前无明确证据推荐使用辅助化疗）。

（5）组织学分级为 3 级。

辅助化疗方案的制定应综合考虑肿瘤的临床病理学特征、患者方面的因素和患者的意愿以及化疗可能的获益和由之带来的不良反应等。免疫组化检测应该常规包括 ER、PR、HER-2 和 Ki-67。

2. 禁忌证。

（1）妊娠期：妊娠早、中期患者，应慎重选择化疗。

（2）年老体弱且伴有严重内脏器质性病变患者。

3. 辅助化疗方案与注意事项。

（1）选择联合化疗方案，常用的有：①以蒽环类为主的方案，如 CAF、A（E）C、FEC 方案（C：环磷酰胺，A：多柔比星，E：表柔比星，F：氟尿嘧啶）。虽然吡柔比星（THP）在欧美少有大组的循证医学资料，但在我国日常临床实践中，用吡柔比星代替多柔比星也是可行的。THP 推荐剂量为 40~50 mg/m2 。②蒽环类与紫杉类联合方案，例如 TAC（T：多西他赛）。③蒽环类与紫杉类序贯方案，例如 AC→T/P（P：紫杉醇）或 FEC→T。④不含蒽环类的联合化疗方案，适用于老年、低风险、蒽环类禁忌或不能耐受的患者，常用的有 TC 方案及 CMF 方案（C：环磷酰胺，M：甲氨蝶呤，F：氟尿嘧啶）。

（2）若无特殊情况，一般不建议减少化疗的周期数。

（3）在门诊病历和住院病史中应当记录患者当时的身高、体重及体表面积，并给出药物的每平方米体表面积的剂量强度，一般推荐首次给药剂量不得低于推荐剂量的 85%，后续给药剂量应根据患者的具体情况和初始治疗后的不良反应，可以 1 次下调 20%~25%。每个辅助化疗方案仅允许剂量下调 2 次。

（4）辅助化疗一般不与内分泌治疗或放疗同时进行，化疗结束后再开始内分泌治疗，放疗与内分泌治疗可先后或同时进行。

（5）化疗时应注意化疗药物的给药顺序，输注时间和剂量强度，严格按照药品说明和配伍禁忌使用。

（6）蒽环类药物有心脏毒性，使用时须评估 LVEF，至少每 3 个月 1 次。如果患者使用蒽环类药物期间发生有临床症状的心脏毒性、或无症状但 LVEF<45%亦或较基线下降幅度超过 15%，可考虑检测肌钙蛋白 cTnT，必要时应先停药并充分评估患者的心脏功能，后续治疗应慎重。

二、乳腺癌的新辅助化疗

1. 适应证。

一般适合临床Ⅱ、Ⅲ期的乳腺癌患者：

（1）临床分期为ⅢA（不含 T3、N1、M0）、ⅢB、ⅢC 期。

（2）临床分期为ⅡA、ⅡB、ⅢA（仅 T3、N1、M0）期，对希望缩小肿块、降期保乳的患者，也可考虑新辅助化疗。

2. 新辅助化疗的禁忌证。

（1）未经组织病理学确诊的乳腺癌。推荐进行组织病理学诊断，并获得 ER、PR、HER-2/neu 及 Ki-67 等免疫组化指标，不推荐将细胞学作为病理诊断标准。

(2) 妊娠早期女性。妊娠中期女性患者应慎重选择化疗。

(3) 年老体弱且伴有严重心、肺等器质性病变，预期无法耐受化疗者。

3. 新辅助化疗的实施。

治疗前准备：

(1) 病灶基线体检。精确测量乳腺原发灶和腋窝淋巴结的最长径（多个肿块时取其最长径之和）。

(2) 基线影像学评估。乳房超声、乳腺 X 线下肿瘤的最长径（建议采用 MRI 评估）。

(3) 血常规、肝肾功能、心电图、胸片、肝脏超声检查。局部晚期乳腺癌或炎性乳腺癌患者还需加做全身骨扫描、胸部 CT。既往有心脏病史的患者建议行必要的心功能检查（如心脏彩超测 LVEF）。

(4) 治疗前必须对乳腺原发灶行空芯针活检，诊断为浸润性癌，或原位癌（可能存在组织学低估）同时伴有细针穿刺证实的同侧腋窝淋巴结转移，明确组织学诊断及免疫组化检查（隐匿性乳腺癌除外）。

(5) 肿大的区域淋巴结是否为乳腺癌转移，必须穿刺得到病理证实。如果阳性，不必作前哨淋巴结活检；如果阴性，可在新辅助化疗前行前哨淋巴结活检。

(6) 育龄妇女应妊娠试验阴性并嘱避孕。

(7) 告知化疗的不良反应，签署化疗知情同意书。

(8) 需要在原发灶内放置标记物，或对肿瘤表面皮肤进行标记，为化疗后续手术范围提供原发灶依据。

(9) 推荐在新辅助化疗前对淋巴结阴性的患者进行腋窝前哨淋巴结活检，可以为后续的手术和全身治疗提供更多的信息。对新辅助化疗后前哨淋巴结活检的安全性和价值目前仍存在争议——可能会降低部分患者的腋窝淋巴结清扫率。

联合化疗方案：

(1) 以蒽环类为主的化疗方案，如 CAF、FAC、AC、CEF 和 FEC 方案（C：环磷酰胺；A：多柔比星，或用同等剂量的吡柔比星；E：表柔比星；F：氟尿嘧啶）。

(2) 蒽环类与紫杉类联合方案，如 A（E）T、TAC（T：多西他赛）。

(3) 蒽环类与紫杉类序贯方案，如 AC→P 或 AC→T（P：紫杉醇）。

(4) 其他化疗方案，如 PC（P：紫杉醇）。

注意事项：

(1) T1 期患者不主张行新辅助化疗。

(2) 新辅助治疗方案应同时包括紫杉类和蒽环类药物，HER-2 阳性者应同时应用抗 HER-2 的药物。

(3) 绝经后激素受体强阳性的患者可考虑单用内分泌治疗,推荐使用芳香化酶抑制剂。新辅助内分泌治疗应持续 5~8 个月或至最佳疗效。

(4) 在门诊病历和住院病史中须记录患者当时的身高、体重以及体表面积，并给出药物的每平方米体表面积的剂量强度。一般推荐首次给药剂量不得低于推荐剂量的 85%，后续给药剂量应根据患者的具体情况和初始治疗后的不良反应，可以 1 次下调 20%~25%。

(5) 每个新辅助化疗方案仅允许剂量下调 2 次。

疗效评估以及化疗的疗程：

（1）建议在化疗第 1 个周期的最后 1 天，亦即计划第 2 个周期化疗之前，进行细致的体检，初步了解化疗的治疗反应，如果明确肿瘤增大，要考虑早期进展的可能。

（2）一般情况下，建议在化疗第 2 个周期末，即计划第 3 个周期之前全面评估疗效。新辅助化疗前后的检查手段应该一致，评价结果按照 RECTST 标准或 WHO 标准分为 CR、PR、SD 和 PD。

（3）无效的患者建议更改化疗方案重新进入评价程序，或改变总体治疗计划，改用手术、放疗或者其他全身治疗措施。

（4）对 CR 或 PR 的患者，目前推荐完成既定的新辅助化疗疗程，即便肿瘤退缩明显，也应完成原计划疗程（除非不能耐受），避免因化疗有效而临时中断新辅助治疗、立即手术的情况。中国专家推荐对新辅助化疗患者在术前即完成辅助化疗的总疗程数（如 6 或 8 个周期），术后可不再化疗。

乳腺癌经新辅助化疗降期后的处理：

（1）乳房手术：手术可根据个体情况选择保留乳房或全乳切除。

（2）腋窝淋巴结手术：新辅助化疗前的前哨淋巴结阴性，新辅助化疗后可免去腋窝淋巴结评估。新辅助化疗前，腋窝淋巴结穿刺证实为转移或者前哨淋巴结有转移，需行腋窝淋巴结清扫。如果在新辅助化疗之后行前哨淋巴结活检，新辅助化疗前的腋窝临床表现和化疗后腋窝手术病理分期均能为后续治疗提供参考价值。对新辅助化疗前腋窝体检阴性但是未行前哨淋巴结活检，新辅助化疗后，即便前哨淋巴结活检结果为阴性，中国学者认为，宜慎重对待之。

新辅助化疗后病理检查及病理学疗效判定：

（1）病理完全缓解（pCR）的定义有两种：①一般是指乳腺原发灶中找不到恶性肿瘤的组织学证据，或仅存原位癌成份；②严格意义上是指乳腺原发灶和转移的区域淋巴结均达到 pCR。

（2）pCR 的确定应当由病理医生完成，但临床医生有责任协助病理医生找到原病灶部位，经过多点取材检查后，才能确定 pCR。

（3）残存肿瘤的组织学分型、分级，ER、PR 及 HER-2 等免疫组化结果可供参考。无论是术前还是术后获得的病理资料，只要出现 1 次 ER、PR 或 HER-2 阳性，就可以给予相应的内分泌治疗或曲妥珠单抗治疗。

【乳腺癌术后的辅助内分泌治疗】

1. 适应证：

激素受体 ER 和（或）PR 阳性的乳腺癌患者。

2. 内分泌治疗与其他辅助治疗的次序：

辅助内分泌治疗与化疗同时应用可能会降低疗效。一般在化疗之后使用，但可以和放射治疗以及曲妥珠单抗治疗同时应用。

3. 绝经前患者辅助内分泌治疗方案与注意事项：

（1）一般情况下，首选他莫昔芬 20 mg/d×5 年。治疗期间注意避孕，并每半年至 1 年行 1 次妇科检查，通过 B 超了解子宫内膜厚度。服用他莫昔芬 5 年后，患者仍处于绝经前状态，部分患者（如高危复发）可考虑延长服用至 10 年。目前尚无证据显示，服用他莫昔芬 5 年后的绝经前患者，后续应用卵巢抑制联合第三代芳香化酶抑制剂会进一步使患者受益。虽然托瑞米芬在欧美少有大组的绝经前乳腺癌循证医学资料，但在我国日常临床实践中，用托瑞米芬代替他莫昔芬也是可行的。

（2）卵巢去势推荐用于下列绝经前患者：①高度风险且化疗后未导致闭经的患者，可同时与他莫昔芬联合应用。卵巢去势后也可考虑与第三代芳香化酶抑制剂联合应用，但目前尚无充分证据显示芳香化酶抑制剂联合卵巢功能抑制将优于他莫昔芬联合卵巢功能抑制；②不愿意接受辅助化疗的中度风险患者，可同时与他莫昔芬联合应用；③对他莫昔芬有禁忌者。

（3）卵巢去势有手术切除卵巢、卵巢放射及药物去势（GnRHa），若采用药物性卵巢去势，目前推荐的治疗时间是2~3年。

（4）如患者应用他莫昔芬5年后处于绝经后状态，可继续服用芳香化酶抑制剂5年，或停止用药。

4. 绝经后患者辅助内分泌治疗的方案及注意事项：

（1）第三代芳香化酶抑制剂可以向所有绝经后的ER和（或）PR阳性患者推荐，尤其是具备以下因素的患者：①高度复发风险患者；②对他莫昔芬有禁忌的患者；或使用他莫昔芬出现中、重度不良反应的患者；③使用他莫昔芬20mg/d×5年后的高度风险患者。

（2）芳香化酶抑制剂可以从一开始就应用5年（来曲唑、阿那曲唑或依西美坦），也可以在他莫昔芬治疗2~3年后再转用芳香化酶抑制剂满5年，或直接改用芳香化酶抑制剂满5年；也可以在他莫昔芬用满5年之后再继续应用5年芳香化酶抑制剂，还可以在芳香化酶抑制剂应用2~3年后改用他莫昔芬用满5年。不同的芳香化酶抑制剂种类都可选择。

（3）选用他莫昔芬20mg/d×5年，是有效而经济的治疗方案。治疗期间应每半至1年行1次妇科检查，通过B超了解子宫内膜厚度。

（4）也可选用他莫昔芬以外的其他雌激素受体调节剂，如托瑞米芬。

（5）绝经前患者内分泌治疗过程中，因月经状态改变可能引起治疗调整。

（6）芳香化酶抑制剂和LHRH类似物可导致骨密度下降或骨质疏松，因此在使用这些药物前常规推荐骨密度检测，以后在药物使用过程中，每6个月监测1次骨密度。并进行T-评分（T-Score），T-Score为<-2.5，为骨质疏松，开始使用双膦酸盐治疗；T-Score为-2.5~-1.0，为骨量减低，给予维生素D和钙片治疗，并考虑使用双膦酸盐；T-Score为>-1.0，为骨量正常，不推荐使用双膦酸盐。

【乳腺癌术后的靶向治疗】

1. 适应证。

原发浸润灶>1.0cm HER-2阳性时，推荐使用曲妥珠单抗；原发肿瘤在>0.5 cm但<1.0 cm时，可考虑使用适用人群如下：

（1）HER-2阳性是指免疫组化法检测为+++，或原位杂交法（ISH）显示为阳性。

（2）经免疫组化检测HER-2为（++）的患者应进一步作ISH明确是否有基因扩增。

2. 相对禁忌证。

（1）治疗前LVEF < 50%。

（2）同期正在进行蒽环类药物化疗。

3. 治疗前准备。

（1）精确的HER-2检测。建议将浸润性乳腺癌组织的石蜡标本（蜡块或白片）送往国内有条件的病理科进行复查。

（2）心功能检查（心脏超声或同位素扫描，以前者应用更为普遍）。

（3）签署治疗知情同意书。

4. 治疗方案和注意事项：

（1）曲妥珠单抗6mg/kg（首次剂量8mg/kg）每3周方案，或2 mg/kg（首次剂量4 mg/kg）每周方案。目前暂推荐的治疗时间为 1 年，可与化疗同时使用或化疗后序贯使用。6 个月的短期疗程并未证实其疗效相当，2 年的疗程未得到更佳的预后获益，故均暂不推荐。

（2）首次治疗后观察 4~8 h。

（3）与蒽环类药物同期应用须慎重，但可以前后阶段序贯应用。与非蒽环类化疗、内分泌治疗或放疗都可同期应用。

（4）每 3 个月监测 1 次 LVEF。治疗中若出现 LVEF<50%或低于治疗前?16%，应暂停治疗，并跟踪监测 LVEF 结果，直至恢复>50%方可继续用药。若不恢复、或继续恶化或出现心衰症状则应当终止曲妥珠单抗治疗。

【乳腺癌术后放射治疗】

1. 适应证。

全乳切除术后放疗可以使腋窝淋巴结阳性的患者 5 年局部–区域复发率降低到原来的 1/4 左右。全乳切除术后，具有下列预后因素之一，则符合高危复发，具有术后放疗指征，该放疗指征与全乳切除的具体手术方式无关：

（1）原发肿瘤最大直径>5 cm，或肿瘤侵及乳腺皮肤、胸壁。

（2）腋窝淋巴结转移≥4 枚。

（3）淋巴结转移 1~3 枚的 T1/T2，目前的资料也支持术后放疗的价值。其中包含至少下列一项因素的患者可能复发风险更高，术后放疗更有意义：①年龄≤40 岁，②腋窝淋巴结清扫数目<10 枚时转移比例>20%，③激素受体阴性，④HER–2/neu 过表达等。

（4） 脉管内有癌栓为放疗的独立适应症。

2. 与全身治疗的时序配合。

具有全乳切除术后放疗指征的患者一般都具有辅助化疗适应证，所以术后放疗应在完成末次化疗后 2~4 周内开始。个别有辅助化疗禁忌证的患者可以在术后切口愈合，上肢功能恢复后开始术后放疗。内分泌治疗与放疗的时序配合目前没有一致意见，可以同期或放疗后开展。曲妥珠单抗治疗患者只要开始放疗前心功能正常可以与放疗同时使用，但这些患者不宜照射内乳区；其次，左侧患者尽可能采用三维治疗技术，降低心脏照射体积，评估心脏照射平均剂量至少低于 8 Gy。

3. 照射靶区。

（1）由于胸壁和锁骨上是最常见的复发部位，占所有复发部位的约 80%，所以该两区域是术后放疗的主要靶区；但 T3N0 患者可以考虑单纯胸壁照射。

（2）由于内乳淋巴结复发的比例相对低，内乳野照射的意义现在尚不明确，对于治疗前影像学诊断内乳淋巴结转移可能较大或者经术中活检证实为内乳淋巴结转移的患者，需考虑内乳野照射。原发肿瘤位于内侧象限同时腋窝淋巴结有转移的患者或其他内乳淋巴结转移概率较高的患者，在三维治疗计划系统上评估心脏剂量的安全性后可谨慎考虑内乳野照射。原则上 HER–2 过表达的患者为避免抗 HER–2 治疗和内乳照射心脏毒性的叠加，决定内乳野照射时宜慎重。照射技术和照射剂量所有术后放疗靶区原则上给予共 50 Gy（5 周，25 次）的剂量，对于影像学（包括功能性影像）上高度怀疑有残留或复发病灶的区域可局部加量至 60 Gy 或以上。

4. 常规照射技术。

（1）锁骨上/下野：上界为环甲膜水平，下界位于锁骨头下 1 cm 与胸壁野上界相接，内界为胸骨切迹中点沿胸锁乳突肌内缘向上，外界与肱骨头相接，照射野需包括完整的锁骨。可采用 X 线和电子线混合照射以减少肺尖的照射剂量。治疗时为头部偏向健侧以减少喉照射，机架角向健侧偏斜10°~15°以保护气管、食管和脊髓。内上射野必要时沿胸锁乳突肌走向作铅挡保护喉和脊髓。

（2）胸壁切线野：上界与锁骨上野衔接，如单纯胸壁照射上界可达锁骨头下缘，下界为对侧乳腺皮肤皱折下1cm。内界一般过体中线，外界：腋中线或腋后线，参照对侧腺体附着位置。同保乳术后的全乳照射，各边界也需要根据原发肿瘤的部位进行微调，保证原肿瘤部位处于剂量充分的区域，同时需要包括手术疤痕。

胸壁照射如果采用电子线照射，各设野边界可参照切线野。无论采用X线或电子线照射，都需要给予胸壁组织等效填充物以提高皮肤剂量至足量。

（3）腋窝照射：①锁骨上和腋窝联合野，照射范围包括锁骨上/下和腋窝，与胸壁野衔接。腋锁联合野的上界和内界都同锁骨上野，下界在第二肋间，外界包括肱骨颈，需保证射野的外下角开放。采用6 MV X线，锁骨上/下区深度以皮下3~4 cm计算，达到锁骨上区肿瘤量50 Gy（5周，25次）的剂量后，腋窝深度根据实际测量结果计算，欠缺的剂量采用腋后野补量至DT 50 Gy，同时锁骨上区缩野至常规锁骨上野范围，采用电子线追加剂量至50 Gy。②腋后野：作为腋锁联合野的补充，采用6MV X线，上界平锁骨下缘，内界位于肋缘内1.5 cm，下界同腋–锁骨联合野的下界，外界与前野肱骨头铅挡相接，一般包括约1 cm肱骨头。光栏转动以使射野各界符合条件。

（4）内乳野：常规定位的内乳野需包括第一至第三肋间，上界与锁骨上野衔接，内界过体中线0.5~1 cm，宽度一般为5 cm，原则上2/3及以上剂量需采用电子线以减少心脏的照射剂量。

5. 三维适形照射技术。

与二维治疗相比，基于CT定位的三维治疗计划可以显著提高靶区剂量均匀性和减少正常组织不必要的照射，提高射野衔接处剂量的合理性，所以即使采用常规定位，也建议在三维治疗计划系统上进行剂量参考点的优化，楔形滤片角度的选择和正常组织体积剂量的评估等，以更好地达到靶区剂量的完整覆盖和放射损伤的降低。胸壁和区域淋巴结靶区勾画可以参照RTOG标准或其他勾画指南。如果采用逆向优化计划，一定要严格控制照射野的角度，避免对侧乳腺和其他不必要的正常组织照射。

【乳房重建与整形】

1. 重建指征。

乳房重建的适用人群包括因各种原因准备或已接受乳房切除的女性，或因保乳手术导致乳房明显变形的患者。

2. 乳房重建的分类。

根据重建的时间，乳房重建可以分为即刻重建和延期重建两大类。乳房重建可以在全乳切除的同时，在一次麻醉过程中完成，称为即刻重建；也可以在全乳切除术后的数月或数年后进行，称为延期重建，这一重建的时间往往取决于患者。乳房重建的时机选择取决于很多因素，只有充分考虑了两种重建手术的优缺点，以及患者自身的诸多因素，才能确定最佳的时间。

根据重建的材料，乳房重建可以分为自体组织（皮瓣）重建、植入物重建以及联合两种材料（如背阔肌联合植入物）的重建。

3. 乳房重建的原则与注意事项。

（1）乳腺癌手术后的乳房重建应该由一支专业的多学科团队完成，在术前对患者进行充分评估，评估内容包括肿瘤治疗策略、体型、个体及家属的要求、合并的疾病及有无吸烟史，从而确定手术的安全切缘、乳房重建的最佳时机和方法、手术与辅助治疗的顺序安排。有长期吸烟史的患者发生术后伤口不愈和皮瓣坏死的风险增加，因此建议将有长期吸烟习惯的患者视为乳房重建手术的相对禁忌证。

（2）保留皮肤的全乳切除可以使接受即刻乳房重建后的乳房的美容效果得到极大的改善，证据显示，与传统的全乳切除手术比较，保留皮肤的全乳切除不会增加局部和区域的肿瘤复发风险。对于乳腺癌患者而言，保留乳头乳晕复合体的全乳切除手术也受到关注，一些报道显示，乳头乳晕复合体受肿瘤累及的比例虽然较低，短期随访中仍有少部分病例发生局部复发，但是目前仍缺乏长期的随访数据；同时，保留乳头乳晕复合体后，乳头感觉、乳房外形自我满意度等生活质量数据缺乏好的研究报告，这一术式应审慎开展，尚有待前瞻性临床研究证实其安全性。

（3）保乳手术过程中，通常采用肿块广泛切除或更大范围的区段/象限切除术，足够安全的切缘距离意味着切除较大范围的正常乳腺组织，有可能导致乳房局部腺体缺失，术后或放疗后出现乳房变形、乳头乳晕复合体移位等乳房外观的不满意。在不影响肿瘤局部治疗效果的前提下，术前由肿瘤外科医生或整形外科医生对乳房的缺损进行评估，并做好相应准备，术中采用肿瘤整形手术技术，在缺损部位进行局部的充填，根据肿瘤部位、乳房大小和乳房下垂情况设计相应的切口。包括平行四边形切口（外上肿瘤）、蝙蝠翼切口（中央区肿瘤）、缩乳手术切口（下方肿瘤）和皮肤环形切口（上方和外侧肿瘤）等。这一术式可以通过一次麻醉和手术过程完成，能在一定程度上改善乳房的形态与外观。和常规保乳手术相同，也需要在原术腔放置4~6枚惰性金属夹以备术后放疗时作为瘤床的标记。

（4）乳房重建的方法包括植入物、自体组织以及联合上述两种材料。植入物可以在乳房重建手术时，在胸大肌下方直接放置永久假体；或者先行放置组织扩张器，再择期更换为永久假体。植入物可以使用盐水囊假体、硅胶假体或含有硅胶外壳的盐水囊混合型假体。自体组织重建可以选择多种带蒂或游离皮瓣，转移至胸壁进行乳房塑型；最为常用的自体组织皮瓣包括：扩大背阔肌肌皮瓣、带蒂横型腹直肌肌皮瓣（TRAM）、游离横型腹直肌肌皮瓣（F-TRAM）、保留肌束的游离TRAM（MS-FTRAM）、腹壁下血管穿支皮瓣（DIEP）、臀上动脉穿支皮瓣（SGAP）等。游离皮瓣乳房重建涉及显微外科技术，以及游离皮瓣的术后监测团队的建立。

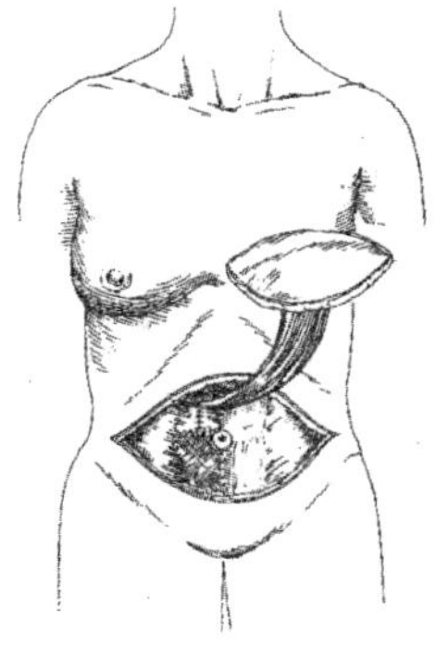

图2-31 A 腹直肌肌皮瓣（TRAM）

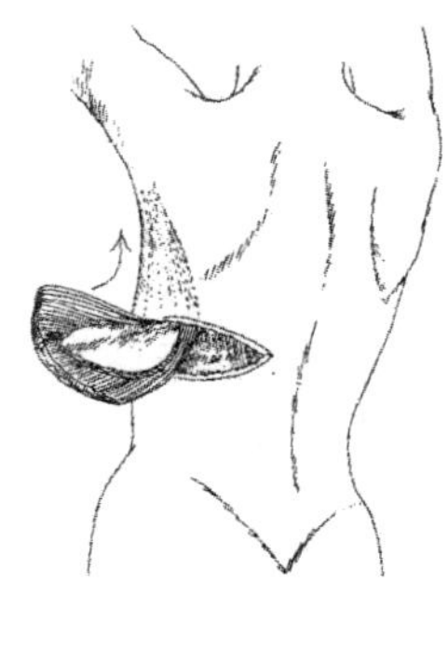

图2-32 B 背阔肌肌皮瓣

（5）乳房重建和整形手术中尚需要考虑到其他的手术方式，包括乳头乳晕重建，对侧乳房的缩乳成型、乳房提升、隆乳，目的是达到双侧乳房的对称效果；一般而言，对侧乳房的缩乳成型、乳房提升、隆乳可同时与患侧重建手术同期进行，而乳头乳晕重建建议延期实施以便达到双侧乳头对称，并应该在术前和患者充分沟通。

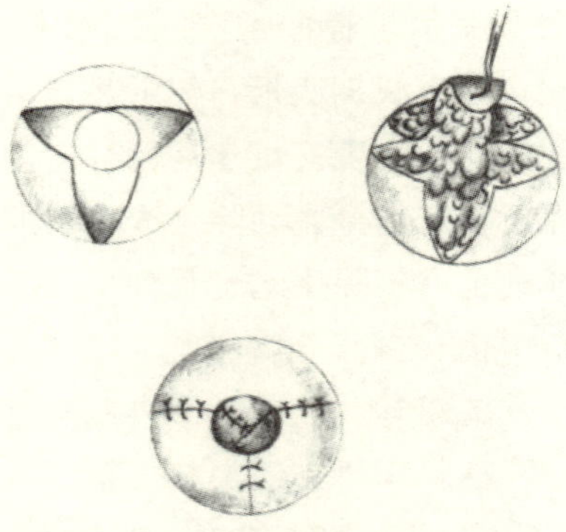

图 2-33　乳头重建（三叶皮瓣法）

4. 术后放疗与乳房重建的关系。

明确需要接受术后辅助放疗的患者，建议考虑进行延期重建；放疗可能对重建乳房的外形造成不利影响；有经验的团队可考虑即刻重建后再给予放疗。当考虑进行组织扩张和植入物即刻重建时，建议先放置组织扩张器，在放疗开始前或结束后更换为永久性假体。曾经接受放疗的患者如果采用植入物重建，常发生较严重的包囊挛缩、移位、重建乳房美观度差和植入物暴露，因此，放疗后的延期乳房重建，不宜使用组织扩张器和植入物的重建方法。

【乳腺癌患者的康复治疗】

1. 康复治疗的定义。

康复包括生理功能的恢复、心理状态的调整以及社会活动能力的恢复。乳腺癌的康复治疗就是在乳腺癌正规治疗同时或结束后，帮助患者恢复机体生理功能、调整心理状态，并且能够回归社会，重建被疾病破坏了的生活。

2. 康复治疗的内容。

上肢功能锻炼：

功能锻炼对于恢复患者肩关节功能和消除水肿至关重要，但必须严格遵守循序渐进的顺序，不可随意提前，以免影响伤口的愈合。

循序渐进方法：①术后 1~2 d，练习握拳、伸指、屈腕；②术后 3~4 d，前臂伸屈运动；③ 术后 5~7 d，患侧的手摸对侧肩、同侧耳（可用健肢托患肢）；④术后 8~10 d，练习肩关节抬高、伸直、屈曲至 90°；⑤术后 10 d 后，肩关节进行爬墙及器械锻炼。

功能锻炼的达标要求是：2 周内患侧上臂能伸直、抬高绕过头顶摸到对侧的耳。达标后仍需继续进行功能锻炼。术后 7 d 内限制肩关节外展。严重皮瓣坏死者，术后 2 周内避免大幅度运动。皮下积液或术后 1 周引流液超过 50mL/天时应减少练习次数及肩关节活动幅度（限制外展）。植皮及行背阔肌皮瓣乳房重建术后要推迟肩关节运动。

预防或减轻上肢水肿：

一般认定患侧上肢周径比对侧上肢周径长<3cm 为轻度水肿，3~5cm 为中度水肿，>5cm 为重度水肿。具体办法：

（1）预防感染：保持患侧皮肤清洁；不宜在患肢手臂进行有创性的操作，例如抽血、输液等；洗涤时戴宽松手套，避免长时间接触有刺激性的洗涤液；避免蚊虫叮咬；衣着、佩戴首饰或手表时一定要宽松。

（2）避免高温环境：避免烫伤；患侧手臂不要热敷，沐浴时水温不要过高；避免强光照射和高温环境。

（3）避免负重：避免提、拉 、推过重的物品；避免从事重体力劳动或较剧烈的体育活动。

（4）其他：尽快恢复手臂功能；乘坐飞机时戴弹力袖套。

（5）淋巴水肿的自我护理方法：①轻度或中度淋巴水肿可抬高手臂，沿淋巴走向自下而上向心性按摩，做手臂功能恢复训练，戴弹力袖套。②重度淋巴水肿可戴弹力袖套或进行物理治疗。如手臂出现变红或异常硬等症状，亦或水肿严重时应考虑有感染发生，应抗感染及对症处理。

营养：

乳腺癌疾病本身的进展或治疗期间的不良反应均有可能导致患者营养不良，而饮食过剩造成超重，也是乳腺癌患者康复期所面临的问题之一。癌症患者同时也是第二原发癌症、心血管疾病、糖尿病、骨质疏松症的高危人群，合理的营养、健康的生活方式在乳腺癌患者康复期显得尤为重要。维持健康的体重，充足的体力活动以及健康的饮食，可以降低疾病复发风险，提高无病生存的概率。目前尚无明确证据表明某一饮食与乳腺癌的复发或转移相关，但富含蔬菜、水果及粗粮的饮食有利于术后康复，但需要禁忌胎盘及其制品及未知成分的保健品。

运动：

康复期应选择一项适合自己并能终生坚持的有氧运动。推荐进行有规律的锻炼，每周至少 150 min 的中等强度锻炼，1 周 2 次的力量训练。可向患者推荐的运动有快走、骑车、游泳、打太极拳以及有氧舞蹈等。

心理状态的调整：

乳腺癌患者的不良情绪主要集中在自尊心受挫、身体影响、焦虑和抑郁。

医护人员需要了解患者的心理变化特点及心理状态调整的过程，以提供必要的心理干预。医护人员可以在认知、决策、应对技能等方面提升患者的自我控制能力，指导患者合理地运用暗示、宣泄等应对技巧，以增加对于困境的忍耐力。避免给予患者过多的同情与怜悯，向患者强调保持常态的重要性，帮助患者尽快摆脱患者角色，积极面对生活。

（1）提供充分信息，帮助患者理性接受患病事实。医护人员可参与患者的认知矫正，帮助她们进行适当的反思，减少错误的想法，减轻患者的恐惧。

（2）帮助患者寻找积极的生存目的，建立生活的信心。医护人员必须及时且正确地评估患者当前的期望，包括患者与其家属之间的依赖关系。帮助患者意识到自身的价值，对家庭其他成员的重要性，以增加其与疾病抗争的信心。

（3）激发患者的承担意识，协助其有效地控制自我。实施以患者为中心的医疗护理模式，帮助患者充分发挥她们的决策权，激发她们的自我承担意识。

性康复指导：

（1）了解乳腺癌及其治疗对性生活可能产生影响的全部信息。需要告诉她们的是导致女性产生性欲的性激素是雌激素。女性约一半的雌激素是由位于肾脏上方的肾上腺产生的，而卵巢产生另一半的雌激素。女性只需要很少量的雌激素就能维持性欲正常水平。

（2）无论将采用何种治疗手段，经爱抚获得愉悦的能力不会改变。

（3）试着享受其他感觉性愉悦的方式，伴侣间应该互相帮助，通过触摸和爱抚来达到性高潮。

（4）与伴侣进行关于性问题的交流。沉默是性健康最大的敌人，如果永远不敢开口咨询，那么将永远不会解脱。

相关建议：

(1) 改善与伴侣有关性生活方面的沟通。

(2) 尝试感性的按摩。

(3) 读一本性知识的好书，增加对性的知识和技巧。

(4) 增加性幻想。

(5) 与伴侣分享自己的性幻想。

(6) 鼓励伴侣在性活动中更积极主动。

(7) 告诉伴侣以自己喜欢的方法来进行。

生育指导：

虽然目前没有证据显示生育会影响乳腺癌患者的预后，但在选择是否生育，以及何时生育时必须充分考虑患者疾病复发的风险和治疗对后代的影响，与患者也要有充分的沟通。以下情况可考虑生育：

(1) 乳腺原位癌患者手术和放疗结束后。

(2) 淋巴结阴性的乳腺浸润性癌患者手术后 2 年。

(3) 淋巴结阳性的乳腺浸润性癌患者手术后 5 年。

(4) 需要辅助内分泌治疗的患者，在受孕前 3 个月停止内分泌治疗（例如诺雷得、三苯氧胺或其他 SERMs），直至生育后哺乳结束，再继续内分泌治疗。

随访指导：

(1) 随访意义：早期乳腺癌患者术后应定期随访，以了解患者的生存状况，以及患者对辅助治疗的依从性和不良反应等。

(2) 随访时间：术后（或结束辅助化疗后）第 1~2 年每 3 个月 1 次，第 3~4 年每 4~6 个月 1 次，第 5 年开始每年 1~2 次。

(3) 随访检查内容：触诊体检、肝脏超声、血生化和血常规。

(4) 其他特殊检查：乳房 X 线（每年 1 次），妇科检查（三苯氧胺治疗中每年 1~2 次），骨密度（芳香化酶抑制剂治疗中），每年 1~2 次。

(5) 骨扫描、CT 或 MRI 等可用于有症状的患者，但不推荐无症状患者常规应用。

3. 男性乳腺癌

(1) 病因。男女乳腺癌发病率之比接近 1：100，多发生在老年男性，病因与雌激素水平增高，男性乳房发育以及睾丸创伤或放射性损伤有关，老年男性因体内睾酮水平下降，肝功能代谢减弱，使体内雌激素水平相对提高，从而导致雌激素/雄激素比例失调，可能是男性乳腺癌的重要因素之一。

(2) 病理类型。男性乳腺癌的组织类型基本同女性乳腺癌，因男性乳腺缺乏腺泡，因此男性的乳腺小叶癌较为罕见。男性乳癌较多发生腋窝淋巴结转移，其转移率在 60%–80%以上。

(3) 临床表现。男性乳腺癌较女性有发病年龄大，病期晚的特点。大多数患者为临床 II–III 期，不少已发生远处转移。触诊表现为乳晕下或乳晕周围无痛性肿块，质硬，边界不清，常见乳头回缩或固定，皮肤受累甚至破溃。

(4) 辅助检查。因男性乳房较小，各种辅助检查效果不如女性，多数患者需要肿块活检以明确诊断。

(5) 诊断及鉴别诊断。中老年男性乳腺出现肿块，表现为边界不清、质地坚硬，或伴有乳头回缩、糜烂，乳房皮肤改变，无论有无腋窝淋巴结肿大均应排除乳腺癌的可能性。

鉴别诊断中主要应与乳腺良性肿瘤，尤其是男性乳腺肥大鉴别，鉴别要点包括：男性乳腺肥大的肿块质软，界限清，活动度好，可有自行消失或治疗后消失的病史，无乳头及皮肤改变，鉴别不清时应当活检排除癌变。

(6) 治疗。

① 手术 根据病情多选择根治术或改良根治术。因男性进展期病例比女性多，腋窝淋巴结转移，皮肤及筋膜浸润发生率高，因此多在乳腺癌根治术基础上增加胸骨旁淋巴结廓清和锁骨上淋巴结廓清的扩大乳腺癌根治术。

② 放射治疗 男性乳腺癌多位于乳房中央，术后病理检查无论有无腋窝淋巴结转移均应考虑内乳区放疗。淋巴结阳性时应行内乳区和锁骨上区放疗。转移淋巴结阳性数≥4 个时，应考虑照射胸壁，以减少复发。

③ 化疗 原则基本同女性乳腺癌。

④ 内分泌治疗 目前男性乳癌治疗的一般原则是：①可手术的男性乳腺癌、ER（+）者，术后服用 TAM 辅助治疗，10mg，2 次/日，2–5 年，ER（–）或 ER 不明者，术后不用 TAM。②出现局部复发或远处转移不论 ER 情况如何，均可服用 TAM，若无效可考虑实施睾丸切除。

(7) 预后。

因男性乳癌患者治疗时病期较晚，腋窝淋巴结或远处转移较多，男性乳癌患者的预后多不如女性。

第十五节 软组织肉瘤外科治疗

【概述】

软组织肉瘤又名间叶组织来源的恶性肿瘤，是一类胚胎间叶组织来源的最常见的恶性肿瘤。由于这类肿瘤对化学疗法不敏感，因此手术切除仍是其主要的治疗方法。放射治疗可以作为肿瘤切除后的辅助治疗。

1. 概念。软组织肉瘤是软组织恶性肿瘤。包括发生在脂肪组织、纤维组织、肌肉组织、血管及周围神经组织的恶性肿瘤。但就其分布的范围来看，却远超过上述组织范围。如平滑肌肉瘤可以出现在皮肤，这是因为瘤体来源于皮肤的深浅层血管网的血管或立毛肌。

2. 流行病学特征。软组织肉瘤发病率很低。大约占全身恶性肿瘤发病率的 1%。臀部、大腿、小腿是恶性软组织恶性肿瘤的高发区。三者约占全身软组织恶性肿瘤的 40%--50%。此类肿瘤极少有良性肿瘤恶变生成的可能。多数软组织肉瘤为散发。

至今未发现明确的病因。但研究发现了某些诱发因素。如研究发现外源的射线有诱发软组织肉瘤的可能。放射治疗可以使软组织肉瘤发生概率增加 50 倍。发病时间在放射治疗后 3—15 年。且一旦发病，预后不良。另有研究发现艾滋病人易患 Kaposi 肉瘤。其发病率是普通人群的 310 倍。血管肉瘤的发病率也为普通人群的 17 倍。研究还发现某些因职业原因长期接触聚氯乙烯、苯氧基乙酸除草剂、氯酚木材防腐剂等也会增加软组织肉瘤的发病率。二氧（杂）芑特别是四氯二恶英也有诱发软组织肉瘤的可能。Ⅰ型神经纤维瘤发展成为恶性周围神经鞘瘤的可能性要比普通人群高 10 倍。

从发病的层次来看，如以深筋膜作为浅深两层的界限，发生在浅层者约占15%，而发生深层者占85%。常见的5种组织类型包括恶性纤维组织细胞瘤、横纹肌肉瘤、滑膜肉瘤、脂肪肉瘤和纤维肉瘤。共占所有软组织恶性肿瘤的90%。

3. 软组织恶性肿瘤的生物学特性。

(1) 生长方式。流行病学特征显示，软组织肉瘤多生长在深层组织中，通常呈离心生长，球形增大。在肿瘤的周围，出现“受压区”和“反应区”。反应区多表现为组织水肿，新血管生成，形成了肉瘤的假包膜。这种肉瘤浸润的假囊，由于瘤芽的长入和发展，结果也肉瘤化，变成肉瘤的一部分。然后再形成新的假包膜，重复上述过程。也可以在反应区之外、受压区等正常组织内出现“伪足”、“跳跃性瘤灶”或“卫星结节”等，因此肉眼所见的切缘的正常组织，很有可能已经发生了恶性肿瘤的显微侵润。反复这种过程，就形成了肿瘤的多结节状。如果术中谨以肉眼判断瘤体切除干净与否很显然是错误的。

软组织肉瘤常沿着组织疏松、组织间压力相对较低、防御功能较差的途径播散。常沿着肢体的长轴，在某些筋膜的表面或肌束间平行发展。有时在主要瘤节附近，可以产生皮肤等组织的侵犯。

(2) 特殊的组织结构对肉瘤的阻隔作用。致密的结缔组织是肉瘤的天然屏障，如深筋膜、肌腔、腱膜、骨膜和神经外膜等。特别是当肉瘤居于某一个肌筋膜室或骨筋膜室内时，在相当的一个时段，肿瘤被限制在腔室内生长。到了晚期，才经腔室开口、血管孔或其它薄弱区，在某些外因的作用下，突破腔室，向外发展。

(3) 转移。瘤细胞转移是恶性肿瘤的特征之一。肿瘤细胞转移是一个序贯过程。起始阶段涉及到三方面：①癌细胞与基底膜粘附，②基底膜降解；③癌细胞穿透基质进入血液和淋巴管。而其中肿瘤细胞的运动，是肿瘤的浸润和转移的先决条件。

A. 淋巴道转移：软组织肉瘤的淋巴结转移，发生率比癌低；即使肿瘤生长在淋巴结密集区，组织学中也常见不到阳性淋巴结。

B. 血道转移：临床实践证明，软组织肉瘤以血道转移为主，主要的靶器官是肺，其次为脑、肝、骨和皮肤等部位的转移。出现血行转移的时间，多在3—5年之后，往往在多次局部复发之后，才出现远隔脏器的转移。

软组织肉瘤致死的原因，主要是重要脏器的转移；对远位转移行针对症治疗，是延长生存期的关键，而在这方面的疗效，有待于进一步的提高。

(4) 临床表现。软组织肉瘤的临床表现因病程及肿瘤分化程度而不同。早期多无明显不适，中晚期可表现出各种不同的临床表现。

① 肿块：常为无痛性，可持续数月或一年以上。肿块位于体表多为低度恶性。位于深部多为高度恶性肉瘤。

② 疼痛：软组织恶性肿瘤多表现为无痛性肿块，但生长较快者可有钝痛。当肿瘤累计神经则疼痛表现为首发症状。

③ 部位：肉瘤具有各自不同的好发部位。纤维源性肿瘤多发生于皮肤及皮下。脂肪源性多发生于臀部、下肢。横纹肌源性多发生于肢体的肌层。

④ 活动度：肉瘤的活动度与其发生部位、病理类型、病程长短有关。低度恶性肿瘤活动度大；高度恶性肿瘤活动度差。浅在肿瘤活动度较好，而深部的肉瘤活动度差。

⑤ 温度：肉瘤血供丰富，局部温度可高于正常组织。

⑥ 区域淋巴结：滑膜肉瘤、横纹肌肉瘤常有区域淋巴结肿大，有时淋巴结融合成团。

【外科治疗原则与手术方式的选择】

软组织肉瘤为少发病种，且其生物学行为多样。因此与其他种类的恶性肿瘤相比，若想制定适合所有软组织肉瘤的治疗标准非常困难。

1. 软组织恶性肿瘤的治疗目的与任何恶性肿瘤的治疗目的相同。就是完全彻底地切除肿瘤组织，将恶性肿瘤的复发率及病死率控制在最低，最大限度地保留肢体的功能。为了实现这些目的，目前在软组织恶性肿瘤的手术治疗方面已达成共识。1 切缘恰当与否，是决定局部复发的唯一重要因素。也就是说，切除范围与局部复发密切相关。2 人体内某些部位的解剖学结构如筋膜具有自然屏障作用。当肉瘤位于其中时，在相当一段时间内，对肿瘤有一定的约束作用。将此类结构连同肉瘤全部切除，可视为局部根治。3 保肢术越来越有取代截肢术的趋势。因为截肢术与保肢术相比在降低肿瘤复发率方面并无优势。

2. 软组织恶性肿瘤的切除方式。

① 囊内切除术（切开活检）：指在肉瘤的假包膜内切除部分或全部拒组织的方法。这种方法手术后，大量的瘤组织遗留，确诊后要作再次切除。仅用于切取活组织检查。

② 边缘切除术（切除活检）：指在肿瘤的真或假包膜外，将肿瘤全部切除的手术方法。多用在良性肿瘤的可能性较大或低度恶性的巨大肿瘤。与高度恶性肿瘤不同，这些肿瘤很少侵入周边正常组织。因此在包膜外切除肿瘤即可大大延缓肿瘤再发时间，同时也减少了切除大量正常组织带来的并发症。当然，如果肿瘤体积较小时，在减少并发症的可能下，可以扩大切除范围以获得安全的切缘。

这种方法也可以用在肉瘤紧邻重要结构，无理想切缘的情况。这种手术方法仅能切除肉眼所见到的瘤体，大多数病例仍有显微瘤组织残留。应该追加其它治疗.否则复发率很高。

③ 广泛切除术：理论上的广泛切除指，将距离肿瘤 3–5cm 以外正常组织作为切缘，术中不暴露肿瘤组织的完整切除。但广泛切除术，依据的是假定的安全距离，所以显微性肿瘤和跳跃性病灶的残留是完全可能的。而临床上真正符合这种切缘，或者说允许这种切除方法的病例不多。如在肢体远端就无法达到 5cm 切缘的要求。在此种情况下，可以将 Mohs 显微切除外科应用于获取软组织恶性肿瘤切除后的组织学上阴性切缘。通过详细地标记多维方向的切缘，指示病理医生取材和病理检查的部位。如此可最大限度地保留正常组织。可将其称为借助 Mohs 外科的广泛切除术。

④ 腔室切除术：腔室切除术是近年来提出的一种以腔室概念为基础的手术方法。人体内某些部位的解剖学结构具有自然屏障作用。当肉瘤位于其中时，这种屏障在相当一段时间内，对肿瘤有一定的约束作用。将此类结构连同肉瘤全部切除，可视为局部根治。腔室切除术的局部复发率明显低于广泛切除术。这种手术方法设计合理，效果优良。但临床适宜开展根治性切除的部位较少，据文献统计不足 20%。同时，腔室切除术的组织损毁相当严重，有些手术遗留的功能问题。而这种功能缺陷即使修复重建也无法恢复到正常水平。

⑤ 截肢术：有学者进行的随机对照研究发现，截肢术与保肢手术辅助以放射疗法在术后生存率上没有区别。进而提出截肢对于恶性肿瘤来说并不一定是根治，而只是一种达到某一切缘的手术方法。因此在现代肿瘤外科治疗上，已很少选择这种术式。而且这种术式无法通过修复重建恢复功能，已不属整形外科范畴。

3. 外科切除术式选择。

诊断确定之后，选择一个适当的术式，可以明显减少局部复发病率。以下原则和顺序供参考。（图 2–34）

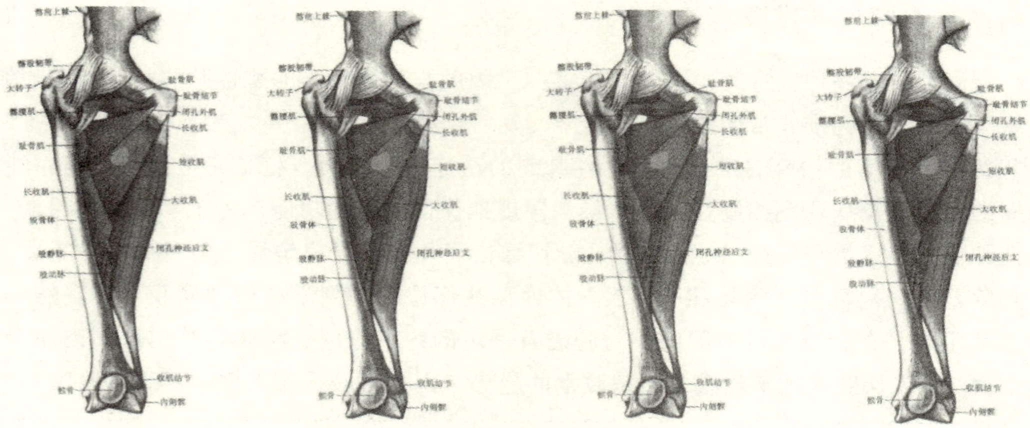

图 2-34　图示外科切除方式的选择

（1）腔室切除为首选　按照外科分期，首先选择腔室切除术，以期达到完全根治。

（2）广泛切除术 按照 3–5cm 的安全缘完整切除肿瘤。

（3）借助 Mohs 外科的广泛切除术 当局部条件无法满足广泛切除术时，为了最大限度

切除肿瘤，保留正常组织，减少对功能的损伤，可选取该种术式。组织学报告有切缘阳件者，可追加术后放疗。

（4）边缘切除加辅助放疗　边缘切除术为不得已而为之。必须同时结合放疗，内照射的效果可能更好一些（见图 2–35）。

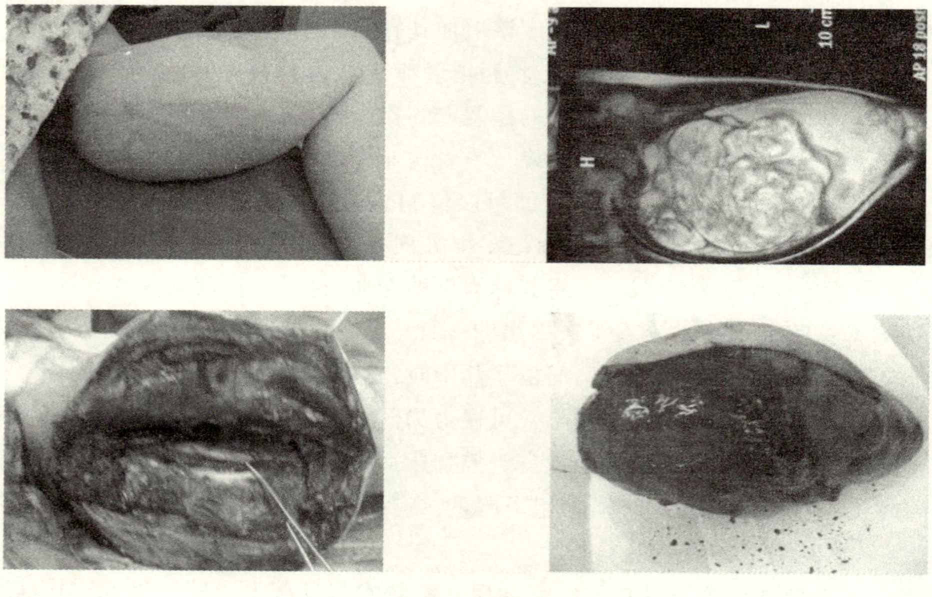

图 2–35

杨某、女，43 岁，左大腿巨大脂肪肉瘤，与坐骨神经粘连，行边缘切除，术后加局部放疗。

（5）截肢术　当肿瘤侵蚀到皮肤到骨多层结构，则需考虑截肢手术。有学者进行的随机对照研究发现，截肢术与保肢手术辅助以放射疗法在术后生存率上没有区别。进而提出截肢对于恶性肿瘤来说并不一定是根治，而只是一种达到某一切缘的手术方法。

【软组织肉瘤切除后的修复原则】

软组织肉瘤保肢性手术治疗的特点之一是，大量的有一定功能的软组织连同肿瘤一并切除。虽然组织切除明显少于截肢，但相应的形态和功能损毁仍相当严重。因此，重建技术的介入也是顺理成章的，传统的放化疗法必定会被替代。

1. 外科分期与修复重建的关系。

外科分期是多项临床指标的综合产物，它不但应该指导肿瘤切除，同样应该指导对功能的修复重建。

I 期：组织学上属低度恶性，或为局部侵袭性：应在局部彻底切除的情况下，力争恢复全部必须功能。术中采用一些高难度的技术（如吻合血管的游离组织移植等）是有必要的。因为，I 期的肉瘤，获得理想外科治疗后，可不附加任何其它治疗而获得根治。因此，功能的恢复应与其相适应，功能的优劣，将影响其终生。

II 期：为恶性程度较高的肉瘤，如果肿瘤位于腔室内（T1），仍有获得根治的机会。重建内容要以根治后情况为依据，越接近健侧越好。如果为腔室外（T2），则应该根据切除的情况设计重建方案。

III 期：对于已出现区域淋巴结或远隔脏器转移的病例，修复重建的内容应综合分析。原则上应以简单手术修复必须的功能恢复为主，而以主要的精力放在全身肿瘤的控制上，生存第一，功能第二仍是当前的原则。

2. 生存期与修复重建的关系。

目前的文献统计，软组织肉瘤综合治疗的生存期大约在 40%–70%（5 年）。生存期多长方可施行修复重建术？目前未见文献报道。临床体会，肉瘤切除和修复重建之后.病人应有一恢复期，根据不同的重建内容，在恢复期之后，修复的功能可以正常使用半年以上者，都应该进行修复重建。

3. 修复重建的时机。

在各方面条件允许的情况下，原则上修复重建应与肉瘤切除同期进行。当术中遇到特殊情况，一期无法完成时，也可二期重建。或者是需要重建的功能较多。互相矛盾则需分期重建。

4. 技术能力和设备条件与修复重建的关系。

四肢损毁功能的重建涉及到一些边缘学科知识和技术，如骨外科、整形外科、显微外科和康复医学等。应充分估计能力、技术和设备等条件，不能胜任时，应开展多学科协作，以减少病人的痛苦。

5. 病人和家属的要求与修复重建的关系。

不同的社会背景、经济基础及年龄、性别等，有各自不同的要求。在设计手术方案之前要征求病人及家属的意见，并达成谅解。修复重建主要目的包括：（1）保障肢体存留；（2）恢复基本功能；（3）无瘤；（4）使用基本满意。过高的要求，应具体情况且体分析，不应盲目应允一些不能实现或把握性不大的功能重建。

【软组织肉瘤切除后的修复方法】

修复再造外科在软组织肉瘤的治疗过程中起着重要作用。大约 15% 的下肢软组织恶性肿瘤需要修复再造外科帮助覆盖皮肤软组织缺损。 由于支持体重、维持站姿平衡以及行走是下肢的重要功能。下肢软组织恶性肿瘤保肢治疗后的修复的核心是保存功能，即确保骨骼覆盖、避免重要神经血管损伤、动力重建是修复重建的核心内容。对于巨大恶性肿瘤切除后所形成的创面，整形外科可以通过其熟悉的组织移植手段帮助实现创面的合理覆盖。因此，在制定手术计划上，如果涉及组织移植的情况下，有整形外科医师参与的术前计划将使手术设计更趋合理。

1. 软组织肉瘤的手术切除与动力功能损毁。

神经和肌肉本身的恶性肿瘤，自然会影响或破坏相关肌肉的动力，也会累及其他神经和肌肉。因此，在软组织肉瘤的手术治疗中，神经和肌肉被切防所导致的功能损毁屡见不鲜。临床需要修复重建动力者，可能仅次于需要特殊手段进行创面覆盖的数量。

2. 动力损毁的类型。

在软组织肉瘤的外科治疗中，不管是选择根治性切除、腔室切除手术还是边缘切除术，单纯切除一段神经干者少见.多伴有肌肉的切除。即使是神经缺损，也可以归结到肌肉的废用上。因此，损毁的类型、以肌肉为单位统计，较为实用。

（1）单肌型。一般说来，四肢肌群的特点之一是，一组肌肉承担一组大致相同的动作（总体运动方向走向一致），而具体到某一块肌肉，又小有区别。由于诸肌肉的止点、走行的方向和肌腹的大小不同，又以各司主职为其特异性。当某一块肌肉被破坏切除后，所支配的功能即丧失，单肌型损毁即指此类。

单独一块肌肉切除后，多数部位不用重建.如腓肠肌和比目鱼肌等。但应具体分析单肌功能在整体功能中的地位，决定是否重建。如股四头肌切除将严重影响膝关节的稳定性，需要功能重建。

（2）肌组型。临床可将功能和解剖层次相近似的几块肌肉称为肌组，如小腿三头肌。因司职重叠，可简化重建。

（3）腔室型。 位于同一腔室内的肌肉，功能多接近。全部切除后功能影响明显，可出现一个方向的功能全部丧失，必须重建；由于肌束较多，司职分工细腻，不可面面俱到，重建时应择其主要的部分。即能完成基本动作的肌肉功能重建之。

（4）双腔室型。双腔室切除后，一般为二个方向的运动全部丧失，对功能影响巨大：由于动力源有限，只能选择生理必须的，能兼顾二者的功能给予重建。必要时还可以给予某些关节固定，以弥补动力不足的缺憾。

3. 动力重建方法的选择。 重建的内容，原则上应该什么组织被损毁，就修复什么组织。

（1）神经修复。当神经干本身的肿瘤，一段神经干被切除，周围的肌肉破坏不严重时，可选择神经修复。常用的神经修复方法包括①神经端端吻合术，②神经端侧吻合术，③神经移植术。但当神经干大段缺损时，效果不好。一般认为神经修复后，如有 50%左右的神经功能恢复即已是较佳修复效果。另外，由于神经生长缓慢，对于恶性程度较高的肉瘤不适用。

神经的侧侧吻合，是新近获得再生的周围神经修复方法。神经轴突可经侧侧吻合长人远端，并且功能效果令人满意。这种方法对于肉瘤的神经累及并需要神经段切除时，挽救残留神经的功能，可能有意义。

（2）血管修复。主要血管受侵后，连同肿瘤及血管一并切除后，应作血管移植重建循环。

余某：女，35 岁，右腹股沟滑膜肉瘤复发并侵犯股动、静脉。予以肿瘤及血管扩大切除+人工血管置换术。

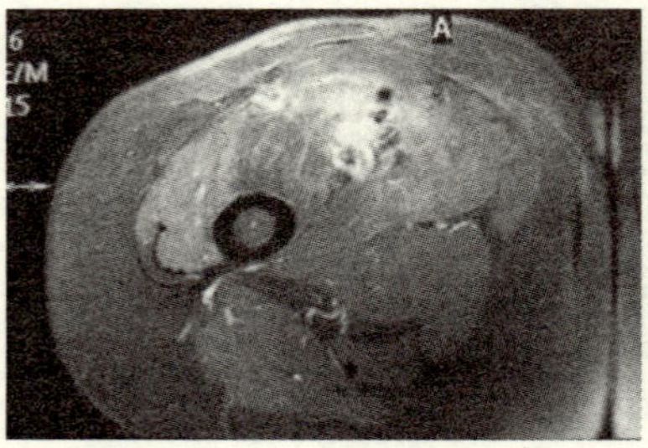

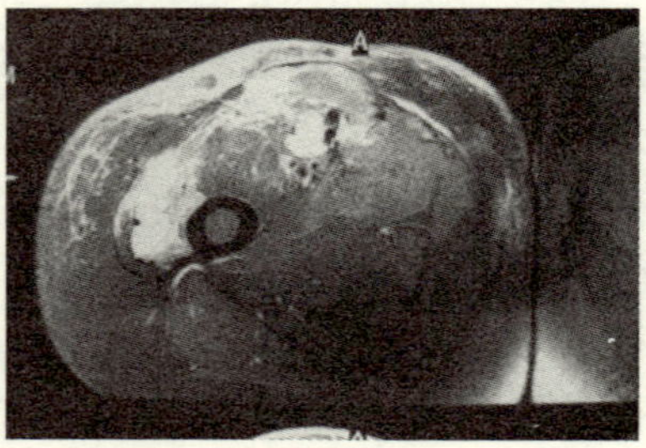

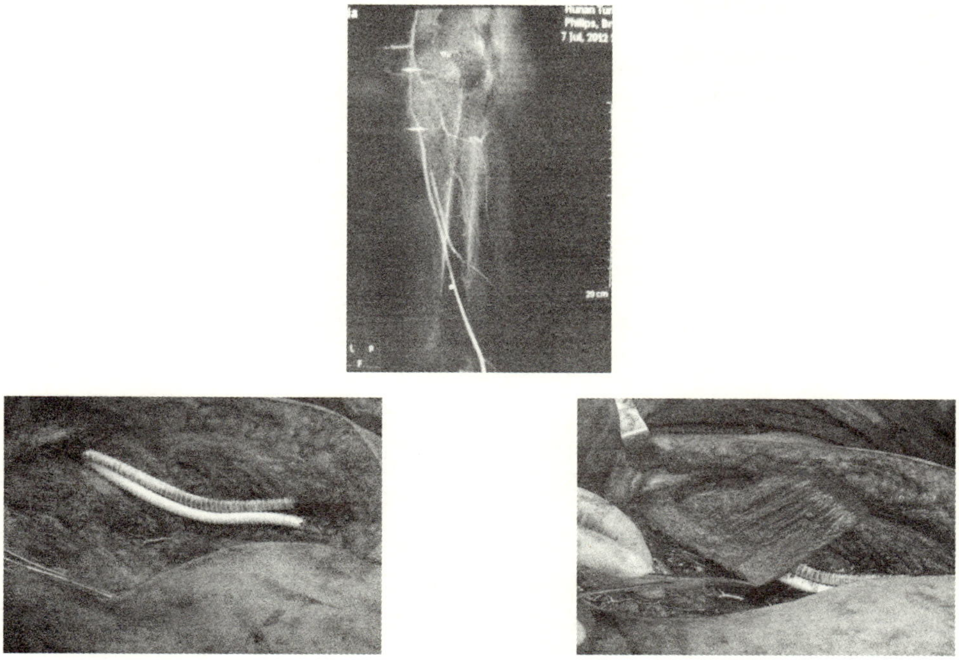

图 2-36

(3) 肌肉功能重建。当有神经和肌肉同时切除时，应放弃神经的修复，而转向肌肉功能的重建。单纯肌肉切除，更应如此。就目前技术的发展，肌肉尚无法谈及修复，而主要是以替代的方式，重建已经被切除的肌肉或已经失去神经支配肌肉的功能。

4. 肌肉功能望建的种类。

肌肉功能替代性重建主要有两类，肌肉（腱）转位和肌肉移植。

局部肌肉（腱）转位：

骨骼肌的运动作用，是经过肌肉的收缩，将力传达到某一骨的止点，拉动骨和关节产生运动。因此，改变肌肉的附着点，即可改变力的作用方向和力的大小。群聚的肌肉，功能多有相似之处，切断一部分挪作它用，对主要功能没有太大的影响。

(1) 单附着点转位：将肌肉起点或止点附近切断，然后转移到另一止点或另一作用面，重新固定。肌肉收缩时，作用力的方向部分被改变，也就产生了新的动作。如胫前肌外移替代外翻肌，将原先的内翻背伸的肌肉，外移超过中线之后固定，所产生的动作就变内翻为外翻了。胫后肌前移替代背伸肌也是同理，当牵拉力的方向越过了踝关节冠状面的中线时，跖屈力即变成了背伸力。

(2) 双附着点转位：指肌肉的起点和止点均被切断，重新调配方向和位置，然后作固定。此方法完全改变了的肌肉的原作用力方向，称双附着点转位。此种方法转位幅度大，作用力的方向可以随意改变。可以完成单附着点转位不能完成的功能。这种方法由于仅有血管神经蒂相连，相当于岛状肌肉移植。要求手术操作的精度高，处理不当时，肌肉易坏死。

(3) 动力重建和创面覆盖一期完成：当局部缺损合并有动力功能障碍时，可选择肌皮瓣转位的方法.肌肉用来重建动力，携带的皮肤覆盖创面。如三角肌全切除后（包括皮肤的切除），可应用背阔肌皮瓣，以胸背动、静脉和神经为蒂，作双附着点的转位，以达到即重建外展上肢的功能，也覆盖了创面。

吻合血管的肌肉移植：

即应用吻合血管的肌肉移植的方法重建肿瘤性动力肌缺损。如游离移植的股薄肌、腹直肌、背阔肌用于重建小腿胫前腔室切除后足背伸功能等。由于肌肉移植本身存在的一些问题，以及肌替代功能精细的几块肌肉功能的局限性等，使得肌肉移植临床应用较少。

5. 局部肌肉（腱）转位原则。

(1) 供区选择。由于协同肌功能再训练较容易，应先选择协同肌，后选择拮抗肌。供区功能不受重要影响，操作方便，转位容易者为首选。（见表 2–29）

(2) 受区准备。瘤床阴性或理论上阴性。转位的肌腱应有血供丰富的软组织床，尽量避免直接与骨、神经或血管紧贴或交搭。转位后的肌腱应有正常的皮肤软组织也就是皮瓣的覆盖。

(3) 精确操作。转位的肌肉在游离时，勿损伤血管神经蒂。转位的肌肉全长要保持平直，勿成角，以利于力的直线传导。拮抗肌转位时，主体要越过两拮抗方向的界面。新的附着点，由于残端腱多较长，选择余地较大，应以编织缝合为主，可以减少拉松度。吻接处要避开关节，易磨擦区等。尽量不用骨性附着。矫枉过正位固定。

表 2–29 常用转位肌与被替代肌对应表

缺损肌	可替代机
臀大肌	阔筋膜张肌
臀中肌	腹外斜肌 阔筋膜张肌
股四头肌	股二头肌 半腱肌 大收肌 缝匠肌
胫前肌	腓骨长、短肌 胫后肌
腓骨长、短肌	胫前肌、胫后肌
小腿三头肌	胫前肌、腓骨长肌、胫后肌

(4) 功能训练。早期被动训练，逐渐过渡到主动训练。

【下肢软组织肉瘤切除后修复方法】

1. 臀部

深筋膜浅面的软组织肉瘤：

(1) 髂部。位于髂部深筋膜浅面的肿瘤，可以切除包括阔筋膜张肌和臀中肌裸露部深筋膜浅面的浅筋膜室切除术。所形成的创面以直接缝合或皮瓣覆盖，术后患侧相对制动，特别是关节附近的创面覆盖，制动非常重要。

(2) 臀部。位于臀部深筋膜浅面的肿瘤，应视臀筋膜受累的情况，决定切除平面。由于深筋膜浅层纤维伸入肌纤维中，单纯作深筋膜切除应携带少许肌纤维。如臀筋膜受累明显.则应切除一层甚至全部臀大肌。创面的修复按照创面修复阶梯原则选择修复方法。位于负重区，如坐骨结节附近时，必须作肌皮瓣或皮瓣手术，最好同时带感觉神经。

深筋膜深面的软组织肉瘤：

(1) 髂部肿瘤。当髂部肉瘤位于阔筋膜张肌内，而且周围筋膜结构完好时，可将阔筋膜张肌连同其深筋膜作为一个腔室切除。将髂胫束原位固定于股外侧肌上，无需特殊修复，对功能多无影响。

(2) 臀大肌区肿瘤。当肉瘤位于臀大肌间或臀大肌附近，或浅层肿瘤侵入肌层时，应作臀大肌腔室切除术，同时包括全部包被筋膜和表面覆盖的皮肤；在切除臀大肌时，对于骨附着区及其附近，应作骨膜下层面的切除，同时结扎切断臀下神经血管。臀大肌室，相对比较完整，肌层又厚，选择适当时，复发率很低。单纯臀大肌全切除后的成年人，坡行常不明显，这可能与阔筋膜张肌、骶棘肌和臀中、小肌的代偿有关。因此，单纯臀大肌切除后，多不需替代术。

(3) 臀中、小肌区肿瘤。梨状肌上区肿瘤，主要侵犯臀中、小肌。可作包括梨状肌及臀神经血管的梨状肌上区切除术。由于该部分被臀大肌上部覆盖，必要时可切除深层筋膜，及其上部肌肉。切除的范围，深层还应包括髂骨翼骨膜，外板以至于全部髂骨。由于该区肌肉的肌幅较小，筋膜作用不完善，肿瘤的复发率较单纯臀大肌切除者为高。应根据切缘的具体情况，追加术后放疗。如果术中切除了臀中肌及臀大肌上部，术后多数病人将出现摇摆步态。此时将阔筋膜张肌起点的后移，可获得理想效果。

（4）梨状肌下区肿瘤。当肉瘤位于梨状肌下区、坐骨神经前方时，可作梨状肌下区、小外旋肌群的切除。保留坐骨神经，而仅切除坐骨神经的外膜。臀大肌的下部可酌情处理。当臀下神经和血管受累时，臀大肌下部多无法保留，应同时切除。

梨状肌下区肉瘤，解剖上前方多较疏松而后方紧张，肿瘤易向前突，常侵及盆腔或闭孔附近，很难达到理想切缘。同时，由于不能直视盆腔脏器，易出现副损伤，术中尤应注意。术后多应结合放疗，以弥补切缘的不足。小外旋肌群切除后，无需重建。

（5）臀部巨大肿瘤。当位于臀部的肿瘤巨大，无法按分区切除时，可以选择臀区的大块切除。切除的组织可以包括臀大、中、小肌、阔筋膜张肌和髂骨等。坐骨神经仍应力争保留，术后追加放疗。高位坐骨神经的切除，功能损毁后修复相当困难。如必须切除时，可能局部也很难达到阴性切缘。所参与创面的修复以皮瓣、肌皮瓣或游离皮瓣为主。

（6）骨突附近肿瘤。臀部的骨突或邻近的骨突，包括髂嵴、股骨大粗隆和坐骨结节等。髂嵴部多可切除，创面直接闭合。如股骨大粗隆和坐骨结节存在明显骨受累时，应同时对骨作处理。裸露区可用肌皮瓣或皮瓣修复，常用的包括股薄肌皮瓣、缝匠肌皮瓣及阔筋膜张肌皮瓣等。

髂部、臀部皮肤软组织缺损常用的修复方法：

（1）股后皮神经滋养血管皮瓣。1992 年 Masquelet 首先提出皮神经营养血管皮瓣（cutaneousn eurovascular flaps）是一类以皮神经血供为其成活基础的新型皮瓣。此后，因这类皮瓣具有不损伤四肢主要血管；血供可靠，带蒂转位修复受区，手术风险小；有重建感觉功能的条件，可设计顺行或逆行转移皮瓣术式等优点，临床已广泛应用。

股后皮神经及其血供：股后皮神经（posterior femoralcutaneous nerve：PFCN）由臀大肌下缘中点穿出入股后部，主干沿股后正中线（臀大肌下缘中点，至股骨内外髁连线的中点）下行，至大腿下段内收肌结节上方（9.1±3.2）cm 浅出深筋膜。股后皮神经在穿臀大肌下缘处横径（3.0±0.6）mm，下行渐变细。先行于股二头肌内侧，后于股二头肌与半腱肌之间下行至膝后区。股后皮神经及股后区皮肤的血供主要来源有三：即大腿后侧近端的臀下动脉、中段的股深动脉穿动脉的肌皮支和远端的腘动脉筋膜皮支动脉。

术前用 Doppler 于大腿后侧臀大肌下缘中点附近寻找股后皮神经的伴行血管并标记。以此为皮瓣的旋转点，以皮神经为中轴，设计股后皮神经营养血管皮瓣皮瓣。下界在腘窝横纹上 8~10cm，皮瓣宽度可至 10cm，皮瓣面积最大可切取 15cm×10cm（根据缺损大小设计）。沿设计切口线切开皮瓣两侧及远端皮肤、皮下组织及深筋膜。在深筋膜与肌膜之间向上分离皮瓣。分离中需认真结扎 3~5 支来自股动脉的穿支营养血管，注意保护股二头肌与半腱肌、半膜肌间深部走行的坐骨神经，切开皮瓣近端到旋转点之间的皮肤、皮下，并向双侧翻开，保留皮神经、营养血管、浅静脉及深筋膜，皮神经走行两侧各保留 2~3 cm 筋膜蒂。顺行旋转移植到受区缺损处，固定缝合，供区直接拉拢缝合，均未植皮，供区及受区皮瓣下行负压引流，24h~48h 后拔除引流管（图 2–37）。

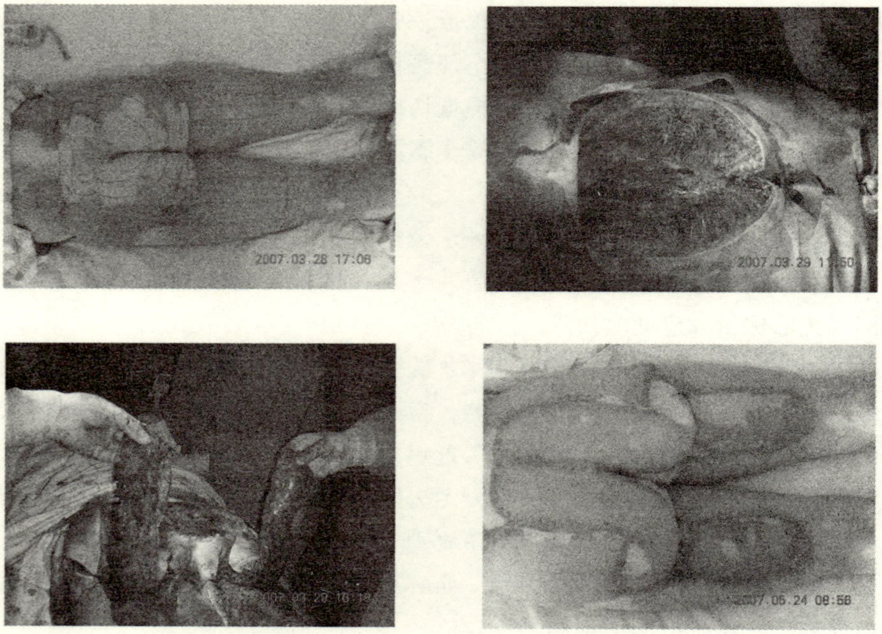

图 2-37　臀部纤维组织肉瘤 切除后以双侧股后皮神经皮瓣修复创面

(2) 阔筋膜张肌皮瓣转位术。阔筋膜张肌起自髂嵴外侧缘、髂前上棘的缝匠肌起点后方。肌腹呈纵向，全部包在深筋膜中，于股骨大粗隆附近移行为髂胫束。旋股外侧动脉的升支，大约在髂前上棘下方 8cm 左右，经股直肌后方，进入阔筋膜张肌前缘，并分支营养阔筋膜张肌及髂胫束。并经肌皮穿支营养表面皮肤。

阔筋膜张肌皮瓣，血管恒定，血供丰富，切取容易，转位方便，是理想供区。远端带有髂胫束，增加了局部抗压和抗磨擦的能力。切取时，辨清其与臀大肌的联合腱，并于此切开，是重要步骤，可迅速取下肌皮瓣。

肌皮瓣的设计、切取和转位肌皮瓣的长度可从髂棘至膝上 5cm。宽度以肌肉为中心 10cm 左右。沿设计切开肌皮瓣的后缘线，于阔筋膜张肌及髂胫束的深面潜行分离，并横断远端，固定皮肤与深筋膜边缘；向下切开后缘的上方，游离近端后方，于髂嵴外缘切断肌肉起点。将肌皮瓣翻向前方，在髂前上棘下缘 7cm 左右的肌肉深面，可以看到和触摸到旋股外侧动脉的升支。直观下切断肌皮瓣的全部前缘，注意保护神经血管蒂。肌皮瓣全部掀起后，远端向后作 90°的旋转，注意血管蒂勿扭曲。在无张力下缝合所有的皮缘。供区直接缝合。术后伸髋位平卧或侧卧位 2 周（见图 2-38）。

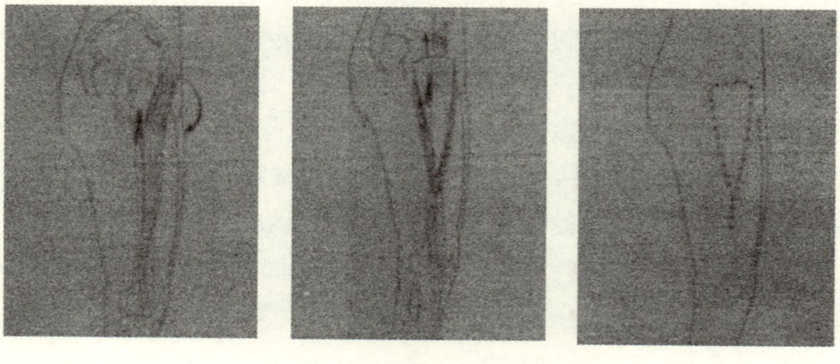

图 2-38　示阔筋膜张肌供血情况及其在大转子区创面修复上的应用

（3）臀大肌皮瓣转位。应用解剖学臀大肌以梨状肌为界，可分为上、下两部分，上部分由臀上动脉的浅支提供血液供给，血管来自梨状肌的上方。下部分血供来自梨状肌下方、坐骨神经内侧发出的臀下动脉。全部肌肉均由臀下神经支配。

肌皮瓣的切取和转移，轴点位于髂后上棘与股骨大粗隆连线的中上 1/3 处，即臀上动脉穿出梨状肌的部位。根据皮瓣设计，由远及近逐层切开皮肤、皮下组织、深筋膜及臀大肌，并将上述组织的边缘缝合以防止皮肤软组织与肌瓣分离，从臀大肌和臀中肌间隙进行钝性分离，注意避免伤及臀上动脉浅支。根据皮瓣类型沿血管走行劈开或不劈开臀大肌，肌皮瓣游离旋转后修复创面，内置负压管引流（见图 2-39）。

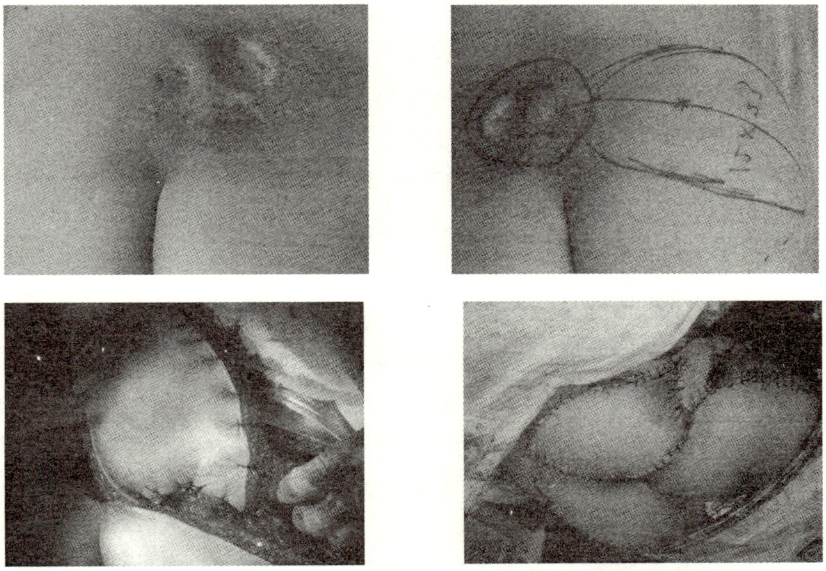

图 2-39　臀大肌肌皮瓣修复骶尾部恶性纤维组织细胞瘤切除后的创面

（4）股薄肌皮瓣转位。股薄肌的解剖学特点 股薄肌腱膜起自耻骨下支，向下于耻骨内上髁平面移行为条索状肌腱，止于胫骨粗隆内侧。股薄肌血供丰富，为多源性，有股深动脉的股薄肌支、旋股内侧动脉、闭孔动脉和膝降动脉等。供血于股薄肌中、上部的动脉，以来自股深动脉股薄肌支占绝大多数（96%），多数从股深动脉内侧壁和前壁发出，发出后恒定向下斜行于长收肌的深面，在股薄肌中上 1/3 交界点外侧约2–3cm 处，由其主干发出 3–4 个分支，分布于股薄肌。与之伴行的静脉多数为双支，少数为单支。供血于股薄肌下部的血管绝大多数来自膝降动脉。股薄肌上、中、下段之间的动脉吻合丰富，结扎切断该肌的中、下端来源动脉，肌瓣血供可通过血管吻合沟通。支配股薄肌的神经均来自闭孔神经前支的分支，该神经进入大腿后，在长收肌与短收肌之间向内下斜行，逐渐与股薄肌的主要血管伴行，形成血管神经束，在股薄肌中上 1/3 交界处前缘深部进入肌肉（见图 2-40）。

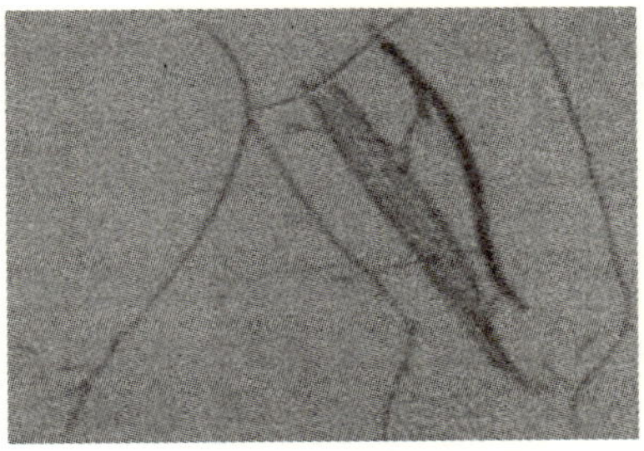

图 2-40　示股薄肌及其营养血管之间的关系

皮瓣的设计、切取与转移标示耻骨结节与膝关节内侧点，在上中 2/3 部后方 10cm 范围内设计皮瓣。以耻骨结节下约 8cm 处为肌皮瓣旋转轴。轴点到缺损最远点为皮瓣长度。考虑到皮瓣收缩一般肌皮瓣边长大于缺损的 10%（见图 2-41）。

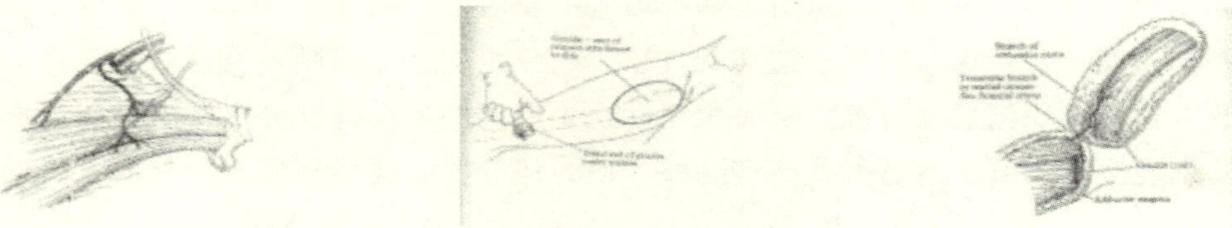

图 2-41 图示股薄肌肌皮瓣的设计与岛状皮瓣

先切开肌皮瓣的前侧皮肤、皮下组织及深筋膜。在长收肌和股薄肌之间钝性分离，然后分离出股薄肌的滋养血管和神经，并沿血管和神经向近侧端游离至血管起始部，再切开肌皮瓣周围皮肤、皮下组织及深筋膜。于肌皮瓣上下端横断股薄肌操作过程中随时将肌皮瓣的皮下组织与肌膜缝合，以免二者分离。在股薄肌深面进一步游离血管蒂，一般可游离 5-6cm，使之完全游离便于移位于外阴缺损处.关闭供区创面。皮瓣经供区和缺损处之间的皮下隧道转移至缺损区。

2. 股区（大腿区）。

（1）深筋膜浅面的肿瘤。除了股骨大粗隆部和膝关节之外，股区几乎全部被丰厚的肌肉覆盖。位于大腿全周径上的深筋膜浅面的肿瘤，均可作包括深筋膜在内的浅筋膜室切除术。创面视大小直接缝合或游离植皮。而位于股骨大粗隆和膝关节附近的浅层肿瘤切除后，则应考虑作皮瓣或肌皮瓣类的修复手术。

（2）深筋膜深面的肿痛。股前区肿瘤：虽然股前区是一较完整的腔室，但其范围很广，各个不同的部位又具特点，不能笼统的称为前腔室切除术。

① 股前区前方肿瘤。单纯侵犯股直肌或生长在股直肌间的肉瘤，周围界面完好者，可以作单一的股直肌切除术。如位于股直肌与股中间肌间，大部分都会肌膜或腱膜结构相隔，融合处也已为腱性组织，故术后效果良好。应视为一典型的肌室切除部位。股直肌切除后，对伸膝功能影响不大，无需重建。必要时，可将股内、外侧肌向中线拉拢缝合。

② 股前区内侧肿瘤。当肿瘤位于股内侧肌或浅表肿瘤侵犯股内侧肌时，按照肿瘤所在的面，及其解剖特点.确定肿瘤与股直肌和股中间肌的关系确定切除范围。必要时可作包括股直肌、股中间肌和股内侧肌的大块切除。肿瘤完全位于股内侧肌间，与股直肌之间有屏障，与股中间肌间有安全距离时可仅切除股内侧肌。距离内收肌群较近的肿瘤，应同时切除部分内收肌。因为内侧肌间隔在股内侧肌的一段较薄弱，屏障作用较差应增加安全距离。邻近或影响到收肌管或血管时，应作收肌管和成血管的切除，或保留血管、术后追加放疗。血管切除后，应作血管移植重建循环。

③ 股前区外侧肿瘤。对于大腿外侧的肿瘤，当肉瘤位于股外侧肌间累及股外侧肌时，由于肉瘤在肌肉间横向发展明显慢于纵向发展，肿瘤实际距中线还有相当距离，常超过 3—5cm。即使肿瘤较大，仍可发现这一特点。在这种情况下，作中线外侧的全部股外侧肌和部分股中间的切除，可以获得一个安全的距离。加之外侧切到外侧肌间隔，这种屏障切除的效果，完全可以和根治性整个腔室切除相比。当肿瘤横向侵犯，或向深部穿破股外侧肌，侵犯股中间肌时，虽然肿瘤仍在原位，但切缘应相应内移，直至整个腔室切除。

（3）股内侧区肿瘤。① 股内侧范围较局限的肿瘤：当肉瘤位于耻骨肌深面时，相当于内、后侧腔室和臀下部的交界区，可以以髂腰肌和股方肌作后方界面设计切缘，作包括股方肌、部分髂腰肌和趾骨肌的整块切除，切缘比较理想。这些部位的肿瘤，位置深在，诊断困难。发现时，肿瘤多较巨大，不应单独依靠手术治疗，多需行术后放疗。

② 全腔室受累的肿瘤。股内侧区肉瘤，累及了全部内侧腔室，但尚未突破腔室壁时，可以作内侧腔室切除术。

③ 动力修复重建。股内侧区的上部有闭孔神经和血管走行，同时支配内收肌群；在作腔室切除，或上部屏障切除时，可随同肿瘤一并切除。由于内收肌的功能相对次要，不管是神经切除还是肌群切除，对功能影响均不大，无需修复。依靠重力内收，几乎可达正常人步态。

（4）股后区肿瘤。① 股后偏一侧的肿瘤。股后区肌群以中线为界，分为内、外侧两组。除了股二头肌的长头，近端跨越坐骨神经之外，其余几乎是以坐骨神经为界，半膜肌、半膜肌居内侧半，股二头肌居外侧半，中间的接触比较疏松。当肿瘤位于一侧，并与中线有一定距离时，可以选择内侧半或外侧半全切除术，同时包括邻界的筋膜和脂肪组织。术后必要时追加放疗。

② 股后中央区肿瘤。股后区肉瘤，位于中央且体积较大时.理论上应该作后侧腔室切除术。切除的内容包括三块腘绳肌、坐骨神经及其有关筋膜。术后的局部控制应该是理想的。由于后腔室切除包含坐骨神经的切除，因此术后下肢功能严重受损。当坐骨神经全部切除后，将出现小腿和足的所有肌肉麻痹和足底的全部感觉丧失。如此众多的运动功能丧失，除了神经本身的修复外，几乎无其它重建方法。

坐骨神经的修复，不管是材料来源还是神经修复后的恢复均不理想。因此，应尽可能保留坐骨神经。以下保留坐骨神经的力法，可以试用。A.坐骨神经外膜切除，加放疗。多用在坐骨神经受侵犯不太严重时。B.胫神经或腓总神经，二者保留其一，特别是胫神经。当肿瘤位于中段以下时，坐骨神经多已一分为二；即使外面尚未分开，鞘内也已分为两个神经干，择受累轻者保留之。两神经保留其一，运动功能经动力平衡后，足的功能尚理想。留胫神经的另一优点是同时保留了足底的感觉，比保留腓总神经的意义更大。当胫神经无法保留时，足底感觉无法恢复，应给予物理性保护.如穿宽松的鞋，鞋底加较厚的软垫冬季注意保温等等。同时也应减少运动量对于已经出现的压迫性溃疡，应使用感觉皮瓣修复为好，足背皮瓣可能是比较理想的供区。

3. 小腿。

（1）深筋膜浅层的肿瘤。小腿皮下组织深面的深筋膜完整、厚实而硬韧.是浅层肉瘤向深部侵犯的优良的天然屏障。位于这些部位的肿瘤，是典型的腔室内类型，作包括深筋膜的切除，效果良好。小腿深筋膜移行至肠骨前方时，与胫骨前方的骨膜融合在一起。因此，此处恶性肿瘤宜作骨膜下切除。不管肿瘤直接位于这些部位，是位于这些区域附近，常涉及到骨的问题，骨受累或者骨外露常见，均涉及覆盖问题。

临床上胫骨前区 2cm 左右宽的皮肤缺损，多已无法直接缝合。临床多采用各种组织瓣移植或转位的方法进行修复。常用的皮瓣包括筋膜皮瓣、腓肠肌肌皮瓣、比目鱼肌肌皮瓣、腓肠神经筋膜蒂岛状瓣、腓肠肌肌瓣复合植皮、小腿内侧皮瓣、小腿外侧皮瓣等。

（2）深筋膜深层的肿瘤。① 胫前腔室肿瘤位于胫前腔室的肉瘤，或浅部肉瘤穿破深筋膜，侵入腔室时，可作胫前腔室的切除术切除的内容包括胫骨前肌、足拇长伸肌、趾长伸肌、胫前动静脉、腓深神经、胫骨外侧面的骨膜和外侧肌间隔。胫腓骨间膜可视具体情况保留。作为屏障，可防止复发肿瘤对胫后腔室的侵犯。

胫前肌群切除后，主要是踝关节和趾的背伸功能丧失。由于屈肌群的跖屈力失去了拮抗，将出现马蹄畸形，步行受到严重影响，应行背伸功能重建，胫后肌前移，腓骨长肌或腓骨短肌内移等方法均可使用。

② 外侧腔室的肿瘤。外侧腔室切除后，足外翻功能全部丧失。强大的内翻力失去了拮抗，将造成足内翻畸形。内翻足无法正常行走，应重建外翻功能。胫骨前肌外移，效果良好。伴随外侧腔室切除的腓浅神经缺欠，还将造成足背的大片感觉缺失，术后若干时间之后，可有部分代偿。

③ 跨越前和外侧腔室的肿瘤。小腿前外侧巨大的肉瘤，常累及前侧和外侧两个腔室。临床见到的此类病人，常为多次复发至肿瘤巨大，甚至破溃。仔细阅读肿瘤段横断影像片，仍能找到其中的有效屏障。可以作双腔室的切除。破溃者，可将其看作是一个向空间开放的腔室，设计跨越两个腔室的皮肤安全切缘。术后局部控制理想。切除的组织包括，两个腔室内的所有软组织、腓骨中上段和后侧肌间隔等。由于切除的组织相当多，造成的功能障碍是两个腔室功能相加.也就是两个方向以功能丧失，给功能重建带来了困难。

④ 后侧浅层腔室肿瘤。小腿三头肌的肿瘤，或浅表肿瘤侵犯后侧浅层腔室者，可行小腿后侧浅筋膜腔室的全切除术。肿瘤及其浅层腔室切除后，足跖屈力受到明显影响。虽然后深腔室的肌群和腓骨长短肌也有跖屈作用，但均代替不了跟腱的强大拉力。需做功能重建。当皮肤软组织一并切除时，多需游离皮瓣移植术进行修复。

⑤ 小腿后方深层腔室的肿瘤。单纯后方深层腔室的肉瘤很少见，多为后浅腔室肉瘤侵入后深腔室，或骨、骨膜的肿瘤侵犯后深腔室。后深腔室切除的范围，包括足拇长屈肌、趾长屈肌、胫后肌三块肌肉，一组重要的神经血管、相邻两骨的骨膜和横肌间隔。肌肉切除后，只要跟腱完好，对功能的影响尚可接受。较严重的问题是胫神经的切除。胫神经在小腿段切除后.将造成足内在肌的大部分麻痹和足底感觉的全部丧失，而且这些功能障碍几乎无法修复。

⑥ 小腿后方肉瘤侵犯双腔室。可以考虑作双腔室的切除，只要肉瘤未超出这一范围，浅、深腔室的屏障结构联合应用，局部控制是理想的。肌性手术无法修复功能时，可以考虑作踝关节固定术或4关节固定术。

第十六节　舌癌外科治疗

【概述】

舌癌（carcinoma of the tongue）分为舌体癌（舌前 2/3）与舌根癌（舌后 1/3）两类。舌体癌属于口腔癌，而舌根癌则属于口咽癌范畴。因此本节主要讨论舌体癌。

【发病情况】

舌癌在口腔癌中最常见，其构成比居第一位。根据文献报道及上海第二医科大附属第九人民医院口腔颌面外科统计资料表面，舌癌的发病率有逐年上升趋势，尤其是女性罹患舌癌者更有明显增加的趋势，而且患者年龄亦趋向年轻化。

舌癌以舌中 1/3 侧缘为最好发部位，约占 70%以上；其他可发于舌腹（约 20%）和舌背部（约 7%）；发生于舌前 1/3 近舌尖部者最少。

舌癌的病因与局部创伤（残根、残冠及锐利牙脊）烟酒嗜好有关。年轻女性罹患舌癌病例逐年增加，在国外被认为与该人群吸烟嗜好增加有关；但在国内吸烟及饮酒的女性不多，故其真正的发病因素尚值得进一步研究。临床上有的舌癌有明显的癌前病变或病前病损并存，其中发生在舌腹的白斑极易恶变。

【临床表现】

大多数舌癌发生在正常黏膜上，早期即表现为癌灶，少数从癌前病变发展而来。多数舌癌的早期症状不明显，当患者以舌部疼痛等不适就诊时。病灶范围多已超过 1-2cm.。可表现为溃疡、外生与浸润型，常伴有自发痛及触及痛，且可反射至耳颞部。癌灶可并发感染而有出血及恶臭。癌灶侵犯舌肌时，可引起舌运动受限、进食困难、语言不清、唾液增多外溢。

舌癌进入晚期，可直接超越中线或侵犯口底，亦可浸润下颌骨舌侧骨膜、骨板或骨髂。

舌的血供及淋巴丰富，特别是舌肌的经常挤压而使舌癌容易发生早期颈淋巴结转移。文献报道高达 60%-80%，上海九院资料统计为 40%左右。转移部位以颈深上淋巴结群最多，以后依次为下颌下淋巴结、颈深中淋巴结、颏下淋巴结及颈深下淋巴结群，舌侧缘癌多向一侧下颌下及颈深上、中淋巴结转移，舌尖部癌可转移至颏下和跳跃式转移至颈深中群的肩胛舌骨肌淋巴结。转移率及个数随 T 分级而逐渐增加。T4 及晚期复发病例可转移至颈外侧区淋巴结群（即横链与副链的淋巴结）。如原发灶超越中线，则双侧颈淋巴结转移率可增加 1 倍。

舌癌至晚期可发生肺部转移或其他部位的远处转移。

【诊断及鉴别诊断】

在临床诊断中，触诊是必不可少的重要检查手段之一，凡是在舌表面溃疡或新生物周围及硬结组织者，应及时进行活检，获得明确诊断。

舌癌应与创伤性溃疡及结核性溃疡鉴别。前者常可发现创伤因素，后者常有持续性疼痛及潜型溃疡。临床上在去除刺激因素及积极局部处理后仍不见溃疡好转者，应及时进行活检，以便早期诊断，早期处理。

【治疗】

口腔鳞癌原则上采取以手术为主的综合治疗，早期高分化的舌癌无论放疗、手术切除或冷冻治疗。疗效均佳，晚期舌癌应采用综合序列治疗。根据各自的条件，一般主张采用化疗、手术、放疗加免疫治疗等综合序列治疗。

1.化学治疗：对晚期病例宜行术前诱导化疗，常见的化学药物有铂类、生物碱类及抗代谢类药物等。舌癌对化疗疗效较好，可望提高患者生存率。

2.手术治疗：舌癌具有舌肌内扩展较广、颈部淋巴结转移较早、转移率较高的特点。因此。除对 T1N0M0 病例外，其他均应考虑同期原发灶与选择性颈淋巴结联合根治术。

（1）原发灶切除：T1 病例可作距病灶外 1.5cm 以上的契状切除，直接缝合；T2-T4 病例，根据局部情况可行患侧舌大部分或半舌切除直至全舌体切除。半舌或全舌切除者，应联同口底黏膜、肌及舌下腺一并切除。此外，凡是原发癌已侵犯下颌骨舌侧黏骨膜者，下颌骨不应保留，一般应作颏孔（或中线）至下颌角的下颌体切除术。临床上对原发癌已累及口底，但未侵犯下颌骨舌侧黏膜者，可行下颌骨矩形或帽檐状切除术。对未累及口底者，应保留下颌骨。

舌为咀嚼、吞咽、语言的重要器官，舌缺损 1/2 以上者，应进行同期舌再造术。通常采用吻合血管的游离皮瓣（如股前外侧皮瓣或前臂皮瓣等）修复，也可用带蒂肌皮瓣（舌骨下肌皮瓣、胸大肌肌皮瓣等）。

（2）颈淋巴清扫术：由于舌癌的转移率高达 40%以上，因此，除对 T1N0 病例外，其他均应考虑同期选择性颈清扫术，临床颈淋巴结阳性者，更应同期行治疗性颈清扫术。鉴于舌癌颈淋巴结转移部位较广，因此，手术范围上应一律采用全颈颈淋巴清扫术。对于原发灶已超越中线的T4患者，应考虑行全颈颈淋巴清扫术，通常采用患侧（原发侧）行根治性颈清扫术，对侧行功能性颈清扫术。如果双侧均已发生颈淋巴结转移，应采用同期双侧全颈颈淋巴清扫术，根据术中淋巴结浸润情况决定是否保留颈内静脉、副神经及胸锁乳突肌。

3.放射治疗：对T1-T2早期舌癌，采用手术或放疗均可取得良好疗效。放疗的优点是放疗后舌的外形和功能较好，疗效以大而表浅及外生型病变为更好。但放疗时口腔、咽部反应极重，大多数患者不能坚持治疗，因此很少将放疗作为治疗舌癌的首选方式。III期以上术后加用放射治疗，可能达到巩固手术疗效、减少局部复发的效果。对于单纯用放射治疗后肿瘤残留或复发者，应采用手术治疗。

4.冷冻治疗：对于年老体弱或有全身其他疾病不能行手术的T1、T2舌癌，也可考虑冷冻治疗。王善昌报告181例舌癌的冷冻治疗，5年生存率达65%。

【预后】

我国大多数资料报告，以手术为主的3、5年生存率一般在60%以上；T1病例可达90%以上。据刘世勋等分析260例舌癌患者影响预后的因素，舌体癌与舌根癌的5年生存率分别为63.74%±3.30%与46.75%±12.37%，后者明显差于前者。T1-T4病例的3年生存率分别为100%、74.8%、64.62%及46.705，随原发灶的增大，生存率下降。颈部淋巴结有无转移是影响患者预后的最重要因素，术后病理证实颈淋巴结转移阴性组，3年生存率为77.70%；转移阳性组，3年生存率仅为41.12%。

第十七节　肾癌外科治疗

【概述】

肾细胞癌（renal cell carcinoma, RCC）是起源于肾实质泌尿小管上皮系统的恶性肿瘤，又称肾腺癌，简称为肾癌，占肾脏恶性肿瘤的80%~90%。包括起源于泌尿小管不同部位的各种肾细胞癌亚型，但不包括来源于肾间质以及肾盂上皮系统的各种肿瘤。肾癌约占成人恶性肿瘤的2%~3%，各国或各地区的发病率不同，发达国家发病率高于发展中国家。

【病理】

绝大多数肾癌发生于一侧肾脏，常为单个肿瘤，10%~20%为多发病灶，多发病灶病例常见于遗传性肾癌以及肾乳头状腺癌的患者。肿瘤多位于肾脏上、下两极，瘤体大小差异较大，直径平均7cm，常有假包膜与周围肾组织相隔。双侧发病者（先后或同时）仅占散发性肾癌的2%~4%。国内统计1975例肾癌患者临床资料结果显示：初诊肾癌患者肿瘤最大径0.5cm~30cm，平均值为5.4cm。

WHO共推出3版肾脏肿瘤分类标准，以往应用最广泛的是1981年WHO分类标准(第1版)。1997年WHO根据肿瘤细胞起源以及基因改变等特点制定了肾实质上皮性肿瘤分类标准(第2版)。2004年WHO对1997年的肾细胞癌病理组织学分类进行了修改(第3版)，保留了原有肾透明细胞癌、肾乳头状腺癌（Ⅰ型和Ⅱ型）、肾嫌色细胞癌及未分类肾细胞癌4个分型，将集合管癌进一步分为Bellini集合管癌和髓样癌，此外增加了多房囊性肾细胞癌、Xp11易位性肾癌、神经母细胞瘤伴发的癌、黏液性管状及梭形细胞癌分型。并将传统分类中的颗粒细胞癌归为低分化（高分级）的透明细胞癌，对各亚型中的肉瘤样癌成分在肿瘤组织中所占比例进行描述。推荐采用2004年WHO肾细胞癌病理分类标准。

【临床表现】

既往经典血尿、腰痛、腹部肿块“肾癌三联征”临床出现率已经不到15%，这些患者诊断时往往为晚期。国外报道无症状肾癌的发现率逐年升高（约占50%）。10%~40%的患者出现副瘤综合征，表现为高血压、贫血、体重减轻、恶病质、发热、红细胞增多症、肝功能异常、高钙血症、高血糖、血沉增快、神经肌肉病变、淀粉样变性、溢乳症、凝血机制异常等改变。30%为转移性肾癌，可由于肿瘤转移所致的骨痛、骨折、咳嗽、咯血等症状就诊。男:女为2.1:1，患病平均年龄为54.54岁，高发年龄41-70岁。临床表现发生率依次为腰痛、血尿、高血压、贫血、消瘦、肾功能异常、肝功能异常、肿物、发热、血小板计数不正常。

【诊断】

肾癌的临床诊断主要依靠影像学检查。实验室检查作为对患者术前一般状况、肝肾功能以及预后判定的评价指标，确诊则需依靠病理学检查。

1. 推荐必须包括的实验室检查。

尿素氮、肌酐、肝功能、全血细胞计数、血红蛋白、血钙、血糖、血沉、碱性磷酸酶和乳酸脱氢酶。

2. 推荐必须包括的影像学检查。

腹部B超或彩色多普勒超声，胸部X线片（正、侧位）、腹部CT平扫和增强扫描（碘过敏试验阴性、无相关禁忌证者）。腹部CT平扫和增强扫描及胸部X线片是术前临床分期的主要依据。

3. 推荐参考选择的影像学检查。

在以下情况下推荐选择的检查项目。腹部平片：可为开放性手术选择手术切口提供帮助；核素肾图或IVU检查指证：未行CT增强扫描，无法评价对侧肾功能者；核素骨显像检查指证：①有相应骨症状；②碱性磷酸酶高；③临床分期≥Ⅲ期的患者；胸部CT扫描检查指证：①胸部X线片有可疑结节；②临床分期≥Ⅲ期的患者；头部MRI、CT扫描检查指证：有头痛或相应神经系统症状患者；腹部MRI扫描检查指证：肾功能不全、超声波检查或CT检查提示下腔静脉瘤栓患者。

4. 有条件地区及患者选择的影像学检查。

具备以下检查设备的医院以及具有良好经济条件的患者可选择的检查项目。肾超声造影、螺旋CT及MRI扫描主要用于肾癌的诊断和鉴别诊断；正电子发射断层扫描（positron emission tomography，PET）或PET-CT检查费用昂贵，主要用于发现远处转移病灶以及对化疗、细胞因子治疗、分子靶向治疗或放疗的疗效评定。

5. 肾穿刺活检与肾血管造影检查。

肾穿刺活检和肾血管造影对肾癌的诊断价值有限。对影像学诊断难以判定性质的小肿瘤患者，可以选择行保留肾单位手术或定期（1~3个月）随诊检查。对年老体弱、或有手术禁忌症的肾癌患者或不能手术的晚期肾癌患者需化疗或其他治疗（如射频消融、冷冻消融等）的患者，治疗前为明确诊断，可选择肾穿刺活检获取病理诊断。

【治疗】

综合影像学检查结果评价临床分期（clinical stage grouping，cTNM）分期，根据cTNM分期初步制定治疗原则。依据术后组织学确定的侵袭范围进行病理分期（pathological stage grouping，pTNM）评价，如 pTNM 与 cTNM 分期有偏差，按 pTNM 分期结果修订术后治疗方案。

1. 局限性肾癌的治疗。

外科手术是局限性肾癌首选治疗方法。

（1）根治性肾切除手术。是得到公认可能治愈肾癌的方法。经典的根治性肾切除范围包括：肾周筋膜、肾周脂肪、患肾、同侧肾上腺、从膈肌脚至腹主动脉分叉处腹主动脉或下腔静脉旁淋巴结以及髂血管分叉以上输尿管。符合下列 4 个条件者可以选择保留同侧肾上腺的根治性肾切除术：①临床分期为Ⅰ或Ⅱ期；②肿瘤位于肾中、下部分；③肿瘤<8cm；④术前 CT 显示肾上腺正常。如手术中发现同侧肾上腺异常，应切除同侧肾上腺。根治性肾切除术可经开放性手术或腹腔镜手术进行。不推荐对局限性肾癌患者行区域或扩大淋巴结清扫术。

（2）保留肾单位手术（nephron sparing surgery，NSS）。疗效同根治性肾切除术。NSS 肾实质切除范围应距肿瘤边缘 0.5~1.0cm，只要能完整切除肿瘤，边缘的厚度不影响肿瘤复发率。对肉眼观察切缘有完整正常肾组织包绕的病例，术中不必常规进行切缘组织冷冻病理检查。NSS 可经开放性手术或腹腔镜手术进行。NSS 适应证：肾癌发生于解剖性或功能性的孤立肾，根治性肾切除术将会导致肾功能不全或尿毒症的患者，如先天性孤立肾、对侧肾功能不全或无功能者以及双侧肾癌等。NSS 相对适应证：肾癌对侧肾存在某些良性疾病，如肾结石、慢性肾盂肾炎或其他可能导致肾功能恶化的疾病（如高血压、糖尿病、肾动脉狭窄等）患者。NSS 可选择适应证：对侧肾功能正常，临床分期 T1a 期（肿瘤≤4cm），肿瘤位于肾脏周边，单发的无症状肾癌患者。临床分期 T1b 期（肿瘤最大径 4–7cm）也可选择实施 NSS。

（3）腹腔镜手术。手术方式包括腹腔镜根治性肾切除术和腹腔镜肾部分切除术。手术途径分为经腹腔、腹膜后及手助腹腔镜。切除范围及标准同开放性手术。腹腔镜手术适用于肿瘤局限于肾包膜内，无周围组织侵犯以及无淋巴转移及静脉瘤栓的局限性肾癌患者，其疗效与开放性手术相当。

（4）微创治疗。射频消融（radio–frequency ablation，RFA）、冷冻消融（cryoablation）、高强度聚焦超声（high–intensity focused ultrasound，HIFU）可以用于不适合手术小肾癌患者的治疗，应严格按适应证慎重选择。微创治疗适应证：不适于开放性外科手术者、需尽可能保留肾单位功能者、有全身麻醉禁忌者、肾功能不全者、肿瘤最大径<4cm 且位于肾周边的肾癌患者。

（5）肾动脉栓塞。对于不能耐受手术治疗的患者可作为缓解症状的一种姑息性治疗方法。一些研究结果显示术前肾动脉栓塞对延长患者生存期、减少术中出血及降低手术后并发症方面并无明显益处。

（6）术后辅助治疗。pT1b~pT2 期肾癌手术后 1~2 年内约有 20%~30%的患者发生转移，随机对照临床研究结果显示手术后辅助的细胞因子治疗（IFN–α、IL–2）、放疗、化疗不能降低复发率和转移率，局限性肾癌手术后尚无标准的可推荐的辅助治疗方案。所有患者均有可能在临床试验中获益，因此，对于高危复发转移的患者推荐积极参与临床试验。

2. 局部进展性肾癌的治疗。

首选治疗方法为根治性肾切除术，而对转移的淋巴结或血管瘤栓需根据病变程度、患者的身体状况等因素选择是否切除。术后尚无标准辅助治疗方案。

（1）区域或扩大淋巴结清扫术。早期的研究主张做区域或扩大淋巴结清扫术，而最近的研究结果认为区域或扩大淋巴结清扫术对术后淋巴结阴性患者只对判定肿瘤分期有实际意义；由于淋巴结阳性患者多伴有远处转移，手术后需联合内科治疗，区域或扩大淋巴结清扫术只对少部分患者有益。

（2）肾静脉或/和腔静脉瘤栓的外科治疗。临床分期为 T3bN0M0 的患者行肾或/和腔静脉瘤栓取出术。静脉瘤栓尚无统一的分类方法。推荐采用美国梅约医学中心（Mayo Clinic）的五级分类法：0级：瘤栓局限在肾静脉内；Ⅰ级：瘤栓侵入下腔静脉内，瘤栓顶端距肾静脉开口处≤2cm；Ⅱ级：瘤栓侵入肝静脉水平以下的下腔静脉内，瘤栓顶端距肾静脉开口处>2cm；Ⅲ级：瘤栓生长达肝内下腔静脉水平，膈肌以下；Ⅳ级：瘤栓侵入膈肌以上下腔静脉内。

（3）术后辅助治疗。局部进展性肾癌根治性肾切除术后尚无标准辅助治疗方案。肾癌属于对放射线不敏感的肿瘤，单纯放疗不能取得较好效果。术前放疗一般较少采用，不推荐术后对瘤床区进行常规放疗，但对未能彻底切除干净的Ⅲ期肾癌可选择术中放疗或参照转移性肾癌的治疗。

3. 转移性肾癌（临床分期Ⅳ期）的治疗。

转移性肾癌（metastatic renal cell carcinoma, mRCC）应采用以内科为主的综合治疗。外科手术主要为转移性肾癌辅助性治疗手段，极少数患者可通过外科手术而获得较长期生存。

手术治疗：

（1）肾原发病灶的手术治疗：对体能状态良好、低危险因素（见表-1）的患者应首选外科手术。对肾肿瘤引起严重血尿、疼痛等症状的患者可选择姑息性肾切除术、肾动脉栓塞以缓解症状，提高生存质量。转移性肾癌手术死亡率为2%~11%。

（2）转移灶的手术治疗：对根治性肾切除术后出现的孤立性转移瘤以及肾癌伴发孤立性转移、体能状态良好的患者可选择外科手术治疗。对伴发转移的患者，可视患者的身体状况，转移灶切除手术与肾脏手术同时进行或分期进行。肾癌骨转移患者的治疗应采用以内科为主的综合治疗，骨转移最有效的治疗方法就是应用手术方法切除转移灶。对可切除的原发病灶或已被切除原发病灶伴单一骨转移病变（不合并其他转移病灶）的患者，应进行积极的外科治疗。承重骨骨转移伴有骨折风险的患者推荐首选手术治疗，可采用预防性内固定术等方法以避免骨事件的发生。已出现病理性骨折或脊髓的压迫症状符合下列3个条件者也推荐首选手术治疗：①预计患者存活期>3个月；②体能状态良好；③术后能改善患者的生活质量，有助于接受放、化疗和护理。

内科治疗：

（1）细胞因子治疗。① IL-2 推荐剂量：18 MIU/d IH.5d/W ×1周，9MIU Q12h d1-2，9MIU Qd d3-5×3周，休一周后重复。IL-2治疗，疾病控制率63.9%，中位无疾病进展时间（PFS）超过12个月。严重不良反应（≥3级）少见，主要表现为多系统1-2级的轻中度不良反应，分别为疲乏感，发热，注射部位皮下硬结，皮疹/脱屑，腹泻，呕吐，转氨酶升高，血肌酐升高，尿素氮升高，贫血，呼吸困难等，大多数不良反应为可逆性。② IFN-αIFN-α 推荐治疗剂量：IFN-α：每次9MIU，i.m.或IH.，3次/周，共12周。可从每次3MIU开始逐渐增加，第1周每次3MIU，第2周每次6MIU，第3周以后每次9MIU。治疗期间每周检查血常规1次，每月查肝功能1次，白细胞计数<3×109/L或肝功能异常及其它严重不良反应时应停药，待恢复后再继续进行治疗。如患者不能耐受每次9MIU剂量，则应减量至每次6MIU甚至每次3MIU。

虽然IFN-α联合IL-2可提高对mRCC治疗的有效率，但IFN-α + IL-2与单独应用IFN-α治疗mRCC二组PFS无明显统计学差别。

（2）分子靶向治疗。代表药物：索拉菲尼、舒尼替尼、替西罗莫斯、贝伐珠单抗、帕唑帕尼、依维莫斯、厄洛替尼。索拉非尼推荐用量400mg bid/日，其增量 (600mg~800mg bid/日) 或联合IFN-α (3MIU i.m.或IH.每周5次) 方案可提高治疗晚期肾癌有效率，但相关的毒副反应发生率高于索拉非尼400mg bid/日的治疗方案。常见毒副反应包括手足皮肤反应、腹泻、高血压、白细胞减少、高尿酸血症等。

（3）化疗。用于治疗mRCC的化疗药物主要有吉西他滨、氟尿嘧啶或卡培他滨、顺铂，吉西他滨联合氟尿嘧啶或卡培他滨主要用于以透明细胞为主型的 mRCC；吉西他滨联合顺铂主要用于以非透明细胞为主型的 mRCC；如果肿瘤组织中含有肉瘤样分化成份，化疗方案中可以联合阿霉素。总体来说，化疗对于 mRCC 有效率较低，约 10%~15%左右。化疗联合 IFN-α 或（和）IL-2 也未显示出优势。化疗只作为转移性非透明细胞癌患者的基本治疗推荐。

放疗：

对骨转移、局部瘤床复发、区域或远处淋巴结转移患者，姑息放疗可达到缓解疼痛、改善生存质量的目的。近些年开展的立体定向放疗（γ 刀、X 刀、三维适形放疗、调强适形放疗）对复发或转移病灶能起到较好的控制作用，但应当在有效的全身治疗基础上进行。肾癌脑转移患者的治疗应采用以内科为主的综合治疗，但对伴有脑水肿症状的患者应加用皮质激素；脑转移伴有其他部位转移的患者，激素和脑部放疗是治疗的重要手段。对行为状态良好、单纯脑转移的患者首选脑外科手术（脑转移灶≤3 个）或立体定向放疗(脑转移瘤最大直径≤3~3.5 cm）或脑外科手术联合放疗。

第十八节　声门上型喉癌外科治疗

【概述】

喉癌是常见的头颈部恶性肿瘤，喉癌最多见于 50–70 岁。喉癌发病率城市高于农村，空气污染重的重工业城市高于污染轻的轻工业城市。

【病因】

1. 吸烟：烟草燃烧可产生烟草焦油其中苯芘可致癌且烟草的烟雾可使纤毛运动停止或迟缓也引起粘膜水肿和出血使上皮增生变厚鳞状化生成为致癌基础。
2. 饮酒过度：长期刺激粘膜可使其变性而致癌。
3. 空气污染：有害气体如二氧化硫和生产性工业粉尘如铬砷的长期吸入易致喉癌。
4. 病毒感染与癌的产生关系密切一般认为病毒可使细胞改变性质发生异常分裂；病毒可附于基因上传至下代细胞发生癌变。
5. 癌前期病变：喉部角化症和喉部良性肿瘤如喉乳头状瘤反复发作可发生癌变。
6. 放射线：用放射线治疗颈部肿物时可致癌。
7. 性激素：有关实验表明喉癌病人雌激素受体阳性细胞百分率明显增高。

【症状】

根据癌肿发生的部位，有以下特有症状：

1. 声门上型：包括原发于声带以上部位的癌肿，如会厌、杓状会厌襞、室带和喉室等。此型癌肿分化较差，发展较快。由于该区淋巴管丰富，常易向颈深上组位于颈总动脉分叉处淋巴结转移，早期症状又觉喉部有异物感，咽部不适。以后癌肿表面溃烂时，则有咽喉着，可反射至耳部，甚至影响吞咽。晚期癌肿侵蚀血管后，则痰中带血，常有臭痰路出；侵及声带时，则有声嘶、呼吸困难等。

2. 声门型：局限于声带的癌肿，以前、中 1/3 处较多，分化较好，属Ⅰ、Ⅱ级。发展较慢，由于声带淋巴管较少，不易向颈淋巴结转移。主要症状为声嘶，逐渐加重。肿瘤增大时，阻塞声门，可出现喉喘和呼吸困难，晚期有血痰。

3. 声门下型：即位于声带以下，环状软骨下缘以上部位的癌肿。因该区较为隐匿，不易在常规喉镜检查中发现。早期可无症状，以后则发生咳嗽、血痰。晚期，由于声门下区被癌肿堵塞，常有呼吸困难。亦有穿破环甲膜，侵入甲状腺、预前软组织，亦可沿食管前壁浸润。

【扩散转移】

喉癌按其分化程度和原发部位可有以下 3 种方式的扩散转移：

1. 直接扩散：晚期喉癌常向粘膜下浸润扩散。位于会厌之声门上型癌，可向前侵入会厌前隙、厌谷和舌根。杓状会大庆襞部癌向外扩散至梨状窝、喉咽侧壁。声门型癌可向前侵及前连合，扩散至对侧声带；亦可向前破坏甲状软骨，使喉体膨大，并有颈前软组织浸润。声门下型癌向下蔓延至气管、亦可穿破环甲膜至颈前肌层，向两侧发展，侵及甲状腺；向后累及食管前壁。

2. 淋巴转移：转移部位多见于颈深上组的颈总动脉分叉处之淋巴结，然后再沿颈内静脉向上、下部之淋巴结发展。声门下型癌常转移至气和旁淋巴结组。

3. 血管转移：可循血循环向全身转移至肺、肝、肾、骨、脑垂体等。

【病理】

组织学上喉癌以鳞状细胞癌最常见，约占 95%~98%，腺癌少见，约占 2%，未分化癌、淋巴肉瘤。喉鳞状细胞癌依其发展程度可分为原位癌、早期浸润癌和浸润癌三种类型。原位癌较少见，经过一段时间可发展成浸润癌；早期浸润癌一般是由原位癌突破上皮基底膜向下浸润，并在固有层内形成癌巢；喉浸润癌绝大多数为高分化鳞癌，癌细胞可见不同程度的角化现象和细胞间桥，在癌巢中心可见角化珠，低分化鳞癌少见。有时肿瘤以梭形细胞为主，称为梭形细胞癌，癌细胞排列紊乱，不形成癌巢，颇似肉瘤。

声带癌是喉癌中最多见者，约点 60%，分化较好；多数为Ⅰ、Ⅱ级，转移较少。声门上癌的发病率约点 30%，癌细胞的分化较差，转移较多见。声门下癌少见，约占 6%。肉眼观肿瘤可呈乳头状、疣状或菜花状隆起，也可在局部形成溃疡。喉部继发性癌肿瘤不多见，一般系从甲状腺、喉烟、食管扩散浸润而来。

【检查】

1. 颈部检查：包括对喉外形和颈淋巴结的望诊和触诊对颈淋巴结触诊应按颈部淋巴结的分布规律从上到下从前向后逐步检查弄清肿大淋巴结的部位及大小，喉体的大小及与颈椎的摩擦感是否存在。

2. 喉镜检查：间接喉镜为临床上普遍采用的方法仅在间接喉镜检查不满意或不易采取病理时可选用直达喉镜及纤维导光镜更进一步了解肿瘤侵犯喉内情况并可对可疑病业及时取组织送病理检查。

3. 影像学检查：

（1）CT 或 MRI 检查：是有助于明确肿瘤在喉内生长范围和有无外侵及程度以及颈淋巴结转移情况特别对晚期病人很有帮助。

（2）超声波断层扫描：用于颈部肿大的淋巴结的查出定部位及与周围组织关系和术后放疗后随访检查的一种方法它具有无损害方便准确费用低及可以反复进行等优点。

第十九节　十二指肠肿瘤外科治疗

【概 述】

十二指肠肿瘤较少见，以十二指肠癌相对多见，约占胃肠道恶性肿瘤的 0.35%。按部位分以十二指肠降部最为多见，其中十二指肠乳头癌占 50%—65%。大体病理上可以分为四型：息肉型、溃疡型、环状溃疡型和弥漫浸润型，其中多为息肉型和溃疡型。镜下主要为乳头状腺癌和管状腺癌，也有少部分为类癌。

【收住院指证】

有明显的黄疸、贫血等临床表现，行十二指肠镜发现有明显肿块者。

【诊断要点】

1. 临床表现：早期症状一般较隐匿，常见症状、体征有：

(1) 疼痛：多类似溃疡病，表现为上腹部不适或钝痛，进食后疼痛不缓解，有时疼痛可向背部放射。

(2) 厌食、恶心、呕吐：呕吐频繁，呕吐内容物多，大多是由于肿瘤逐渐增大堵塞肠腔，引起十二指肠部分或完全梗阻所致。呕吐内容物是否含有胆汁可判别梗阻部位。

(3) 贫血、出血：为最常见症状，其出血主要表现为慢性失血，如大便隐血阳性、黑便；大量出血则可呕血。

(4) 黄疸：系肿瘤阻塞壶腹所致，此种肿瘤引起黄疸常因肿瘤的坏死、脱落而使黄疸波动，常见于大便隐血阳性后黄疸也随之减轻；另外黄疸常伴有腹痛。

(5) 体重减轻：亦较常见，进行性体重下降常预示治疗效果不佳。

(6) 腹部包块：肿瘤较大或侵犯周围组织时，部分病例可扪及右上腹包块。

(7) 类癌综合征：表现为发作性面、颈、上肢和躯干上部皮肤潮红和腹泻等。腹泻严重时有脱水、营养不良、哮喘，甚至出现水肿、右心衰竭等。

本病临床可分为：第Ⅰ期，肿瘤局限于十二指肠壁；第Ⅱ期，肿瘤已穿透十二指肠壁；第Ⅲ期，肿瘤有区域淋巴结转移；第Ⅳ期，肿瘤有远处转移。

2. 辅助检查：十二指肠癌的诊断主要依赖十二指肠镜、十二指肠低张造影、超声与 CT 等影像学方法，此外，肿瘤黏蛋白检测和选择性腹腔动脉造影在临床上也有一定的应用，先对以上诊断方法做一下简单的介绍。

(1) 肿瘤黏蛋白检测。可提示肿瘤组织来源。壶腹部癌可原发于十二指肠壁黏膜、胰管或胆管，而来源部位不同其预后可能不同。

(2) 组织病理学检查。肿瘤可表现为息肉型、浸润型及溃疡型。息肉状肿块质地柔软，大的呈菜花状，也可能来自腺瘤性息肉或绒毛状腺瘤恶变。肿瘤边缘呈堤状隆起，较硬，肿瘤呈浸润性生长时，可阻塞十二指肠腔致十二指肠腔发生狭窄和梗阻。镜检见：十二指肠癌主要为腺癌，占 81.4%。少数癌细胞产生大量黏液而形成黏液腺癌。偶可见分化很差的未分化癌。

(3) 大便潜血试验。以溃疡病变为主时，大便潜血可为阳性。

(4) 气钡双重造影。是首选的检查方法，如行气钡双重造影可提高诊断率。因癌肿形态不同，其X线影像有不同特征，一般可见部分黏膜粗、紊乱或皱襞消失，肠壁僵硬。亦可见息肉样充盈缺损、龛影、十二指肠腔狭窄。壶腹部腺癌与溃疡引起的壶腹部变形相似，易误诊。

(5) 十二指肠纤维内镜检查。镜下见病变部位黏膜破溃，表面附有坏死组织。如见腺瘤顶部黏膜粗糙、糜烂，应考虑癌变，对可疑部位需取多块组织行病理检查，以免漏诊。因纤维内镜难窥视第3、4段，故可能遗漏诊断。临床可采用超长内镜或钡餐弥补其不足。

(6) B超、超声内镜和CT检查。可见局部肠壁增厚，并可了解肿瘤浸润范围、深度、周围区域淋巴结有无转移，以及肝脏等腹内脏器情况。

(7) 选择性腹腔动脉和肠系膜上动脉造影。对上述检查仍未能确诊者，行选择性腹腔动脉和肠系膜上动脉造影，有助于诊断。

(8) 尿液5-HIAA测定。主要应用于十二指肠类癌的诊断。

【治　疗】

十二指肠癌原则上应行根治切除术，其术式可根据癌肿的部位和病期选用十二指肠节段切除或胰头十二指肠切除等术式。对于晚期不能切除的肿瘤可采用姑息性胆总管空肠吻合术、胃空肠吻合术；内镜下置入胆管或十二指肠支架；DSA引导下PTCD或胆管支架置入等。胰头十二指肠切除是十二指肠癌常用的术式，术后5年生存率达到25%~60%。现对几种常用术式介绍如下：

1. 胰头十二指肠切除术：十二指肠腺癌手术时，淋巴结转移率为50%~65%。胰头十二指肠切除术包括保留幽门和不保留幽门两种基本术式，应根据肿瘤所在部位和生长情况加以选择。

2. 节段性十二指肠管切除术：本术式选择适当，能达到根治性切除的目的，其5年生存率不低于胰头十二指肠切除术的效果，且创面小，并发症少，手术死亡率低。此术式主要适用于水平部、升部早期癌。

3. 乳头部肿瘤局部切除术：对肿瘤位于乳头部的高龄病人或全身情况欠佳、不宜行胰头十二指肠切除术者，可行乳头部肿瘤局部切除术。

4. 胃大部分切除术：对十二指肠球部的早期癌，病灶靠近幽门可采用本术式。注意切缘必须距肿瘤2厘米以上，不要误伤周围重要结构。

放疗、化疗对十二指肠腺癌无显著疗效，个别报道化疗能延长存活时间，可在术中或术后配合使用。

除十二指肠癌外，较为常见的十二指肠肿瘤为十二指肠间质瘤；更为少见的有十二指肠恶性淋巴瘤，十二指肠脂肪肉瘤和十二指肠良性肿瘤。

【出院指证】

患者已完成十二指肠癌根治术，术后无并发症，生命体征平稳，复查各项生化指标正常。

【治愈指证】

术后临床症状缓解，肠镜及影像学检复查均无肿瘤复发、转移征象，各项相关生化指标正常。

【随　　访】

十二指肠腺癌总的预后较好，其手术切除率 70%以上，根治性切除 5 年生存率为 25%~60%，建议随访。

1. 病史和体检，每 6 个月 1 次，共 2 年，然后每一年一次，总共 5 年，5 年后每年 1 次。

2. 监测 CEA、CA19–9，每 3–6 个月一次，共 2 年，然后每 6 个月 1 次，共 5 年，5 年后每年一次。

3. 术后 1 年行十二指肠纤维内镜检查，如有异常，一年内复查；如未见肿块，3 年后复查；然后 5 年一次。

第二十节　胃癌外科治疗

【概述】

胃癌 (gastric cancer) 胃癌的发病率居全球恶性肿瘤第 4 位，病死率居全球恶性肿瘤第 2 位，居我国消化道恶性肿瘤第 1 位 [1]。胃癌多见于男性，男女之比约为 2：1。平均死亡年龄为 61.6 岁。

【收住院指证】

1. 第一诊断为胃癌（ICD–10:C16）。

2. 行胃癌根治术（ICD–9–CM–4:43.5–43.9）。

3. 肿瘤分期为 T1–4aN0–3M0 伴或不伴周围脏器浸润，无远处转移；4.需行联合脏器切除的扩大胃癌根治术（ICD–9–CM3:43.5–43.9），或联合脏器切除的姑息性胃切除术（ICD–9–CM3:43.5–43.9）；5.胃癌根治术术后的患者。

【病因】

胃癌的病因尚不十分清楚，与以下因素可能有关。

1. 地域环境。胃癌呈现明显的地区分布差异，发病率最高和最低国家之间相差可达数十倍。在世界范围内，高发地区包括日本、中国和中南部美洲的大部分地区，美国则很低。我国的西北部及东南沿海各省的胃癌发病率远高于南方和西南各省。胃癌发病率地区分布的差异绝大部分可归因于非贲门部胃癌的发病率差异，而贲门癌发病率的地区分布较一致。

2. 饮食因素。胃癌发生的最主要原因：长期食用薰烤、盐腌食品的人群中胃远端癌发病率高，与食品中亚硝酸盐、真菌毒素、多环芳烃化合物等致癌物或前致癌物含量高有关；食物中缺乏新鲜水果和蔬菜与发病也有一定关系。吸烟者的胃癌发病危险较不吸烟者高 50%。

3. 化学因素。（1)亚硝胺类化合物，多种亚硝胺类化合物均致胃癌。亚硝胺类化合物在自然界存在的不多，但合成亚硝胺的前身物质亚硝酸盐和二级胺却广泛存在。亚硝酸盐及二级胺在 pH1~3 或细菌的作用下可合成亚硝胺类化合物；（2)多环芳烃类化合物，最具代表性的致癌物质是 3，4–苯并芘。污染、烘烤及熏制的食品中 3，4–苯并芘含量增高。3，4–苯并芘经过细胞内粗面内质网的功能氧化酶活化成二氢二醇环氧化物，并与细胞的 DNA、RNA 及蛋白质等大分子结合，导致基因突变而致癌。

4. 幽门螺杆菌感染。幽门螺杆菌感染是引发胃癌的主要因素。我国胃癌高发区成人 HP 感染率在 60%以上，且随着 HP 抗体滴度的升高胃癌的危险性也相应增加。HP 感染后是否发生胃癌与年龄有关，儿童期感染 HP 发生胃癌的危险性增加；而成年后感染多不足以发展成胃癌。HP 致胃癌的机制有如下提法：(1)促进胃粘膜上皮细胞过度增殖；(2)诱导胃粘膜细胞凋亡；(3)HP 的代谢产物直接转化胃粘膜；(4)HP 的 DNA 转换到胃粘膜细胞中致癌变；(5)HP 诱发同种生物毒性炎症反应，这种慢性炎症过程促使细胞增生和增加自由基形成而致癌。

5. 癌前疾病和癌前病变。胃的癌前疾病与癌前病变是两个不同的概念。胃的癌前疾病 (precancerous diseases) 指的是一些发生胃癌危险性明显增加的临床情况，如慢性萎缩性胃炎、胃溃疡、胃息肉、胃粘膜巨大皱襞症、残胃等。胃的癌前病变 (precancerous lesion) 指的是容易发生癌变的胃粘膜病理组织学变化，但其本身尚不具备恶性改变。现阶段得到公认的是不典型增生，其病理组织学改变主要是细胞的过度增生和丧失了正常的分化，在结构和功能上部分地丧失了与原组织的相似性。不典型增生分为轻、中和重度三级。一般而言，重度不典型增生易发癌变。不典型增生是癌变过程中必经的一个阶段，这一过程是一谱带式的连续过程，即正常→增生→不典型增生→原位癌→浸润癌。

6. 遗传和基因。遗传与分子生物研究表明，胃癌病人有血缘关系亲属其胃癌发病率较对照组高 4 倍。胃癌的发生发展是一个多基因参与的复杂过程，有癌基因的突变或过度表达、抑癌基因的失活、DNA 错配修复功能的异常等多种复杂病理过程，胃癌主要出现的基因突变多为细胞增殖和凋亡 (如 p53)、血管新生 (如 VEGF)、信号转导 (如 Kras)、细胞黏附 (如 CDH-1, p-catenin) 和染色体分离 (如 APC) 等。胃癌的癌变是一个多因素、多步骤、多阶段发展过程，涉及癌基因、抑癌基因、凋亡相关基因与转移相关癌基因等的改变，而基因改变的形式也是多种多样的。

【病理】

1. 肿瘤位置。

(1) 初发胃癌：将胃大、小弯各等分三份，连接其对应点，可分为上 1/3 (U)，中 1/3 (M) 和下 1/3 (L)。每个原发病变都应记录其二维的最大值。如果 1 个以上的分区受累，所有的受累分区都要按受累的程度记录，肿瘤主体所在的部位列在最前如 LM 或 UML 等。如果肿瘤侵犯了食管或十二指肠，分别记为 E 或 D。胃癌一般以 L 区最为多见，约占半数左右，其次为 U 区，M 区较少，广泛分布者更少。

(2) 残胃癌：残胃癌指胃、十二指肠部因良性疾病手术后残胃所发生的癌，时间应超过 5 年,残胃癌的发生与首次胃切除方式密切相关。肿瘤在吻合口处 (A)、胃缝合线处 (S)、其它位置 (O)、整个残胃 (T)、扩散至食管 (E)、十二指肠 (D)、空肠 (J)。

2. 大体类型。

(1) 早期胃癌：日本胃肠内镜协会 1962 年提出早期胃癌概念，即癌灶局限于黏膜和黏膜下层，不考虑癌灶大小和淋巴结转移。癌灶直径 10mm 以下称小胃癌，5mm 以下称微小胃癌；癌灶更小仅在胃镜粘膜活检时诊断为癌，但切除后的胃标本虽然经全粘膜取材未见癌组织，称“一点癌”。早期胃癌分三型 (图 2-42)：

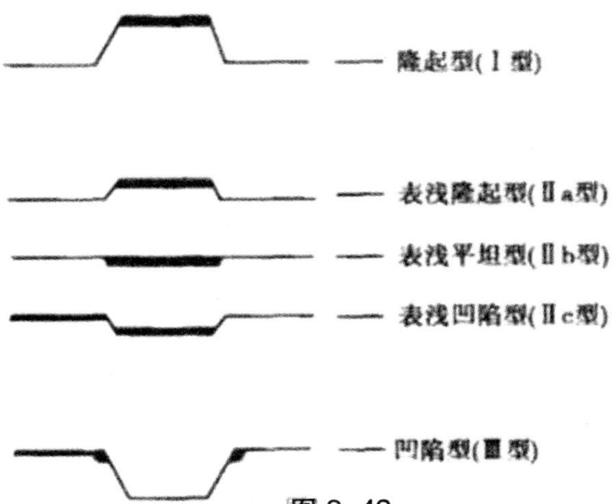

图 2-42

Ⅰ型：隆起型；Ⅱ型：表浅型，包括三个亚型，Ⅱa 型：表浅隆起型、Ⅱb 型：表浅平坦型和Ⅱc 型：表浅凹陷型；Ⅲ型：凹陷型。如果合并两种以上亚型时，面积最大的一种写在最前面，其它依次后排。如Ⅱc+Ⅲ。Ⅰ型和Ⅱa 型鉴别如下：Ⅰ型病变厚度超过正常粘膜的 2 倍，Ⅱa 型的病变厚度不到正常粘膜的 2 倍。

(2) 进展期胃癌：癌组织侵及肌层为中期胃癌；病变侵及浆膜下层或超出浆膜侵及邻近脏器或有转移者为晚期胃癌。按 Bormann 分型法分四型（图 2-43），Ⅰ型：息肉（肿块）型，为边界清楚突入胃腔的块状癌灶；Ⅱ型：无浸润溃疡型，为边界清楚并略隆起的溃疡状癌灶；Ⅲ型：有浸润溃疡型，为边界模糊不清的浸润溃疡状癌灶；Ⅳ型：弥漫浸润型，为癌肿沿胃壁各层全周性浸润生长导致边界不清。若全胃受累胃腔缩窄，胃壁僵硬如革囊状，成为皮革胃，几乎都是低分化腺癌或印戒细胞癌引起，恶性度极高。

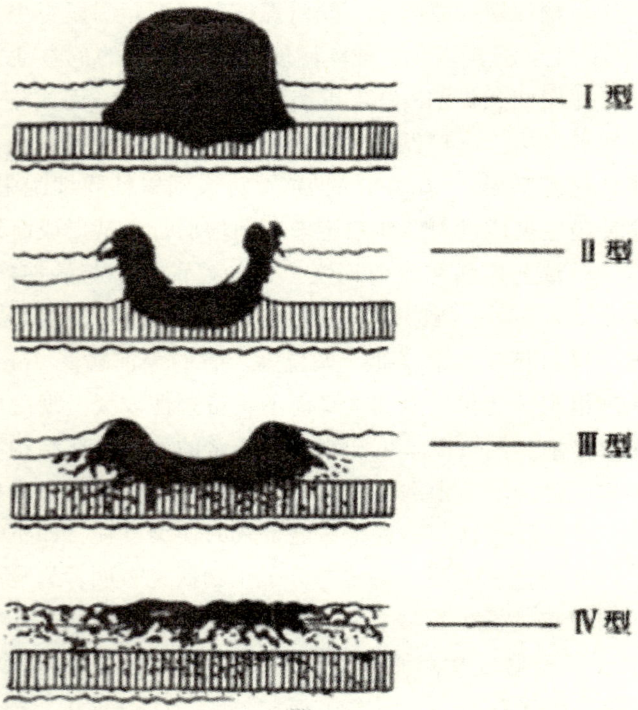

图 2-43

3. 组织类型 WHO（1990 年）将胃癌归类为上皮性肿瘤和类癌两种，其中前者又包括：（1）腺癌（包括乳头状腺癌、管状腺癌、低分化腺癌、粘液腺癌及印戒细胞癌）；（2）腺鳞癌；（3）鳞状细胞癌；（4）未分化癌；（5）不能分类的癌。

日本胃癌研究会（1999 年）分为以下三型：(1)普通型，包括乳头状腺癌、管状腺癌（高、中分化型）、低分化性腺癌（实体型和非实体型癌）、印戒细胞癌和粘液细胞癌；（2）特殊型，包括腺鳞癌、鳞癌、未分化癌和不能分类的癌；（3)类癌。

4. 转移扩散途径。

(1) 直接浸润：是胃癌的主要扩散方式之一。当胃癌侵犯浆膜层时，可直接浸润侵入腹膜、邻近器官或组织，易扩散至网膜、结肠、肝、脾、胰腺等邻近器官。癌组织突破粘膜下层或浆膜下层后，可沿组织间隙与淋巴网蔓延，扩散距离可达癌灶外 6cm，向十二指肠浸润常在幽门下 3cm 以内。

(2) 淋巴转移：是胃癌主要转移途径，早期胃癌的淋巴转移率近 20%，进展期胃癌的淋巴转移率高达 70%左右。胃周淋巴引流网络非常丰富，淋巴结的分组、分站、分期较为复杂，不同的部位、病期和病理类型的胃癌，其淋巴结转移的规律差异较大。一般情况下按淋巴流向转移，少数情况下也有跳跃式转移。胃周淋巴结分为以下 23 组，具体如下：①贲门右区；②贲门左区；③沿胃小弯；④a.胃短血管旁；b.胃网膜左血管旁；c.胃网膜右血管旁；⑤幽门上区；⑥幽门下区；⑦胃左动脉旁；⑧a.肝总动脉前；c.肝总动脉后；⑨腹腔动脉旁；⑩脾门；⑪a.近端脾动脉旁；b.远端脾动脉旁；⑫a.肝动脉旁；p.门静脉后；b.胆总管旁；⑬胰头后；⑭a.肠系膜上静脉旁；b.肠系膜上动脉旁；⑮结肠中血管旁；⑯腹主动脉旁（a1，膈肌主动脉裂孔至腹腔干上缘；a2，腹腔干上缘至左肾静脉下缘；b1，左肾静脉下缘至肠系膜下动脉上缘；b2，肠系膜下动脉上缘至腹主动脉分叉处）；⑰胰头前；⑱胰下缘；⑲膈下；⑳食管裂孔；㉑胸下部食管旁；㉒膈上；㉓后纵隔。除了上述胃周淋巴结外，还有两处淋巴结在临床上很有意义，一是左锁骨上淋巴结，如触及肿大为癌细胞沿胸导管转移所致；二是脐周淋巴结，如肿大为癌细胞通过肝圆韧带淋巴管转移所致。淋巴结的转移率=受累淋巴结数目/受检淋巴结数目。

(3) 血行转移：胃癌的血行转移发生率仅次于淋巴结、腹膜转移，约占20%，临床确诊多属晚期，预后极差。癌细胞进入门静脉或体循环向身体其它部位播散，形成转移灶。常见的有肝、肺、骨、肾、脑等，其中以肝转移最为常见。

(4) 种植转移：当胃癌侵透浆膜后，癌细胞可自浆膜脱落并种植于腹膜、大网膜或其它脏器表面，形成转移性结节，粘液腺癌种植转移最为多见。若种植转移至直肠前凹，直肠指诊可能触到肿块。女性病人胃癌可形成卵巢转移性肿瘤，称 Krukenberg 瘤。胃癌卵巢转移占全部卵巢转移癌的50%左右，其机制除上述外，也可能是经血行或淋巴逆流所致。癌细胞腹膜广泛播散时，可出现大量癌性腹水。

(5) 胃癌微转移：是近几年提出的新概念，微转移目前尚无统一的定义，一般是指非血液系的恶性肿瘤在发展过程中，播散并存活于淋巴系统、血液系统、骨髓、肝、肺、胰等组织器官中的微小肿瘤细胞灶，这些细胞尚未形成转移结节，常规病理HE 染色、X 线片、CT、磁共振成像，甚至放射性核素检查对于这些微转移的肿瘤细胞常常难以发现，且无任何临床表现。但微小的转移灶会迅速生长，成为复发和转移灶。

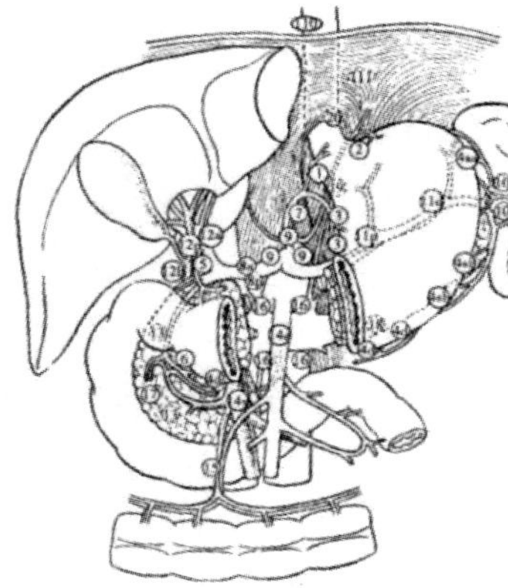

图 2-44

5. 临床病理分期。

国际抗癌联盟 (UICC) 1987 年公布了胃癌的临床病理分期，后经多年来的不断修改已日趋合理。

(1) 肿瘤浸润深度：肿瘤浸润深度用 T 来表示，可以分为以下几种情况：T1：肿瘤侵及粘膜和(或) 粘膜肌 (M) 或粘膜下层 (SM)，SM 又可分为 SM1 和 SM2，前者是指癌肿越过粘膜肌不足 0.5mm，而后者则超过了 0.5mm；T2：肿瘤侵及肌层 (MP) 或浆膜下 (SS)；T3：肿瘤侵透浆膜 (SE)；T4：肿瘤侵犯邻近结构或经腔内扩展至食管、十二指肠。

(2) 淋巴结转移：无淋巴结转移用 N0 表示，其余根据肿瘤的所在部位，区域淋巴结分为三站，即 N1、N2、N3。超出上述范围的淋巴结归为远隔转移 (M1)。与此相应地淋巴结清除术分为 D0、D1、D2 和 D3 (表 2-30)。

表 2-30 肿瘤部位与淋巴结分站

肿瘤部位	N_1	N_2	N_3
L/LD	3 4d 5 6	1 7 8a 9 11p 12a 14v	4sb 8p 12b/p 13 16a_2/b_1
LM/M/ML	1 3 4sb 4d 5 6	7 8a 9 11p 12a	2 4sa 8p 10 11d 12b/p 13 14v 16a_2/b_1
MU/UM	1 2 3 4sa 4sb 4d 5 6	7 8a 9 10 11p 11d 12a	8p 12b/p 14v 16a_2/b_1 19 20
U	1 2 3 4sa 4sb	4d 7 8a 9 10 11p 11d	5 6 8p 12a 12b/p 16a_2/b_1 19 20
LMU/MUL/MLU/VML	1 2 3 4sa 4sb 4d 5 6	7 8a 9 10 11p 11d 12a 14v	8p 12b/P 13 16a_2/b_1 19 20

上表中未注明的淋巴结均为 M1，如肿瘤位于 L/LD 时 4sa 为 M1。

UICC 在新 TNM 分期中 (1997 年第 5 版)，对淋巴结的分期强调转移的淋巴结数目而不考虑淋巴结所在的解剖位置，规定如下：N0 无淋巴结转移 (受检淋巴结个数需≥15)；N1 转移的淋巴结数为 1~6 个；N2 转移的淋巴结数为 7~15 个；N3 转移的淋巴结数在 16 个以上。

(3) 远处转移：M0 表示无远处转移，M1 表示有远处转移。有 12、13、14、16 组淋巴结转移者视为远处转移。

(4) 胃癌分期：根据 TNM 不同组合可将胃癌划分为Ⅰ~Ⅳ个临床病理分期。见下表（表 2-31）。

表 2-31 胃癌的分期

	No	N_1	N_2	N_3
T_1	ⅠA	ⅠB	Ⅱ	
T_2	ⅠB	Ⅱ	ⅢA	
T_3	Ⅱ	ⅢA	ⅢB	
T_4	ⅢA	ⅢB		
$H_1P_1CY_1M_1$				Ⅳ

上表中Ⅳ期胃癌包括如下几种情况：N3 淋巴结有转移、i 肝有转移（H1）、腹膜有转移（P1）、腹腔脱落细胞检查阳性（CY1）和其它远隔转移（M1），包括胃周以外的淋巴结、肺、胸膜、骨髓、骨、脑、脑脊膜、皮肤等。

胃癌的TNM 分期经多年来不断修改，日趋合理。但对淋巴结转移 N 分级等尚未完全统一。

【临床表现】

1.症状。

早期胃癌症状较进展期轻微，甚至无任何症状、体征。进展期据国内资料统计其初期症状以上腹痛、食欲减退、消瘦最为常见，其他尚有恶心呕吐、上消化道出血和吞咽困难等。因此，早期胃癌诊断率低。疼痛与体重减轻是进展期胃癌最常见的临床症状。以后逐渐出现上消化道症状，包括上腹部不适、“心窝部”隐痛、进食后饱胀感等。胃窦癌常引起十二指肠功能的改变，可以出现类似十二指肠溃疡的症状。如果上述症状未得到病人或医生的充分注意，而按慢性胃炎或十二指肠溃疡病处理，症状可获暂时性缓解。随着病情的进一步发展，病人可逐渐出现上腹疼痛加重、食欲不振、消瘦、乏力等；若癌灶侵犯胃周血管则引起消化道出血，根据病人出血速度的快慢和出血量的大小，可出现呕血或黑便；若幽门被部分或完全性梗阻则可致恶心与呕吐，呕吐物多为隔夜宿食和胃液；贲门癌和高位小弯癌可有进食梗噎感。此时虽诊断容易但已属晚期，治疗较为困难且效果不佳。因此，外科医生对有上述临床表现的病人，尤其是中年以上的病人应细加分析，进行合理检查，以避免延误诊断。

晚期胃癌病人常可出现贫血、消瘦、营养不良甚至恶病质等表现。

2. 体征。

早期病人多无明显体征，上腹部深压痛可能是唯一值得注意的体征。晚期病人可能出现：上腹部肿块、左锁骨上淋巴结肿大、直肠指诊在直肠前凹触到肿块、腹水等。

【诊断要点】

胃镜和 X 线钡餐检查仍是目前诊断胃癌的主要方法，胃液脱落细胞学检查现已较少应用。此外利用连续病理切片、免疫组化、流式细胞分析、RT-PCR 等方法诊断胃癌微转移也取得了一些进展。

1. 纤维胃镜。

纤维胃镜的优点在于可以直接观察病变部位，且可以对可疑病灶直接钳取小块组织作病理组织学检查。胃镜的观察范围较大，从食管到十二指肠都可以观察及取活检。检查中利用刚果红、美蓝等进行活体染色可提高早期胃癌的检出率。若发现可疑病灶应进行活组织检查，为避免漏诊，应在病灶的四周钳取 4~6 块组织，不要集中一点取材或取材过少。

2. X 线钡餐检查。

该项检查通过对胃的形态、粘膜变化、蠕动情况及排空时间的观察确立诊断，痛苦较小。近年随着数字化胃肠造影技术逐渐应用于临床使影像更加清晰，分辨率大为提高。因此，X 线钡餐检查仍是目前胃癌的主要诊断方法之一。其缺点是不能取活检作组织学检查，且不如胃镜直观，对早期胃癌诊断较为困难。进展期胃癌 X 线钡餐检查所见与 Bormann 分型一致，即表现为肿块(充盈缺损)、溃疡(龛影) 或弥漫浸润 (胃壁僵硬、胃腔狭窄等) 三种影像。早期胃癌常需借助于气钡双重对比造影。

3. 影像学检查。

常用的有腹部超声、超声内镜 (EUS)、多层螺旋 CT (MSCT)、正电子计算机断层显像 (PET) 等。这些影像学检查除了能了解胃腔内和胃壁本身 (如超声内镜将胃壁分为五层，可对浸润深度作出判断) 的情况外，主要用于判断胃周淋巴结，胃周器官肝、胰及腹膜等部位有无转移或浸润，是目前胃癌术前 TNM 分期的首选方法。分期的准确性普通腹部超声为 50%，EUS 与 MSCT 相近，在 76%左右，但 MSCT 在判断肝转移、腹膜转移和腹膜后淋巴结转移等方面优于 EUS。此外，MSCT 扫描三维立体重建模拟内镜技术近年也开始用于胃癌的诊断与分期，但尚需进一步积累经验。

4. 腹腔镜检查。

腹腔镜作为一种检查方法，正在被临床医师所接受，TAUS、EUS、MSCT 和 MRI 等检查方法对腹膜转移的敏感度较低，腹腔镜直视检查可鉴别其他影像学方法难以查出的网膜及腹膜种植灶，避免不必要的剖腹探查手术，减轻术后疼痛，缩短康复时间及转移时间。Mortensen 等研究结果显示腹腔镜检查对胃癌可切除性判断的准确率达 100%，对腹膜转移的敏感度为 87.0%。腹腔镜检查术前分期明显优于超声和 MSCT 检查。

5. 胃癌微转移的诊断。

主要采用连续病理切片、免疫组化、逆转录聚合酶链反应 (RT–PCR)、流式细胞术、细胞遗传学、免疫细胞化学等先进技术，检测淋巴结、骨髓、周围静脉血及腹腔内的微转移灶，阳性率显著高于普通病理检查。胃癌微转移的诊断可为医生判断预后、选择术式、确定淋巴结清扫范围、术后确定分期及建立个体化的化疗方案提供依据。

【鉴别诊断】

大多数胃癌病人经过外科医师初步诊断后，通过 X 线钡餐或胃镜检查都可获得正确诊断。在少数情况下，胃癌需与胃良性溃疡、胃肉瘤、胃良性肿瘤及慢性胃炎相鉴别。

1. 胃良性溃疡。

与胃癌相比较，胃良性溃疡一般病程较长，最重要的特征是反复发作，具有明显周期性及节律性，上部溃疡呈餐后痛，幽门溃疡为空腹痛，夜间痛常见。碱性药物可缓解疼痛，全身症状轻，钡餐、胃镜检查有特征性表现。除非合并出血、幽门梗阻等严重的合并症，多无明显体征，不会出现近期明显消瘦、贫血、腹部肿块，甚至左锁骨上窝淋巴结肿大等。更为重要的是 X 线钡餐和胃镜检查，良性溃疡常小于 2.5cm，圆形或椭圆形龛影，边缘整齐，蠕动波可通过病灶；胃镜下可见粘膜基底平坦，有白色或黄白苔覆盖，周围粘膜水肿、充血，粘膜皱襞向溃疡集中。而癌性溃疡与此有很大的不同，详细特征参见胃癌诊断部分。

2. 胃肉瘤。

胃肉瘤病程长，肿瘤较大，有沉重感，呈球形或椭圆形，好发于胃上部，表面光滑，活动度好，肉瘤表面不光滑，肿瘤较大时可引起溃疡坏死及出血、梗阻。腔内型肿瘤做 X 线、胃镜有相应体现，腔外型肿瘤做 CT、MRI 有诊断意义。

3.胃良性肿瘤。

胃良性肿瘤一般体积小，发展较慢，胃窦和胃体为多发部位。多无明显临床表现，X 线钡餐为圆形或椭圆形的充盈缺损，而非龛影。胃镜则表现为粘膜下包块。

4.慢性胃炎。

慢性胃炎疼痛无节律性及周期性，以消化不良症状为主，与进食无关，餐后常有饱胀不适和烧灼感，少数患者伴有反酸、嗳气等。疼痛多为隐痛，时隐时现，长期存在，胃镜检查可明确诊断。

【治　疗】

1.手术治疗。

外科手术切除仍然是胃癌唯一可达到根治的治疗，近 10 年余，围手术期的化学治疗，放射治疗和生物治疗已取得不少进展，但总体而言尚未取得突破性进展。胃癌手术治疗原则和目标是争取 R0 切除，它包括: ①完整切除原发癌灶；②彻底清除胃周淋巴结；③完全消灭腹腔游离癌细胞和微小转移灶。胃癌的根治度分为三级，A 级：D>N，即手术切除的淋巴结站别大于已有转移淋巴结的站别；切除胃组织切缘 1cm 内无癌细胞浸润；B 级：D=N，或切缘 1cm 内有癌细胞浸润，也属根治性手术；C 级：仅切除原发灶和部分转移灶，有肿瘤残余，属非根治性手术。

(1) 早期胃癌：上世纪 50~60 年代曾将胃癌标准根治术定为胃的大部切除加 D2 淋巴结清除术，小于这一范围的手术不列入根治术。但是多年来经过多个国家的大宗病历的临床和病理反复实践与验证，发现这一原则有所欠缺，并由此提出对某些胃癌可行缩小手术，包括缩小胃的切除范围、缩小淋巴结的清除范围和保留一定的脏器功能。这样使病人既获得了根治又有效地减小了手术的侵袭，提高了手术的安全性和手术后的生存质量。常用的手术方式有：①内镜下粘膜切除术 (endoscopic mucosal resection，EMR)：适应证为：A.胃黏膜内癌；B.分化型；C.肿块在 2.0cm 以内，且无溃疡形成；D.有手术禁忌证；F 拒绝手术者。该术式创伤小但切缘癌残留率较高达 10%。②其它手术：根据病情可选择各种缩小手术，常用的有腹腔镜下或开腹胃部分切除术、保留幽门的胃切除术、保留迷走神经的胃部分切除术和 D1 手术等，病变范围较大的则应行 D2 手术。早期胃癌经合理治疗后粘膜癌的 5 年生存率为 98.0%、粘膜下癌为 88.7%。

(2) 进展期胃癌：进展期胃癌根治术后 5 年生存率一般在 40%左右。对局限性胃癌未侵犯浆膜或浆膜为反应型、胃周淋巴结无明显转移的病人，以 D2 手术为宜。胃癌 D2 根治术的推广，在过去的 20 年大大提高了胃癌患者的 5 年生存率。局限型胃癌已侵犯浆膜、浆膜属突出结节型，应行 D2 或 D3 手术。N2 阳性时，在不增加病人合并症的前提下，选择 D3 手术。一些学者认为扩大胃周淋巴结清除能够提高病人术后 5 年生存率，并且淋巴结的清除及病理学检查对术后的正确分期、正确判断预后、指导术后监测和选择术后治疗方案都有重要的价值。

胃癌切除范围根据手术方式而定，包括以下几种术式:①远端胃切除适应于胃远端癌，次全胃切除后，能满足近端切缘至少距肿瘤 5 cm 以上；②近端胃切除适用于肿块< 3 cm 癌灶，更大的肿瘤可能需要全胃切除；③全胃切除适用于弥漫型胃癌、胃近端和中部癌、胃远端癌侵犯胃体、胃多发癌。Kim 等前瞻性研究发现，对于近端胃癌早期病例接受全胃切除或近端胃切除术后 5 年生存率无显著差别，但Ⅲ期和Ⅳ期行近端胃大部分切除会降低术后生存率，且术后常伴有返流性食管炎影响患者术后生活质量。日本胃癌诊治规范明确指出，对于可切除的近端胃原则上应施行全胃切除术，T1 期胃癌可考虑行近端胃切除，但必须保留 1 /2 的胃。可见对进展期近端胃癌行根治性全胃切除已趋向共识。

以 L 区胃癌，D2 根治术为例说明远端胃癌根治术的切除范围：切除大、小网膜、横结肠系膜前叶和胰腺被膜；清除 N1 淋巴结 3、4d、5、6 组；N2 淋巴结 1、7、8a、9、11p、12a、14v 组；幽门下 3~4cm 处切断十二指肠；距癌边缘 4~6cm 切断胃。

扩大胃癌根治术与联合脏器切除术：扩大胃癌根治术是指包括胰体、尾及脾在内的根治性胃大部切除术或全胃切除术。联合脏器切除是指整块切除胃癌和直接侵犯的周围脏器，可分为根治性的联合脏器切除和姑息性的联合脏器切除。联合脏器切除术损伤大、生理干扰重，不宜用于年老体弱，心、肺、肝、肾功能不全或营养、免疫状态差的病人。

姑息手术：姑息手术的目的有二：①减轻病人的癌负荷；②解除病人的症状，如幽门梗阻、消化道出血、疼痛或营养不良等。术式主要有以下几种：①姑息性切除，即切除主要癌灶的胃切除术；②旁路手术，如胃空肠吻合术；③营养造口，如空肠营养造口术。

(3) 腹腔游离癌细胞和微小转移灶的处理：已侵犯浆膜的进展期胃癌，随着受侵犯面积的增大，癌细胞脱落的可能性也增加。为消灭脱落到腹腔的游离癌细胞，可采取如下措施。

① 腹腔内化疗 (intraperitoneal chemotherapy)：腹腔内化疗可在门静脉内、肝内和腹腔内获得较高的药物浓度，而外周血中的药物浓度则较低，这样药物的毒副作用就随之减少。腹腔内化疗的方法主要有二：A. 经皮腹腔内置管；B. 术中皮下放置植入式腹腔泵或 Tenckhoff 导管。

② 腹腔内高温灌洗 (intraperitoneal hypertheramia perfusion)：在完成根治术后应用封闭的循环系统，以 42~45℃的蒸馏水恒温下行腹腔内高温灌洗，蒸馏水内可添加各种抗癌药物，如 ADM、DDP、MMC、醋酸氯己定等。一般用 4000ml 左右的液体，灌洗 3~10 分钟。早期胃癌无需灌洗。T2 期胃癌虽未穿透浆膜，但考虑到胃周淋巴结转移在 40%以上，转移癌可透过淋巴结被膜形成癌细胞的二次脱落、术中医源性脱落以及 T2 期胃癌病人死于腹膜转移的达 1.2%~1.8%，所以也主张行腹腔内高温灌洗。至于 T3 与 T4 期胃癌，腹腔内高温灌洗则能提高病人的生存期。

2.化学治疗。

胃癌对化疗具有低至中等程度的敏感性。化疗的意义在于在外科手术的基础上杀灭亚临床癌灶或脱落的癌细胞，以达到临床治愈。本节主要介绍术后辅助化疗。

(1) 适应证 ①根治术后病人：早期胃癌根治术后原则上不必辅以化疗，但具有下列一项以上者应辅助化疗：癌灶面积>5cm2、病理组织分化差、淋巴结有转移、多发癌灶或年龄<40 岁；进展期胃癌根治术后无论有无淋巴结转移、术后均需化疗；②非根治术后病人：如姑息性切除术后、旁路术后、造瘘术后、开腹探查未切除以及有癌残留的病人；③不能手术或再发的病人：要求病人全身状态较好、无重要脏器功能不全。4 周内进行过大手术、急性感染期、严重营养不良、胃肠道梗阻、重要脏器功能严重受损、血白细胞低于 3.5×109/L、血小板低于 80×109/L 等不宜化疗。化疗过程中如出现上述情况也应终止化疗。

(2) 常用化疗方案：已证实胃癌化疗联合用药优于单一用药。临床上常用的化疗方案及疗效如下。

① FAM 方案：由 5-FU (氟尿嘧啶)、ADM (阿霉素) 和 MMC (丝裂霉素 C) 三药组成，用法为：5-FU1600mg/m2，静脉滴注，第 1、8、29、36 日；ADM130mg/m2，静脉注射，第 1、29 日；MMC110mg/m2，静脉注射，第 1 日。每 2 个月重复一次。有效率为 21%~42%。

② UFTM 方案：由 UFT (替加氟/尿嘧啶) 和 MMC 组成，用法为：UFT1600mg/d，口服；MMC6~8mg，静脉注射，每周一次。以上二药连用 8 周，有效率 9%~67%。

③ ELF 方案：由 VP-16、亚叶酸钙和 5-FU 组成，用法为：VP-161120mg/m2，静脉滴注，第 1~3 日；亚叶酸钙 300mg/m2，静脉注射，第 1~3 日；5-FU1500mg/m2，静脉滴注，第 1~3 日，每 3~4 周重复一次。ELF 方案有效率在 31%~52%，血液学毒性等不良反应较轻。

近年胃癌化疗新药如紫杉醇类 (多烯紫杉醇，docetaxel)、拓扑异构酶Ⅰ抑制剂 (伊立替康，irinotecan)、口服氟化嘧啶类 (希罗达，xiloda)、第三代铂类 (奥沙利铂，oxaliplantin) 等备受关注，含新药的化疗方案呈逐年增加的趋势，这些新药单药有效率>20%，联合用药效果更好可达 50%左右，但完全缓解率仍较低，中位无进展期短，生存期延长也欠理想，有待于今后进一步研究提高。

3.放射治疗。

胃癌对放射线敏感性较低，因此多数学者不主张术前放疗。因胃癌复发多在癌床和邻近部位，故术中放疗有助于防止胃癌的复发。术中放疗的优点为：①术中单次大剂量 (20~30Gy) 放射治疗的生物学效应明显高于手术前后相同剂量的分次照射；②能更准确地照射到癌复发危险较大的部位，即肿瘤床；③术中可以对周围的正常组织加以保护，减少放射线的副作用。术后放疗仅用于缓解由狭窄，癌浸润等所引起的疼痛以及对残癌处 (非粘液细胞癌) 银夹标记后的局部治疗。

4.免疫治疗。

生物治疗在胃癌综合治疗中的地位越来越受到重视。主要包括：①非特异性免疫增强剂，临床上应用较为广泛的主要有：卡介苗、短小棒状杆菌、香菇多糖等；②过继性免疫制剂，属于此类的有淋巴因子激活的杀伤细胞 (LAK)、细胞毒性 T 细胞 (CTL) 等以及一些细胞因子，如白细胞介素-2 (IL-2)、肿瘤坏死因子 (TNF)、干扰素 (IFN) 等。

5.中药治疗。

中药治疗胃癌是通过扶正和祛邪来实现的，如人参、黄芪、六味地黄丸等具有促进骨髓有核细胞及造血干细胞的增殖、激活非特异性吞噬细胞和天然杀伤细胞、加速 T 淋巴细胞的分裂、诱导产生干扰素等扶正功能。再如健脾益肾冲剂具有清除氧自由基的祛邪功能。此外一些中药可用于预防和治疗胃癌化疗中的副作用，如恶心、呕吐、腹胀、食欲下降，白细胞、血小板减少和贫血等。

6.基因治疗。

主要有抑癌基因治疗、自杀基因治疗、反义基因治疗、核酶基因转染治疗和基因免疫治疗等。虽然这些治疗方法目前还仅限于动物试验，但正逐步走向成熟，有望将来成为胃癌治疗的一种新方法。

【胃癌的分期治疗】

1.胃癌根治术后（R0），病理分期为 T3-4 或淋巴结阳性（T3-4N+M0）者，如未行标准 D2 手术，且未行术前放化疗者，建议术后可进食后行口服化疗药物如（替吉奥）化疗，术后 2-4 周行术后同步放化疗；

2.局部晚期不可手术切除的胃癌（T4NXM0）可以考虑术前同步放化疗，治疗后重新评估，争取根治性手术；

3.胃癌非根治术切除，有肿瘤残存患者（R1 或 R2 切除），建议行术后同步放化疗；

4.局部区域复发的胃癌，建议放疗或放化疗；

5.病变范围相对局限、骨转移引起的疼痛和脑转移等转移性的胃癌，考虑肿瘤转移灶或原发病灶的姑息性减症治疗。

【出院指证】

1.伤口愈合好：引流管拔除，伤口无感染、无皮下积液。

2.患者恢复经口进食，无需肠外营养支持，满足日常能量和营养素供给。

3.没有需要住院处理的并发症。

【治愈指证】

已行胃癌根治术(D2+)，术后按计划完成辅助化（放）疗，术后临床症状缓解，进食正常，生命体征正常，胃镜镜及影像学检复查均无肿瘤复发、转移征象，各项相关生化指标正常。

【随访】

胃癌的患者应当通过监测症状、体征和辅助检查进行定期随访。随访目的为监测疾病复发或治疗相关不良反应、评估改善营养状态等。随访应当包括血液学、影像学、内镜等检查项目。

随访频率为治疗后 3 年内每 3–6 月一次，3–5 年每 6 月一次，5 年后每年一次。内镜检查每年一次。对全胃切除术后，发生大细胞性贫血者，应当补充维生素 B12 和叶酸。

第二十一节　下咽癌外科治疗

【概述】

喉、下咽和颈段食道是紧密相连的重要器官，它们既是空气进入机体的通道，也是食物的必经之路；同时通过喉体产生声音，提供人类进行言语交流的基本条件。咽喉的任何解剖生理异常不仅影响人的呼吸、发音或声音质量，而且还会影响吞咽进食功能。

【下咽部解剖及生理】

下咽为口咽部的最低部分（下咽为口咽的延续），上起会厌尖水平，下止于环状软骨下缘水平， 向下与食管相延续。根据下咽腔的不同分区，常将下咽分为梨状窝区、下咽后壁区、环后区。梨状窝区的内侧壁为杓会厌皱襞的外壁，外侧壁贴近甲状软骨板，后与下咽后壁相连；下咽后壁从会厌谷底（相当于舌骨上缘水平）到环状软骨下缘之间的咽后壁；环后区即环状软骨板的区域，从杓间区水平至环状软骨下缘，外邻梨状窝。双侧梨状窝、咽后壁及环后区形成了下咽的三个解剖区，各区之间相互重叠，没有绝对明显的边界。生理学上，下咽作为上呼吸消化道的组成部分与喉和食管相延续。解剖的特殊性，使得下咽部早期原发肿瘤很少有症状，也很难发现，相当部分患者在被诊断下咽癌时，其原发肿瘤常常已经偏晚期。另外，下咽部的淋巴管网非常丰富，在病程的早期就可能出现淋巴结转移，临床上 2/3 的下咽癌病人出现颈部淋巴结转移。颈部淋巴结的转移意味着患者的病情较重，病期偏晚。因此，大多数原发下咽肿瘤患者在确诊和治疗时已属晚期，Ⅲ期 36%，Ⅳ期 42%，而Ⅰ、Ⅱ期总共约占 22%。下咽部肿瘤的手术治疗，都将影响患者吞咽、发音功能，甚至引起呼吸道误吸。

虽然治疗下咽癌的主要目的是根治肿瘤，但保护患者的喉发音功能和咽部吞咽功能，是我们头颈外科医生一直努力的方向，治疗下咽癌就必须根据喉部和食管受累的程度而选用最佳的治疗方法。

多年的实践，使我们认识到：近一半下咽癌并未侵犯喉部，即使切除喉部的正常组织也不能改善其预后；随着喉部分切除术的开展，下咽癌手术同样应该保护正常部分的喉结构；自 70 年代中期开展了保留喉功能的下咽癌切除术，且一期修复重建上消化道，并逐渐使之系统化、规范化及常规化。

【诊断要点】

1. 症状：咽痛、异物感、咯血、进食困难、颈部肿块，口臭，声嘶；

2. 体检：直接喉镜或间接喉镜见：下咽后壁、梨状窝、环后粘膜可见溃烂的肿块，表面坏死，粘膜下型下咽癌则出现下咽粘膜隆起外突而光滑。颈部肿块。对喉癌、下咽癌及食管癌患者，必须对舌根和咽侧壁进行触诊检查，以评估粘膜下是否有肿瘤浸润。部分患者出现一侧声带活动障碍。

3. 辅助检查：食管胃镜：可能发现下咽和食管多个癌灶，内镜检查的范围要特别关注那些隐蔽的部位和器官，包括舌根、梨状窝尖、喉腔、环后区以及食道是否受累。CT 或 MRI 见喉外肿块侵犯喉体或喉腔，颈部肿块与血管的关系。

4. 下咽癌的病理类型：下咽癌的病理以低分化鳞癌、高中分化鳞癌、高分化鳞癌多见，腺癌和恶性淋巴瘤较少见。

【下咽癌的非手术治疗】

下咽癌的治疗主要放化疗、手术治疗，一般来说，下咽癌病理以中低分化鳞癌较多，可以直接放化疗，也可也先诱导化疗 2 个周期，若化疗敏感，则进行同步放化疗，若诱导化疗不敏感，则进行手术治疗，化疗方案一般为 TP 或 TPF 方案。TP 方案：紫三醇+顺铂（奈达铂），TPF 方案：紫三醇+顺铂（奈达铂）+氟尿嘧啶。

【下咽癌手术治疗】

（一）下咽癌+全喉切除：

指证：下咽癌侵犯喉体或喉腔，喉的发音和呼吸功能无法保留，则采取下咽癌联合根治术（下咽癌切除加单侧或双侧颈部淋巴清扫术）+全喉切除+气管永久性造瘘。

（二）保留喉功能的下咽癌切除。

1.单纯梨状窝切除适应症：梨状窝癌 T_{1-2} 病变是最佳适应证；少数经选择的 T_3 病变亦可考虑。同侧声带固定，甲状软骨破坏，环后区、梨状窝尖、环咽肌或舌根部受累，以及难以切除的颈部病变和肺功能低下者，均为禁忌证。局限梨状窝外侧壁癌的切除：局限的梨状窝外侧壁癌局部切除后，咽口较小者可直缝合关闭咽口；咽口较大者可采取颈阔肌肌皮瓣翻转至下咽缺损区封闭咽口。

2.下咽后壁癌切除术。

适应症：限于下咽后壁区内的 T_{1-2} 病变适于行保留喉功能的下咽癌切除术；下咽侧后壁区癌切除：下咽侧后壁 T_{1-2} 癌切除范围包括甲状软骨后 1/3、下咽侧后壁、部分梨状窝外侧壁。病变切除后，下咽后壁缺损较大可以选用脱细胞的口腔修复膜或中厚皮片植皮在颈长肌表面或颈阔肌皮瓣整复，封闭咽口。经中线切开下唇、下颌及舌体进路途径：适用于 T_{1-2} 和经选择的 T_3 病变或下咽后壁区癌放射治疗后复发仍较局限者。对需要保留喉体的下咽后壁癌，从一侧梨状窝区进路切除肿瘤有利于咽部组织瓣的血运，但肿瘤的切缘要特别小心，以免两边咽侧壁的安全切缘不够，造成肿瘤复发。

3.环后癌切除术。

适应症：适用于 T_{1-2} 病变，经细心选择的 T_3 癌亦可行之。T_4 癌、年老体弱及肺功能不良者均为禁忌证。

环后癌切除术：将喉、气管之后半部分与环后癌整块移除，将喉、气管前半部分拉拢缝合，以胸舌骨肌向后扭转加固并垫高喉上口后壁，术后能恢复发音及吞咽保护功能。

4.保留喉功能的下咽与颈段食道切除术后的一期功能重建。

⑴下咽侧壁缺损的修复。

颈前肌皮瓣整复：部分梨状窝和半喉切除者，采用颈前肌皮瓣一期整复喉及梨状窝缺损，恢复喉功能。手术方法：在甲状软骨板水平作颈前及颈阔肌矩形皮瓣约 3×6~4×8cm, 上平甲状软骨上缘，下平环状软骨，切开皮肤颈阔肌，深达舌骨下肌群肌膜，前游离缘过中线到对侧，外达胸锁乳突肌前缘并以此为蒂，相当于一扇能转动的门。前游离缘过中线，蒂部在胸锁乳突肌前缘；从前缘约 3cm 左右再次将表层裂层皮片从颈阔肌皮瓣上掀起，做成了同一轴蒂的双皮瓣。甲状软骨后缘进入咽腔，在保护梨状窝内侧壁和披裂同时，切除源发肿瘤和颈淋巴清扫，病理切缘无癌后，将底层颈阔肌皮瓣转入到咽腔，游离缘与咽后壁粘膜缝合，与其对应的皮瓣皮肤缘与梨状窝内侧壁及披裂外侧粘膜缝合，关闭咽瘘口。最后将掀起的皮片复位到颈前与周围皮肤缝合，皮肤缺少的部分可以从周围作移行皮瓣缝合。

(2)颏下皮瓣修补下咽缺损。

颏下皮瓣血运来源于面动脉的分支，颏下动脉起始于下颌骨下方约 5mm 左右，向前走行于颌下腺的上缘、下颌舌骨肌浅面、二腹肌前腹，沿途发出 1~4 根动脉穿支到达颈阔肌和颏下皮肤。颏下动脉有 1~2 根伴行静脉汇入面静脉。制备皮瓣时，皮瓣的上切缘平下颌骨下缘约 2cm 作切口，保护面动脉和静脉及面神经下颌缘支，切除颌下腺及其周围淋巴结，注意保护到颏下皮瓣的血管分支和穿支，皮瓣包括皮肤、颈阔肌和部分二腹肌前腹。制备的皮瓣最大可达 6×8cm，厚度 1~2cm，血管蒂长 6cm。切除了原发灶和颈淋巴结后，在进行颈淋巴清扫的同时，保留颌外动静脉不受损伤。切除喉癌及下咽癌的原发灶后，将颏下皮瓣转入咽腔，其皮瓣的皮肤与咽部及残喉粘膜缝合，修补半喉切除术后的一侧下咽缺损。缺点是男性患者的咽腔皮瓣长胡须，可在术后半年用激光点射毛囊祛毛。

(3)下咽后壁缺损的修复。

下咽后壁缺损的方法：可采用植皮、前臂皮瓣、游离空肠，颈阔肌皮瓣。切除仅限于粘膜层时，可任其自愈，或植以裂层皮片。缺损处植以裂层皮片时，周边与咽后壁粘膜缘对位缝合，中间以 3–0 丝线间距 1cm 钉缝于椎前筋膜，彭解人报道应用脱细胞的人工组织补片修补咽后壁缺损，因为这种脱细胞的人工组织补片的基本结构是胶原网架，异体皮产生的免疫反应主要作用于表皮细胞、真皮中的成纤维细胞、内皮细胞等成分，而真皮中的非细胞成分细胞外基质蛋白和胶原蛋白相对无免疫活性。修复咽喉壁缺损后，正常切缘的粘膜细胞沿着组织补片的支架爬行最后覆盖整个缺损区而成为粘膜上皮，咽瘘发生率低，术前和术后放疗也不影响组织补片的移植。也可通过咽侧切开途径，制备颈阔肌皮瓣并将其覆盖咽后壁缺损。咽后壁较大的缺损，需进行精心的手术重建，前臂桡侧游离皮瓣因为其厚度适中，已成为皮肤和粘膜缺损而不需较厚软组织修复的合适的皮瓣，是最理想的下咽重建材料，与粘膜严密缝合修复后可使患者吞咽功能得到满意恢复。距左腕近侧横纹线 3cm 开始向上设计前臂皮瓣 5x6.5cm，沿桡动脉的走向在前臂中线切开皮肤皮下及浅筋膜，保护并保留桡神经浅支。在肱桡肌和桡侧腕屈肌之间，暴露桡动脉及伴行静脉，向上解剖，结扎各小分支动脉和静脉。将桡动脉及伴行静脉的远端在皮瓣的近腕端结扎切断，注意保护血管与皮瓣的紧密相连，在肱桡肌与旋前圆肌之间，将血管蒂游离直到近肘关节 5cm 处结扎切断，使皮瓣的血管蒂长约 10cm。皮瓣制作完成后，将桡动脉及静脉与甲状腺上动静脉或面动静脉吻合。也可将皮瓣置于咽后壁适当位置，吻合血管前，先将皮瓣与粘膜缝合 3/4。为避免食管狭窄，颈段食管后壁与游离皮瓣缝合时，可将食管后壁正中纵形裂开小部分，将皮肤楔形植入。也可应用股前外侧皮瓣修复咽喉壁缺损。

下咽后壁区 T_2 及经选择的 T_3 病变切除后，可用游离空肠整复空肠的移植：将空肠远离系膜的肠壁剖开肠管形成空肠片与咽部缺损粘膜缘缝合，粘膜面作为咽腔粘膜，肠系膜动静脉与选择的适当动静脉吻合；下咽后壁癌侵犯食道者，常造成大部分下咽、颈段食管缺损，可选择游离空肠修补下咽后壁缺损和颈段食管缺损，而保留喉体的发音功能。空肠段修补食道入口以上咽缺损部分，应于肠段相对的系膜缘纵形裂开，以肠片形式整复咽部缺损，下段肠管环形与颈段食道残端吻合，肠系膜动静脉与选择的适当动静脉吻合。手术相对简单、但肠系膜动静脉管壁薄，需要高水平的微血管吻合技术和临床经验。理想的供血动脉为面动脉、甲状腺动脉、舌动脉或颈横动脉。腹部手术组行上中腹部切口，选择移植空肠段，近心端的空肠段血管弓更丰富，更适合移植。空肠段也可在腹腔镜下切取获得，并发症更少。空肠段和食管进行端端吻合非常理想。理想的空肠段血管有一条动脉和一条静脉通向肠系膜根部。先不切断肠系膜内供应空肠的血管。要等到移植时再进行处理。为保证肠段由上向下蠕动，需在肠壁作好标记，使肠段近心端与咽部吻合，远心端与颈段食道残断吻合，这种顺蠕动方式有利于吞咽。先将移植肠段植入颈部，并将鼻饲胃管插入肠段内，行咽—空肠吻合、空肠—食管吻合，再在显微镜下吻合血管。空肠段长度应适当，过长可使吞咽速度减慢。由于腹腔镜技术的成熟，供体空肠可在腹腔镜下获取，以减少腹腔并发症。

⑷咽喉及颈段食管切除+胃代食道及咽胃吻合术。

部分患者的下咽癌侵犯颈段食管或原发颈段食管癌，需要行下咽、全喉切除，在食管多发肿瘤和切除的下切缘延伸到胸骨后时，无法用游离空肠修复食管缺损，可用胃上提修复咽部和食管的环形缺损，重建咽和颈段食管功能。

将喉体周围组织游离但不切断而与食管入口相连以便行全喉、全下咽及全食管的整体切除。当气管膜部与食管无法分离时，则需切除气管前壁和喉体，保留气管膜部及后壁与食管相连到下一步手术。手指或长器械分离胸部上段食管，将食管和喉体标本的前后左右游离，并分离周围组织逐渐游离到上胸段食管周围。在分离食管周围组织时，注意对供应食管的血管结扎切断止血。直到游离食管到达气管隆突水平。

胸腹组医生行上腹部正中切口，进入腹腔后探查肝、结肠，暴露胃前壁，切断横结肠韧带和脾胃韧带，游离胃体。分离结扎切断胃左血管、胃短血管。保留胃网膜右血管，胃右血管尽量保留亦可予结扎切断。

剪开膈食管裂孔周围腹膜，游离食管下段。在食管下端或胃壁上作 1.5cm 大小的小切口，插入食管拨脱器，从食管胸内向上将拨脱器头送达颈部。颈部食管解剖出来后切断。下端用粗丝线贯穿缝扎固定于拨脱器上，结扎线系长纱布条，术者手持拨脱器柄，持续缓慢地向腹腔方向牵拉，作内翻拨脱。一方面拨脱食管，一方面自纵隔上口带进纱布条至拨脱的食管床以压迫止血。拨脱的食管呈内翻状态，自食管下段或胃上之切口接出。纱布条其上下端分别遗留在颈、腹切口之外。由于食管的血管及神经供应多由上而下进入食管壁，因而由上而下拉脱食管比较顺乎自然。也可从下向上拉脱食管，这时最好于食管下端将前、后两条迷走神经作适当游离，并予以牵拉固定或切断，以免随食管内翻而难以脱离，食管拉到腹腔后切除。沿贲门胃小弯侧用切割缝合器做成约 5cm 宽的管状胃，于管状胃的最高处行浆肌层缝合三根“4”号线做牵引线。将此三根牵引线结扎在食管床内的纱布条腹侧端，一般止血纱布条压迫 10 分钟左右。再从颈部上提纱布条，就可以将胃从食管床带到颈部，与口咽粘膜作吻合；先吻合后壁，再把十二指肠营养管经吻合口送入空肠上段，胃管送入管状胃内，再吻合前壁。

⑸近全喉切除加发音管重建。

一侧下咽内侧壁癌侵犯喉的范围较广时，保留部分喉的具有一定难度，此时可以将一侧下咽癌和受侵的喉切除，保留健侧的杓状软骨和喉腔的后壁，将残存的喉腔粘膜和健侧的梨状窝粘膜及声门下缝合成一个直径约 8mm 的通气管道，切除第一二气管软骨环，再将修剪后的气管壁缝合成顶端开口通向粘膜管的穹窿腔，术后压盖气管套管的管口，空气就可以从气管通过粘膜管进入咽腔，在口鼻腔的辅助下发出声音。

⑹咽喉切除加胸大肌皮瓣修复术或股前外侧皮瓣修复术。

侵犯喉、舌根及范围较大的下咽癌均需要行全喉切除或部分下咽切除，此时，由于咽部粘膜的缺损较大，很难关闭咽瘘口。胸大肌皮瓣则是极好的修复咽部缺损的材料，它是以胸肩峰动脉的胸肌支为轴心血管的带蒂肌皮瓣，由于其厚实的胸大肌能保证皮瓣的良好血运曾被认为是万能皮瓣。一般来说，胸大肌皮瓣取需要修补的咽部缺损的同侧胸大肌。在进行了同侧颈淋巴清扫及全喉切除和或舌根切除和部分下咽切除后，根据咽部缺损的大小，设计胸大肌皮瓣的大小及肌蒂的长度。先测量锁骨中点到咽瘘缺损的远端距离，再以此点向下标记胸大肌皮瓣远端的距离。切开内侧的胸大肌及皮肤后，将胸大肌从肋骨表面剥除直到胸大小肌之间的肌膜间隙，在胸大肌的肌膜深面可以发现胸肩峰动脉的胸肌支，以此血管为轴心做成蒂宽约 5cm 的带蒂皮瓣转向颈部，将皮瓣的皮肤面朝向咽腔，与咽部残留粘膜缝合关闭咽瘘口。其肌蒂可以覆盖颈动脉而加以保护。另外，改良的胸大肌皮瓣可以更能适应不同的病人，例如女性病人，可以将皮瓣设计在乳腺的内侧的长纵形皮瓣，将乳腺组织及乳房皮肤向外分离，仅切取胸大肌及内侧皮肤的肌皮瓣，肌皮瓣转向颈部后，即可将外侧的乳腺组织向内与切口皮肤缝合，可以基本保留乳腺的相对正常的位置。若要求修补的皮瓣较大时，也可以设计成乳房组织内侧及下方的半月形皮瓣，而保留乳房组织，肌皮瓣移去后，乳房归位后可减少患侧乳房的的畸形又能覆盖胸内下部的皮肤缺损。当科室熟练掌握了显微外科技术，可以优先采用游离股前外侧皮瓣修复咽部粘膜缺损。该皮瓣血管蒂较长，血管口径较大，容易吻合血管使修复得以成功容易完成显微吻合，皮瓣供区较为隐蔽，避免了胸大肌皮瓣造成胸部供区疤痕和畸形的缺点。

【出院指导和随访】

由于下咽癌恶性程度较高，容易出现淋巴结转移和远处转移，大多数患者需要术后放化疗。治疗结束后，医嘱患者每 3 个月复查一次，以便能早期发现复发和转移病灶，积极治疗。

第二十二节　胸壁肿瘤外科治疗

【概述】

胸壁肿瘤包括胸壁软组织及骨骼的原发性肿瘤、转移性胸壁肿瘤和胸内肿瘤直接侵犯胸壁的肿瘤。目前，肿瘤、放射线损伤、手术、感染以及外伤等是造成胸壁缺损的常见原因，其中以肿瘤手术后以及放射性溃疡临床上最为常见。

为进一步规范胸壁肿瘤的诊疗，对胸壁肿瘤生长部位进行分区，提高胸壁肿瘤的诊疗水平，特制订本规范。

【收住院指证】

胸壁原发或继发于胸壁之肿瘤，排除胸壁结核，多发性骨髓瘤或淋巴瘤。

【诊断要点】

胸壁肿瘤的诊断较为容易，但在诊断中应尽可能明确肿瘤是起源于胸壁还是胸内肿瘤侵犯胸壁，是良性肿瘤还是恶性肿瘤，是原发性还是转移性肿瘤。病史、症状、体检和肿瘤的特点是胸壁肿瘤的主要诊断依据。

1. 肿瘤生长缓慢、坚硬者多属良性骨瘤或软骨瘤；

2. 中等硬度的肿瘤，边界不清，有明显疼痛和压痛，表面有血管扩张，听诊有血管杂音，或生长速度快，肿瘤直径超过 5cm 者，往往是恶性肿瘤的表现；

3. 若既往有其他部位恶性肿瘤病史，或同时出现其他部位肿瘤或多个胸壁肿瘤，则应考虑为转移性肿瘤。

X线检查除采用正侧位胸部X线投照外，尚需摄肿瘤部切线位片及多轴透视，必要时应作人工气胸或气腹，以鉴别胸壁病变、肺内病变或膈肌病变。胸壁软组织肿瘤，X线阴影密可见胸膜反褶线。在肿瘤与肺组织无粘连时，透视可见肿块吸气时随胸廓上升，呼气时则下降，与肺纹理的运动方向相反。胸壁骨骼肿瘤良性者一般呈圆形、椭圆形，骨皮质无断裂，恶性者则主要表现为侵蚀性骨破坏，呈筛孔样、虫蚀样改变，可有溶骨或成骨，边缘毛糙，骨皮质缺损、中断或有病理性骨折。

CT扫描可清晰显示肿瘤部位、形态、大小、范围及有无转移，测定CT值可判断肿瘤密度，对诊断有较大帮助。超声检查因瘤体不同的组织结构密度而显示不同的影像，对诊断有一定帮助。实验室检查对某些肿瘤有诊断意义，如肋骨骨髓瘤病人尿中本周蛋白阳性，广泛骨质破坏的恶性肿瘤血清碱性磷酸酶升高。必要时可行穿刺或切除部分组织活检明确诊断，但活检最好与手术治疗一同进行。

【治疗】

1. 胸壁缺损的分类。

（1）根据缺损的程度可以分为单纯皮肤及软组织缺损、肋骨及胸骨等胸壁支持结构缺损、和胸壁全层缺损。依据程度的分类可以为胸壁的逐层修复提供指导。

（2）根据缺损的部位可以分为胸骨缺损、前胸壁、侧胸壁和后胸壁缺损。依据缺损部位的分类可以为修复皮瓣的选择提供帮助。值得注意的是腹直肌肌皮瓣往往不能够达到胸壁的上端，勉强应用会导致皮瓣远端的坏死。

（3）胸壁缺损的分区：

胸壁缺损的分区一般是指前胸壁的分区。为了治疗方案的选择，可将前胸壁分成8个区。前胸壁上界是锁骨，下界为季肋缘，侧方为两侧腋中线，通过锁骨中线将前胸壁分为左、中、右3部分，再以第3肋下界水平线及剑突水平，把胸壁分成上、中、下3部分，使胸壁分成为8个区（图2-45）。

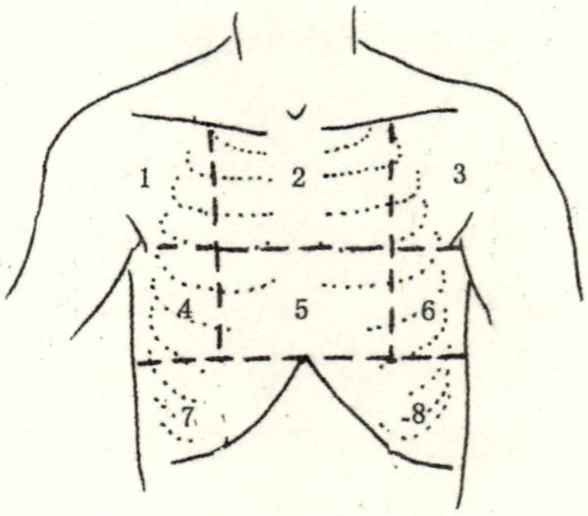

注：1、4、7为右侧区；3、6、8为左侧区；2、5为中央区

图2-45　前胸壁的分区

2. 胸壁缺损的修复原则。

在决定行胸壁肿块切除之前，需明确诊断。排除胸壁结核、多发性骨髓瘤和淋巴瘤等。原则上应根据术中所致胸壁缺损的范围（大小）、部位和缺损程度选择适宜的方法进行胸壁修复重建。胸壁重建的目的：一是完全封闭胸腔，保持胸腔的完整性及维持胸腔负压。二是保护心、肺、纵隔等重要脏器，尽量保持胸廓的原形和美观。重建的要点：一是利用各种材料重建硬性胸壁，恢复胸壁的坚固和稳定性。二是用软组织和皮肤覆盖在重建的硬性胸壁上，保持胸壁的密闭性。

（1）根据胸壁缺损的组织决定手术方案。

① 胸膜缺损大多不需要修复，在胸壁修复后胸膜通过爬行修复，或形成假膜封闭胸膜腔。极少数的情况下可以通过筋膜移植来封闭胸膜腔。

② 胸壁支持结构可以通过肋骨交叉移植，或选用钛板、钛网、medpore 支架、涤纶片、骨水泥等人工材料修复，以维持胸壁的稳定性，防止出现反常呼吸。通常切除 3 根肋骨以下，不需要修复。超过 4 根肋骨或切除胸骨时，需要对支持结构进行修复。目前胸壁支撑组织的修复以钛网和涤纶片最为常用。其中钛网既有一定的支撑强度又有一定的活动度，近年来应用日益广泛，使用时将钛网弯成胸廓的弧度，用 3-5mm 的钛钉固定在肋骨和胸骨上。

③ 皮肤等软组织的修复应考虑到胸壁缺损的病因学因素，侵入性肿瘤常造成深而广泛的缺损，放射性损伤周围的血供常常不好，往往导致伤口愈合不良。根据缺损的大小，可以选用局部或邻位皮瓣修复，常用的皮瓣有胸大肌肌皮瓣、背阔肌肌皮瓣、腹直肌肌皮瓣、以及大网膜瓣等。值得注意的是，尽管显微外科技术已经成熟，但由于胸腹壁可以利用的组织瓣较多，吻合血管的显微游离皮瓣移植技术要求较高，临床应用较少。另外，胸部由于存在呼吸等不自主运动，和其它部位相比，皮瓣有一定的剪力，容易形成积液，引流管应放置较长的时间，不要急于拔出，即便引流量不多的情况下，也要放置 3~5 天。

（2）根据胸壁缺损的分区决定手术方案。

①胸壁软组织覆盖缺损。由于缺损范围的大小不同，其修复方法也不同。1、4、7 区缺损的修复与 3、6、8 区相同，利用局部旋转皮瓣修复，皮瓣供区植皮修复。或带血管蒂的背阔肌皮瓣移植修复，皮瓣供区植皮修复。单个区域胸壁软组织缺损如 4 区或 6 区，缺损范围没有达到骨中线区，常可选用胸部旋转皮瓣修复。皮瓣供区植皮修复。2 区或 5 区软组织缺损，采用一侧胸大肌肌皮瓣移植修复，供区作游离植皮。1、3 区伴部分 2、5 区缺损，采用健侧及患侧胸部旋转皮瓣修复，供区植皮修复。胸壁中央区缺损，即 2、5 区骨性缺损，或是侧方 1、4、7 区或 3、6、8 区缺损伴有 2、5 区部分骨性缺损时，其修复方法可采用双层涤纶网加骨水泥做成的“三明治”式胸壁假体或钛网与胸大肌肌皮瓣移植；或胸大肌肌皮瓣加背阔肌肌皮瓣移植，或局部两块旋转皮瓣修复，女性患者亦可采用乳房转位修复较简单，或采用腹直肌肌皮瓣（即 TRAM 皮瓣），或腹壁下血管穿支皮瓣（即 DIEP 皮瓣）修复。

② 不同部位胸壁缺损。其胸壁重建的侧重点亦不同。1：2、5 区即胸骨区，胸骨及两侧肋软骨缺损后其胸廓的完整性、稳定性破坏程度较大，其后面的心脏及大血管也易受外力影响。因此需胸壁重建并侧重其骨性支架的重建。作者认为利用钛网或 Prolene 网+骨水泥+Prolene 网的“三明治”式修复其骨性支架，再用胸大肌肌瓣或背阔肌肌瓣覆盖。此法其坚固性、稳定性和塑形、裁剪均满意。但需注意骨水泥在塑形过程中放热作用损伤邻近组织或器官。2：后上胸壁及 1、3 区缺损：后上胸壁及前上胸壁 1、3、区因有肩胛骨及背阔肌、胸大小肌等较厚组织覆盖，其缺损较小者可直接缝合或局部肌瓣覆盖。特别位于肩胛骨区域胸壁缺损可保留缺损，无需胸壁重建。但对缺损面积大于 6cm×6cm，连续切除三根以上的肋骨及肋间组织者应行胸壁重建，建议用 Prolene 网修复缺损。3：后中下胸壁及 4、6、7、8 区缺损：由于胸壁缺损局部无较厚组织覆盖，若不能直接缝合应进行胸壁重建，可选用膈肌或 Prolene 网重建，若不能用膈肌重建则用 Prolene 网修补胸壁缺损，其表面用背阔肌瓣或 Tram 皮瓣覆盖。

③ 胸壁缺损程度：胸壁全层缺损，如皮肤、肌肉和骨性胸壁缺损较大者，常需采用人工材料和自体组织材料联合应用，用人工材料修复胸壁骨性结构，自体组织材料修补局部缺损的皮肤和肌肉。作者主张人工材料采用 Prolene 网或钛网或 Prolene 网与骨水泥的“夹心”方法修补胸壁缺损比较好，

并在皮瓣与人工材料之间应有肌瓣或大网膜相隔，能提高手术成功率，肌皮瓣采用邻近肌皮瓣或背阔肌肌皮瓣或TRAM皮瓣。

胸壁重建术中，一定要注意在各层材料间安置引流管，使渗液能及时引流，消灭死腔，促使各层组织及时贴紧，早日愈合。如有积液潴留，易发生继发感染，造成失败。

(3) 原发肿瘤的切除。

胸壁良、恶性肿瘤只要患者全身情况好，无明显远处转移或多处转移，均应手术切除。转移性胸壁肿瘤包括胸内脏器恶性肿瘤的直接侵犯，只要原发灶无复发，或切除彻底，应力争切除胸壁转移性肿瘤，达到延长生命减少痛苦的目的。对放射线敏感的恶性肿瘤如淋巴肉瘤、Ewing肉瘤等多数学者认为采用放疗+手术疗效更为满意。对于多发性骨髓瘤应以化疗为主辅以放疗，而对孤立性单发骨髓瘤无全身症状者可作切除术，术后放化疗。对于乳腺癌、肺癌侵犯胸壁者术后应按乳腺癌、肺癌治疗原则进行化、放疗。对于骨肉瘤术后应化疗。肋骨、胸骨等各种少见的恶性骨肿瘤，如恶性骨母细胞瘤，恶性嗜酸性肉芽肿，恶性巨细胞瘤单发较局限的肿瘤，尽可能争取手术。某些肿瘤应在放疗、化疗之后，瘤体缩小时再手术。

手术方式应根据胸部肿瘤生长在不同的部位、大小和病理类型来选择。对较小的良性胸壁肿瘤只需作肿瘤的局部切除，无需作人工材料的修复；但对于大面积缺损者需要用人工材料做胸壁重建。对原发或转移的恶性或具有恶性生物学行为的胸壁肿瘤如累及肋骨，要切除包括病变上下各一根正常肋骨、所有附着肋骨及肿瘤的肌肉及软组织和壁层胸膜、局部淋巴结，其前后方的切缘也要距肿瘤边缘3-5cm，并在切缘（上、下、左、右）取样送冰冻病理切片。若肿瘤已侵及肺，则应同时行肺部分切除或肺叶切除。对直接侵犯胸壁的恶性肿瘤（如乳腺癌、肺癌等）应做包括原发灶在内的胸壁整块切除。

胸壁肿瘤的患者有时就诊时已多次手术治疗，反复复发，瘤体巨大，或溃疡反复溃破，伴有恶臭，或伴有远处转移，术前要明确治疗的性质，是根治性治疗抑或姑息性治疗。

如果肿瘤的生物性特性为局部容易复发，不容易且没有远处转移，则需要强调肿瘤切除的彻底性，给患者以根治性的机会。如果同时有远处转移，治疗的目的在于治疗溃疡的破溃出血和恶臭，切除局部病变，改善生存质量为主，或为手术后化疗、放疗创造条件，则治疗属于姑息性治疗。值得注意的是即便姑息性治疗也要注意局部切除的彻底性，否则切口位于瘤体内，很难完全愈合。

接受过放射治疗，局部溃疡的患者要明确溃疡的性质，是放射性溃疡还是肿瘤复发，需要进行活检或术中冰冻。如果为放射性溃疡，部分病人可以保留肋骨等支撑结构，其余遗留的放射性损伤可以通过血供良好的组织覆盖进行生物性清除。如为肿瘤复发则需要彻底切除。对于部分以溃疡为表现的乳腺癌患者，可以先行新辅助化疗缩小瘤体范围，再行手术治疗。

3. 常用的修复方法。

(1) 局部皮瓣。胸背部肿瘤切除后的创面可以应用局部皮瓣修复，皮瓣的设计尽量包含供血血管，如侧胸壁皮瓣、肋间皮瓣等，使用任意皮瓣时注意皮瓣的长宽比例，防止皮瓣坏死（图2-46，2-47）。

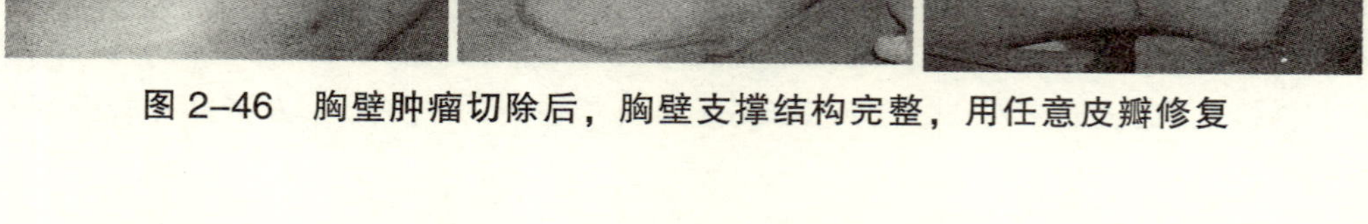

图2-46 胸壁肿瘤切除后，胸壁支撑结构完整，用任意皮瓣修复

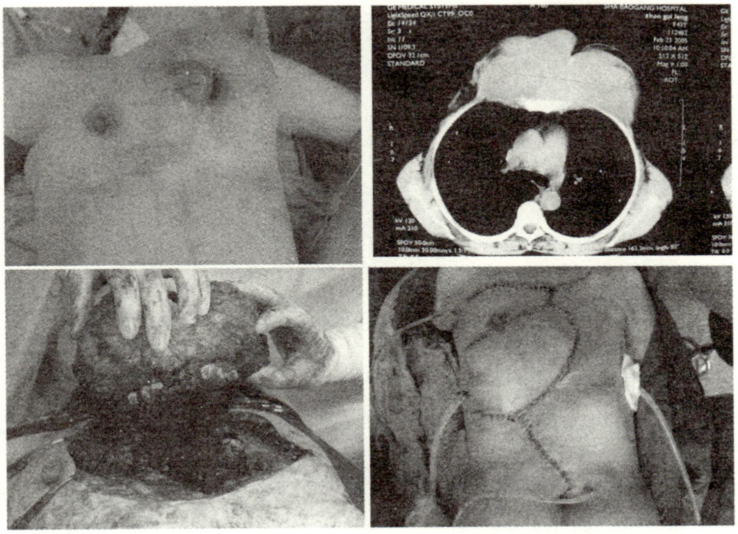

图 2-47　胸壁巨大肿瘤，外院多次手术复发，累及胸骨，广泛切除后应用腹部皮瓣修复

（2）背阔肌肌皮瓣。背阔肌为三角形扁平肌肉，以扁阔的腱膜起自于下部 6 个胸椎、全部腰椎及骶椎和棘上韧带，以及髂嵴的后部。肌纤维分为上横部和下斜部二部分，肌纤维向上外侧聚合止于肱骨小结节嵴。背阔肌肌皮瓣为多源性的血供，包括胸背动脉、肋间动脉和腰动脉及其伴行静脉，其中胸背血管是主要营养血管。胸背动脉为肩胛下动脉的终末支，肩胛下动脉发自腋动脉的第 3 段，经腋窝下行，发出旋肩胛动脉后，成为胸背动脉。胸背动、静脉在背阔肌的内表面肌膜下行进，入肌后分为外侧支及内侧支，外侧支在肌腹前缘后方 2~3cm 处下行，内侧支与肌肉上缘平行向内走行。背阔肌的运动神经为胸背神经，与血管伴行进入肌肉。

以胸背动脉为蒂形成的背阔肌肌皮瓣，其旋转弧可达头颈、肩部、上肢及同侧胸部。其临床应用广泛，是身体上可供游离移植或带蒂移植范围最广、功能最多的皮瓣之一，常用于修复大面积皮肤组织缺损、合并有肌肉缺损且需要进行功能重建的缺损、乳房再造等。

在背阔肌前缘后 2cm 处画一平行于背阔肌前缘的斜线，为胸背血管的体表投影。沿体表投影线设计肌皮瓣，根据受区创面情况，确定背阔肌肌皮瓣移植方法和切取肌皮瓣的范围，较为常用的设计方法为以背腰部皮肤为主要供区的背阔肌肌皮瓣和以上半背部横形皮肤为主要供区的横形背阔肌肌皮瓣。手术时采取侧卧位或半侧卧位。自腋下沿背阔肌前缘切开皮肤组织，显露背阔肌前缘，钝性分离肌后间隙，可暴露胸背动、静脉和神经。继续向远端钝性分离，辨清血管神经束在肌肉内的行径，切断肌肉的止点部，至需要的宽度和长度，形成背阔肌肌皮瓣，修复创面，供区直接缝合或植皮（图 2-48，2-49）。

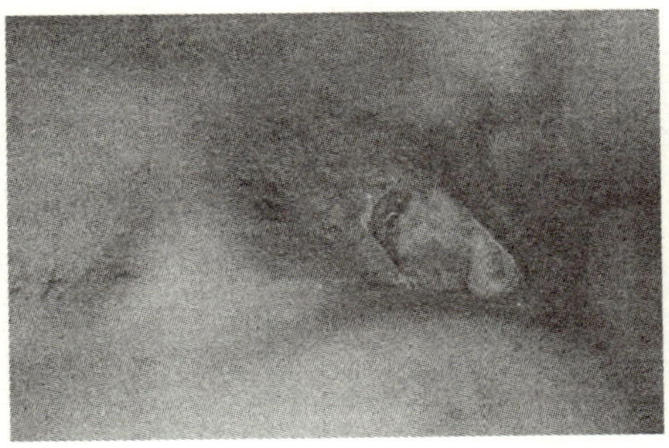

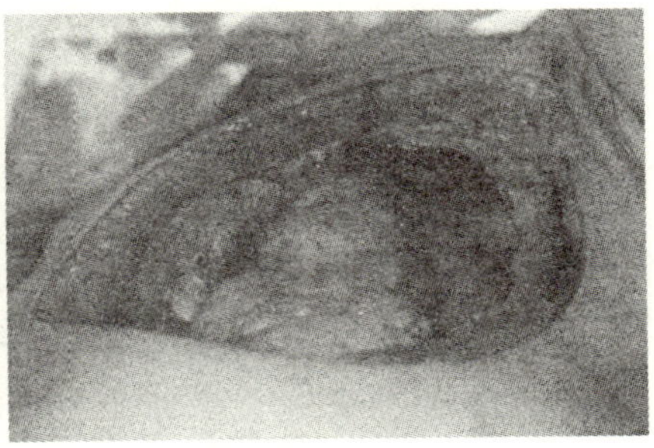

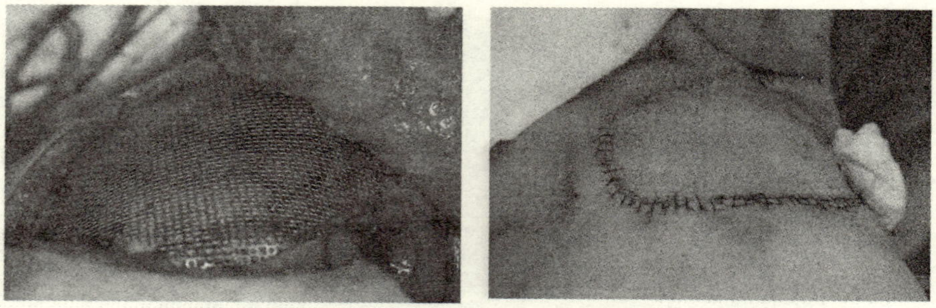

图 2-48 女，56 岁，双侧乳腺癌术后放疗，左侧放射性溃疡，肋骨外露，切除病变组织后，用钛网修复肋骨，背阔肌肌皮瓣修复软组织缺损。

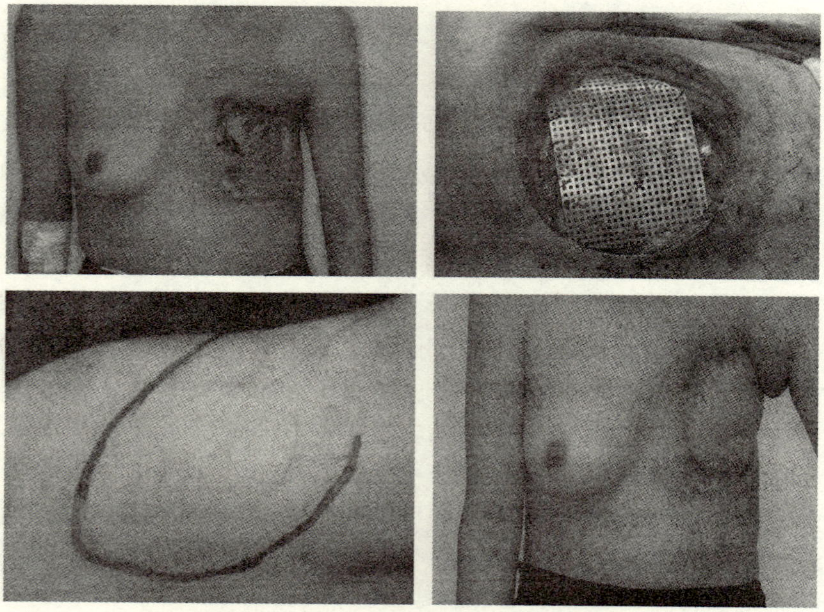

图 2-49 女，42 岁，左侧乳腺癌术后放射性溃疡，肋骨外露坏死，切除病变组织后，用钛网修复肋骨，背阔肌肌皮瓣修复软组织缺损。

(3) 腹直肌肌皮瓣。根据修复的需要，腹直肌肌皮瓣可以设计为纵行腹直肌肌皮瓣和横行腹直肌肌皮瓣。用于胸壁缺损的修复，以纵行腹直肌肌皮瓣较为常用，术前要确认胸廓内血管没有受到损伤，否则需要选用其它皮瓣修复。下腹部横行腹直肌肌皮瓣多用于乳房再造。

腹直肌位于腹部正中线两侧，为腹白线分隔，起自耻骨联合和耻骨，向上止于胸骨剑突和第 5~7 肋软骨的前面，腹直肌全长被 3~4 条横行的腱划分为几个肌腹，腱划与腹直肌前鞘结合紧密。腹直肌肌皮瓣的血供主要来自腹壁上、下动脉，腹壁上动脉为胸廓内动脉的直接延续，经胸肋三角下达腹直肌，在腹直肌后穿入肌质内，于脐附近和腹壁下动脉的分支在肌肉内吻合。腹壁下动脉于腹股沟韧带下方发自髂外动脉的内侧壁，在腹股沟韧带内 2/5 与外 3/5 交界处，于腹横筋膜后向内上方斜行，越过腹直肌外侧缘后在肌后方上升进入腹直肌内，至脐旁附近形成终末支。在肌内行进途中，腹壁上、下动脉均发出肌皮穿支供应表面的皮肤组织，并分别与肋间后动脉外侧穿支、腰动脉前皮支、腹壁浅动脉、旋髂浅动脉等的分支吻合。腹直肌接受下 6 对肋间神经支配。

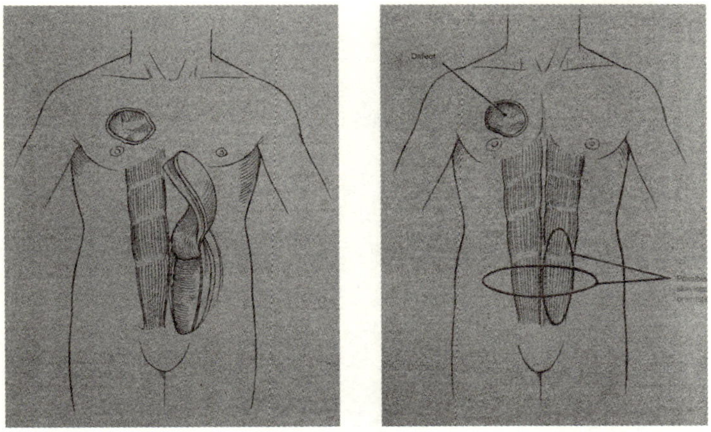

图 2-50　纵性腹直肌肌皮瓣修复胸壁缺损。

设计纵行腹直肌肌皮瓣时，肌皮瓣的范围上起剑突，下达耻骨联合上方，内侧为腹部正中线，外侧可以超出腹直肌外侧缘。逐层切开皮肤组织、筋膜及腹直肌鞘前层，以腹壁上动脉为蒂时，于肌皮瓣远端横断腹直肌，结扎、切断腹壁下动、静脉，在腹直肌深面分离，分至剑突肌皮瓣的蒂部。皮瓣蒂应有足够的长度，便于旋转。脐原位保留。将切开的腹直肌前鞘缝合，腹部供区拉拢缝合。如果需要组织量大，也可以下腹部采用横行腹直肌肌皮瓣。（图 2-51、2-52、2-53）

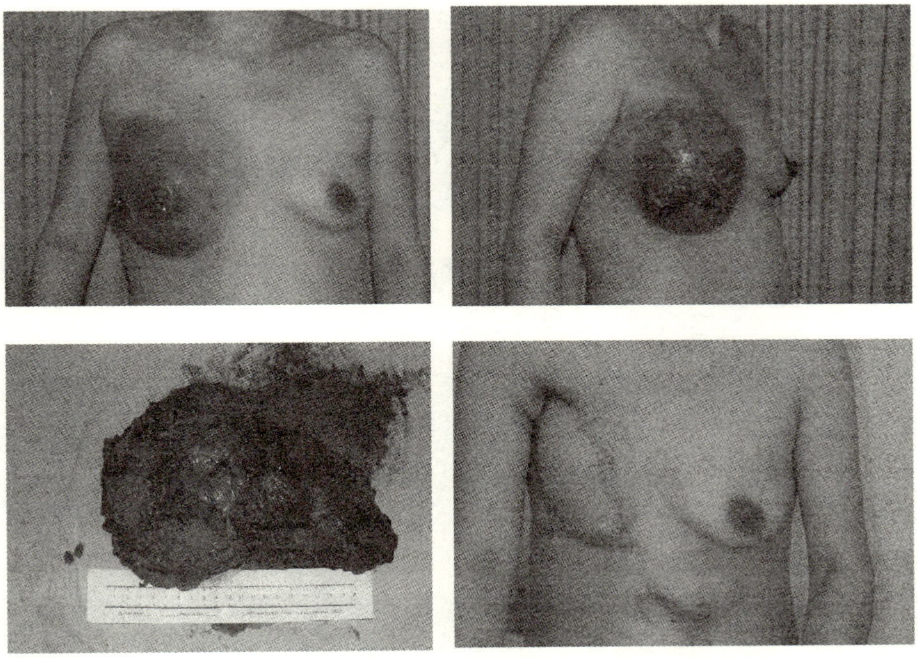

图 2-51　女，48 岁，右侧晚期乳腺癌，局部反复破溃出血，伴有恶臭，自肋骨表面切除后用对侧纵性腹直肌肌皮瓣修复，术后化疗，明显改善患者生活质量。

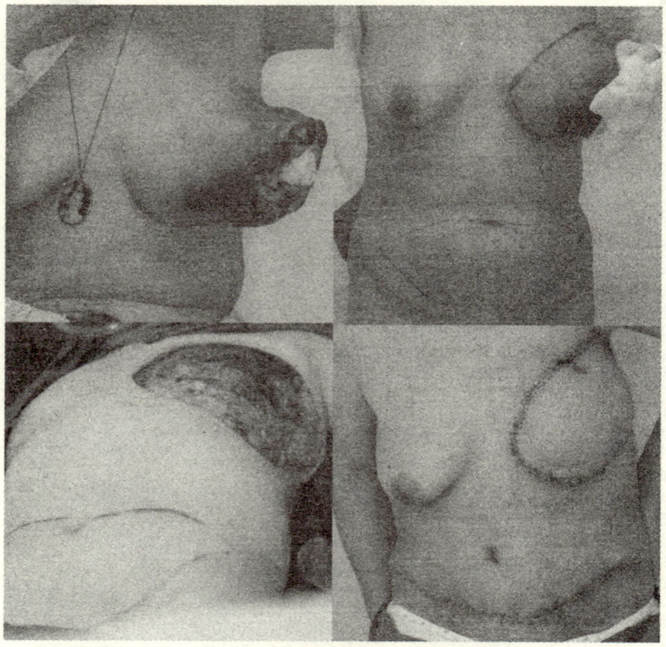

图 2-52　应用下腹部横行腹直肌肌皮瓣修复胸壁肿瘤术后创面

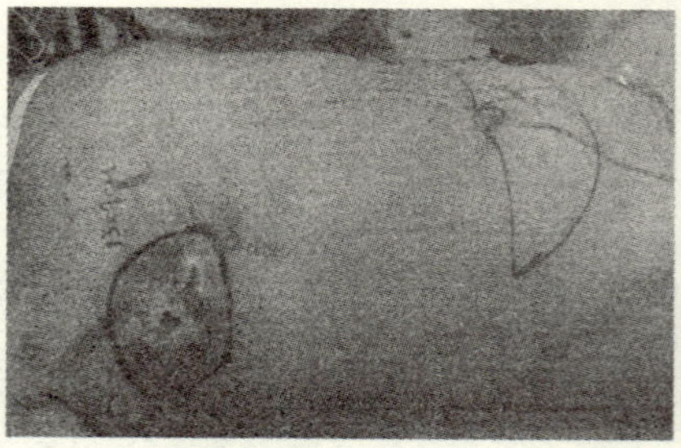

乳腺癌术后、放化疗后溃疡

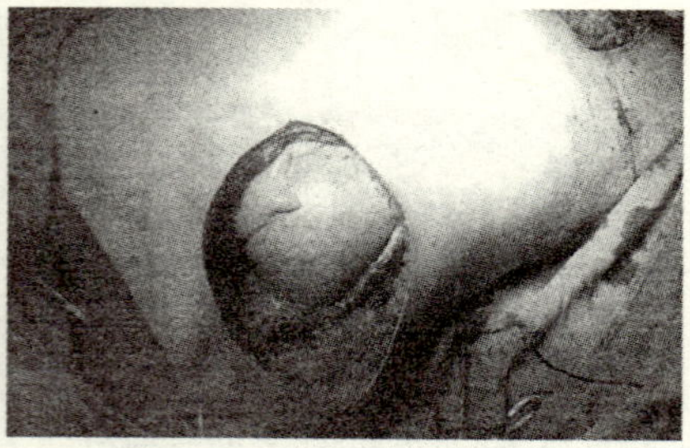

胸壁术后缺损创面

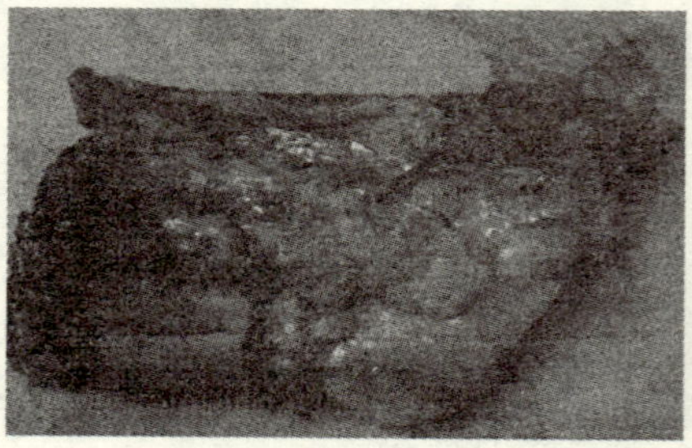

切除五根肋骨和软骨

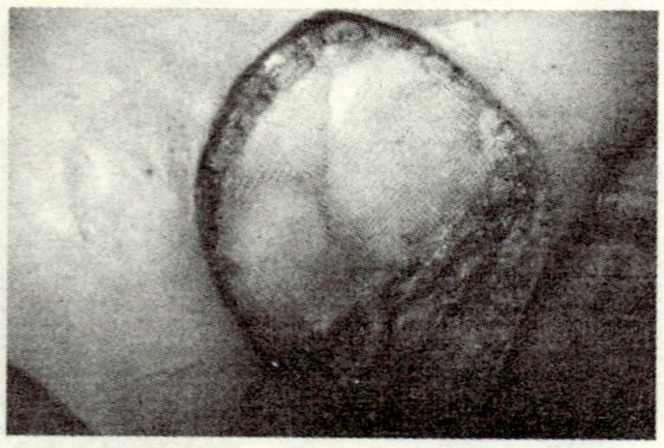

Prolene 网修复胸壁缺损

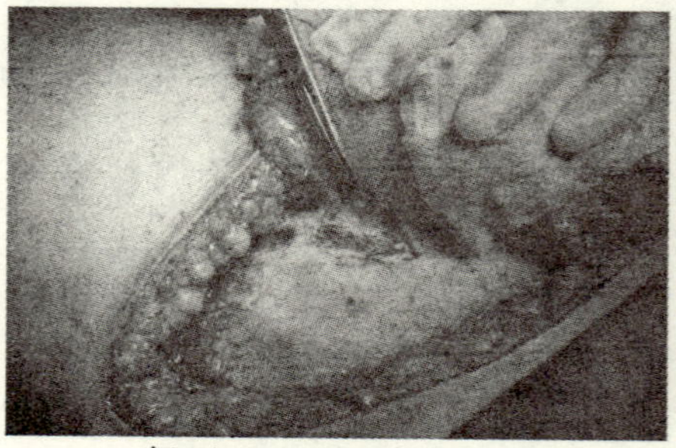

解剖 TRAM 皮瓣

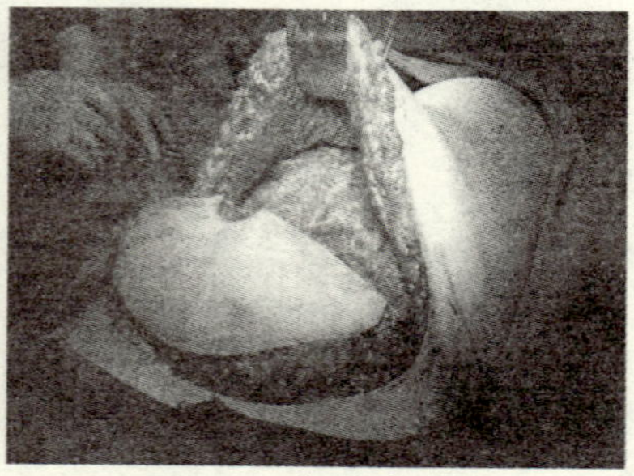

TRAM 皮瓣完成

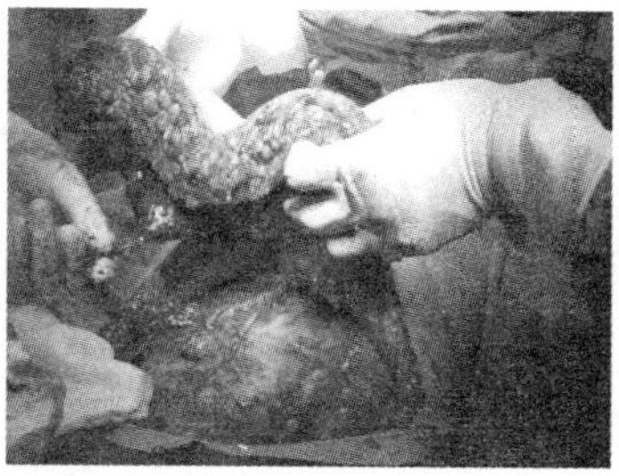

保留一侧腹壁下动静脉的 TRAM 皮瓣

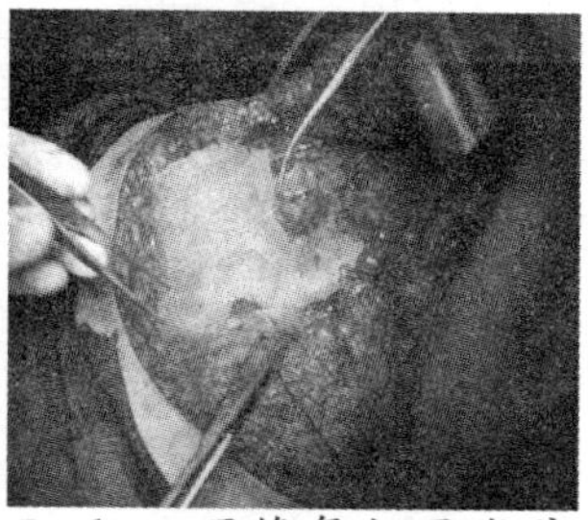

Prolene 网修复加固腹壁

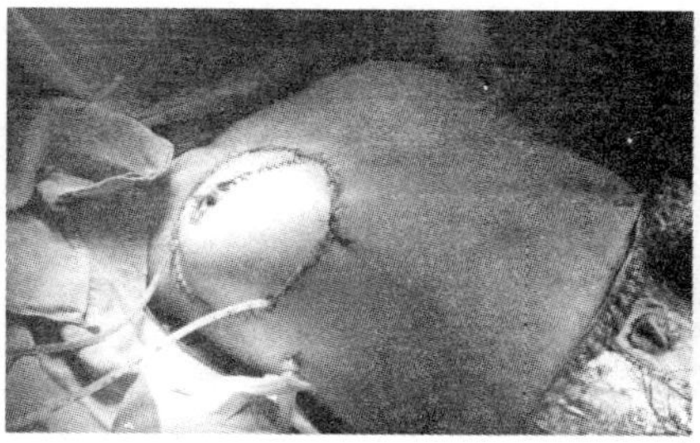

TRAM 皮瓣转移、吻合血管、修复胸壁缺损

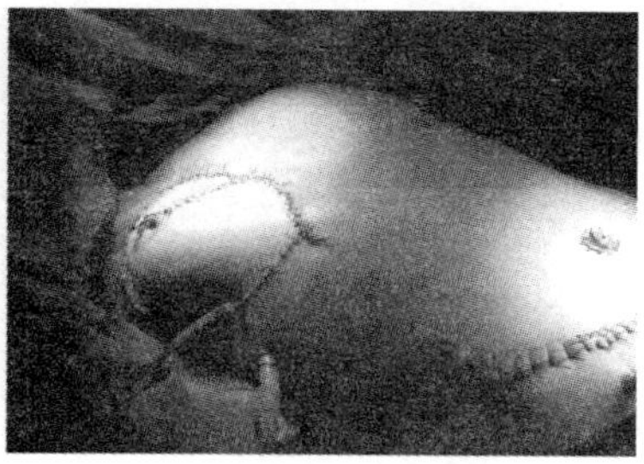

术后外观

图 2-53　乳腺癌术后复发放化疗后溃疡，TRAM 皮瓣修补胸壁缺损

（4）胸大肌肌皮瓣。胸大肌呈扇形，范围大，起点分为锁骨部、胸肋部、腹肋部三部分。锁骨部起自锁骨内侧半，肌纤维向外下斜行；胸肋部起自胸骨外侧上 6 个肋软骨前方，肌纤维大体平行向外行走；腹肋部起自腹直肌前鞘和第 5~7 肋远端，肌纤维向上外斜行。三部肌纤维向外集合，形成扁平腱止于肱骨大结节嵴。胸大肌的血供为多源性，主要有三个来源：胸肩峰动脉、腋动脉的胸肌支、胸廓内动脉穿支。胸大肌的神经支配主要有胸前外侧神经和胸前内侧神经。

胸大肌用于胸部缺损的修复主要有两种方法，一是以胸廓内动脉穿支为蒂形成肌皮瓣，逆行翻转修复创面；二是以胸肩峰动脉为蒂，形成肌皮瓣修复创面。

胸肩峰动脉的体表投影标记方法，ab 为肩峰至剑突的连线，o 点为自锁骨中点向 ab 连线作垂线 cd 的交点，cob 线即为胸肩峰动脉的体表走行（图 2-54）。

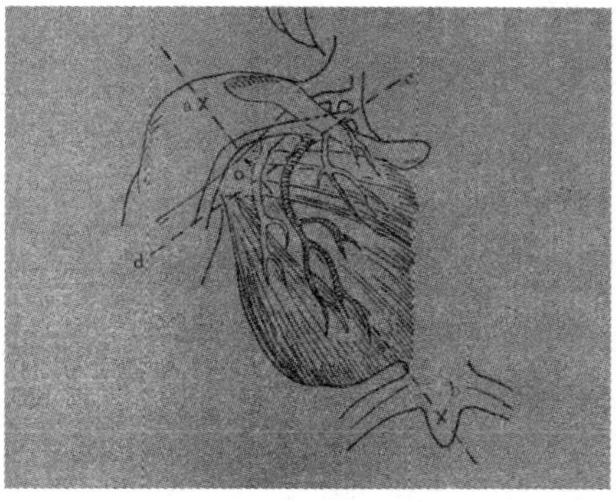

图 2-54　胸大肌肌皮瓣的设计，cob 线即为胸肩峰动脉的体表走行

沿体表线根据修复缺损需要设计肌皮瓣，设计的范围上到腋皱襞平面，下至剑突平面，内界可达胸骨缘，外界至腋前线。手术时先切开蒂部皮肤，再沿皮瓣外侧缘切开皮肤和胸大肌全层，于胸固有筋膜深面分离肌皮瓣，将胸大肌掀起后，于胸大肌深面钝性分离至蒂部，找到位于胸大肌深面的血管神经束后，沿设计线切开皮瓣内缘皮肤和全层胸大肌，形成胸大肌肌皮瓣，转移修复创面。（图 2-55、2-56）

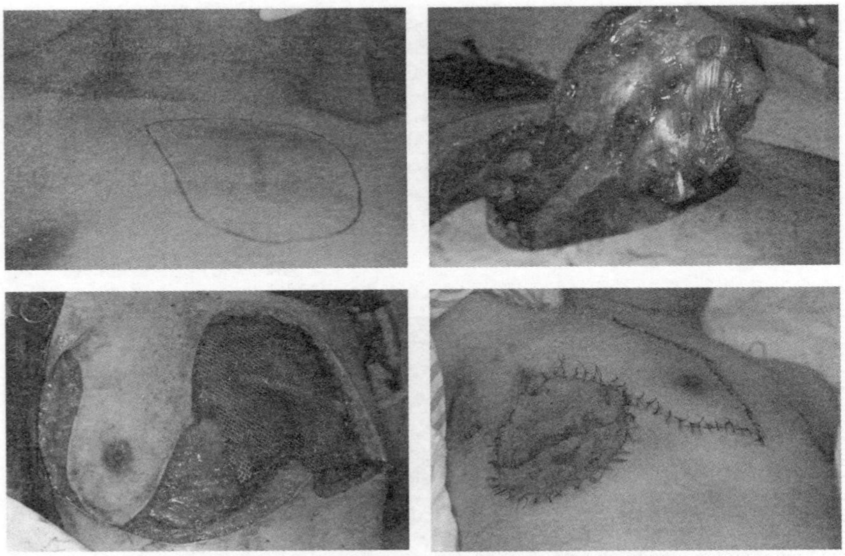

图 2-55　男，57 岁，胸骨肿瘤扩大切除后应用钛网和胸大肌肌皮瓣修复。

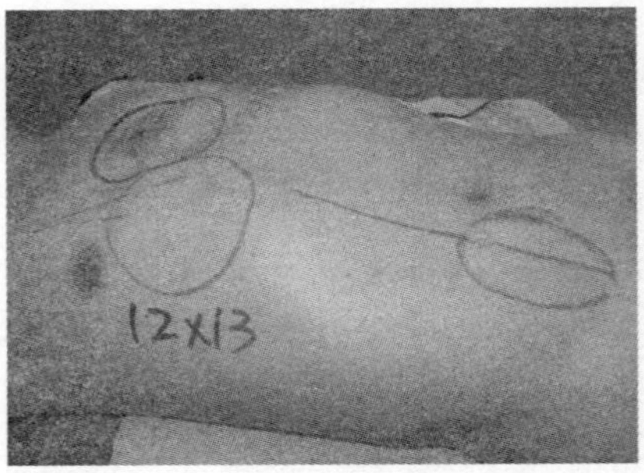

术前设计的病灶切除范围和转移胸大肌肌皮瓣范围

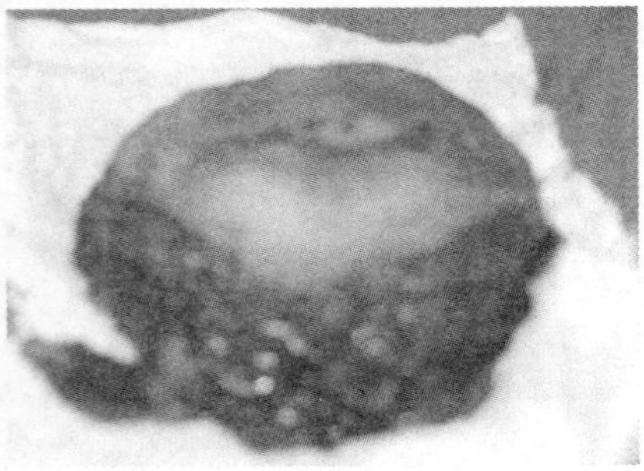

切除胸壁肿瘤：4 对肋软骨及部分胸骨

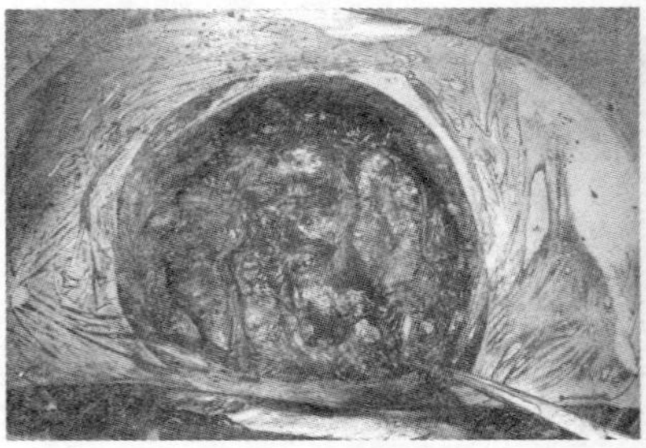

胸壁肿瘤切除后的创面

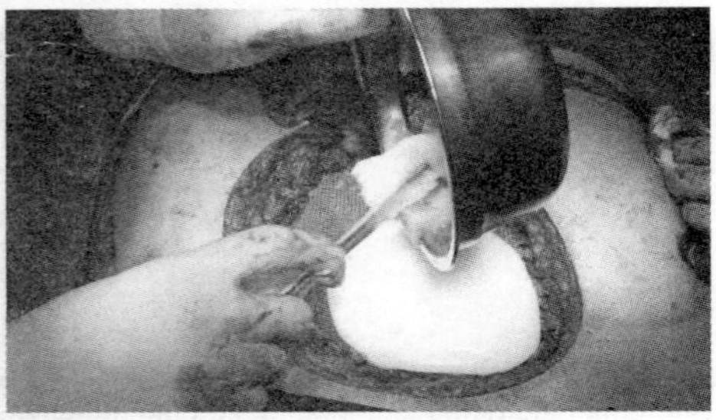

先缝合 Prolene 网后，用骨水泥塑形

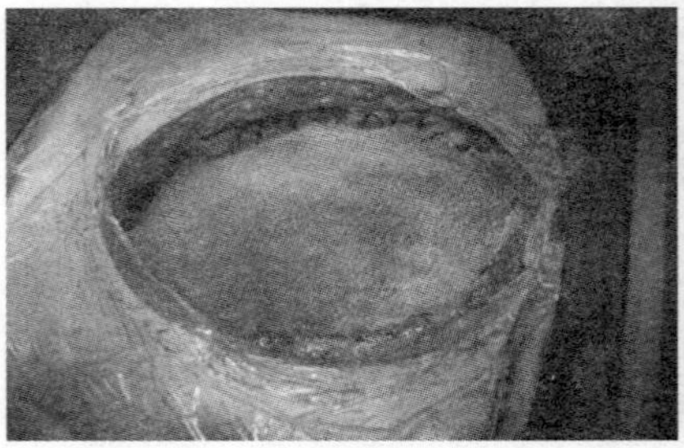

再在骨水泥表面缝合 Prolene 网

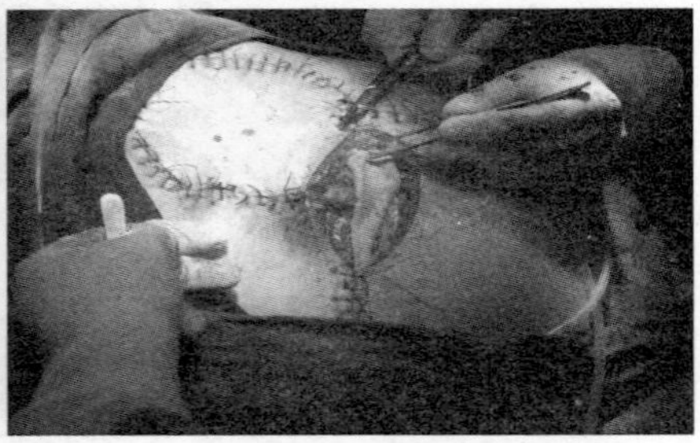

岛状胸大肌肌皮瓣转移后，创面植皮

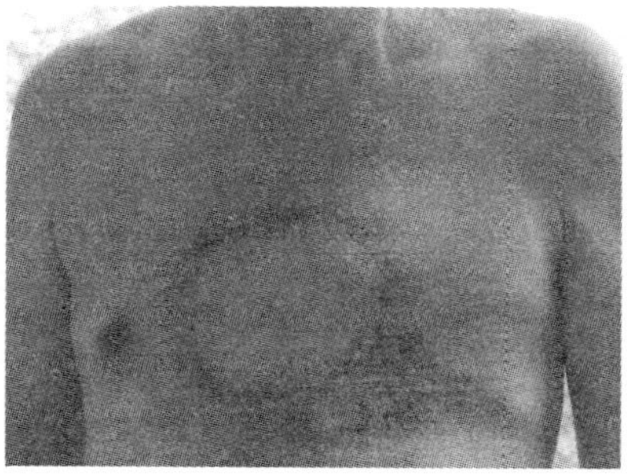

术后第 12 天的创面

图 2-56　胸骨肿瘤扩大切除、采用双层涤纶网加骨水泥做成的“三明治”式胸壁假体与胸大肌肌皮瓣转移修复重建

（5）乳腺组织瓣。乳腺组织血液供应丰富，主要依靠周围动脉分支供血，其动脉来源主要有胸廓内动脉的肋间穿支、胸外侧动脉、肋间动脉以及胸肩峰动脉的胸壁分支，乳房的动脉系统由其内侧、外侧及深部三个主要方面的动脉分支组成，这些动脉相互吻合，在乳房的腺体表面和腺体内构成浅、深两组血管网。浅组动脉血管末梢最终向乳头乳晕聚集形成环状血管网，腺体内的血管沿乳房的横膈膜走向乳头。

由于乳房腺体具有良好的血液供应，同时又有一定的腺体组织，可以在覆盖创面的同时填塞死腔。乳腺组织瓣创伤较轻，尤其适用于一般状况较差、年龄较大的患者，对年轻的女性则应避免伤及健侧乳房，选用其它的皮瓣。乳腺组织瓣可以与胸大肌肌瓣分开成为两层组织瓣分别转移，也可以与胸大肌一起形成一个组织瓣转移，增加组织的厚度。乳腺组织瓣的转移方式灵活多样，可以是上方蒂、下方蒂、内侧蒂或外侧蒂，在胸壁缺损的修复中以上方蒂最为常用，手术过程中蒂部应包含知名血管，保证组织瓣的血供（图 2-57,2-58）。

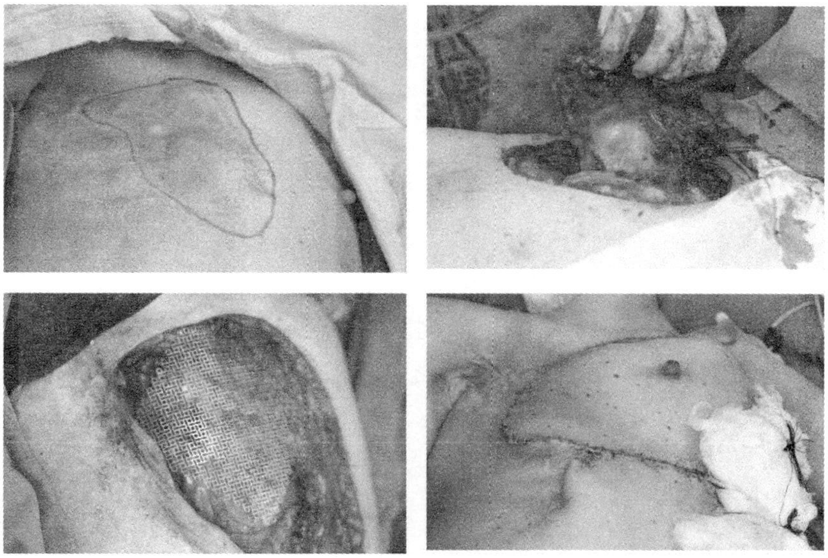

图 2-57　右侧乳腺癌术后复发，累及胸骨和肋骨，应用钛网和对侧乳腺组织瓣修复。

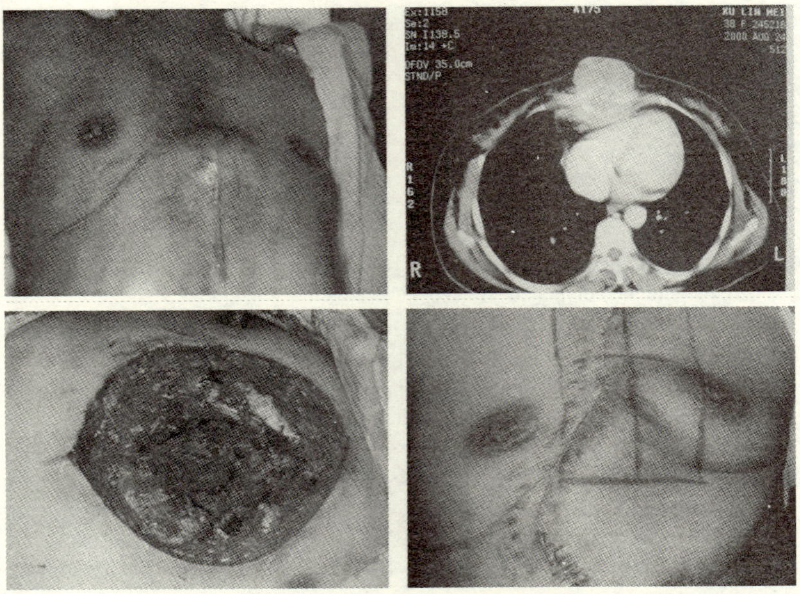

图 2-58　胸骨肿瘤，多次术后复发，根治性切除后应用乳房组织瓣修复创面，术后放疗。

（6）大网膜瓣。胸部大面积的缺损或深部组织外露，无法用一般的皮瓣、肌皮瓣修复时，可以应用大网膜带蒂移植，然后在大网膜上游离植皮。临床实践发现，用大网膜修复体表缺损时，网膜上面如果不立即用皮片覆盖，会经历肉芽组织形成过程，网膜变硬；如果能立即植皮，则能保持网膜的柔软性。但有腹部手术史和腹腔感染史者，大网膜可能粘连或纤维化，应视为手术禁忌症。进行网膜移植时，需要作剖腹手术，创伤较大，曾有发生肠粘连、肠扭转和腹膜炎致死的报道，应严格掌握适应症。

大网膜由胃网膜左动脉和胃网膜右动脉形成大网膜上动脉弓，网膜左和右动脉下行至大网膜游离缘吻合形成大网膜下动脉弓（图 2-59）。

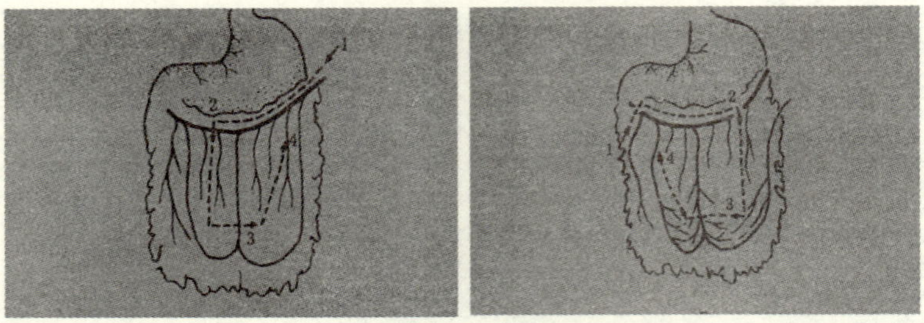

图 2-59　大网膜瓣的制作。上图以胃网膜右血管为蒂，下图以胃网膜左血管为蒂。

作上腹正中或旁正中切口，开腹后将胃和大网膜提至腹腔外展平，根据血管的分布情况选择胃网膜左或右动脉为蒂，根据受区修复情况，对大网膜进行合理修裁（图 2-60），出血点应仔细结扎，防止网膜内血肿形成。转移到受区时，皮下隧道应宽大，切忌使网膜瓣长距离途径腹腔内，以免发生内疝和肠粘连。转移到受区后，周边作数针固定，将网膜铺平，在网膜上植皮。术后包扎压力不宜过大。

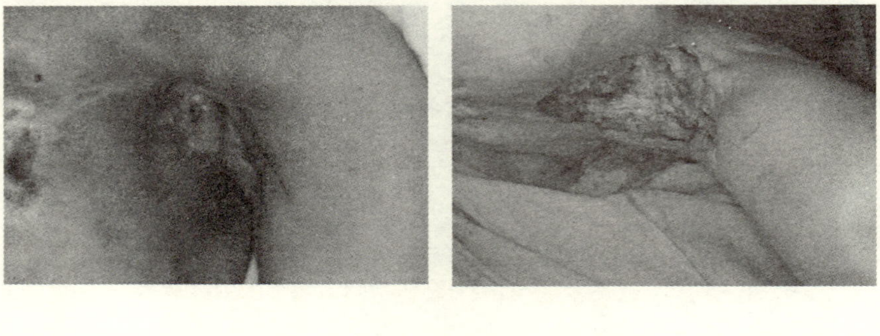

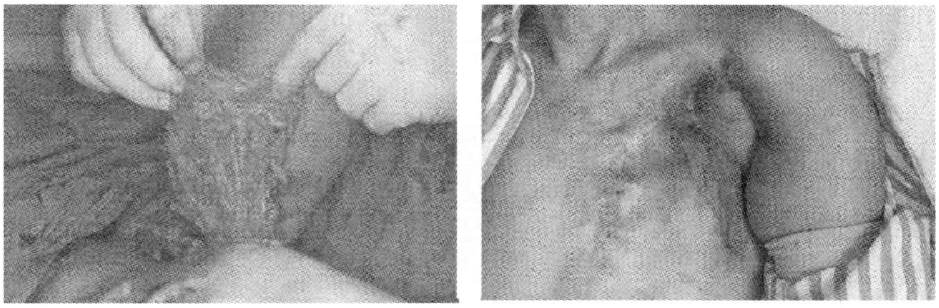

图 2-60　女，68 岁，乳腺癌术后腋窝瘢痕挛缩、放射性溃疡，伴有肋骨外露坏死，溃疡清创后用背阔肌肌皮瓣和大网膜瓣修复。

（7）腹壁下血管穿支皮瓣。即 DIEP flap，是不带腹直肌的腹壁下血管穿通支皮瓣，DIEP 皮瓣是以腹壁下血管为血管蒂，以其在脐周的主要血管分支为滋养血管的下腹部皮瓣。皮瓣形状与设计与 TRAM 皮瓣相同。手术中在腹直肌后面找到腹壁下血管，沿其走行分开腹直肌，追踪到穿出腹直肌前鞘为止。为了保护供血穿支血管，可以在血管周围保留少许肌肉组织。皮瓣形成后与胸部受区血管在显微镜下吻合（图 2-61）。该皮瓣优点是最大限度的保留了腹直肌的形态与功能，将腹壁的损伤程度降到最低水平。且对于女性患者，腹壁较松弛者可同时起到美容效果。另外因吻合血管，受区部位不受限制。缺点：手术操作相对烦琐，手术时间延长，分离血管时易损伤穿支血管，特别是完全不带腹直肌时，增加了皮瓣失败的几率。

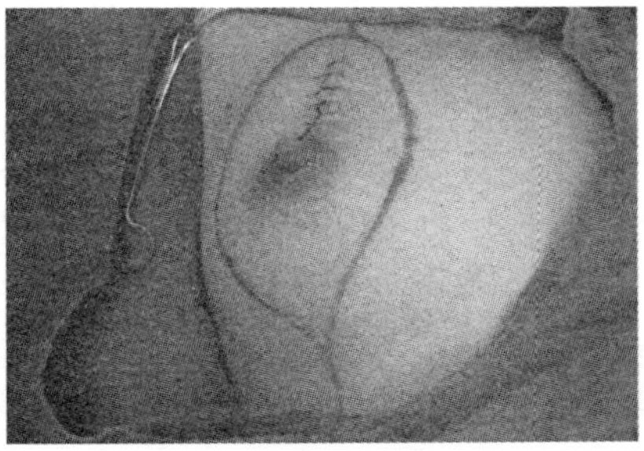

右侧乳腺癌活检术后

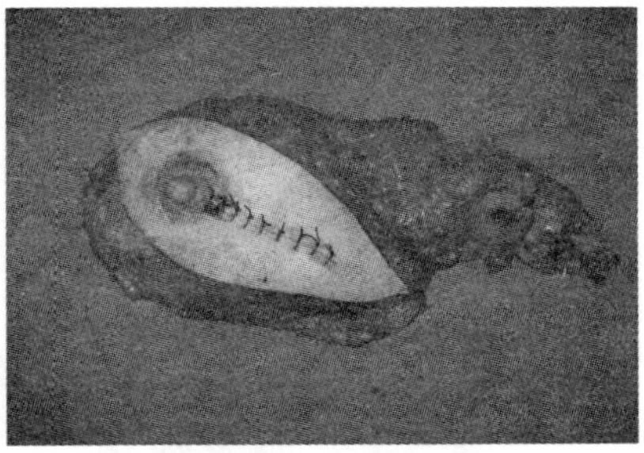

整块切除的乳房及腋窝淋巴组织

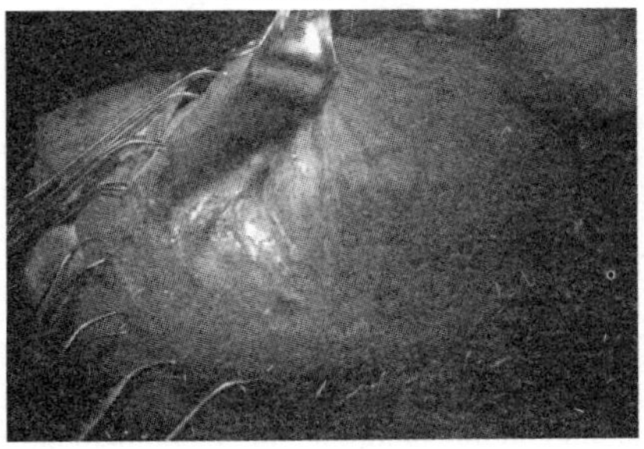

乳腺癌切除后胸部创面

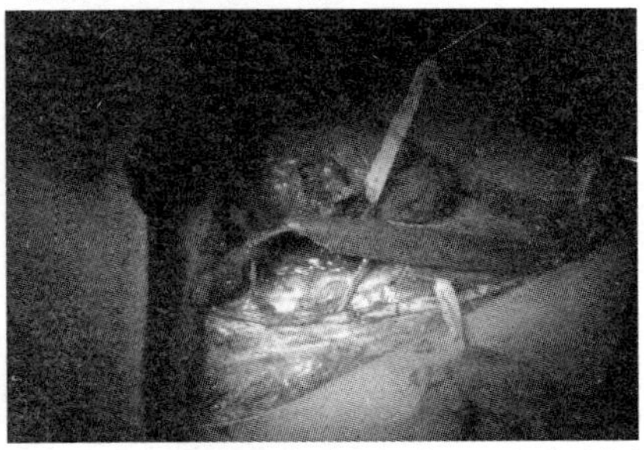

解剖腹壁下动静脉在腹直肌的穿刺部

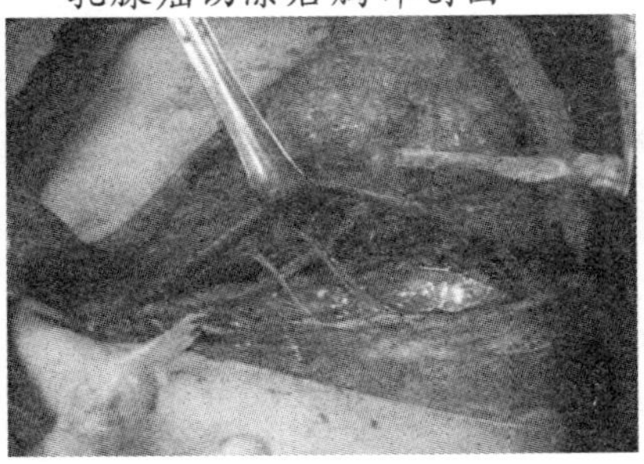

已游离的 DIEP 皮瓣

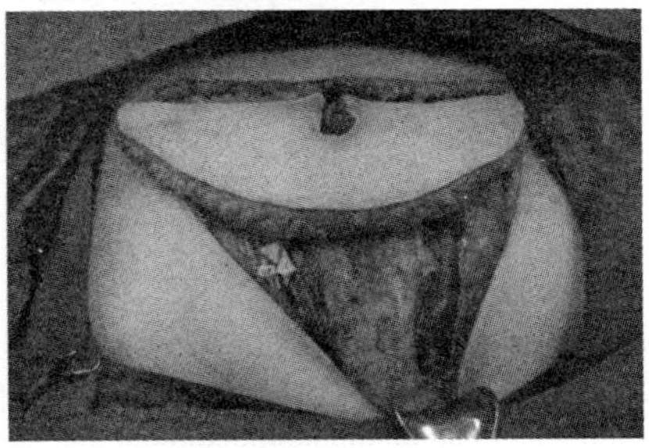

用 DIEP 皮瓣进行乳房再造

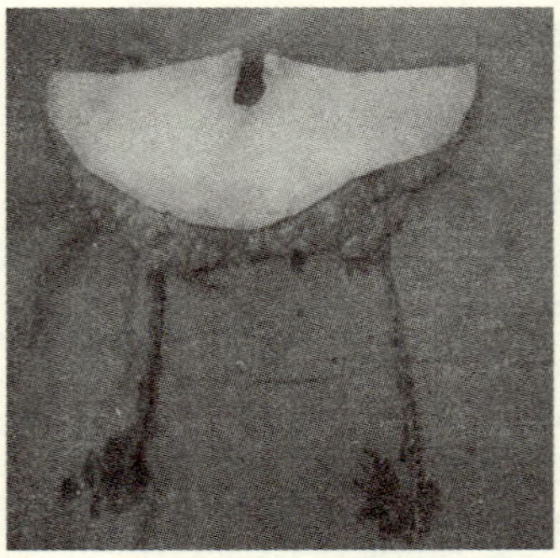

解剖腹壁下动静脉及运动神经

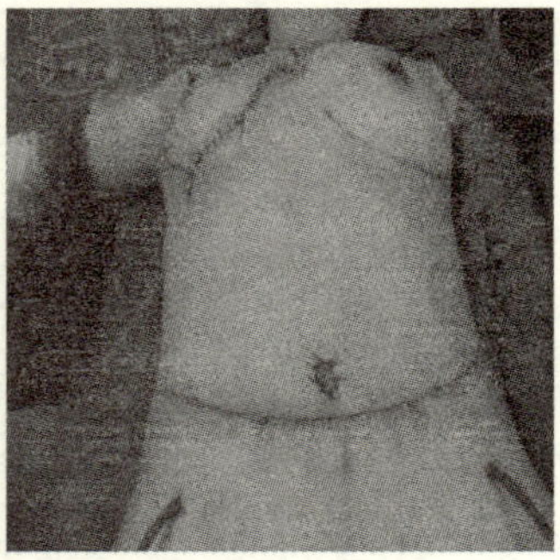

DIEP 解剖完毕

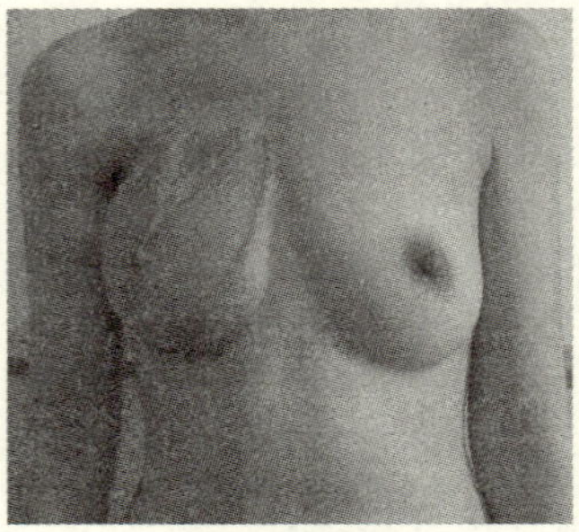

术后放疗二个月

图 2-61　乳腺癌活检术后 DIEP 皮瓣修复与重建乳房

【胸腔内的修复】

胸腔内恶性肿瘤如食道癌术后吻合口瘘，往往导致胸腔感染，造成脓胸，破溃后形成慢性窦道；肺癌术后残端瘘，以及支气管胸膜瘘等疾患也会导致胸腔内感染，窦道迁延不愈，患者营养不良（图 2-62），甚至危及生命。

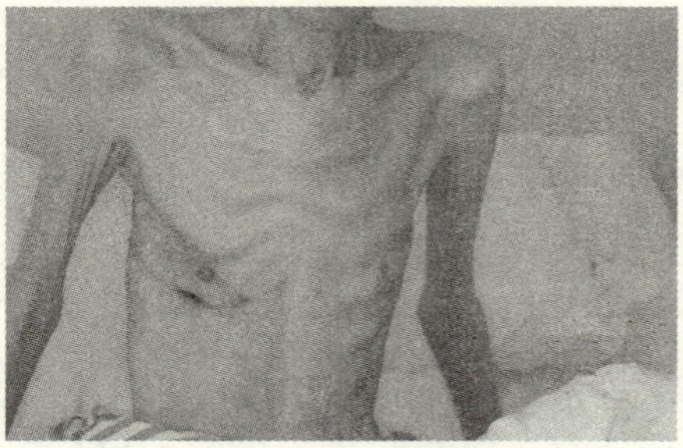

图 2-62　食道癌术后食道瘘，胸腔内脓肿窦道，患者多伴有严重营养不良

食管吻合口瘘的发生后，首先在胃镜下检查瘘口，尽可能取出吻合钉等异物，放置支架堵塞瘘口，插入胃管，改道饮食，积极处理原发疾患。

胸腔内急性感染，特别是脓胸患者往往全身状况很差，伴有发热，白细胞增高。治疗的第一步需要放出脓液，大量生理盐水冲洗伤口，有保留的刮除脓苔，防止损伤重要脏器，开放引流，伤口换药，控制感染。也可以用抗生素盐水持续灌注冲洗。1–2 周后待胸腔内肉芽组织新鲜，白细胞数量降至正常，发热消退，全身营养状况改善后，进行胸腔内肌瓣转移，封闭胸腔。

支气管胸膜瘘多见于肺癌肺部分切除后辅助以放疗的患者，支气管残端破裂后污染胸腔引起继发感染，形成脓胸或慢性窦道。脓胸的患者开放引流，控制急性感染。治疗需要首先进行清创，清创时经肋间隙切口，放置扩胸器，进入胸腔，放出脓液，轻轻刮除脓苔，防止损伤重要脏器，胸腔内用双氧水及大量盐水冲洗，找到支气管胸膜瘘口，去除周围坏死组织，关闭瘘口，瘘口也可以用组织瓣堵塞，或用人工真皮、胶原塞堵塞。然后胸腔内转移健康的肌瓣，覆盖于封闭的瘘口表面。

同样，肺部分切除后的残端瘘口也需要找到关闭后，用肌瓣覆盖残端，加强瘘口的闭合。常用的封闭瘘口的肌瓣为前锯肌肌瓣。

食管吻合口瘘找到内部瘘口后，轻轻刮除瘘口，形成新鲜创面。转入肌肉组织瓣，去除表皮，堵塞瘘口，必要时用可吸收线固定数针，应尽量减少线头等异物。肌膜或其他筋膜组织是封闭内部瘘口的良好材料，便于瘘口周围的粘膜爬入，比起脂肪或肌肉组织不易形成凸起的肉芽组织，妨碍粘膜的生长或假膜的形成。

瘘口用肌瓣覆盖后，根据胸部腔隙的大小，选择封闭死腔的方法。

长时间脓胸会压缩肺部组织，死腔巨大，单纯一个肌肉组织瓣往往组织量不够，不能完全填塞死腔。可以选择下列方法：（1）联合两个或多个肌肉组织瓣修复，如腹直肌瓣联合背阔肌瓣，用肌瓣完全填塞死腔（图 2-63）。（2）肌肉组织瓣联合胸廓改型，去除上下 2~3 根肋骨，减少死腔后，胸腔内填塞肌肉组织瓣（图 2-64）。脓胸导致的死腔常位于胸部的下端，胸腔内常用的填塞肌肉组织瓣有背阔肌肌瓣、逆行背阔肌肌瓣、腹直肌肌瓣、腰大肌肌瓣等。（3）应用 Clagett 方法，肌肉组织瓣堵塞瘘口后，缝合皮肤切口，留下 2 针缝线，胸腔内灌满抗生素盐水后皮肤缝线打结闭合切口，胸腔内盐水吸收的同时肉芽组织生长，闭合死腔。

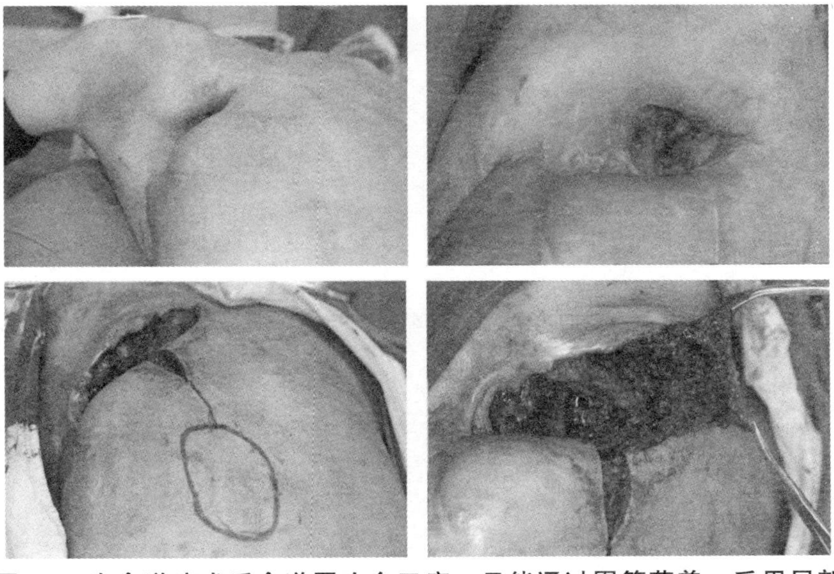

图 2-63　男，52 岁食道癌术后食道胃吻合口瘘，只能通过胃管营养，采用局部肌瓣联合腹直肌肌瓣修复。

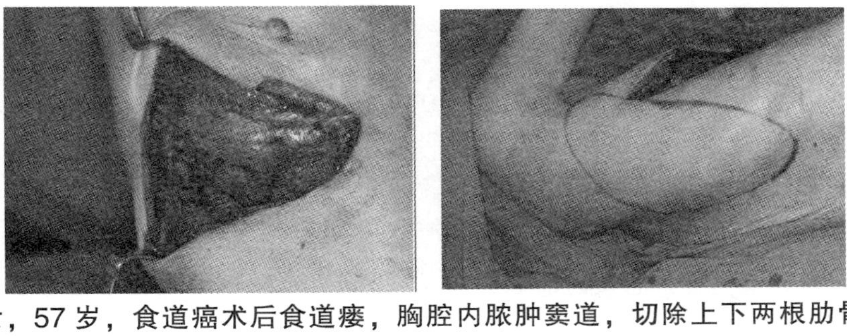

图 2-64　女，57 岁，食道癌术后食道瘘，胸腔内脓肿窦道，切除上下两根肋骨部分胸改后，联合背阔肌肌皮瓣去表皮填塞胸腔内死腔。

Clagett 方法已有近 50 年的历史，一次手术的成功率达 75–80%，必要时可以重复操作。方法是胸腔内瘘口用肌瓣加强后，皮肤切口上下分离便于切口无张力缝合，从前后两端缝合真皮、皮肤，皮肤两层缝合，真皮内缝合可以达到水密封 (water–tight) 的目的。留下切口中间真皮缝合的数针暂不打结，胸腔内灌入抗生素盐水，注意必须排除胸腔内的全部空气，用抗生素盐水灌满胸腔，真皮内缝合线打结，然后缝合皮肤。

【胸腹壁联合缺损的修复与重建】

胸腹壁的联合缺损主要是由于胸壁肿瘤发生在胸壁的 7、8 区或上腹壁肿瘤侵犯胸壁所致，也就是膈肌附着于胸壁的区域。此处的肿瘤易累及膈肌和腹壁。此部位的肿瘤手术不但造成胸壁的部分缺损，同时还会造成腹壁、膈肌的部分缺损。因此，在此类手术的修复与重建时，我们常采用 Prolene 网将胸腔关闭，使肋膈窦的胸腔腹腔化（我们认为不要超过膈顶），防止反常呼吸。用 Prolene 网进行腹腔的闭合。大多数情况下，此处的肌肉（前锯肌、腹内斜肌、腹外斜肌等）已被切除，需用背阔肌肌瓣或大网膜等自体组织覆盖于皮肤与人工材料之间，防止皮瓣坏死后异物暴露（图 2–65、2–66）。

例 1，男，45 岁，因右胸季肋部肋软骨肉瘤，切除五根部分肋骨、部分膈肌及部分腹壁，用 prolene 网+背阔肌肌瓣修补缺损，恢复良好。

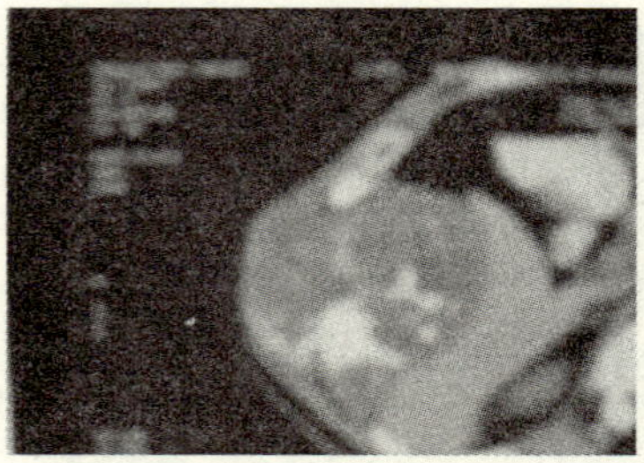

术前胸部 CT 显示:胸壁肿瘤压迫肝脏

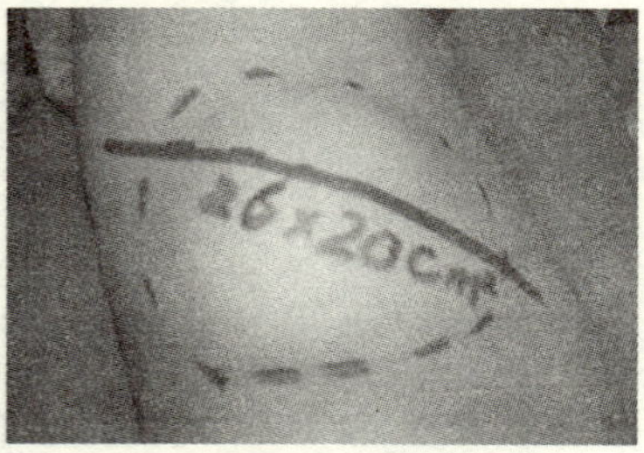

胸壁肿块大小

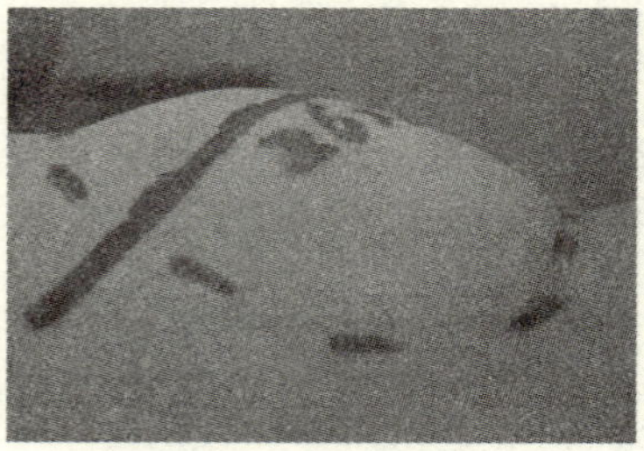

侧面胸壁肿块大小

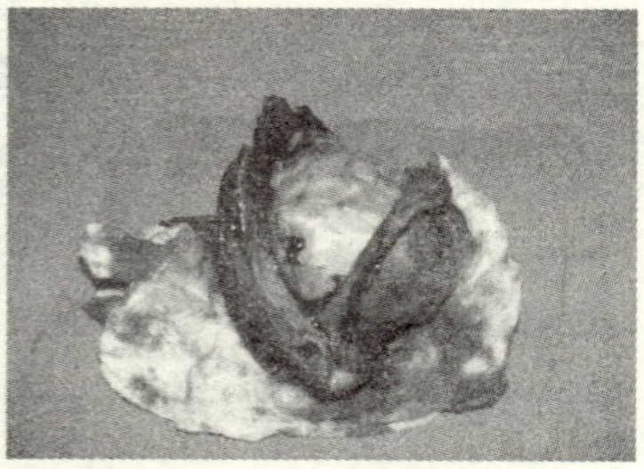

切除的肿瘤：切除五根肋骨，部分膈肌及部分腹壁

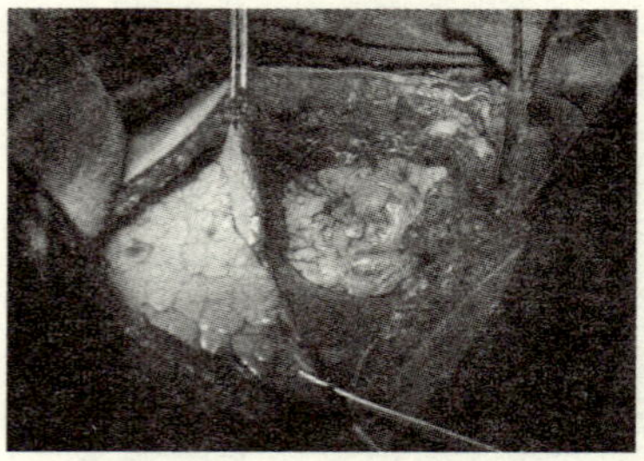

胸壁肿瘤切除后的创面

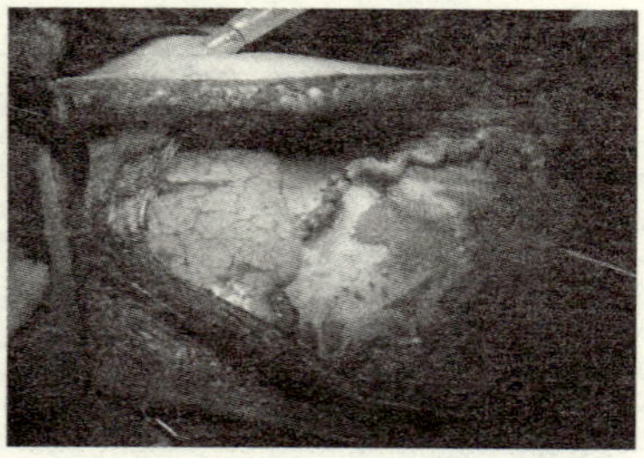

用 Prolene 网修补腹壁及膈肌

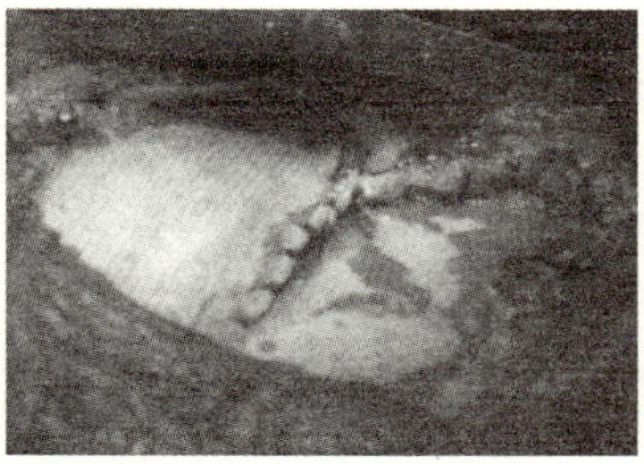

用 Prolene 网修复缺损胸壁

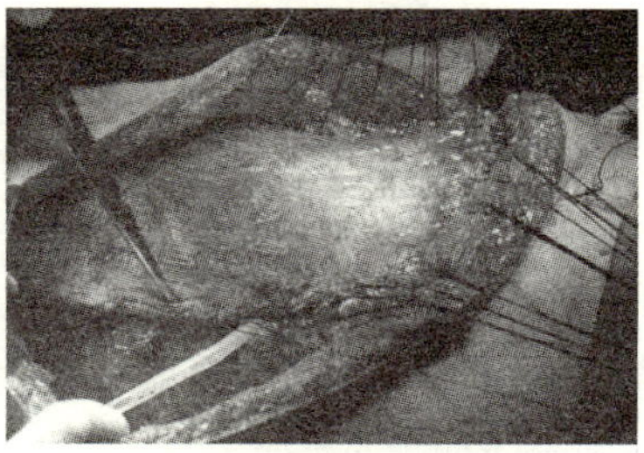

用背阔肌肌瓣覆盖人工材料

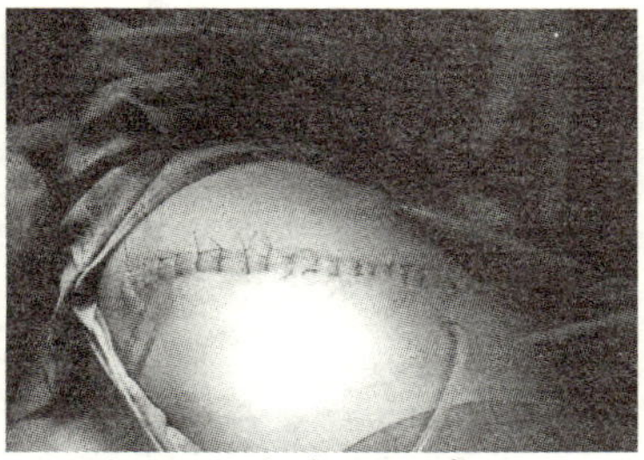

术后胸壁外观正常

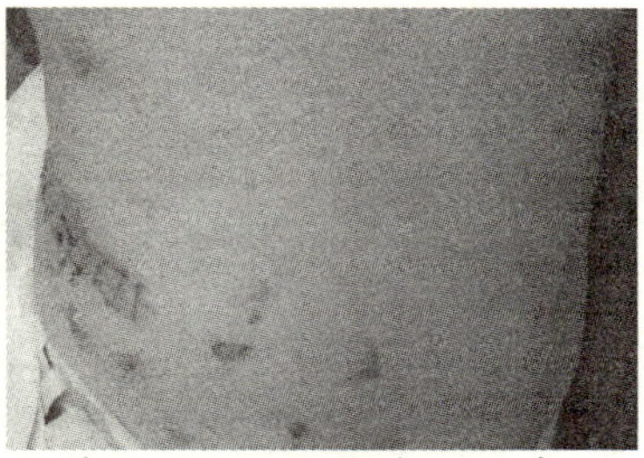

术后第 10 天，胸壁外观正常

图 2–65 右胸腹壁联合缺损的修复与重建

例 2：男，32 岁。左下胸及上腹壁巨大纤维肉瘤、胸腔积液、侵犯肋骨及压迫肾脾脏。

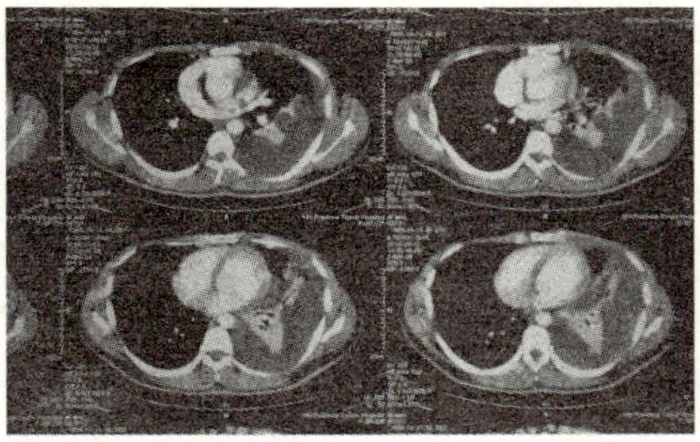

胸部 CT

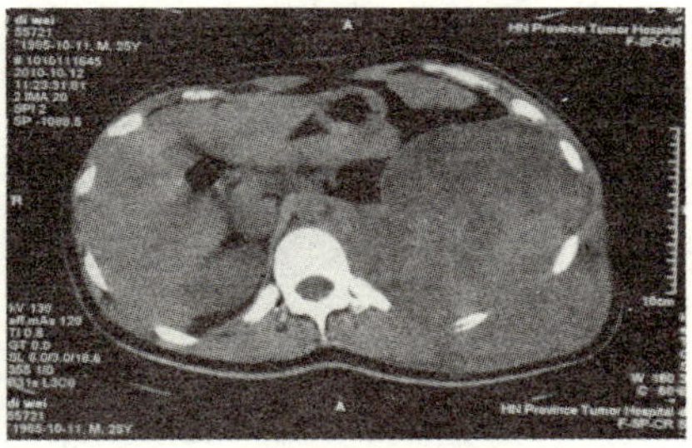

腹部 CT

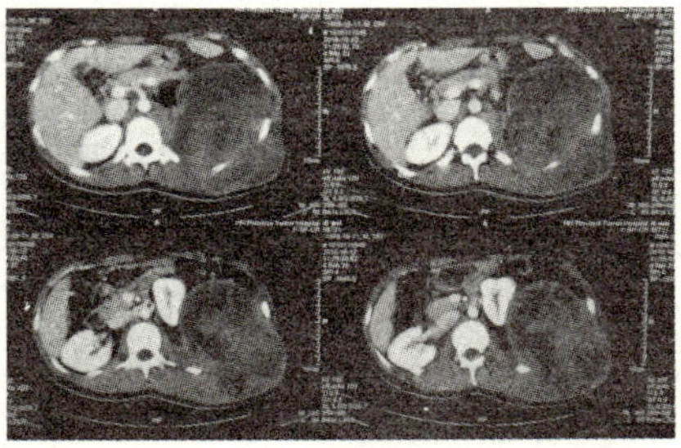

腹部 CT

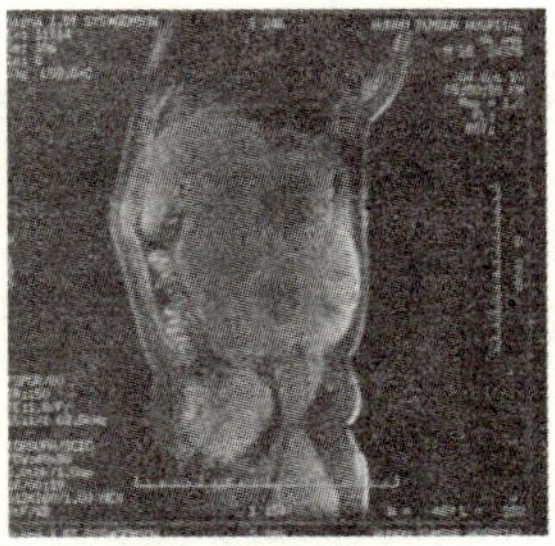

腹部矢状面 CT

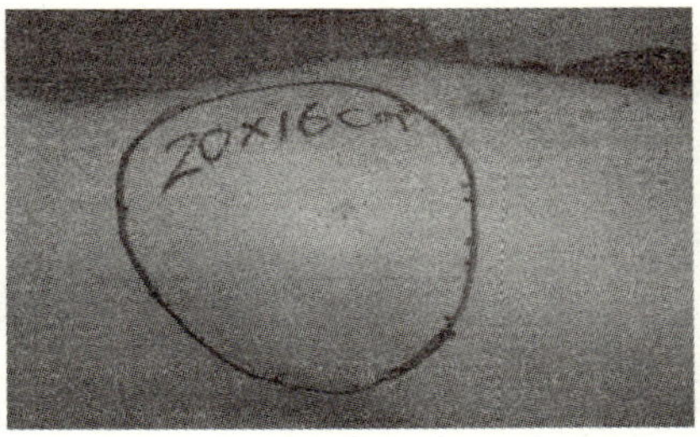

侧面肿块大小

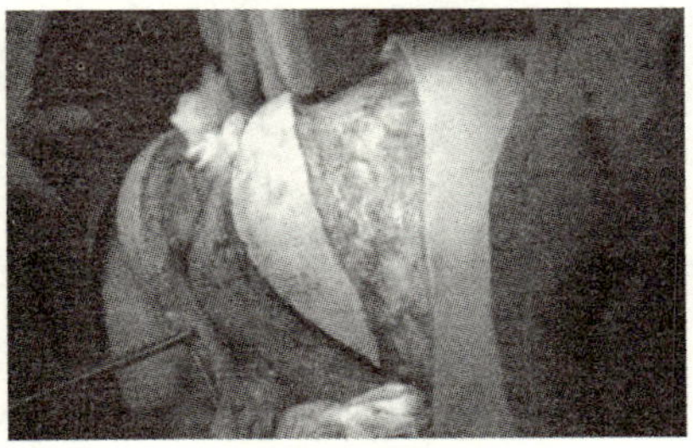

手术中

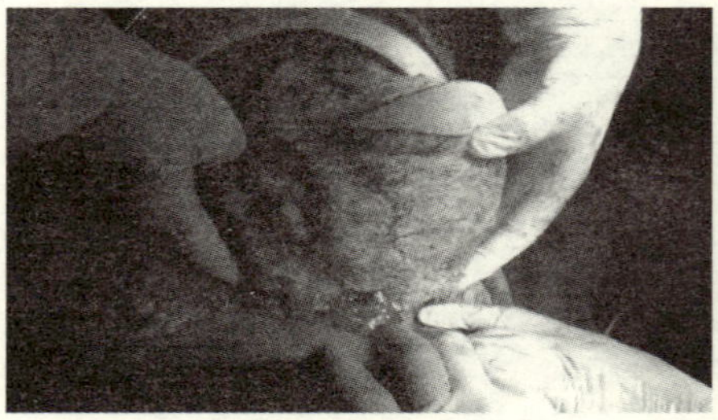

切除肿瘤及部分胸腹壁、膈肌

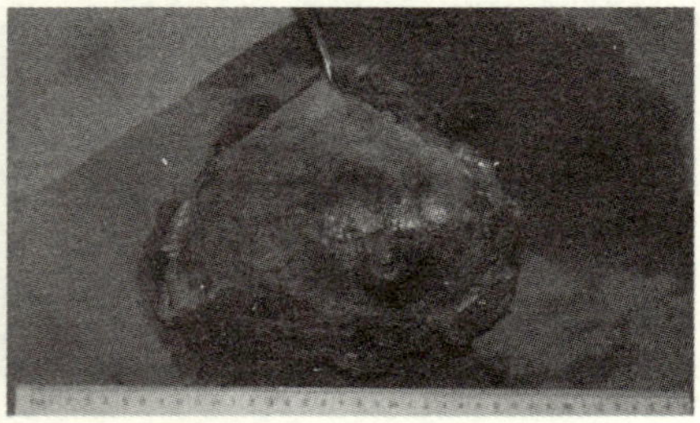

切除的肿块大小

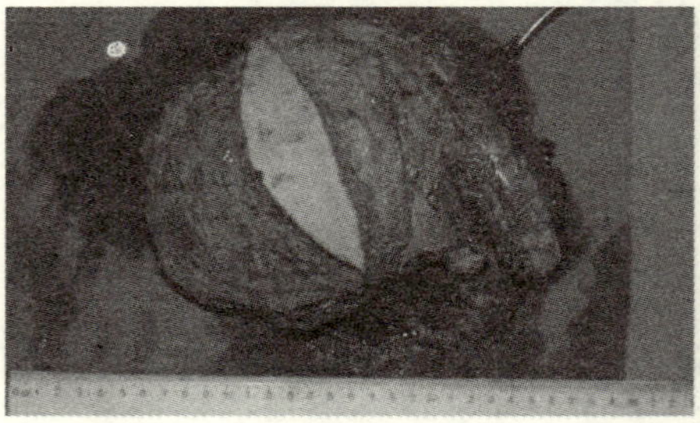

切除5根肋骨及部分膈肌和腹壁

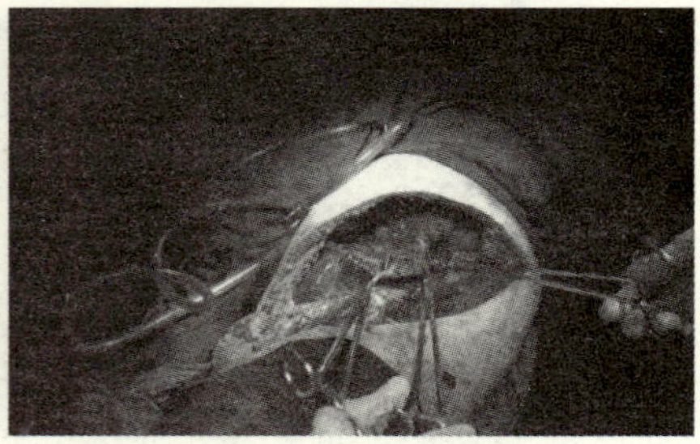

胸腹壁及膈肌部分缺损

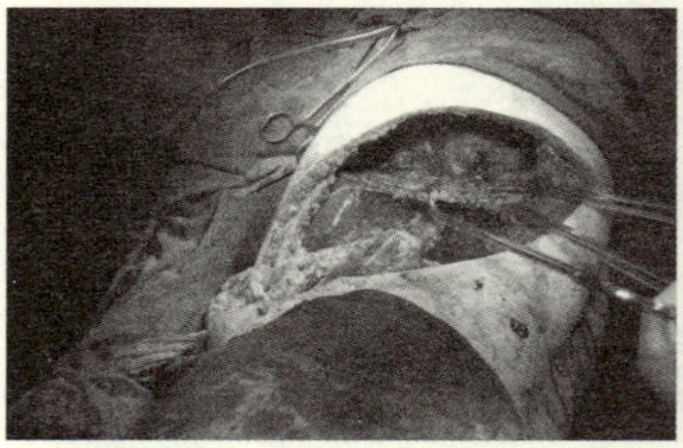

胸腹壁及膈肌部分缺损

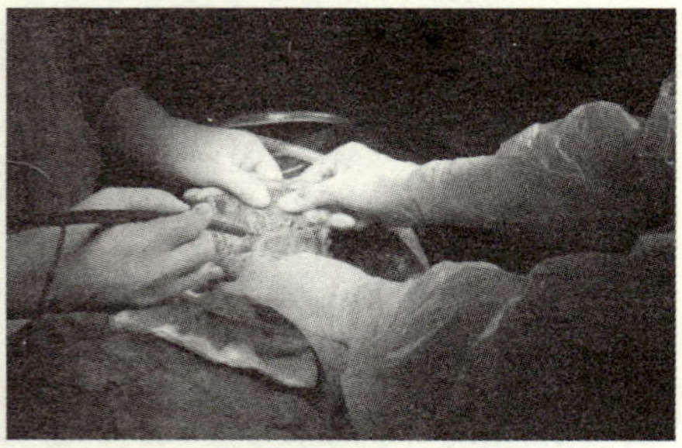

游离大网膜

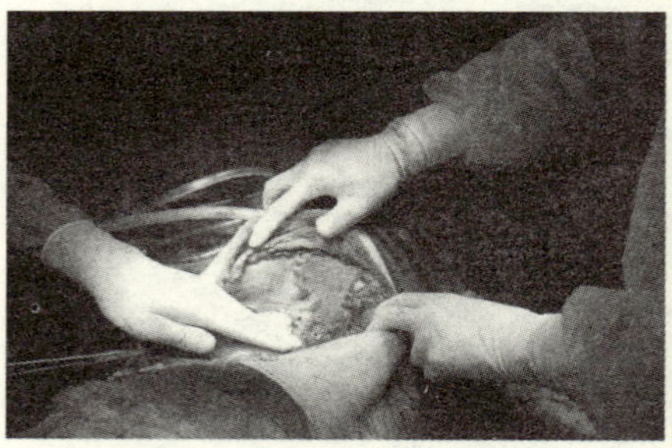

Prolene网闭合胸腔

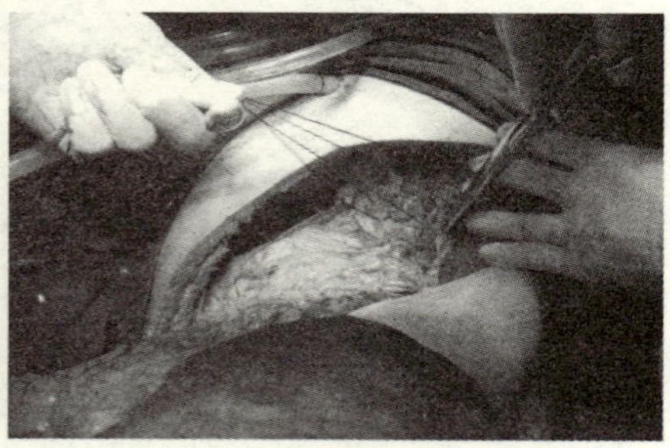

大网膜覆盖Prolene网

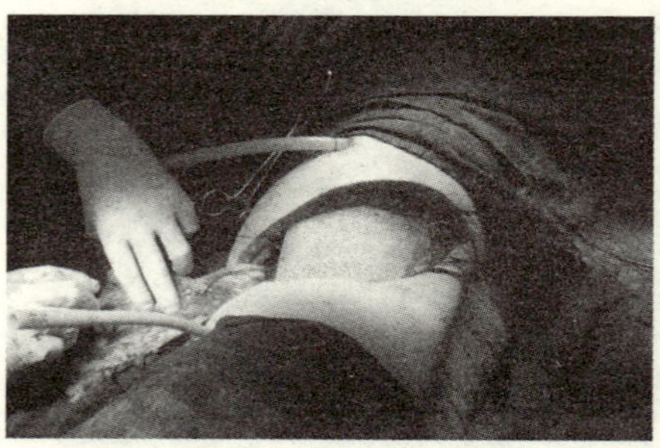

Prolene网闭合腹腔

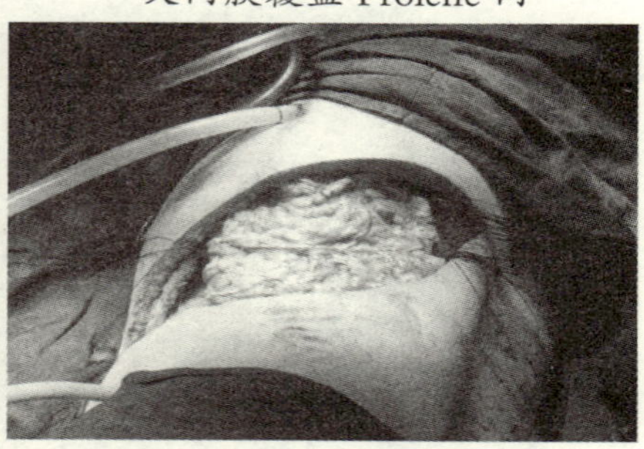

另一块大网膜覆盖Prolene网

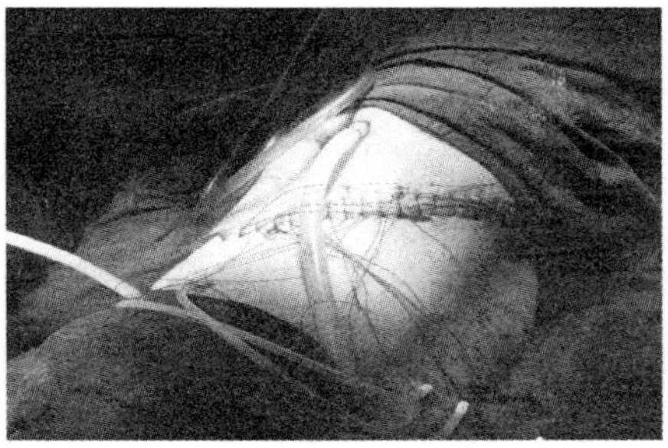

手术后外观

图 2-66 左胸腹壁联合缺损的修复与重建

【腹壁缺损的修复】

腹壁由皮肤及皮下脂肪、肌肉、腹膜等组织所组成。腹壁构成了人体最大的腔隙，腹腔内含有多种重要脏器。完整的腹壁功能不仅对呼吸、呛咳、孕育、以及大小便排泄等功能有维持作用，而且对行走、弯腰、姿势保持等具有的作用，部分患者因腹壁的缺损伴有背部疼痛或脊柱侧弯等症状。 因肿瘤原因导致的腹壁缺损，常见于腹壁肿瘤广泛切除的巨大创面，腹部切口愈合不良所致的切口疝，以及放射线损伤造成的皮肤慢性溃疡等。根据缺损的深度可以分为皮肤缺损、皮肤肌层缺损以及全层缺损，缺损范围小的可利用腹壁组织的弹性和延展性直接逢合，缺损范围大则需要组织瓣转移修复。传统上腹壁缺损的修复是将开放性创面闭合，近年来腹壁缺损的修复日益强调在开放性创面闭合的同时进行腹壁的功能性修复。目前腹壁缺损的修复原则是按照腹壁的层次 (components separation) 逐层修复 (layer-to-layer) （图 2-67）。

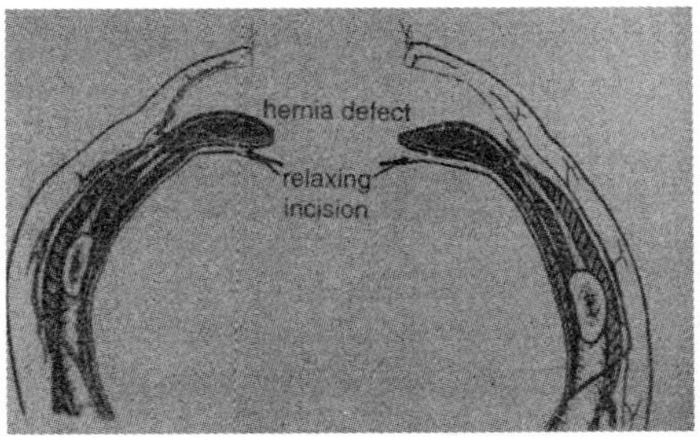

图 2-67 腹壁缺损的逐层修复（layer-to-layer）

1. 腹壁缺损的修复原则。

（1）腹膜缺损的修复。腹膜修复的重点在于腹腔脏器与腹壁的瘢痕粘连，防粘连补片的出现为大范围腹膜缺损的修复提供了有效方法。①腹膜小范围的缺损可以直接拉拢缝合；②不能直接缝合的缺损应用防粘连补片可以直接覆盖于肠管表面；或应用大网膜覆盖缺损部位，在大网膜表面使用普通人工补片修复，防止肠管与补片粘连。补片的应用不仅可以修补腹膜的缺损，同时可以维持腹壁的张力。③应用阔筋膜移植，或去表皮的自体真皮移植；也可以直接用血供良好的带蒂阔筋膜张肌肌皮瓣覆盖缺损。

（2）腹壁肌层的修复是保持腹壁张力，防止腹壁疝形成，重建腹壁功能的最重要环节。可以应用对侧腹直肌前鞘、阔筋膜张肌、或人工补片修复。目前人工补片的使用日益广泛。根据对腹壁肌肉层的修复方法分为静态修复 (static reconstruction) 和功能性修复 (functional reconstruction)。静态修复是用补片或筋膜，如腹直肌前鞘、阔筋膜等修复肌层，修复的材料没有肌肉的动态收缩功能，只能维持静态的张力。功能性修复是应用肌瓣或肌皮瓣修复腹壁肌肉，如带蒂或游离移植的股直肌肌瓣、背阔肌肌瓣或阔筋膜张肌肌瓣等修复腹壁肌肉；维持转移肌瓣的收缩功能必须保持移植肌肉的神经支配，如果神经蒂不够一定的长度，可以与移位的受区神经显微吻合，一般选用与肋间神经吻合。

(3) 皮肤缺损的修复需要血供良好的皮瓣覆盖，特别是使用人工补片的情况下，必须要用血供良好的皮瓣、肌皮瓣修复。皮肤的修复要兼顾美学的考量。

2. 腹壁肿瘤的切除。

腹壁由皮肤、肌肉、筋膜和腹膜组成。不同的组织都会有许多种类的肿瘤发生。软组织肿瘤的治疗原则在于根治性切除肿块，以求得最低的复发率。在全身麻醉的情况下，自瘤体边缘旁开 2cm 将瘤体和部分正常组织完整的切除，避免损伤腹腔脏器。肿块侵犯腹膜并向腹腔侵袭性生长，与腹腔脏器粘连,或疑似与膀胱粘连，术中留置导尿管，用手指分离粘连，完整的切除肿块。同侧腹股沟淋巴结转移者，同时行腹股沟淋巴结清扫术。更换手术器械，没有腹膜缺损的病例选择合适的皮瓣或肌皮瓣覆盖创面；有腹膜缺损的病例，找到腹膜缺损的边缘，用两把血管钳钳夹牵引腹膜，尽可能地缝合腹膜，缩小腹膜缺损。不能完全缝合的患者将大网膜尽可能地平铺在暴露的脏器表面，然后用普理灵(Prolene) 补片或复合补片修复。补片边缘置于腹层腹膜与肌肉之间，与正常组织至少有 2cm 的重叠，最后选择合适的皮瓣或肌皮瓣覆盖创面。术后留置引流管，腹带加压包扎。

麻醉在腹壁手术时是重要因素之一，与常规麻醉不同，患者麻醉清醒前做好吸痰，防止清醒后吸痰刺激，患者呛咳，腹壁压力骤增，导致腹直肌前鞘缝合线崩裂。如果拔管时听到崩裂声，应及时探查，修补腹壁。术后防止便秘、咳嗽等腹壁压力增高，也是值得注意的问题之一。全麻的同时加以硬膜外麻醉是良好的选择。

3. 腹壁缺损的常用修复方法。

创面的修复可以选择皮瓣或肌皮瓣。皮瓣、肌皮瓣的选取应综合考虑缺损的程度和位置，依据创面情况不同也有所不同。目前应用比较多的皮瓣和肌皮瓣有：阔筋膜张肌肌皮瓣、腹直肌肌皮瓣、肋间动脉穿支支配的皮瓣、背阔肌肌皮瓣等（表 2-32）。应用中应注意以下几个方面：（1）肌皮瓣兼有肌肉层的功能重建和创面覆盖的功能，为了保持腹壁良好的张力，腹壁肌肉、皮肤缺损的修复首选肌皮瓣。（2）由于皮瓣的长度和范围有一定的限制，我们在选择皮瓣时应注意合理性。上腹壁的缺损应尽量选择脐水平以上的皮瓣或肌皮瓣，下腹壁的缺损应尽量选择脐水平以下的皮瓣或肌皮瓣。特别是阔筋膜张肌皮瓣，它具有可以修复腹膜的阔筋膜，可以修复全层的腹壁缺损，但不能带蒂转移修复上腹壁的缺损；(3) 皮瓣和肌皮瓣的选取以不形成继发的功能障碍为前提，特别是腹直肌肌皮瓣的选取。在缺损已造成一侧的腹直肌破坏的情况下，选用健侧的腹直肌肌皮瓣应慎用。(4) 皮瓣、肌皮瓣的选取要留有余地，为肿瘤复发再次手术作好准备。应遵循从易到难，从近到远的原则选取皮瓣，尽量不破坏知名动脉。

表 2-32

皮瓣、肌皮瓣的类型
腹直肌肌皮瓣
背阔肌肌皮瓣
阔筋膜张肌肌皮瓣
股直肌肌皮瓣
肋间动脉穿支皮瓣
下腹部皮瓣
髂腹股沟皮瓣

（1）腹直肌前鞘瓣法。应用健侧腹直肌前鞘翻转，修复缺损的肌层，表面再用皮瓣修复。根据缺损的位置，腹直肌前鞘可以分别以内侧缘或外侧缘为蒂，前鞘瓣应相当或略大于缺损面积。

（2）阔筋膜张肌肌皮瓣法。阔筋膜张肌肌皮瓣属于肌筋膜皮瓣，肌腹短，腱膜部分长，可以携带面积较大的阔筋膜，利用阔筋膜良好的抗张性，修复腹壁缺损具有独特的优势，可以同时修复腹壁肌肉缺损和皮肤缺损。

阔筋膜张肌于大腿上部前外侧，起自髂前上棘，肌腹在阔筋膜两层之间，向下移行于髂胫束，止于胫骨外侧髁。肌肉血液供应来自旋股外侧动脉升支。旋股外侧动脉升支发出后，于股直肌和股外侧肌的深面斜向外上方，至阔筋膜张肌内侧缘分为数支，供养阔筋膜张肌及其表面的皮肤。阔筋膜张肌皮瓣的感觉神经为股外侧皮神经前支。常用于腹壁缺损的修复，以及臀部、下腹部、腹股沟部、股内外侧等部位的软组织覆盖。

皮瓣设计时，以髂前上棘沿肌皮瓣内侧线向下 8cm 为皮瓣旋转轴点，即旋股外侧动脉自股深动脉的发出点。皮瓣切取范围为髂嵴至膝上 5cm。先于肌皮瓣内侧切开打阔筋膜张肌，进入肌肉的深面，向内侧牵开缝匠肌及股直肌，找出旋股外侧动脉升支走行方向，分离出血管蒂，而后切开后侧和下部的切口线，在阔筋膜深面由远向近剥离，直至血管蒂部，形成阔筋膜张肌肌皮瓣，转移修复缺损。

（3）阔筋膜游离移植邻近皮瓣转移修复。于大腿外侧作纵切口暴露阔筋膜，切取所需大小的筋膜片，游离移植维持腹壁张力，筋膜片应超出缺损边缘，重叠缝合，以防再裂开形成疝，大腿外侧阔筋膜厚而强韧而且移植后易成活，能长期保持原形，很少收缩。移植阔筋膜的表面应用血供良好的皮瓣修复。

（4）对侧腹直肌肌皮瓣。在创面的对侧，即腹壁右侧设计以腹壁下血管为蒂的扩大腹直肌肌皮瓣，皮瓣的下半部分位于腹直肌的表面，上半部分超出腹直肌表面，指向肋弓方向。自皮瓣远端切开皮肤，于腹外斜肌表面剥离皮瓣，越过腹直肌边缘，至腹壁下血管的穿支，保留其穿支血管。切开腹直肌前鞘，钝性分离腹直肌外侧，显露腹壁下血管，游离至股动脉腹壁下血管的起点。然后沿腹壁下血管追踪分离至腹直肌入肌点，采用肌肉内分离的方法，保留部分腹直肌前鞘以及内外两侧的部分腹直肌，仅切取中间部分的腹直肌，形成腹直肌肌皮瓣（图 2-68）。

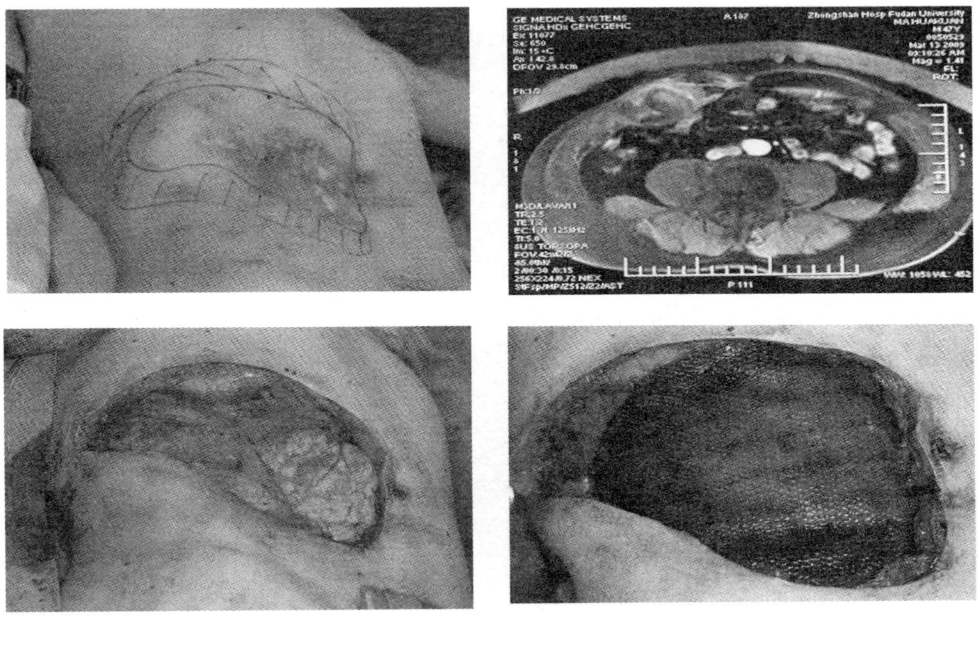

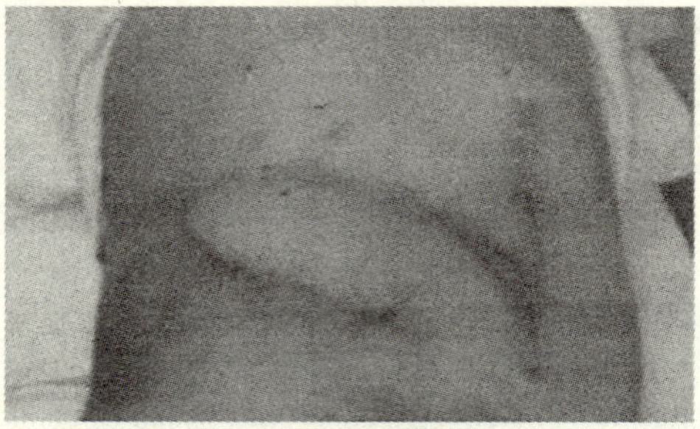

图 2-68 ① 术前（细箭头表示肿瘤区域，粗箭头表示切除范围） ② 术前 MRI（箭位置） ③ 肿瘤切除后腹壁全层缺损（箭头表示部分腹膜拉拢缝合） ④ 补片修补腹膜（箭头表示复合补片）⑤ 术后 1 个月。

（5）背阔肌肌皮瓣。背阔肌有胸背血管和肋间血管的穿支供血，可以带蒂顺行转移，主要修复上外侧腹壁，也可以以肋间血管供血逆行转移修复侧腹壁，必要时显微血管吻合游离移植进行腹壁的功能性修复。

（6）组织代用品移植。目前常用的是合成类织物如涤纶、尼龙等，成品有 prolene 网片等，理想的腹膜修补材料不仅应具备良好的组织相容性，而且还要有一定的柔软性、抗张性和不易与组织粘连的特性。根据补片的功能分为防粘连补片和普通补片。目前应用的补片大体分为三类：（1）聚丙烯类补片（polypropylene mesh，PPM）。Prolene 补片就是这一类。此类补片具有较大的网孔，便于组织和巨噬细胞侵入，因此具备了良好的抗感染能力和固位性，但容易与腹腔脏器发生粘连；（2）膨体聚四氟乙烯补片(expanded polytetrafluoroethylene，e-PTFE)。此类补片的网孔过于细小，组织和巨噬细胞不易长入，因此它的抗张性与抗感染的能力均逊于 PPM，但是不易与腹腔脏器粘连是其优势所在；（3）复合补片。此类补片为上述两类补片的复合物，同时具备了 e-PTFE 的防粘连的特性和聚丙烯类补片良好的抗张力和固位性，是一种较理想的修复腹膜缺损的材料，但价格较贵。

使用补片的目的在于加强腹壁的张力，为了防止人工补片与肠管粘连，应首先缝合腹膜；腹膜缺损较大，不能缝合时，先用大网膜覆盖腹膜缺损部位，然后使用补片。防粘连补片可以直接覆盖于腹腔脏器表面，但仍推荐尽可能进行腹膜的修复或先用大网膜覆盖脏器。补片的表面需用血供良好的皮瓣或肌皮瓣转移修复（图 2-69）。

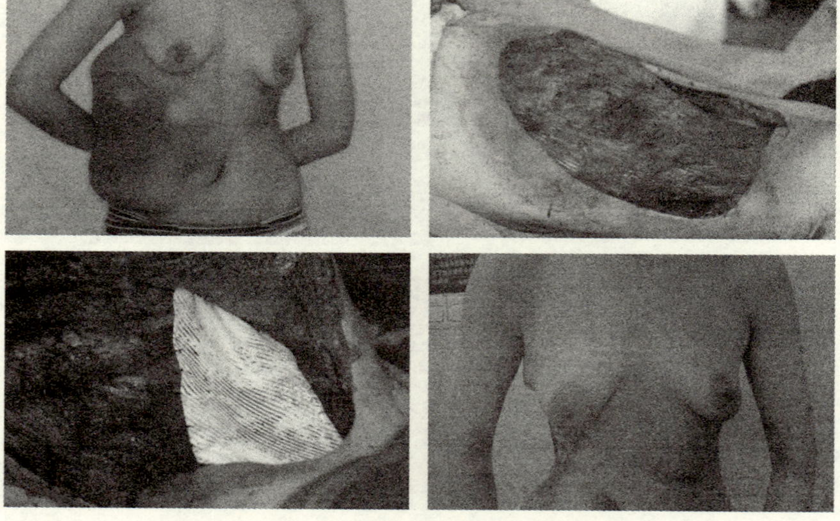

图 2-69 女，38 岁，胸腹壁巨大肿瘤术后应用补片修复腹壁缺。

近来，脱细胞的异体真皮材料（human acellular dermal matrix，HADM）被应用于腹壁缺损的修复中。使用HADM后可以形成新的血管网，因此在抗感染方面有一定的优越性。动物试验和临床病例报道都描述了HADM可以成功的修复疝，参与腹壁的重建，在一些污染的创面上使用也没有移植物外露的现象。

应用补片时，补片的边缘与正常组织的结合部位有三种选择：第一放置于脏层腹膜的内侧，直接面对腹腔脏器；第二放置于腹层腹膜于肌肉之间（inlay graft）；第三放置于肌膜的表面(onlay graft)。补片的位置有内层放置(inlay graft)和外层放置(onlay graft)。内层放置时将补片缝合固定于修补层近腹腔侧，外层放置是将补片缝合在修补层的外表面。其道理类似将补片放在水缸的内侧，借助水压的力量，可以方便的堵塞水缸的漏水口，而放在漏水的水缸外面则需要很大的外力才能够堵塞漏水。理论上内层放置更加符合力学原理，应尽量选用内层放置的方法（图2-70），但有时补片的内层放置方法伤口显露不够方便，操作比较繁琐。补片外层放置时，补片大小必须超出缺损的范围1-2cm，补片与缺损边缘的正常组织至少有2cm的重叠，与腹直肌前鞘无张力下间断缝合。

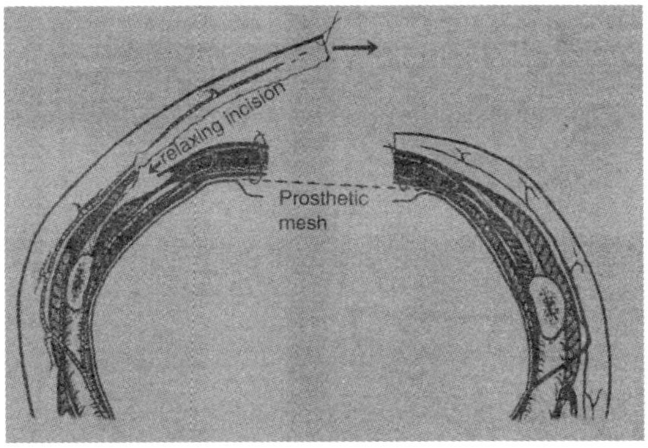

图2-70　补片的内层放置（inlay graft）。

（6）对于巨大腹壁缺损，无法利用皮瓣或肌皮瓣修复者，或年老体弱不能承受复杂手术作全层腹壁修复者，可将大网膜与缺损创缘缝合，在大网膜上植皮片修复，也可在大网膜上植以合成网状织物，待肉芽生长埋没植入物后再植皮片修复，腹壁全层缺损未作肌肉层等支撑组织修复，不能耐受腹压，术后须戴用腹部束带或其他支具加以保护。

【适应症】

1. 胸壁原发良、恶行肿瘤均应手术切除。

2. 胸壁恶性肿瘤原则上也应行手术切除，但如Ewing肉瘤、恶性淋巴瘤等对放、化疗较敏感，可术前給予术前放化疗，再行手术治疗。

3. 胸壁转移瘤如出现坏死、溃疡、或为缓解疼痛症状，改善生活治疗，可以考虑手术治疗。

【禁忌症】

1. 胸壁转移瘤广泛转移者，且原发肿瘤未能控制。

2. 全身状况无法耐受手术，心、肺、肝、肾等重要脏器功能不能耐受手术者。

【随　访】

对于新发肺癌患者应当建立完整病案和相关资料档案，诊治后定期随访和进行相应检查。具体检查方法包括病史、体检、血液学检查、影像学检查、内镜检查等，旨在监测疾病复发或治疗相关不良反应、评估生活质量等。随访频率为治疗后 2 年内每 3~6 个月随访一次，2~5 年内每 6 个月随访一次，5 年后每年随访一次。

第二十三节 胰腺癌外科治疗

【概 述】

胰腺癌（pancreatic carcinoma）是一种恶性程度很高，诊断和治疗都很困难的消化道恶性肿瘤，近年来其发病率有明显增加的趋势。胰腺癌早期的确诊率不高，而中晚期胰腺癌的手术切除率低，是预后最差的恶性肿瘤之一。因此提高胰腺癌的早期诊断水平，加强规范化综合治疗，是胰腺癌研究的重点。本病多发于 40–70 岁的中老年，发病率男性高于女性，男女之比为 1.5~2:1。

【病 因】

胰腺癌的病因尚不十分清楚。胰腺癌的发生与吸烟、饮酒、高脂肪和高蛋白饮食、过量饮用咖啡、环境污染及遗传因素有关；胰腺癌病人的亲属患胰腺癌的危险性增高，约有 10%的胰腺癌是通过遗传形成的。近年来的调查报告发现糖尿病人群中胰腺癌的发病率明显高于普通人群；也有人注意到慢性胰腺炎病人与胰腺癌的发病存在一定关系，发现慢性胰腺炎病人发生胰腺癌的比例明显增高；另外还有许多因素与此病的发生有一定关系，如职业、环境、地理等。

【分 类】

胰腺癌可发生于胰腺的头、体、尾部或累及整个胰腺，但多发于胰头部，约占 75%，其次为胰体尾部，全胰癌较少见；少数可为多中心癌。肉眼观肿瘤呈圆形或卵圆形。边界有的分明，有的弥漫浸润与邻近胰腺组织难以分辨。镜下，胰腺癌有以下几种类型：一是腺癌：癌细胞来自导管上皮，排列成腺样，有腔，此型约占 90%；来自腺泡上皮的称腺泡型腺癌。分化较高的病例可见癌细胞呈楔形或多角形，胞浆含嗜酸性颗粒，形成腺泡或小团块，极似正常胰腺腺泡。有时腺癌细胞产生粘液，胞浆透明。二是未分化癌：癌细胞无腺体结构，有的癌细胞形成细条索状癌巢，被间质结缔组织分隔，呈硬癌构型。有的癌细胞多，间质少，形成髓样癌，这样的癌组织易发生坏死而形成囊腔。三是鳞状细胞癌：此型少见，来自胰腺管上皮的鳞状化生。如有鳞状细胞癌和产生粘液的腺癌两种成分合并称为腺鳞癌。

【病 理】

类型较多，其中来自导管立方上皮细胞的导管腺癌最多见，约占 90%，其次为来自腺细胞的腺泡细胞癌及较少见的粘液性囊腺癌和胰母细胞癌等。

导管细胞癌致密而坚硬，浸润性强，且没有明显界限。其切面呈灰白色或灰黄色，常伴有纤维化增生及炎症反应，与周围胰腺组织无明显界限，与慢性炎症性肿块难以区别，易造成误诊。

腺泡细胞癌仅占胰腺恶性肿瘤的 1%。特点为肿瘤常较大，呈分叶状，界限清楚，切面呈黄白色。镜下见肿瘤细胞呈多角形或未分化的小圆细胞，腺泡样结构大小不等，间质少，并有丰富的粗面内质网和酶原颗粒。

胰腺癌的转移和扩散途径主要为局部浸润和淋巴转移。在早期即可以直接浸润到邻近的门静脉、肠系膜上动静脉、腹腔动脉、肝动脉、下腔静脉和脾动静脉等。易受浸润的周围脏器有胃窦部、十二指肠、胆总管、横结肠及周围腹膜组织和神经丛。也可经血行转移至肝、肺及椎骨等。

【胰腺癌分期】

国际抗癌联盟（UICC）和美国抗癌联合会（AJCC）于 2009 年公布了第 7 版 TNM 分期系统，目前已得到了广泛的认可，详细内容如表 2-33 所示。

表 2-33 UICC/AJCC TNM 分期系统

T--原发肿瘤	
TX	不能测到原发肿瘤
T0	无原发肿瘤的证据
Tis	原位癌
T1	肿瘤局限于胰腺，最大径≤2cm★
T2	肿瘤局限于胰腺，最大径>2cm★
T3	肿瘤扩展至胰腺外但未累及腹腔动脉和肠系膜上动脉
T4	肿瘤侵犯腹腔动脉和肠系膜上动脉
N--区域淋巴结	
NX	不能测到区域淋巴结
N0	无区域淋巴结转移
N1	区域淋巴结转移

M--远处转移	
MX	不能测到远处转移
M0	无远处转移
M1	远处转移

分期			
0 期	Tis	N0	M0
Ⅰ A 期	T1	N0	MO
Ⅰ B 期	T2	N0	MO
Ⅱ A 期	T3	N0	M0
Ⅱ B 期	T1T2T3	N1	M0
Ⅲ期	T4	任何 N	M0
Ⅳ期	任何 T	任何 N	M1

【收住院指证】

1. 第一诊断为胰腺癌（ICD-10：C25.0）；
2. 行胰头癌根治术或胰体尾癌根治术（ICD-9-CM-3:52.5-52.7）。

【临床表现】

胰腺癌出现临床症状时往往已属于晚期。早期无特异症状，仅为上腹部不适、饱胀或有消化不良等症状，极易与胃肠、肝胆等疾病相混淆。因此，常被病人及医师忽视而延误诊断。

1.上腹饱胀不适和上腹痛，是胰腺癌的主要症状，也是最早出现的症状。由于胰管梗阻而引起胰管内压力增高，甚至小胰管破裂，胰液外溢至胰腺组织呈慢性炎症，因此出现上腹饱胀不适或上腹痛，并向肩背部或腰胁部放射。当癌肿累及内脏包膜、腹膜或腹膜后组织时，在相应部位可有压痛。而胰体尾部癌出现腹痛症状往往已属于晚期，且腹痛在左上腹或脐周。晚期胰腺癌呈持续性腹痛，并出现腰背痛，腹痛多剧烈，日夜不止，影响睡眠和饮食，常取膝肘位以求缓解，这种疼痛是因为癌肿侵及腹膜后神经组织所致。

2.黄疸，是胰腺癌最主要的症状，约 80%的胰腺癌病人在发病过程中出现黄疸，特别是胰头癌，其接近胆总管，使之浸润或受压迫，造成梗阻性黄疸。一般呈进行性加重，尿呈红茶色，大便呈陶土样，出现皮肤瘙痒。约 25%的胰头癌病人表现为无痛性黄疸；10%左右的胰体尾部癌病人也可发生黄疸，可能与肝内转移或肝门如淋巴结转移压迫肝外胆管有关。肝和胆囊因胆汁淤积而肿大，胆囊常可触及。无痛性胆囊增大，可能同时并发黄疸，称库瓦西耶征（Courvoisier- sign）。

3.消化道症状：早期上腹饱胀、食欲减退、消化不良，可出现腹泻。腹泻后上腹饱胀不适并不消失，后期多为食欲不振,并出现恶心、呕吐,可有腹泻或便秘，甚至黑便,腹泻常常为脂肪泻，常系肿瘤浸润或压迫胃十二指肠所致。

4.消瘦乏力，是胰腺癌病人的主要临床表现之一，与消耗过多、饮食减少和癌肿消耗能量密切相关。随着病程的进展，病人消瘦乏力、体重下降症状越来越严重，同时伴有贫血、低蛋白等营养不良症状。

5.腹部包块，属进行期或晚期体征。肿块形状不规则，大小不一，质硬且固定，可伴有压痛。

6.其他：病人可出现发热、胰腺炎发作、症状性糖尿病、脾功能亢进以及游走性血栓性静脉炎。部分病人可有小关节红、肿、痛、热、关节周围皮下脂肪坏死及原因不明的睾丸痛等。锁骨上、腋下或腹股沟淋巴结也可因胰腺癌转移而肿大发硬。

【诊断要点】

胰腺癌早期无典型症状，或症状不明显，诊断很困难。对于近期出现不明原因的上腹饱胀不适、隐痛或有消化道症状如食欲不振、腹泻伴消瘦乏力者，在排除了胃十二指肠、肝胆等疾病后，要作胰腺癌的诊断，并作进一步检查。

1.实验室检查。

(1) 血清生化检查：血清碱性磷酸酶（AKP）、γ-谷氨酰转移酶（γ-GT）及乳酸脱氢酶（LDH）的升高，血清胆红素测定进行性升高，以直接胆红素升高为主，常提示胆道有部分梗阻，需进一步检查肿瘤存在的可能性。另外，血清淀粉酶及脂肪酶的一过性升高也是早期胰腺癌的一个启示，少数患者空腹或餐后血糖升高，糖耐量试验阳性。

(2) 免疫学检查：血清肿瘤相关抗原的检查对胰腺癌的诊断有一定帮助，癌胚抗原（CEA）、胰胚抗原（POA）、胰腺癌相关抗原（PCCA）、糖链抗原（CA19-9）及由人体癌细胞制备的单克隆抗体(Du-PAN-2）等在晚期胰腺癌时有较高的反应。CA19-9 对胰腺癌的诊断比较敏感、特异性好，应用较广泛,同时可作为术后随访的指标。

(3) 基因检测：胰腺癌伴有许多致癌和抑癌基因的改变，其中目前比较有实用价值的是 K-ras。K-ras 在胰腺癌的突变发生率可达 90%-100%，基因突变位点以第 12 位密码子突变最为多见，约占总突变发生率的 76%以上。检测 K-ras 基因对临床上胰腺癌筛选诊断有一定的意义，但特异性相对较差。

2.影像学检查。

（1）B 超：首选检查方法。可发现胰腺局部呈局限性肿大，密度不均质的低回声或回声增强区，可显示胆管、胰管扩张，可检出直径在 2.0cm 以上的胰腺癌。内镜超声（EUS）能发现直径在 1.0cm 以下的小胰癌。

（2）CT：是诊断胰腺疾病较为可靠的检查方法，能较清晰地显示胰腺的形态、肿瘤的位置、肿瘤与邻近血管的关系及后腹膜淋巴结转移情况，以判断肿瘤切除的可能性。CT 增强扫描对诊断帮助更大，能发现直径小于 2.0cm 的小胰腺癌。应用薄层扫描和高分辨扫描以及胰腺组织三维重建图像，可以清楚地显示胰管和胆管的扩张情况，真实地显示肿瘤与门静脉、肠系膜血管等的毗邻关系，极大程度地提高了术前胰腺癌可切除性的预测率。

（3）ERCP：胰腺癌时主胰管造影可显示狭窄、管壁僵硬、中断、移位、不显影；分支胰管阻塞、扩张；主胰管和胆总管呈双管征。经内镜收集胰液进行细胞学、生化和酶学检查以及相关肿瘤标识物和基因检测，可提高肿瘤的检出率。ERCP下胰管刷可获取最接近病变处的新鲜细胞学标本进行细胞学检查。深度黄疸者，可经内镜放置鼻胆管或内支架（stent）引流以减轻胆道压力和减轻黄疸。

（4）经皮肝穿刺胆管造影及置管引流（PTC及PTCD）：适用于深度黄疸而且肝内胆管扩张者，可清晰地显示梗阻的部位，梗阻以上胆管扩张的程度，受累胆管的狭窄、中断、移位及胆管僵硬改变等。

（5）磁共振胆胰造影（MRCP）：能显示胰、胆管梗阻的部位和胰胆管扩张的程度。且具有无创伤、多维成像、定位准确的特点。

（6）正电子发生断层扫描（PET）：主要表现为癌肿部位局灶性氟化脱氧葡萄糖（FDG）摄取增加而呈异常浓聚，明显高于周围正常组织。PET可发现早期的胰腺癌，并可显示肝脏及远处器官的转移，腹部可检测出小至0.5cm的转移淋巴结，其鉴别肿瘤复发及手术后改变的情况优于CT。

3.细胞学检查。作ERCP时逆行胰管插管收集胰液寻找癌细胞，在B超或CT引导下经皮细针穿刺吸取胰腺病变组织，及涂片找癌细胞，是很有价值的诊断方法，但需要有一定的技术设备和要求。

4.胰管镜检查。胰管镜检查主要用于ERCP诊断不明确的病变。最大优势就是可以直视下检查胰管的病变，直视下吸取胰液，进行胰液细胞学检查和胰液肿瘤标记物及癌基因等检测。更为重要的是可以在直视下取材，进行细胞学检查或组织活检，尤其能够较早的发现胰腺原位癌。另外，胰管镜的镜头可插入超声探头，因而可以同时具有管内超声检查（intraductal ultrasonography,IDUS）的功能。

以上检查方法对诊断胰腺癌均有帮助，但需要根据情况而选择。

【鉴别诊断】

需要与慢性胆囊炎、胆道结石、慢性胰腺炎、胰腺假性囊肿、胰腺囊腺瘤、壶腹部癌相鉴别。B超、CT、ERCP、MRCP、EUS及胰腺外分泌功能检查等检查有助于鉴别。

【治疗】

手术切除仍然是目前治疗胰腺癌的最有效的方法，但手术切除率低于20%，并且术后并发症发生率较高。多学科合作的综合治疗是胰腺癌最佳治疗的模式。

1.胰腺癌可切除性评估标准。

胰腺癌发展速度较快，早期易向胰周组织及周围血管浸润。因此局部浸润和静脉侵袭不一定是晚期的表现，术前评估可采用超声、CT、CTA和MRI等检查手段，可以更精确对胰腺癌进行分期。一般认为胰腺癌可切除的评估标准如下：①无远处转移；②腹腔动脉干和肠系膜上动脉周围脂肪间隙清晰，癌灶未侵犯腹腔干和肠系膜上动脉；③肠系膜上静脉和门静脉通畅，即癌灶未累及血管内膜，或门静脉、肠系膜上静脉无明显狭窄或阻塞。

2. 外科手术切除。

外科手术切除是胰腺癌唯一可治愈的治疗方法，有关胰腺癌切除术式争论颇多，目前无定论，经典的胰十二指肠切除术（pancreatodudenctomy，PD）已成为胰头癌根治术的主要术式，而以此为基础的保留幽门的胰十二指肠切除术、扩大胰十二指肠切除术、全胰切除术、区域性胰腺切除术和胰体尾切除术已逐渐应用于临床中。尽管手术方式在不断改善，但术后患者生存情况并没有显著提高。

(1) 胰十二指肠切除术：此手术由 Whipple 于 1935 年首先提出，手术切除范围包括切除胰头(包括钩突部)、肝总管以下胆管（包括胆囊)、远端胃、十二指肠和部分空肠，同时清扫紧邻胰头和胆总管右侧淋巴结，然后胆、胰、胃肠重建。1998 年在意大利召开胰腺癌治疗规范性研讨会提出标准的胰十二指肠切除术（SPD)，即在传统胰十二指肠切除术淋巴清扫基础上即清扫肝十二指肠韧带右侧的淋巴结（12b1、12b2 和 12c)，胰十二指肠癌前后淋巴结（13a、13b、17a、和 17b 组)，肝总动脉前组淋巴和肠系膜上动脉右侧淋巴结。目前一般以 Child 重建方法为最多见。即先做胰-空肠端端吻合，然后做胆总管-空肠端侧吻合，最后做胃-空肠端侧吻合。

(2) 保留幽门的胰十二指肠切除术 (PPPD)：1978 年 Traverso 和 Longmire 提出了保留幽门的胰十二指肠切除术，即保留了全胃、幽门和十二指肠球部，其余的切除范围与经典的胰十二指肠切除术相同。这种术式是胰腺癌治疗的一个重要进展，该术式优点是缩小了手术范围，简化了手术操作，减少了手术创伤，保留了胃的容量和功能性胃窦幽门-十二指肠反射，维持了胃的完整性和生理功能，又避免了胃大部分切除的并发症如胆汁反流性胃炎、吻合口溃疡、倾倒综合征等，改善了术后的营养状态，提高了患者生活质量。但根据国内外临床经验，因为保留幽门会影响幽门附近的淋巴结清扫，此术式用于胰头癌治疗时应持谨慎态度。另外，此术式常发生不同程度的术后胃排空延迟，使术后病人常需留置较长时间的胃肠减压管，从而影响术后病人进食。

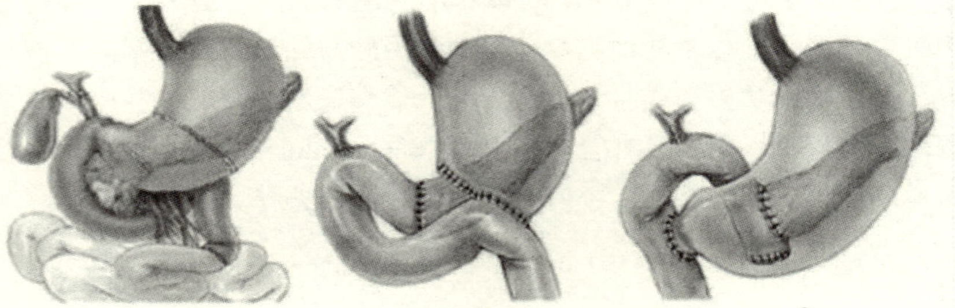

A　　B　　C

图 71　胰十二指肠切除术

A、胰头部肿瘤；B、标准的胰十二指肠切除术；C、保留幽门的胰十二指肠切除术

(3) 扩大胰十二指肠切除术（ERPD)：虽然提高了手术切除率，但手术死亡率和并发症发生率均较高，远期生存率并无改善，故未能广泛应用。目前认为肠系膜上静脉和门静脉侵犯为炎性粘连的胰腺癌，可行联合切除血管的根治术。

(4) 胰体尾切除根治性切除：是治疗胰体尾癌最有效手段，但由于胰体尾癌确诊时已多属于晚期，切除率很低。传统手术切除范围包括胰体尾部和脾，近年来国际上日益强调胰体尾及其周围神经、淋巴软组织的整块切除。由于胰体尾部的淋巴引流更多流向腹腔干周围的淋巴结，故该区域软组织清扫极为重要。

3.姑息性手术。

多数胰腺癌患者由于就诊较晚，大部分无法完全切除，因此，姑息性治疗仍然是胰腺癌治疗的重要组成部分，合理和有效的姑息治疗可以预防并缓解患者痛苦，同时保证患者获得理想的生活质量，进一步延长生存时间。姑息性手术包括：对胆道梗阻出现黄疸者，可选择行内镜下胆道支架置入术、经皮胆管引流和胆-肠内引流术；对伴有十二指肠梗阻者，可选择施行胃-空肠吻合术、十二指肠支架置入术和经内镜下胃造口置管术；另外对不能切除者，可作区域性介入治疗。经肝总动脉、脾动脉及肠系膜上动脉等插管局部灌注化疗药物，同时作放射治疗，争取使原不能切除的胰腺癌获得再次手术切除的机会。

4.综合治疗。

胰腺癌由于恶性程度高，手术切除率低，预后不良。尽管手术仍然是首要的治疗方法，但由于胰腺癌常常发现较晚，而丧失根治的机会，因此需要对胰腺癌进行综合治疗。迄今同大多数肿瘤一样，还没有一种高效和可完全应用的综合治疗方案。现在的综合治疗仍然是以外科治疗为主，放疗、化疗为辅，并在探讨结合免疫和分子等生物治疗的新方法。

（1）全身化疗：目前已被证实对胰腺癌有效的化疗药物中，5-Fu 和吉西他滨（Gemcitabine）最为常用，二者均属于抗代谢类抗肿瘤药物，目前，对于胰腺癌的化疗药物治疗常将 5-Fu 和吉西他滨联合应用，可以明显提高疗效。常用化疗药物方案为吉西他滨 1000mg/ m2 静脉滴注>30 分钟，每周 1 次，用 2 周停 1 周，21 天一个周期，总共 4 周期（12 周）。其他有效的化疗药物包括丝裂霉素、多柔比星及表柔比星 、链佐星 、卡培他滨、铂类、紫杉醇及多西他赛、喜树碱-11、培美曲塞等。

（2）介入化疗：主要通过腹主动脉、肝动脉以及门静脉给药，可以使高浓度化疗药物直接作用于肿瘤区域，且全身副作用明显减少。介入化疗还可以较好地预防肝转移。

（3）放射治疗：术中放射治疗（IORT），使局部复发率减少到 50%，但远期生存率无明显改变，目前国内开展很少。

（4）生物治疗：生物治疗包括免疫与分子治疗。随着免疫与分子生物学研究的飞速发展，这将是最具有挑战性的研究，因为像胰腺癌这样的难治肿瘤，必须发展一些全新的方法来治疗：①基因治疗：针对 K-ras 基因这个靶点很有可能发展特异性的诊断和治疗方法，但多数仍然停留在临床前期，少有进入临床Ⅰ期或Ⅱ期试验。②免疫治疗：应用免疫制剂，增强机体的免疫功能，是综合治疗的一部分。

5.其他。

近年来由于技术上的改进，使得温热疗法得到了应用。温热疗法是根据肿瘤细胞在酸性环境中对热的敏感性较高，肿瘤内由于厌氧代谢，呈现酸性倾向。胰腺癌属于对放化疗敏感性低的低氧性肿瘤，但对热敏感性增高。

【胰腺癌分期治疗模式】

1.可手术切除胰腺癌，可以考虑术后 4-8 周辅以同步化放疗。

2.可手术胰腺癌术后有肿瘤残存，建议术后 4-8 周同步化放疗。

3.如果术中发现肿瘤无法手术切除或无法彻底手术时，可考虑术中局部照射再配合术后同步化放疗。

4.不可手术切除局部晚期胰腺癌，无黄疸和肝功能明显异常，患者身体状况较好，建议穿刺活检，再给予同步化放疗。

5.局部晚期不可手术患者，存在黄疸和肝功能明显异常者，胆管内置支架或手术解除黄疸梗阻，改善肝功能后，如果患者身体状况允许，建议（5-Fu/吉西他滨）同步化放疗/单纯化疗。

6.术后局部复发患者，无黄疸和肝功能明显异常，身体状况较好，建议（5-Fu/吉西他滨）同步化放疗，存在胆道梗阻和肝功能异常者，先解除胆道梗阻，改善肝功能再考虑治疗。

7. 不可手术晚期胰腺癌出现严重腹痛、骨或其他部位转移灶引起疼痛，严重影响患者生活质量时，如果患者身体状况允许，可考虑同步化放疗或单纯放疗以减轻病人症状，改善生活质量。

【出院指证】

1.生命体征平稳，可自由活动。

2.饮食恢复，无需静脉补液。

3.没有需要住院处理的并发症和/或合并症。

【治愈指证】

已行胰腺癌根治术，术后按计划完成辅助化（放）疗，进食正常，生命体征正常。

【随访】

对于新发胰腺癌患者应建立完整的病案和相关资料档案，治疗后定期随访和进行相应检查。治疗后2年内每3个月、2年后每6个月随访一次，复查血常规、肝肾功能、血清肿瘤标志物、腹部CT/B超、胸片，直至5年，以后每年复查1次，复查血常规、肝肾功能、血清肿瘤标志物、腹部CT/B超、胸片。

介入治疗后3至6周进行随访，疗效判定采用国际通用实体瘤治疗疗效评价标准。治疗间隔通常为1月–1.5月，或根据患者再发疼痛时间决定重复TAIT的时间。

第二十四节 阴茎癌外科治疗

【流行病学及病因】

阴茎癌是一种比较少见的恶性肿瘤。由于国家、民族、宗教信仰以及卫生习惯的不同，阴茎癌的发病率有明显的差异，在欧洲为0.1–0.9/10万，在美国为0.7–0.9/10万，而在亚洲、非洲以及南美洲的部分地区，发病率高达19/10万。20世纪50年代以前，阴茎癌曾是我国男性泌尿生殖系统常见的恶性肿瘤，建国后随着人民生活水平的提高以及卫生条件的改善，阴茎癌的发病率迅速下降。1983~1987年天津市阴茎癌发病率为0.5/10万；1982年上海市阴茎癌发病率为1.09/10万，1988年则下降至0.34/10万。

阴茎癌的病因目前仍不明确。阴茎癌多数发生于包茎或包皮过长的病人，新生儿行包皮环切术能有效防止此病。人类乳头瘤病毒（HPV）感染与阴茎癌发病密切相关。除此之外，吸烟、外生殖器疣、阴茎皮疹、阴茎裂伤、性伙伴数量与阴茎癌的发病可能也有一定的关系。

【阴茎癌病理和分期】

1. 病理。

阴茎癌多从阴茎头、冠状沟、和包皮内板发生，从肿瘤形态上可分为原位癌、乳头状癌和浸润癌三种。原位癌常位于阴茎头和冠状沟，罕见发生于阴茎体，病变呈边界清楚的红色斑块状突起，有脱屑糜烂，生长缓慢或数年不变。乳头状癌好发于包皮内板、冠状沟和阴茎头，呈乳头状或菜花状突起，伴有脓性分泌物和恶臭，质脆易出血，一般较局限，淋巴结转移较少。浸润癌以冠状沟多见，呈湿疹样，有硬块状基底，中央有溃疡，伴脓性或血性渗出液。由于阴茎筋膜（Buck’s fascia）和白膜坚韧，除晚期病例外，阴茎癌很少侵犯尿道海绵体。

阴茎恶性肿瘤多数为鳞状细胞癌，占95%，其他如基底细胞癌、腺癌、恶性黑色素瘤、肉瘤等相对少见。阴茎转移癌罕见，但膀胱、前列腺、肾脏、直肠等部位的肿瘤偶然可以转移到阴茎。阴茎鳞状细胞癌包括Broders和Maiche两种分级系统，Broders分级简单常用，Maiche分级更为准确。

表 2–34 阴茎鳞状细胞癌 Broders 分级

分级	组织学特征	分级	组织学特征	分级	组织学特征
1，高分化	明显的细胞间桥 明显的角化珠形成 细胞核轻度异形 核分裂象少	2/3，中分化	偶见细胞间桥 少数角化珠 细胞核中度异形 核分裂象增多	4，低分化	细胞核明显多形性 大量核分裂象 肿瘤坏死 无角化珠

表 2–35 阴茎鳞状细胞癌 Maiche 分级

角化程度	0 分：无角化珠。角化细胞<25%
	1 分：无角化珠。角化细胞 25%~50%
	2 分：不完整的角化珠或角化细胞占 50%~75%
	3 分：角化珠形成或角化细胞>75%
核分裂象（每高倍视野）	0 分：≥10 个核分裂象
	1 分：6~9 个核分裂象
	2 分：3~5 个核分裂象
	3 分：0~2 个核分裂象
细胞非典型增生	0 分：所有细胞非典型增生
	1 分：多数非典型细胞/每高倍视野
	2 分：中等量非典型细胞/每高倍视野
	3 分：少数非典型细胞/每高倍视野
炎细胞渗出	0 分：无炎细胞出现
	1 分：炎细胞（淋巴细胞）出现
细胞分化 1 级	8~10 分
细胞分化 2 级	5~7 分
细胞分化 3 级	3~4 分
细胞分化 4 级	0~2 分

2. 分期。

阴茎癌的准确分期与治疗决策和判断预后有直接关系。目前存在多种分期系统，如 Jackson 分期（1966）、Murrel 及 Williama 分期、TNM 分期。建议采用 2009 UICC 阴茎癌 TNM 分期系统。

表 2-36　2009 阴茎癌 TNM 分期

原发肿瘤 (T)	
Tx	原发肿瘤不能评估
T0	未发现原发肿瘤
Tis	原位癌
Ta	非浸润性疣状癌
T1	肿瘤侵犯皮下结缔组织
T1a	肿瘤侵犯皮下结缔组织，无淋巴血管浸润，且分化良好
T1b	肿瘤侵犯皮下结缔组织，伴淋巴血管浸润或分化差
T2	肿瘤侵犯阴茎海绵体或尿道海绵体
T3	肿瘤侵犯尿道
T4	肿瘤侵犯其他相邻组织结构
区域淋巴结 (N)	
Nx:局部淋巴结不能评估	
N0:未发现局部淋巴结转移	
N1:单个活动的腹股沟淋巴结转移	
N2:多个或双侧活动的腹股沟淋巴结转移	
N3:单侧或双侧固定的腹股沟淋巴结或髂淋巴结转移	
远处转移 (M)	
Mx:不能评估远处转移	
M0:无远处转移	
M1:远处转移	

【阴茎癌诊断】

1. 早期检测与症状。

阴茎癌多见于 40–60 岁有包茎或包皮过长者。阴茎癌可发生于阴茎的任何部位，但常见于阴茎头 (48%)、包皮（21%）或二者均侵犯（9%）、冠状沟（6%）、阴茎体（少于 2%）。临床表现多为阴茎头部丘疹、溃疡、疣状物或菜花样肿块。继而糜烂、出血、有恶臭分泌物等。包茎的存在经常掩盖阴茎癌的发生发展。隔包皮触诊时，可有肿块及结节感。晚期病人原发灶及腹股沟淋巴结转移灶可出现溃疡、化脓、出血等，出现远处转移时可出现相应部位的症状及消瘦、贫血、恶液质等全身表现。

2. 体格检查。

临床上大部分阴茎癌局限在阴茎。查体时应记录肿瘤大小、位置、活动度、是否侵犯海绵体，同时应注意阴茎根部及阴囊有无肿瘤侵犯。直肠指诊和双合诊能帮助提供会阴体侵犯和盆腔肿块的信息。双侧腹股沟淋巴结触诊十分重要。

3. 活体组织检查。

在采取初始治疗之前，需要对原发肿瘤及可触及的淋巴结进行活检，除获取病理诊断外，尚可明确肿瘤浸润深度、有无侵犯血管、组织学分级等信息]。活检可单独进行，目前没有由活检引起肿瘤播散的报道。

4. 影像学检查。

（1）超声检查。超声在评估原发肿瘤方面有一定价值，能够判断有无阴茎海绵体侵犯，但常低估肿瘤的浸润深度，对阴茎头部肿瘤侵犯皮下结缔组织或尿道海绵体难以鉴别。阴茎超声检查有时对显微浸润难以判定。

（2）MRI 检查。超声检查不能明确时，可选用 MRI 检查。特别是在肿瘤侵犯阴茎海绵体时，可以判别浸润深度，有助于肿瘤分期。对临床 T1 期肿瘤，MRI 价值不大。应用增强剂或人工勃起后行 MRI 检查可能更有利于肿瘤的局部分期。对于阴茎头部较小的肿瘤，影像学检查在评估原发肿瘤方面意义不大，但疑有海绵体侵犯时，超声或 MRI 有相当价值，特别是考虑行保留阴茎手术时。

（3）CT 检查。CT 由于其软组织分辨率低，在评估原发肿瘤方面价值不大。主要应用于扫描腹股沟区、盆腔及鉴别有无远处器官转移。

阴茎癌最常见的转移部位为肺、肝、骨。疑有远处转移时，可相应选择腹盆部 CT、放射性核素骨扫描、胸片检查。

5. 诊断：阴茎癌诊断起始及随访阶段均应从原发灶、区域淋巴结和远处转移三方面考虑。

（1）原发病变。对可疑病变应进行详细体格检查。应记录阴茎病变或可疑区域的大小、部位、数量、形态（乳头状、结节状、疣状或扁平状）、和周围组织结构的关系 (如粘膜下层、阴茎海绵体及尿道)、色泽、边界和活动度。

细胞学或组织学检查不仅可以确定病理诊断，而且可以确定肿瘤的分级。这些信息可以帮助对原发肿瘤进行治疗决策，以及为局部治疗策略建立危险度分组。病理学上可根据切开活检，组织芯活检，微针抽吸活检或刷拭活检进行诊断。切除组织活检对于位于包皮或其他适宜位置的小病变可同时作为一种保守性的治疗措施。

影像学检查如超声或 MRI 可帮助辨别肿瘤原发灶的浸润深度，尤其对伴有阴茎海绵体浸润者。

（2）区域淋巴结：仔细的腹股沟区查体是必需的。

① 不能触及淋巴结。如果不能触及淋巴结，超声检查有助于发现异常淋巴结并且可以引导行细针穿刺活检。如果原发肿瘤具备较差的预后因素，建议手术切除腹股沟淋巴结行病理学检查。对此类病人不推荐“前哨淋巴结”活检，因为其假阳性率可高达 25% (9–50%)。最近有报道应用异硫蓝和/或 99m 锝胶体硫行动态“前哨淋巴结”活检，初期结果表明它是一种有前景的方法，其特异性为 100%，敏感性为 95%。

② 可触及淋巴结。如果存在可触及的淋巴结，则需记录淋巴结或肿物的大小、单侧或双侧分布、每侧淋巴结的数量、活动度、与周围组织结构 (如与皮肤,Cooper 韧带) 的关系、是否存在下肢或阴囊水肿。

阴茎癌病人就诊时 40%–60%可触及腹股沟肿大淋巴结，其中 50%的可触及的腹股沟淋巴结是炎症反应性而非转移性。但在随访中出现的肿大淋巴结几乎 100%是转移性的。因此区域淋巴结应该在原发肿瘤治疗后数周再次进行评估，以排除炎性反应。

淋巴结的组织学诊断包括细针抽吸活检、组织穿刺活检以及开放性活检，可根据具体情况实施。对于临床可疑淋巴结而活检阴性的病例，应重复活检或行切除活检。影像学检查（CT 以及 MRI）已被广泛应用，但其价格较高且更适用于肿瘤的分期而非早期发现。

③远处转移。对证实有阳性淋巴结的患者应进行远处转移的评估。盆腹部 CT 用于已有腹股沟区淋巴结转移患者的盆腔及腹膜后淋巴结的识别。尽管这不是一种非常可靠的诊断方法，盆腔肿块的探测对治疗选择及判断预后仍有重要意义。对有阳性淋巴结的患者应同时进行胸片检查。常规的血液学检测只适用于腹股沟区大包块和盆腔阳性淋巴结以及转移患者。骨扫描仅推荐适用于有相应症状的患者。

【阴茎癌治疗】

1. 原发病灶的治疗。

阴茎癌治疗前必须做出准确的肿瘤分期及分级，明确肿瘤的浸润范围和所属淋巴结是否转移，然后选择适宜的治疗方法。

（1）保留阴茎的治疗。原发灶为局限于包皮早期小肿瘤，深部没有浸润，无淋巴结转移的 T1 期以前的肿瘤，可选择保留阴茎的手术治疗。分化良好且无淋巴血管侵犯的 T1 期肿瘤、患者能够做到密切随访的 T1G3 期肿瘤，也可选择保留阴茎的手术治疗。治疗的方法包括包皮环切术、局部病变切除、激光治疗、放疗等。复发的肿瘤如果没有侵犯海绵体可以再次选择保留阴茎的治疗。如果侵犯海绵体则需行阴茎部分切除或全切除治疗。

（2）阴茎部分切除术。分化差的 T1 期肿瘤、T2 期肿瘤，推荐阴茎部分切除术。病灶局限于龟头时可切除部分和全部龟头。切缘距肿瘤 1cm 以上（G1、G2 级肿瘤切缘距肿瘤 1cm，G3 级肿瘤切缘距肿瘤 1.5cm）。阴茎癌局部切除术后肿瘤局部复发率约 0–8%，5 年生存率在 90%以上。

阴茎部分切除同时可选择显微外科切除技术（Mohs micrographic surgery），是指在显微镜调控下对连续切除的新鲜组织做冰冻切片显微镜检查，从而确保完全切除病变，尽量保留正常组织。治疗病变直径<1cm 者治愈率为 100%，直径>3cm 治愈率仅为 50%，总体五年治愈率为 74%。

（3）阴茎全切除术。T2 期以上的阴茎癌推荐阴茎全切除术和会阴尿道造口术。T2 期阴茎癌行部分切除术后不能保留有功能的残端时也应行阴茎全切除和会阴尿道重建。当病灶未侵犯阴囊时，不建议切除阴囊和睾丸，保留阴囊和睾丸对维持男性化的特征和以后行阴茎重建有帮助。当阴囊受累及时（T4 期），阴茎全切术和阴囊、睾丸切除术同时进行。

2. 淋巴结的处理。

区域淋巴结有无转移、能否根治切除是影响生存率的决定因素。有研究显示无区域淋巴结转移的患者术后 5 年生存率可达到 95 - 100%，当出现单个腹股沟淋巴结转移时，5 年生存率降低到 80%，出现多个腹股沟淋巴结转移时，5 年生存率降低到 50%，出现盆腔及周围淋巴结转移则为 0%。

阴茎癌原发灶切除后，确定区域淋巴结清除术的手术指征是关键性的问题。50%的阴茎癌患者就诊时可触及腹股沟区肿大的淋巴结。其中 25%的患者肿大的淋巴结与病灶所引起的溃疡和炎症有关，经过 4–6 周的抗生素治疗，肿大的淋巴结可消失。在腹股沟可触及肿大淋巴结的患者当中只有 50%有淋巴结转移。此外在未触及区域淋巴结肿大的患者当中，有 20%伴有淋巴结转移。

目前对于切除原发灶后经过 4–6 周抗生素治疗腹股沟区未触及肿大淋巴结的患者，是否进行预防性的淋巴结清扫存有争议。有研究显示通过预防性的淋巴结清扫证实有淋巴结转移的患者 5 年生存率可达到 80%–90%，但通过观察与等待策略，出现淋巴结转移时再行淋巴结清扫的患者 5 年生存率只有 30%–40%。推荐对于下列情况之一者：①阴茎癌为低分化；②阴茎癌 G3 级及以上；③T2 期及以上④肿瘤伴有血管及淋巴管浸润，需进行预防性的腹股沟淋巴结清扫，根据阴茎淋巴交叉引流的特点,需行双侧清扫。

为明确有无淋巴结转移，可进行“前哨淋巴结”活检。Cabanas 描绘了一个确切的区域: 腹壁浅静脉前内侧，大隐静脉汇合点的上内侧。但是临床研究的结果证实前哨淋巴结不一定位于特定解剖区域。近年来通过术中在原发灶使用生物活性染料和示踪剂进行动态前哨淋巴结活检技术可发现隐蔽的淋巴结转移，可避免不必要的淋巴结清扫。

切除原发灶后经过 4–6 周的抗生素治疗后腹股沟区可触及肿大的淋巴结肿瘤为 N1–N2 期，需进行区域淋巴结清扫术。冰冻切片显示腹股沟单个淋巴结阳性且无转移播散，进行双侧的髂腹股沟淋巴结清扫。Ravi 发现腹股沟淋巴结阴性时无盆腔淋巴结转移,有 1~3 个阳性淋巴结时盆腔转移可能性为 22% ,大于 3 个时则高达 57% ,如果有淋巴结外侵犯也会增加转移的可能性。因此髂淋巴结清扫可用于腹股沟淋巴结有转移但髂淋巴结临床或影像学阴性的病人,特别是腹股沟转移淋巴结大于 2 个或有淋巴结外累及。因此推荐合并≥ 2 个阳性腹股沟淋巴结的病人，还须加行盆腔淋巴结清扫。

术后放疗对有多个腹股沟淋巴结转移或囊膜破裂的患者可降低局部肿瘤复发。术前放疗适用于淋巴结≥4cm，或淋巴结固定患者。对有多个腹股沟淋巴结转移，盆腔淋巴结阳性或淋巴结固定患者术后进行辅助化疗。

在有腹股沟淋巴结肿大的患者中，20%–30%伴有股深部淋巴结或盆腔淋巴结肿大转移。这些患者为 N3 期。本期患者的治疗以减轻症状为目的，姑息手术用于控制浸润性或溃疡性原发肿瘤所致的疼痛和出血。根据患者全身情况，年龄等因素进一步选择放疗及化疗。

3. 远处转移灶的手术治疗。

阴茎癌的远处转移并不常见，发生率在 1% - 10%之间。通常发生在疾病晚期，原发灶切除之后。通常转移的部位包括肺，肝，骨，脑，转移至纵隔也有报道。通常采用手术治疗远处转移灶，同时可结合放疗。

4. 阴茎癌化疗。

（1）辅助化疗。辅助化疗应用范围较广，常用的药物有：顺铂、5–氟尿嘧啶、长春新碱、甲氨喋呤、博来霉素。目前多强调联合用药，如顺铂+5–氟尿嘧啶，长春新碱+甲氨喋呤+博来霉素。伴有区域淋巴结转移的根治性切除术后进行辅助化疗最高可以获得 82%的 5 年生存率，而单纯行根治性切除术仅获得 31%的 5 年生存率。有研究表明：伴有单个表浅腹股沟淋巴结转移的病人无论是否进行辅助化疗，均未发现复发。而伴有双侧腹股沟淋巴结转移和/或盆腔转移的病人在进行辅助化疗后仍有 50%的复发率。

（2）伴有腹股沟淋巴结转移的新辅助化疗。联合应用顺铂和 5–氟尿嘧啶 3–4 个疗程的化疗有效率达 68.5%，5 年生存率为 23%，化疗后有 42.8%的病人可行根治性切除术。

（3）晚期阴茎癌的化疗。晚期阴茎癌的化疗多采用联合用药，常用顺铂+5–氟尿嘧啶，顺铂+甲氨喋呤+博来霉素。研究表明，对晚期阴茎癌患者采用联合化疗，有效率为 32%，但 12%出现治疗相关性死亡。

5. 阴茎癌放疗。

阴茎癌的放射治疗是保存器官和功能的重要治疗途径。放疗的方法包括兆伏 X 线外照射，铱贴敷治疗，用铱进行的组织间插植治疗，60Co 外照射，加速器的 β 射线等。阴茎癌大多伴有局部感染，感染可使肿瘤对放射性的耐受性降低，因此需采取有效措施控制感染。

（1）原位肿瘤外放射治疗及近距离放射治疗。原位肿瘤外放射治疗及近距离放射治疗有效率分别达到 56%及 70%。虽然局部控制失败率分别为 40%及 16%，但随后进行的根治性切除术也可以达到局部控制的目的。由于放疗时人们常把大于4cm 的肿瘤排除在外，所以很难将这几种治疗方法的疗效进行比较。

（2）根治性放射治疗。对于一般情况良好，局部病灶直径在 2cm 左右，表浅、外生型，无浸润或轻度浸润，无淋巴结转移或无远处转移者，可选择根治性放射治疗。

（3）姑息性放射治疗。原发灶直径大于 5cm，肿瘤已达阴茎根部，有深层浸润及邻近组织受累，双侧腹股沟淋巴结转移且已固定、皮肤红肿、但尚未溃烂，可行姑息性放射治疗。

(4) 预防性放疗。对于没有淋巴结转移的阴茎癌患者不推荐预防性放疗，因为这并不能阻止淋巴结的转移。而且，病人会出现各种放疗并发症，随之而来的放疗相关性纤维质炎会使体检变得不可靠，预防性放疗并不能作为首选的治疗方法。

(5) 术前放疗。术前放疗可以使一些肿块固定的阴茎癌患者能够实施手术。但并不清楚肿块固定是炎症反应还是肿瘤浸润生长。也有学者建议以化疗取而代之。

(6) 辅助放疗。辅助放疗多用于有淋巴结转移的患者，以降低术后局部复发率。

【阴茎癌的随访】

阴茎癌是一种恶性程度较低的肿瘤，即使已经有淋巴结转移，通过淋巴结清扫也能够达到较高的治愈率。大部分阴茎癌复发于治疗后最初的 2 年。为了提高患者的生存率，随访至关重要。

(1) 随访的意义。原发灶局部的复发率会因治疗手段的不同而有很大的变化。阴茎部分或全部切除可以使局部复发率降至 0%~7%，而采用保守治疗，复发率可高达 50%。尽管如此，如果做出了早期诊断，局部复发并不会降低病因特异性生存率 。保守治疗的病人存在局部复发和腹股沟淋巴结转移的可能，通过随访，可以早期发现复发并继续给予患者相应的治疗。

(2) 随访的方法。阴茎及腹股沟淋巴结位于人体表浅位置，阴茎癌的随访必须以视诊和查体为基础。在初诊时可触及肿大腹股沟淋巴结的病人中，相对于病理检查，查体的可信度在 47%至 86%；在初诊时无肿大腹股沟淋巴结的病人中，如果随访过程中发现可触及的腹股沟淋巴结则 100%意味着转移。

CT 扫描和胸部 X 线可作为鉴别是否有盆腔淋巴结转移和远处转移的常用手段，分期在 N2 以及 N2 以上的阴茎癌患者，肿瘤的播散主要在这些部位。对于有相关症状的患者，可应用一些诊断性检查。

生活质量的评估应包括性活动、淋巴水肿及日常生活等情况。

(3) 随访的时机及时间: 阴茎癌患者的随访时间和方法取决于原发灶和区域淋巴结的初次治疗情况。

①肿瘤原发灶。如果对原发灶采取保守治疗（病灶局部切除，激光治疗，近距离放射治疗，Mohs 手术等)，推荐治疗后前 2 年每 2 个月随访一次，第 3 年每 3 个月随访一次，第 4、5 年每 6 个月一次。应使患者非常熟悉肿瘤复发和转移的危险信号，能够进行自我检查。对采用阴茎部分或全部切除的病人，推荐前 2 年每 4 个月随访一次，第 3 年每 6 个月随访一次，第 4、5 年每年进行一次随访。对于更长期的随访，尚没有确切的数据提示一个明确的时间。

② 区域淋巴结情况。大部分腹股沟淋巴结转移发生于治疗后最初的 2 年，推荐治疗后前 2 年每 2 个月一次行腹股沟检查，第 3 年每 3 个月一次，第 4、5 年每 6 个月一次 。不推荐常规行 CT 扫描和胸部 X 线检查。此外，一旦发生淋巴结转移，生长将非常迅速，预后与转移的淋巴结数量、大小及是否双侧发生有关，因此，密切的随访是必要的。

如果腹股沟淋巴结清扫术后病理未发现肿瘤细胞，推荐治疗后前 2 年每 4 个月检查一次，第 3 年每 6 个月一次。其后的随访并不是完全必要的，因为在这种情况下，如果已经给予了规范的治疗，局部复发和远处转移是罕见的，视患者具体情况而定。随访还应对这些病人的生活质量进行了解。

如果腹股沟淋巴结清扫术后病理发现了转移淋巴结，推荐治疗后前 2 年每 2 个月检查一次，第 3 年每 4 个月一次，3 年以后建议每 6–12 个月检查一次。

第二十五节　原发性肝癌外科治疗

原发性肝癌为我国常见的恶性肿瘤，占全世界的50%左右，我国每年新发病例为80万左右。其地理分布特点：东南地区高于西北地区，沿海高于内陆，东南沿海各大河口及近陆岛屿和广西扶绥地区，形成一个狭长的肝癌高发带。国外，非洲的莫桑比克发病率最高，欧美和大洋洲少见。肝癌可发生在任何年龄，幼儿发病可能与母婴传染乙肝（或丙肝等）有关，我国高危年龄为40–50岁。

【病因】

迄今尚未完全清楚，可能与以下因素有关。

1. 肝硬化：肝癌常合并肝硬化，且肝硬化程度与疗效及预后密切相关。

2. 病毒性肝炎：与肝癌有关的肝炎病毒有乙型（HBV）、丙型（HCV）、丁型（HDV）。我国肝癌有乙肝背景者约占70%，而丙型肝炎发展为肝癌的比例更高，且预后更差。

3. 黄曲霉毒素，主要是黄曲霉毒素B，发现肝癌相对高发地区粮食被黄曲霉及其毒素污染的程度高于其他地区，采集肝癌高发区居民常食用的含黄曲霉毒素的玉米、花生等饲养动物能诱发肝癌，诱癌率高达80%。

4. 环境污染：目前各种癌症的高发病率与环境污染有直接关系。

5. 其他：亚硝胺类等化学致癌物质，能诱发动物肝癌。肝癌发病与农作物中硒含量有一定关系。此外，寄生虫，营养状况、饮酒、遗传等因素可能与肝癌有一定关系。

【病理】

1. 按病理形态　分为巨块型、结节型和弥漫型。

2. 按肿瘤大小分为四类：微小肝癌（直径≤2cm），小肝癌（>2cm，≤5cm），大肝癌（>5cm，≤10cm）和巨大肝癌（>10cm）

3. 按生长方式分为浸润型、膨胀型、浸润膨胀混合型和弥漫型。

4. 按组织学类型分为肝细胞型，胆管细胞型和肝细胞与胆管细胞混合型三类。

5. 根据癌细胞分化和程序分为四级：Ⅰ级为高分化，ⅡⅢ级为中度分化，Ⅳ级为低度分化。

【临床表现】

肝储备功能强大，正常人的20%肝细胞可维持生命需求，所以早期肝癌一般无任何症状，出现症状往往是中晚期肝癌的临床表现。

1. 肝区疼痛，一般为肝区闷胀不适，或持续隐痛，胀痛，夜间、饮酒或劳累后加重。出现剧痛并腹膜炎情况，全身情况迅速恶化，往往是癌结节破裂大出血的表现，出现剧痛而后尚稳定则可能是癌结节破裂，因网膜等粘连出血自止。

2. 消化道症状不具特征性，可有腹胀、腹泻、食欲减退、恶心、呕吐等。

3. 发热：为癌性发热，抗菌素治疗无效，遇这种情况需与肝脓肿鉴别。

4. 癌变表现：亦不具特征性，表现多样，且可以是首发症状。

5. 体检发现：肝肿大或肿块，肝功能失代偿或门静脉癌栓时可有腹水近膈顶部较大肿块可有反应性胸水，肝功能失代偿或胆管受侵、压迫，癌栓时可出现黄疸，其他如肝硬化表现亦常见。

【诊断】

1. AFP 仍是目前最可靠的血清学指标，约 70%阳性，其绝对值高低与病变恶性程度有一定关系，与预后亦有一定关系。AFP 一般于手术切除后 1 月渐降至正常，若降至正常后再升高则预示肝内或肝外有复发转移，应密切追踪。

2. 影像学检查。彩超为最常用之方法之一，可探测肿瘤大小、供血情况、肿瘤与大血管关系，门静脉、肝静脉、下腔静脉、胆管系统受侵犯情况，彩超造影渐在临床广泛应用。CT 是临床应用最普遍的影像检查，准确率达 90%，可发现 1cm 左右病灶，采用薄层扫描，三期扫描，加动脉造影（CTA）均可增加灵敏度，甚至发现 2mm 微小病灶，MRI 临床应用类似 CT，但对病灶周边情况的界定、对血管瘤的鉴别优于 CT，借助其胆管成像，血管成像功能，对血管侵犯、胆管侵犯的判断亦优于 CT；肝动脉造影一般不做为常规，但在其他方法不能确诊或术后可疑小病灶，兼做治疗时可选择应用，PET-CT 一般不作为首选和常规。

3. 肝穿刺活检。对适应于手术者一般不选用，凭 AFP 加影像学检查可确立临床诊断，对诊断困难或不适宜手术者，可考虑应用。如不能排除血管瘤，应禁止采用。

4. 鉴别诊断。原发性肝癌需与肝血管瘤（较小时），肝腺瘤、转移性肝癌相鉴别，分化好的肝癌与肝腺瘤有时在影象学上很难鉴别，甚至病理学上亦难鉴别，但后者亦有绝对手术指征，临床上并不需在术前做出绝对意义上之鉴别诊断（如穿刺活检）。右肾上腺肿瘤巨大时可达第二肝门，并压迫右肝，如无明确边界，鉴别诊断有一定困难，有时需在手术台上才能最后确立诊断。

【切除手术治疗】

1. 肝癌外科治疗的地位。外科治疗是早期肝癌的治疗方法，外科治疗包括手术切除，肝移植，是唯一能使患者获得长期治愈的手段。然而，我们的现状是：肝切除适应症不统一，肝移植标准不统一，肝移植还是肝切除的选择也没有统一的认识。

2. 手术治疗的基本原则：①彻底性，即最大限度地完整切除肿瘤，切缘无残留肿瘤。②安全性最大限度地保留正常肝组织，术前的选择与评估，手术细节的改进及术后复发转移的防治等是中晚期肝癌手术治疗的关键点，在术前应对肝功能储备进行全面评价。

③满足什么条件的中晚期 HCC 可以手术：中晚期肝癌指直径>10cm 的单发肿瘤、多发肿瘤、伴门静脉或肝静脉癌栓或伴胆管癌栓。

该部分患者接受外科手术治疗的基本要求是：①child-pugh A 级或经短期治疗可达 A 级；②肝静脉压力梯度（HVPG）<12mmhg；吲哚氰缘 15 分钟潴留率（ICG15）<20%；③残肝体积须占标准肝体积的 40%以上。

4. 肝切除术方法分类。

①根治性切除。

A. I 级标准，完整切除肉眼所见肿瘤，切缘无癌残留；

B. Ⅱ级标准，符合 I 级标准的条件下增加以下：肿瘤数目≤2 个，无门静脉主干及一级分支，总肝管及一级分支 ，肝静脉主干及下腔静脉癌栓，无肝门淋巴结转移，无肝外转移。

C. Ⅲ级标准在Ⅱ级标准的基础上,增加术后随访结果的阴性条件。

②姑息性切除。

5. 肝切除的适应症之一：①一般情况良好，无明显心、肺、肾、脑等重要脏器器质性病变；②

肝功能 child-pugh A 级或 B 级经短期护肝治疗后恢复到 A 级。③肝储备功能（如 ICG15）基本在正常范围以内，一般 ICG15<14%可以作为安全进行肝大块切除术而肝功能衰竭发生机率低的界限；④无不可切除的肝外转移性肿瘤。

根治性肝切除的局部病变，必须满足下列条件：单发肝癌，表面较光滑周围界限较清楚或有假包膜形成，受肿瘤破坏的肝组织<30%，或受肿瘤破坏的肝组织>30%但无瘤侧肝脏明显代偿性增大达到标准肝体积的 50%以上，多发性肿瘤，结节<3 个，且局限在肝脏的一段或一叶内。

腹腔镜肝切除的适应症，孤立性癌灶<5cm，位于Ⅱ－Ⅲ肝段，但近年有扩大趋势，如半肝切除。

6. 姑息性肝切除的适应症：①3–5 个多发肿瘤，超过半肝范围者，多处局限性切除；②肿瘤局限于相邻 2–3 个肝段或半肝内，无瘤肝组织明显代偿性增大达到标准肝体积的 50%以上；③肝中央区肝癌（中叶或ⅣⅤⅥ段）肝癌，无瘤肝组织明显代偿性增大达到标准肝体积的 50%以上。④肝门部有淋巴结转移者，切除肿瘤的同时可行淋巴结清扫或术后治疗；⑤肝周脏器侵犯者可一并切除。

7. 合并的静脉癌栓和/成腔静脉癌栓的姑息性肝切除适应症，合并门静脉和/或腔静脉癌栓者姑息性切除效果差，如决定手术需满足以下：①门静脉主干切开取癌栓同时作姑息性肝切除术，在全肝血流阻断下切开腔静脉取癌栓，同时作姑息肝切除术。但前提是肿瘤尚可切除，癌栓形成时间较短，尚未发生机化；②如作半肝切除，可开放门静脉残端取癌栓；③癌栓位于肝段以下的静脉分支内，可在切除肝肿瘤的同时连同该段的静脉分支一并切除。

8. 合并胆管癌栓的姑息性肝切除适应症，肝癌合并胆管癌栓如肿瘤尚属可切除，宜积极手术。①癌栓位于左肝管、右肝管、肝总管、胆总管，癌栓未侵及健侧二级以上胆管分支，癌栓形成时间短，尚未发生机化。②癌栓位于肝段以上小肝管分支，可在切除肿瘤的同时将该段胆管分支一并切除。③患者常有黄疸，决定手术时不能仅看 child-pugh 分级，应强调全身情况，A/G 比值和凝血酶的时间等。

9. 合并肝硬化门脉高压症肝癌的姑息性肝切除术，手术风险大，效果亦较差，姑息性切除应尽量不考虑，根治性切除亦应慎重，最好选择有经验之医院。

10. 手术技术改进：①术前经肝动脉化疗栓塞，对肝中央区较大肿瘤、与肝静脉第一肝门重要结构关系密切者，可能有助于手术切除；②术前经门静脉栓塞主瘤所在肝叶，使余肝代偿性增大后再行切除手术，可增加手术安全性；③巨大肿瘤游离困难时可采用不游离肝周韧带的前入路肝切除法，直接离断肝实质及肝内管道，最后再游离肝周韧带并移除肿瘤；④解剖第一肝门，分肝门阻断。⑤作者近年施行白静脉、胆管癌栓取出后的射性粒子植入（置入细硅胶管内并固定）初步证明能延缓门静脉、胆管内肿瘤复发时间，延长生存期。

11. 防止术后转移复发：①中晚期肝癌手术后复发转移率很高，与术前已存在微小播散散灶或者多中心发生有关；②一旦复发，往往难有再切除机会，可采取局部非手术治疗和综合治疗等控制肿瘤发展，延长患者生存；③对高危复发者，临床研究证实术后预防性介入栓塞治疗有一定效果，能发现并控制术后肝内微小残癌；④有临床随机研究提示，α 干扰素可预防复发，抗病毒治疗对术后复发有一定预防作用；⑤对复发高危人群，术后常用应用多吉美（索拉非尼）靶向治疗，全世界范围内的临床研究正在进行当中。

【肝移植术】

1. 肝移植术的选择标准——米兰标准。

最早由 Bismuth 提出，1996 年经意大利 Milan 的 Mazzaferro 总结并得到公认，具体标准为：①单个肿瘤直径≤5cm，②多发肿瘤数目≤3个，最大直径≤3cm，③不伴有血管及淋巴结的侵犯。1998年美国器官分配网（UNOS）开始采用Milan标准（加MELD/PELD评为，又称UNOS标准，作为筛选肝癌肝移植受体的主要依据，Milan标准逐渐成为世界上应用最为广泛的肝癌肝移植筛选标准。

2. 肝移植的选择标准——UCSF标准。

加州大学旧金山分校（UCSF）标准，2001年由美国Yao等提出，在米兰标准的基础上进行了一定程度的扩大，包括：①单个肿瘤直径≤6.5cm；②肿瘤数目≤3个，最大直径≤4.5cm，总的肿瘤直径≤8cm；③不伴有血管及淋巴结的侵犯。UCSF标准扩大了Milan标准，但又不明显降低术后生存率，近年来，支持应用UCSF标准的文献逐渐增多，国内倾向于接受UCSF标准。

3. 肝移植术后复发的预防。

肿瘤的生物学行为是决定患者预后最主要的因素，目前认为，肝移植术后可以进行适当的药物治疗（包括抗病毒治疗及化疗等），有可能减少或推迟肝癌复发，改善生存，但是需要进一步研究以获得充分的循证医学证据

4. 肝移植及肝切除的选择：

（1）局限性肝癌 + 不伴肝硬化
肝硬化较轻 ⟶ 肝切除；

（2）局限性肝癌 + 肝功能 child-pughC 级
合并轻度肝硬化
符合移植标准 ⟶ 肝移植；

（3）可切除局限性肝癌+ 肝功能 child-pugh A 级：欧洲专家首选肝移植,国内暂不列入肝移植适应症但可根据具体情况入选。

出院指征：患者一般情况可，可自行进食并下床活动，腹腔引流管中引流量少于50ml/24h，肝功能酶学指标及总胆红素稳定在正常参考值2倍以内。

【随访】

术后前三年建议每2-3月复查一次，复查项目包括：肝功能、AFP、病毒DNA定量检查及影像学检查（胸片、彩超、CT肝脏三期扫描或MR）。病毒复制活跃的患者建议长期抗病毒治疗。

附：肝内胆管细胞癌

目前认为肝内胆管细胞癌应从原发性肝癌中单独列出来，病因方面多与长期肝内病变如肝内胆管结石、炎症有关；诊断方面影像学上有其特征性改变，常为肝内区域肝胆管扩张、边界不甚清楚的肿瘤，肿瘤标志物的增高更支持诊断，转移亦有其自身特点，淋巴结转移发生率高，常有神经受侵犯，腹膜后淋巴结转移范围常难界定，肝内转移率高，沿肝内胆管浸润的界限亦难界定，手术治疗方面亦与肝细胞癌不同，常需行扩大肝叶（段）切除加区域淋巴结清扫，但扩大清扫范围并不一定提高术后生存率。手术难度较肝细胞癌增加了很多，侵犯肝门者常应按照肝门胆管癌治疗，但更难完成，因门静脉受侵犯更复杂，标准半肝切除有时在肝门部受阻，需行门静脉重建（包括人造血管置换），所以术前评估应参照肝内胆管癌，并更细致。手术效果极不理想，除极少数边界清楚的早期病例外，绝大多数虽接受了规范化的手术治疗及术后综合治疗，术后鲜有长期生存者。

第二十六节　直肠癌外科治疗

【概述】

直肠癌（carcinoma of rectum）是常见的恶性肿瘤，据 2001 年中国卫生事业发展情况统计公告，死亡率 10.25/10 万，并呈逐年上升态势，位于恶性肿瘤致死原因的第五位。流行病学方面，中国人直肠癌与西方人比较有 3 个特点：①直肠癌比结肠癌发病率高，比例为 1.2：l~1.5:1；②中低位直肠癌所占直肠癌比例高，约为 70%，因此大多数直肠癌可在直肠指诊时触及；③青年人（<30 岁）比例较高，占 12%~15%。直肠癌根治性切除术后 5 年生存率一般为 50%~70%。TNM I 期病人根治性切除术后的 5 年生存率可达 90%以上，而Ⅳ期的病人小于 5%。

【病因与病理】

1.病因尚不清楚，可能与下列因素有关：

（1）饮食与致癌物质：高脂、高蛋白食物能使粪便中甲基胆蒽物质增多；甲基胆蒽可诱发结直肠癌。饮食纤维与结直肠癌的发病率也有密切关系：调查资料显示结直肠癌高发区人的每天平均粪便重量比低发区轻；高纤维饮食的摄人可增加粪便的体积重量，使得粪便通过肠道速度加快，减少肠道中有害物质的形成及活性，缩短致癌物质与肠粘膜的接触时间。

动物实验表明二甲基肼可以诱发大鼠的结直肠癌。肉类、鱼类食物高温烹调产生的热解物中含有多种能诱发大鼠结直肠癌的诱变剂和致癌物质。流行病学研究发现人群钙和维生素 D 摄人量与结直肠癌发病呈负相关。

（2）直肠的慢性炎症：如溃疡性结肠炎、血吸虫病使肠粘膜反复破坏和修复而癌变。

（3）遗传因素：直肠癌是一类遗传学背景比较突出的恶性肿瘤，10%~15%的直肠癌病人为遗传性直肠肿瘤，属于常染色体显性遗传病，常见的有家族性腺瘤性息肉病（FAP）和遗传性非息肉病性结肠癌（HNPCC）。FAP 多通过染色体不稳定途径的机制发病，而 HPNCC 则为错配修复基因突变引起，其中大部分与 MSH2 及 MSHI 突变有关。在散发性结直肠癌病人家族成员中，结直肠癌发病率亦高于一般人群。

（4）癌前病变：如结直肠腺瘤，尤其是绒毛状腺瘤更为重要。

（5）其他：以往曾患结直肠癌的人群再次患直肠癌的风险较正常人高。在女性曾患乳腺癌、卵巢癌和官颈癌的病人中，发生结直肠癌的风险亦较正常人高。妇科肿瘤病人接受过放疗者发生直肠癌的机会较正常人高 2~3 倍，且 40 岁以后逐年上升。

2. 病理：

（1）大体分型。

① 隆起型：肿瘤的主体向肠腔内突出，呈结节状、息肉状或菜花状隆起，境界清楚，有蒂或广基，面坏死、脱落可形成溃疡。该溃疡较浅，使肿瘤外观如盘状，称盘状型，是隆起型的亚型。溃疡底一般高于周围肠粘膜。

② 溃疡型：最为常见。此型肿瘤中央形成较深的溃疡，溃疡底部深达或超过肌层。根据溃疡形及生长情况又可分为 2 个亚型：①局限溃疡型：溃疡呈火山口状外观，中央坏死凹陷，边缘为围堤状，明显隆起于肠粘膜表面；②浸润溃疡型：主要向肠壁浸润性生长使肠壁增厚，继而肿瘤中央坏死

脱落形成凹陷型溃疡。溃疡四周为覆以肠粘膜的肿瘤组织，略呈斜坡状隆起。

③ 浸润型：以向肠壁各层呈浸润生长为特点，病灶处肠壁增厚，表面粘膜皱襞增粗、不规则或消失变平。早期多无溃疡，后期可出现浅表溃疡。如肿瘤累及肠管全周，可因肠壁环状增厚及伴随的纤维组织增生使肠管狭窄，即过去所谓的环状缩窄型。

④ 胶样型：当肿瘤组织中形成大量粘液时，肿瘤剖面可呈半透明的胶状，称胶样型，此类型见于粘液腺癌。胶样型的外形不一，可呈隆起巨块状，也可形成溃疡或以浸润为主。

(2) 组织学分类。

腺癌：结直肠腺癌细胞主要是柱状细胞、粘液分泌细胞和未分化细胞，进一步分类主要为管状腺癌和乳头状腺癌，占 75%~85%，其次为粘液腺癌，占 10%~20%。①管状腺癌：最为常见的组织学类型。癌细胞呈腺管或腺泡状排列。根据其分化程度可分为高分化腺癌、中分化腺癌和低分化腺癌。②乳头状腺癌：癌细胞排列组成粗细不等的乳头状结构，乳头中心索为少量血管间质。③粘液腺癌：由分泌粘液的癌细胞构成，癌组织内有大量粘液为其特征，恶性程度较高。④印戒细胞癌：肿瘤由弥漫成片的印戒细胞构成，胞核深染，偏于胞质一侧，似戒指样，恶性程度高，预后差。⑤未分化癌：癌细胞弥漫呈片状或团状，不形成腺管状结构，细胞排列无规律，癌细胞较小，形态较一致，预后差。

腺鳞癌：亦称腺棘细胞癌，肿瘤由腺癌细胞和鳞癌细胞构成。其分化多为中度至低度。腺鳞癌和鳞癌主要见于直肠下段和肛管，较少见。结直肠癌可以一个肿瘤中出现 2 种或 2 种以上的组织类型，且分化程度并非完全一致，这是结直肠癌的组织学特征。

(3) 组织学 Broders 分级：按癌细胞分化程度分为四级。I 级：75%以上的癌细胞分化良好，属于高分化癌，呈低度恶性；Ⅱ级：25%--75%的癌细胞分化良好，属于中度分化癌，呈中度恶。陛；Ⅲ级：分化良好的癌细胞不到 25%，属于低分化癌，高度恶性；Ⅳ级：未分化癌。

3. 扩散和转移。

(1) 直接浸润：直肠癌可向三个方向浸润扩散，即肠壁深层、环状浸润和沿纵轴浸润。结肠癌向纵轴浸润一般局限在 5~ 8cm 内；直肠癌向纵轴浸润发生较少。多组大样本临床资料表明：直肠癌标本向远侧肠壁浸润超过 2cm 的在 1%~3%。下切缘无癌细胞浸润的前提下，切缘的长短与 5 年生存率、局部复发无明显相关性，说明直肠癌向下的纵向浸润很少，这是目前保肛术的手术适应证适当放宽的病理学依据。癌肿浸润肠壁一圈需 1~2 年，与肿瘤分化、年龄等因素相关。直接浸润可穿透浆膜层侵入邻近脏器如肝、肾、子宫、膀胱等。下段直肠癌由于缺乏浆膜层的屏障作用，易向四周浸润，侵入附近脏器如前列腺、精囊、阴道、输尿管等。

(2) 淋巴转移：为主要转移途径。直肠癌的淋巴转移分三个方向：

向上沿直肠上动脉、腹主动脉周围的淋巴结转移；向侧方经直肠中动脉旁淋巴结引流到盆腔侧壁的髂内淋巴结；向下沿肛管动脉、阴部内动脉旁淋巴结到达髂内淋巴结。大宗病例统计（1500 例）发现直肠癌平面以下的淋巴结阳性率占 6.5%（98/1500）；肿瘤平面以下超出 2cm 的淋巴结阳性率为 2%（30/1500）。表明直肠癌主要以向上、侧方转移为主，很少发生逆行性的淋巴转移。齿状线以下的淋巴引流有两条途径：向周围沿闭孔动脉旁引流到髂内淋巴结；向下经外阴及大腿内侧皮下注入腹股沟浅淋巴结。齿状线周围的癌肿可向侧方、下方转移，向下方转移可表现为腹股沟淋巴结肿大。淋巴转移途径是决定直肠癌手术方式的依据。

(3) 血行转移：癌肿侵入静脉后沿门静脉转移至肝，也可转移至肺、骨和脑等。直肠癌手术时有 10%~20%的病例已发生肝转移。直肠癌致结肠梗阻和手术时的挤压，易造成血行转移。

(4) 种植转移：直肠癌种植转移很少，上段直肠癌偶有发生。

Heald 于 1982 年提出全直肠系膜切除是指完整切除盆筋膜脏层所包裹直肠的脂肪及其结缔组织、血管和淋巴组织。大部分直肠癌局部侵犯和淋巴转移都局限在直肠系膜内，残存的直肠系膜是直肠癌术盾局部复发的重要原因。

4.临床分期 TNM 分期：目前国内外公认的直肠癌分期标准为 2003 年修改的国际抗癌联盟（UICC）和美国肿瘤联合会（AJCC）联合制定的 TNM 分期。

表 2–37　直肠癌临床分期 TNM 分期

T原发肿瘤
Tx 原发肿瘤无法评估
T0 无原发肿瘤的证据
Tis 原位癌：局限于上皮内或侵犯粘膜固有层
T1　癌肿侵犯粘膜下层
T2　癌肿侵犯固有肌层
T3　癌肿侵透固有肌层抵达浆膜下层，或浸润未被腹膜覆盖的结直肠周围组织
T4a 肿瘤穿透腹膜脏层
T4b 癌肿直接侵犯或粘连于其他器官或结构
N　区域淋巴结
Nx　区域淋巴结无法评估
N0 区域淋巴结无转移
N1　1~3 个区域淋巴结转移
N1a　有 1 枚区域淋巴结转移
N1b　有 2~3 枚区域淋巴结转移
N1c　浆膜下、肠系膜、无腹膜覆盖直肠周围组织内有肿瘤种植，无区域淋巴结转移
N2　有 4 枚以上区域淋巴结转移
N2a　4~6 枚区域淋巴结转移
N2b　7 枚及更多淋巴结转移
M　远处转移
Mx 远处转移无法评估
M0　无远处转移
M1　有远处转移
M1a　远处转移局限于单个器官或部位
M1b　远处转移分布于一个以上的器官/部位或腹膜转移
TNM 分期
0 期　TisN0M0
I 期　T1 N0M0、T2N0M0
ⅡA 期　T3N0M0
ⅡB 期　T4aN0M0
ⅡC 期　T4bN0M0
ⅢA 期　T1~ 2N1M0
ⅢB 期　T3~ 4aN1M0　T2~3N2AM0　T1~2N2BM0
ⅢC 期　T4aN2aM0　T3~4aN2bM0　T4bN1~2M0
ⅣA 期　任何 T、任何 N、M1a
ⅣB 期　任何 T、任何 N、M1b

Dukes 分期：1932 年被首次提出，以后出现不少改良 Dukes 分期法。1935 年 Dukes 分期主要内容：

A 期：癌肿浸润深度限于直肠壁内，无淋巴结转移；

B 期：癌肿侵犯浆膜层，或浆膜外组织，但尚能整块切除，无淋巴结转移；

C 期：癌肿侵犯肠壁全层或未侵犯全层，但伴有淋巴结转移；

D 期：癌肿伴有远处器官转移、局部广泛浸润或淋巴结广泛转移不能根治性切除。

【临床表现】

早期无明显症状，癌肿生长到一定程度，依其生长部位不同而有不同的临床表现。

1. 直肠癌的临床表现①直肠刺激症状：便意频繁，排便习惯改变，便前有肛门下坠感，伴里急后重，排便不尽感，晚期有下腹痛；②肠腔狭窄症状：癌肿侵犯致肠管狭窄，初时大便变形、变细，严重时出现肠梗阻表现；③癌肿破溃感染症状：大便表面带血及粘液，甚至脓血便。

2. 直肠癌症状出现的频率依次为便血 80%~90%；便频 60%~70%；便细 40%；粘液便 35%；肛门痛 20%；里急后重 20%；便秘 10%。癌肿侵犯前列腺、膀胱时，可出现尿频、尿痛、血尿等表现。侵犯骶前神经可出现骶尾部持续性剧烈疼痛。

【诊断】

在最初诊断直肠癌时，I 期病人仅占 15%，Ⅱ期占 20%~30%，Ⅲ期占 30%~40%，Ⅳ期占 20%~25%。检查应遵循由简到繁的步骤进行。常用方法有以下几项：

1.大便潜血检查作为大规模普查或高危人群直炀癌的初筛手段，阳性者需做进一步检查。

2.肿瘤标志物对结直肠癌诊断和术后监测较有意义的肿瘤标志物是癌胚抗原（carcinoembryonicantigen，CEA）。但 CEA 用于诊断早期结直肠癌，价值不大。血清 CEA 水平与 TNM 分期呈正相关，TNM I 期、Ⅱ期、Ⅲ期、Ⅳ期病人的血清 CEA 阳性率依次分别为 25%、45%、75%和 85%左右。

CEA 主要用于监测复发，但对术前不伴有 CEA 升高的直肠癌病人术后监测复发亦无重要意义。

3.直肠指诊是诊断直肠癌最重要的方法。我国直肠癌中约 70%为低位直肠癌，大多能在直肠指诊中触及。因此，凡遇病人有便血、大便习惯改变、大便变形等症状均应行直肠指诊。

4.内镜检查包括直肠镜、乙状结肠镜和结肠镜检查。内镜检查时可取病理活检明确病变性质。一般主张行纤维全结肠镜检查，可避免遗漏同时性多源发癌和其他腺瘤的存在。直肠指诊与全结肠镜检查是结直肠癌最基本的检查手段。

5.影像学检查

（1）钡剂灌肠：是结肠癌的重要检查方法，但对低位直肠癌的诊断意义不大。

（2）腔内超声：用腔内超声探头可探测癌肿浸润肠壁的深度及有无侵犯邻近脏器。

（3） CT：可以了解直肠和盆腔内扩散情况，以及有无侵犯膀胱、子宫及盆壁，是术前常用的检查方法。也可判断肝、腹主动脉旁淋巴结是否有转移。

（4） MRI：对直肠癌的 T 分期及术后盆腔、会阴部复发的诊断较 CT 优越。

直肠癌是一种适合于筛查的恶性疾病，对人群进行筛查是预防和早期发现直肠癌的最有效方法。通过早期检测并切除腺瘤性息肉，大部分直肠癌可以得到预防；若早期发现直肠癌，可显著提高病人的生存率。筛查方法主要包括大便潜血试验和纤维结肠镜检查。目前很多西方国家都有完善的直肠癌筛查指南，我国尚没有完善规范的直肠癌筛查方案。

【外科治疗】

手术切除仍然是直肠癌的主要治疗方法。直肠癌切除的范围包括癌肿在内的两端足够肠段（低位直肠癌的下切缘应距肿瘤边缘 2cm）、全部直肠系膜或至少包括癌肿下缘下 5cm 的直肠系膜、周围淋巴结及受浸润的组织。由于近年来保留盆腔自主神经（pelvic autonomic nerve preservation，PANP）、全直肠系膜切除术（total mesorectal excision，TME）等新观念的融入，以及直肠癌浸润转移规律的重新认识和吻合器的广泛使用，使直肠癌手术得到了不断完善和发展，低位直肠癌的保肛率也较以往明显提高，有效降低了直肠癌局部复发率，提高了病人的生存率和术后生活质量。

1.直肠癌的内镜治疗：①套圈切除：适用于有蒂、亚蒂或无蒂的早期直肠癌；②粘膜切除：包括内镜下粘膜切除术（endoscopic mucosal resection，EMR）和内镜粘膜下剥离术（endoscopicsubmucosal dissection，ESD），主要用于切除消化道扁平息肉、T1 期肿瘤；③经肛门内镜显微手术(transanal endoscopic microsurgery，TEM)：适用于距肛门 16cm 以内的早期直肠癌。优点是切除后创面可以缝合，避免了术后出血、穿孔等并发症。在完成上述内镜下局部治疗后，应当高度重视对切除肿瘤基底面的病理学检查，若发现癌细胞，提示体内癌组织残余，需要再次进行根治性手术治疗。

2. 直肠癌的手术切除的范围包括癌肿、足够的两端肠段、受侵犯邻近器官的全部或部分四周可能被浸润的组织及全直肠系膜。如不能进行根治性切除，亦应进行姑息性切除，使病人的症状得到缓解。癌肿的减负荷（姑息性切除）手术已逐步得到临床医生的认可，为下一步的辅助治疗提供了条件。如伴有能切除的肝转移癌应同时切除。中低位直肠癌的手术应遵循 TME 原则，其具体要求是：直视下锐性解剖直肠系膜周围盆筋膜壁层和脏层之间无血管的界面；切除标本的直肠系膜完整无撕裂，或在肿瘤下缘 5cm 切断直肠系膜。

直肠癌根据其部位、大小、活动度、细胞分化程度等有不同的手术方式：

(1) 局部切除术：是指完整地切除肿瘤及其周围 1cm 的全层肠壁。它区别于传统的直肠癌根治术，手术仅切除肿瘤原发病灶，不行区域淋巴结清扫，多用于早期癌，亦有根治性切除的含义。

直肠癌具备如下条件者可考虑做局部切除：①肿瘤位于直肠中下段；②肿瘤直径在 2cm 以下，肠壁周径应<30%；③大体形态为隆起型，无或仅有浅表溃疡形成；④肿瘤 T 分期为 T1 期；⑤组织学类型为高分化、中分化腺癌者。局部切除术的手术入路：①经肛途径；②经骶后途径，包括经骶骨途径（Kraske）和经骶骨旁途径（york-Mason)；③经前路括约肌途径，经阴道后壁切开括约肌和肛管、直肠，显露并切除肿瘤。

(2) 腹会阴联合直肠癌切除术（abdominoperineal resection，APR）:即 Miles 手术，原则上适用于腹膜返折以下的直肠癌。切除范围包括乙状结肠远端、全部直肠、肠系膜下动脉及其区域淋巴结、全直肠系膜、肛提肌、坐骨直肠窝内脂肪、肛管及肛门周围约 5cm 直径的皮肤、皮下组织及全部肛管括约肌，于左下腹行永久性结肠造口。

(3) 直肠低位前切除术（low anterior resection，LAR）:即 Dixon 手术，是目前应用最多的直肠癌根治术，原则上适用于腹膜返折以上的直肠癌。大样本的临床病理学研究提示，直肠癌向远端肠壁浸润的范围较结肠癌小，只有不到 3%的直肠癌向远端浸润超过 2cm 是否选择 Dixon 手术，主要取决于病人的全身情况、肿瘤分化程度、浸润转移范围及肿瘤下缘距齿状线的距离。应在术前做好评估，正确判断肿瘤浸润、进展的程度并结合术中具体情况个体化对待。一般要求癌肿距齿状线 5cm 以上，远端切缘距癌肿下缘 2cm 以上，以能根治、切除癌肿为原则。由于吻合口位于齿状线附近，在术后的一段时期内病人出现大便次数增多，排便控制功能较差，可通过行结肠 J 形贮袋改善排便功能。

(4) 经腹直肠癌切除、近端造口、远端封闭手术：即 Hartmann 手术（见图 2-72），适用于全身一般情况很差的直肠癌病人。

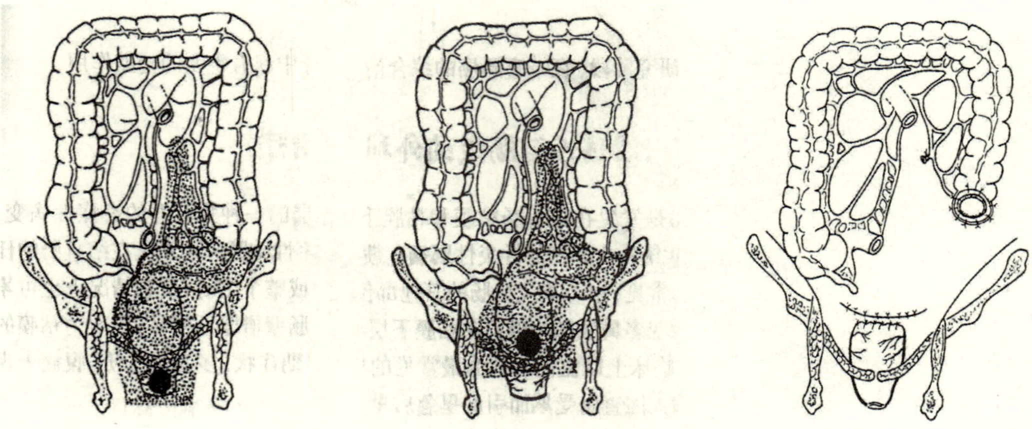

Miles 手术　　Dixon 手术　　Hartmann 手术

图 2-72

直肠癌根治术有多种手术方式，但经典术式仍然是 Miles 手术和 Dixon 手术。许多学者曾经将 Dixon 手术改良成其他术式（如各种拖出式吻合），但由于吻合器可以完成直肠、肛管任何位置的吻合，所以其他各种改良术式在临床上已较少采用。近年来有人在腹腔镜下施行 Miles 手术和 Dixon 手术，取得了一定经验。腹腔镜手术具有创伤小、恢复快的优点，但对淋巴结清扫、周围被侵犯脏器的处理尚有争议。随着经验不断积累和大样本随机前瞻研究的陆续报道，腹腔镜手术必然会成为结直肠癌外科的主要术式。

直肠癌侵犯子宫时，可一并切除子宫，称为后盆腔脏器清扫；直肠癌侵犯膀胱时，可行直肠和膀胱（男性）或直肠、子宫和膀胱（女性）切除，这种手术称为全盆腔清扫。

直肠癌腹腔镜手术：直肠癌腹腔镜手术尚处于临床试验阶段，但根据目前国内开展该手术的大医院的资料显示，已经取得与传统开放性手术相同的治疗效果。

可以预测，腹腔镜下行直肠癌根治术将成为治疗直肠癌的主流术式。

【辅助治疗】

1.化疗。

(1) 术前化疗：多用于局部晚期直肠癌，通常与放疗联合应用。也越来越多地应用于潜在可切除的结直肠癌肝转移病人。

(2) 术后化疗：对 TNMⅢ期的根治性切除术后病人应采用辅助性化疗。化疗方案有多种，常用的方案为氟尿嘧啶类药物及甲酰四氢叶酸联合或不联合第三代铂类药物（奥沙利铂）。对 TNMⅡ期病人术后是否需要辅助性化疗尚有争议，目前认为高危 TNMⅡ期病人应该行术后辅助化疗。

2.放疗：直肠癌的放疗主要是针对中下段直肠癌而言。直肠癌大多数为腺癌，对放射线敏感度较低。放射治疗主要用于：(1) 根治术的辅助治疗；(2) 体外照射加近距离照射用于有禁忌或拒做手术的直肠癌病人；(3) 姑息性体外照射治疗用于晚期直肠癌缓解疼痛、改善症状。

术前放疗可以提高手术切除率，目前常用的方法是“三明治”疗法，即术前外照射+手术+术后外照射。临床上取得了较满意的效果。

3. 同期放化疗对于 T3~ 4N0 或 TxNl~2M0 的中低位直肠癌病人，目前常规在手术前同期给予化疗及放疗，亦称为新辅助放化疗。可使肿瘤缩小和降期，有利于提高保肛手术成功率，降低局部复发率，但对生存期提高不明显。

4. 分子靶向治疗常用的靶向药物包括以表皮生长因子受体（EGFR）信号传导通路为靶点和以血管内皮生长因子（VEGF）为靶点的两类药物。针对晚期结直肠癌，靶向药物与化疗药物联合使用增加了疗效。靶向药物疗效与结直肠癌基因分型相关（如 K-ras 基因野生型病人使用西妥昔单抗有效，K-ras 突变病人则无效），因此靶向治疗药物的出现将结直肠癌的治疗推人个体化治疗水平。

5. 生物免疫治疗仍处于临床研究阶段，在结直肠癌的综合治疗中起着重要的辅助作用。

第二十七节　中枢神经系统肿瘤外科治疗

【概述】

一、中枢神经系统肿瘤的病理分类

【2000 年 wHO 中枢神经系统肿瘤最新分类】

(一) 神经上皮组织起源肿瘤

1. 星形细胞起源肿瘤：

(1) 弥漫性星形细胞瘤。

(2) 间变性星形细胞瘤。

(3) 胶质母细胞瘤。

(4) 毛细胞型星形细胞瘤。

(5) 多形性黄色瘤型星形细胞瘤。

(6) 室管膜下巨细胞型星形细胞瘤。

2. 少突胶质细胞起源肿瘤：

(1) 少突胶质细胞瘤。

(2) 间变性少突胶质细胞瘤。

3. 混合性胶质瘤：

(1) 少突一星形细胞瘤。

(2) 间变性少突一星形细胞瘤。

4. 室管膜起源肿瘤：

(1) 室管膜瘤。

(2) 间变性室管膜瘤。

(3) 黏液乳头状室管膜瘤。

(4) 室管膜下室管膜瘤。

5. 脉络丛起源肿瘤：

(1) 脉络丛乳头状瘤。

(2) 脉络丛癌。

6. 起源不明的神经胶质肿瘤：

（1）星形母细胞瘤病。

（2）大脑胶质瘤病。

（3）三脑室的脊索瘤样胶质瘤。

7.神经元及混合性神经元-神经胶质起源肿瘤：

（1）神经节细胞瘤。

（2）小脑发育不良性神经节细胞瘤。

（3）促纤维增生性婴儿星形细胞瘤/神经节细胞胶质瘤。

（4）胚胎发育不良性神经上皮肿瘤。

（5）神经节细胞胶质瘤。

（6）间变性神经节细胞胶质瘤。

（7）中枢的神经细胞瘤。

（8）小脑脂肪神经细胞瘤。

（9）马尾终丝的副神经节瘤。

8.神经母细胞起源肿瘤：

（1）嗅神经母细胞瘤。

（2）嗅神经上皮瘤。

（3）肾上腺和交感神经系统的神经母细胞瘤。

9.松果体实质起源肿瘤：

（1）松果体细胞瘤。

（2）松果体母细胞瘤；。

（3）中等分化的松果体实质肿瘤。

10.胚胎性肿瘤：

（1）髓上皮瘤。

（2）室管膜母细胞瘤。

（3）髓母细胞瘤。

（4）幕上原始神经外胚层肿瘤（PNET）。

（5）非典型性畸胎样，横纹肌样肿瘤。

（二）外周神经起源肿瘤

1.施万细胞瘤（神经鞘瘤）：

（1）富于细胞型。

（2）丛状型。

（3）黑色素型。

2.神经纤维瘤。

3.神经束膜瘤。

（1）神经内神经束膜瘤。

（2）软组织神经束膜瘤。

4.恶性外周神经鞘膜肿瘤（MPNST）：

（1）上皮样型 MPNST。

（2）伴间叶和（或）上皮分化的 MPNST。

（3）黑色素型 MPNST。

（4）黑色素砂粒体型 MPNST。

（三）脑膜起源肿瘤

1.脑膜（上皮）细胞起源肿瘤；脑膜瘤。

2.间叶起源的非脑膜皮肿瘤：

（1）脂肪瘤。

（2）血管脂肪瘤。

（3）冬眠瘤。

（4）脂肪肉瘤。

（5）单发性纤维性肿瘤。

（6）纤维肉瘤。

（7）恶性纤维组织细胞瘤。

（8）平滑肌瘤。

（9）平滑肌肉瘤。

（10）横纹肌瘤。

（11）横纹肌肉瘤。

（12）软骨瘤。

（13）软骨肉瘤。

（14）骨瘤。

（15）骨肉瘤。

（16）骨软骨瘤。

（17）血管瘤。

（18）上皮样血管内皮瘤。

（19）血管外皮细胞瘤。

（20）血管肉瘤。

（21）卡波西（Kaposi）肉瘤。

3.脑膜原发性黑色素细胞性病变：

（1）弥漫性黑色素细胞增生症。

（2）黑色素细胞瘤。

（3）恶性黑色素瘤。

（4）脑膜黑色素瘤病。

4.组织起源不明的肿瘤：血管母细胞瘤。

（四）淋巴和造血组织肿瘤

1.恶性淋巴瘤。

2.浆细胞瘤。

3.颗粒细胞肉瘤。

（五）生殖细胞起源肿瘤

1.胚生殖细胞瘤。

2.胚胎癌。

3.卵黄囊瘤。

4.绒毛膜上皮癌。

5.畸胎瘤。

6.混合性生殖细胞肿瘤。

（六）鞍区肿瘤

1.颅咽管瘤。

2.颗粒细胞瘤。

（七）转移性肿瘤

【颅底肿瘤的病理分类】

1.颅前窝底和眼眶肿瘤的病理分类：

（1）颅外肿瘤：黏液囊肿、骨瘤、（眼眶的）神经鞘瘤/神经纤维瘤、乳头状瘤、鼻窦癌、转移癌、横纹肌肉瘤、嗅神经母细胞瘤、非霍奇金淋巴瘤，浆细胞瘤。

（2）颅内肿瘤：脑膜瘤、视神经胶质瘤。

2.颅中窝底肿瘤的病理分类：

（1）颅外肿瘤：鼻咽癌、青春期血管纤维瘤。

（2）颅内肿瘤：脑膜瘤、神经鞘瘤/神经纤维瘤、血管外皮细胞瘤。

（3）骨性肿瘤：转移性肿瘤、软骨瘤、软骨肉瘤、软骨一骨肉瘤。

（4）鞍区/海绵窦区肿瘤：垂体腺瘤、脑膜瘤、神经鞘瘤/神经纤维瘤、星形细胞瘤、颅咽管瘤、生殖细胞瘤、畸胎瘤、组织细胞增多症、颗粒细胞肿瘤、血管瘤。

3.颅后窝底肿瘤的病理分类：

（1）脑桥小脑三角区肿瘤：神经鞘瘤/神经纤维瘤、脑膜瘤、表皮样/皮样囊肿。

（2）斜坡区肿瘤：鼻咽癌、转移性肿瘤、脊索瘤、软骨一骨肿瘤。

（3）颈静脉孔区肿瘤：副神经节瘤。

（4）颅颈交界区肿瘤：星形细胞瘤、髓母细胞瘤、脑膜瘤、血管外皮细胞瘤。

二、脑肿瘤的一般临床表现

脑肿瘤最常见的临床表现为渐进性神经功能障碍，如运动功能障碍的发生率约为45%。头痛的发生率约为54%，而癫痫发作约可见于26%的病人。脑组织本身对痛觉并不敏感，所以脑肿瘤引起的头痛可能由以下因素构成，具体的其他临床表现请参见下面的幕上、幕下肿瘤。

1.颅内压增高：这可以由肿瘤的占位效应、脑积水、肿瘤所致的脑水肿和脑出血引起。

2.对痛觉敏感组织如硬脑膜、血管和颅骨膜的侵犯和压迫。

3.视力障碍引起的头痛不适，如视神经和眼球运动神经受压引起的复视等。

4.继发于颅内压增高的重度高血压（cushing 反应）。

5.由于功能丧失引起的精神性头痛等。

【幕上肿瘤的一般临床表现】

1.局灶性神经功能障碍：由肿瘤侵犯所致脑实质受损、肿瘤压迫所致脑水肿、脑出血及脑神经受压引起。

2.癫痫：不常作为首发症状出现。如果在>20 岁的病人出现原发性癫疴，应进行排除肿瘤的相关检查。

3.意识状态的改变：抑郁、嗜睡、情感淡漠及精神错乱。

4.短暂性脑缺血发作（Tn）或脑卒中症状：由肿瘤细胞堵塞血管或肿瘤内出血引起。

5.垂体肿瘤的特殊表现：包括内分泌失调、垂体卒中及脑脊液漏症状。

【幕下肿瘤的一般临床表现】

l.大部分幕下肿瘤的病人有脑积水所致颅内压增高的症状和体征：如头痛、恶心、呕吐、视神经盘水肿、步态障碍、眩晕、复视等。

2.不同部位幕下肿瘤的特殊临床表现：四肢共济失调、辨距不良和意向性震颤常见于小脑半球肿瘤，步态蹒跚、躯体性共济失调常见于小脑蚓部肿瘤，而波及脑干的肿瘤常出现多根脑神经受累的症状和长束症状。

【中枢神经系统肿瘤的治疗新观点】

中枢神经系统（central nervous system，CNS）肿瘤的治疗应该是以手术治疗为基础，包括放疗、化疗、免疫治疗和基因治疗等的个体化综合治疗。手术治疗详见各章节，下面仅就化疗、免疫治疗和基因治疗新观点做一概述。

【化疗】

1.系统化疗：

中枢神经系统肿瘤的系统化疗必须考虑到血.脑屏障（blood brain barrier Her，BBB）的存在这一特殊情况。虽然BBB的存在使化疗药物进入脑内受到限制，但以下因素可部分减少这种限制。

（1）某些中枢神经系统肿瘤，特别是恶性胶质瘤可部分破坏BBB。

（2）脂溶性化疗药物可以更多地通过BBB。

（3）较大剂量的化疗药物可以更多地通过BBB，其全身性不良反应可以通过选择性颈内动脉给药的商法加以控制。

（4）可以通过甘露醇等药物提高BBB的通透性。

（5）可以通过鞘内注射的方法避开BBB的屏障作用。

（6）可以采用可生物降解聚合物，瘤内控释化疗技术。

2.局部控释化疗：

研究表明，尽管绝大多数恶性胶质瘤生长迅速并具有浸润性，但多在原发灶2cm范围内复发且极少颅外转移，而且90%以上复发的胶质瘤位于或靠近原发部位，故这一生物学特性为手术中或手术后瘤床内局部应用化疗药物以控制复发提供了理论依据。近年来，采用可生物降解聚合物瘤内控释化疗有了很大进展。此法不仅可避开血一脑屏障，而且具有用药剂量小、不良反应小、局部药物浓度高、给药集中和持续时间长的优点。更有意义的是控释化疗能在一个相当长的时间内在特定的部位持续释放抗肿瘤药物，而肿瘤的生长与细胞周期密切相关，肿瘤组织内部分细胞处于静止期，对化疗及放疗均不敏感，是肿瘤复发的潜在因素，只有当静止期的细胞转化为增殖期时，某些周期特异性药物才能发挥细胞毒作用；延长药物作用时间，可使进入敏感期的肿瘤细胞被杀灭，这无疑可增强杀伤作用，在很大程度上控制了肿瘤的复发。以前也曾考虑过局部瘤腔给药，但难于找到合适的介质，所用多为不可降解的介质，不良反应大、生物相容性差、给药剂量难于控制，部分病人尚需二次手术取出介质材料。

现在国际上多采用可降解的聚合物为介质，与不可降解聚合物相比，具有不良反应小、生物相容性好、无需二次手术取出、材料等。现华中科技大学化学系研制出聚1和3-双（对羧基苯氧基）丙烷一葵二酸共聚物【简称P（CPP—sA）及聚（二聚酸-葵二酸）（共聚物，或F（DA-sA)】。以上两类材料在体内的降解原理为聚合物中的酸酐键在体内易水解，降解为小分子。并释放出药物。聚合物的降解产物二酸、二聚酸（植物油的深加工产品）等可以参与人体代谢，生成二氧化碳和水。

多柔比星是具有强烈的细胞毒性作用的细胞周期非特异性药物，其作用机制主要是多柔比星分子嵌入 DNA 而抑制核酸的合成，对神经母细胞瘤及恶性胶质瘤效果好。

【特异性免疫治疗】

脑胶质瘤是颅内最为多见的恶性肿瘤，但临床治疗效果却十分悲观。和身体其他部位肿瘤相比，胶质瘤具有浸润性生长的生物学特性。高度分化与低度分化的胶质瘤均呈浸润性生长，累及血管周围间隙、软脑膜、室管膜和神经纤维束间，肿瘤与周围脑组织的分界不清，更无包膜形成。因此，仅有极少数病例有全切后完全治愈的希望，而绝大多数病例虽然经手术切除，仍不可避免残留一些肿瘤细胞。这些细胞又迅速分裂增长，很快长出新的肿瘤，这个过程叫复发。据统计，脑胶质细胞瘤术后复发的时间平均为 8 个月。目前的疗法中，手术不能做到病理学上的全切，术后放疗及化疗效果也十分有限。因此，人们希望通过自体免疫的途径提高对脑胶质瘤的疗效。

传统观点认为，由于中枢神经系统缺乏淋巴循环且存在血一脑屏障，属于免疫特免器官。但在脑胶质瘤，大多数血一脑屏障已被破坏，所以其免疫反应薄弱不是由于肿瘤与免疫系统的隔离，而是由于脑胶质瘤缺乏特异性抗原及肿瘤分泌免疫抑制因子。

脑胶质瘤的免疫治疗包括主动免疫和过继免疫等方法。结合华中科技大学同济医学院附属同济医院神经外科临床经验，下面仅就特异性脑胶质瘤抗原树突状细胞（dendritic cell，DC）所制成的疫苗治疗做一简介。

脑胶质瘤的自体免疫治疗系众多辅助治疗中最具应用前景的一种方法。免疫治疗分为特异性和非特异性两种。DC 是体内抗原提呈功能最强的细胞，在免疫应答中起关键作用。其在脑胶质瘤的治疗中亦起重要作用。近来，有关自体 DC 肿瘤疫苗临床应用的报道显示出 DC 肿瘤疫苗有良好的应用前景。Kikuchi 等从胶质瘤患者外周血提取 DC，与自体肿瘤细胞融合获得肿瘤疫苗，治疗 8 例脑胶质瘤患者，免疫后患者外周血中 CDl6 和 CD56 阳性的淋巴细胞轻度升高。其外周血中的单核细胞与射线处理后的自体胶质瘤细胞共培养后，γ-干扰素的表达增高，接受治疗的患者无严重的不良反应。

【基因治疗】

中枢神经系统肿瘤的基因治疗理论上是指运用基因工程方法修复和校正与和肿瘤发生有关的基因突变。当前采用的多为广义的基因治疗，如采用 DNA 重组技术增强人体的防御功能和对肿瘤的杀伤能力。目前研究较多的是反义 IGF-I 基因、MDR-1 基因、LIG-1 基因和 HS-tk 基因等。

目前的基因治疗由于缺乏有效的目的基因和载体系统，仍处于实验阶段。但我们有理由相信随着基因工程技术的不断完善和基础研究的深入，基因治疗会在不久的将来发挥越来越重要的作用。

【头皮及颅骨病变】

一、常见的头皮病变

1.皮脂腺囊肿。皮脂腺囊肿（sebaceous cyst）俗称粉瘤，有包膜，有弹性感，与皮肤粘连是其特点，如有感染则破溃流脓。该囊肿系由皮脂腺导管阻塞，其分泌物积聚而成。手术宜将包膜完整切除，否则易复发。

2.头皮血管瘤。头皮血管瘤（scalp hemangioma）表现为大小不等红斑的是毛细血管瘤。

鲜红色，突出于皮肤表面的是草莓状血管瘤。多见于婴儿。

位置较深呈球形隆起于皮肤表面，触之柔软，压迫消失的是静脉血管瘤，又称海绵状血管瘤

（scalp carvern0I us hemangioma）。

隆起于头皮表面，可见到或触及迂曲粗大的血管；有波动、震颤，或听诊有持续性吹风样杂音的是丛状动脉血管瘤。

头皮血管瘤有时是颅内血管瘤的局部表现，须行脑血管造影才能明确诊断。治疗有血管硬化剂注射、放疗和手术切除以及血管内栓塞等方法。

3.皮样囊肿。皮样囊肿（dermoid cyst）为圆形，单发，常见于眼睑、鼻根、颞顶及枕部。囊壁较厚，由皮肤、皮脂腺、毛囊和汗腺构成。有时表面有小瘘口，周围皮肤有色素沉着和异样毛发。是胚胎期残留在头皮组织内的外胚层组织形成的肿瘤。手术切除是主要治疗方法。

4.上皮样囊肿。上皮样囊肿（epidermoid cysts）源自胚胎发育期异位的上皮组织碎片，通常在胚胎第 3~5 周，自神经沟分离的上皮异位在两个外胚层之间，而形成了板障内或头皮内的肿瘤。为圆形，单发，囊壁较薄。其内容为脱落的上皮碎屑而无毛发等皮肤的附属物。肿瘤发展缓慢，与皮肤无粘连。由于长期压迫，使颅骨凹陷，有时和颅骨或颅内囊肿相连。肿瘤可发生在颅盖骨的任何部位，但多见于额部和颞部。有时肿瘤同时累及板障和头皮。部分病例可在头皮上发现窦道的开口，而不断有瘤内容自窦口流出，致使其周围的头皮反复感染，甚至造成颅骨骨髓炎。治疗为手术切除。

5.头皮淋巴管瘤。头皮淋巴管瘤（scalp lymphoma）为表面头皮颜色正常或苍白的无痛性肿块，按压时常消失。系由新生扩张的淋巴管构成。可根据体积大小做放射治疗或手术。

二、头皮神经纤维瘤

头皮神经纤维瘤（scalp neurofibroma）表现为位于枕部或颞部皮下或肌肉中光滑、容易推动的结节。

【病因、病理】

可单发亦可全身性多发。多发的系有家族遗传性的神经纤维瘤病。神经纤维瘤病又称为 yon Recklinghausen 病。根据表型和分子生物学检查结果，遗传定位在人类染色体 17q1.12，称神经纤维瘤病 I 型（NF I）。而双侧听神经瘤遗传基因定位在人类染色体 22qi.2，称 II 型（NF II）。

【诊断】

1. 常见于头皮神经分布的主干上，压迫头皮结节时有放射性麻木感和疼痛。

2. 在头皮上，结节常见于三叉神经和枕神经分布区，可触及粗大的神经干，肿瘤沿神经干呈念珠样分布，周围皮下纤维组织增生，头皮增厚，有皱褶。

【治疗】

单发的神经纤维瘤系良性，可手术切除。多发的一般仅将引起神经压迫症状的瘤结节切除。

三、头皮胆脂瘤

头皮胆脂瘤（scalp cholesteatoma）是在胚胎第 3~5 周外胚层眼鼻沟处的组织由于各种原因发生移位所致。

【病因、病理】

胆脂瘤内含有带珍珠样光泽的灰白色片状物，因此，有人称之为珍珠瘤。仔细观察其中有闪烁发光的胆固醇结晶，为该肿瘤的一大特征。胆脂瘤在颅外头皮下凸出部，触之较软，有波动感，无明显压痛。由于病变周围骨质有增生隆起，有时像触及骨缺损。若是凸出部向颅内发展且体积较大，会出现颅内压增高症。若是病变破坏颅骨内板侵害至硬脑膜下形成哑铃型胆脂瘤，则会出现相应神经系统的定位体征。在显微镜下胆脂瘤的囊壁由复层扁平上皮和一层结缔组织构成，表面附有很多角化组织呈层状或不规则排列。

【诊断】

1. X 线：肿瘤位置和发展阶段不同，在 X 线表现上有一定差异。病变为圆形或椭圆形，可累及内、外板和板障。在骨破坏区外缘，有一圈硬化带。

2. CT：依其发生部位不同，可见不同表现。肿瘤为较低密度类圆形软组织肿块，侵犯颅骨时则表现为类圆形骨质破坏腔，边缘光滑。增强时襞腔周围 CT 值变高，瘤内却无改变。

3. MRI：可较好地显示肿瘤特性，Tl 加权像是低信号，T2 加权像是高信号。如果其间含胆固醇成分，T1 加权像也是高信号。

【治疗】

应该将受累颅骨连同与之粘连的硬脑膜一并彻底切除。残余囊壁涂 lO%甲醛或 75%乙醇溶液和 Zinker 液。缺损的硬脑膜要修补。手术疗效较好。复发者应再次手术。

四、颅骨血管瘤

颅骨血管瘤（hemangioma of skull）起源于板障，可穿越外板向皮肤外膨胀，少数向内生长，偶尔有恶性变。常常单发，少有多发。

【病理】

病理上颅骨血管瘤分为毛细血管型和海绵型。易于出血，出血后血液渗漏进入骨小梁之间。

【诊断】

1. 生长缓慢。可发生在任何年龄，中年人多见。常常在偶然间扪及肿块有压痛而发现。周围头皮血管怒张，可突入颅内引发局限性神经症状和颅内压增高症状。

2. 典型 x 线片上见颅骨呈圆形或椭圆形溶骨性低密度破坏区，边缘光滑，呈穿凿样，可以有硬化增生改变。骨小梁增粗，可呈垂直型、日光型和泡沫型表现。

3. CT 平扫：可见病变区颅骨的内外板变薄，板障膨胀，呈现为边缘完整的低密度区，其中掺杂有点状或针状高密度骨影：增强后病灶可见轻度强化。

4. MRI：表现特征是在 T1、T2 加权像上，病变均为高信号区。

【治疗】

手术切除病变，肿瘤大或有局限性神经症状和颅内压增高症状，做肿瘤整块切除，然后做颅骨修补。如果肿瘤小、多发，X 线照射是主要试行的治疗方法。

五、颅骨骨瘤

颅骨骨瘤（osteoma of skull）是一种常见的肿瘤，占颅骨原发性肿瘤的 34%。

【病理】

切除骨的显微镜检查，除见到大部正常骨组织外，可兼见有结缔组织。临床上有三种生长方式：外生型、内生型和板障型。

【诊断】

1. 临床上以 20~30 岁者居多。多生长在额骨，顶骨次之。

2. 瘤体较小时一般无症状，因此有的病程可长达 10~20 年之久。肿瘤大小不等，小者数厘米，大者十多厘米。表面光滑，一般与头皮无粘连无压痛。较大者局部可有轻微的麻木和胀痛感。

3. X 线可见局限性的圆形或椭圆形、均匀一致的骨密度增高区，病变可累及颅骨内、外板和板障。

4. CT 表现为局限性与正常骨皮质相连的光滑甚高密度结节状骨性突起。

5. MRI：在 T1、T2 加权像上均为低信号或者无信号灶，与原发骨的骨皮质相连续，无间隔。

【鉴别诊断】

发生在颅骨内板且向内生长者，需要与脑膜瘤相鉴别。脑膜瘤生长在颅骨的内板之下并嵌入脑组织，在 CT 上可见脑灰质下方，指状突出的脑白质受压变平，同颅音之间距离加大，称为白质塌陷症，而本病无此症候。发生在枕骨的颅骨骨瘤有时需与发育较大之枕外隆凸相鉴别。

【治疗】

对体积小，生长缓慢且无明显不适症状者勿需治疗。肿瘤局限于外板者可以仅做肿瘤切除而保留内板。体积大，影响美观或虽体积小，生长快，出现神经系统症状和体征者可做手术切除。额部骨瘤累及眼眶、额窦、鼻窦者应与眼科和耳鼻喉科协作，行手术切除。

六、颅骨肉瘤

颅骨肉瘤（sarcoma of skull）比较少见，其中常见的有骨肉瘤、软骨肉瘤、骨纤维肉瘤、尤因肉瘤（Ewing´s sarcoma）和骨网状细胞肉瘤。

【诊断】

临床表现为颅骨上的新生物，早期常因间歇性疼痛而触知。随同肿瘤增大而疼痛加剧。增长快的，头皮紧张发亮，肿瘤及其周荀可见静脉曲张，甚至可以在大供血动脉或大引流静脉区听见血管杂音。

【鉴别诊断】

l.骨肉瘤（osteo sarcoma）：系源于成骨细胞的肿瘤。有的继发于骨纤维结构不良之晚期。细胞分化程度高，质地软硬不一，分为硬化型骨肉瘤和溶骨型骨肉瘤，好发于青少年，以男性居多。X 线见肿瘤向颅内、外两个方向生长。

2.软骨肉瘤（cal-tilaginous sarcoma）：源于成软骨细胞，主要发生在颅底的软骨化骨部位。显微镜下可见大量成软骨细胞和少量黏液样物质，尚可见少许纤维组织。

3.骨纤维肉瘤（fiberious sarcoma of skull）：源于板障和骨膜的成纤维细胞。本病多见于青壮年，好发于颅顶盖和眼眶，性别差异不大。病程进展缓慢，是颅骨肉瘤中预后较好的一种。显微镜下主要是梭形瘤细胞，间质中有囊状胶原纤维，以其多寡决定其良恶性程度。

4.尤因肉瘤和横纹肌肉瘤：一般认为源于骨髓未成熟的网状细胞。发病以儿童男性多见。好发生于颅顶盖，发现时肿瘤均较大，广泛破坏颞骨和颅底，骨破坏后即在骨膜下生长。该肿瘤高度恶性，很容易发生早期转移，常常侵入鼻咽部和颅内。尚可见到颈淋巴结、肺和骨骼的多处转移。显微镜下见巨大细胞、核深染、胞质稀少的瘤细胞，围绕着血管呈假菊团样排列。X 线表现为进行性骨溶解，骨皮质的侵蚀，骨膜炎和软组织的肿块。CT 可同时显现软组织的肿块和骨破坏范围。病变处骨髓组织密度增高，肿瘤通过皮质营养血管向外生长，呈现斑点状低密度灶。继续向外生长则为密度不高、边缘模糊的肿块。增强扫描时病灶周围呈显著环形强化。但是 MRI 多不能显示骨破坏的细节，典型表现是 T1 加权像均匀低信号，而 T2 加权像非常均匀高强度信号。本病预后不良。

5.骨网状细胞肉瘤（reticulum cell sarcoma）：源于骨髓网织细胞。男多于女，好发于青壮年。一般起于板障，向颅外生长，侵入骨膜和帽状腱膜以后，成为头皮下可触知的痛性结节。病检镜下为核大而圆、具有吞噬功能的网织细胞。用网织细胞染色可以看见丰富的网织纤维。治疗及时预后良好。

【治疗】

位于颅顶盖的肉瘤应该连同颅骨做大块切除。特别是生长慢的纤维肉瘤，应该争取全部切除。对放射线敏感的尤因肉瘤、骨网织细胞肉瘤术后要及时做放疗。颅骨肉瘤预后同有无发生肺部转移关系很大。若肺部已经出现转移病灶，绝大部分病人均会死亡 a 因此目前主张加做化疗：放线菌素 6~8rag/kg 溶于 5%葡萄糖溶液中静脉滴注，4~6 小时滴完，10 天为一疗程，休息 2 周后开始下一疗程。至少要连续治疗 2~3 个疗程。

七、颅骨骨膜窦

颅骨骨膜窦（sinus pericranii）为发生在颅骨骨膜上的静脉性囊肿，囊壁为无肌层的血管内膜，囊内充满血液。常与额顶部上矢状窦沟通，与枕部沟通者少见。

【病因、病理】

根据其形成机制分为原发性和外伤性。原发性比较多见，大多认为由于颅骨发育的异常使颅内外静脉异常沟通，加之曾有过一过性的颅内压力增高，使得在颅骨骨膜上形成了静脉性囊肿。外伤型是由颅骨的不完全性骨折同时伴有颅骨板障静脉和经过损伤处的硬膜下导血管破裂，或伴有凝血机制的异常，这种损伤性的静脉沟通，在颅内压增高时，使颅内的血液反流至头皮下，造成颅骨骨膜下的静脉局限性扩张，久之则形成此病。在临床上颅骨骨膜窦的病理类型多样。有的呈血管瘤样病变，有的如毛细血管扩张症。

【临床表现】

本病是一少见的头皮肿瘤。多见于30岁以下的青少年。多为偶然发现头皮下有一波动性肿块。在低头时隆起，头高位时消失。直径3cm，肿块所在部位表皮的颜色、毛发完全正常，表皮的结构也正常。屏气或用力压迫颈静脉时，肿块明显隆起、增大。触摸呈囊性，在解除颈静脉的压迫后，增大的囊肿立即消失。如头皮下的肿块较大者在头高位时，可以扪到该处头皮下有凹陷。

【诊断】

根据病史和体征即可确诊，可以做CT、MRI检查，但意义不大。

【治疗】

手术切除。在肿块表面头皮做跨越肿瘤的矢状切口，切至帽状腱膜，勿切破囊肿，然后钝性分离囊肿，待肿瘤全暴露后，沿周边将囊肿从骨膜上切下。有时切下囊肿后可见局部颅骨外板光滑，稍凹陷如漏斗状，中央有一小孔与板障相通，有静脉血流出，用骨蜡封填此孔止血即可。勿过分填塞，以免引起颅内静脉栓塞。

八、颅骨嗜酸性肉芽肿

颅骨嗜酸性肉芽肿（eosinophilic granuloma of skull）与黄色瘤及婴儿期非类脂质组织细胞增多病（Letterer-Siwe），三者均属于单核/巨噬细胞增生症，属良性。

【病因、病理】

发病原因不明，据认为系由于机体对某种感染如病毒等所引起的一种变应性反应所致。显微镜下，病灶内嗜酸性细胞均成熟，组织细胞胞质内可见多量泡沫细胞，大部分网状纤维被破坏。

【诊断】

多见于小儿和青少年，好单发于颅顶部。表现为颅骨上单发或多发黄豆大或豌豆大肿物。质地硬，有压痛。X线片见颅骨有溶骨性破坏。病灶呈边缘不规则的圆形或椭囡形，直径可数毫米至数厘米不等，呈穿凿样改变。CT所见纽扣样死骨症为本病特点。

【治疗】

治疗本病的主要方法是手术切除病灶，切除不彻底常致肿瘤复发。对多发小病灶可进行放射治疗：投射量6~9Gy。同时，应用激素和抗生素可以使病情稳定。

九、颅骨骨膜窦瘘

颅骨骨膜窦瘘（Barber’s pilonidal sinus）系发生在神经轴背侧的先天性疾病，又称骨膜窦瘘、藏毛窦、皮肤窦道。

【病理】

可出现在神经轴背面、枕部到骶部中线的任何位置。发生在头皮的颅骨骨膜窦瘘，窦道壁由皮肤组织构成，在枕部呈盲管状，可深达第四脑室。瘘口为一小的皮肤凹陷，其中常有少许分泌物，周围常有异常毛发。口四周也常有异常毛发生长，毛细血管瘤样皮肤改变，或色素沉着。有的尚伴有骨缺损，在小脑内也常同时出现与瘘道相连的囊肿。

【诊断】

X 线片有助于诊断。

【治疗】

未感染者可手术切除，有感染者需控制感染后手术。

【小脑幕上肿瘤】

一、大脑凸面脑膜瘤

大脑凸面脑膜瘤（convexity meningioma）系指肿瘤的附着处既不在颅底硬脑膜上，也没有侵犯硬脑膜静脉窦的任何部位的脑膜瘤。大脑凸面脑膜瘤占全部脑膜瘤的 25.8%~38.4%。

【病理】

病理类型以内皮型和纤维型最为多见。肿瘤里球形与硬脑膜紧密粘连，接受颈内、外动脉双重供血。部分病例肿瘤侵犯至硬脑膜外，引起颅骨增生、变薄或被侵蚀破坏。约 0.5 0A 的凸面脑膜瘤为多发性。女性、年长者多见。

大脑凸面脑膜瘤最初的分型是根据肿瘤部位分为额叶、旁中央叶、顶叶、枕叶和颞叶诸型。Cushing 等人则将大脑凸面脑膜瘤分为冠状缝前型、冠状缝型、冠状缝后型、旁中央叶型、枕叶型及颞叶型。近年来，一些学者认为，以往的分类较复杂，容易引起混淆。因此，提出根据肿瘤的附着部位将大脑凸面脑膜瘤分为前、中、后部及颗叶四型。前部型系指肿瘤生长及附着处位于冠状缝前者，中部型系指肿瘤生长及附着处位于中央沟区域，以感觉区为主者，后部型则指肿瘤附着处位于顶后、枕叶区域者，颞叶型则表明肿瘤主要在颞叶内生长，岩部肿瘤向中后部生长并突向颞叶者亦属此类。

【临床表现】

1.大多数病人有较长的病史，可以有头痛、精神症状、癫痫等。

2.前部型脑膜瘤，尤其是额极者，早期症状不明显，肿瘤增大后出现颅内压增高和癫痫大发作。额叶受压者可有精神症状。老年患者，这种精神状态改变易误认为脑动脉硬化而误诊，应引起注意。

3.中部型，尤其是中央沟区凸面脑膜瘤，以运动和（或）感觉体征和症状为主，可致局限性癫痫，或由局限性转为癫痫大发作，即所谓“杰克逊”（Jackson）癫痫，发作形式由面部或手开始局限性抽搐，最后引发全身大发作。病人出现病灶对侧肢体运动和（或）感觉障碍，上肢常比下肢重，中枢性面瘫明显。

4.后部型症状较少，以视野受损为主要特征，可有同向偏盲。

5.颞叶型大脑凸面脑膜瘤除引起癫痫外，尚可有以面部和上肢为主的中枢性瘫痪。肿瘤位于优势半球时，可出现感觉性或命名性失语症，向外侧裂生长者也可出现运动性失语。若此类肿瘤生长相当大，并压迫大脑脚至同侧天幕时，出现同侧肢体瘫痪。

【诊断】

1.CT 扫描：确诊率可达 100%。CT 扫描示密度增高的肿块伴有广泛密度减低的脑水肿区，增强后更为明显。CT 血管造影（computed to mography angiography，CTA）还能显示血管情况。

2.MRI：虽对小的、钙化的脑膜瘤不伴有灶周水肿者有时漏诊，但能精确确认硬膜窦有无侵蚀，因而取代了血管造影。

3.血管造影：以了解供血情况或术前供瘤血管栓塞。

4.脑电图检查：对于引起癫痫症者可作为术前、术后监测，并指导药物治疗。

【治疗】

治疗为手术切除。一般均能做到全部切除，且效果较好。大脑凸面脑膜瘤手术的基本要点如下。

1.对于有颅内压增高，或术前CT、MRI检查提示有瘤周水肿者，术前应给予皮质激素及脱水治疗，在手术前开始的阶段，通常是钻孔时，再给20%甘露醇250ml静脉快速滴注。

2.设计切口时，皮瓣与骨瓣均应较肿瘤大。骨瓣应游离，而且必须彻底检查有无肿瘤侵蚀。一旦有任何侵蚀，应弃除骨瓣或将骨瓣放入沸水中煮沸30分钟后再还纳，这样可以防止肿瘤再生。骨窗周围组织应完整保留，以备修补硬膜时用。

3.掀起骨瓣时，不可一次性完成。由于肿瘤侵蚀，骨、硬膜、蛛网膜、脑组织往往形成紧密粘连且血供丰富，若一次性完成骨瓣掀起，势必引起严重出血及可能损伤大脑皮质，而致神经皮质功能障碍。正确方法是：先略抬起骨瓣，将神经剥离子伸入骨—硬脑膜间慢慢分离后，逐渐掀起骨瓣。

4.肿瘤附着处的硬脑膜及其周围硬膜应尽可能切除，以免肿瘤再生。

5.肿瘤切除的基本原则是先中央、后周围。瘤内减压满意，肿瘤皱缩良好，切除过程则顺利。巨大型脑膜瘤尤应如此。较小脑膜瘤在不损伤皮质功能区的前提下可试行完整切除。

6.手术显微镜及显微手术器械对于减少神经功能损害依然是必需和重要的。当肿瘤中央部分切除，肿瘤开始皱缩时，仍然有少数肿瘤与蛛网膜平面分界不清。此时，应借助手术显微镜。此举是减少神经功能损伤至最小程度的保证，也是当今脑膜瘤手术技巧的发展潮流。

7.缺损硬膜应予以修补。可取材于术野中的颞筋膜、骨膜或人工材料进行修补。若脑水肿明显，或骨瓣侵蚀，破坏严重，经前述煮沸法亦无法使用时，骨瓣可不予还纳，择期行颅骨修补术。

【预后】

大脑凸面脑膜瘤预后较好。手术死亡率在20世纪70年代已降至3%。近年来，随着显微手术的广泛应用，近期疗效更佳。然而，部分肿瘤手术治疗的远期疗效仍不十分乐观，主要在于术后复发和癫痫方面能否满意解决。

1.复发问题：肿瘤复发与否取决于两方面的因素，其一是手术切除的范弱，其二是肿瘤自身的生物学特性，即显微镜下病理类型。手术切除范围是以simpson标准而定，Ⅰ型：切除范围包括肿瘤全部，硬膜附着点及任何不正常的颅骨改变；即所谓肉眼全切；Ⅱ型：除肿瘤切除外，硬膜附着点仅做电灼处理而未行切除；Ⅲ型：系指仅行肿瘤部分切除。肿瘤复发是指Ⅰ、Ⅱ型术后复发。Ⅱ型者术后肿瘤体积增大，属于再生。虽然手术者已尽可能地肉眼“全切”，其复发的频率仍较高。对这种复发现象的解释有两种观点，其一是那些肉眼看来是良性肿瘤，其中少数组织学上极具侵袭性，这是肿瘤复发的组织学基础。其二，肿瘤区域多中心性，使得手术者认为“完整切除”，实际上是不完整。邻近肿瘤附着处周围脑膜上瘤细胞微小集簇，和（或）硬膜内表面肉眼可见的硬膜上病变，均可导致肿瘤复发。对于肿瘤组织学检查有侵蚀复发特征，如核分裂活跃、瘤内坏死等，术后应行放疗。CT增强扫描复查应在术后6个月、1年各一次，以后每2~3年一次，以期早发现肿瘤复发。约85%的病人复发后可接受1~2次手术并获良好疗效。

2.术后癫痫：预防和减少术后癫痫也是大脑凸面脑膜瘤手术技术的问题之一，手术中预防术后癫痫措施包括清除由于手术操作所致的皮质挫伤灶，减少不必要的软脑膜下的损伤，保存大脑表面重要引流静脉及某些桥静脉，手术中尽可能保存脑的正常解剖组织结构，是预防和减少术后癫痫的重要措施。

二、蝶骨嵴脑膜瘤

蝶骨嵴脑膜瘤（sphenoidal ridge meningionma）即是起源于’蝶骨大、小翼处的肿瘤，约占脑膜瘤的10.9%~18%。

【病理】

生长形式有两种，一种是呈球状或结节状，较太，有一较窄的蒂部，手术相对较易切除。另一种呈地毯状，扁平生长并与颅底硬膜广泛发生粘连，手术不易全切。肿瘤可向颅前窝、颅中窝、外侧裂、眼眶和海绵窦方向生长，并压迫相邻重要神经、血管结构，引起临床症状。依据肿瘤部位可分为蝶骨嵴外1/3、中1/3和内1/3三种。内1/3者附着于一侧前床空，可包绕颈内动脉，压迫视神经、眶上裂和海绵窦，中1/3及外1/3者分别附着于蝶骨小翼及蝶骨大翼外侧，并压迫大脑中动脉和静脉、颞极和额底外侧部。

【临床表现】

1.蝶骨嵴内1/3脑膜瘤，在生长早期以局部症状为主要表现，肿瘤累及视神经，患者可有同侧渐进性视力下降、视神经萎缩、颞侧偏盲等改变。

2.伴有颅内压增高，可同时出现对侧视神经盘水肿，构成所谓Foster-Kennedy综合征。

3.视交叉受累，可出现双眼颞侧偏盲。

4.眶上裂和海绵窦受累可出现眶上裂和海绵窦综合征，表现为动眼神经麻痹、展神经麻痹，有三叉神经的眼支感觉减退，最终其他分支均受累。

5.部分病人尚可有病侧眼球突出。

6.外1/3者的临床表现以颞侧隆起伴眼球突出为主要特征，病人可有头痛、患侧中枢性面瘫和癫痫发作，眼肌麻痹较少见。

7.中1/3者视肿瘤生长方向可兼有部分内，外1/3脑膜瘤表现。

8.颅内压增表现多在病程后期出现。

【诊断】

1.临床表现。

2.头颅X线平片：除颅内压增高表现外，可有眼眶后壁与颞部骨质增生、蝶骨嵴骨质增生或破坏、眶上裂破坏扩大以及眼窝扩大等。

3.脑血管造影：肿瘤很小的，不一定发现阳性征象。较大时，内侧型常有大脑前动脉向后上方移位，眼动脉增粗。颈内动脉常被肿瘤包绕。外侧型颈内动脉虹吸部向上移位，大脑中动脉起始段向后上移位，大脑前动脉多无移位，脑膜中动脉向后上移位明显。颈内动脉常被肿瘤包绕。

4.头颅CT扫描：有助于早期发现肿瘤。肿瘤无论大小，于蝶骨嵴部均可显示高密度的肿瘤影像，增强后瘤体密度均匀增高，并可发现局部骨质有无破坏。

5.MRI检查：为T1加权像的低信号区和T2加权像的等或高信号区，注射Gd—DTPA造影剂后，信号区均匀提高，肿瘤与颈内动脉等重要血管、血窦关系清晰可见。

【治疗】

手术治疗是首选。手术目的应是全切肿瘤，包括受累硬膜和骨质组织。因此，术前应对病人的如下重要临床资料予以详细分析，权衡手术全切的可能性和由此造成的重残、死亡的利弊关系。

1.诊断准确；女性，乳腺癌患者有高发脑转移趋势，术前应准确了解清楚病变属转移癌还是脑膜瘤。

2.肿瘤与血管的关系：脑膜瘤富含血管，术前选择性颈内、外血管造影可以提供肿瘤血供关系，帮助手术者决定是否行术前血管栓塞。MRI 可以清楚显示肿瘤对血管的位置影响关系，包括血管被包埋的情况、是否有栓塞、血管侵蚀等。

3.视神经受累情况：高分辨率的头颅 CT 扫描和 MRI 均能显示肿瘤有无眶内扩展，视神经孔有无狭窄，肿瘤与视神经、视交叉的关系等。

4.眼球外突原因：蝶骨嵴骨质增生是单侧眼球外突的主要原因。但术前仍应对 CT 骨窗扫描和冠状位 MRI 资料进行分析，以确认眼球外突的真正原因。

5.硬膜与颅骨受累范围：由于全切是治愈的惟一选择，预后则取决于硬膜处理如何，这在扁平型脑膜瘤尤显重要。手术者应详细阅读 CT 平扫和增强扫描及 MRI 增强资料，以便了解硬膜受累的实际范围。受累的骨质变化可借助头颅 x 线平片、断层扫描、CT 冠状位平扫和增强对比（包括骨窗对比），以了解颅面腔肿瘤有无侵蚀和可能对手术全切的限制等。

【手术要点】

1.手术入路均采用经翼点及其改良入路，切口设计可根据肿瘤侵犯的实际范围，做略向前或稍向后修正。

2.要有足够的手术野，要准备好双极电凝、深部照明、强有力的吸引器。

3.手术中应用脱水药降低颅内压。

4.决定切除肿瘤前，应先探明肿瘤与周围组织的解剖关系，宜在手术显微镜下处理肿瘤与神经、血管的关系，包括离断供瘤血管及保护大脑中动脉主干或主要分支，以避免导致术后严重并发症。

5.切忌盲目剜出肿瘤或片面追求全切。

6.在切除内侧肿瘤块时，最好将肿瘤包膜向外侧牵引，勿压迫内侧的脑结构。

【放疗】

脑膜瘤的放射治疗问题尚无统一意见。但对于无法全切肿瘤的病例及肿瘤组织学检查有高度复发倾向的肿瘤，放射疗法对于抑制肿瘤复发、再生仍有一定作用。放射治疗剂量一般为 50Gy。对不能全切的残余可以进行 7 刀治疗。

三、大脑镰旁脑膜瘤

大脑镰旁脑膜瘤（falx meningioma）位于大脑纵裂内，其附着部在大脑镰上。

【病理】

大脑镰旁脑膜瘤约占脑膜瘤的 11%-13%，多数肿瘤呈单侧球状生长，部分病例也可以双侧性，但通常两侧呈非对称性生长。病理类型以内皮型、纤维型占多数。大脑镰旁脑膜瘤根据其所在部位不同，临床上分为前 l/3、中 1/3 和后 1/3 部三种。前 1/3 者为鸡冠—冠状缝，中 1/3 为冠状缝—人字缝，后 l/3 为人字缝-窦汇。

【临床表现】

大脑镰旁脑膜瘤的临床表现与肿瘤所处的部位有关。

1.前 l/3 者可长期无症状或早期仅感头痛，肿瘤渐增大后可出现颅内压增高症状，少数病人可有癫痫发作及精神症状，表现为生活懒散、不拘礼节、情感淡薄、欣快和性格改变，当肿瘤向后发展时，可出现肢体无力和锥体束征。

2.中 1/3 者较多，早期即出现运动或感觉障碍，并常常由下肢开始。若肿瘤位于中央回前部时，病人通常有局灶性癫痫，位于后部时，则表现为 Jackson 癫痫。部分病人尚伴有 T0dd 瘫痪。

3.发生于镰旁两侧的肿瘤可引起双下肢痉挛性瘫痪伴括约肌障碍，表现为脑性截瘫，易与脊髓病变混淆。

4.后 l/3 者可无症状或仅有头痛，当肿瘤压迫枕叶时，颅内压增高症状明显，可出现幻视、同向偏盲和以视觉错乱为前兆的癫痫大发作等。

【诊断】

1.临床表现。

2.头颅 X 线平片：可有骨质增生及慢性颅内压增高等表现。

3.头颅 CT 扫描：有时与矢状窦脑膜瘤不易区别。平扫可见中线旁大脑镰一侧有一密度增高影像，周围脑水肿低密度带有明显均匀强化，边界清楚、锐利，可以确诊。

4.MRI 检查：具有脑膜瘤的特征表现，三维成像技术使肿瘤的解剖关系更为明确。

【治疗】

一经确诊，原则上应行手术治疗。有颅内压增高者，应尽早手术治疗。手术的基本要点是：

1.体位：前 l/3 者取仰卧位，头平放或略抬高；中 l/3 者仰卧，头前屈；后 1/3 者取半坐位或俯卧，头前屈，并以头架固定。

2.皮肤切口：可采用跨中线切口。

3.骨瓣成形：可做一纵长方形或方形跨矢状窦骨瓣，骨窗的 2/3 应在肿瘤侧。双侧生长型肿瘤则各 1/2。邻近矢状窦两侧的骨孔间骨质最好以咬骨钳咬除，以免锯开时损伤矢状窦，造成大出血。

4.打开硬膜：打开范围距中线<2.5cm。硬膜打开时注意勿损伤重要引流静脉，尤其是中 1/3 段，以防止静脉性阻塞。

5.肿瘤的显露与切除：沿大脑纵裂选择无桥静脉的皮质区，将大脑半球牵离大脑镰，并由此渐深入探查肿瘤，直至暴露。电灼肿瘤与大脑镰上附着处，分离、分块切除肿瘤。

四、嗅沟脑膜瘤

嗅沟脑膜瘤（olfactory groove meningioma）系起源于筛板及其后方的硬脑膜的肿瘤。

【病理】

嗅沟脑膜瘤与颅前窝脑膜瘤共同占脑膜瘤总数的 6%~12%，其中嗅沟脑膜瘤约占 75%，颅前窝底脑膜瘤占 25%。嗅沟脑膜瘤多呈球形生长，可为单侧或双侧，双侧者往往是一侧为主，等大者罕见。肿瘤自筛板可以向上、后、外生长而侵及额叶、鞍上区及蝶骨嵴内侧。其血供主要来自颅前窝底中线附近的筛前动脉、脑膜前动脉，大脑前、中动脉亦有分支参与。当肿瘤很大时，这些血管与肿瘤粘连密切，大脑前动脉的额极支和小的分支常紧紧附着于肿瘤的后上方，同时伴有嗅神经粘连、移位，手术不易保存。若肿瘤较小，嗅神经仅有侧方移动，其供养血管也清楚可辨，通常可以保存。

【临床表现】

1.约半数以上病人有嗅觉丧失，但常常被病人忽视，以致肿瘤长期不能被发现。

2.颅内压增高，病人可有头痛，肿瘤压迫额叶可引起精神症状，如欣快、注意力不集中、记忆力减退、精神淡漠等。

3.压迫视神经可引起视力障碍、视野缺损，部分病人出现肿瘤侧原发性视神经萎缩和对侧继发性萎缩，构成 Foster–Kennedy 综合征。

4。少数病人出现癫痫大发作。

【检查与诊断】

1.70%的病人在头颅 X 线平片中可见颅内压增高征如鞍背骨质稀疏或破坏，颅前窝底、筛板等部位骨质增生或局部破坏等。

2.CT 扫描可见颅前窝一侧或双侧近中线部位有均匀一致的圆状高密度肿块，增强后更为明显。

3.MRI检查由于其T1与T2相信号与正常脑组织相似，两者信号对比度不明显，加之骨的侵蚀及反应性增生改变，信号强度特点及形态变化不如CT扫描明显，有时容易误诊。静脉注射Gd-DTPA会明显提高脑膜瘤的可辨性，表现为典型的T1加权像呈明显均一强化，肿瘤与血管、血窦关系清晰可见，有助于诊断。

【治疗】

手术为根本治疗。

1.手术的目的是全切肿瘤包括硬膜，部分还应包括受累骨质；保存和促进神经功能的恢复。大多数嗅沟脑膜瘤能够完全切除。

2.手术入路可根据双侧或单侧肿瘤做额部冠状切口或一侧近中线切口，取开门式或单侧骨瓣，由硬脑膜内从额叶底部显露肿瘤前极。

3.必要时，可以结扎该部矢状窦，剪开大脑镰以利显露。

4.尽可能用双极电凝，分离肿瘤与颅底硬脑膜的附着点，同时切断来自颅底的供瘤血管，对于较小的肿瘤可以整块切除。若肿瘤较大时，则应由前部开始分块切除。

注意：①切除肿瘤后部包膜时，勿损伤大脑前动脉及其胼周支。②切除肿瘤上后部分时，应在显微镜下细心操作，谨防损伤视神经。③若硬膜受累切除后，应就近取材如骨膜或颞筋膜进行修补。④若有骨侵蚀或穿破筛窦时，切除骨质后应行颅底重建。⑤单纯的骨质增生，通常可以不予处理。⑥整个显露、切除肿瘤过程应尽量保持脑的牵拉在最低限度。

五、脑室内脑膜瘤

脑室内脑膜瘤（intraventricular meningionma）起源于脑室内脉络丛及其内蛛网膜组织的脑膜瘤，约占脑膜瘤的1.5%~4%。

【病理】

85%以上的肿瘤属于纤维型，质较硬。其中以侧脑室脑膜瘤较多见，其次为第四脑室，第三脑室者极罕见。肿瘤最常发生在侧脑室三角区，蒙氏孔前方，早期呈圆形，后渐充填脑室形成相应形态，个别较大者，可呈圆球状，肿瘤可以向脑室前角、中央部、第三脑室发展，偶尔也可见向对侧侧脑室发展。

【临床表现】

脑室内脑膜瘤的临床表现不典型。

1.由于脑室空腔可供肿瘤生长，病人早期症状很少，待肿瘤增大影响脑脊液循环或压迫邻近脑组织时，可出现颅内压增高和神经功能受损症状。

2.40%~70%病人有头痛、恶心、呕吐、精神症状、视力和视野障碍、对侧偏身感觉和运动障碍、步态不稳及癫病等，其中，明显的精神症状如记忆力减退、虚构、淡漠、语言能力下降等，极易误诊为精神系统疾病。

3.肿瘤在优势半球者，尚可引起语言障碍和失读，部分病人尚有一过性黑嚎。

【诊断】

1.脑室造影可以显示肿瘤充盈缺损。

2.脑血管造影示同侧脉络膜前动脉增粗、扭曲移位并引向肿瘤的异常血管内。

3.CT平扫或增强扫描于脑室内可显示一高密度、边界光滑或不规则的肿瘤影像。多数情况下，边界光滑的为脑膜瘤，不光滑者为脉络丛乳头状瘤，脑膜瘤钙化多见。MRI检查，可以很清楚地显示肿瘤的轮廓及与周围组织的毗邻关系。

【治疗】

手术应争取全切以求根治。侧脑室的肿瘤，除少见的 MonrQ 孔前部脑膜瘤现已公认采取额中回皮质入路外，侧脑室三角区肿瘤的最佳皮质入路，尤其是针对优势半球仍无统一意见。目前，较常采纳的有 Olivecrona 的颞中回后部皮质横切及顶上小叶在中央后回皮质纵切等。无论选择何种手术入路，应遵循的原则均是获得一个对肿瘤及其血管最理想的解剖暴露，又不损伤神经功能或仅有轻微影响。切除肿瘤过程中要手法轻柔、仔细，皮质切口可稍大，通常 4cm 左右。直视或手术显微镜下电凝供血动脉及切断脉络丛与肿瘤联系，若肿瘤较小且软，可用吸引器吸除，若肿瘤较大且硬，则不强求一次性完整切除，以蚕食方法可满意全切。第三脑室与第四脑室脑膜瘤可按该部位其他脑室内肿瘤方法切除。

六、小脑幕脑膜瘤

小脑幕脑膜瘤（tentorial meningionma）起源于小脑幕的任何一部分，可单纯生长于幕上或幕下，也可幕上、幕下同时发生。临床少见，约占脑膜瘤的 2%~4%。临床分型较多。

【病理】

国内学者主张将小脑幕脑膜瘤分为三型，即①幕上型：肿瘤主要向幕上方向生长，此型较多见，肿瘤基底部往往与横窦或直窦粘连或侵入这些静脉窦中，部分肿瘤前极可达小脑幕裂孔。肿瘤易压迫枕叶及中脑。②幕下型：肿瘤主要向幕下方向生长，常位于直窦旁或靠小脑幕侧方或紧贴岩上窦部位，可压迫小脑或脑干。③幕上下型：肿瘤同时幕上幕下生长，形如哑铃，与周围结构关系可同幕上型或幕下型，并压迫幕上下相邻结构。国外一些学者从手术入路的角度考虑将小脑幕脑膜瘤分为中央型、侧方型及直窦旁型，各型又分为前，中、后三种类型。该类肿瘤的血供主要来源于基底动脉的分支和脑膜动脉。肿瘤的病理类型以纤维型占多数。

【临床表现】

1.主要表现为颅内压增高症。这是由于肿瘤体积较大，并能早期压迫大脑导水管及大静脉窦之故。90%病人有头痛、视神经盘水肿等颅内压增高症。

2.幕上型较大肿瘤压迫枕叶皮质，可出现视觉障碍如偏盲或幻视，压迫中脑网状结构可引起意识障碍，亦可出现锥体束征。

3.蒂下型者小脑、脑干直接受压，丽出现眼球震颤、共济失调等小脑症状。

【诊断】

依靠 CT 扫描或 MRI 检查。血管造影对检查横窦通畅情况有帮助。

【治疗】

手术入路较多，技术难度较大。入路的选择依肿瘤位于小脑幕的上面或下面而定。选择入路的基本原则是幕上中线及侧方两旁选择颞下入路；幕上后部、直窦、窦汇及横窦附近脑膜瘤选择枕部入路；幕下横窦及乙状窦脑膜瘤选择枕下入路或幕上、幕下联合入路。

肿瘤切除的基本方法是显露肿瘤后，先将其基底部分与小脑幕附着处电凝分离，然后分小块边电凝、边切除。对所有肿瘤的供血血管，尤其是肿瘤内侧、前极血管一定要电凝稳妥后方可切断，否则可引起深部出血，难以控制。对侵及幕上左、右两侧的窦汇与直窦的脑膜瘤，锯开和翻开骨瓣时应特别注意勿损伤静脉窦。若肿瘤与窦汇和直窦部分结构粘着，可将肿瘤组织与窦壁粘着部分分离，窦壁不予处理而仅做次全切除。对于小脑幕前部肿瘤的切除不可损伤 Labbe 静脉。幕下肿瘤若侵及横窦需结扎对，应确认对侧横窦无闭塞时方可考虑结扎、离断。手术过程在手术显微镜下仔细、稳健、准确操作，不可强行牵拉与剜出肿瘤。

七、胶质瘤

胶质瘤（glioma）是由神经外胚叶衍化丽来的胶质细胞发生的肿瘤，占脑肿瘤总数的40%~50%，为一种最常见的颅内恶£肿瘤。

【病理】

由神经外胚叶衍化而来的胶质细胞有星形胶质细胞、少突胶质细胞和室管膜胶质细胞等。它们都可以发生肿瘤，并由此产：生各种各样类型的胶质瘤。目前，胶质瘤的临床病理分类尚未完全统一，较为广泛应用的有两种：一是 Bailey 和 Cushing（1926）提出的分类方法。这种分类方法是根据不同的神经胚胎组织，定出相应的肿瘤类型名称，对于临床医生预测病人的预后有一定帮助，但它忽略了肿瘤的间变特性，也不能动态地看待胶质瘤的发生和发展。二是 Svien 和 Kernohan（1949）提出的分类方法。这种分类方法将所有胶质瘤分成五组，即星形细胞瘤、室管膜瘤、少突胶质细胞瘤、神经一星形细胞瘤和成神经管细胞瘤。除成神.经管细胞瘤外，其他四组根据其恶变的程度又将这种细胞形成的肿瘤分为Ⅰ、Ⅱ、Ⅲ班、Ⅳ四级。这种分类方法的优点是比较简单，缺点是有些肿瘤现在还无法确定它们是来源于哪种细胞，另外有些肿瘤基本上只有恶性形式，分级则没有实际意义。这两种分类方法，目前世界上都广泛应用于临床。

1977年，世界卫生组织就中枢神经系统肿瘤的命名和分类提出倡议，把神经上皮组织的肿瘤分为六类，即：星形细胞瘤；少突胶质细胞瘤；室管膜和脉络丛肿瘤；松果体细胞瘤；神经元肿瘤；低分化及胚胎性肿瘤，包括胶质母细胞瘤和成神经管细胞瘤等。2000年 WHO 又列出中枢神经系统肿瘤的最新分类，对临床具有更大的实用价值。

胶质瘤的发病年龄上有两个高峰，一个是7~13岁，以成神经管细胞瘤、小脑星形细胞瘤、室管膜瘤、视神经胶质瘤和松果体瘤为多见；另一个是25~45岁，以大脑星形细胞瘤、多形性胶贡母细胞瘤和少突胶质细胞瘤为多见。不同类型的胶质瘤有各自的好发部位。成年人星形细胞瘤多见于大脑半球；而小儿多见于小脑半球。小脑蚓部为成神经管细胞瘤的好发部位，少校胶质细胞瘤多发于大脑半球深部自质内，室管膜瘤和脉络丛乳头状瘤多发生于脑室内等。

八、星形细胞瘤

星形细胞瘤（astrocytoma）是神经胶质瘤中最为常见的刷瘤。国内、外资料报道分别约占35%~39%和33%~5l%。星形细胞瘤主要由成熟星形细胞构成，生长缓慢，恶性程度一般不高。病程长短不等，短者1年，长者可数十年。平均2年左右。若肿瘤囊性变可使病情发展加快，病程缩短。成年人多发生于额叶、顶叶和颞叶，儿童多发生在小脑、脑桥、丘脑和视神经。

【病理】

星形细胞瘤肉限观多呈灰红色或灰白色，大小不一，多数位于脑实质内，突出脑表面者少见。肿瘤呈浸润性生长，部分与脑组织有明确分界。肿瘤邻近脑组织均伴有不同程度的水肿带，表现为显著的肿胀，正常脑沟回消失，色泽灰白。近半数瘤内可有囊肿形成，大小不等，触诊有松软感觉。囊内含淡黄色液体，蛋白含量较高，放置易凝固。若肿瘤为实质性，触诊有坚硬感。病理形态上可分为四型：1.纤维型星形细胞瘤：最常见，于大脑、小脑、脑干各部位都可以发生。显微镜下可见肿瘤由分化较好的纤维型星形细胞构成，如正常的星形细胞，纤维多，细胞少。胞质不清，核圆或椭圆形，瘤组织内有少量血管，可见小的钙化及囊腔。2.原浆型星形细胞瘤：主要见于大脑。质软，瘤细胞稀疏，分布不匀，细胞体较大，胞质饱满，核呈圆形或椭圆形，太小一致，一般见不到病理性核分裂。胞突少而短。常见囊变。3.肥胖型星形细胞瘤：少见，好发于大脑半球，质软，常有小囊形成；镜下观可见典型的肥大细胞，呈球形或多角形，胞质丰富，核呈卵圆形，细胞突粗短，排列子血管周围，形成假玫瑰花样。4.分化不良型星形细胞瘤：主要见于大脑内，质软，显微镜下肿瘤细胞比较密集，分布不匀，细胞形态、大小、染色均不一致，有病理性核分裂，瘤组织内有小血管内皮细胞增生及灶状出血和坏死。

【临床表现】

1.颅内压增高和其他一般症状，如头痛、呕吐、视力减退、复视、癫痫、精神症状等。颅内压增高症状出现时间不等，或仅以癫痫形式起病。约25%病人有癫痫发作史，其发作形式与肿瘤部位有关，额叶肿瘤多为大发作，中央区及顶叶多为局限性发作口当额叶肿瘤较大时，病人可有精神症状，表情淡漠或有幽默、感，出现反应迟钝、注意力不集中、记忆力下降、性格改变、不修边幅、欣快感等。部分颞叶、顶叶肿瘤亦可出现精神症状。

2.局灶性症状：依肿瘤所在部位产生相应症状。位于中央前回者，可有不同程度的对侧偏瘫。位于优势半球语言中枢者可出现失语。顶叶者可产生对侧感觉障碍、失读和失写（优势半球）。颞枕叶者可有同向偏盲、幻视等。若肿瘤累及丘脑、内囊等处，除对侧感觉障碍外，常伴有对侧肢体轻偏瘫。部分病人亦可有精神症状和癫痫发作。位于小脑、脑干的星形细胞瘤，可出现患侧肢体共济运动失调、眼球震颤、肌张力降低、平衡障碍、构音障碍及爆发性语言、强迫头位和脑神经麻痹如动眼神经、滑车神经、展神经、面神经以及舌咽神经麻痹等。

【辅助检查】

1.X线平片：80%病人有颅内压增高表现，部分有肿瘤钙化及松果体钙化移位。

2.CT：肿瘤常表现为以低密度为主的混合密度病灶，亦可表现为均匀或等密度病灶，与脑实质分界较为清楚，少数为高密度病灶。混合密度病灶中，低密度区多为肿瘤本身，亦可为囊变、坏死或陈旧性坏死，高密度区多为新鲜出m或钙化。低密度病灶多见于实质性瘤体，80%为水分，瘤周多无水肿带。增强扫描：边界清楚或不清楚，呈环状或花环状强化，形态不规则，环壁上有时可见瘤结节，坏死区显示为模糊或不规则的低密度区，大多数病人有占位征。发生于小脑的星形细胞瘤，半数为囊性，囊壁增强或不增强，但附壁结节清楚可见。发生于脑干者，表现为脑干膨胀和占位征，如环池变形或消失，第四脑室变形或移位等。发生于胼胝体及其附近白质者，呈蝶形生长，颇具特征性。

3.MRI：对幕下肿瘤，特别是脑干肿瘤更具有优越性，但在区别肿瘤边界与水肿方面不如CT敏感。影像与CT相似的是与肿瘤级别有关，Ⅰ~Ⅱ级者呈长T1、长T2信号，边界清，周围脑水肿轻微；注射Gd—DTPA后可见轻微增强；Ⅲ~Ⅳ级者，边缘不规则，注射Gd—DTPA后明显增强，周围脑水肿明显，占位征象明显，瘤内可见坏死与出血。脑干星形细胞瘤常见于脑桥中部，矢状位MRI可清楚显示脑干不规则增粗，及长T1、长T2异常信号，伴有第四脑室及脑桥小脑池明显受压。MRI诊断明显优于CT。

【治疗】

1.手术治疗

手术治疗仍是重要手段。手术的基本原则是：①脑皮质切开应尽可能避开功能区，切开的方向一般与脑回平行。②功能区肿瘤的切除，应选择邻近非功能区脑皮质切开到达肿瘤，分块切除。③非功能区肿瘤切除，应在离肿瘤2mm的脑组织处分离，尽量大块切除，必要时行整个脑叶切除。④脑深部、功能区、小脑，脑于处肿瘤切除应做显微手术切除。⑤对侵犯一侧大脑多个脑叶致该侧功能完全丧失的肿瘤，若未侵及中线及对侧，可考虑行大脑半球切除术，但极为少用。

2. 放疗。

宜在手术一般情况恢复后尽早进行。可应用深部x线治疗机、60Co治疗机和电子加速器等，照射剂量一般为 50~60 Gy（5000~6000 rad），在 5~6 周内完成。

3. 化疗。

目前以亚硝基脲类药物较好。常用有如下几种：

（1）洛莫司汀（CCNU）：用量为 100~130mg/m2，口服，每 6~8 周一次，可连服 5~6 次。

（2）司莫司汀（MeCCNU）：用量为 150~200mg/m2，口服，6~8 周一次。

（3）替尼泊苷（VM26）：每次 60~100mg/m2，加入葡萄糖液中静脉滴注，每天一次，连续 2~3 天为一疗程，6~8 周后可重复使用。

4. 免疫治疗。

方法有主动免疫和被动免疫治疗两类。前者是将切除的瘤组织经过处理后制成疫苗，加入 Freund 佐剂，做皮下或肌内注射；后者则是输入同血型健康人或患同类肿瘤病人致敏后的淋巴细胞，技术上比前者要复杂。

5. 其他。

脑水肿患者应行脱水处理，术前有癫痫发作病人，术后仍给予抗癫痫药物治疗等。

【预后】

星形细胞瘤的预后与肿瘤的恶性程度、切除的范围、病人年龄和放射治疗后等诸因素关系密切。星形细胞瘸 I 级术后 3 年的生存率为 62.5%。Ⅱ级者为 16.8%。国内资料，5 年生存率为 14%~3l%，放疗后病人比未行放疗者生存时间长，幕下者较幕上者疗效好。同济医院星形细胞瘤术后生存时间最长为 12 年，并完全恢复正常生活与工作。星形细胞瘤复发时间平均约为 2~2.5 年。多数病人可接受再次手术 2 次以上。再次手术后，肿瘤生长有加快趋势，同时伴有恶性变，大多数最终演变为胶质母细胞瘤。

九、星形母细胞瘤

星形母细胞瘤（astroblastoma）系星形母细胞形成的肿瘤。恶性程度介于星形细胞瘤和多形性胶质母细胞瘤之间。

【病理】

主要发生在成人大脑半球，儿童少见。病珲特征：肿瘤呈灰红色或粉红色，质软，与正常脑组织间无明确界线，肿瘤可有囊肿形成，亦可有出血和坏死。显微镜下可看到密集的不成熟星形细胞。胞体较大，呈多角形、卵圆形或锥形。细陋核圆形或卵圆形，核分裂象少见，染色质适中。细胞的一端常可见一粗而长的细胞突起指向血管壁，呈放射状排列，成为此瘤的一个主要特征。血管内膜和血管外膜常有增生。

【临床表现】

与星形细胞瘤相似，但进展较快。临床上难与星形细胞瘤鉴别。

【治疗】

同星形细胞瘤，但放疗、化疗效果不佳。

十、多形性胶质母细胞瘤

多形性胶质母细胞瘤（gliohlastoma multiforme）系多形性胶质母细胞形成的肿瘤，是高度恶性的胶质瘤。其发生率在神经胶质瘤中仅次子星形细胞瘤，约占神经胶质瘤的 25%。按 Kernohan 的分类，属星形细胞瘤Ⅲ~Ⅳ级。肿瘤多见于 40~60 岁年龄组，可以发生在脑的任何部位，以额叶为最多见，依次为颞叶和顶叶，亦可侵犯小脑、基底核等结构，还可通过胼胝体侵犯对侧大脑半球，在冠状切面内形成所谓蝴蝶状胶质瘤，为这种肿瘤的特征。儿童多发生于脑干，使脑干不匀称扩大，甚至丧失其原有的轮廓。

【病理】

肿瘤体积较大，多位于脑白质中，浸润性生长，周围组织伴有明显的水肿带。多数肿瘤与脑组织间无明显界线，少数则表现为部分或全部假性边界，其实肿瘤已经超过边界广泛浸润生长。突出脑表面并累及软脑膜或突破脑实质者，肿瘤可沿脑脊液播散，个别的可向颅外转移。瘤内有大片出血、坏死，故瘤体切面上多呈不规则暗红色的出血区、灰黄色的坏死区和囊变区，囊腔中可含有乳白色黏稠液体，易被误认为脓液。肿瘤血管丰富，故术中穿刺极易出血。

显微镜下肿瘤由多种形状细胞构成，有的呈多角细胞，有的呈梭形细胞，有的则围绕血管呈假菊花样排列，并有散在的瘤巨细胞，肿瘤的周边部分可见分化的星形细胞。核分裂多见，核染色质深。有明显的小血管增生、管腔内血栓形成，造成肿瘤部分坏死、出血。

【临床表现】

多形性胶质母细胞瘤起病较急，症状发展较快，颅内压增高的症状和局灶性损害体征根据肿瘤所在部位而异，儿童发生于脑干者，早期可出现脑神经麻痹和锥体束症状，由导水管阻塞引起颅内压增高则出现于晚期。成年人，早期表现为颅内压增高症状，有头痛、呕吐，部分病人有视神经盘水肿。局部症状亦较突出，病人有不同程度的偏瘫、偏侧感觉障碍、失语、偏盲等。多数病人病程短，偶尔也有病程较长者，可能系肿瘤以较良性的星形细胞瘤开始，经复发后转变为胶质母细胞瘤。

【治疗与预后】

以手术治疗为主。此肿瘤有沿脑自质内的纤维束向远处生长的趋势，手术难以完全切除，因而术后极易复发，一般不超过 6~8 个月，生存时间大多不超过 1 年，年轻病人较年老者长，但多数不超过 2 年。

十一、少突胶质细胞瘤

少突胶质细胞瘤（oligodendrogioma）约占全部神经胶质瘤的 4%~12.4%。多见于成年人，男多于女。肿瘤多位于大脑半球皮质下深部结构，尤以额叶更为多见。

【病理】

肿瘤多为实质性，位于皮质下，浸润生长，可侵犯局部皮质和邻近软脑膜，亦可侵犯脑室壁突入脑实质内生长，其中 10%的肿瘤可循脑脊液播散。肉眼边界光整，质地脆软，灰红色。部分肿瘤可产生黏液物质，聚积成胶胨祥。较大的肿瘤可出现囊性变和坏死。肿瘤钙化是少突胶质细胞瘤的一个特点，x 线和 CT 扫描可以显示出来，有助于定位和定性诊断。显微镜下见肿瘤细胞比较密集，形状均匀一致，胞核圆形，深染，核周围透亮，整个细胞呈鱼眼状，是此瘤的特征之一。肿瘤细胞间有许多小血管穿插其中，钙盐沉着散在可见。分化较差的瘤细胞，其大小和形状不一，核染不均，核分裂相活跃，血管壁增生并出现出血和坏死，称为少突胶质母细胞瘤。

【临床表现与诊断】

由于肿瘤生长缓慢，病程较长，可达数年，临床症状取决于肿瘤部位。约 50%~80%病人的首发症状为癫痫，颅内压增高症晚期出现，逐渐发展为偏瘫及偏侧感觉障碍等神经功能受损特征。X 线头颅平片可发现肿瘤钙化和慢性颅内压增高表现。CT 扫描一般为低密度或等密度病灶，病灶内有大而不规则的钙化影，与星形细胞瘤不同的是瘤内囊变或出血较少见。半数病例有灶周轻度水肿。增强后多数不规则影像增强。MRI 定性不如 CT，但显示瘤体边界十分清楚，几乎无脑水肿，T1 肿瘤为低信号灶，T2 为高信号灶。注射 Gd—DTPA.明显增强。

【治疗与预后】

以手术切除为主，辅以放疗和化疗。手术原则同星形细胞瘤，尽可能切除肿瘤。放疗效果较好。文献报道，术后生存时间最长者41年，部分切除亦可使病人存活3~4年。复发时间较长，复发后再手术仍能获得较满意的效果。

十二、室管膜瘤

室管膜瘤（ependymoma）是一种好发于儿童和青年人的胶质瘤，约占胶质瘤的4%~18.7%。儿童与青年人的好发年龄组分别是5~10岁和20~30岁。前者肿瘤多见于幕下，后者多见于幕上。肿瘤是由室管膜细胞及其下的胶质上皮细胞发生，故常生长于脑室内或突向邻近的脑组织。第四脑室室管膜瘤可经正中孔或侧孔长到小脑延髓池或外侧隐窝。肿瘤按所在部位不同“浇铸”成各种形状并引起梗阻性脑积水。发生于室间孔、第三脑室、小脑脑桥角区者少见。

【病理】

肿瘤多为实质性，瘤体呈灰红色、紫红色或灰白色不等，有的呈结节状，有的呈分叶状，肿瘤与周围脑组织界线较清。突入脑组织内的部分肿瘤可有囊变。肿瘤与室管膜相连的基底可以较宽，也可以以带状相连。显微镜下肿瘤细胞呈梭形、卵圆形或立方形，围绕管腔呈菊花状排列，胞核呈圆形或卵圆形，核分裂少，胞质含量中等，间质为胶质纤维形成的网状结构。室管膜瘤根据组织学可分为乳头型、黏液乳头型、室管膜下瘤及间变型或恶性室管膜瘤，或称成室管膜母细胞瘤等四型。各型有其自己的组织学特征，但成室管膜母细胞瘤型复发最快。

【临床表现及诊断】

无固定的临床特点，症状取决于肿瘤所在的部位。位于第四脑室者颅内压增高症状出现较早，头痛为首发症状，伴有头晕、呕吐、颈部疼痛、强迫头位及颅缝裂开笥。位于侧脑室内肿瘤颅内压增高征较晚出现。若肿瘤侵及邻近脑组织可产生相应症状和体征，如偏瘫、偏身感觉障碍等。第三脑室内室管膜瘤少见，困引起阻塞性脑积水，主要表现为颅内压增高症状，局灶性症状不多。CT扫描平扫一般为不均匀的高密度病灶，瘤内可有高密度斑点状钙化或低密度囊肿。增强后呈均匀增强，形态不规则，边界清楚。脑室内肿瘤无脑水肿。MRI隋特异性，呈长T1和稍长T2信号影，注射Gd—DTPA后，肿瘤实质部分常出现增强。

【治疗与预后】

手术切除为主要治疗手段。手术原则是：①注意勿损伤重要的组织结构，如大脑内静脉、丘脑、中脑及延髓。②切除肿瘤，改善脑脊液循环。应采用手术显微镜做显微外科手术切除肿瘤。对于第四脑室肿瘤，若有导水管充填堵塞，可于术前置侧脑室枕角引流管一根，待切除第四脑室内肿瘤后，向侧脑室引流管缓缓注水，多数情况下，导水管内肿瘤在水压作用下被冲出，吸去。室管膜瘤无法全切，因而术后应辅以放疗和化疗。由于该瘤可沿脑脊液播散，个别可能出现脊髓症状，所以放疗尚应包括全部椎管。放疗的敏感性在所有颅内肿瘤中仅次于髓母细胞瘤。术后病人几乎均复发，平均在20个月后，成室管膜细胞瘤复发更快，5年生存率为30%以上。

【小脑幕下肿瘤】

一、听神经瘤

听神经瘤（acoustic neurinomas）系自听神经鞘发生的肿瘤。原发性小脑脑桥角（cerebellopontine angle，CPA）区肿瘤的80%为听神经瘤，占原发性颅内肿瘤的5%~10%。

【病理】

听神经瘤多发生在内耳听内或内耳孔区具有鞘膜的前庭神经。由Schwann细胞发展而来。初期为实质性球形，且包膜完整。压迫内听动脉而发生内耳缺血，产生前庭、耳蜗的功能障碍。肿瘤生长使内耳道扩大并伸展至小脑及后组脑神经，并使脑脊液循环受阻而产生颅内压增高。

【临床症状】

根据临床症状出现的顺序，将听神经瘤分四期：

第一期：肿瘤生长早期，首先分别出现听神经刺激和破坏症状，患侧耳鸣，随后转为进行性耳聋及头晕，最后该侧听力完全丧失。

第二期：表现为面神经和三叉神经受累症状。初期即有角膜反射减弱或消失，患侧面部麻木、知觉减退，鼻唇沟变浅，睑裂稍大，舌前2/3味觉减退，还可出现轻度小脑症状。

第三期；肿瘤向下发展，可压迫第IX、X、XI等脑神经，出现声音嘶哑、吞咽困难。小脑症状加重，患侧肢体共济失调、眼球震颤、肌张力低下、走路步态不稳。肿瘤压迫脑干，可出现对侧锥体束征。

第四期：病程晚期由于导水管、第四脑室受压变形，而出现阻塞性脑积水及颅内压增高症状。病人头痛加重，呕吐，视力下降，最后出现慢性甚至急性枕骨大孔疝症状。

【特殊检查】

1.听力计测验（电测听检查)：①纯音听阈测定：气导听闺曲线全频率均降低，高频部分降低更甚，骨导听阈曲线与气导同样降低或更甚。②声响衰退试验：开始用高于病人听闺5分贝的持续音，记录能听到声音的最长时间。正常人或传音性耳聋者可保持60秒钟，耳蜗病变则需增加15~20分贝才能保持60秒钟。

2.前庭功能试验：①冷热试验：可检查患侧前庭功能损害的性质与程度。②前庭神经直流电刺激试验：直流电否刺激时，可引起平衡失调与眼球震颤，眼球震颤的快相总是向阴极一侧。迷路病变时这种反应存在，前庭神经病变则消失。

3.听觉脑干诱发电位：用短声分别刺激双耳，从头皮电极可记录5~7个波。l波起于耳蜗神经，Ⅱ波起于耳蜗神经核，Ⅲ波起于上橄榄核，Ⅳ波起于外侧丘系核，V波起于下丘。耳蜗后病变，I波变化不大；V波潜伏期延长，波幅降低或消失。约95%以上的听神经鞘瘤有此表现，该方法已广泛用于本病的早期诊断。

4.放射学检查：①岩骨平片：主要表现为内听道扩大。②内耳道一小脑脑桥角池造影：做枕下或腰椎穿刺注射碘油，调整头位摄片，可以勾画出内耳道小肿瘤轮廓。③CT和MRI检查：主要表现为圆形或分叶状低密度、等密度或高密度病灶，边界清楚，与岩骨后缘紧密相连。内听道扩大亦可在骨窗显示，第四脑室受压、变形或闭锁，第三脑室以上不同程度扩大。增强扫描时多有明显强化，MRI检查示小脑脑桥角区长T1、长T2信号肿物。

【鉴别诊断】

l.听神经瘤早期出现眩晕应与内耳眩晕、前庭神经元炎、迷路炎及各种药物性前庭神经损害相鉴别。前者有进行性耳聋.并伴面神经功能障碍。

2.耳聋应与内耳硬化症、药物性耳聋相鉴别。听神经瘤都有前庭神经功能障碍。

3.与小脑脑桥角其他肿瘤相鉴别：①上皮样囊肿：首发症状多为三叉神经根刺激症状，听力下降多不明显，前庭功能多属正常a CT、MRI可协助鉴别。②脑膜瘤：耳鸣与听力下降不明显，内耳道不扩大。③脑干或小脑半球胶质瘤：病程短、脑干或小脑症状出现得较早，早期出现锥体束征。④转移瘤：起病急，病程短，其他部位可能找到原发癌。

【治疗】

l.手术治疗适应证：①症状进行性加重者（年龄大而症状轻者除外）。②手术有可能保留住残存的有用听力者。③观察随访中，肿瘤增大（肿瘤小至中等大的老年患者除外）。④复发肿瘤的年轻患者。⑤放疗后肿瘤继续增大。

2.放疗或γ刀治疗适应证：①症状轻的年老患者且肿瘤为小或中等大，观察随访中肿瘤增大者。②肿瘤次全切除后复发的病例。③有内科系统疾患而手术危险性大者。④患者拒绝手术治疗。

3.密切观察的适应证：①长时间仅有听觉损害症状的息者。②年老症状轻者。③偶然扫描发现肿瘤者。④拒绝治疗的患者。

手术原则为切除肿瘤，尽可能保留面、听神经功能。K00s据肿瘤的大小与周围神经解剖结构的关系不同，将听神经瘤分。为四个级别：I级：病变小，限于内听道。Ⅱ级：病变小，不同程度突入到小脑脑桥角。覀级：肿瘤占据小脑脑桥角区，但无脑干移位。Ⅳ级：肿瘤甚大，压迫脑干、小脑，肿瘤向斜坡或颅中窝方向生长，常累及脑神经。

常采用的手术入路如下。

1.枕下乙状窦后入路：单侧枕下开颅，将颅内部分的肿瘤切除后，用微型金刚钻将内耳道后壁磨除，摘除其内的肿瘤。为听神经瘤手术的常规入路，适用于各种不同大小的肿瘤。

2.小脑幕上下联合经岩骨入路：当肿瘤直径在3cm以上且不同程度向脑干腹侧生长，跨越岩骨尖达颅中窝时（相当于Koos分级中的Ⅳ级）采用此入路。手术采用乙状窦前结扎一侧岩上窦，切开小脑幕。

手术方法：病人侧卧位，使乳突位于术野的中央最高处。以外耳道为中心做反问号样皮肤切口。从耳蔷颧弓上方开始，弧形到耳轮上、乳突后lcm下降。颞部和枕下如颞肌和骨膜予以剥离，向前下方牵拉外耳道平面。横窦两侧钻骨孔四个，做骑跨横窦的颞枕骨瓣。

用电钻在乳突上方钻孔数个，以钻到板障或气房为止。然后用咬骨钳或电磨钻切除乳突，充分暴露乙状窦和citell三角。尽量切除岩骨，乳突气房用骨蜡填封。岩上窦电凝切断或用5–0号丝线缝扎。与岩骨圆锥平行切开小脑幕达幕切迹。用脑压板将乙状窦及小脑向后外方牵拉。同时将颞叶后部向上轻轻牵开。注意保护Labbe静脉。显露小脑脑桥角。肿瘤采用分块切除技术，注意其蛛网膜平面，并保护好第Ⅴ、Ⅵ及后组脑神经。

肿瘤切除完毕，尽可能缝合硬脑膜，并取带蒂骨膜、颞肌瓣翻转到岩骨骨缺损处，防止术后发生脑脊液漏。

3.颅中窝硬膜外入路：仅适用于内耳道内的小肿瘤（Koos分级中的I级）。

4.迷路入路：因暴露受限，仅适于用较小的肿瘤（Koos分级中的l、Ⅱ级）。听力常不能保存。

【听神经瘤手术并发症】

1.手术期间的并发症：①出血。②急性脑干梗死和机械性损伤。严重时术中死亡。

2.术后早期并发症：①术后出血（关颅前做奎氏试验预防）。②脑干或小脑水肿、颅内压增高症。

3.术后中晚期并发症：①脑脊液漏（在术中用骨蜡填封乳突及岩锥切面的骨缝可预防）。②脑神经麻痹，常见为面神经损伤。也可有三叉神经、舌咽神经、迷走神经损伤。③脑部症状：共济失调、发音困难。④锥体束受损：表现为肢体运动障碍。

4.术后晚期并发症：①颅内感染。②脑脊液循环障碍。③肿瘤复发，部分肿瘤切除者术后复发率为80%。复发时间在术后一年至数年。

近来γ刀成功地用于听神经瘤的治疗，可明显缩小瘤体，早期随访提示可抑制肿瘤的生长，保留面神经功能。可选择性地用于某些病例。

【并发症的预防】

（一）面神经损伤

1.从囊内分块切除肿瘤。

2.全手术过程未见神经损伤，处理最后一块肿瘤时，切忌整块拖出。

3.发现肿瘤表面有神经时，应用显微剪刀锐性从包膜上原位切除肿瘤，勿牵拉神经，切忌钝性推剥神经。

4.内听道口的肿瘤残余，在未看清面神经的情况下，忌盲强将此处彻底根治，看清面神经后才可进行。

（二）脑干损伤和出血

1.采用侧卧位比坐位手术并发症少，但侧卧位显露没有坐位好。

2.术中在肿瘤包膜外不要结扎切断大的血管。切断肿瘤供血动脉时，要看清该动脉确系进入瘤内，并紧贴包膜切断。

3.适当放置脑压板的深度，避免脑压板压迫脑桥。

4.采用锐性切除法，尽量少牵拉肿瘤。

5.术中遇小脑半球急剧膨出时，取出脑压板并嘱麻醉师行过度换气，等待 5 分钟后让其自行回缩；

6.必要时切除小脑半球外侧部分（不超过 1/3）。

7.可采用手术全过程保持自主呼吸，当呼吸或心跳减慢时，立即暂停手术操作，并调整脑压板的位置。

8.关闭切口前，请麻醉师再次压迫颈静脉观察出血否，并切实可靠止血。

9.手术医师没有深思熟虑的计划和充足的精神及体力，不要进行听神经瘤手术。

枕下乙状窦后手术入路及要点：

【术前准备】

除常规准备外，做好禁食、剃发与备血的准备工作。术前仔细核对神经放射学检查所见（如 X 线平片、脑对比造影、脑 CT 与 MRI 等）及脑干诱发电位所见。这些检查记录应带到手术室，以便术中参考。颅内压增高是开颅术的最大困难。术前禁止行腰椎穿刺，以防发生脑疝。对合并明显脑积水的颅内压增高，可预先行脑室外引流，但引流不可太快，以防止上行性脑疝发生。激素能使症状缓解，可考虑适当应用。

【麻醉要点】

对小脑脑桥角的麻醉要求不同于一般神经外科开颅术，还必须根据病人的全身状况、病变的大小与病理生理特征进行全面考虑，如结合意识障碍、颅内压增高、呼吸障碍、水与电解质平衡紊乱、酸碱失衡及术中呼吸道管理、病人体位、失血等方面拟订合理的麻醉方案，保证病人术中安全。兹提出下列各点，为麻醉选择及术中注意事项的参考：

1.紧密维持血流动力学的稳定。

2.防止颅内压增高。

3.保持脑灌注压及氧饱和度。

4.维持一个不动的手术野。

5.便于术中对脑和脑神经的电生理监测。

6.便于术中显露与切除肿瘤。

7.补充失血防止大量输血的凝血病。 .

8.在术后短时间内适应完成神经学检查以预防全身麻醉后的紧急事件。

9.术后应加强在苏醒室或加强监护中心的监测处理。为达到上述要求，一般以选择气管内插管的全身麻醉为宜。

【手术体位】

以右侧病变为例，如1.半坐位：此体位的优点有利于显露肿瘤。术中脑脊液和血液能从术野自行流出，使手术视野清晰，周围解剖结构较为清楚，且能减少静脉出血，术者的视线与手术操作区平行，便于显微手术操作及录像。头颅用头颅架固定，头向病变的对侧旋转30°，头稍前屈，下颌与胸壁间保留一掌距离（约7cm），避免颈静脉和气管受压，这样耳后区及乳突后缘位于手术野的中心位，手术入路恰与脑桥纵轴平行。下肢抬高，股与水平面成20°角，胫与肩位于同一水平，双侧下肢用弹性绷带包绕至大腿上部，以提高静脉的回心血量。此一体位有以下几点须加。

注意：①口腔唾液引流较差，须用套管式气管插管防止唾液吸入。②老年人有脑萎缩或合并有心血管等全身疾病及一般情况不良，应警惕发生术后张力性气颅及直立性低血压与心力衰竭的危险。③最好术前通知麻醉医师应用桡动脉插管连续监测动脉血压。④在心前区用Doppler法监测有无气栓；手术开始前在透视下将一心脏导管放入右心房，以备发生气栓时能通过导管将空气泡吸出。

【手术技巧】

1.切口：T述三种较为适用。

（1）旁正中直切口：此切口起自上项线上方2cm，直线向下止于环椎后弓水平，位于乳突内侧lcm处，长约6~7cm。皮肤切开后，肌肉切12下段向侧方稍偏移，达到环椎后弓处，尤宜避免损伤椎动脉，再继续分离帽状腱膜和骨膜，分离范围上至枕外隆凸水平，内侧至中线，外侧至乳突，下至枕骨边缘。

（2）旁正中“S”形切口：在乳突内侧约2cm处，切口呈“S”形，上段自上项线向上向外弯曲，长3~4cm，下段向中线方向弯曲，长3cm。此种弯曲形切12有利于暴露内耳门；下方向枕骨大孔反开，有益于暴露枕大池。进一步操作与上述切口相同。

（3）一侧马蹄形切口：自病侧乳突内缘向上，稍过上项线约0.5cm,再向中线方向延长，至枕外隆凸止，再自枕外隆凸稍外枢向中线延伸，向下达第3颈椎的棘突，切口深达颅骨。然后将枕下肌群从颅骨上分离，形成一皮肌瓣，将此皮肌瓣向下翻转缝结固定于颈后部。此切口出血较多，需仔细电凝止血操作。

2.骨窗形成：主要是将枕骨鳞部切除，形成一直径4cm的骨窗，上方显露至横窦，外方显露乙状窦，当乳突气房被打开时可用骨蜡封滴以防止可能发生的脑脊液漏。乳突区有乳突导静脉与乳突相连，为避免损伤，宜用磨钻切除颅骨。颅骨切除时，用一剥离子伸入颅骨与静脉之间，轻轻向下推压，有时能将导静脉向下拉出一段，即可用电凝止血，来自静脉窦的损伤出血，可用明胶海绵粘贴制止。骨窗下缘咬至枕骨大孔边缘，当有扁桃体疝形成时，可将枕骨大孔边缘咬除并切除部分环椎减压。骨窗的内方适当咬除至中线为止。

3.硬脑膜瓣形成：在此步骤操作之前，须有效地降低颅内高压。在骨窗缘的下方，即枕骨大孔边缘，顺时针的7点钟位，用小型尖刀切开约lcm的硬脑膜后，即可见一透亮的小脑延髓池。将此池上的蛛网膜切开，可见脑脊液如喷射状涌出，颅内压明显减低，硬脑膜张力很快松弛。但如有小脑延髓池闭锁，此一步骤失败的情况下，亦可改做侧脑室枕角穿刺，缓慢点滴排除脑脊液。如代之以脑室内置入硅胶管，尚可留作术后持续脑室引流或监测颅内压应用。然后呈放射状扇形切开硬脑膜，切开时终止于横窦及乙状窦，并将硬脑膜的尖端缝吊固定于骨窗缘的骨膜上。

4.探查小脑脑桥角：将小脑半球的底部用脑压板从 5 点针位向 11 点针位的方向牵开。牵开时，在脑压板上套上如手套的手指橡皮套，可防止对小脑脑面的擦伤。在颅内压降低的情况下，稍加牵拉小脑即可显露小脑脑桥角，而后用脑自持牵开器将小脑牵开固定，移入手术显微镜，在放大 4~10 倍焦距 30cm 的距离下操作。肿瘤的表面光滑，有时表面为大小不等的结节状。一般呈淡黄色或稍苍白，质地较软。有时肿瘤较硬呈浅灰色，含有丰富的毛细血管粘着于肿瘤周围。由于有蛛网膜形成的假包膜，使之易与正常组织相鉴别。有时肿瘤内形成含黄色液体的囊腔，不要以为切除囊壁就是肿瘤切除了。探查时宜注意肿瘤的大小，如肿瘤 2cm 以下者为小型，2~3cm 为中型，3cm 以上者为大型。如发现为大型或中型肿瘤，则先抬起肿瘤，沿后组脑神经的根丝找颈静脉孔，用圆形剥离器将颈静脉孔的神经纤维与肿瘤隔开，并予其间置一棉片以保护后组脑神经。此一步骤极为重要，如后组脑神经保护好了，则术后病人吞咽及咳嗽反射存在，可防止肺部并发症。

5.蛛网膜平面：精确了解蛛网膜平商与肿瘤包膜的关系。分离肿瘤时沿蛛网膜平面缓慢进行，对减低手术致残率、改善手术效果至关重要。肿瘤常从前庭神经 Obersteiner—Redlidh 区的远端发展，此区即中央神经胶质转变成 Schwailil.细胞之处。此处的前庭神经有一小段由蛛网膜包裹，当肿瘤生长后，这一段神经的表面蛛网膜被肿瘤抬起，原有的桥池侧突蛛网膜被拉推向两侧与硬脑膜紧贴，当肿瘤继续长大时，在瘤表面形成了两层蛛嗣膜，重要的血管和神经在蛛网膜层之内，如手术解剖不伤害蛛网膜，则手术后的致残率会明显减低；反之，则手术误伤脑干的可能性很大。

6.肿瘤褒内切除：在放大 4~10 倍的显微镜下切除肿瘤囊内部分，对有囊性变和质地较脆的肿瘤，可用吸引器吸除部分瘤组织，不能吸除时则用肿瘤钳小块小块地切除，超声吸引器或电切割器亦可使用。切除肿瘤始终在显微镜下进行，以避免撕破血管和损伤神经，并有意指向内耳孔方向，使以后能向对侧推移，显露生长肿瘤的神经根部为度。当肿瘤腔内有较大出血，可边吸引，边冲洗。使出血点显示清楚，用双极电凝逐一止血。在肿瘤挖空后，视野较前扩大，周围解剖关系亦逐渐清楚。将脑自持牵开器置入稍深部位的肿瘤与包膜之间，使各个手术操作的作用力集中在肿瘤方面，以免损伤脑干。

7.切除肿瘤包膜：肿瘤囊内切除后，进一步打开小脑脑桥角与小脑延髓池的肿瘤包膜与双重蛛网膜，分开 AICA 或 PIGA 供应肿瘤的分支血管，或紧靠肿瘤壁进行电凝。舌咽和迷走神经进一步从肿瘤包膜上分离以保持以上蛛网膜的完整，再将以前覆盖的棉片向分离面推进少许并妥加保护，解剖出肿瘤包膜的下中间部以证实重要的中间标志，Luschka 孔处形成脑池和第四脑室侧隐窝与表浅包膜会聚在一起，可以证实肿瘤的下中部，可见脉络丛从 Luschka 孔突出并位于小脑绒球之下，从延髓发出的舌咽与迷走神经向尾侧及侧方分开，面神经及听神经在侧隐窝静脉之下接近脑桥之上进入，对面神经进行电、刺激，经确实后（请麻醉师观察面肌收缩），妥加保护。舌咽及迷走神经沿延髓池走行，在绒球的底部可见面神经与听神经进入脑桥，常常因肿瘤压迫只有 1mm 及 2mm 厚，呈白带样，即或是大型肿瘤，亦可能沿桥臂分开这些神经。只要可能保留蛛网膜下隙间隙，维持一层蛛网膜在肿瘤上，一层在脑桥，就可分块、分次地切除肿瘤包膜，不致损伤脑膜及其中的血管和动脉。面神经和听神经在肿瘤的腹内侧面呈扇形，透过蛛网膜隐约可见，分离时应格外小心，并应注意少见的情况，面神经也可见于肿瘤的背侧，认为可疑时，亦可用电刺激鉴别之。在分离肿瘤包膜的上极时，三叉神经与岩静脉应加以保护，对三叉神经的手术骚扰可致血压升高，可局部应用少许利多卡因浸润小棉片覆盖。

巨大型肿瘤，部分向上发展至四叠体池、环池、脚间池，甚至使滑车神经与动眼神经移位，切除肿瘤包膜只要沿肿瘤的蛛阿膜平面进行，即尖直形剥离器前进一点，用椭圆形剥离器分离一点，有次序地从尾部、中部、头端进行，一定能达到肿瘤从脑于侧分离下来。包膜切除后，可见脑桥被肿瘤压迫的深入凹痕。此步操作完成后，只剩余一喇叭状的小肿瘤包膜于内耳门处，这时可用处理小型肿瘤的方法加以切除：

（1）扭转娩出法：由于如上所述，听神经瘤起源于 Schwann 鞘与中央神经胶质的移行部，亦即 Obersteiner—Redlich 区的远侧端，用肿瘤钳钳住肿瘤包膜，以反时针或顺时针方向 l 扭转，即可显露深入内听道内 5~7ram 的肿瘤蒂部，将肿瘤与面神经及内听道动脉分开，只将难于切除的肿瘤残片保留在面神经之上，从而获得肿瘤全切除。这种方法当然是在基层医院或缺乏快速电动磨钻磨除内听道后壁的情况下所进行的。

（2）磨开内听道法：将内听道上的硬脑膜做一“U”形瓣切开，向中线内侧翻转，用电动磨钻将内听道后壁磨除。在左侧磨除时，磨钻应能逆时针方向旋转，右侧应能向顺时针方向旋转，应在滑脱时向外侧转动，其目的是防止伤及脑干及重要结构。磨钻运转中应特别注意周围所垫置的带线棉片被钻头所扭缠而绞曲损伤重要的神经与血管。一次磨除不要太深，经常用冷盐水冲洗降温及冲走骨质。内听道后壁的切除长度以能充分显露肿瘤为准，如已将内听道底的横突棘显露，表明已达到内听道的最外端。一般内听道后壁的长度不超过 12mm，以免超过此长度损伤上半规管和耳蜗，特别是在颈静脉孔方向或外侧都切除过多时，有可能损伤突入岩骨内的颈静脉球和 Fallopian 管中的面神经。来自内昕道磨除的骨质出血可用骨蜡填塞制止。

内听道后壁一经切除后，就可切开内听道内的硬脑膜。在内听道的内侧，肿瘤与面神经及耳蜗神经粘连甚少，面神经在内昕道的上壁，耳蜗神经在下壁。将起于上前庭神经及下前庭神经的肿瘤在水平横突棘切断，用肿瘤钳钳住肿瘤从面神经与耳蜗神经分开。在内耳门处，面神经被压扁呈扇形，几乎都是位于肿瘤的腹侧面，此处肿瘤的包膜与蛛网膜、硬脑膜及面神经粘连甚紧，AICA 的分支可进入内听道，此动脉的损伤常招致手术的致死性危险。最困难的是内耳门处肿瘤与面神经粘连的分离，有时甚至是不可能的，特别是神经纤维瘤Ⅱ型，肿瘤完全侵蚀了面神经，无法进行解剖，在这种情况下，遗留少许肿瘤包膜残片应该认为是合理的。

8.关闭切口：肿瘤切除后，瘤腔用生理盐水反复冲洗，出血点反复妥善电凝，岩骨的切面用骨蜡封闭，内听道用肌肉或明胶海绵覆盖，借以预防脑脊液漏，再紧密缝合硬脑膜，按层缝合切口，间断缝合头皮。目前国外用黏合剂喷雾切口，黏合头皮，再用薄层纱布覆盖切口，并用黏胶纸条固定。

【术后护理】

术后需注意保护角膜，如发现有角膜麻木和干燥，应考虑到三叉神经与面神经的损伤，需及时做眼睑缝合术，以防止角膜溃疡而失明的危险。在确切证实吞咽反射恢复良好时，病人才可从口腔进食。

【术后并发症】

术后主要的并发症有出血与血栓形成、脑膜炎、脑脊液漏、张力性气颅与面神经麻痹。

1.出血与血栓形成：此为最严重的并发症，约有 2%的病人发生，如采用积极的治疗措施，多数病人得救。预防的最好办法是在术中彻底止血，肿瘤切除后，肿瘤床部反复用林格液冲洗并在手术显微镜下检查直至无新鲜出血点为止，多数小出血点可用双极电凝逐个电凝。但尽管小心止血，仍可能发生术后出血，治疗办法是经 CT 检查确定后，紧急将耳后切口打开吸除血肿术后血栓形成常发生在 PICA 或 MCA，前者将出现延髓背侧综合征（Wallenberg 综合征），表现为对侧肢体轻偏瘫和偏身感觉减退，同侧共济失调、眼球震颤与霍纳综合征，预后较 AICA 血栓形成为佳。

Alkinson（1949）指出：MCA 对脑桥被盖侧区的血液供应极为重要，该区乃控制血压、脉搏与呼吸的重要中枢。如供应此区的 MCA.或其分支发生难以恢复的血栓形成，则预后甚劣。

2.脑膜炎：术后引起的脑膜炎，常见病因是细菌潜在于病人的鼻咽部所致。鼻咽部的细菌培养常见的是葡萄球菌、链球菌、流行性感冒杆菌、脑膜炎奈瑟菌、大肠杆菌与假单胞菌属等，上述细菌可通过咽鼓管播散。为了术后隔离鼻咽部以防止这种并发症，术中宜用骨蜡将乳突气房严加封闭。如已发生脑膜炎，应用适宜的抗生索与支持疗法治疗。病人常表现有畏寒、发热、严重头痛、嗜睡或无意识的举动，不论有无颈项强直，应做腰椎穿刺检查，以求明确诊断与治疗。

3.脑脊液漏：为了防止脑脊液漏入咽鼓管，常在乳突气房打开时，用骨蜡严密填塞，从而使手术野与有菌的鼻咽部相隔绝。如经上述努力，仍有脑脊液漏发生，则可在深部皮下用尼龙线连续缝合，再将皮肤用尼龙线间断缝后，盖上浸有火棉胶的纱布条，使之与空气完全隔绝，同时用 100 号的聚氯乙烯管经 13 号针头置入腰椎蛛网膜下腔，持续引流 48 小时。

4.张力性气颅：又称倒置汽水瓶综合征（invertedsoda?water bottle syndrome），日本学者称其富士山征，因大量气体蓄积双侧前额部，而大脑镰居其顶中部，在 CT 片上酷似富士仙峰周围的积雪而得名，它是坐位开颅术时，大量脑脊液过分引流，使气体进入取而代之之故。表现有：病人术后意识恍惚，双侧瞳孔缩小，反应迟钝。宜紧急 CT 检查，一经确诊，双侧额部钻孔，硬脑膜下置管引流，常能迅速好转得救。

5.面神经麻痹：在手术过程中，面神经在某些部位易受损伤。最常见的损伤是在颅后窝，该处神经很细而伸展在肿瘤的前腹侧，尽管在手术显微镜下进行剥离，仍有可能损伤。如损伤发生在内听道内，可予对端缝合或用硅胶管套在神经两端；如损伤发生在颅后窝，则很难用对端缝合，最好是采用颜面与舌下神经吻合术。

【手术评价】

听神经瘤手术有三种基本入路；即枕下入路、颅中窝入路和经迷路入路。经迷路入路由于内耳破坏，对于试图保存听力显然是不可能的。经颅中窝硬脑膜外入路，首先要处理的是内听道上壁，可充分显露内听道内的耳蜗神经、面神经、前庭神经和内耳的供应血管，这当然对于耳蜗神经和迷路动脉的保护非常有利。但这种手术入路视野狭小，骨性标志不易识别，小脑脑桥角的解剖结构显露差，出血不易控制，颞叶牵拉明显，所以，此手术入路也有较大的局限性。有学者认为此入路只适合于年龄小、肿瘤位于内听道内或肿瘤在内听道外直径刁孓超过 1cm 的病例，且术前病人有良好的听力。枕下入路是听神经瘤手术最常为神经外科医师喜用的入路，其主要原因是解剖显露良好，肿瘤与脑干和内听道的关系显示较为清楚，适合于所有不同大小的听神经瘤手术切除，加之高速电钻磨除内听道后壁提供了极为便利的工具。电生理对脑神经功能的监测技术，可望在 21 世纪对小脑脑桥角这一危险三角的听神经瘤，不但会使手术死亡率由 2%或 6%下降至 0，还会更高地提供面、听神经的保全技术，这当然是诊断性检查技术的先进和显微技术更为完善所致。

二、面一副神经吻合术

面一副神经吻合术为面神经瘫痪的替代修复手术。用副神经的近端段代替面神经的近端段，借其运动的功能支配面部肌肉，恢复瘫痪面肌的张力，使面部外形在不做随意运动时左右对称。但面部运动功能大致在术后 3~5 个月内恢复。

【手术方法】

手术在局麻或全麻下施行。患者仰卧位，头转向对侧，皮肤切口自耳后乳突基部至下颌角，然后垂直向下，终于胸锁乳突肌前缘中点的后方 1cm 处（图 2–9–18）。皮下缉织、颈阔肌沿皮肤切口切开。注意勿将腮腺组织切开及其内的面神经损伤。沿胸锁乳突肌前缘将深筋膜切开。在刊突基部前方将腮腺与胸锁乳突肌前缘分离。将腮腺向前方牵开，暴露其下方的脂肪组织。

分开这些脂肪组织后，即见到二腹肌的后腹。在此肌的内侧面可找到面神经的分支，可沿之解剖，找到面神经主干。或用手指摸出茎突的所在，然后在茎突的后外方与乳突基部的前内方的疏松结缔组织中将面神经找到。面神经主于找到后，沿之解剖直达茎乳孔外口，在此将神经切断。

找面神经（茎乳孔）的方法：在乳突基部前端内侧以 1.5cm 为斜边向内前方做直角三角形，顶角即为茎突，其内角即为茎乳孔。

副神经支配胸锁乳突肌和斜方肌。寻找副神经的方法是将胸锁乳突肌向外侧提起，在其深面接近中真后缘之处用手指按摸。可清楚摸出神经呈线条状结构。切断副硎经部位在其穿入胸锁乳突肌处。神经切面要整齐。然后将神经近端向上游离 4~5cm，向上翻转。在颈阔肌下、二腹肌外，与面神经远端吻合。吻合方法与一般周围神经手术相同。缝合 3~4 针。颈阔肌和皮肤切口缝合如常。

三、髓母细胞瘤

髓母细胞瘤（medulloblastoma）又称为成神经管细胞瘤，发生于原始髓样上皮。这种起源于胚胎残余细胞的肿瘤占全部脑肿瘤的 1.4%，占脑胶质瘤的 7.5%，是颅内肿瘤最恶性的胶质瘤之一。其高度恶性表现在三个方面：一是生长极其迅速。二是手术不易全部切除。三是肿瘤细胞有沿脑脊液播散的倾向。绝大多数发生于儿童，特别是 10 岁左右的儿童，偶见于成人。

【病理】

肿瘤常发生于小脑蚓部或下髓帆。呈紫红或灰红色，质软易碎。实质性边界不清。显微镜下肿瘤细胞密集，胞膜不清，胞质少。核呈圆形或椭圆形，染色很深，核分裂多见。

【临床表现】

肿瘤高度恶性，生长快。病程短，自发病至就诊平均在 4 个月左右，最短的 l0 天，长的不过 1 年左右。

l.颅内压增高：肿瘤阻塞第四脑室或中脑导水管致阻塞性脑积水，从而引起颅内压增高的表现。头痛多位于枕部或额部。呕吐最为常见，其机制除颅内压增高外还困肿瘤直接刺激第四脑室底的迷走神经核。颈部疼痛及强迫头位常为隐性小脑扁桃体疝的表现。

2.小脑蚓部半球症状及体征：主要为躯干共济失调。常有四肢肌张力低，走路不稳，肿瘤影响脑干时，可有吞咽困难、进食发呕等脑神经功能障碍表现。

3.小脑危象：急性脑脊液循环梗阻，扁桃体下疝或肿瘤压迫脑干时，可出现呼吸和心血管功能异常、意识障碍、锥体束征及去皮质强直。

4.肿瘤转移症状；肿瘤细胞在蛛网膜下腔种植时，受累的脑和脊髓会产生相应的症状，如瘫痪、癫痫、神经根刺激及马尾症状等。

【辅助检查】

1.脑脊液检查；除压力增高外，蛋白量及白细胞数可增多，有的可查见瘤细胞。

2.头颅 X 线平片：大多有颅内压增高征，在儿童可有骨缝分离。

3.脑室造影：显示第三脑室以上对称性扩大，导水管下段及第四脑室向前移位，第四脑室可有充盈缺损甚至不充盈。

4.CT 扫描：典型髓母细胞瘤一般直径大于 3.5cm，位于颅后窝中线小脑蚓部，CT 平扫为均匀一致的高或等密度病灶，边界较清楚，注射对比剂后影像均匀性增强。

5.MRI 检查：肿瘤表现为长 T1 和长 T2，正中矢状位可显示肿瘤与第四脑室、脑干的关系。

【诊断】

学龄儿童，尤其4~10岁男童，短期内有颅内压增高及小脑症状，即要怀疑髓母细胞瘤的可能性。结合头部CT、MRI表现即可诊断。

髓母细胞瘤需与下列疾病相鉴别：

1.第四脑室室管膜瘤：起源于第四脑室的室管膜，早期因刺激第四脑室底而引起呕吐，病程较髓母细胞瘤长，小脑实质性损害不如髓母细胞瘤严重，部分病例甚至无明显的小脑体征。

2.小脑星形细胞瘤：多发生于儿童的小脑半球，偏良性。病程较长，主要表现为颅内压增高症，一侧肢体的共济失调，CT与MRI检查可以明确肿瘤的部位，甚至性质。

3.颅内炎症：脱落的肿瘤细胞在脑脊液中常被误认为白细胞，故腰穿脑脊液检查易误诊为“脑膜炎”。脑膜炎常有高热，脑脊液检查自细胞常更高，糖和氯化物常降低。

【治疗及预后】

髓母细胞瘤的治疗主要是手术切除及术后放射治疗，部分病例辅以化学治疗。手术采用正中直线切口，做枕下开颅术。尽量切除肿瘤，并注意打通第四脑室，解除脑脊液循环梗阻。肿瘤全切及次全切占80%，手术死亡率可降低到22%。肿瘤对放射治疗敏感，术后必须给予放射治疗，除局部外应包括椎管照射。也可行化学治疗。

预后不良。术后平均生存0.9年。近来由于放疗技术改进，5年生存率可达32%。

四、小脑星形细胞瘤

小脑星形细胞瘤（cerebellar astrocytoma）主要发生于年轻人，1/3~3/4在21岁前发病。

【病理】

肿瘤多位于小脑半球，其次为蚓部。多发生于自质内，亦可侵及皮质。近半数以上呈囊性变，大小不等，囊内含淡黄色液体，蛋白含量高，放置易凝固。囊性变有两种类型：一种是“囊在瘤内”，即肿瘤组织内有单或多房的囊，故囊壁由瘤组织构成；另一种为“瘤在囊内”，即有一个很大的囊，囊擘为神经胶质纤维及结缔组织，真正肿瘤呈结节状位于囊内一侧囊壁上。另一些肿瘤表现为实质性肿块。

【临床表现】

常表现为颅内压增高的症状、体征，如头痛、呕吐。急性发病者常为肿瘤压迫第四脑室致脑脊液循环梗阻。

患侧肢体共济失调，以上肢较明显，并有眼球震颤、肌张力降低、腱反射减弱等。位于蚓部者主要表现为身体平衡障碍，走路及站立不稳。亦常有颈部抵抗及强迫头位。晚期可出现强直性发作。

【辅助检查】

1.头颅X线平片约80%患者显示颅内压增高征。

2.脑室造影表现为第三脑室以上对称扩大，导水管下段前屈，第四脑室受压移位。

3.CT检查；表现为小脑半球及中线的病灶，CT平扫为等或低密度病灶，一般Ⅰ级星形细胞瘤为低密度病灶，与脑组织分界清楚，占位效应明显。Ⅱ~III级星形细胞瘤多表现为略高的混杂密度病灶或囊性肿块，Ⅳ级星形细胞瘤显示略高或混杂密度病灶，灶周水肿相当明显，境界不清。增强扫描，Ⅰ级星形细胞瘤无或轻度强化，Ⅱ~IV级星形细胞瘤明显强化，呈形态、密度不一的不规则或环状强化。病变呈囊性变者据共囊壁是否强化，可初步判定其良恶性。

4.MRI检查：肿瘤常见为长T1及长T2异常信号，囊液因蛋白含量高而与脑脊液有别。

【诊断】

如病程较长，缓慢出现颅内压增高，并有一侧小脑损害体征，结合头部 CT、MRI 表现可考虑为星形细胞瘤。

本病需与下列疾病相鉴别：

1.髓母细胞瘤：发病年龄多较小，主要位于蚓部。蚓部损害较半球损害明显。病程进展较迅速，肿瘤囊变及钙化少见。脑脊液细胞学检查可发现脱落的瘤细胞。

2.小脑血管网状细胞瘤：常位于小脑半球，且多“瘤在囊内”，故据临床表现术前不易与小脑星形细胞瘤鉴别。但此种肿瘤少见，常合并红细胞增多症。椎动脉造影常见畸形血管团。

3.室管膜瘤：主要位于第四脑室，颅内压增高出现早，小脑损害出现较晚且多较轻。第四脑室底部脑干内诸神经核受累症状为复视、耳鸣、眩晕、眼球震颤等较常见。多有强迫头位。

4.小脑结核瘤：病人有结核接触史，肺部可有结核病灶，有低热、消瘦等一般结核病表现，脑脊液检查可见白细胞增多及糖、氯化物降低。

【治疗】

由于肿瘤对放射治疗及化学治疗不敏感，治疗以手术切除为主。对头痛剧烈、呕吐频繁或有脑干受压征（脉搏变慢、呼吸变慢、血压升高，甚至小脑危象），先行右侧脑室脑脊液外引流。注意放液不宜太快，引流管高度应在脑室水平上 15cm，引流 1~3 天后再行肿瘤切除术。一般行颅后窝中线切口做枕下开颅术，也可据情况行枕下旁正中切口。有壁结节的囊性肿瘤，仅行肿瘤结节切除即可。如 CT、MRI 增强检查示囊壁强化，则需将囊壁一同切除。肿瘤全切者无须再行其他辅助治疗。如肿瘤呈实质状、边界不清，术后仍需辅助性放射治疗。

【预后】

肿瘤完全切除者可长期生存。次全切加辅助治疗者，5 年生存率达 50%~57%。

五、颅后窝室管膜瘤

颅后窝室管膜瘤（posterior fossa ependymoma）系发生自脑室系统的室管膜细胞及其下的胶质细胞的肿瘤。约 3/4 位于颅后窝。颅后窝室管膜瘤可发生于婴儿至老年的任何年龄。绝大部分发生于年龄在 2~10 岁的儿童。一般来讲，诊断时病者越年轻则预后越差，原因为年幼者易患室管膜母细胞瘤。

颅后窝室管膜瘤发生于第四脑室者大多起于脑室底延髓部分，与之紧密相连。肿瘤逐渐增长，充满第四脑室，造成梗阻性脑积水。也可通过正中孔向枕大池或椎管生长。少数肿瘤起于第四脑室顶，主要位于小脑半球或蚓部内。

【病理】

肿瘤呈紫红、灰红或灰白色，发红的多较软，发白的多较硬。向脑室内突出的部分往往境界清楚，但向脑内生长的部分呈浸润性生长。显微镜下细胞多较致密，瘤细胞多为立方形或柱形，围绕管腔呈菊花形排列。组织学分为：①乳头型室管膜瘤。②黏液乳头型室管膜瘤。③室管膜下瘤。④髓母细胞瘤。

【临床表现】

产生颅内压增高症状较早。可有强迫头位。可因变换体位而出现剧烈头痛、眩晕、呕吐，甚至意识丧失，通常称为布伦斯（Bruns）征。这是因为肿瘤活动突然梗阻正中孔及刺激第四脑室底部诸脑神经核，因而出现急性颅内压增高的综合征。肿瘤增大侵及小脑蚓部及半球时，则出现行走不稳，肢体、躯干共济失调及肌张力降低等小脑症状。肿瘤侵入脑干或压迫脑神经者可产生脑神经受损症状和长束传导症状。晚期可有强直性发作及枕骨大孔疝症状。

【辅助检查】

1.脑脊液检查；蛋白量大多增高。

2.头颅 x 线平片：儿童有骨缝分离。

3.脑室造影：显示脑室扩大及肿瘤造成的充盈缺损。

4.CT 检查：位于中线，且多见于第四脑室内，常伴有梗阻性脑积水。CT 平扫呈等密度或略高密度病灶。钙化约占全部肿瘤的半数以上。增强检查病灶易增高，多不均匀强化，强化后肿瘤边界清楚。

5.MRI 检查：表现为信号不均匀的长 T1 及长 T2，正中矢状面有利于观察病灶与第四脑室及小脑蚓部的位置关系。

【诊断及鉴别诊断】

发作性头痛、呕吐、强迫头位及布伦斯征等颅内压增高症状，较短时间内有脑神经及小脑损害表现，应想到第四脑室室管膜瘤的可能性。进一步行头部 CT　MRI 检查可确诊。

需与下列疾病鉴别：

1.小脑蚓部髓母细胞瘤和小脑星形细胞瘤：亦有颅内压增高和小脑体征，有时术前不易鉴别，但这两种肿瘤通常小脑损害更为明显，脑神经损害晚期才出现，很少有布伦斯征。

2.第四脑室囊虫：症状与室管膜瘤较为相似。但布伦斯征较为突出，而很少有小脑及脑神经损害，血象中嗜酸粒细胞增多，有皮下结节或便绦虫史可予鉴别。

3.先天性脑积水：在婴儿期头颅增大易诊为脑积水。但脑积水常生后即有，落日征阳性，很少呕吐，无小脑体征。

4.第四脑室脉络丛乳头状瘤：症状、体征不易与室管膜瘤区别，脑室造影可显示乳头状瘤表面有不规则的充盈缺损，对诊断有一定的帮助。

5.脑膜炎：有发热病史，脑脊液检查可予以鉴别（白细胞增多）。

【治疗】

以手术治疗为主，位于第四脑室者经枕下正中入路，切开下蚓部，分离肿瘤，与延髓粘连部分不能全部切除，可残留一部分，注意避免脑干损伤。切除肿瘤时注意打通第四脑室，解除脑脊液循环梗阻。

因肿瘤常不能做到全部切除，术后可辅以放疗及化疗。室管膜瘤对放疗中度敏感，放疗照射范围应包括椎管。化疗疗效尚不肯定。

【预后】

颅后窝室管膜瘤较幕上者差。尤其小儿在短期内易复发。其原因在于肿瘤所处位置使肿瘤全切除极为困难。1 年生存率达 67%~81%；2 年生存率 44%~71%；3 年生存率 17.2%~50%；5 年生存率 10%~25%。

六、枕骨大孔区肿瘤

枕骨大孔区肿瘤（tumors of the foramen magnum）也称颅沟通肿瘤，指骑跨于枕骨大孔上下的肿瘤。

【病理】

根据肿瘤的发病部位（脑内或脑外，髓内或髓外）和发展途径（上升或下降）将其分为四型。

I 型：脑内下降型。肿瘤好发于小脑蚓部或小脑半球下端，第四脑室下部。常见为室管膜瘤、星形细胞瘤、髓母细胞瘤、血管网状细胞瘤。

Ⅱ型：延脊髓内型。肿瘤好发于延髓或脊髓内。常见肿瘤为胶质细胞瘤、星形细胞瘤、少突胶质细胞瘤等。

Ⅲ型：髓外下降型。肿瘤好发于枕骨大孔以上荟脑膜，为脑神经或先天性胚胎残余的病灶。常见肿瘤为脑膜瘤、神经鞘瘤、上皮样囊肿、脊索瘤等。

Ⅳ型：髓外上升型。肿瘤好发于颈段椎管的硬踩或神经根。常见有脊膜瘤、神经鞘瘤。

【临床表现】

1.颈枕部疼痛：常为枕骨大孔区肿瘤的早期症状，性质常为放射性刺痛，用力、咳嗽或颈部转动时诱发或加重。多伴有强追头位或颈部抵抗，多因肿瘤刺激脑神经根或局部硬脑膜所致。

2.后组脑神经损害：最常受累及的为副神经，其次为迷走神经和舌下神经。

3.锥体柬损害：较为常见，表现为单侧或双侧锥体束征，轻者为肢体力弱或腱反射亢进，重者四肢瘫痪。

4.小脑损害：表现为眼球震颤及肢体的共济失调征。

5.感觉异常：多表现为自手指开始发展到整个上肢，然后到下肢。

6.颅内压增高症。

【鉴别诊断】

枕骨大孔区肿瘤因早期症状和体征不多，常与下列疾病不易鉴别：①颅后窝肿瘤，尤其是有慢性小脑扁桃体疝者。②高位颈脊髓占位病变（肿瘤或颈椎间盘突出）。③多发性硬化或臂丛神经根炎等。

【辅助检查】

1.腰椎穿刺及脑脊液动力试验：主要了解脑脊液循环有无梗阻，蛋白含量是否增高。该区域肿瘤如已有颅内压增高或有延髓受压症状者，做腰穿放液和动力学检查应视为禁忌。

2.脊髓碘剂造影：了解上颈段椎管内有无充盈缺损。

3.椎动脉造影：对血运丰富的肿瘤如脑膜瘤可显示出肿瘤范围。并可了解肿瘤与椎动脉的关系。

4.CT、MRI 检查可准确定位肿瘤，尤其是：MRI 检查。但该部位肿瘤病理性质多样。故肿瘤定性仍不准确。

【治疗】

采用手术切除为主。常用颅后窝中线切口向下延长。视肿瘤的范围而切除颈段 1、2 甚至颈段 3 的椎板。髓外肿瘤不论上升或下降型都应力争全切除。近年来随着颅底外科的发展，对枕骨大孔区颈延髓腹侧的良性肿瘤采用经枕骨外侧或极外侧入路，提高了肿瘤全切除率。对延脊髓内型者因切除困难而治疗效果差，部分病例手术仅限于颅后窝和高位脊髓部椎板切开减压术；若肿瘤为囊性，或已突出到延脊髓表面，可在显微镜下切开，试行肿瘤分块切除。肿瘤边界清者，仍可治愈。术后对于吞咽困难者，要及时上胃管，而对于咳痰困难者，要及时行气管切开术。

七、小脑脑桥角胆脂瘤

小脑脑桥角胆脂瘤（cerebellopontine cholesteatoma）为来源于异位的残余上皮细胞形成的肿瘤。亦称上皮样瘤、上皮样囊肿或珍珠瘤。

【病理】

肿瘤常呈结节状，乳白色，表面光亮，囊壁薄，缺少血供。内部组织为碎蜡样或干酪样物质。肿瘤最多见于小脑脑桥角。

【临床表现】

症状大多发展缓慢，自出现症状至就诊时间长的可达数十年，平均 5 年左右。首发症状为三叉神经痛者占 2/3，少数以面肌抽搐、耳鸣耳聋、头痛起病。晚期常表现为小脑脑桥角综合征。检查可有面部感觉减退、面肌力弱、听力减退、共济失调及吞咽困难。

【辅助检查】

1.脑脊液检查；除压力可增高外，脑脊液化验大多正常。

2.头颅 X 线平片：常表现有颅内压增高征。个别的有岩骨尖破坏。内听道多无改变。

3.CT 平扫：显示小脑脑桥角呈脑脊液或低于脑脊液密度影像，一般注射造影剂后影像不增强。MRI 信号强度示长 T1 长 T2。病变有经脑池延伸的特点。

【诊断及鉴别诊断】

1.与原发性三叉神经痛的鉴别：原发性三叉神经痛患者发病率年龄较大，客观检查无异常体征。而小脑脑桥角胆脂瘤可有：①发病年龄相对较轻。②疼痛不典型，发作缩短时间较长。③有轻微的神经损害表现，同时三叉神经分布区感觉减退，角膜反射减弱。④颅骨平片有岩骨影像改变。⑤CT、MRl 可鉴别。

2.与其他小脑脑桥角肿瘤（听神经瘤、脑膜瘤）的鉴别：听神经瘤症状常自听神经开始，脑膜瘤则无。两者脑桥小脑角的脑神经损害发生率高，脑脊液蛋白定量均常增高，颅骨平片可见内耳道扩大或岩骨尖破坏。而小脑脑桥角胆脂瘤有以下特点以资鉴别：①发病年龄相对较轻（40 岁以下者占 65.5%）而病程较长。②表现为患侧三叉神经痛或为综合征，但听力或前庭功能损害较轻微，或无。③脑脊液蛋白含量大致正常。④颅骨平片内耳道形态正常。⑤CT、MRI 特征性表现。

【治疗】

宜行手术切除肿瘤。原则上生应将肿瘤囊壁完全切除，以防复发。但囊壁常与神经血管及脑干等粘连紧密，难以分离切除。术看主要并发症为无菌性脑膜炎，可能因瘤内容物含脂肪酸及胆固醇对脑组织有刺激性所致，可反复做腰椎穿刺放液或引流。术后一般恢复良好，行近全或囊内切除后病人也能于较长时间内正常生活，少数于数年以至一二十年后复发。

八、脑干肿瘤

脑干肿瘤（tumors of brain stem）以脑胶质瘤为主，也可见到血管网织细胞瘤，或转移性肿瘤。脑干胶质瘤的发病对象主要为儿童，但年轻成人也可见到，中年以上患者罕见。

肿瘤以低级星形细胞为主，但也可发生高恶性度的和胶质母细胞瘤。许多肿瘤呈弥散型，但也有分界较清的。

Epstein 在 MRI 基础上，将脑干肿瘤分为三型。I 型：局灶性肿瘤，表现为边界较清楚的直径小于 2cm，或背侧向外生长的肿瘤。Ⅱ型：肿瘤位于颈延髓交界处，或向外生长，常累及延髓下 2/3 和脊髓的腹侧。Ⅲ型：为弥漫性。

【临床表现】

1.脑神经损害：一支或多支脑神经麻痹常为脑干肿瘤的重要特征。根据肿瘤生长部位不同，可表现有眼球运动障碍、嘴歪、吞咽困难。

2.锥体束征：可作为首发症状，表现为一侧肢体力弱，偏瘫或截瘫。锥体束征多在脑神经损害的对侧，这种交叉性麻痹是脑干病变的典型表现。

3.小脑体征：是肿瘤侵犯小脑一齿状核一红核一丘脑束所致。多数表现为行走不稳和闭目难立。

4.颅内压增高：脑干肿瘤多数没有颅内压增高，或颅内压增高在晚期出现。多为肿瘤向背侧突出，造成第四脑室或导水管的狭窄或闭锁所致。

5.其他：如精神、智力改变，晚期有意识、呼吸改变。

【辅助检查】

1.腰椎穿刺：对脑干肿瘤的诊断帮助不大，脑脊液蛋白含量不高时不能排除本病。

2 .脑干诱发电位（BAEP）：脑干听觉诱发电位结合其他听觉功能检查对更准确地诊断肿瘤部位有所帮助。

3.头部 CT 检查：以胶质瘤，特别是星形细胞瘤多见。平扫不论其恶性程度如何，均表现为低或等密度病灶，亦可有混杂密度病灶。增强检查可为不规贝Ⅱ局部或不均匀强化。

4.头部 MRI 检查：脑干胶质瘤呈长 T1 和长 T2 改变，多无囊变或出血，肿瘤边界不清，形态不规则。MRI 较 CT 更能准确显示肿瘤的部位及其与周围的关系。一般除极个别低恶性度的星形细胞瘤外，多有 Gd—DTPA 的增强改变。

【诊断】

出现眼球内斜（复视）、嘴歪、说话不清、呕吐频繁、走路不稳或偏瘫者应想副本病的可能性。若检查有一侧脑神经损害和对侧或双侧锥体束征者则可做出脑干病变的诊断，并需进一步检查以明确诊断。

【鉴别诊断】

需与下列疾病鉴别：1.小脑肿瘤。2.大脑半球肿瘤，有发作性一侧肢体力弱、偏瘫而无明显的脑神经损害时常误诊。3.第三随室后部肿瘤。4.颅底凹陷症。5.其他如第四脑室内肿瘤及小脑脑桥角、岩斜坡肿瘤相鉴别。

【治疗】

脑干肿瘤的主要治疗手段为放射治疗。近采，磁共振技术的发展可准确定位脑干病变，使脑干肿瘤手术切除的可能性得到重新认识。对于局灶性边界清的，突入到第四脑叁内或外生性肿瘤以及颈延髓交界的局限性肿瘤也可考虑手术切除。

脑干肿瘤的手术入路可选择在肿瘤位于脑干最表浅的部位切刀开进入，中脑及脑桥腹侧肿瘤由颞下入路，中脑背侧的由枕叶下面与小脑幕间进入。脑桥背侧的由颅后窝中线经第四脑室进入。

脑于肿瘤弥漫型，或肿瘤部分切除术后均行放射治疗，通常总剂量为 45~55Gy（4500~5500 rad），照射时向为 4~6 周。

【预后】

脑干肿瘤预后较差。2 年生存率为 50%，5 年生存率一般报道为 30%~40%，10 年生存率为 10%~20%。不同部位肿瘤其预后有差异。中脑肿瘤预后最好，其 5 年生存率达 70%以上，而脑桥延髓肿瘤约 20%~30%。Albright 对 84 例脑干肿瘤分析发现，术前脑神经受损的存活时间短，且多为恶性肿瘤；肿瘤 CT 检查是否增强与存活率并无一定的相关性，而肿瘤组织学检查发现存在有丝分裂的预后最差，丽有 Rosethal 纤维和钙化的预后较好。

【蝶鞍区病变】

一、垂体腺瘤

垂体腺瘤是发生于腺垂体的良性肿瘤，约占中枢神经系统肿瘤的 10%~20%。长期以来，临床上主要根据传统的病理检查方法，即苏木精一伊红染色对垂体腺瘤细胞的嗜色性情况而分为三类：①嫌色性腺瘤。②嗜酸性腺瘤。③嗜碱性腺瘤。按肿瘤大小，可分为微腺瘤（直径小于 lcm）和大腺瘤（直径大于 lcm）。按肿瘤生长方式可分为扩张型腺瘤、侵袭性腺瘤和垂体癌。随着人们对下丘脑一垂体轴生理功能的不断研究，发现腺垂体主要分泌两类激素：①蛋白类激素，如生长激素（growth hormone，GH）、泌乳素（prolaCTin，PRL）、促肾上腺皮质激素（adrenocorticotropic hormone，ACTH）。②糖蛋白类激素，如促甲状腺素（thyroid stimularing hormone，TSH）、促卵泡激索（follicle stimulating hormone，FSH）和黄体生成素（1uteinizing hormone，LH）。垂体通过分泌上述激素对相应靶腺、器官和组织的功能进行调节，同时也受到下丘脑的控制。因此，临床上随着垂体腺瘤细胞分泌激素类型不同，其临床表现也多种多样。为了诊断、治疗和预后的需要，根据免疫组化将垂体腺瘤按功能进行分类，主要有激素分泌活性腺瘤和非激素分泌腺瘤两大类：

1.激素分泌活性腺瘤：①生长激素瘤（GH 腺瘤）。②催乳素瘤（PRI，腺瘤）。③促肾上腺皮质素瘤（ACTH 腺瘤，Cushing´s　disease）。④Nelson 综合征。⑤促甲状腺素瘤（TSH 腺瘤）。⑥促性腺索瘤（FSH 和 LH 腺瘤）。

2.非激素活性腺瘤：无功能细胞腺瘤。

(一) 肢端肥大症和巨人症与 GH 腺瘤。

肢端肥大症是腺垂体 GH 分泌细胞过度分泌 GH 所致，是成年人在骨骺联合后表现的临床综合征。若发病在长骨骺联合期以前，身高明显高于正常人而成为巨人症。

【病因】

在垂体腺瘤的病因研究中，GH 腺瘤有较大突破，分子生物学最新研究发现垂体腺瘤的发生和发展与其内在基因缺陷有关。在约 40%的垂体 GH 腺瘤现已证实在肿瘤细胞膜刺激性 G 调节蛋白 a 亚单位（Gsa）基因上有点突变，后者被称为 gsp 癌基因，该癌基因的出现导致了鸟嘌呤三磷酸酶（guaninetriphosphatase，GTPase）的失活，导致腺苷酸环化酶活性及相应 cAMP 水平的持续增加，最终表现为 GH 持续分泌和肿瘤的生长。

【病理】

肿瘤大小不等，质地软至韧，组织学上 HE 染色为嗜酸性细胞。

【检查与诊断】

1.临床表现。

肢端肥大症患者最具特征性的临床表现为面容变得“宽大”，通常发病缓慢，早期并不引起患者注意，其就诊的主诉常有：①手足肥大（鞋码在 2~3 年内增大 5~7 码），面容增宽。②关节痛或病理性骨折。③糖尿病。④高血压。⑤周围神经病变。⑥打鼾或睡眠呼吸暂停。⑦性欲减退或闭经。⑧泌乳。⑨视力减退等。诊断肢端肥大症除了临床表现外，还需结合血清 GH 水平测定、CT 和 MRI 检查进行确诊。由于 GH 呈脉冲性分泌，在正常人中可随时出现异常升高的 GH 水平，所有单次随机测定的血清 GH 水平不能作为肢端肥大症的可靠性诊断指标。因此，有必要进行一些垂体功能刺激或抑制的试验对激素分泌情况进行连续观察，以明确诊断和判定预后，如生长素释放激素（GHRH）刺激试验、口服葡萄糖耐量试验（O：GTT）或腺垂体功能刺激试验等。

2.放射学检查。

（1）蝶鞍平片：可根据蝶鞍鞍底下沉、双鞍底、蝶鞍扩大等征象间接诊断鞍区病变，垂体肿瘤术前蝶窦的气化情况可根据侧位片来评价。

（2）CT 扫描：能直接显示肿瘤的形态、大小肿瘤供血情况及有无囊性变等，冠状位增强扫描还可显示肿瘤与其周围结构的关系。

（3）MRI 扫描；MRI 诊断垂体腺瘤的最大优点在于其能从轴位、冠状位和矢状位三方面进行定位，了解肿瘤与海绵窦和蝶窦等周围结构的关系。

（4）怀疑动脉瘤时，应行脑血管造影（DSA，CTA，MRA）。

【诊断标准】

1.肢端肥大症或巨人症的临床表现。

2.血清 GH 水平大于 5μg/L（5ng/ml）。

3.CT 或 MRI 扫描提示鞍区病变。

【治疗】

主要方法有手术、放疗和药物治疗三种。

1. 手术治疗

垂体肿瘤手术治疗的目的主要在于①选择性腺瘤切除。②GH 水平恢复正常。③临床症状消失。④避免并发症发生。手术治疗为目前应用最广泛的治疗方法，其效果与肿瘤大小、位置、扩展方向、是否侵袭性生长及恰当的手术入路和方法有关，现将常用的两种手术入路介绍如下。

(1) 经额开颅肿瘤切除术：适用于向鞍上、鞍旁、额下和向斜坡等方向生长的肿瘤。

(2) 经鼻蝶肿瘤切除术：本手术方法的主要适用证为鞍内生长的肿瘤，向蝶窦内生长的肿瘤更适合该入路；凡向鞍后、额前生长，小蝶鞍等情况况则不适合该入路。

2. 放疗

神经放射学、组织学和术中观察认为肿瘤为侵袭性生长者，有必要行放疗。

3. 药物治疗

主要有两类，一类是多巴胺受体兴奋类药物，另一类为生长抑素。两者均有降低血清 GH 的水平和缩小肿瘤体积的作用，后者效果优于前者，且有软化肿瘤的作用，但价格昂贵。对于头痛严重患者，也可试行生长抑素治疗。

【疗效标准与预后】

1.治愈：肿瘤切除满意，症状消失，视力及视野恢复良好，内分泌检查激素恢复至正常水平，基础血清 GH≤5μg/L，OGTT≤2μg/L。

2.好转：症状及体征好转者。

【随诊】

定期检查内分泌功能，必要时复查冠扫 CT 或 MRI。

(二) PRL 腺瘤

PRL 腺瘤是腺垂体泌乳素分泌细胞过度增生所致，临床表现常因异常分泌 PRI，形成高 PRI，血症而引起。

【病因】

尚未完全清楚。

【病理】

肿瘤大多呈微腺瘤，质地软至韧，组织学上 HE 染色为嫌色细胞瘤，部分肿瘤可能自发或在服用多巴胺 2 型受体兴奋类药物（如溴隐停）后出现肿瘤卒中现象。

【检查与诊断】

1.临床表现

女性多见，主要表现为溢乳一闭经综合征，男性早期以性功能减退为主，肿瘤瘤体增大时则表现为压迫症状，引起视力减退和垂体功能低下等。

2.放射学检查

（1）蝶鞍平片：可根据蝶鞍鞍底下沉、双鞍底、蝶鞍扩大等征象间接诊断鞍区病变，垂体肿瘤术前蝶窦的气化情况可根据侧位片来评价。

(2) CT 扫描：能直接显示肿瘤的形态、大小、供血情况及有无囊性变等，冠状位增强扫描还可显示肿瘤与其周围结构的关系。

(3) MRI 扫描：MRI 诊断垂体腺瘤的最大优点在于其能从轴位、冠状位和矢状位三方面进行定位，了解肿瘤与海绵窦和蝶窦等周围结构的关系。

【诊断标准】

1.溢乳一闭经综合征和（或）肿瘤压迫症状。

2.血清 PRL 水平大于 200μg/L。

3.CT 或 MRI 扫描提示鞍区病变。

【治疗】

主要方法有手术、放疗和药物治疗三种。

1.手术治疗

主要针对大腺瘤、未婚和未生育女性垂体微腺瘤患者，少数对服用多巴胺 2 型受体兴奋类药物反应严重的垂体微腺瘤患者。垂体肿瘤手术治疗的目的主要在于：①选择性腺瘤切除。②PRL 水平恢复正常。③临床症状消失。④避免并发症发生。手术为目前应用最广泛的治疗方法，其效果与肿瘤大小、位置、扩展方向、是否侵袭性生长及恰当的手术入路和方法有关，现将常用的两种手术入路介绍如下。

(1) 经额开颅肿瘤切除术：适用于向鞍上、鞍旁、额下和向斜坡等方向生长的肿瘤。

(2) 经鼻蝶窦肿瘤切除术：由于 PRL 腺瘤多为微腺瘤，故采用本手术方法较多。

2.放疗

神经放射学、组织学和术中观察认为肿瘤为侵袭性生长者，有必要行放疗。

3.药物治疗

主要是多巴胺受体兴奋类药物，如溴隐停（片剂或针剂）具有降低血清 PRL 的水平和缩小肿瘤体积的作用。

【疗效标准与预后】

1.治愈：肿瘤切除满意，症状消失，视力及视野恢复良好，内分泌检查激素恢复至正常水平。

2.好转：症状及体征好转者。

【随诊】

定期检查内分泌功能，必要时复查冠扫 CT 或 MRI。

(三) ACTH 腺瘤和 Nelson 综合征

ACTH 腺瘤是因腺垂体促肾上腺皮质激素分泌细胞过度增生所致，由于 ACTH 过度分泌，表现出皮质醇增多的症状，故又名为 Cushing 病。少数由于双侧肾上腺切除后出现上述表现，同时合并全身皮肤黑色素沉着，称为 Nelson 综合征。

【病因】

原因不明。

【病理】

肿瘤多为微小腺瘤，质地软至韧，组织学上 HE 染色为嗜碱性细胞。

【检查与诊断】

1.临床表现

临床以皮质醇增多的症状和体征为主，如向心性肥胖、水牛背、皮肤紫纹、色素沉着和多毛，常伴有高血压。腺垂体功能抑制试验（如地塞米松抑制试验等）有助于诊断。

2.放射学检查

（1）CT 扫描：能直接显示肿瘤的形态、大小、肿瘤供血情况及有无囊性变等，冠状位增强扫描还可显示肿瘤与其周围结构的关系。

（2）MRI 扫描：MRI 诊断垂体腺瘤的最大优点在于其能从轴位、冠状位和矢状位三方面进行定位，了解肿瘤与海绵窦和蝶窦等周围缙构的关系。

3.部分患者在症状和体征明确南昌影像学又不能诊断时，可行手术探查

【诊断标准】

1.皮质醇增多的症状和体征。

2.血清 ACTH 和皮质醇水平增高。

3.CT 或 MRI 扫描提示鞍区病变。

【治疗】

由于该病直接影响人体重要系统如心删管系统出现严重高血压，免疫力低下致全身感染症状，所以一确诊，尽管大多数肿瘤为垂体微腺瘤，均应积极治疗。主要方法有手术、放疗和药物治疗三种。

(四) TSH 腺瘤

TSH 腺瘤是腺垂体促甲状腺素分泌细胞过度增生所致。

【病因】

原因不明，但原发性甲状腺功能低下可以反馈引起垂体增生或 TSH 腺瘤。

【病理】

肿瘤大小不等，质地软至韧，组织学上 HE 染色为嫌色性细胞。

【检查与诊断】

1.临床表现

男性多见，合并难治性甲状腺功能亢进；也可有其他垂体肿瘤的表现；血清 TSH 水平明显升高。

2.放射学检查

（1）CT 扫描：能直接显示肿瘤的形态、太小、供血情况及有无囊性变等，冠状位增强扫描还可显示肿瘤与其周围结构的关系。

（2）MRI 扫描：MRI 诊断垂体腺瘤的最犬优点在于其能从轴位、冠状位和矢状位三方面进行定位，了解肿瘤与海绵窦和蝶窦等周围结构的关系。

【鉴别诊断】

垂体增生，少数甲减患者因鞍区病变就诊，但此时患者血清 T3 和 T4 低下，TSH 明显增高，应予以鉴别。

【诊断标准】

1.甲亢表现合并垂体肿瘤的临床表现。

2.血清 TSH 水平明显升高。

3.CT 或 MRI 扫描提示鞍区病变。

【治疗】

对于甲减所致垂体肿瘤应针对甲减治疗，如口服甲状腺素 3 个月，复查 MRI 多提示增生的垂体多奇迹般恢复正常大小；对自主性分泌’TSH 的垂体肿瘤则需手术和放疗。

二、垂体腺瘤的手术治疗

有关常用的两种手术方法注意事项如下：

1.开颅肿瘤切除术：适用于向鞍上、鞍旁、额下和向斜坡等方向生长的肿瘤。主要有经翼点和额下入路两种方式，后者有显露视交叉及其周围结构好的优点，但遇前置型视交叉时则不易暴露视交叉前间隙，有时尚需牺牲嗅神经。经翼点入路时除可避免上述缺点外，尤其适合于向一侧鞍旁及鞍后扩展的病例。体位取头稍低位，开颅术时，适当做大一点的骨成形术，敞开硬膜，使脑组织有自然下垂的空间。探查鞍区时，要缓慢和轻柔，尽量解剖外侧裂，多放脑脊液，少牵拉脑组织，以避免损伤下丘脑及术后出现癫痫。此外，需注意的有：①术中尽量少分离视神经上蛛网膜。②不要用电凝器或吸引器骚扰视神经。上述①和②均可能影响术后视力的下降或恢复可能。③对位于正常垂体及垂体柄附近的肿瘤，刮除不能过度，以免损伤视丘下部。

2.经鼻蝶窦肿瘤切除术：本手术方法的主要适应证为鞍内生长肿瘤，向蝶窦内生长的肿瘤更适合该手术入路，已为国内外大多数神经外科医生所推崇。目前，国际上也仅5%~10%的患者因肿瘤太大且非对称性颅内生长，或由于其质地坚韧无法通过经蝶切除才选择开颅手术。所以，本书也以介绍经鼻蝶入路为主。虽然目前国内许多单位对经鼻蝶术式的改良方法较多，但我们下面主要介绍由德国Fahlbusch改良Cushing方法后形成的经典经唇下鼻蝶入路垂体瘤切除的显微手术技术。

【适应证】

1.微小垂体腺瘤：从目前来看，由于经额入路鞍区的直视效果差，所以，对垂体微腺瘤手术来说，经额入路已成为相对禁忌证。

2 .绝大多数垂体大腺瘤：经蝶手术切除是绝大多数垂体肿瘤的首选治疗方法，尤其对于向蝶窦生长和侵袭斜坡的肿瘤具有适应证。其相对禁忌证仅限于下图所示情况：肿瘤广泛向侧方生长侵犯海绵窦及颅中窝；颈内动脉扩张超过中线，经蝶手术有损伤的危险；急性蝶窦炎。

【改良经典经日鼻蝶入路的手术方法】

1.麻醉选择：常规经口气管插管全麻，气管导管固定于左侧口角。麻醉后将一块纱布填入口咽部以保护导管。

2.体位：手术均采用仰卧位，术者站在患者头端，头稍后仰15°~30°，头略过伸，便于手术显微镜垂直对向鞍底。头不需固定，以便在手术中需要时旋转头位。助手站在手术者的左侧，洗手护士在手术者右侧。患者右下肢轻度屈曲并内旋，以便于取大腿外侧阔筋膜修补鞍底。茵部及口鼻黏膜用0.5%的活力碘消毒。

3.外科技术：0.05%肾上腺素盐水上唇及双侧鼻中隔黏膜下局部浸润，便于分离黏膜、减少出血。上唇下小切口在黏膜反折上约0.5cm，正中水平，长约1cm，对于肢端肥大症患者则可直接经右侧鼻孔进入。进一步沿鼻中隔钝性扩大切口并分离黏膜到犁状骨和垂直板，达蝶窦前壁后打开蝶窦并尽量扩大。去除分隔后，尽量剥除蝶窦内黏膜，常规留取黏膜送病检，以明确有无肿瘤侵袭。术中可用X线定位蝶鞍。确定为鞍底后，在保持中线的前提下，先中线处后向两边以磨钻将鞍底磨薄，再用枪状咬骨钳尽量扩大，但千万小心勿损伤海绵窦。虽然海绵窦损伤后出血可压迫止住，因可同时并发颈内动脉损伤及影响术野操作而应尽量避免。如果斜坡受累或影响操作，亦可适当用磨钻磨除。去除鞍底骨质后，在基底膜中央用显微剪刀将基底膜连同肿瘤一并切取，单独送病理检查以明确肿瘤是否为侵袭性生长。切除肿瘤时先用刮匙刮除两侧肿瘤，再刮除术野中央肿瘤，以免因鞍膈塌陷过早而无法看到两侧的肿瘤。对于向鞍上扩展的肿瘤，在切除了鞍内肿瘤后，可让麻醉师辅助给予呼气末正压（positive end—expiratory pressure，PEEP），0.98kPa（10crnH20），5~10分钟，以增加颅内压，使鞍上肿瘤部分塌陷入鞍内，达到全切除的目的。对于质韧硬肿瘤，似荔枝肉样，单纯以刮匙通常无法刮除肿瘤，需配合肿瘤钳分离肿瘤分块切除。完全切除肿瘤后，鞍膈完全塌陷，且通常在后上方可见到淡黄色的残余正常垂体，须尽量保护，不可电凝。止血理想后取大腿阔筋膜、脂肪组织或肌片修补鞍底；荷包缝合上唇黏膜后，鼻腔加压填塞，填塞时应紧贴.鼻腔上颌方向直达蝶窦底，以避免术后鼻腔出血。

【围手术期处理】

1.手术前准备

（1）对于垂体腺瘤病人应常规行 MRI 检查，明确诊断，了解肿瘤大小、信号形态、生长方向，并判断肿瘤与周围重要结构的关系。

（2）内分泌学检查也应形成常规，以明确肿瘤分类。

（3）任何被怀疑有垂体腺瘤的患者都必须进行完整的内分泌功能评估，手术前各项指标正常并不能保证普术后患者也可处于正常，但及时了解手术前患者内分泌功能能帮助医生考虑到手术后可能出现的垂体功能低下。

（4）手术前了解患者电解质情况也是十分重要的。

（5）请眼科配合检查视力及视野。

（6）每例病人均摄蝶鞍侧位片，便于了解蝶鞍形态、蝶窦气化情况及蝶窦分隔。

（7）手术前 3 天口服泼尼松 5mg，每日 3 次，或手术前 1 天静脉滴注地塞米松 10mg。

（8）如.MRt 提示蝶窦炎症较明显，应抗炎治疗 1 个月左右。

（9）手术前 l 天开始用氯霉素和利福平眼药水交替滴鼻。

（10）手术前 l 天下午剪鼻毛及准备大腿外侧皮肤。

2.手术后处理常规：

（1）手术后鼻咽部仍有少量渗血，特别是 GH 腺瘤病人常有舌肥大，插管困难，要待病人完全清醒后拔管，不要仓促拔管。拔管后一定要注意监测，防止咽部渗血误吸入气管及舌根后坠而窒息。

（2）经鼻手术的病人常规到 NICU 病房监护，密切观察神志、瞳孔、呼吸、血压、脉搏等神经系统及生命体征变化。

（3）虽然手术损伤垂体柄的几率较开颅手术者小，尿崩症仍是常见的并发症之一，手术后必须严密监测尿量，手术后监测每小时尿量及 24 小时出入水量，同时密切监测血电解质。如果每小时尿量大于 200ml（但需区别用甘露醇后正常的尿量增加），可考虑使用垂体后叶素，首剂 5U 皮下注射，控制不理想时，可追加。去氨加压素（弥凝）是目前十分有效的抗利尿药，首剂 1~2μg 肌内注射，剂量过大可能导致无尿。l 周后如尿量控制较理想，可改用去氨加压素片剂口服，0.1mg，每日 3 次。也可用长效尿崩停 0.15ml 肌内注射。每天的出入水量必须保持平衡，同时必须避免电解质紊乱。手术当天及手术后第一天；每 4~6 小时复查血电解质。如无尿崩发生，其后可改为每 l~2 日复查一次；如有尿崩，根据情况随时复查。手术后的输液必须依据电解质情况调整。

（4）肿瘤对正常垂体有压迫作用，手术也有损伤正常垂体的可能，术后要注意激素的补充，预防垂体功能减退的发生。手术后可静脉滴注地塞米松，第 l~3 日 l0~20mg；第 4~6 日 5~10mg。减量后如无精神变差、食欲不振等情况，可改为口服泼尼松，第 7~9 日 5mg，每日 3 次；第 9~12 日 2.5mg，每日 2 次；第 13 日以后 2.5mg，每日 1 次维持约 2 周后停药。甲状腺激素和性激素如果没有明显的缺乏表现，一般不考虑常规补充。

（5）注意脑脊液鼻漏，手术中如有鞍膈破裂，手术后要常规用甘露醇脱水。拔除鼻腔填塞的纱条后如果出现脑脊液鼻漏，病人严格半坡位卧床并行腰穿放脑脊液20ml，每8小时一次，共5~7天，或在腰2~3水平穿刺放置软质导管于蛛网膜下腔行脑脊液持续引流。这样，一方面可减轻头痛，另一方面能减少脑脊液对鞍区修补物的浸泡和压力，保证漏口安全愈合。

(6) 经鼻蝶手术的病人手术后鼻腔用凡士林纱条填塞，只能用墨腔呼吸，增加了通气困难。手术中只要鞍膈保持完整，一般可在手术后第2天拔除纱条。全麻手术后，特别是老年男性因长期吸烟痰液黏稠，可在拔除纱条后用超声雾化。

(7) 经鼻蝶手术为相对无菌手术，手术后必须适当应用抗生素，预防颅内感染的发生。

经口鼻蝶入路显微手术切除鞍区病变，损伤小，手术时间短，并发症少，手术后康复时间短，不需剃头，疗效满意，手术死亡率极低。肿瘤切除彻底，对垂体柄及残余正常垂体功能保存率高，可作为绝大多数垂体腺瘤首选的治疗方法。

当然，在经蝶入路手术广泛应用于垂体微腺瘤时，垂体大和巨大腺瘤经蝶入路手术的探讨越来越多，而且其优点也被许多神经外科医师所认同。

三、空蝶鞍综合征

空蝶鞍综合征（empty seila syndrome）是指蛛阿膜下腔伸入鞍内致蝶鞍扩大、垂体受压而引起的一系列症状。

【病因】

空蝶鞍综合征分原发性和继发性两种。原发性原因尚不清楚。

【病理】

原发性空蝶鞍综合征是因鞍膈发育不全，鞍膈孔过大致蛛阿膜疝入垂体窝所致；继发性者则是由于手术、放疗或垂体梗死、坏死后鞍内容物减小，鞍上蛛网膜囊突入鞍内所致。

【检查与诊断】

1.临床上有类似垂体肿瘤的表现，如波动性视力障碍和一些内分泌症状，但非完全由垂体瘤所致。

2.CT或MRI提示蝶鞍内为脑脊液，而无肿瘤存在。

【诊断标准蛋】

1.有或无类似鞍区占位病变的症状。

2.CT或MRI证实鞍区为脑脊液，而非肿瘤性病变所致。

【治疗】

大多不需治疗，仅在出现明显症状和体征时才考虑手术行鞍内填塞术。该方法近期效果尚可，但远期效果有争论，其效果尚需进一步评价。至于采用经额入路或经鼻蝶入路进行填塞，根据作者的经验，认为经额入路具有效果明显、术后脑脊液漏并发症发生率低的优点，但术中应少解剖视神经，以避免加重视神经的损伤。至于经蝶入路填塞空蝶鞍，因术中很难确定填入的多少，而且术后一旦出现脑脊液漏，很难愈合，所以也少用。空蝶鞍综合征手术治疗的主要适应证有：

1.合并脑脊液漏。

2.合并功能性垂体微腺瘤。

3.有明显视力和视野改变者。

4.合并三叉神经痛者。

【疗效标准与预后】

1.好转：症状和体征改善，内分泌功能稳定。

2.差：症状改善不明显，且有明显垂体功能减退表现。

【随诊】

长期。

四、颅咽管瘤

颅咽管瘤（craniopharyngioma）为发生于原始口腔外胚叶形成的颅颊管残余上皮细胞的肿瘤。

【病因】

颅咽管瘤是儿童最常见的先天性颅内肿瘤。

【病理】

肿瘤大多呈襞性，囊液可呈机油状或金黄色，含胆固醇结晶，囊壁可有钙化；但也有部分肿瘤呈实质性，于鞍内生长或向周围扩展。

【检查与诊断】

颅咽管瘤为生长缓慢的良性肿瘤，但多见于儿童和青少年。临床表现主要有内分泌症状、肿瘤压迫引起的症状及晚期颅内压增高症状。

1.内分泌功能障碍：为肿瘤累及垂体和下丘脑所致，包括生长发育障碍、性功能障碍、脂肪代谢障碍、水代谢障碍、精神障碍等。

2.肿瘤压迫症状：病人可有头痛，压迫视神经可引起视力和视野的改变，也可影响其他脑神经引起相应的症状。

3.晚期可因脑脊液循环障碍引起颅内压增高。

4.X 线平片可发现蝶鞍改变、鞍区钙化等征象。

5.CT 或 MRI 可基本明确肿瘤性质。

【诊断标准】

1.儿童生长发育障碍合并其他内分泌症状，如性功能障碍和尿崩症等。

2.视神经受累症状。

3.X 线平片提示鞍区病变。

4.CT 或 MRI 证实鞍区囊性或伴钙化病变。

5.排除鞍区其他病变。

【治疗】

1.手术治疗：目前仍为主要方法，根据手术条件，可分为直接肿瘤切除术、开颅囊腔置管抽吸术和立体定向囊液抽吸术。

2.手术多主张采取翼点入路。对于颅内广泛生长，如突入第三脑室和侧脑室时，尚需打开终板或需联合经纵裂或侧脑室行肿瘤切除。不管如何，术中需注意：①仔细解剖外侧裂释放脑脊液，在无明显张力下抬起额叶或颞叶，既要显露同侧视神经和颈内动脉系统（包括颈内动脉、分叉部及大脑前动脉等结构），又不能对视神经表面及周边血管过度破坏，否则，患者会出现术后双侧视力变差，甚至失明。②先行囊内减压，放出囊液后，再解剖了解肿瘤周围结构，必要时可先分块切除肿瘤，以获得更多的显露空间。③切除肿瘤可首先选择空间相对较大的间隙进行，如视交叉前间隙、同侧视神经—颈内动脉间隙、颈内动脉—小脑幕间隙及终板池，其次选择视野好的间隙，也可将位于视野不佳的肿瘤推入视野好、空间相对大的间隙进行切除。④术中牵拉肿瘤时动作一定要轻柔，必要时间歇性进行。⑤大部分病例可以见到囊壁和蛛网膜的分界，在此之间操作则可避免损伤重要血管及垂体柄等结构。⑥对于多次努力仍无法达到全切时，可考虑用双极电凝器将囊壁内侧电凝，以减少肿瘤囊液的分泌。⑦术毕应反复冲洗瘤腔，以减少术后胆固醇成分引起的无菌性炎症反应。⑨术后 2 周内需严密监测水、电解质变化，术后 3 天内尽量监测每小 E 寸尿量，待尿量基本稳定后，可改为监测 24 小时尿量。l 周以内小便增多以皮下注射垂体后叶素和肌内注射去氨加压素为主，1 周后则考虑肌内注射长效尿崩停。鞍内型颅咽管瘤儿童多见，也可选择经鼻蝶入路显微手术。

2.放疗：可分为普通放疗或立体定向穿刺抽吸囊液后注入放射性核素的方法。有些作者考虑到全切肿瘤时可能出现的大量和严重术后并发症，也提出先行肿瘤部分切除，然后再行放疗。

【疗效标准与预后】

1 .治愈：肿瘤全切，症状改善。

2.好转：肿瘤大部切除，无明显并发症。

3.死亡：下丘脑损伤，病死率高达 30%以上。

【随诊】

长期随访。

五、脊索瘤

脊索瘤（chordoma）为起源于胚胎脊索结构的残余组织发生的肿瘤。

【病因】

先天性。

【病理】

肿瘤多呈结节状，表面虽光滑，但大多质地韧至硬。

【检查与诊断】

肿瘤生长较缓慢，多位于鞍区及其周围贴颅底生长，因而较多影响脑神经。

l.位于鞍区的肿瘤常引起视神经的症状，也可有类似垂体肿瘤的表现；向鼻咽部方向生长引起鼻腔的症状；向颅中窝生长的肿瘤则导致视神经、动眼神经和展神经受损；向斜坡方向发展则引起第Ⅴ~Ⅶ对脑神经的症状。

2.X 线平片可见颅底骨质的广泛破坏，部分有钙化。

3.CT 或 MRl 提示来源于颅底的占位病变，合并骨质破坏及钙化。

【诊断标准】

l.以鼻塞或脑神经受损为主要表现的症状和体征。

2.X 线平片提示颅底广泛钙化征。

3.CT 或 MRt 提示颅底破坏并钙化性病变。

【治疗】

l.手术治疗：由于肿瘤广泛侵蚀颅底，累及多条脑神经，大多数肿瘤手术无法全切除。手术方法主要根据肿瘤的生长方式，如果肿瘤以颅内伸展为主，则选择开颅手术，术中良好的照明对手术帮助甚大，因肿瘤在颅底生长，位置较深，血供丰富，颅底类似虫蛀样改变，止血有时较困难，所以仔细分辨肿瘤及周围结构对减少手术并发症至关重要；对于向蝶窦和斜坡生长的肿瘤，可考虑经蝶入路，有条件的地方可辅助导航设备，以避开颈内动脉等重要结构，此时使用导航设备尚比在半球操作时有更大优势，因为基本上没有脑移位的影响。另外，由于肿瘤质地通常较硬，且与颅底骨质密切相关，必要时尚需辅助磨钻进行手术操作。病变向下斜坡发展者，需经口咽入路。总之，位于狭窄空间内生长的巨大脊索瘤往往需多种入路进行手术。而且手术后即使 MRI 提示肿瘤全切，仍有复发倾向。

2.放疗：不敏感，可能会减慢肿瘤生长速度。

【疗效标准与预后】

效果不佳。

六、非腺瘤性鞍区和鞍上病变

从统计资料上看，鞍区病变最多见的是垂体腺瘤，颅咽管瘤约占10%，鞍区脑膜瘤约占5%。这些被认为是发生率最高的鞍区占位病变。除此之外，视束一下丘脑神经胶质瘤、脊索瘤、生殖细胞瘤、炎性病变和下丘脑错构瘤在临床上也有适当的比例。其他则为“少见的鞍区和鞍上肿瘤”。

（一）下丘脑错构瘤

【病因、病理】

下丘脑错构瘤发生于下丘脑基底部。通常因引起青春期早熟或痴笑性癫痫而表现出临床症状。它们的发生部位位于下丘脑基底邻近灰结节的部位。在MRI图像上，T1加权像表现为等信号的结构，增强扫描后，病变无明显强化。它们通常表现为外生性生长。即使在观察很长一段时间后，错构瘤的生长也无明显进展。有时，肿瘤与下丘脑仅有一蒂相连。肿瘤越是表现出外生性生长的特点，就越有可能通过手术行次全甚至全切除。巨大的下丘脑错构瘤通常与其他一些发育异常相伴发生，如患有Pallister-Hall综合征的病人。错构瘤的这些特点有助于鉴别诊断。

【诊断】

诊断通常根据临床和神经影像学的表现，一般很少需要行组织活检。

【治疗】

除手术治疗外，尚可行γ刀治疗。目前与青春期早熟有关的这类疾病可以通过使用GnRH类似物来行内科治疗，痴笑性癫痫可以使用抗惊厥药物进行控制。

（二）鞍上生殖细胞瘤

【病因、病理】

颅内生殖细胞肿瘤的主要发生部位是鞍上和松果体区。有时候这两个部位的肿瘤相互联系。患者通常表现为广泛的垂体功能减退症状和尿崩症。病变沿着漏斗从鞍区一直向上生长到达下丘脑。在病变早期仅仅可以看到垂体柄的增粗。这在MRl上，T1加权像主要表现为高信号。生殖细胞瘤可能通过CSF通路进行播散。目前已经鉴别出了数种生殖细胞肿瘤的生化标志物，如AFP、β-HCG以及PLAP，当它们在血清和脑脊液中都为阳性时，可以用来作为诊断该疾病的依据，并能监控治疗的效果。大多数的生殖细胞瘤都可以通过放疗治愈。由于肿瘤可能通过脑脊液播散，因此往往需要进行全脑一脊髓轴的照射。

【治疗】

病变组织活检后，一旦生殖细胞瘤的诊断确立，就不需要试图对这些肿瘤进行彻底切除，而应该直接让病人接受放疗，因为这些病变实际上通常存在有蛛网膜和蛛网膜下腔的侵犯。

（三）视束--下丘脑神经胶质瘤

【临床表现】

典型鞍上病变，蝶鞍的大小和形态都是正常的。视力障碍是。最常见的症状。下丘脑自主性非内分泌症状也是就诊时较常见的主诉。在MRI图像上，这些病变主要呈低信号。增强扫描可以表现出不均匀增强，这可能和病变内的囊性成分有关。视束一下丘脑神经胶质瘤和神经纤维瘤病I型（NF—I）有一定的联系。在视交叉和下丘脑星形细胞瘤中，通常会发生各种自主性的下丘脑功能障碍，如难以控制的体重增加和恶病质、睡眠一觉醒节律障碍以及电解质紊乱。组织学上主要为星形细胞瘤I级（根据WHO分类标准）的良性胶质瘤，预后通常较好。

【治疗】

体外分段放疗已被公认为该疾病的治疗选择。然而，外生性的肿瘤部分可以通过手术切除，其囊性部分也可以直接通过外科手术或立体定向进行引流。

【预后】

预后极差的恶性胶质瘤也会发生于视束一下丘脑区，常被认为是视神经周围腺瘤，而增强扫描则提示典型的恶性胶质瘤征象。

(四) 胶样囊肿

【病因、病理】

这种病变最常见于鞍内，体积大小不一。它们经常被误认为垂体微腺瘤，主要起源于腺垂体和神经垂体之间。

【诊断】

MRI 扫描显示在鞍区中央有“足球”样的低信号影。胶样囊肿在使用造影剂后并不增强，反之，腺垂体和神经垂体有明显.强化。有趣的是，由于这种病变是在垂体区由典型的无定型物质聚集而成，而又没有明显的上皮膜覆盖，因此在神经病理学文献里没有关于它们的记载。因此，假如邻近的结构(包括腺垂体和神经垂体) 经活检确认，病变缺乏被膜，没有典型的病理学特征，就可以诊断为胶样囊肿。

【治疗】

胶样囊肿有向鞍上扩展的倾向，甚至导致视力损害。后者与有垂体功能减退的病变需要手术治疗。

(五) 其他恶性肿瘤

【病因、病理】

鞍区的恶性肿瘤可能来自于蝶窦的恶性新生物，也可能是转移瘤。鼻旁窦癌表现为对颅骨的侵犯和破坏。它们有大量的新生血管形成。病变往往侵犯斜坡，并向鞍旁扩展。正常垂体的转移瘤可以导致垂体功能减退、尿崩症和视力损害。神经垂体是所有播散性癌症最常见的转移部位之一，垂体转移瘤病人只有很少的一部分需要神经外科的治疗。

【诊断】

MRI 增强扫描上表现为明显的强化。

【治疗】

有适应证患者可考虑先行手术治疗，再辅以术后放疗。

(六) 淋巴细胞性垂体炎

【病因、病理】

淋巴细胞性垂体炎是近年来才被作为一种独立的病种出现在医学文献中。它主要是一种位于鞍内的实质性病变，其特点是以“舌形”方式沿着垂体柄向下丘脑底部生长，并可能伴有垂体如同增生样的均一性增大。

【诊断】

临床上表现为多激素受累。MRI 检查，往往有垂体柄的增粗。有时候，病变中央发生坏死，这种中央坏死区在 MRI 图像上表现为“炎性三角”的特征性信号。增强扫描，病变明显强化。

【治疗】

大剂量的皮质类固醇治疗对这种疾病有良好的效果。在许多有垂体功能减退和尿崩症的病人中，皮质激素和外科手术治疗对它们难以逆转。复发性的病变能够通过手术完全治愈，但术中发现肿瘤质地多非常坚韧。

（七）巨细胞性垂体炎

【病因、病理】

巨细胞性垂体炎是另外一种独特的疾病。如果该疾病伴随着肺内的系统性疾病而发生，这种病就属于“Boeck 结节病”的范畴。位于鞍区具有相同形态的孤立病变则被称为“巨细胞性垂体炎”。

【临床表现】

病变引起垂体柄增粗，并伴有鞍内，有时也有鞍上的肿瘤发生。MRI 检查时，该病变通常形态不均一，增强扫描病变明显强化。蝶鞍有时有轻度的扩大。尿崩症和垂体功能减退是最常见的症状。

【治疗】

激素的疗效有限，早期手术探查是必要的。

【预后】

总体预后尚可。

（八）鞍上脑膜瘤

常见为鞍结节脑膜瘤和鞍膈脑膜瘤。在此，主要提及鞍结节脑膜瘤。

【病因、病理】

鞍结节脑膜瘤占颅内脑膜瘤的 5%~10%，多为良性，生长较缓慢，由鞍结节向上、向前、向后和向侧方生长，对周围重要结构如血管和神经造成挤压、包绕、粘连，且肿瘤体积的大小直接决定了手术入路的选择和术后病人的预后。

【临床表现】

发病年龄以青壮年为主，鞍上脑膜瘤常常发生于中年女性，其症状主要为视力减退。视力损害由鞍上肿瘤压迫视交叉引起，除了导致轻度的高泌乳素血症外，该疾病通常不伴有内分泌的障碍。

首发症状以视力障碍为主，其他尚有头痛、视野缺损，少有精神障碍，如嗜睡、记忆力减退，可能与肿瘤压迫额叶底面有关。头颅平片显示蝶鞍大小正常，肿瘤起源的蝶骨平台骨质增厚。CT 扫描显示肿瘤主要为高密度，增强扫描，CT 和 MRI 上均显示为均一明显强化。MRI 矢状位扫描，证实蝶骨平台为肿瘤的基底，可见脑膜“鼠尾征”，肿瘤也可以导致垂体和垂体柄移位，这一点十分重要。病变往往对称性地向鞍上生长。鞍上脑膜瘤很少引起垂体功能减退。但 MRI 在鉴别诊断上意义重大。结合 MRA 不仅可以测量肿瘤的大小，还可以显示肿瘤与视神经、颈内动脉、大脑前动脉及颅骨之间的关系

【治疗】

手术入路的选择：依据影像学资料，根据肿瘤大小、与颈内动脉的关系等，可以选择行单侧额下入路、额一颞（翼点）入路和双侧额下入路三种。单侧额下入路一般采用冠状切口，骨瓣内侧达矢状窦，下缘至眉弓。鞍结节脑膜瘤的基底部在鞍结节，主要供血来自筛后动脉，因此首先从肿瘤的前侧方下部开始分离肿瘤与蝶骨平台及鞍结节的附着部，紧贴硬脑膜边分离边电凝，将肿瘤的附着处全部游离，分离四周后即可完整切除肿瘤。分离时应注意保护双侧颈内动脉、视神经和视交叉。肿瘤较大与颅底硬膜粘连紧密时不可试图完整切除，应先行包膜内肿瘤部分切除，待肿瘤体积缩小后再尽量处理离断其基底。单侧额下入路手术的好处在于可以及早切断肿瘤的供血来源，减少出血；分离肿瘤底部后，肿瘤即可松动。一侧额叶抬起后，同侧嗅神经暴露于手术的入路上，术中可根据情况切断或保留之。

根据术前影像学检查判断肿瘤的大小，精心设计手术入路，对术中可能出现的问题要有心理准

备，这样才能减少神经、血管损伤发生的机会。具体方法包括：①术前判断肿瘤与视神经、颈内动脉、大脑前动脉的位置关系。②术中采用显微外科技术。③先设法缩小肿瘤体积，以利于重要结构的及早确认、分离和保护。根据情况采取不同的措施：①较小的肿瘤，可选择单侧额下或翼点入路，宜先由肿瘤前极与其基底部进行游离，切断肿瘤供血来源，而后游离肿瘤的两侧和肿瘤的后极，多能顺利切除。②肿瘤较大时，最好选择经双坝『』额下入路，选择中线位置，避开重要的神经和颈内动脉。先行包膜内切除法，分块切除肿瘤组织，断开肿瘤基底部，使肿瘤缩小、塌陷，与周围脱离联系。③肿瘤已将视交叉、大脑前动脉、前交通动脉及颈内动脉包围，行包膜内切除一部分瘤组织，争取断开肿瘤基底，接着在显微镜下将受累的神经、血管自瘤组织内游离，这需要耐心仔细。有一些病例，虽尽一切努力，仍只能大部切除，不可勉强。④受肿瘤浸润的硬脑膜应予反复电凝处理，以减少复发的机会。

【并发症】

1.嗅神经损伤。

2.下丘脑损伤。

3.颈内动脉撕破。

4.视力变差。

【预后】

鞍结节脑膜瘤绝大多数为良性，应早期诊断，早期全切。几乎所有的这种肿瘤都能手术全切，由于复发率极低，肿瘤全切后，实际上就相当于长期治愈。

（九）偶发瘤

随着各种现代薄层成像扫描技术的提高，一些新的问题接踵而至：对于那些偶发的、临床上又缺乏相似病例的病变，应该如何处理一些在 CT 上呈现低密度、MRI 扫描 T1 加权像上为低信号的鞍内小范围病变，也越来越多地被发现。这些病变没有必要都归为垂体微腺瘤的范畴，但必须要排除可能会由这些病变引起的内分泌障碍。对于这些偶发瘤的处理，作者的观点是最好采取保守观察的态度。

【松果体区肿瘤】

松果体区肿瘤（pineal region tumorS）位于松果体区，又称为“第三脑室后部”的肿瘤。松果体区位于颅腔正中，前部为第三脑室后壁，包括松果体上隐窝、后连合、松果体和松果体隐窝等结构；上部达胼胝体压部；后部为小脑幕切迹游离缘、大脑镰和小脑幕接合处；下部为中脑四叠体和中脑导水管。

【病理】

松果体区肿瘤占颅内肿瘤的 1.1%。病理性质多样。按其组织学来源分为四大类。

1.生殖细胞源性肿瘤：良性畸胎瘤、恶性畸胎瘤、生殖细胞瘤、胚胎瘤、绒毛膜上皮癌、内胚窦瘤。

2.松果体实质细胞瘤：松果体细胞瘤、松果体母细胞瘤。

3.胶质细胞源性肿瘤：星形细胞瘤、多形性胶质母细胞瘤、室管膜瘤。

4.各种囊肿及其他肿瘤：蛛网膜囊肿、上皮样囊肿、脑膜瘤、转移瘤等。

【临床表现】

病程多较短，自发病至就诊短者 10 天，长者可达 2 年，平均 7~8 个月。

由于肿瘤易阻塞导水管，造成脑积水，产生头痛、呕吐、视盘水肿等颅内压增高症状和体征。

肿瘤位于松果体部易压迫中脑四叠体，特别是上丘，产生 parinaud 综合征，即双限上视不能。少数并有下视障碍，双侧瞳孔对光反射迟钝或消失。下丘及内侧膝状体受压时出现耳鸣、双侧听力减退。

肿瘤向后下发展压迫小脑上蚓部及结合臂可产生共济失调及眼球震颤。

松果体细胞受肿瘤压迫损害，突出表现为性早熟。生殖器及第二性征过早发育，一般认为是由于松果体细胞所产生的抑制性腺发育的褪黑激素减少所致。

【辅助检查】

1.血液：绒毛膜上皮癌患者 β 促性腺激素（β-HCG）升高。内胚窦瘤患者血甲胎蛋白（AFP）升高。胚胎癌患者 AFP 和 β-HCG 均升高。

2.脑脊液：除压力高外，蛋白量可增多，有的可查见瘤细胞。

3.头颅 X 线平片：一般均显示颅内压增高征。约 40%的生殖细胞性肿瘤可见松果体异常钙化。在儿童出现钙化，或在成人钙化超过 lcm 者，均为病理性。

4.脑室造影：显示两侧脑室对称扩大，第三脑室后部或前部有充盈缺损。

5.CT 和 MRI 扫描：大多显示为高密度影像，亦可为等密度。常见钙化，两侧脑室扩大。注射对比剂后影像增强。MRI 除显示病变部位、范围优于 CT 外无其他优越性。

【治疗】

过去，松果体区肿瘤采用保守治疗，在施行脑脊液分流术后即行颅外放射治疗。其原因为：①肿瘤直接手术切除危险性大。②75%的肿瘤为恶性，不能达到根治的目的，术后病人依然需放射治疗。③60%~80%松果体区肿瘤对放疗有效，且部分可达放射治愈。④有报道肿瘤切除术后放疗与直接行放射治疗相比较，病人 5 年生存率无明显差别。⑤肿瘤切除术还可增加肿瘤远距离蛛网膜下腔播散。但因 30%~50%的肿瘤为良性，具有抗放射性，近年来随着显微手术技术的运用，松果体区肿瘤的手术死亡率下降到 5%以下。更多作者主张放宽手术适应证。华中科技大学同济医学院附属同济医院神经外科提出松果体区肿瘤治疗模式见图 2-73。

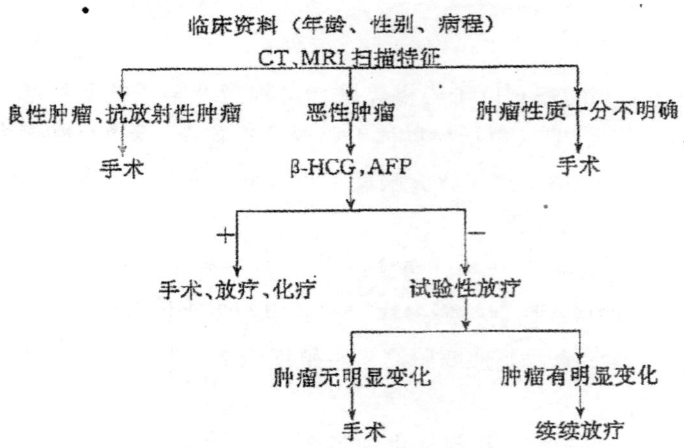

图 2-73 松果体区肿瘤的治疗模式

治疗前行脑脊液外引流或行分流术解除脑脊液循环梗阻。

Poppen 曾将松果体区肿瘤按生长情况分为四型。A 型：肿瘤位于小脑幕裂孔上方，向前突入到第三脑室，压迫上丘阻塞中脑导水管。B 型：肿瘤向后生长，部分阻塞小脑幕裂孔并压迫小脑。C 型：肿瘤较大，骑跨小脑幕裂孔，压迫上丘和小脑，完全阻塞中脑导水管。D 型：为恶性病变浸润第三脑室壁并破坏胼胝体。在作者的研究中发现，肿瘤较大属于 C 型的较为少见，可能现在的影像学能较早发现肿瘤，而不同于 Poppen 时代的诊断手段。而较为多见的肿瘤生长类型还表现为肿瘤中等度大小，位于或大部分位于小脑幕裂孔以下的四叠体池内压迫上丘。故作者认为有必要将此型补充入 Poppen 的分型中，并定为 C1 型，原 Poppen 的 C 型则改为 C2 型。

肿瘤的生长部位、形态的多样性，决定了其切除手术入路的非固定性。因此，根据每个具体病例特点，准确把握肿瘤的生长部位及周围重要神经结构和血管间的解剖关系，选择合理的手术入路则是至关重要的。

【手术】

松果体区肿瘤切除手术入路大致分为五种：经顶枕胼胝体入路（Brunner—Dandy）、枕叶切除入路（Horrax）、经侧脑室入路（Van wagenen）、枕部经小脑幕入路（Poppen）及幕下小脑上入路（Krause）。其中 H0rrax 的枕叶切除入路和 Van Wagenen 的经侧脑室入路均因手术过分损伤神经结构、术后并发症多现已较少使用。

1.经顶枕胼胝体后部切开入路：主要用于肿瘤向第三脑室内生长者（肿瘤生长 A 型）。术后并发症为偏瘫、大脑失连合综合征。

2.经枕小脑幕切开入路：病人采用俯卧位，手术较为安全。此入路视野宽敞，对脑深部静脉系暴露较为清楚，尤有利于切除较大肿瘤（如肿瘤生长 B、C2 型）。术后并发症为偏盲。

3.经幕下小脑上入路：用于肿瘤中等度以下的肿瘤（如肿瘤生长 C1、C2 型）。此入路现在较为通用，它具有以下优点：病人坐位下手术，手术者操作时较为舒适、方便；小脑因重力关系自然下垂而远离小脑幕，提供一定的手术操作空间；松果体区肿瘤常位于正中位，且多为中等大小，故从解剖角度看，中线方向接近肿瘤更为合理；此入路便于施行 Torkildsen 分流术，尤其是肿瘤切除不全时。但该入路在坐位下手术，易发生心血管空气栓塞和因脑脊液丧失过快，大脑皮质塌陷而致幕上出血和积液、积气发生。有时小脑因牵拉伤术后发生小脑性共济失调。生殖细月包性肿瘤无论手术全切与否术后均行放疗。

【预后】

良性肿瘤如畸胎瘤、脑膜瘤、上皮样囊肿手尜全切除能终生治愈。生殖细胞瘤对放疗敏感，疗效满意，而其他肿瘤对放疗及化学治疗均不十分敏感，治疗效果差，肿瘤容易复发。

【脊髓肿瘤及其他病变】

脊髓肿瘤包括由脊髓、脊神经根、硬脊膜、脂肪组织、血管、先天性残留组织等发生的肿瘤，其中以脊膜瘤最多见。脊髓肿瘤可见于各年龄，最多见于 20~50 岁间。按照肿瘤病理类型和好发部位可分为脊髓髓外硬膜下肿瘤、脊髓髓内肿瘤、脊髓血管畸形和脊髓空洞症。

一、脊髓髓外硬膜下肿瘤

脊髓髓外硬膜下肿瘤指发生于硬脊膜下、脊髓外的原发或继发的肿瘤病变，约占脊髓肿瘤的65%。

【病因】

原因不明，绝大部分为良性。

【病理】

该部分肿瘤常见的有：①神经纤维瘤：起源于脊神经根，常为单发，部分呈局限性生长，部分则可沿神经根通过神经孔扩展到椎管外，称之为“哑铃”状生长；也可为多发，如神经纤维，瘤病。②脊膜瘤：多见于女性，位于蛛网膜外，虽与硬脊膜内侧有粘连，但边界常较清楚。

【诊断】

1.临床分期

由于脊髓外硬膜下肿瘤多为良性，其发病过程相对较缓慢，临床症状主要为肿瘤进行性压迫脊髓及其神经根所致，因而可以按疾病的进程分为三个阶段：

(1) 根痛期：当脊神经根受到肿瘤的压迫和刺激时，引起相应脊髓节段的根性疼痛或感觉异常，如蚁走感、感觉过敏和刺痛，该症状多出现在颈段和马尾部的肿瘤。

(2) 脊髓压迫期：随着肿瘤的不断增大，使脊髓受到一定程度压迫和推移，导致脊髓功能的部分丧失，而出现所谓脊髓半切综合征，主要表现为患侧肌力减弱，对侧痛、温觉减退，但两侧触觉有不同程度的保留，是髓外肿瘤发展过程中比较典型的症状。

(3) 脊髓麻痹期：如果在压迫期未得到及时的诊断和治疗，病变进一步发展则导致相应肿瘤节段以下肢体的完全性截瘫，同时合并深、浅感觉丧失，伸肌和屈肌的痉挛，以及排尿、排便障碍。

2.症状与体征

(1) 四肢无力或进行性瘫痪。

(2) 感觉障碍及根痛症状。

(3) 患病节段相应的运动肌肉萎缩。

(4) 自主神经功能障碍（如便秘或尿潴留）。

3.辅助检查

根据初步诊断、医院条件和患者的经济情况等可选择下列检查以明确诊断。

(1) MRI 或 CT 扫描：能精确诊断脊髓病变，有条件的医院应首选 MRI。

(2) 脊髓动脉造影：对怀疑有血管性病变时，可行 DsA 检查，显示血管病变。

(3) 脊髓造影：采用碘剂等方法可以显示肿瘤造成的阻塞平面。

(4) 腰椎穿刺做脑脊液常规检查，行奎氏试验可初步判断蛛网膜下腔通畅情况。

【治疗】

一旦明确诊断，就应及早手术切除肿瘤，术中操作技巧对于并发症的发生至关重要。首先是皮肤切口的确定，除颈段肿瘤以外，一般建议术前先在背部根据体表标志初步定位，用甲紫药水标记后将一金属如铅字等固定在标记处，然后拍包含肋骨在内的脊柱平片，在根据 MRI 确定的节段平面确定手术皮肤切口。在用咬骨钳咬开椎管时，根据作者的经验，尽量避免用厚头枪状咬骨钳，而用尖嘴咬骨钳谨慎咬除椎板，原因在于此时由于肿瘤邻近的脊髓已处于明显压迫状况，如再用厚头的枪状咬骨钳塞入椎管，同时合并咬合时的反弹作用，则将在不知不觉中加重了脊髓的损伤，有时甚至是不可逆性损伤。从这一点来说，某些患者在切除肿瘤后，症状反而加重，原因可能在此。对于哑铃状生长的肿瘤，由于部分颈段肿瘤椎管内部分小，可从椎旁椎管外稍扩大椎间孔再切除肿瘤。同样在胸段，经胸切除胸腔肿瘤大部分后，由于椎间孔扩大，也可从此切除残余在椎管内的剩余小部分肿瘤，最后达到全切的目的。

【疗效标准与预后】

硬脊膜内髓外肿瘤通常为良性，多数可达到全切，脊髓肿瘤手术后神经功能的恢复情况取决于：1.肿瘤的性质和生长的部位。2.术中操作技巧。3.脊髓受压的缓急。4.术前肢体瘫痪的程度和性质（弛缓性或痉挛性）。5.肿瘤向周围扩展情况，如哑铃状生长等。

【疗效判定标准】

1.治愈：肿瘤全切除，患者恢复原来的工作。

2.好转：肿瘤大部分或部分切除，症状减轻或暂时消失，遗留轻度残废。

3.症状加重：手术后症状未减轻或瘫痪加重，甚至残废或死亡。

【随诊】

长期随诊。

二、脊髓髓内肿瘤

脊髓内肿瘤较少见，约占脊髓肿瘤的10%。主要为胶质瘤，多为侵袭性生长，是神经外科目前治疗效果尚不满意的疾病之

【病因】

原因不明，绝大部分为恶性。

【病理】

该部分肿瘤常见有：1.室管膜瘤：起源手中央管的室管膜细胞，质较硬，常有明显分界。2.星形细胞瘤：虽然恶性程度较低，但因呈侵袭性生长，边界不清。3.胶质母细胞瘤：虽少见，但恶性度高，金切除困难。其他少见种类尚有皮样囊肿、表皮样囊肿等。

【诊断】

与脊髓外硬膜下肿瘤不同，临床分期不典型，根痛也少见。感觉障碍为首发症状，早期为节段性，可表现出感觉分离现象，即痛、温觉丧失，触觉部分保留。运动障碍的特点是先在脊髓受累节段出现弛缓性瘫痪或肌萎缩，随后在受累节段以下出现痉挛性瘫痪等。

1.症状与体征

(1) 感觉障碍。

(2) 患病节段相应的运动肌肉萎缩，四肢无力或进行性瘫痪。

(3) 自主神经功能障碍（如便秘或尿潴留）。

2.辅助检查

根据初步诊断、医院条件和患者的经济情况等可选择下列检查以明确诊断。

(1) MRI或CT扫描：能精确诊断脊髓病变，有条件的医院首选。

(2) 脊髓动脉造影：对怀疑有血管性病变时，可行DsA检查，显示血管病变。

(3) 脊髓造影：采用碘剂等方法可以显示肿瘤造成的阻塞平面。

(4) 腰椎穿刺做脑脊液（CSF）常规检查，行奎氏试验可初步判断蛛网膜下腔通畅情况。

【治疗】

由于髓内肿瘤多呈侵袭性生长，边界不清，给手术带来极大困难。对于边界相对较清楚的肿瘤，可采用显微外科技术，行肿瘤切除术；对于一期切除肿瘤困难者，可分两期手术。但对侵袭性生长的胶质瘤，时常只能单纯行脊髓肿瘤活检或减压术，或加脊髓背侧切开。

【疗效标准与预后】

尚无理想的治疗方法，手术后可辅以放疗。

疗效判定标准如下。

1.治愈：肿瘤全切除，患者恢复原来工作。

2.好转：肿瘤大部分或部分切除，症状减轻或暂时消失，遗留轻度残废。

3.症状加重：手术后症状未减轻或瘫痪加重，甚至残废或死亡。

【随诊】

长期随诊。

三、脊髓血管瘤

脊髓血管瘤又称脊髓血管畸形，为脊髓先天性血管发生异常所致，多见于青壮年人群。

【病因】

尚不十分清楚。

【病理】

脊髓血管瘤不是肿瘤，而是由异常血管形成的病变，主要为动静脉瘘成分。因此，大多数脊髓血管瘤除了异常血管所致血流动力学的改变外，尚有类似肿瘤压迫引起的症状。脊髓血管瘤引起症状的主要原因为：

1.动静脉瘘的盗血作用使得脊髓缺血，是产生症状的主要原因。

2.脊髓压迫作用，部分脊髓血管瘤异常血管呈团状，可致压迫作用。

3.静脉压增高可使血管瘤周围的脊髓静脉回流受阻，出现慢性进行性脊髓软化，症状类似于脊髓肿瘤。

4.出血，血管瘤突然破裂，可导致背部剧烈疼痛和急性截瘫。

【诊断】

在没有出血的病例，单凭临床诊断比较困难，CT 和 MRI、血管造影可显示畸形血管形态，DSA 是明确诊断的主要手段。

诊断标准如下：

1.间歇性跛行：主要是由于脊髓血管瘤的盗血作用，使得脊髓处于相对缺血状况，行走后则加重缺血。

2.病变节段处根性疼痛。

3.括约肌障碍：排尿、排便障碍。

4.出血症状：在上述症状基础上，症状突然加重。

5.DSA 提示有异常的血管。

【治疗】

与大多数血管性病变一样，治疗方法有三种：一是手术切除，显微手术切除为目前主要根治方法。二是结扎主要的供血动脉。三是介入放射在于封闭瘘口。

【疗效标准与预后】

同脊髓肿瘤。

【随诊】

长期随诊。

四、脊髓空洞症

脊髓空洞症是神经系统一种较常见的慢性进展性脊髓变性疾患，根据空洞发生的部位不同，可分为延髓空洞症和脊髓空洞症。

【病因】

确切病因尚不清楚，但大多认为是先天性异常，常合并有其他畸形，如 Chiari 畸形等，部分为肿瘤、外伤、炎症所致。

【病理】

病理特征为脊髓灰质空洞形成和神经胶质增生，空洞内为透明液体或黄色液体。

【诊断】

由于脊髓空洞症主要临床表现是受损节段的分离性感觉障碍、肌肉麻痹、萎缩和皮肤营养障碍以及受损平面以下长锥体束征，临床上诊断除了根据临床表现外，尚需结合一些辅助检查以确定诊断，但神经功能的损害程度却决定于空洞的大小、部位和神经胶质增生的范围。

1.脊髓空洞症常隐袭发病，进展缓慢，早期并不引起患者的注意。但通常最早出现的症状为感觉减退和丧失，也是本病最有诊断意义的体征。此外，运动性障碍、肌肉无力和营养障碍性肌萎缩也是引起患者注意的早期症状。发病过程中也可出现疼痛。

2.其他器官和部位的发育异常，如颅底畸形、脊柱裂和弓形足等。

3.MRI 和 CT 的检查：虽然脊髓 CT 有助于脊髓病变的诊断，但由于伪影太多，再加上分辨率不够高，所以目前较常用的是 MRI，它除了可直接显示空洞的病灶外，还可进行三维空间的评价，尤其适用于脊髓空洞症的早期诊断。

4.其他辅助检查方法尚有脊柱平片、脊髓空气造影和放射性核素脊髓腔扫描等。

诊断标准如下：

（1）典型进行性节段性感觉和运动障碍。

（2）MRI 或 CT 提示脊髓空洞表现。

（3）合并其他先天性发育异常。

【治疗】

目前尚无特殊治疗方法。除了对症治疗外，还可根据病情采取一些手术方法，如手术切开空洞、放置引流、将空洞腔与蛛网膜下腔相通。对于合并 Chiari 畸形小脑扁桃体下疝的患者，尚需行枕下减压术。X 线照射或者放射性核素照射等也有应用的报道。

【疗效标准与预后】

1.病情轻者，可随访观察。

2.部分经治疗可缓解。

3.由本病直接致死者少见，但病情常可困并发症而加重，甚至导致死亡。

【随诊】

定期随访。

五、骶神经束膜囊肿

骶神经根和神经连接处的神经束膜间隙形成的囊肿为骶神经束膜囊肿（perineurial cyst，PC）。

【病因】

骶神经束膜囊肿位于骶管内，可能是外伤、出血或局部缺血变性等原因，导致起源于骶神经根和神经节连接处的神经束膜间隙发生病理性改变而形成囊性肿物。它与蛛网膜下腔不相通。除可产生骶神经根和神经节受损的临床表现外，还可能表现为类似坐骨神经损害的综合征，甚至出现难以解释的体征，同时鉴于此病变位于很少做尸体解剖的区域，而手术显露此部位更少，因此往往被忽略，造成误诊。

【诊断】

PC 是缓慢进行性的疾病，由于囊肿侵袭、压迫骶神经根、神经节及其周围的神经纤维或神经节细胞引起破坏和变性，有时可压迫硬脊膜囊，产生骶神经根、神经节及其神经纤维受损的临床表现，类似坐骨神经痛的综合征以及骶骨疼痛等。

1.骶或马尾尾节神经损害综合征：阴茎或阴道麻木或异样感，不同程度的排尿失控，一侧臀部或双侧臀部和会阴区疼痛或感觉减退等。

2.类似坐骨神经受损综合征：坐骨神型通路即腰、臀部、大腿后、小腿和足部，有不同程度的疼痛感、不适和麻胀感，有放射性感觉异常，下肢困倦无力感，肌肉萎缩，坐骨神经通路上压痛，下肢肌力减退，跟腱反射减低或消失等。作者的病例中就有在外院诊断为腰4~5椎间盘脱出引起坐骨神经痛，施行手术后，症状无缓解，来华中科技大学同济医学院附属同济医院诊断为PC，经手术切除治愈。

3.骶、尾骨痛及骶骨后部压痛敏感：可能由于囊肿压迫侵蚀骶骨后弓，骨质变薄和神经根及神经纤维有粘连牵扯等所至。

4.其他：双大腿内侧异样痛感，热敷更明显。一侧股四头肌进行性萎缩，这可能是由于PC向上挤压硬脊膜囊影响其所支配的腰、骶神经之故。根据上述临床表现，还需要做影像学检查，目前主要是骶、腰椎的CT及MRI，尤其是.MRI，不但可以与腰椎间盘脱出和其他骶尾部病变相鉴别，而且可以明确诊断。

【治疗】

PC的治疗主要以手术切除囊肿及其变性的骶神经根。因为仅做单纯切除骶骨后弓减压是无效的；仅做囊肿切开或做开口引流，一旦切口闭合，囊肿重现而症状复发，故应做全切或囊壁绝大部分切除，使之不能再形成囊肿。

六、脊髓硬脊膜外病变

（一）转移瘤

【病因、病理】

椎管以外的肿瘤，包括脑和身体其他器官肿瘤，均可能转移至椎管内；少数脑肿瘤可沿脑脊液播散。转移瘤多位于硬脊膜外，向椎管侵蚀。

【检查与诊断】

1.多见于老年人，或有其他器官肿瘤病史。

2.相应脊髓节段的压迫症状和体征，可合并脊柱变性。

3.X线平片可见相应节段的骨质破坏。

4.CT或MRI显示占位性病变和骨质破坏征象。

【治疗】

1.可行手术切除肿瘤，同时治疗原发病。

2.放疗。

【疗效标准与预后】

预后较差。

【随诊】

定期。

（二）自发性椎管内出血

自发性椎管内出血（spontaneous intraspinal hemorrhage）为硬脊膜外血肿、硬脊膜下血肿、脊髓内血肿和脊髓蛛网膜下腔出血的总称。

【病因】

大多原因不明，血液病、高血压或脊髓血管畸形等均可引起。

【病理】

以脊髓蛛网膜下腔出血和硬脊膜外血肿多见。

【检查与诊断】

1.突发相应脊髓节段的疼痛。

2.病变节段以下的感觉和运动障碍，血肿位于一侧时，表现为脊髓半切综合征，全脊髓时则类似脊髓休克表现，称“急性脊髓卒中”。

3.腰椎穿刺：脊髓蛛网膜下腔出血时可有诊断价值。

4.CT 或 MRI 显示椎管内血肿的密度或信号。

【治疗】

由于该类疾病较少见，且起病急，临床上诊断较困难。因此，对有截瘫并高度怀疑为椎管内出血者，应及早（3~4 个小时内）进行手术探查，否则脊髓功能的再恢复将受到极大影响。

【疗效标准与预后】

1.好转：超早期手术，功能逐渐恢复，生活自理。

2.差：血肿虽然清除，脊髓功能恢复差，生活不能自理。

【随诊】

6 个月以上。

（三）椎管狭窄

各种原因使椎管前后径缩短导致脊髓受压及血液供应障碍者，称为椎管狭窄（spinal stenosis）。

【病因】

先天性或脊椎关节病，骨质增生，椎间盘变性等原因。

【病理】

常累及多节段，伴明显骨质增生、椎板增厚、黄韧带肥厚或椎间盘突出等。

【检查与诊断】

1.青少年起病，缓慢发展。

2.反复发作性下肢疼痛和跛行，休息后好转。

3.X 线平片提示脊椎前后径狭窄。

4.脊髓碘油造影可见脊髓受压征象。

5.CT 或 MRI 证实脊髓受压。

【治疗】

1.保守治疗：如卧床休息、按摩、牵引和理疗等。

2.手术治疗：对于保守治疗效果不佳者，术前又排除了脊髓本身病变和广泛椎间盘膨出所致症状后，可行病变节段椎板切除术，使脊髓得到充分减压。

【疗效标准与预后】

1.好转：症状改善，生活自理。

2.差：症状改善不明显，且下肢功能受限及排尿、排便障碍。

【随诊】

长期。

七、椎间盘突出

人体共有 23 个椎间盘，由软骨板、髓核和纤维环组成，它们共同作用来缓冲脊柱的各种应力。椎间盘突出（intervertebraldisc protrusion）是指在外力作用下，椎间盘纤维环部分或全部破裂，在后纵韧带完整的条件下，髓核向椎管内膨出。如后纵韧带被撕裂，髓核移行到硬脊膜外腔，即称髓核脱出。它们均可造成神经根或脊髓压迫，引起疼痛和神经功熊障碍。

【病因】

椎间盘突出常发生在外伤或椎间盘退行性改变的基础上。进入成年期，椎间盘的含水量开始减少，弹性逐渐减小，不正常的外界负荷是造成椎间盘突出的主要原因。

【病理】

椎间盘突出可发生在任何一个椎间盘，临床上以腰椎间盘突出最常见，约占 85%，其中以 L4、L5 椎间盘突出最常见，颈椎间盘突出次之，约占 15%，胸椎间盘突出则很少见。椎间盘突出根据其突出部位可分为：①外侧型。②旁中央型或腹外侧型。③中央型。椎间盘突出所致的神经损害是直接压迫脊髓和影响脊髓供血，这就能解释为什么有些病人的临床症状和体征高于受压脊髓平面，为什么突出的椎间盘组织的大小与病情不一致，为什么有的突出椎间盘组织切除后症状不能改善。

【临床表现】

1.中央型突出者，在颈椎和胸椎分别表现为四肢瘫和截瘫，以及受累平面以下感觉和括约肌功能障碍；在腰椎表现为两小腿和脚麻木、无力及排尿、排便失禁，其中腰痛多为首要症状，且进行性加重。

2.旁中央型突出者，在颈椎和胸椎表现为脊髓半侧损害综合征；在腰椎表现为一侧下肢麻木、无力，多神经根和马尾神经受累症状。

3.外侧型突出者，在颈椎表现为肩臂放射痛，咳嗽、排便、打喷嚏均可诱发疼痛，还可出现相应的感觉、运动和反射异常。在胸椎表现为肋间神经痛，在腰椎表现为坐骨神经痛，为剧烈的撕裂样痛或刺痛，从臀部开始，沿神经根分布区向下肢放射。

【检查】

凡有坐骨神经痛，尤其是曾有外伤史者，均应考虑到腰椎间盘突出的可能，可行直腿抬高试验（SLR）、Las6gue 试验和屈颈试验等检查证实，但最后确诊有赖于下列的特殊检查。

1.脊椎 X 线拍片：了解有无脊椎侧弯，两侧椎间孔是否对称。

2.脊椎 CT 检查：是诊断椎间盘突出常见的方法，符合率为 90%。

3.椎管造影检查：特别是造影后 CT 检查可观察纤维环和髓核的完整性。

4.MRI 检查：是诊断椎间盘突出最可靠的手段，椎间盘突出 MRI 的主要征象为椎间盘变扁后突，硬膜囊受压。

5.肌电圈检查。

【鉴别诊断】

l.脊髓肿瘤，特别是乳腺及前列腺的转移瘤。

2.脊椎的骨质疏松症。

3.颈椎间盘突出还应与颈椎病、肩周炎相鉴别。

4.腰椎间盘突出应与腰肌劳损、腰椎骨折和腰椎结核等疾病相鉴别。

【治疗】

1.非手术治疗方法

非手术治疗方法有卧床休息、牵引、手法复位、理疗、消炎止痛药物治疗，包括硬脊膜外注射类固醇药物等。

2.手术治疗适应证

手术治疗适于非手术治疗无效者。

（1）颈椎间盘摘除手术入路分为颈前入路和颈后入路两种。

一是颈椎前方入路切除颈椎间盘突出是 Cloward 于 1958 年首先报告的。此方法用特别的圆钻钻达椎体后缘，椎间隙内的椎间盘组织大部可被切除，此后可用刮匙刮除突出的髓核和破损的纤维环组织。切除椎间盘后还需取髂骨进行植骨。由 Cloward，创始的颈前入路现在已得到许多改良，国外目前多采用椎体撑开器将椎体撑开，用取髓钳或刮匙将椎间盘掏空，用磨钻在上、下椎体磨出小块缺损，然后填以骨水泥，待骨水泥硬化后，松开椎体撑开器，即可达到固定椎体的目的，从而无需进行植骨。这种方法手术相对简化，损伤小，不牵拉骨髓，神经根和（或）脊髓减压较彻底，但需在 X 线透视及显微手术条件下进行。颈前入路切除椎间盘在国际上应用比较普遍，有效率在 90%以上，，尤其适用于中央型突出者。

二是颈椎的外侧型突出者适合采取经颈后方入路手术。由于此入路对切除颈髓腹侧的骨性增生比较困难，故在临床上已很少采用此入路切除椎间盘，但此法对神经根减压比较彻底。

（2）腰椎间盘突出的手术治疗：传统的腰椎间盘摘除术有“开窗法”、半椎板及全椎板切除等。“开窗法”软组织分离较少，骨质切除局限，对病员脊椎稳定性影响较小，大多数椎间盘突出可采用此法，但最好能在显微手术条件下进行。椎间盘突出合并明显退行性变，需广泛探查或减压者则可采用半椎板切除术，尤适用于中央型腰椎间盘突出。对同一间隙双侧突出，或中央型突出粘连较紧密不易从一侧摘除，或合并脊椎明显退行性改变，或合并中央腰椎管狭窄需要双侧探查及减压者，可采用全椎板切除术，切除椎板时应注意尽量保留小关节。由于传统腰椎间盘摘除方法的效果不能令人满意，不少患者仍遗留明显症状，因此许多学者企图寻找较常规椎间盘摘除效果更好的手术方法，如化学髓核溶解术、前路椎间盘摘除术、显微腰椎间盘摘除术和经皮腰椎间盘摘除术。这些手术方法均减少了对病员软组织和骨性组织的破坏程度，椎管内干扰较少，患者痛苦较小。但这些手术方式也均有一定的局限性，故应很好掌握各种方法的特殊指征，选择最佳手术方式。显微腰椎间盘切除术是近年来比较推崇的术式，传统的椎间盘摘除术或多或少地影响脊髓的正常解剖和稳定性，而显微腰椎间盘切除术能将对脊髓的破坏性减少到最低限度，它适用于不伴椎管狭窄的外侧型椎间盘突出。

第二十八节　纵膈肿瘤外科治疗

【概述】

成年人中有 54%的纵膈肿瘤发生在前上纵膈，20%在中纵膈，26%在后纵膈。儿童中有 43%纵膈肿瘤发生在前上纵膈，18%中纵膈，40%后纵膈。常见纵膈部位原发性肿瘤病理类型可分为:①神经源性肿瘤：如神经节细胞瘤，恶性神经母细胞瘤及节细胞神经母细胞瘤，良性神经及神经纤维细胞瘤，恶性神经鞘瘤及神经纤维肉瘤；②畸胎瘤与囊肿；③胸腺瘤；④胸内甲状腺肿瘤等。

【胸腺肿瘤】

胸腺是免疫系统的主要器官之一，也是具有内分泌腺功能的淋巴上皮器官，胸腺髓质的上皮细胞能分泌胸腺素，通过 T 细胞和 B 细胞起调控作用，决定和影响着机体的免疫和周身淋巴器官的发生和发育。而发生于胸腺的肿瘤约占纵膈肿瘤的 20%，是前上纵膈最常见的肿瘤，也是第二位常见的纵膈肿物。其发病率男女相等，通常 50–60 岁最常见，儿童发病率低。

【胸腺解剖】

人类胸腺发生于第三对腮弓沟的内壁狭长腔的囊状上皮细胞索，由颈部逐渐下降至前纵膈，成为左右不对称的不规则分叶状器官。通常胸腺位于前上纵膈，上至颈部甲状腺下缘，下达第4肋软骨层面，有时可达第6肋软骨水平，前方紧贴胸骨，后方自上而下分别有气管、无名静脉、主动脉弓、心包等。但部分病例在胚胎期膈肌下降时可将部分胸腺组织带至下纵膈，因而部分胸腺肿瘤可发生于下前纵膈，而位于后纵隔的胸腺瘤及其罕见。

胸腺由两侧叶和中间的峡部组成，大体呈三角形或锥体形，上尖而下宽。胸腺分颈、胸两部分：颈部包括甲状胸腺韧带和胸腺体，前者连接甲状腺下部和胸腺，内可含有甲状腺下动脉的分支，胸腺体则位于气管、颈总动脉和喉下神经之间；胸部分位于胸骨柄和胸骨体后方，借疏松结缔组织与之相连。通常，胸腺覆盖于右心房和上腔静脉表面，向上紧贴无名静脉，尤其与左无名静脉关系密切，常有胸腺静脉回流入无名静脉；向下与心包贴邻，两侧与纵膈胸膜相邻，粘连疏松。

胸腺切面可见皮质和髓质，儿童期最明显。髓质以上皮网状细胞为主，来源于内胚叶。上皮网状细胞在青年人呈椭圆形，老年人成梭形；上皮细胞胞浆丰富，界限不清，呈合体细胞状，胞核较大，上皮细胞间散在小胸腺淋巴细胞。髓质内还可见胸腺特有的 Hasall 氏小体，直径 30-100 微米。皮质内密集胸腺淋巴细胞，与小淋巴细胞相似，此外，尚可见大淋巴细胞。皮质有丰富的血管供应，髓质则较少。胸腺在出生后和幼儿期非常发达，胸腺体积逐渐增大，到青年期达最盛，随后随年龄的增长逐渐萎缩，50 岁后已基本萎缩，但仍残存具有功能的上皮细胞，而不完全消失。

【病理】

1. 大体标本

胸腺肿瘤大小不一，可由 1mm-20cm 大小，以 5-10cm 多见，多为实性，结节状，多为椭圆形、圆形或分叶状。胸腺瘤多有包膜，表面较光滑，亦可与邻近组织粘连而粗糙。切面可为灰白或灰黄色，常见纤维组织分隔成多个小体，偶可见灶状出血及钙化，少见坏死。少数可见囊性区，约 5-10%以囊肿为主，瘤内肉眼钙化比较少见。胸腺瘤可分为非浸润型和浸润型。非浸润型胸腺瘤多呈膨胀性生长，有时可生长至巨大，但仍有完整包膜，与周围组织分界清楚或仅有纤维性粘连，可被完整切除。部分胸腺瘤为浸润型（约 40-60%）,无完整包膜或无包膜，呈浸润性生长，侵犯包膜或包膜外周围脂肪组织和器官如胸膜、心包、肺、纵膈大血管或胸壁等。

2.组织学分类

主要可见两种细胞成分，即上皮细胞和淋巴细胞，胸腺瘤镜下细胞形态无或仅有轻度细胞异型，表现为肿瘤性上皮细胞和非肿瘤性淋巴细胞组成，各型肿瘤和同一肿瘤的不同区域细胞成分差异较大。

1961 年 Bernalz 根据胸腺细胞的形态和肿瘤中上皮细胞和淋巴细胞的比例将胸腺瘤分为 4 种类型即 L-B 分类：1 上皮细胞为主型，以上皮细胞增生为主，淋巴细胞数量少，散在于上皮细胞之间；2 淋巴细胞为主型，以淋巴细胞增生为主，形成弥漫结节样增生，上皮细胞不多；3 混合型，两种细胞均匀增生，间质中结缔组织增生明显；4 梭形细胞型。这种分类已沿用多年，但因它不能确定肿瘤的良恶性，更不能判断预后，而且大多数患者是混合型，所以对临床的指导意义不大。

Muller—Hermelink 等提出 M-H 分类，以组织学和免疫表型为依据进行分型，类似于胸腺的皮质区或髓质区，将胸腺瘤分为髓质型、混合型、皮质为主型、皮质型和分化好的胸腺癌。该分类方法使人们认知到由分化良好的梭形/卵圆形细胞组成的肿瘤几乎总有包膜被覆，且预后良好；由圆形/多角形上皮细胞组成的肿瘤，其侵袭性与上皮细胞数量优势以及上皮细胞的异型性和异型性程度直接相关。该分类方法可较好地预测肿瘤的行为，为 WHO 胸腺瘤分类方法提供了重要依据。

1999 年 WHO 提出了新的分型方案（如表），强调细胞超微结构、细胞形态和核异型性与肿瘤行为的联系，能更好地反映肿瘤分型与预后的关系，因而沿用至今。统计约有 1.5% 的胸腺瘤为 A 型，1/3 为 AB 型，10%~20%为 B1 型，20%~35%为 B2 型，10%~15%为 B3 型。迄今已有几项研究评价了 WHO 分类系统的意义。Okumura 等总结了 273 例胸腺瘤患者，A、AB、B1、B2、B3 各型中侵袭性胸腺瘤的比例分别为 11.1%、41.6%、47.3%、69.1%、84.6%，20 年生存率分别比较，B2、B3 型肿瘤侵袭性较高，患者生存期较短。

表 2-38　WHO 胸腺瘤新分型方案

A 型：梭形/卵圆形肿瘤上皮细胞均匀分布，缺乏核异型性，无或很少见非肿瘤性淋巴细胞

AB 型：肿瘤由具有 A 型特征的局限小灶和富含淋巴细胞的局灶混合而成，两种小灶可分界清楚，也可不清

B1 型：肿瘤表现为类似于正常功能的胸腺样组织，即由与正常胸腺皮质无法区别的膨大区和与其相连的近似胸腺髓质的区域组成

B2 型：肿瘤表现为在浓重淋巴细胞背景中，散在分布饱满的肿瘤细胞成分，细胞内带有小囊泡状的核及清楚的核仁，血管周围间隙常见

B3 型：肿瘤主要由圆形或多角形、表现为轻度异型性的上皮细胞组成，其间夹杂少量淋巴细胞和鳞状化生灶，血管周围间隙常见

C 型：胸腺癌，具有明显细胞异型性，肿瘤小叶间和边缘可见淋巴细胞和浆细胞，无各型胸腺瘤的细胞排列特征，类似其他器官的癌

表 2-39　胸腺瘤 WHO 分类与 Muller—Hermelink 分类的关系

WHO 分类	Muller-ttermelink 分类
A 型胸腺瘤	髓质型胸腺瘤
AB 型胸腺瘤	混合型胸腺瘤
B1 型胸腺瘤	皮质为主型胸腺瘤
B2 型胸腺瘤	皮质型胸腺瘤
B3 型胸腺瘤	分化好的胸腺癌
C 型胸腺瘤	恶性胸腺癌

【临床表现】

胸腺瘤通常生长相对缓慢，其临床表现各异。胸腺瘤的临床症状产生于对周围器官的压迫和肿瘤本身特有的症状--合并的综合征。报道约 30% ~50%的胸腺瘤患者可无症状，仅在偶然的 X 线检查时发现。有症状的患者主要表现有：肿块引起的症状如咳嗽、胸痛、呼吸困难，也可见吞咽困难、声音嘶哑、喘鸣、霍纳综合征、上腔静脉综合征及心包填塞、脊髓受压等症状。症状严重者常提示浸润型胸腺瘤可能。。胸腺瘤扩散方式常以胸内进展为主，它们可向颈部延伸侵犯甲状腺，向下侵及胸膜及心包时可出现胸腔积液、心包积液，并可直接侵犯周围组织及器官。最常见的转移是胸内转移（如胸膜、心包），淋巴结转移少见，血行转移更少见。中国医学科学院肿瘤医院 105 例临床分析，胸外淋巴结转移率为 6.7%，血行转移为 4.8%，以肝、肺和骨为常见转移部位。但由于治疗手段的改进使患者生存期延长及影像检查手段的改进使诊断准确性的提高等原因，有报道远处转移可达 30% ~ 45%。

全身症状有发热、体重下降、食欲减退、盗汗等。此外，胸腺瘤尚具有特异性表现—合并多种副瘤综合征（paraneoplastic syndromes）或伴随疾病：

重症肌无力（MG） 重症肌无力是一组全身骨胳肌均可累及的慢性疾病，主要表现为受影响的肌肉极易疲劳，经休息或服用新斯的明等药物后可以暂时好转。

重症肌无力的发病原因尚不清楚，目前认为是一种影响神经肌肉接头传递的自身免疫性疾病。大量的研究发现，重症肌无力患者神经肌肉接头处突触后膜上的乙酰胆碱受体（AchR）数目减少，受体部位存在抗 AchR 抗体，且突触后膜上有 IgG 和 C3 复合物的沉积。因而血清中的抗 AchR 抗体的增高和突触后膜上的沉积所引起的有效的 AchR 数目的减少，是本病发生的主要原因。而胸腺是 AchR 抗体产生的主要场所，因此，本病的发生一般与胸腺有密切的关系。多数病人伴有胸腺肥大、增生或胸腺肿瘤；也可与甲状腺功能亢进、多发性肌炎、皮肌炎、类风湿性关节炎、红斑狼疮、干燥综合症等相伴存。过度疲劳、病毒感染、分娩等可能为诱因。男女两性、任何年龄均可发病，任何部位的骨胳肌肉都可受累。女性多于男性，尤以 20~30 岁的女性最为多见。10 岁以下起病的儿童以单纯眼睑下垂为最多见，晨轻晚重。成年人重症肌无力，常以眼睑下垂、复视为首发症状，逐步累及面肌、吞咽肌、颈肌和四肢肌而出现气短懒动，稍稍活动即感手脚酸软、颈项重、走路无故易跌等症状。这些症状一般清晨较轻，活动和疲劳后加重，休息后好转。多数病人从首发症状开始，在 1~2 年内发展至最重；5 年内病情时常波动，时好时坏；5 年以上的病者多数逐步稳定。另一方面，重症肌无力是胸腺瘤最常见的伴随疾病，约 1/3~1/2 的胸腺瘤患者伴重症肌无力，而 2/3 的重症肌无力患者存在胸腺淋巴细胞样增生，并且 8.5-15%伴有胸腺瘤。通常认为，胸腺瘤伴有重症肌无力者要比不伴有者发生浸润性生长的机会少。

【诊断】

1. 受累肌肉连续使用后出现异常疲劳或肌无力加重，休息或用药后减轻为特征性肌无力病史；2.滕喜龙实验阳性；3.对重症肌无力可疑病例可做重复低频电刺激或肌电图检查，有利于诊断；4.血清自身抗体谱检查如血清 AchR-Ab 测定，MG 患者 AchR-Ab 滴度明显增加，国外报道阳性率 70%~95%，是一项高度敏感、特异的诊断试验。全身型 MG 的 AChR—Ab 阳性率为 85%~90%。肌纤蛋白抗体(肌凝蛋白、肌球蛋白、肌动蛋白抗体）也可见于 85%胸腺瘤患者，也是某些胸腺瘤患者的最早表现。血清学异常也有一定意义。抗核抗体、类风湿因子、甲状腺抗体患者比正常者多见。5.诊断困难的病人可作肌肉活检，电镜下观察 NMJ，根据突触后膜皱褶减少、变平坦及 AchR 数目减少等可确诊 MG。

Osserman 根据发病年龄、肌无力受累程度、范围和病情严重性，将成年重症肌无力分为：

I 型：单纯眼肌型，局限于单纯的眼肌麻痹。

IIa 型：轻度全身肌无力，有颅神经（眼外肌），肢体和躯干肌无力，但不影响呼吸肌，无明显延髓肌症状，这组病人抗胆碱酯酶药物反应良好，死亡率低。

IIb 型：有明显的睑下垂、复视、构音和吞咽困难及颈肌、四肢肌无力，部分病人的躯干肌和四肢肌力尚好，这组病人抗胆碱酯酶药物常不敏感，易发生肌无力危象，死亡率亦相对较高，应予重视。

III 型：急性进展型，常为突然发病，并在 6 个月内迅速进展，早期出现呼吸肌受累，伴严重的延髓肌、四肢肌和躯干肌受累，抗胆碱酯酶药物反应差，极易发生肌无力危象和很高的死亡率。常伴发胸腺瘤。为临床重点处理对象。

Ⅳ型：晚发型全身无力。常在Ⅰ、Ⅱa型数年之后加重症状，出现较明显的全身肌无力，多伴发胸腺瘤。

Ⅴ型：全身肌萎缩型。

治疗肌无力主要是应用抗胆碱酯酶药物及免疫抑制剂：抗胆碱酯酶药物有新斯的明、吡啶斯的明、酶抑宁或称美斯的明，这些药物的副反应有瞳孔缩小、多口水、出汗、腹痛、腹泻等，可以同时服用阿托品以对抗；免疫抑制剂主要有皮质类固醇激素及环磷酰胺等；手术疗法适合于胸腺瘤患者。

单纯红细胞再生障碍性贫血　单纯红细胞再生障碍性贫血系骨髓红细胞系列选择性再生障碍所致一组少见的综合征，可分为急性和慢性两类。前者常发生于病毒感染、溶血性贫血或服用药物之后，起病急骤，迅速出现贫血；后者属先天性，大多发生在出生后2周到4岁，有贫血、乏力、嗜睡、纳差等症，不少伴有其他先天性畸形；属特发性及继发性纯红再障，病程缓慢，呈进行性贫血。　本病的病因，多数认为与自身免疫有关，系多种免疫机制引起幼红细胞系列生成抑制。本病的主要诊断依据有严重贫血，血中红细胞及网织红细胞显著减少，白细胞及血小板正常或轻度减少，骨髓系统细胞显著减少，其他系统正常。胸腺瘤中约5%~10%患者并发此病。

获得性低丙种球蛋白血症　约5%胸腺瘤患者伴有低丙种球蛋白血症，表现为细胞、体液免疫低下，易感染，特别是腹泻。

此外，胸腺瘤还可合并多肌炎、系统性红斑狼疮、类风湿关节炎、甲状腺炎、sjogren综合征等10余种疾病。一些研究还发现胸腺瘤患者患第2种肿瘤的发病率较高，平均约为15%（9%~27%）。

【诊断与鉴别诊断】

X线检查是发现及诊断纵隔肿瘤的重要方法。胸部平片正位相，胸腺瘤常表现为一侧纵隔增宽或突向一侧胸腔的圆形或椭圆形致密影，突向右侧多于左侧，也可见突向双侧胸腔。突向左侧常被主动脉球掩盖，突向右侧可与上腔静脉重叠。肿物影边缘清晰锐利，有的呈分叶状。侧位像可见位于胸骨后心脏大血管前密度均匀形态上呈实质性肿块影。报道胸部正位片诊断阳性率达80%，当正位片阴性时，侧位片阳性也可达60%。此外，少数胸腺瘤可见条状、点状、块状和不成形的钙化，其钙化程度较畸胎瘤为低；有的胸腺瘤呈扁片状伏于心脏大血管之上，此种类型在X线检查中最难诊断。如肿瘤呈浸润性生长，则轮廓毛糙，不规则，有明显分叶现象，亦可出现胸腔积液或心包积液。

胸部电脑断层扫描（CT）是检查纵隔肿瘤的主要方法，它能准确地显示肿瘤的位置、大小，肿瘤的边缘，有无周围浸润以及外科可切除性的判断，对于临床和普通的X线检查未能诊断的病例，胸部CT有其特殊的价值。一般来说，良性胸腺瘤CT特点：前纵隔内软组织密度圆形或卵圆形肿块；肿块的周缘光滑锐利；肿块的边缘有弧形钙化；肿块的周围脂肪层存在完整；临床症状不明显或无症状者。而侵袭性胸腺瘤的CT特点有：胸腺肿块的周界不清，或具有分叶征象和毛刺征象；胸腺肿块与附近的器官之间界限不清，其间的脂肪层（线）消失变形，为肿瘤组织代替；胸腺肿块的密度（CT）不均匀，可见坏死，出血和囊性变；纵隔内组织器官受压变形，如上腔静脉受压变形、梗阻；胸膜、心包增厚，出现胸腔、心包积液。

对于不能进行开胸探查术的病例，治疗前行经皮穿刺活检是必要的，可以明确病例诊断，尤其对前纵膈病变广泛的肿瘤，应与淋巴瘤、畸胎瘤或生殖细胞瘤等鉴别。

1. 畸胎瘤：常发生在中青年，无性别差异，恶性肿瘤多见于男性。可无症状，较大时可引起胸部不适或疼痛、咳嗽、气急等。巨大的肿瘤可能压迫上腔静脉导致上腔静脉综合征和膈神经麻痹，有的可引起肺炎和肺不张，肿瘤破裂时可咳出毛发或油脂样物。畸胎瘤70%为良性；30%为恶性。无感染者呈现圆形，边缘光滑，内含有混浊黄色黏液和毛发、皮质腺等。X 线片和 CT 及核磁有助于诊断。X 线检查肿块内可有牙齿或骨骼钙化影，囊性畸胎瘤经超声波检查予以确定。其治疗方法主要是手术切除。

2. 淋巴瘤 ：淋巴瘤在成人是仅次于胸腺瘤的常见纵隔肿瘤，儿童期发病率相对较低。纵隔淋巴源性肿瘤常常是全身系统的淋巴瘤累及纵隔所致，也就是继发性淋巴瘤，仅 5%~10%纵隔淋巴瘤为原发性的，而无全身其他部位淋巴结肿大。诊断方法主要是影像检查。胸部 X 线平片、胸部 CT 及 MRI 检查经常应用。纵隔淋巴源性肿瘤最重要的诊断方法是淋巴结活检。纵隔镜是诊断时常常要做的检查，已经逐渐地代替了纵隔切开及开胸活检。对于确定诊断、肿瘤分期、指导临床治疗有着重要的价值。纵隔淋巴源性肿瘤的基本治疗是化疗、放疗或联合治疗。由于淋巴瘤对放化疗敏感，且常侵犯周围重要脏器，虽然单一孤立的病灶可以完整切除，但是大多数情况下摘除纵隔淋巴源性肿瘤往往有困难，所以纵隔淋巴瘤不适宜积极的外科处理。

【临床分期】

1981 年，Masaoka 等提出将胸腺瘤分为四期: Ⅰ期：肿瘤包膜完整，显微镜下未见包膜受侵； I-IA 期：术中肉眼见肿瘤侵及周围脂肪组织或纵隔胸膜； IIB 期：显微镜下肿瘤侵及包膜；Ⅲ期：肿瘤侵及周围器官(如心包，大血管，肺等)；IVA 期：有胸膜或心包种植转移；IVB 期：有淋巴或血运远处转移。其中工期为非浸润性胸腺，IIA 一 IV 期为浸润型胸腺瘤。该分期法被公认为最有价值，被国内外学者广泛接受。Detterbeck 等对 100 余例胸腺瘤患者的临床资料分析发现，初次就诊时 I 期最多见，约为 4o%，Ⅱ、Ⅲ期患者约各占 25%，Ⅳ期约占 10% 。

1985 年 Verle 和 HoBmann 提出了他们的胸腺瘤分期方法，其中包含了肿瘤是否完全切除这一标准.1995 年 Komstein 综合了前人的观点，将胸腺瘤分期简化为：I 期：肿瘤包膜完整； II 期：肿瘤在包膜内生长。其中，镜下见肿瘤侵及包膜周围纵隔组织者为 IIa 期，肉眼或镜下见肿瘤侵及周围脂肪，胸膜或心包者为IIb 期；III 期：肿瘤侵及周围结构 （大血管，肺）；IV 期：IVa 为有胸膜和心包播散，IV b 为有淋巴或血行转移。

1992 年，Haniuda 等针对纵隔胸膜受累情况，提出 P 分期法：P0 期：肿瘤与纵隔胸膜无枯连；P1 期：肿瘤与纵隔胸膜有粘连，但无浸润；P2 期:显微镜下，肿瘤浸润纵隔胸膜。作者强调，Stage Ⅰ和 IIP0 患者术后不一定行纵隔放疗，而 Stage IIP1 患者术后应该放疗，并可预防复发。Stage II P2 和Ⅲ期患者既使行术后放疗，也不足以防止复发。

1995 年，D.cowen 等也根据肿瘤手术切除的范围将胸腺瘤分为四期：A 期：肿瘤包膜完整，完整切除肿瘤。 IB 期：肉眼见肿瘤包膜完整，但术中仍怀疑肿瘤可能浸及纵隔脂肪或胸膜，行肿瘤完整切除。II 期：肿瘤外浸，但完整切除肿瘤。ⅢA 期：肿瘤外侵，行肿瘤部分切除。ⅢB 期：肿瘤外侵，仅行肿瘤活检术。IVA 期：锁骨上淋巴结转移或胸膜种植。IVB 期：远处转移.该作者认为外科手术方式是决定肿瘤预后最重要的因素，并强调在 Masaoka 分期的Ⅲ期患者中，只要手术能行肿瘤根治切除，其预后与 II 期患者无明显差异。他们分析了 149 例胸腺瘤，其完整切除，部分切除和单纯活检患者的 5 年生存率分别为 89.0%， 65.0%和30.0%，三者差异有显著性意义。

【胸腺瘤的治疗】

治疗原则：外科手术是胸腺肿瘤治疗的首选方法，尽可能的完整切除或尽可能多的切除肿瘤；对浸润型胸腺瘤即使外科医师认为肉眼已“完整切除”，术后一律应给予根治性放疗；对I其非浸润型胸腺瘤，不需常规术后放疗，术后定期复查，一旦发现复发，争取二次手术后再行根治性放疗；对晚期胸腺瘤（Ⅲ、Ⅳ期），只要患者情况允许，应积极给予放疗和/或化疗，仍能获得较好的疗效。

1. 外科治疗

胸腺瘤一经诊断即应外科手术切除。因为肿瘤继续生长增大，压迫邻近组织器官产生明显临床症状；单纯从临床和X线表现难以判断肿瘤的良恶性；而且良性肿瘤也可恶性变。因此无论良性或恶性胸腺瘤都应尽早切除。不能切除的恶性胸腺瘤也可术中取病理活检指导术后治疗，部分切除者术后放射治疗可缓解症状延长病人存活。术前应尽可能做增强CT或MRI检查，明确肿瘤范围及与邻近结构关系，对切除可能性不大的巨大肿瘤，可先行术前放疗，剂量为DT40Gy/4w，提高手术切除率。通常，手术.适应证包括:Masaoka分期I~Ⅲ期包膜完整的胸腺瘤；部分Ⅲ，Ⅳ期胸腺瘤行放，化疗后，肿瘤明显缩小，术前判断尚能完整切除者；胸膜或肺单个或多个较大转移结节者；肿瘤外侵及周围组织（纵隔、胸膜、心包）但能整块切除者；肿瘤侵及部分肺叶、左无名静脉、部分主动脉外膜，部分上腔静脉壁及一侧膈神经等周围器官者，尚能完整或姑息性切除者；胸腺瘤伴重症肌无力者。

切口选择：

（1）胸骨正中切口：由于胸腺瘤绝大多数位于前上纵隔，因此该切口是手术治疗胸腺瘤最为常用的切口，适合于大多数胸腺瘤手术。其优点在于：①暴露最佳，可充分暴露整个前纵隔，适用尤其突向双侧瘤体较大者，或伴有重症肌无力患者便于施行扩大胸腺切除术，在切除胸腺的同时彻底清扫纵膈脂肪，切除可能残留的胸腺组织。②便于大血管的显露，尤其是对胸腺后方的左无名静脉、右侧后方的上腔静脉的解剖分离。一旦术中大血管意外损伤，在此切口暴露下，便于迅速控制处理，使手术安全可靠。③便于前肺门的显露。在肿瘤外侵前肺门的情况下，便于解剖分离肺动静脉，从而避免不必要的肺叶切除。 此外，胸骨正中切口不进入胸腔，减少了术后对病人呼吸功能的干扰，避免术后呼吸系统合并症，术后患者的疼痛也相当较轻。 但另一方面，该切口手术创伤很大，开胸关胸时间长，出血多，术后可能导致并发症如感染、出血、胸骨愈合不良等。对于巨大胸腺肿瘤或明显外侵的侵袭性胸腺肿瘤采用纵劈胸骨的切口是比较合适的，可以提供足够的视野暴露。但对于比较小的外侵不明显的胸腺肿瘤，尤其术前判断为良性（非侵袭性）可能的胸腺瘤，这样的巨大切口无疑对病人的创伤较过大，因此临床上尚可选择半劈胸骨手术或一侧开胸行胸腺瘤及全胸腺切除切除术，这样可以一定程度上减少开胸手术入路对病人的损伤。

（2）胸骨正中切口联合单侧胸前外侧切口（即侧T形切口）：肿瘤体积巨大，且同时侵犯肺、上腔静脉等重要器官，需要手术切除肿瘤同时切除一叶或一侧肺，或同时行上腔静脉切除、人造血管重建术时，此切口有其明显的优点：①使一侧肺更清晰暴露在术野中，便于全肺或肺叶切除，有效避免术中肺动、静脉的意外损伤；②便于上腔静脉整体显露，从而使上腔静脉切除、人造血管移植术在充分暴露的术野内顺利进行；③巨大肿瘤若同时伴壁胸膜转移，此切口便于同时行胸膜剥离术。 但该切口的缺点与前相同，且创伤更大，仅适用于困难手术。

（3）胸后外侧或前外侧肋间切口：对于肿瘤偏向一侧且瘤体不大的胸腺瘤可考虑选择胸后外侧或前外侧切口。但术中须特别注意无名静脉的保护，切忌误伤。另此切口显露有限，不利于前纵隔脂肪组织（即内含散在的胸腺集合组织）的清扫。

（4）双胸横切口（蚌壳式切口）：Patterson（1992）建议对瘤体巨大的中线位胸腺瘤采用双侧第4前肋间隙切开，胸骨横断的切开术。使得整个前纵隔和两个胸腔间隙都充分得以暴露。但由于此切口创伤较大，一般不要轻易使用。

（5） 低位颈部切口：其指征为年老患者，有开胸禁忌，肿瘤体积小且靠近颈部者可经颈部切口摘除胸腺瘤。

（6） 胸腔镜切口： 胸腔镜的发展使得人们又多了一个微创的平台，这个平台可以用微小的代价替代劈开胸骨以及肋间切开撑开来带的创伤。并且胸腔镜可以提供良好的视野暴露，可以顺利进行全胸腺切除、胸腺瘤切除及周围脂肪清扫，尤其适用于非侵袭性胸腺瘤的手术治疗，目前不少人主张对重症肌无力病人行胸腔镜全胸腺手术切除取得较好效果。

胸腔镜全胸腺切除手术并不复杂，熟习胸腺及周围组织器官的解剖是关键，手术入路根据胸腺位置决定，主体位于左侧的可考虑经左胸手术，更多情况下选择经右胸可以避开主动脉遮挡的可能，采用 1 个观察孔、2–3 个操作孔可以方便地完成操作。手术中可以完整地清除全胸腺，同侧脂肪组织及部分对侧脂肪组织，必要时可以于对侧胸腔戳孔辅助清扫对侧脂肪。胸腺静脉、无名经脉、上腔静脉等显露清晰。术中观察肿瘤包膜是否完整、是否侵及周围组织器官可以帮助判断肿瘤是否具有侵袭性，但准确判断还要依靠术后病理。由于不能完全依赖术中肉眼观察结果，大多数医生不建议单纯的胸腺肿瘤切除。该切口手术创伤小、恢复快、效果佳，但对于严重外侵的胸腺瘤仍以开胸手术为宜。

手术切除原则：

（1） 肿瘤可切除性的判断是手术时必须要考虑的问题。胸腺瘤的手术切除应当尽可能完整切除肿瘤，但不完全切除是否能带来益处尚有争论。孤立无粘连的良性胸腺瘤，完整摘除无困难，手术可顺利完成，但某些复杂病例手术时要充分估计困难。恶性胸腺瘤须先探查，搞清肿瘤与周围邻近器官的关系再行解剖。由于胸腺瘤位于前上纵隔心底部，心脏与大血管交界处，恶性胸腺瘤常向周围粘连浸润。肿瘤增长时邻近组织器官被推移，正常解剖关系改变；纤维结缔组织粘连增厚，使之与血管不易辨别。这些均可造成术中误伤血管而引起大出血。术者对于这引起应有警惕性。当肿瘤已经侵犯无名静脉或上腔静脉，或血管被包绕在在肿瘤之中，或肿瘤与周围组织呈冻结状态，此时应采取谨慎态度，中止手术，仅采取病理活检，术后予放射治疗。若肿瘤虽与大血管有粘连浸润，但尚可分离，可逐步解剖，由浅入深，由易到难，先使其松动，再游离瘤体，最后在其蒂部钳夹后摘除。

（2）不论肿瘤瘤体大小及外侵的程度，原则上都要行扩大胸腺切除术，以最大限度地减少肿瘤复发。 扩大切除的范围一般是指将肿瘤、胸腺和前纵隔的脂肪组织一并整块切除。通常手术操作从膈肌水平由下而上沿心包和纵隔胸膜面解剖清扫所有的前纵隔脂肪组织，两侧达膈神经，上达甲状腺下极。尤其注意清扫左右无名静脉、主动脉、上腔静脉周围的软组织。从而有效保证所有可能存在于脂肪组织的胸腺集合组织或异位胸腺一并清除。 对于不伴有重症肌无力症状者，亦可选择单纯行胸腺切除术。但部分学者认为应当避免这种术式，原因是:①正常胸腺内有显微镜下可见的微胸腺瘤；②术中认为是包膜完整的胸腺瘤，病理检查时可能会发现包膜已经受累；③有的患者单纯胸腺瘤切除后出现了重症肌无力。

（3） 肿瘤从一侧胸腔突向对侧，或瘤体向颈部突出延伸，应在直视下解剖分离，有时一些血管穿越其间，或有血管供应瘤体，盲目钝性分离可造成出血。当肿瘤侵犯心包或与心包粘连紧密时，应及时打开心包腔，切除所有受累及的心包。可在正常部分剪开心包，伸入手指于心包腔内帮助剥除肿瘤或将心包与肿瘤一并切除。使手术操作既方便快捷又使病灶的清扫彻底可靠。

（4） 对于解剖过程中每纤维组织或索带均应钳夹后切断，避免损伤血管增加手术困难。若意外地损伤血管，切忌惊慌失措盲目钳夹止血。可先用纱布垫压迫出血破口，备好吸引器，同时加快输血，吸净术野积血后，辨清损伤的部位和范围，再决定是直接缝合还是修补。当肿瘤外侵至无名静脉或与其紧密粘连时，必要时左无名静脉可以结扎切断，术后一般无明显影响。

(5) 当肿瘤侵及部分上腔静脉时，在肿瘤切除的同时可行上腔静脉部分侧壁切除修补术，通常修补材料为心包、自体大隐静脉、聚四氟乙烯血管补片、Teflon 血管补片等。当上腔静脉被肿瘤完全包绕，可同时行肿瘤及受侵上腔静脉切除，并行上腔静脉人造血管搭桥重建术（无名静脉与右心房搭桥术，无名静脉与心包内上腔静脉搭桥术等多种术式。

(6) 一侧膈神经受累时，如果患者能够耐受一侧膈神经损伤对呼吸的影响，且手术能获得根治性切除时，切除该测膈神经是值得考虑的。两侧隔神经均受累者，应保留神经，只将神经外的肿瘤去除即可。当肿瘤直接外侵或转移累及一侧肺叶甚至全肺时，在病人心肺功能允许的情况下，可在肿瘤切除的同时行肺楔形、肺叶或全肺切除。以达到最大限度地完整切除病灶的手术目的。 但对于伴有重症肌无力患者，切断膈神经或切除肺叶均应慎重考虑。

(7) 若肿瘤明确侵犯主动脉壁、肺大血管、喉返神经、气管等时，则可行肿瘤姑息性切除术。在主动脉壁的残留病灶可行局部处理（电灼、氩气烧灼、苯酚烧灼)，然后放置金属夹标记物，待术后加行局部治疗。

(8) 若肿瘤巨大，外侵严重，根本无法完整切除时，可考虑行姑息性减状手术。即最大限度地切除病灶，残留病灶在局部处理后放置金属夹标记物待术后局部放疗。但有的学者认为此种情况只需行活检以确定病理类型，其治疗只能依靠术后的放疗与化疗。若放疗或化疗肿瘤显著缩小，则可考虑再次手术切除。

手术结果：

良性胸腺瘤的切除率十分乐观，几乎接近 100%。而恶性胸腺瘤的切除率各国学者报道不一。完全切除率为 60%左右，部分切除率不足 30%，施行活检者不超过 20%。 胸腺瘤切除术的手术死亡率一般均较低。综合各家报道，胸腺瘤的 3、5、10 年总生存率为：66.7%–90.3%、63.7%–83.2%、40%–75.6%。而Ⅰ~Ⅳ期胸腺瘤 10 年的平均无瘤生存率分别为 92%、87%、60%、35%。目前研究认为胸腺瘤外科治疗预后相关因素有：手术方式、临床病理分期（Masaoka)、组织学分类（WHO1999）及术后放疗。

2. 放射治疗

由于胸腺肿瘤的细胞对放射线较为敏感，因而放射治疗在胸腺瘤的治疗中占有相当重要的地位。

放疗指征：

(1) 对浸润型胸腺瘤，无论手术切除是否完整，术后一律应给予放疗。

(2) 对非浸润型胸腺瘤（即Ⅰ期良性胸腺瘤）多数学者主张术后不需给予放疗，仅须密切观察随访。但也有学者认为：即使Ⅰ期胸腺瘤也有少数复发，术后也应补加放疗，予以预防性照射 30~40Gy (3000~4000rad)。

(3) 晚期胸腺瘤即包括胸内转移、心包内转移、胸膜肺转移等。只要病人状况尚可，均应积极地给予局部放疗。包括对已有转移存在的锁骨上淋巴结区域的放疗。

(4) 对肿瘤体积大或合并上腔静脉梗阻病人可行术前放疗。当瘤体缩小后再选择手术切除。并有防止术中胸膜转移的作用。

(5) 在有条件的医疗单位，提倡对手术残留病灶或术中无法切除的巨大病灶行术中放疗。

放疗的范围及剂量：

(1) 恶性胸腺瘤即使完整切除，术后也须行纵隔和全术野辅助放疗，剂量约 40Gy/4 周。但有学者主张：对淋巴细胞型给予 50Gy/5 周；上皮细胞型或混合型则给予每 6~7 周 60~70Gy；胸腺瘤伴重症肌无力则 1 次 200cGy，每周 5 次，总量达 30~40Gy 时，须及时缩小肺野，避免放射性肺炎发生。

文献报道这类患者5年生存率Ⅲ期为50-70%，Ⅳ期为20-50%，局部控制率为35-74%。大多数学者认为，对于手术完整切除的浸润型胸腺瘤，术后放疗剂量为40-50 Gy/4-5W。

（2）术中残留病灶，其放射范围要超过病灶1cm（包括胸腺肿瘤和可能被浸润的组织和器官）。对已明确为心包内转移，应先给予全纵隔、全心包放疗（30~35Gy/3~3.5周），局部瘤床加量。对胸膜或肺转移灶也局部加量。

（3）术中放疗，对手术已完整切除的瘤床一次性放疗20Gy；对手术有残留病灶，则一次性剂量为25Gy；对巨大病灶无法切除者，一次剂量可达25~30Gy。

上述后两种病情者，术后休息3~4周后再行术后纵隔区放疗，剂量为30~40Gy。个别者也可追加剂量至60~70Gy。

（4）有学者主张，加用核素治疗以补足放射剂量，又不加重正常组织的照射量。其中有125I在术中置于残瘤病灶区域行组织间放疗；32P治疗转移性胸腔积液（即32P 15ml稀释于150ml生理盐水中，注入胸腔）。

3. 化学药物治疗

过去认为抗癌药物对胸腺瘤的治疗效果不佳.近年来经过实验及临床应用，观点在逐渐改变，研究发现胸腺瘤同样是化疗敏感的肿瘤。.化疗是继手术和放疗后，治疗浸润型胸腺瘤的又一有效手段，在预防浸润型胸腺瘤术后复发方面也有一定的价值，可分为单一化疗和联合化疗两种方案。随着以顺铂为主的化疗方案的不断发展，不少报道表明含有顺铂的化疗方案具有较好的效果。其化疗有效率约70%，完全缓解率为1/3，适应证：

（1）ⅡB及Ⅲ期恶性胸腺瘤姑息性切除，其残瘤病灶在局部放疗后应加用全身化疗。

（2）ⅣB期恶性胸腺瘤因心包内、壁层胸膜广泛转移或远处器官转移，首选治疗只能是全身化疗加局部肿瘤病灶放疗。

（3）恶性胸腺瘤在分别进行手术切除及术野放疗后，若再次出现胸膜或远处器官转移者。

（4）Ⅲ、ⅣA期浸润型胸腺瘤先行全身化疗，待部分缓解后，再行手术治疗和术后放疗。

常用化疗方案的选择：

（1）DDP方案：①DDP 120mg/m2，每3周1次为1疗程，连续6~8疗程。②DDP4~10mg/m2，用5d，4周1次为1疗程，连续4~6疗程。

（2）DDP+Pred方案：DDP 100mg/m2，第1天；Pred 40mg/m2，第1~5天。3周1次为1疗程，连续4~6疗程。

（3）CAOP方案：Rea等（1993）报道，对16例Ⅲ期和ⅣB期浸润型胸腺瘤首先给予4天疗程化疗（CAOP方案），即：DDP 50mg/m2，第1天；羟基红霉素40mg/m2，第1天；长春新碱(VCR) 0.6mg/m2，第3天；环磷酰胺（CTX） 700mg/m2，第4天。3周重复1疗程，共4~6疗程。

【神经源性肿瘤】

神经源性肿瘤为最常见的一种纵膈肿瘤，主要发生于后纵膈。常源于肋间神经近脊椎段或行走于椎旁的交感神经链，因此多发生于胸椎旁。发生于脊神经根的神经性肿瘤有时可跨越椎间孔生长，形成哑铃状。如椎管内部分体积较大，尚可产生脊髓压迫症状，极少数病例肿瘤源自膈神经或迷走神经，因而位置不在后纵膈。发生于成年人者良性多见，达90%以上，而儿童神经源性肿瘤恶性率达50%。按其病理成分可分为四种类型：（1）神经鞘瘤；（2）神经纤维瘤；（3）神经节瘤或副神经节瘤；（4）神经母细胞瘤；（5）神经节母细胞瘤。前三者临床上最为常见，占各类纵膈神经源性肿瘤的 80%以上，且均为良性病变，如发生恶性变则成为神经性肉瘤；后两者为恶性肿瘤，较少见，多见于年幼者。

【临床症状】

大多无症状，常在胸透或 X 线胸片检查时发现。部分患者有胸背 疼痛、咳嗽及四肢麻木等表现，持续而剧烈疼痛多为恶性表现。良性哑铃状神经源性肿瘤由于其一部分位于椎管内，可压迫脊髓引起症状甚至瘫痪。少数患者可有其他特殊表现，如神经纤维瘤可伴发全身多发性纤维瘤，副神经节瘤和神经母细胞瘤产生儿茶酚胺导致高血压，表现为头痛。出汗、心悸等；神经节细胞和神经母细胞瘤产生的血管活性物质造成腹胀和严重水样泻等。颈部交感神经受累，可出现 Horner 综合症。

1.源于神经鞘细胞的肿瘤：神经鞘源性肿瘤多为良性，多数无症状，往往在常规胸部 X 线检查时被发现，而少数病人其症状常是由于机械原因引起，如胸或背部的疼痛是由于肋间神经、骨或胸壁受压或被浸润咳嗽和呼吸困难是因为支气管树受压，Pancoast 综合征是臂丛神经受累，Horner 综合征是颈交感链受累，声音嘶哑是肿瘤侵犯喉返神经。有 3%~10%的病人因肿瘤伸入脊椎，在椎管内呈哑铃状膨胀生长可出现脊髓受压症状，下肢麻木活动障碍。虽然患哑铃状肿瘤病人中 60%的病人出现与脊髓压迫有关的症状，但仍有一部分无症状。当肿瘤生长巨大或恶变时可占据一侧胸腔，使纵隔向健侧移位，病人的肺脏完全被肿瘤压缩而无功能，逐渐出现胸闷、气短活动后症状加剧，并可导致喘鸣。肺受压后部分不张，可反复出现肺部感染，咳嗽、多痰发热、有些可出现急性呼吸困难。并且可使气管移位患侧呼吸音消失，血气分析提示低氧血症由于心脏的移位、肿瘤压迫上腔静脉可出现上腔静脉综合征压迫食管可出现吞咽困难。一般从无症状到有症状，为 3 个月~3 年不等，有报道最长可达 14 年之久纵隔神经纤维瘤恶变者很少见。恶性神经鞘瘤因生长快，症状出现往往较早较重，常因肿瘤侵犯邻近的组织而出现剧痛。

源于神经鞘细胞的肿瘤主要分为神经鞘瘤和神经纤维瘤，神经鞘瘤好发于肋间神经和脊神经后根，神经纤维瘤好发于肋间神经和交感神经干。文献报道以神经鞘瘤多见，来自于神经鞘的许旺氏细胞，生长缓慢。肉眼上，神经鞘瘤包膜完整与起源的神经纤维紧密粘连，比较坚硬，灰黄色或粉红色。切面上呈年轮样。显微镜下可看到两种细胞：Antoni A 是纺锤状细胞，呈致密无血管的栅状排列，Antoni B 有黏液瘤的改变及多发囊性区，血管壁增厚并有透明变性。电镜检查 Antoni A 细胞有许多从细胞体发出的小胞质突，Antoni B 细胞缺少这些胞质突，但胞质丰富并有复杂的细胞器。 含黑色素的施万细胞瘤除发生在脊柱旁沟外，也发生在椎管内。粒细胞瘤是神经鞘细胞起源的，Aisner 等（1988）报道了一例两侧脊柱旁沟同时发生的粒细胞瘤。而神经纤维瘤较神经鞘瘤少，是由神经细胞和神经鞘组成肉眼上似乎有包膜，切面灰白半透明，有小圆凸或梭形肿胀，但显微镜下看不到真正的结缔组织界限。组织学上，增生的神经膜细胞鞘及许多轴突构成了交错的网络，细胞不呈栅状排列电镜下观察肿瘤是由伸出少数粗大胞质突的长形细胞构成在广阔的胶原基质中偶尔可看到有髓鞘的或无髓鞘的轴突。丛状神经纤维瘤是神经的弥漫性梭形增大和（或）沿着神经走行分布的多发性肿物脊柱旁沟的交感神经干、迷走神经、膈神经均可见到，但左侧迷走神经的近侧端，即主动脉弓以上或主动脉弓水平更为多见。局灶性恶变的神经鞘瘤、原发恶性神经鞘瘤（恶性许旺氏瘤）和神经纤维肉瘤少见，常侵犯邻近组织，可发生远处转移。

2.源于神经节细胞的肿瘤：节细胞神经瘤为良性肿瘤，是儿童、青少年最常见的良性纵隔神经源性肿瘤，多发生于交感神经链，在椎旁沟中向外突出，生长缓慢，直径常在 5 cm 以上。节细胞神经母细胞瘤为恶性肿瘤，少见，其恶性度介于节细胞神经瘤和神经母细胞瘤之间。神经母细胞瘤为高度恶性肿瘤，很少见，好发于婴幼儿，易侵犯邻近的胸椎及肋骨，血行转移以肝和骨多见（如4）。

3.源于副神经节细胞的肿瘤：含有嗜铬细胞的副神经节瘤称为嗜铬性副神经节瘤（又称嗜铬细胞瘤），无嗜铬细胞的副神经节瘤常含有化学感受器细胞称为非嗜铬性副神经节瘤（又称化学感受器瘤），分良性和恶性，较罕见。嗜铬细胞瘤可分泌加压素等。

4.神经母细胞瘤:神经母细胞瘤是幼儿期常见的恶性肿瘤，其年发病率为1/10万，仅低于白血病和中枢神经系统肿瘤，男女之比为1.7：1，发病高峰年龄3~5岁，80%病例见于5岁以下小儿，部分病例有家族史，可能有遗传因素。近年报道本病70%病例的第1号染色体短臂异常，部分缺失等，神经母细胞瘤是源于神经嵴的胚胎瘤，属交感神经系统肿瘤，通过分化差的多能性交感神经元母细胞和交感神经母细胞的恶性增殖，演变为神经母细胞瘤。早期多为特异性全身症状，且易早期远处转移。约半数以上病儿长期不规则发热为征，也有以不同程度贫血而就诊，腹胀、腹部包块常见于婴幼儿，儿童可诉腹疼和肢体疼痛，还可有食欲不振，消瘦、乏力、衰弱、易激惹等。原发于颈根部肿块可压迫交感神经引起Horner综合症，纵膈肿瘤长至一定程度影响肺扩张，可出现咳嗽，呼吸困难。出现骨转移时以颅骨、骨盆、脊柱、四肢长骨受累多见，有骨痛、关节痛、行走困难，跛行甚至病理性骨折，骨髓转移常见发热、难治性贫血、肢体疼痛、出血和血小板减少等，肝转移多见于1岁以下婴儿，皮肤转移多发生于新生儿和乳儿期，形成皮下结节，尚可有脑、肺和远处淋巴结转移。此外尚可出现特殊症状如难治性水样腹泻、低血钾等；也可有多汗、心悸、易激惹。

【治疗】

纵膈神经源性肿瘤无论是良恶性都以手术切除为主。在切除肿瘤时应将肿瘤瘤体及包膜全部切除，良性者如神经鞘瘤一般行剥离术即可，因其包膜完整，手术从包膜上剥离即可，不必切除邻近的正常组织。重要神经更应沿纵轴细心分离，不要贸然切断神经，遭致后遗症。在决定手术切口时，首先要明确肿瘤的定位，神经源性肿瘤大多来自肋间神经，可参照X线所见选择手术径路。因肿瘤重量关系，使肿瘤稍有下沉，故肿瘤体中心点的稍上方神经源性肿瘤多位于后纵隔脊柱旁沟，如来源于第1，2，3肋间神经，因胸顶部空间狭小肿瘤颇大，则可占满整个胸顶部，很难正确定位。第4肋间神经以下发生的神经源性肿瘤，则较易定位其来源。少数肿瘤可远离脊柱旁沟到达后背，可参考X线胸片及CT或MRI来确定手术的径路。小的、无椎管内受侵的肿瘤也可在电视胸腔镜下切除。不论采用哪种途径，首先都要切开肿瘤表面的胸膜然后钝性及锐性分离肿瘤。有时要切断一根或几根肋间神经或交感神经干，少数情况下要牺牲肋间动脉。

神经鞘源性肿瘤手术主要有以下几种切口：

1.胸后外侧切口　适用于后纵隔第4肋平面以下的肿瘤（包括哑铃状肿瘤的胸内部分二期切除）。具体切口径路以肿瘤发源的肋间为准。

2.胸前外侧切口　适用于胸顶部肿瘤。

3.后背部纵行、横行或弧形切口　适用于纵隔哑铃状肿瘤Ⅰ期胸外切除。

4.胸后外侧切口+后背正中弧行或横行切口　适用于后纵隔-椎管内哑铃状肿瘤全切除。

5.后胸壁胸膜外小切口　适用于后纵隔定位准确的小肿瘤。

6.胸部小切口，采用电视胸腔镜切除纵隔内肿瘤　适用于纵隔内小肿瘤。

7.颈、胸部横向半蛤壳状切口。适用于颈、胸部哑铃状恶性肿瘤切除。

8.胸骨正中部分劈开+双侧胸部前外切口。适用于前纵隔恶性神经源肿瘤累及双侧胸内脏器者，但创伤巨大，应慎重使用。

【预后】

手术的死亡率很低，为 1%~2%。瘤体很大或恶性肿瘤会增加手术的风险和难度。良性肿瘤预后很好而肉瘤多半在术后 1 年内死亡。

1.神经鞘瘤和单发性或多发性神经纤维瘤，包膜完整，手术切除彻底，外科切除后能治愈。

2.纵隔多发性纤维瘤包膜不完整或是 Von Recklinghausens 的一部分，则术后复发的机会较多个别复发后再手术治愈率仍然较高。

3.神经源性肉瘤，或恶性神经纤维瘤手术切除不彻底，因术后行放疗和化疗疗效均较差，故 90%的病例在术后 3 个月~3 年内复发，复发后再手术切除的可能性较小，则预后较差，但发生转移者少见，1 年生存率 90%，3 年生存率 30%。

4.神经母细胞瘤就诊时常属晚期，如何治疗Ⅲ和Ⅳ期病例是改善预后的重要方面，近年国内外临床经验表明，即使是晚期肿瘤，只要进行合理的手术治疗，化疗、放疗和支持治疗，也能降低死亡率，提高生存率，改善预后，近年强调远期手术和二期手术以及强烈联合化疗，使预后有明显提高的趋势。局限性原发性肿瘤的手术切除也能为神经母细胞瘤提供最好的治愈机会。患儿 1 岁以下，疾病早期和 MYCN 原癌基因扩增缺失则预后较好。对大龄患儿（如>1 岁）和疾病晚期的患儿常需要进行化学治疗。疾病晚期需要使用化疗药物（如长春新碱，环磷酰胺，阿霉素和顺氯氨铂）以及放射治疗。

【畸胎瘤】

畸胎瘤是纵隔生殖源性肿瘤中最多见的类型。病人年龄自 2 个月至 74 岁不等，绝大多数为 20~40 岁。男女发病率相似，但恶性者男性占绝大多数。畸胎瘤来源于脱离了原始形成体影响的全能性胚胎细胞。细胞分布于卵黄囊沿后肠向生殖嵴游走迁移至原始生殖腺时所经过的部位，因此好发于中线和旁中线的区域 因而畸胎瘤不但可以发生于性腺，也可以发生于腹膜后及纵隔。另一种解释是纵隔畸胎瘤来自第三对鳃裂及凹陷区域的细胞群，胚胎发育期随心血管一同沉入胸腔。

虽然畸胎瘤病理分类较多，但国内一般按以下的分类法：

1.成熟畸胎瘤。成熟畸胎瘤是纵隔最常见的生殖细胞肿瘤，占所有胸腺肿瘤的 9%~20%，绝大多数位于前纵隔，偶见于后纵隔。其发生无性别差别，发病年龄高峰在 30 岁 但近年报道在伴有克莱恩费尔特综合征的男性此病的发生有上升的趋势。此病近 1/3 的病人无临床症状，而在常规胸片检查时才发现。其余病例可有胸背或肩痛，呼吸困难，上腔静脉堵塞综合征 或有咳嗽等症状。成熟畸胎瘤破裂后其内物质可流入支气管可以引起脂性肺炎 如这些物质内含有毛发，还可引起严重的并发症。约 25%纵隔畸胎瘤 X 线检查可见明显的钙化灶肉眼观，成熟畸胎瘤有包膜，呈 1 个或多个较大的囊状，肿瘤包膜薄弱而光滑，可呈乳白、灰色或棕黄色，表面光滑，常伴有微血管网，偶带蒂。最大直径为 10~11cm，肿瘤切面多为单房性囊内壁光滑或呈颗粒状，含有 1 至数个乳头状凸起，囊腔内有角质碎屑，有或无毛发，也可看到软骨或骨。

组织学上，最常见的成分是皮肤，包括角化鳞状上皮及其附属物如毛囊、皮脂腺和汗腺，也常见到呼吸道及消化道的上皮组织和胰腺组织 纤维组织和平滑肌等叶间组织 以及前面提到过的软骨和骨组织 有不到 10%的成熟畸胎瘤含有牙、脉络丛、神经组织、骨髓、骨骼肌 肾组织或视网膜组织。

镜检瘤内可见 3 胚层衍化的各种组织 组织分化成熟，朝器官方向分化，但并不含完整的器官。成熟畸胎瘤 5%可出现恶变，曾有报道少数纵隔成熟畸胎瘤伴有鳞状细胞癌、腺癌或肉瘤。如果没有这些并发成分，成熟畸胎瘤手术治疗即可，且预后也较好。

2.未成熟畸胎瘤。未成熟畸胎瘤为较少见的恶性肿瘤，只占纵隔畸胎瘤的1%，它也是由胚胎神经上皮、间叶组织和上皮成分以不同比例混合构成在其他部位特别是在生殖腺和骶尾部，未成熟畸胎瘤中含原始神经上皮组织的多少可以作为判断预后的指标。在纵隔部位的未成熟畸胎瘤，年龄是影响其预后的最重要的因素。75岁以后发生的未成熟畸胎瘤具侵袭性，而<15岁的患者单用手术治疗后就无恶性进展因为它与生殖腺的生殖细胞肿瘤的生物学行为相似如婴儿和儿童发生的卵黄囊瘤的侵袭性就不如成人明显。

肉眼观：大体观瘤体较大，切面以实质性为主散在微囊，半数以上病例可见骨质和钙化区皮肤，毛发及皮脂物较少见。

镜检肿瘤内可见2~3胚层衍化的组织，主要由未成熟（胚胎性成分）组织构成；有的可全部为未成熟的成分。生物学行为包含良性、临界性到恶性组织形态从癌到肉瘤。各种成分密切掺杂突变分布，缺乏移行阶段。常见到原始间叶及（或）原始神经组织。原始间叶组织的细胞为小圆形或短梭状，核致密深染，胞质稀少或呈胞质疏松的星芒状细胞，易误认为纤维肉瘤或黏液肉瘤 原始神经组织由原始神经上皮管结构组成常伴有黑色素细胞和髓母细胞或成神经细胞的菊形团样结构，应与成熟神经组织室管膜、脉络丛等区分。须注意原始神经组织和幼稚间叶组织常可混杂出现。各胚层的欠成熟组织可视为未成熟向成熟阶段的衍化过程

良性畸胎瘤病人无任何症状，即使肿瘤巨大仍可无任何不适。症状主要有胸痛，咳嗽和呼吸困难。偶尔肿瘤破裂穿入气管支气管树囊内容物可咳出，常为豆渣样皮脂甚至有毛发及牙齿。肿瘤穿破心包可造成急性心包填塞。穿破纵隔胸膜造成胸腔积液。肿瘤巨大会产生对周围组织的压迫症状如压迫气管和支气管除造成咳嗽和呼吸困难外也容易出现肺不张、肺炎等症状。肿瘤压迫喉返神经出现声音嘶哑、肿块压迫上腔静脉会出现上腔静脉综合征。

恶性肿瘤大部分会出现不同的症状，仍以胸痛、咳嗽和呼吸困难为主，同时出现体重下降及发热。如肿瘤生长快速，并向周围器官侵犯或转移会出现相应的症状和体征。

畸胎瘤大部分位于前纵隔，较多位于前纵隔中部，于心脏与主动脉弓交界处。少数位置较高的肿块其上缘越过主动脉弓顶部，亦可位置较低，位于前纵隔下部。偶尔可位于后纵隔。X线、CT检查显示前纵隔心底部水平有质地浓密的圆形、类圆形或结节状块影，如见到骨质或牙齿有诊断意义 肿瘤穿破至肺或支气管，病人咳出皮脂腺分泌物或毛发，具有特征性诊断价值。

【鉴别诊断】

畸胎瘤最后诊断之前必须同下列疾病进行鉴别。

1.胸腺瘤。是原发于胸腺的肿瘤。X线检查肿瘤常呈圆形或卵圆形 边缘清晰锐利，或有分叶，位于前上纵隔心底部，贴近于胸骨后侧侧位胸片上密度较淡轮廓不清，在胸骨角水平其好发部位类似于生殖源性肿瘤，而后者可能位置略低于胸腺瘤，单侧性较多，阴影中有钙化或骨齿样增生影可以鉴别，而胸腺瘤则极少见上述影像学表现。有重症肌无力则更容易鉴别。

2.胸内甲状腺肿。多位于前上纵隔其来源多为颈部甲状腺肿经胸骨后间隙坠入前上纵隔，或是胚胎期残存的组织或异位甲状腺逐渐发展而来病人一般无症状发现时大多在50岁以上，女性约为男性的4倍。肿瘤压迫周围组织可有相应的症状诊断方法是颈部和胸部的X线检查和CT检查，对所有可疑病人应常规做放射性核素扫描。X线片上大多数病例气管的左或右上方可见肿瘤，80%~90%以上有气管移位，与其他病变造成的气管移位不同，胸内甲状腺引起的气管移位多在颈段气管，为其特征之一。肿块阴影多为圆型和椭圆形，边缘清楚而锐利，在透视下可见肿块随吞咽运动而上下移动 核

素扫描可判断肿瘤位置、大小和有无相应病变。依据吸收 131I 的情况还能判断甲状腺的功能。若正常甲状腺位置内未出现 131I 的吸收而胸骨后肿块内有 131I 吸收则可诊断为胸骨后甲状腺肿。

3.纵隔恶性淋巴瘤。是最常见的不适应外科治疗的疾病。纵隔肿瘤只不过是这一高度恶性全身疾患的局部表现。在早期即有气管和上腔静脉的严重受压症状，一般气急症状迅速加重，并出现颜面、颈部、上肢肿胀。表浅淋巴结肿大和肝脾大也是常见的现象。X 线显示一侧或双侧纵隔典型的气管和支气管周围迅速增长的巨大结节状肿块。有些病例可有胸腔积液。小剂量的放射治疗和化疗能使症状很快改善，X 线所见肿瘤阴影明显缩小。

4.纵隔囊肿。主要是前纵隔囊肿，比较常见的有胸腺囊肿及囊状淋巴管瘤 大多数病人无症状 症状的发生主要因囊肿内积液增加、肿块增大所引起。诊断主要依据放射学检查表现为壁较薄的低密度占位，边缘光滑清晰呈半圆形或圆形。CT 可明确病变范围与周围组织的关系并能很好显示囊内容物密度接近于水但有时与囊性畸胎瘤发生混淆。手术前往往不能确诊。治疗主要是通过手术切除囊肿。囊肿与周围组织无明显粘连时手术治疗较容易。

5.胸主动脉瘤。动脉瘤病人有典型的症状和体征如胸前震颤和杂音，气管牵拉，喉返神经麻痹和 X 线透视见搏动肿性块等易于鉴别不太常见的是由于瘤囊内机化血栓的形成既没有杂音也无搏动。在普通 X 线片动脉瘤的阴影不能够与主动脉或大的头臂血管分开，这一发现具有诊断的重要意义。一般规律动脉瘤同大血管构成钝角。在可疑的情况下应当进行心脏血管造影明确诊断。

6 .转移瘤。另外来自肺、乳腺及子宫颈或其他器官等的肿瘤的转移病灶并不少见。偶尔可有孤立的不明原因的原发病变，甚至外科探查和尸检后转移病变的来源仍然不能确诊。所以诊断要全面综合考虑。

【检查】

良性畸胎瘤肿瘤标志物检测为阴性，但有恶性组织成分的畸胎瘤特别是含有胚胎性成分的畸胎瘤可以表现为肿瘤标志物阳性。如 AFP，HCG，LDH，或 CA19-9 且在肿瘤切除后上述指标滴定度下降。如含有平滑肌肉瘤成分则肌球蛋白检测可呈阳性，含有神经成分的肿瘤 S-100 蛋白阳性，角蛋白染色阳性提示肿瘤细胞内含有腺癌和鳞癌的成分。

常规 X 线检查。即可发现。一般只向一侧纵隔突出，个别病例可向两侧突出 有时肿瘤大小差别很大，大的肿瘤甚至可占满一侧胸腔畸胎瘤通常呈圆形，卵圆形多囊者呈分叶状。肿瘤轮廓清楚光滑，部分皮样囊肿由于继发感染，周围有炎性粘连及胸膜增厚，使轮廓略为不规则。畸胎瘤由于含有多种不同组织结构所以呈现密度不均一的表现，含脂肪组织较多的部位密度低囊壁可以钙化。在肿瘤内见到骨和牙齿阴影为此类肿瘤的特征性表现。如果肿瘤在短期内显著增大应考虑为恶性，且恶性肿瘤实体瘤较多。

CT 扫描。特征性表现是以脂肪密度为主的肿块含有钙化的实体结节，或肿块合并液体部分。其中脂肪部分居于上方，而液体部分在下方。两者之间有脂肪-液面，在此界面处可见线状或索状混杂密度的圆形影为毛发团 当肿瘤有继发感染时周围有炎性粘连及胸膜增厚其轮廓模糊 CT 扫描可大致明确肿瘤大小及与周围组织的关系。如果怀疑病变已转移，腹部 CT，脑 CT 及骨扫描可提供相应的依据。

【治疗】

采用手术切除肿瘤，一般选用胸骨正中劈开和胸部后外侧切口，对于 CT 提示肿瘤包膜完整分界较清者对手术切口要求相当较低，但有外侵表现者则需慎重选择切口。

1. 单侧较小的肿瘤选用单侧前胸切口，因为胸壁肌肉离断较少，对术后运动功能、心肺功能影响较小；

2. 胸骨正中切口或加胸骨角横断切口主要适用于瘤体大、双侧生长，或肿瘤位于前上正中或与心包关系密切者。当肿瘤侵及一侧肺或血管时也可行胸骨横断增加显露。肿瘤向上累及颈部时亦可加用领式切口。

3. 较复杂的巨大肿瘤或须做肺切除者选择后外侧切口，有学者认为，瘤体大于等于 10cm，且靠近肺门部位；侵及或粘连胸壁、肺及肿瘤主要位于前下或后纵膈；临床有胸痛、发热或胸腔积液；包膜不完整或与周围器官关系密切者宜选择后外侧切口，以获得充分的暴露。但由于后外侧切口术野较深，当肿瘤与纵膈大血管关系密切以及血管损伤需修补时操作困难。

虽然良性畸胎瘤有较完整的包膜但肿瘤往往与周围组织如心包、肺、神经及大血管紧密粘连，术中必须尽可能紧贴肿瘤分离，遇有粘连时更应小心处理，有时须将周围组织一并切除如部分心包、膈神经、肺叶切除等。对于几乎占满一侧胸腔的巨大肿瘤，切口的选择应根据具体情况，术中可先切开肿瘤清除部分瘤内容物后分块切除不要过度牵拉，要仔细解剖辨认周围组织结构及位置变异以免误伤血管引起大出血。如果与重要血管粘连严重不易强行分离，可保留部分瘤壁而勿损伤血管。估计包膜有分泌功能，可用 2%碘酊涂擦破坏其上皮。

恶性畸胎瘤在就诊时大部分病人有转移无法切除，即使切除主要也是为了活检以明确诊断，而且病人大多在半年内复发或转移而死亡。临床上，一般这种分期在Ⅱ~Ⅲ期的病人已有周围组织侵犯和转移 主要以非手术治疗为主。目前多采用放疗/化疗，但疗效不佳。如果已实施恶性肿瘤部分切除，术中应做好标记以便术后放疗。放疗化疗后肿瘤如明显缩小可再行手术切除。如再复发可再化疗。化疗一般采用以顺铂为主的联合化疗方案。

【预后】

良性畸胎瘤手术可完全治愈，恶性畸胎瘤手术后预后差，多在 2 年内死亡死因为侵犯周围组织，如侵犯肺、支气管和心包远处转移如淋巴结肺、心脏、骨骼 脑等。

【胸骨后甲状腺】

甲状腺位于颈前区，前有颈前肌群，两侧有胸锁乳突肌限制，加之甲状腺受重力作用可向下发展。气管是肿块向下延伸的向导，沿气管前间隙进入前上纵隔。由于胸廓上口的阻挡，延伸不下去时为颈部低位甲状腺肿。一旦肿大的甲状腺肿越过胸锁关节后阻力减小，给肿块造成生长机会，这也是胸骨后甲状腺肿（RT）内大外小呈葫芦形的原因。男性多为肌肉发达体型，可能是男性的短颈及颈部发达肌肉造成增大的甲状腺进入纵隔。胸骨后甲状腺肿是指甲状腺体积的 50%以上位于胸骨上缘以下。也有人将胸骨后甲状腺肿定义为甲状腺肿下极要低于胸骨上切迹下 3cm 或以远。

【流行病学】

胸骨后甲状腺肿占纵隔肿瘤的 5.7%。大多数为良性，恶性病变占胸骨后甲状腺肿的 3.0~10%。如为恶性则胸骨后甲状腺未分化癌多见，乳头癌少见，与甲状腺癌不同。胸部甲状腺肿多见于中老年女性，中位年龄一般为 60 岁左右，女性约为男性的 3~4 倍。

【病因】

胸骨后甲状腺肿多由结节性甲状腺肿、甲状腺腺瘤引起，少数也可由甲状腺功能亢进、甲状腺癌引起。

【临床分型】

一般分为三种类型：I 型为不完全胸骨后甲状腺肿；II 型为完全型胸骨后甲状腺肿；Ⅲ型为胸内迷走甲状腺肿。前两者多是由于甲状腺自身的重力和胸腔的负压作用，逐渐坠人胸腔内。甲状腺组织位于颈前两层深筋膜之间，两侧有颈前肌群限制，当有甲状腺肿大或肿瘤发生时，由于重力作用，较易向下发展。接触到胸廓入口后，又受到胸腔负压的吸引，促使肿块向胸内坠入，肿块有蒂、条索或韧带与颈部甲状腺相连，血供来自甲状腺上、下动脉，并多呈膨胀性生长，有完整包膜。此类胸内甲状腺肿又称为坠人性胸内甲状腺肿或继发性胸内甲状腺肿。临床所见病例大多属于此类，占 98%以上。后者由于胚胎期部分或全部甲状腺胚基离开原基并在纵隔内发育，就形成了迷走性胸内甲状腺肿或异位甲状腺肿，其血供来源于胸部血管，与颈部甲状腺不相连，临床上较少见，约占 1%。胸骨后甲状腺肿往往位于前上纵隔，极少数可发生于后纵隔。

也有研究将胸内甲状腺按照不同部位分为 4 种，即低位颈部、沉人性甲状腺肿、胸骨后胸内甲状腺肿和迷走甲状腺。前 3 种血供来源于颈部，第 4 种来源于胸部。

另有一种分类方法把胸骨后甲状腺肿分为单纯胸骨后甲状腺肿和超过主动脉弓水平的胸骨后甲状腺肿，这种分类更倾向于指导外科手术方式的选择。

病理上可为结节性甲状腺肿、甲状腺腺瘤，亦可为甲状腺癌或甲状腺炎。因病理类型不同，外科治疗方法及预后各异。又因异常的甲状腺位于胸内，其治疗及预后也不同于一般颈部甲状腺肿。

【临床表现】

胸骨后甲状腺肿的生长一般非常缓慢，病史较长，通常在 50 岁以后才被发现。

临床表现取决于肿块大小、部位，主要症状为出入胸廓上口器官受压的表现，特别是对气管、食管、神经、血管的压迫，产生相应的症状。以单侧多见，也可双侧同时发生。常见为颈部肿块、呼吸困难、胸闷、气短、乏力以及声音嘶哑、吞咽困难、颈静脉怒张、乳糜胸或一时性脑缺血发作；肿物挤压颈动静脉、锁骨上动静脉甚至无名静脉则引起头晕、头痛、注意力不集中、上肢无力及颈胸部浅静脉怒张等缺血和回流障碍症状，少部分无症状患者体检时发现。部分患者在吞咽时检查者触到甲状腺下极，多为胸骨后不深且良性。吞咽时扪不到下极，估计病变已深入胸骨后。肿物质硬固定合并声嘶，多为较大较深或恶性变者。病史和体检是诊断该病的主要依据，但影像学检查对病变的大小、深度、性质、与周围组织关系及制定手术方案帮助较大。

此外，有功能的甲状腺肿可出现甲亢症状。

【影像诊断】

影像学检查对判断 RT 的大小、深度、性质、与周围组织的关系以及制定手术方案有帮助，如颈胸部 X 线、同位素扫描、CT 及 B 超。前颈胸部 X 线应列为常规检查。同位素检查有助于证实胸骨后肿物的来源，确诊迷走性甲状腺及有无继发甲亢的热结节。CT 检查能帮助了解肿块性质、与周围组织关系、胸骨后深度及有无囊性或恶性变，比 X 线更直观准确 。由于胸骨的影响，甲状腺 B 超检查无法探及下极，但对了解胸骨上组织的性状有帮助。

X线：首选检查为颈胸部气管正侧位片，x线除了可见到纵隔增宽或肿物阴影外，更主要是可以了解气管受压移位的情况，有助于评价气管插管的难度和术后发生气管塌陷的可能性。胸部X线检查可见上纵隔影增宽或块状阴影，边缘光滑，其上源与颈部相连，气管均有不同程度的受压、移位、狭窄。侧位片显示肿物位于胸骨后， 部分阴影内可见钙化斑。

B超：B超检查可清晰见颈部甲状腺大小、质地、边界情况，而对延伸人胸骨后的甲状腺肿分辨率低，如怀疑为胸骨后甲状腺肿还应行CT检查。

CT:颈部和纵隔CT检查是术前最重要的检查之一，CT可初步明确肿物性质，并可获得胸骨后肿物大小、边界、以及肿物与周围重要结构的关系等信息，以便全面评估术中可能出现的情况，指导手术方式的选择，CT扫描是胸骨后甲状腺肿的最佳检查方式。

同位素检查：同位素检查对胸骨后甲状腺肿的术前定性具有重要价值。

【手术适应症及方法】

胸骨后甲状腺肿是手术绝对适应证，因为没有药物可以治疗，并易继发甲状腺功能亢进、恶变机会大且难以排除恶变可能，容易对气管或食道等造成压迫，在突然出血或外伤下易致死亡。对继发甲状腺功能亢进者，术前予抗甲状腺药物和碘剂准备。术前正确估计气管受压程度，术中术后保持呼吸道通畅。气管Ⅱ和Ⅲ度狭窄病例，手术必须在气管内麻醉下进行，气管插管越过狭窄区。大多数病人切除甲状腺后，移位塌陷的气管能自行复位弹起，但病程长或软化广泛、气管压迫未解除或有喉返神经损伤的病人，应考虑作预防性气管切开，尤其动脉粥样硬化、高血压与心肌有损害的老人以及所谓“甲亢性心脏病”者，对缺氧耐受性差，在以上情况应做预防性气管切开以提高手术安全性。术后4~5d即可拔除气管导管。牢固结扎甲状腺上、下动静脉，有效控制甲状腺血供；严密缝合甲状腺被膜囊，可有效防止术后出血。 术中认清喉返神经方向并妥善加以保护，采用被膜内钝性分离甲状腺肿块可避免损伤喉返神经。

1. 颈部切口入路：适用于I型良性胸内甲状腺肿、Ⅱ型所有良性胸内甲状腺肿和部分分化型甲状腺癌。胸骨后甲状腺病变应尽量采用颈部切口完成，以减少创伤和并发症。多数病例为颈部甲状腺延伸， 尽量采用低位领状切口， 只要解剖层次正确，手术创伤小， 术后并发症少见。 术者手指循甲状腺外侧壁钝性分离至RT下缘， 配合吊线将肿物牵引至颈部切除， 直视下结扎切断下极血管， 预防损伤喉返神经、大血管、胸导管以及胸膜顶。在多数情况下，低位领状切口即可完整切除肿瘤。

步骤包括：经颈前下方领式切口，常规显露甲状腺及肿块后，紧贴肿块包膜周围分离，辨认可能位置改变的颈根部血管，解剖喉返神经，与肿块分离并注意保护；随后从甲状腺峡部开始贴气管将肿物与气管分开，以适当力度上提肿物，仍然紧贴肿块包膜直视下将其与周围组织推开，结扎小血管，缓慢将肿块自胸骨后拉出。需要注意的是整个过程中应紧贴包膜进行分离，避免强行撕拉或损失周围器官。

2. 胸骨切开入路或颈胸联合入路：适用于经颈部切口无法完成的I型、Ⅱ型甲状腺手术及所有Ⅲ型胸骨后甲状腺病变。尤其Ⅲ型胸骨后甲状腺病变常由纵膈血管供血，这种情况下行开胸是必须的。另外，颈或胸壁静脉怒张征象时常表明肿物与大血管关系密切；或肿物巨大突入胸腔，或明确恶性怀疑有纵膈淋巴结转移的分化型甲状腺癌可能有不同程度粘连者，也应首先考虑胸骨劈开。颈部有手术史、瘢痕粘连至手术困难者亦可选择胸部切口。

一般采用颈部领式切口加胸部正中皮肤纵切口，T型切开，胸骨体在第2/3肋间或3/4肋间横向断开，胸骨倒 T 型切开。牵开胸骨后通常能满意显露上纵膈血管及肿块。

3.开胸入路：不伴有颈部肿物的迷走性胸内甲状腺肿或较大的坠入胸内甲状腺肿不能从颈部切除以及诊断不清楚者，可取胸部切口。一般采用前外侧切口，术野宽阔，暴露良好，少数后纵膈肿物，可以选择后外侧切口。

本手术主要并发症为出血、喉返神经损伤及气管梗阻。无论采用何种切口，只要注意从被膜内钝性分离肿物就能避免损伤喉返神经。甲状腺下动脉结扎牢靠，肿物切除后缝合残留的被膜囊，可有效防止术后出血。造成气道梗阻的原因除局部出血压迫外，较大的坠入性胸内甲状腺肿长期压迫气管，使之延长变形而扭曲，少数因气管壁软化导致管腔狭窄、对于延长变形的气管，为防止扭曲，可将其缝合固定在颈前肌群上。对于气管软化者，可在气管管腔内放置环形支架支撑。术中遇到上述情况。术后应延长气管内插管的停留时间，必要时术后行气管切开。

第二十九节　胶质瘤外科治疗

【概 述】

神经胶质瘤亦称胶质细胞瘤，简称胶质瘤，是发生于神经外胚层的肿瘤，故亦称神经外胚层肿瘤或神经上皮肿瘤。肿瘤起源于神经间质细胞，即神经胶质、室管膜、脉络丛上皮和神经实质细胞，即神经元。大多数肿瘤起源于不同类型的神经胶质，但根据组织发生学来源及生物学特征类似，对发生于神经外胚层的各种肿瘤，一般都称为神经胶质瘤。

为进一步规范我院胶质瘤诊疗行为，提高胶质瘤诊疗水平，改善胶质瘤患者预后，保障医疗质量和医疗安全，特制定本规范。

【收入院指证】

颅内有占位，临床有表现者。

【诊断要点】

1. 临床表现

神经胶质瘤的病程依其病理类型和所在部位长短不一，自出现症状至就诊时间一般多为数周至数月，少数可达数年。恶性程度高的和后颅窝肿瘤病史多较短，较良性的肿瘤或位于所谓静区的肿瘤病史多较长。肿瘤如有出血或囊肿形成、症状发展进程可加快，有的甚至可类似脑血管病的发展过程。

症状主要有两方面的表现。一是颅内压增高和一般症状，如头痛、呕吐、视力减退、复视、癫痫发作和精神症状等。另一是脑组织受肿瘤的压迫、浸润、破坏所产生的局部症状，造成神经功能缺失，如偏瘫、失语。

（1）头痛。大多由于颅内压增高所致，肿瘤增长颅内压逐渐增高，压迫、牵扯颅内疼痛敏感结构如血管、硬膜和某些颅神经而产生头痛。大多为跳痛、胀痛，部位多在额颞部或枕部，一侧大脑半球浅在的肿瘤，头痛可主要在患侧、头痛开始为间歇性，多发生于清晨、随着肿瘤的发展，头痛逐渐加重，持续时间延长。

（2）呕吐。系由于延髓呕吐中枢或迷走神经受刺激所致，可先无恶心，是喷射性。在儿童可由于颅缝分离头痛不显著，且因后颅窝肿瘤多见，故呕吐较突出。

(3) 视力下降及视乳头水肿。颅内压增高可产生视乳头水肿，且久致视神经继发萎缩，视力下降。肿瘤压迫视神经者产生原发性视神经萎缩，亦致视力下降。外展神经易受压挤牵扯，常致麻痹，产生复视。

(4) 癫痫症状。一部分肿瘤病人有癫痫症状，并可为早期症状。癫痫始于成年后者一般为症状性，大多为脑瘤所致。药物不易控制或发作性质有改变者，都应考虑有脑瘤存在。肿瘤邻近皮层者易发生癫痫，深在者则少见。局限性癫痫有定位意义。

(5) 精神症状。有些肿瘤特别是位于额叶者可逐渐出现精神症状，如性格改变、淡漠、言语及活动减少，注意力不集中，记忆力减退，对事物不关心，不知整洁等。

(6) 局部症状。则依肿瘤所在部位产生相应的症状，进行性加重。特别是恶性胶质瘤，生长较快，对脑组织浸润破坏，周围脑水肿亦显著，局部症状较明显，发展亦快。在脑室内肿瘤或位于静区的肿瘤早期可无局部症状。而在脑干等重要功能部位的肿瘤早期即出现局部症状，经过相当长时间才出现颅内压增高症状。某些发展较慢的肿瘤，由于代偿作用，亦常至晚期才出现颅内压增高症状。

2. 辅助检查

(1) 脑脊液检查。作腰椎穿刺压力大多增高，有的肿瘤如位于脑表面或脑室内者脑脊液蛋白量可增高，白细胞数亦可增多，有的可查见瘤细胞。但颅内压显著增高者，腰椎穿刺有促进脑疝的危险。故一般仅在必要时才做，如需与炎症或出血相鉴别时。压力增高明显者，操作应慎重，勿多放脑脊液。术后给予甘露醇滴注，注意观察。

(2) 超声波检查。可帮助定侧及观察有无脑积水。对婴儿可通过前囟进行B型超声扫描，可显示肿瘤影像及其他病理变化。

(3) 脑电图检查。神经胶质瘤的脑电图改变一方面是局限于肿瘤部位脑电波的改变。另一方面是一般的广泛分布的频率和波幅的改变。这些受肿瘤大小、浸润性、脑水肿程度和颅内压增高等的影响，浅在的肿瘤易出现局限异常，而深部肿瘤则较少局限改变。在较良性的星形细胞瘤、少枝胶质细胞瘤等主要表现为局限性δ波，有的可见棘波或尖波等癫痫波形。大的多形性胶质母细胞瘤可表现为广泛的δ波，有时只能定侧。

(4) 放射性同位素扫描。生长较快血运丰富的肿瘤，其血脑屏障通透性高，同位素吸收率高。如多形性胶质母细胞瘤显示同位素浓集影像，中间可有由于坏死、囊肿形成的低密度区，需根据其形状、多发性等与转移瘤相鉴别。星形细胞瘤等较良性的神经胶质瘤则浓度较低，常略高于周围脑组织，影像欠清晰，有的可为阴性发现。

(5) 放射学检查。包括头颅平片，脑室造影、电子计算机断层扫描等。头颅平片可显示颅内压增高征，肿瘤钙化及松果体钙化移位等。脑室造影可显示脑血管移位及肿瘤血管情况等。这些异常改变，在不同部位不同类型的肿瘤有所不同，可帮助定位，有时甚至可定性。特别是CT扫描的诊断价值最大，静脉注射对比剂强化扫描，定位准确率几乎是100%，定性诊断正确率可达90%以上。它可显示肿瘤的部位、范围、形状、脑组织反应情况及脑室受压移位情况等。但仍需结合临床综合考虑，以便明确诊断。

(6) 核磁共振。对脑瘤的诊断较CT更为准确，影像更为清楚，可发现CT所不能显示的微小肿瘤，目前已成为常规检查。

(7) 正电子发射断层扫描（PET）可得到与CT相似的图像，并能观察肿瘤的生长代谢情况，鉴别良性恶性肿瘤。

【治 疗】

对神经胶质瘤的治疗以手术治疗为主，但由于肿瘤浸润性生长，与脑组织间无明显边界，除早期肿瘤小且位于适当部位者外，难以作到全部切除，一般都主张综合治疗，即术后配合以放射治疗、化学治疗等，可延缓复发及延长生存期。并应争取作到早期确诊，及时治疗，以提高治疗效果。晚期不但手术困难，危险性大，并常遗有神经功能缺失。特别是恶性程度高的肿瘤，常于短期内复发。

1.手术治疗

原则是在保存神经功能的前提下尽可能切除肿瘤。早期肿瘤较小者应争取全部切除肿瘤。浅在肿瘤可围绕肿瘤切开皮层，白质内肿瘤应避开重要功能区作皮层切口。分离肿瘤时，应距肿瘤有一定距离，在正常脑组织内进行，勿紧贴肿瘤。特别在额叶或颞叶前部或小脑半球的星形细胞瘤、少枝胶质细胞瘤等较良性的肿瘤，可获得较好的疗效。

对位于额叶或颞叶前部较大的肿瘤，可作脑叶切除术，连同肿瘤一并切除。在额叶者切口后缘应在前中央回前至少 2 厘米，在优势半球并应避开运动性语言中枢。在颞叶者后缘应在下吻合静脉以前，并避免损伤外侧裂血管，少数位于枕叶的肿瘤，亦可作脑叶切除术、但遗有视野偏盲。额叶或颞叶肿瘤如范围广不能全部切除，可尽量切除肿瘤同时切除额极或额极作内减压术，亦可延长复发时间。

肿瘤累及大脑半球两个脑叶以上已有偏瘫但未侵及基底节、丘脑及对侧者，亦可作大脑半球切除术。

肿瘤位于运动、言语区而无明显偏瘫、失语者，应注意保持神经功能适当切除肿瘤，避免遗有严重后遗症。可同时作颞肌下或去骨瓣减压术。亦可仅作活检后作减压术。丘脑肿瘤压迫阻塞第三脑室者，可作分流术，否则亦可作减压术。

脑室肿瘤可根据所在部位从非重要功能区切开脑组织进入脑室，尽可能切除肿瘤，解除脑室梗阻。应注意避免损伤肿瘤邻近下丘脑或脑干，以防发生危险。脑干肿瘤除小的结节性或囊性者可作切除外，有颅内压增高者可作分流术。上蚓部肿瘤难以切除者亦可作分流术。

病情危急者，幕上肿瘤宜先给予脱水药物治疗，同时尽快进行检查确诊，随即进行手术治疗。后颅窝肿瘤可先作脑室引流术，2~3 天后待病情好转稳定，再行手术治疗。

2.放射治疗

用于体外照射的放射源有高电压 x 线治疗机、60Co 治疗机、电子加速器等。后二者属于高能射线，穿透力强，皮肤剂量低，骨吸收量小，旁向散射少。加速器则剂量集中于预计的深部，超过此深度则剂量急剧下降，可保护病变后方的正常脑组织。放射治疗宜在手术后一般状况恢复后尽早进行。照射剂量一般神经胶质瘤给予 5000~6000cGy，在 5~6 周内完成。对照射野大放疗敏感性高的，如髓母细胞瘤，可给予 4000~5000cGy。

各种类型的神经胶质瘤对放射治疗的敏感性有所不同。一般认为分化差的肿瘤较分化好的为高。以髓母细胞瘤对放疗最为敏感，其次为室管膜母细胞瘤，多形性胶质母细胞瘤仅中度敏感，星形细胞瘤、少枝胶质细胞瘤、松果体细胞瘤等更差些。对髓母细胞瘤及室管膜瘤，因易随脑脊液播散，应包括全椎管照射。

3.化学治疗

高脂溶性能通过血脑屏障的化疗药物，适用于脑神经胶质瘤。在星形细胞瘤Ⅲ~Ⅳ级时，由于水肿而血脑屏障遭到破坏，使水溶性大分子药物得以通过，故有人认为选用药物时可以扩大至许多水溶性分子。但实际上在肿瘤周围区增殖细胞密集之处，血脑屏障的破坏并不严重。故选择的药物仍宜以脂溶性者为主。

【出院指证】

胶质瘤患者完成手术及其他治疗计划，生命体征平稳，无明显毒副反应。

【治愈指证】

已行胶质瘤切除术，术后按计划完成同步放化疗及辅助化疗，精神可，进食正常，生命体征正常。

【随访】

胶质瘤治疗后一律推荐规律随访。

强烈推荐以 MRI 检查为主的定期随访。放疗后 2–6 周行 MRI 检查，以后 2–3 年内每 2–4 个月 MRI 检查一次，三年后每 3–6 个月查一次。

第三章　妇瘤科

第一节　外阴及阴道癌的诊断及治疗

【概 述】

外阴癌约占女性全身恶性肿瘤的 1%，占女性生殖道恶性肿瘤的 3%–5%，主要发生于绝经后女性，发病高峰年龄为 60–80 岁。其组织类型较多，以鳞状细胞癌最为常见，占外阴恶性肿瘤的 80%–90%，多见于年龄较大的绝经后女性；其他外阴恶性肿瘤包括恶性黑色素瘤、基底细胞癌、汗腺癌、前庭大腺癌等。阴道癌约占女性生殖系统恶性肿瘤的 1.5%，为阴道壁肿物，可为菜花状、结节状、糜烂状或溃疡状病灶。二者发病原因相似，诊断方法也基本相同，但因解剖结构的不同，其临床表现和治疗方式亦有所差别。

病因

HPV 感染是外阴癌和阴道癌发生的高危因素之一，外阴癌患者感染人乳头瘤病毒（HPV），尤以 HPV16、HPV18 型感染者居多。另外，还有很多因素被认为与外阴癌及阴道癌的发生有关，比如，种族差异、饮食习惯、吸烟、酗酒、性生活较早、多名性伴侣、社会地位低下、肥胖、高血压病、糖尿病、从事洗衣等衣物相关性工作，以及外阴慢性非特异性疾病、炎症等。

【诊断要点】

1. 临床表现。

（1）症状。外阴瘙痒是外阴癌最常见的症状之一。瘙痒常非外阴癌本身引起，而是由于合并外阴硬化性萎缩性苔藓或外阴增生性营养障碍，引发结节状、菜花状、溃疡状等不同形态的肿物所致。这些肿物容易合并感染，晚期癌可以出现疼痛、渗液及出血。阴道癌最常见的症状是阴道出血和白带增多，早期或阴道上皮内瘤变患者常无症状。白带可为水样、米汤样或混血白带，合并感染则为白带脓样、恶臭。随着疾病进展，可出现肿瘤侵犯膀胱、尿道、直肠、输尿管等邻近器官而引起的症状或远处转移症状。

（2）体征。外阴以大阴唇最为常见，其次是小阴唇、阴蒂、会阴、尿道口及肛周等。癌早期呈局部丘疹、结节或小溃疡，晚期呈不规则肿块。如果癌已转移至腹股沟淋巴结，可以扪及一侧或双侧腹股沟淋巴结增大，质地较硬且固定。阴道癌最常见的部位是阴道后壁及其上 1/3。早期病变为黏膜潮红、表面粗糙，触及易出血；后期病变可呈结节状或结节溃疡状。

2. 辅助检查。

3. 临床分期。

外阴癌指肿瘤原发病灶位于外阴。 必须排除来源于生殖器或生殖器外的外阴部继发肿瘤，诊断时必须有肿瘤的组织学证据。确定治疗前必须由病理活检确诊。活检应该包括部分皮下间质组织，但最好不切除整个病灶。由于鳞状上皮病变通常累及其他部位，故需用阴道镜检查宫颈和阴道；如宫颈存在，需行宫颈 TCT 检查。盆腔和腹股沟区 CT 扫描有助于检测相应部位的增大淋巴结。如果是无明显界限的病灶，对于外阴癌，可先涂 10%的甲苯胺蓝 2–3 分钟，待皮肤晾干后，再用 1%–2%的醋酸脱色，然后在紫蓝色部位取组织活检；对于阴道癌，可行碘试验，在不着色区域进行组织活检。

表 3–1 外阴癌 FIGO 2009 分期

分期	肿瘤范围
Ⅰ	肿瘤局限于外阴
ⅠA	肿瘤局限于外阴或外阴和会阴，无淋巴结转移，最大径线≤2 cm，间质浸润≤1.0 mm a
ⅠB	肿瘤局限于外阴或外阴和会阴，无淋巴结转移，最大径线>2 cm 或间质浸润>1.0 mm a
Ⅱ	肿瘤局部扩散至邻近会阴器官（下 1/3 尿道、下 1/3 阴道、肛门），无淋巴结转移
Ⅲ	腹股沟淋巴结转移， 无论肿瘤大小或有无邻近会阴器官 （下 1/3 尿道、下 1/3 阴道、肛门）受累
ⅢA	① 1 个淋巴结转移（≥5 mm）或②1~2 个淋巴结转移（<5 mm）
ⅢB	① 2 个淋巴结转移（≥5 mm）或②≥3 个淋巴结转移（<5 mm）
ⅢC	阳性淋巴结出现囊外扩散
Ⅳ	肿瘤侵犯其他区域（上 2/3 尿道、上 2/3 阴道）或远处器官
ⅣA	肿瘤侵犯下列任何部位： ①上尿道和（或）阴道黏膜，膀胱黏膜，直肠黏膜或固定于骨盆，或 ② 股沟淋巴结固定或溃疡形成
ⅣB	任何部位（包括盆腔淋巴结）的远处转移

注：a 肿瘤浸润深度指肿瘤从接近最表皮乳头上皮–间质连接处至最深浸润点的距离

表 3–2 阴道癌 FIGO 2009 分期

分期	临床特征
0	肿瘤局限于上皮层（上皮内瘤变 3 级/原位癌）
Ⅰ	肿瘤局限于阴道壁
Ⅱ	肿瘤向阴道下组织扩展，但未达盆壁
Ⅲ	肿瘤扩展至盆壁
Ⅳ	肿瘤超出真骨盆腔，或侵犯膀胱或直肠粘膜，但粘膜泡样水肿不列于此期
ⅣA	肿瘤侵犯膀胱和（或）直肠粘膜和（或）超出真骨盆
ⅣB	肿瘤转移到远处器官

【治 疗】

1. 治疗原则。

（1）外阴癌以手术治疗为主，根据病灶部位，病变和主度实施个体化的手术切除范围。

（2）阴道癌的治疗上段同宫宫颈癌，下段同外阴癌，中段以放射治疗为主，辅以化疗。

2. 不同病情的处理。

（1）VINⅠ的处理。

①定期观察，大多数VINⅠ可自行消退，可以用阴道镜定期复查。

②对有症状者，可选择外用药物（5-氟尿嘧啶软膏、咪喹莫特软膏）或激光治疗。

（2）VINⅡ-Ⅲ的处理。

①行外阴浅表上皮局部切除术，切缘超过病灶外0.5-1cm，注意保留外阴的基本构型，一般保留阴蒂。

②如病变累及小阴唇或阴蒂，则更多采用激光气化或部分切除。

③如病灶广泛或为多灶性，可考虑行外阴皮肤切除术。

④亦可采用局部药物治疗，5%咪喹莫特软膏局部使用，持续时间至少4个月。

⑤密切随访。

（3）外阴浸润性鳞癌。

原则：外阴癌的治疗必须个体化。没有标准的手术，在保证治疗效果的前提下，尽量采用最保守的手术。

①外阴微小浸润癌（ⅠA期）。

ⅠA期行广泛局部切除术（wide local excision）。如果局部切除后显示预后不良（有神经或血管区域浸润），行更广泛的切除术是必要的。通常不需切除腹股沟淋巴结。

②早期外阴癌（ⅠB~Ⅱ期）。

A. 手术治疗。

a. 原发病灶的治疗：通常选择比广泛外阴切除术更保守的广泛局部切除术，手术切缘应至少超过病变边缘1cm，深度应达泌尿生殖隔下，即位于阔筋膜水平面且覆盖耻骨联合的筋膜层。如果病变靠近尿道，在估计不引起尿失禁的情况下可以切除尿道远端1cm。如果同时存在VIN，应切除VIN病变部位的表浅皮肤组织以控制症状，排除其他部位的表浅浸润及预防病变进展为浸润癌。

b. 腹股沟淋巴结的处理：所有ⅠB和Ⅱ期、间质浸润超过1mm的患者，至少应该行同侧腹股沟淋巴结切除术。局限于一侧外阴的ⅠB期肿瘤行单侧腹股沟淋巴结切除术。位于中线及累及小阴唇前部的肿瘤应行双侧腹股沟淋巴结切除术。大的一侧肿瘤也可行双侧腹股沟淋巴结切除术，特别是同侧淋巴结阳性者。

B. 放射治疗。

腹股沟淋巴结切除后病理发现淋巴结阳性，有1处（可能2处）微转移（<5 mm）者不需要辅助放疗，这些病例经单纯手术治疗后预后良好。有以下指征者应行双侧盆腔和腹股沟区放疗：①有一处腹股沟淋巴结大转移（直径>5mm）。②转移之淋巴结有囊外扩散。③有2处（可能3处）或更多处的腹股沟淋巴结微转移（<5 mm）。对于腹股沟淋巴结切除后镜下发现的微小转移，总量50 Gy，1.8~2.0 Gy的分割剂量通常已足够。如果有多个淋巴结阳性或者有囊外扩散的证据，可以给予高达60 Gy的剂量以减少肿瘤负荷。若有大块残余病灶，放疗照射剂量需要60~70 Gy。

③晚期外阴癌（Ⅲ~Ⅳ期）多学科综合治疗。

A.原发肿瘤的处理：通常先切除腹股沟淋巴结，后处理原发肿瘤。假如手术切除原发肿瘤可以达到切缘阴性、不会损伤括约肌造成大小便失禁，手术值得进行。如果手术需以人工肛门或尿流改道为代价，最好先行放、化疗后再手术，以缩小手术范围达到切除肿瘤或任何肉眼可见的残余病灶的目的。

B.化疗：晚期外阴癌累及尿道和肛门的患者采用顺铂和 5–氟尿嘧啶新辅助化疗有助于保留肛门括约肌和（或）尿道。5–氟尿嘧啶和丝裂霉素 C 常用于晚期病变放疗期间的同步化疗。

常用的化疗方案：DDP+5Fu 或单用 DDP。

C.放疗：如果腹股沟淋巴结阳性并有相应的放疗设备，应尽早行辅助放疗，初始放疗范围应该包括盆腔、腹股沟淋巴结及原发部位，总剂量至少 50 Gy。必须完全覆盖腹股沟淋巴结区。大块外阴病灶可能需要 60~70 Gy 才能达到局部控制见（图 3–1 和图 3–2）。

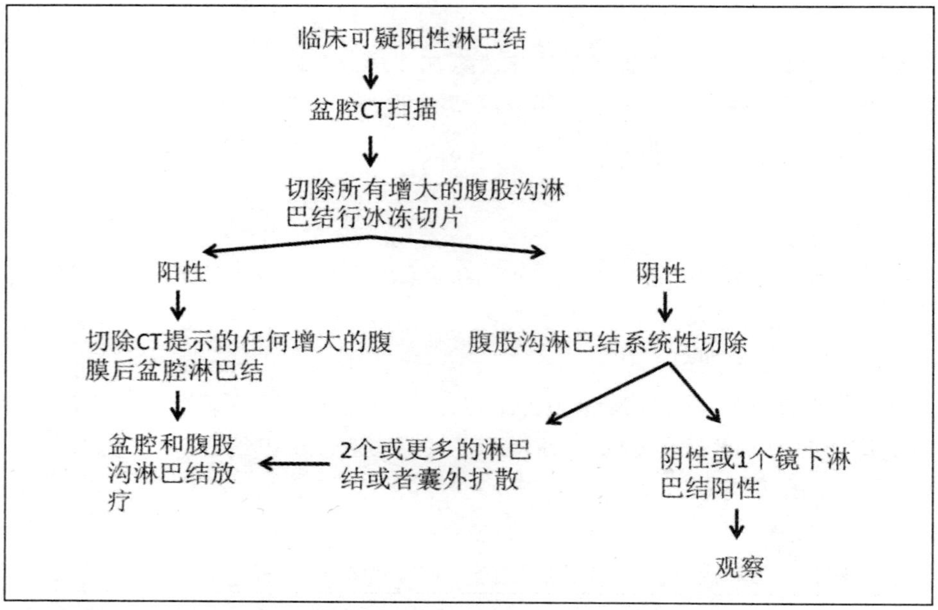

图 3–1 临床可疑阳性腹股沟淋巴结的处理（引自 FIGO 指南）

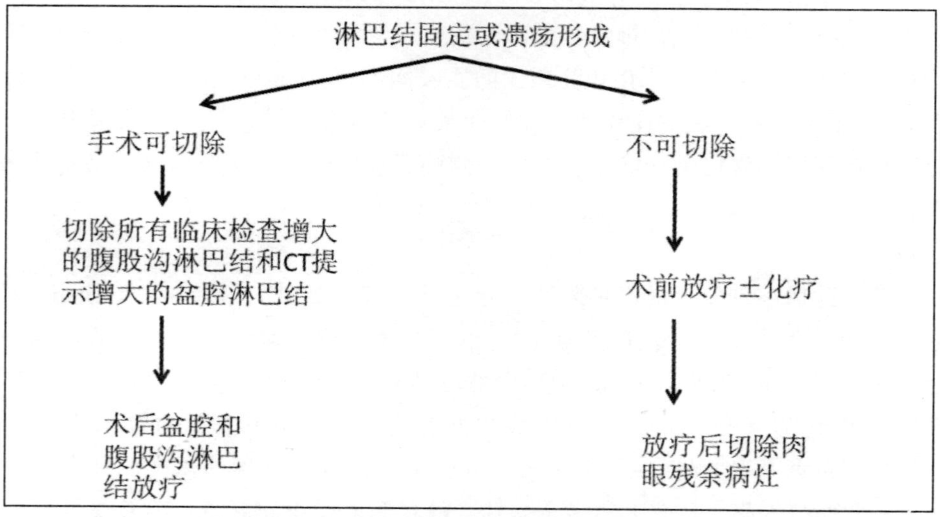

图 3–2 临床阳性腹股沟淋巴结的处理（引自 FIGO 指南）

(4) 少见的外阴恶性肿瘤的治疗。

①外阴黑色素瘤：外阴黑色素瘤是仅次于外阴鳞状细胞癌的常见的外阴恶性肿瘤。大多数位于阴蒂或小阴唇。推荐采用 Clark 或 Breslow 的改良镜下分期系统。现在对皮肤黑色素瘤的治疗倾向于更保守，外阴黑色素瘤也倾向于更保守的手术治疗。原发病变应行广泛局部切除术，切缘离开病变至少1cm。可行行选择性淋巴结切除术。

②巴氏腺癌：发生于巴氏腺的恶性肿瘤可以是移行细胞癌或鳞状细胞癌，可以发生于导管，或者是发生于腺体本身的腺癌。广泛外阴切除术和双侧腹股沟淋巴结切除是巴氏腺癌的标准治疗方法。因为病变位于坐骨直肠窝，位置较深，因此切缘可能接近瘤体，术后放疗可以减少局部复发的可能性，特别是对于瘤体较大者。 如果同侧腹股沟淋巴结阳性，双侧腹股沟和盆腔淋巴结区放疗可以减少局部复发。对于腺样囊性病变，广泛局部切除术也是一个治疗选择。切缘阳性或神经束膜浸润者推荐术后辅助局部放疗。

③外阴派杰氏病（Paget’s Disease）：阴派杰氏病绝大多数是上皮内病变，偶有表现为浸润性腺癌。该病主要发生于绝经或绝经后妇女。大多数患者主诉外阴不适和瘙痒，体检常呈湿疹样外观。确诊常靠活检，通常与上皮内病灶或浸润癌有关。上皮内派杰氏病需要进行表浅局部切除术。肿瘤侵犯或扩散到尿道或肛门者处理非常困难，可能需要激光治疗。如果是基底腺癌，浸润的部分必须行广泛局部切除术，切缘至少离开病灶边缘 1 cm。单侧病变至少应该行同侧腹股沟–股淋巴结切除术，并且参照鳞癌放疗指征进行辅助放疗。

(5) 阴道上皮内瘤变（VAIV）的治疗。

①对阴道 HPV 感染或 VAIN Ⅰ级的患者一般不需治疗，多可自行消退。

②局部药物：用 5–Fu 软膏或咪喹莫特软膏，连续 5–6 次为 1 疗程。

③C02 激光治疗。

④电环切除或手术切除：对单个病灶可采用局部或部分阴道切除，尤其是位于穹窿部的病灶；病灶广泛或多发者，可采用全阴道切除术。

(6) 阴道浸润性癌的治疗。

①放射治疗：适用于Ⅰ–Ⅳ所有病例，对大多数患者患者放疗是首选的治疗方法。

A.病灶浅表的Ⅰ期可采用腔内放疗。

B.对大病灶及Ⅲ期患者，可先行盆腔外照 50GY，然后加腔内放疗，总剂量不少于 70GY。也可选用适型调强放射治疗。

C.累及阴道下 1/3，可用组组间插值放疗，并行腹股沟淋巴结区放疗或手术切除淋巴结。

D.对年轻患者在根治性放疗前，可行腹腔镜下双侧卵巢移位，同时全面探查盆腹腔淋巴结，切除肿大、可疑淋巴结。

E.手术治疗后，若病理提示手术切缘阳性、盆腔淋巴结或腹主动脉旁淋巴结阳性，或脉管内有癌栓，应补充术后放疗。

F.加顺铂或 5–Fu 的同期放化疗可能有一定益处。

②手术治疗：一般情况下，阴道癌手术仅适用于早期患者。

A.对病灶位于阴道上 1/3 的Ⅰ期患者，可行根治性全子宫和阴道上段切除及盆腔淋巴结切除术，阴道切缘距离病灶至少 1cm。

B.对病灶位于阴道下 1/3 的Ⅰ期患者，可行阴道大部分切除术，应考虑性腹股沟淋巴结切除，必要时切除部分尿道及部分外阴。

C.如病灶位于阴道中段或多中心发生者，可考虑性全子宫及全阴道切除及腹股沟淋巴结和盆腔淋巴结清扫术。

D.对Ⅳ期患者，可行前盆腔、后盆腔或全盆腔脏器切除术，以及盆腔和（或）腹股沟淋巴结清扫术。

（7）特殊类型的阴道肿瘤。

①阴道黑色素瘤：非常少见，大多数发生在阴道远端的前壁，多为深部浸润，易发生远处转移，预后极差，5 年生存率仅为 5%–21%。主要治疗方法为行肿瘤局部广泛切除术。术后应用大剂量的干扰素可能有助于改善预后。

②阴道葡萄胎状肉瘤：源于横纹肌母细胞的高度恶性肿瘤，常见于婴幼儿。首选手术治疗。若肿瘤较大，应在术前给予放疗或化疗，放疗范围不宜扩大，因为放疗会严重影响骨盆的发育。

【随 访】

外阴阴道癌治疗后随访同宫颈癌。

第二节　宫颈上皮内瘤变的诊断和治疗

【概 述】

宫颈上皮内瘤变（CIN）是宫颈浸润癌演变发展过程中的癌前病变阶段，能表达恶变连续过程。根据异型细胞在鳞状上皮内所占的范围不同，将 CIN 分成 CIN Ⅰ（轻度）、CIN Ⅱ（中度）和 CIN Ⅲ（重度或原位癌）共 3 级。各型 CIN 若干年后均有一定比例发展为宫颈浸润癌，因此正确有效的治疗可有效阻断宫颈癌的发生和发展。

【诊断要点】

1. 临床表现。

（1）症状：CIN 特异性临床症状，或现有白带多、接触性出血等。

（2）特征：宫颈元特殊体征，仅为糜烂，甚至光滑。

CIN 的诊断为三阶段。

2. 辅助检查。

三阶梯诊断技术即细胞学、阴道镜及组织病理学检查：

（1）宫颈细胞学检查：凡婚后或性生活过早（年龄 <18 岁）的青年应常规作宫颈刮片细胞学检查，并定期复查（每 1–3 年 1 次）。

（2）HPV 检测：高危型 HPV DNA 筛查可作为宫颈细胞学检查异常分流，及宫颈病变治疗后病灶残留、复发判定、疗效评估。

（3）阴道镜检查：主要观察病变区血管形态。注意宫颈移形带内无血管的醋酸白色上皮、毛细血管形成的极细红点、异型血管以及由血管网围绕的镶嵌白色上皮或黄色的上皮块，在上述病变区域活检，可提高诊断的准确性。

（4）宫颈活体组织检查：为确诊宫颈鳞状上皮内瘤变最可靠方法。在碘实验不染色区取材，提高确诊率。任何肉眼可见病灶均应作单点或多点活检。

（5）宫颈管骚刮术：如果宫颈脱落细胞检查 2 次均为未明确意义的不典型腺上皮细胞（ASC-US），或者宫颈脱落细胞检查阳性，但阴道镜检查结果不满意，或阴道镜下活检病理阴性者，可常规进行子宫颈管搔刮术。这样可发现一部分颈管内病变，特别对于围绝经期患者。

【治 疗】

1. 治疗原则：在有组织病理学诊断 CIN 的基础上，根据患者的年龄、生育要求、病变范围和级别、以及随访条件等综合因素决定处理方法。

2. 不同级别 CIN 的处理：

（1）CIN Ⅰ的处理。未经治疗的 CIN Ⅰ具有较高的自然消退率和较低的癌变率。对于经活组织检查确诊的 CIN Ⅰ，可以选择临床随访或治疗。

①随访。

A.经组织学确诊的 CIN Ⅰ患者，在随访过程中发生组织学确诊的 CIN Ⅱ–Ⅲ的危险性是 9%–16%，采用重复细胞学涂片随访组织学确诊的 CIN Ⅰ病例是较为安全的方法。

B.第 6 和 12 个月重复细胞学涂片，或第 12 个月采用高危型 HPV DNA 检测方法随访。

C.如果重复细胞学涂片检查结果为 ASC（非典型鳞状细胞）或更严重的病变，或 HPV DNA 阳性，应进一步行阴道镜检查。

D.如果两次重复细胞学涂片结果阴性，或 1 次 HPV DNA 阴性，转为每年筛查。

E.也可采用在 12 个月时重复细胞学涂片与阴道镜检查相结合的方法随访。

F.对于在随访过程中病变自然消退的病例，推荐采用在 12 个月时重复细胞学涂片检查。

②治疗。

A.对于经活组织检查确诊的 CIN Ⅰ，可选择的治疗方法包括宫颈病变的表面破坏或切除，但在治疗前应行宫颈管诊刮。

B.宫颈病变表面破坏的方法主要有冷冻、电凝和激光技术。宫颈病变切除的方法包括冷刀、激光以及电切（LEEP）。此类手术宜在月经干净后 3–7 天，无急性阴道炎、宫颈炎。

C.治疗后应密切随访。

（2）CIN Ⅱ–Ⅲ的处理：

①随访。

A.对于治疗后的 CIN Ⅱ–Ⅲ患者，可采用细胞学或细胞学与阴道镜相结合的方法随访，间隔为 4–6 个月。

B.细胞学随访：连续 3 次细胞学结果阴性，推荐采用每年细胞学随访。如结果≥ASC–US，进步行阴道镜检查。

C.可选择至少间隔 6 个月的 HPV DNA 检测作为随访方法。如果高危型 HPV DNA 阳性，推荐采用阴道镜检查。如 HPV DNA 阴性，推荐采用每年细胞学随访。不能根据 1 次 HPVDNA 的阳性结果行重复锥切或子宫全切术。对于治疗后边缘受累的病例，最好采用阴道镜的方法随访，间隔 4 –6 个月。

②治疗。

A.对于阴道镜检查结果满意的 CIN Ⅱ–Ⅲ患者，在除外浸润癌之后，可选择宫颈病变切除术或表面破坏术。为保证疗效，这一操作应去除整个移行带，而不只是阴道镜下的可见病变。

B.对于阴道镜检查结果不满意的 CINⅡ-Ⅲ患者，推荐采用诊断性宫颈病变切除术。

C.诊断性宫颈切除术后病理学边缘状态，是复发或持续性 CIN 的一个危险因素。对于边缘阳性的患者，应告知观察与进一步治疗的相对危险，根据患者的生育要求、年龄、个人意愿以及其他因素，进行个体化临床处理。对于选择进一步治疗的患者，重复切除时应权衡手术并发症的危险与希望根治残留病变的愿望。对于不易行再次宫颈切除术的病例，可采用子宫全切术。

（3）特殊人群的 CINⅠ的处理：

①CINⅠ：A.青春期女性（年龄 13-20 岁）：对于存在 CINⅠ的青春期女性推荐采用每年一次的细胞学评判。在第 12 个月的随访中，仅对于细胞学结果等同于或严重于 HSIL 的患者予以阴道镜检查。而在第 24 个月的随访中，只有那些细胞学结果为 ASC-US 或更重的患者才需进行阴道镜检查。一般不采用 HPVDNA 检测的方式随访。

B.孕妇：对组织学诊断为 CINⅠ的孕妇，推荐采用随访而不采用治疗的方式。

②CINⅡ-Ⅲ：A.青春期女性（年龄 13-20 岁）：

a.对于组织学诊断为 CINⅡ-Ⅲ而无其他特异性的青春期和年轻女性，如果阴道镜检查满意，可采用治疗或是以 6 个月为间隔、持续 24 个月的细胞学和阴道镜联合随访的方式。

b.如果组织学诊断为 CINⅡ且有特异性，可以进行治疗但最好采用观察的方式。当组织学诊断为 CINⅢ且具有特异性，或阴道镜检查不满意时，推荐采用治疗的方式。

c.如果阴道镜下见病变加重或细胞学检查结果为 HSIL 或是阴道镜下见高度病变持续 1 年，推荐采用再次活检方式。连续 2 次“上皮内病变或恶性变结果为阴性”，且阴道镜检查正常的青春期和年轻女性可以回归正常的细胞学筛查。

B.孕妇：非妊娠晚期且排除浸润性疾病的孕妇，如果组织学诊断为 CINⅡ-Ⅲ，可采用间隔不超过 12 周的阴道镜和细胞学检测的方式进行随访。只有出现病变加重或是细胞学结果提示浸润癌，才推荐采用重复活检的方式。分娩 6 周以后可以再行评价。只有怀疑浸润癌时，我们才推荐采用诊断性切除术。除非确认浸润癌，否则不采用治疗的方式。分娩 6 周以后推荐采用阴道镜和细胞学结合的方式再行评定。

（4）原位腺癌（AIS）及其处理：

①AIS 的特点：相对于 CINⅡ-Ⅲ来说，原位腺癌非常罕见。原位腺癌常常会往宫颈管内延伸到一个相当的距离，这使得我们很难将其完全切除。原位腺癌常常呈现出多灶性，有“跳跃性病变”（病变不连续）。因此，诊断性切除样本切缘阴性并不意味着已经将病变完全切净。

②AIS 的处理：A.对于诊断性切除术后标本组织学诊断为 AIS，且已经完成生育的患者，最好采用子宫切除术。

B.对于想保留生育功能患者，也可采用保守处理。如果决定保守，而组织切缘受累或是切除的同时颈管内取样检出 CIN 或 AIS，为了增加完全切除病变的可能性，最好采用再次切除的方式。在这种情况下，可采取在第 6 个月宫颈细胞学、HPV DNA 检测、阴道镜检查及颈管内取样相结合的方式做再次评判。

C.对未行全子宫切除者长期随诊。

【随 访】

对于异常细胞学的处理：

1. 不典型上皮细胞（ASC-US）：（1）直接阴道镜检查。（2）每 6 个月 1 次的细胞学随诊，若连续2次阴性可进入常规筛查，只有有一次异常，则予以阴道镜检查。（3）行高危型HPV DNA检测，阳性者行阴道镜检查，阴性者12个月后复查。（4）绝经期妇女细胞学为ASC-US者，如果无雌激素使用禁忌，可使用雌激素1疗程，停药1周后重复细胞学检查。

2. 低度鳞状上皮内病变（LSIL）：细胞学检出LSIL的最佳处理是直接行阴道镜检查以排除CINⅡ及以上病变，未发现病变者于第6、12个月查细胞学或第12个月行HPV DNA检查检测。在阴道镜和活检排除中度不典型增生（CINⅡ）及以上病变后，LSIL和HPV阳性的ASCUS仍同样有较高的CINⅡ、Ⅲ发生风险，故应严密随访，这种情况下最有效的方法是12个月后行HPV DNA检测。

3. 高度鳞状上皮内病变（HSIL）：

（1）发现HSIL首先应行阴道镜检查并同时评价颈管，如阴道镜满意但未发现病灶或组织学证实为CINⅠ及以下病变，应会诊细胞学、阴道镜和组织学结果，如结果不一致或不能会诊应行诊断性锥切。（2）如果阴道镜不满意或组织学证实病变低于CINⅠ应会诊或行诊断性锥切。

第三节 宫颈癌

【概 况】

宫颈癌为最常见的妇科肿瘤，全球每年新发病例50万左右。我国每年新发病例约13万人。

呈现三大趋势：年轻化；早期发现病例增多；鳞癌、腺癌比例改变。

【诊断要点】

1. 临床表现

（1）症状：有或无阴道出血、分泌物增多等症状

（2）体征：①无阳性体征。②局部糜烂、肥大、质地变硬、颈管增粗、肿瘤形态。③其他体征：宫旁改变，盆腹腔其他脏器阳性体征。

2. 辅助检查

（1）实验室检查：①TCT。②阴道镜。③病检（包括颈管诊刮、Leep锥切或ckc等），为鉴别宫颈病变的金标准。④其他检查项目：B超（双肾）、CT、MRI、PET-CT、膀胱镜、肠镜等。

（2）宫颈癌的组织病理学诊断

①病理类型；肿瘤的分化程度；肿瘤浸润深度和范围；淋巴血管间隙是否受累；手术切缘情况。

②组织病理学分级：Gx：分级无法评估；G1：高分化；G2：中分化；G3：低分化或未分化。

3. 临床分期。

（1）分期注意事项：

①两位（含）以上专科医师盆腔检查和临床评估后分期。

② 首次分期不因以后治疗中的其他新发现而改变（包括手术结果、复发等）。

③临床分期存在争议或疑问时，归属较早的期别。

④ⅠA1和ⅠA2期的诊断基于显微镜检查，浸润的深度都不能超过上皮基膜下5mm，水平扩散不超过7mm。静脉和淋巴管等脉管区域受累不能改变分期。超过5mm或肉眼可见的病变为ⅠB，宫体的扩散或淋巴结受累不参与临床分期。

⑤宫旁组织增厚，但为非结节状，并有弹性，与病灶不连续者多为炎性浸润；如增厚为结节状或弹性丧失，使肿瘤与盆壁间距离缩短者，则应列为ⅡB期。因此，只有当宫旁组织为结节状固定于盆壁，或肿物本身扩展到盆壁时，才列为ⅢB期。

⑥Ⅰ期或Ⅱ期的病例，若由于癌的浸润导致输尿管狭窄而出现肾盂积水或肾无功能，均应列为ⅢB期。

⑦膀胱黏膜出现泡状水肿者，不能列为ⅣA期，而是膀胱黏膜下受累的征象。若在膀胱冲洗液中发现恶性细胞，需做进一步的组织学检查确诊，才能考虑列为ⅣA期。

⑧ 意外发现的宫颈癌病例（即术前未诊断，术后发现）不进行分期，不包含在治疗统计中。

（2）宫颈癌分期（见表3–3）。

表3–3　宫颈癌FIGO2009分期

FIGO分期	肿　瘤　范　围
Ⅰ	宫颈肿瘤仅限于子宫（无论有无扩散至宫体）
ⅠA	镜下诊断的浸润性宫颈癌。肿瘤浸润深度<5.0mm，水平浸润不超过7.0mm。脉管浸润、淋巴结状态不影响分期
ⅠA1	浸润深度<3mm，宽度<7mm
ⅠA2	浸润深度3~5mm，宽度<7mm
ⅠB	肿瘤肉眼可见，或镜下诊断时肿瘤范围超过ⅠA2
ⅠB1	肿瘤直径≤4.0cm
ⅠB2	肿瘤直径>4.0cm
Ⅱ	肿瘤超过宫颈，但未侵犯骨盆壁或阴道下1/3
ⅡA	肿瘤未侵犯宫旁组织
ⅡA1	肿瘤直径≤4.0cm
ⅡA2	肿瘤直径>4.0cm
ⅡB	肿瘤侵犯宫旁组织
Ⅲ	肿瘤达到骨盆壁或/和阴道下1/3，或引起肾积水或肾脏无功能
ⅢA	肿瘤侵犯阴道下1/3，但未侵犯骨盆壁
ⅢB	肿瘤侵犯骨盆壁，或引起肾积水或肾脏无功能
Ⅳ	肿瘤侵犯膀胱或直肠黏膜，和/或超出真骨盆范围（出现泡状水肿不是Ⅳ期的依据）
ⅣA	肿瘤播散至邻近器官
ⅣB	肿瘤发生远处转移

注：FIGO2009分期中取消了原位癌（Stage 0，Tis）；将ⅡA期细分为ⅡA1和ⅡA2。

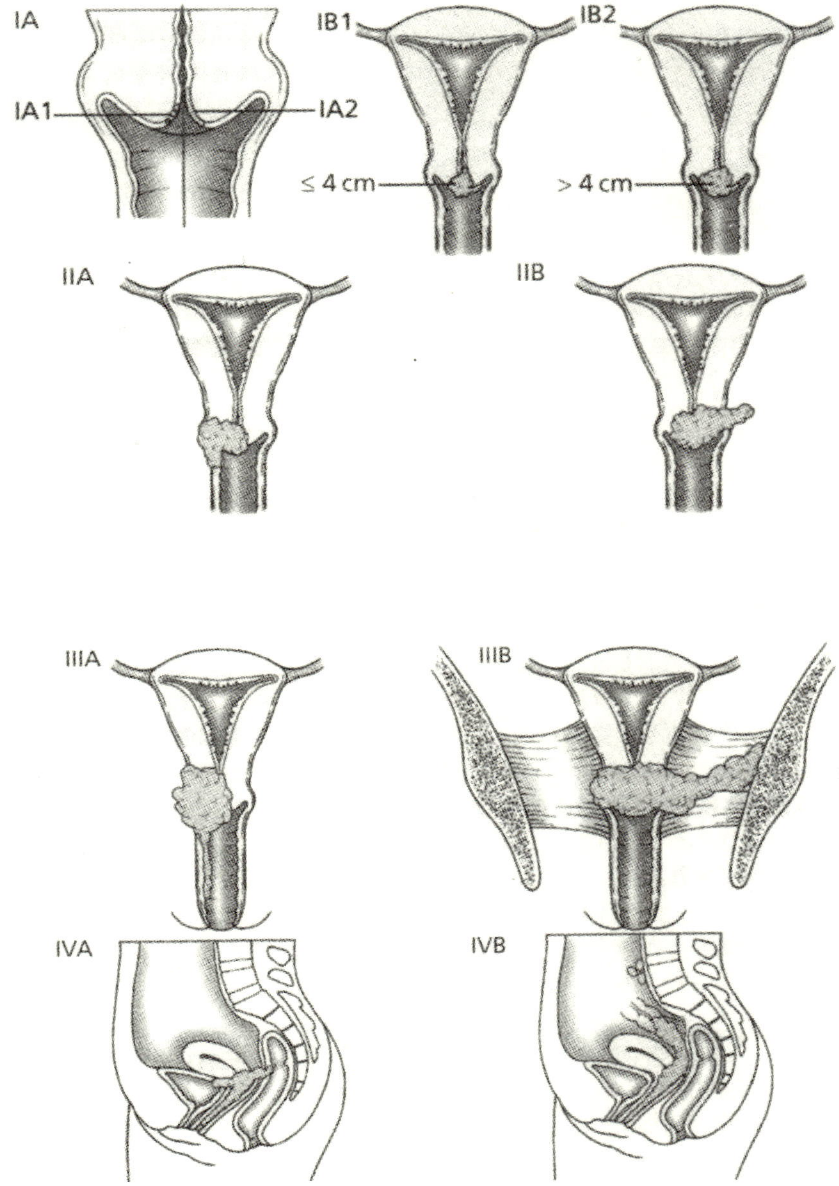

图 3–3

【治 疗】

1. 治疗原则。

把好首次治疗关，实施以手术、放疗为主的治疗；部分病例辅以化疗；遵循诊治指南前提下的个体化治疗：①早期：趋于保守治疗，通常选择手术治疗；②局部晚期（ⅠB2~ⅡB2）：强调综合治疗；③中晚期：（ⅡB~ⅣA）"同步放化疗；④晚期/复发/转移：化疗和/或姑息治疗，注重生活质量。

2. 手术治疗。

（1）争取手术治疗指征；临床早期：Ⅰ期以及部分ⅡA 期；年轻患者；病理检查为高分化、疣状癌、腺癌、腺鳞癌；宫颈残端癌；伴盆腔肿块或明显盆腔炎症不宜放射治疗者；合并妊娠者；对放射治疗不敏感者；放射治疗后中心病灶复发。

（2）手术方式：①宫颈锥切（包括 Leep 和 CKC）；②根治性宫颈切除术；③筋膜外全子宫切除（Ⅰ类）；④改良根治性子宫切除术（次广泛）（Ⅱ类）+盆腔淋巴结切除±腹主动脉旁淋巴结取样；⑤根治性子宫切除术（广泛）（Ⅲ类）+盆腔淋巴结切除±腹主动脉旁淋巴结取样；⑥扩大根治性子宫切除（超广泛）（Ⅳ类）+盆腔淋巴结切除±腹主动脉旁淋巴结取样；⑦盆腔脏器廓清术（前、后、全盆根治术）（Ⅴ类）；⑧LEER/CORT 术式。

注：①临床最常用的为 1~5 种手术方式，因为宫颈癌放疗效果好等原因。②6 项不宜提倡。③7 项多适应于直肠阴道瘘、膀胱阴道瘘、肿瘤未浸润达盆壁的ⅣA 期病例。④8 项国内临床暂时尚未开展。

3. 放射治疗。

（1）基本概念。宫颈癌放射治疗包括腔内放疗（包括组织间插植和粒子植入）和体外照射（包括术中放射治疗）。

①腔内放疗：常用放射源为 192 铱、137 铯、60 钴等。

②体外照射：常用放射源为 60 钴、6MV 或 8MVx 线（直线加速器）。

③根治性放疗：宫颈局部达到肿瘤致死剂量，区域淋巴结预防剂量，区域淋巴结转移或高疑转移病灶缩野补量或适形调强补量至肿瘤致死剂量。

④姑息放疗：控制或消除局部病灶减轻症状为主，兼顾或者不兼顾区域淋巴结。

（2）放射治疗特殊注意事项：

① 近期并发症：骨髓抑制；消化道反应；皮肤粘膜损伤；脏器穿孔；膀胱、直肠反应。

② 远期并发症：放射性肠炎（直肠、乙状结肠、小肠）；放射性膀胱炎：出血、瘘；放射性骨损伤：股骨颈、骨折；放射性脊髓损伤；其他重要脏器损伤：肾、肝、卵巢等。

③ 其他并发症：盆腔纤维化、输尿管梗阻、致癌等。

（3）放射治疗方案。

①总则：可用于各期病例；主要用于中晚期治疗；早期腔内放疗为主，晚期外照射为主；腔内外照密切配合，相互补充；治疗个体化；部分病例同步放化疗。

② 根治性放疗：

A 方案：a 全盆照射+b 腔内放疗+c 盆腔四野外照射。

a. 全盆 DT20~25Gy/2~3W，每次 DT1.8~2.0Gy，每周 5 次；

b. 腔内 A 点总量 30~36Gy，每次 A 点 5~6Gy，每周 1~2 次；

c. 盆腔四野外照射 DT20~25Gy，每次 1.8~2.0Gy，每周 4 次；

B 方案：a 盆腔不规则野外照或四野照射+b 腔内放疗。

a. 盆腔不规则野或四野垂直照射。剂量：盆腔（或 B 点）DT：Ⅰ期 40Gy，Ⅱ期 45~50Gy，Ⅲ期 50~55Gy，每次 DT1.8~2.0Gy，每周五次。

b. 腔内放疗：A 点总剂量 40~50Gy，每次 A 点 5~6Gy，每周 1~2 次，宫颈宫腔各占 1/2。

③姑息性放疗包括：

A.单纯外照射治疗；B.单纯腔内放疗；C.腔内+外照射治疗；D.其他。

④其他放疗方法：

A. 宫颈癌的调强放疗，包括术前调强放疗等。正逐步应用于临床，但有待进一步规范。

B. 肿瘤摧毁量（消除量）：参照点总剂量；根据肿瘤大小及局部情况而定，通常情况下

10~20Gy，每次 10Gy，每周 1 次。参照点：根据肿瘤大小及形态，最多可以插植 3~4 针，通过计算机优化后，等剂量曲线图与肿瘤形态基本相符，常以源旁 1~1.5cm 作为参照点，极个别残留肿瘤孤立病灶，有时以源旁 0.5cm 作参照点。

应特别注意掌握好进针方向与深度，防误入直肠、膀胱、尿道。

C. 阴道表面剂量：总剂量；根据肿瘤大小及病变部位而定，如在外照射和腔内放疗靶区内计量时，要充分考虑邻近组织器官最高放疗耐受量。

具体实施方法：①根据局部情况选择和临时制作不同形状的施源器。②多用阴道全套。③根据病灶部位在前壁或后壁挡铅。④半球多用于孤立残存病灶腔内放疗，平面朝向肿瘤病灶。⑤宽松阴道需两管并列并加套。⑥由宫颈延伸至阴道病灶宜将施源器顶端进入宫颈管，中间部位加套，并选用相应长度的震盈源。阴道表面剂量的参照点：多以源旁 1~1.5cm 为参照点（或以粘膜下 0.5 作为参照点）；剂量分布：总量 24~42Gy，每次 6~8Gy，每周 1 次。实施放疗中，应特别注意：尽可能使剂量分布均匀，防止某一局部剂量重叠形成热点。

4. 化疗。

化疗在宫颈癌治疗中的作用日渐显现，但只作为辅助治疗手段之一，根据化疗所起作用，分为：

辅助化疗：配合手术或放疗，包括术前化疗、增敏化疗、同步化（放）疗、术后化疗等。

姑息化疗：用于晚期或复发转移病例。

根据给药途径分为：区域灌注化疗，全身化疗包括静脉给药、口服给药。

（1）常用药物：铂类、博莱霉素、环磷酰胺类、紫杉醇类：氟脲嘧啶、阿霉素类等。

（2）常用方案：①宫颈常用化疗方案；②复发性子宫颈常用化疗方案

表 3–4　宫颈癌常用化疗方案

<table>
<tr><td colspan="4">鳞癌：</td></tr>
<tr><td colspan="4">PVB 方案</td></tr>
<tr><td>DDP</td><td>60mg/m2</td><td>静滴</td><td>第 1 天（水化）</td></tr>
<tr><td>VCR</td><td>1.4mg/m2</td><td>静注</td><td>第 1 天</td></tr>
<tr><td>BLM</td><td>20mg/m2</td><td>静滴</td><td>第 1、8 天</td></tr>
<tr><td colspan="4">注：每 3 周重复。</td></tr>
<tr><td colspan="4">BIP 方案</td></tr>
<tr><td>BLM</td><td>20mg/m2</td><td>静滴</td><td>第 1~3 天</td></tr>
<tr><td>IFO</td><td>1.2g/m2，格林氏液 500ml</td><td>静滴</td><td>第 1~3 天</td></tr>
<tr><td>Mesna</td><td>400mg（1/5IFO 量）</td><td>静注</td><td>第 1~3 天，0、4、8h 给药</td></tr>
<tr><td>DDP</td><td>50mg/m2</td><td>静滴</td><td>第 1 天（水化）</td></tr>
<tr><td colspan="4">注：每 3 周重复。</td></tr>
<tr><td colspan="4">TP 方案</td></tr>
<tr><td>TEXAL</td><td>135~175mg/m^2</td><td colspan="2">第 1 天</td></tr>
<tr><td>DDP</td><td>60mg/m^2</td><td colspan="2">第 2 天</td></tr>
</table>

腺癌：			
PM 方案			
DDP	25mg/m²	静滴	第 1~3 天（水化）
MMC	10mg/m²	静注	第 1 天
注：每 4 周重复。			
FAP 方案			
5-FU	500mg/m²	静滴	第 1~3 天
ADM	50mg/m²	静滴	第 1 天
DDP	25mg/m²	静滴	第 1~3 天（水化）
注：每 4 周重复。			
TP/TC 方案			
TEXAL	135~175mg/m²		第 1 天
DDP	60mg/m²		第 2 天

表 3-5　复发性子宫颈癌常用化疗方案

方案	药物	剂量	用法	效果
PB	DDP	50mg/m²	iv d1	57.0%
	BLM	30mg/m²	iv d1	
PF	DDP	20mg/m²	iv d1~d5	61.0%
	5-FU	500mg/m²	iv d1~d5	
PE	DDP	60mg/m²	iv d1	67.9%
	EPI	90~100mg/m²	iv d1	
BIP	BLM	30mg/m²	iv d1	52.2%
	IFO	5mg/m²	iv d2	
	DDP	50mg/m²	iv d2	
BEP	DDP	30mg/m²	iv d1，d2	53.0%
	EPI	30mg/m²	iv d1，d2	
	BLM	5mg/m²	iv d1，d2	

化疗毒副反应及并发症主要影响：a. 造血组织；b. 消化系统；c. 泌尿系统；d. 神经系统。其他：过敏、肺纤维化、心脏毒性等。

5. 不同期别宫颈癌治疗选择。

表 3-6 Ⅰ～ⅡA 期的治疗

ⅠA1 期（一）	
手术	锥切（CKC） Ⅰ类手术 Ⅱ类手术（淋巴脉管侵犯）
放疗	单纯腔内放疗 术后盆腔照射（具高危因素者，但对 LVSI 有争议）
化疗	主要用于具高危因素者考虑加用同步化疗（同上）

ⅠA1 期(二)		
	无淋巴脉管间隙浸润	有淋巴脉管间隙浸润
无生育要求	筋膜外子宫全切	次广泛+盆腔淋巴结切除（2B 级）
有生育要求	锥切→切缘阴性→观察 锥切→切缘阳性→进一步治疗	宫颈广泛切除+盆腔淋巴结切除
无法手术切除子宫	放射治疗	放射治疗

ⅠA2 期（一）	
手术	根治性宫颈切除 Ⅱ类或Ⅲ类
放疗	根治性放疗 盆腔术后外照射（具高危因素者） 单纯腔内放疗或单纯盆腔外照射：用于极个别高龄患者姑息治疗 阴道残端腔内放疗（切缘阳性）
化疗	同步化疗（具高危因素者）

ⅠA2 期(二)	
要求生育者	根治性宫颈切除±盆腔淋巴结切除±主动脉旁淋巴结取样
无生育要求者	广泛+盆腔淋巴结切除±主动脉旁淋巴结取样
不宜手术者	腔内±外照射

ⅠB1 期~ⅡA1 期 （一）	
手术	根治性宫颈切除术±腹主动脉旁淋巴结取样 Ⅱ类或Ⅲ类±腹主动脉旁淋巴结取样
放疗	术前腔内放疗：具明显肿瘤形态者 根治性放疗或姑息放疗 术后盆腔外照射：具高危因素者 术后阴道残端腔内放疗（切缘阳性）
化疗	基于顺铂的术前同步化疗：具明显肿瘤形态者，与放疗同时进行 基于顺铂的术前化疗：具明显肿瘤形态 术后化疗：盆腔外照射±同步化疗或不宜外照射病例的术后化疗
保留卵巢	<45 岁，未绝经，鳞癌

ⅠB2 期~ⅡA 期 ㈡	
手术	Ⅲ类常规主动脉旁淋巴结取样 极个别Ⅳ类 个别腔内+外照射+周期顺铂化疗后的全宫切除
放疗	术前腔内放疗：包括组织间插植 根治放疗或姑息放疗 术后盆腔外照射（具高危因素） 阴道残端腔内放疗（切缘阳性）
化疗	基于顺铂的同步化疗 基于顺铂的术前化疗 基于顺铂的术后化疗（有争议）

(1) ⅡB 期~ⅣA 期的治疗：

以同步放化疗为主，个别病例通过治疗后降低期别，选择Ⅲ类或Ⅳ类手术，甚至Ⅴ类手术。

(2) ⅣB 期的治疗：化疗为主，配合姑息性局部治疗。

(3) 术后治疗：对于盆腔淋巴结阳性、切缘阳性、宫旁浸润者需予以盆腔外照射+同期顺铂化疗±阴道腔内放疗。

(4) 腹主动脉淋巴结阳性的处理：经腹部 CT 或 PET-CT 等影像学检查，对可疑部位淋巴结切除或取活检：①淋巴结有癌转移，但无远处转移时，给予盆腔外照射+主动脉旁外照射+顺铂同期化疗，酌情配合腔内放疗；②同时有远处转移者则给予全身化疗并酌情个体化放疗；③如未发现淋巴结转移，则予以同步放化疗；④盆腔和腹主动脉旁淋巴结均为阳性时，处理方法同①，即盆腔外照射+主动脉旁外照射+化疗；⑤如行手术切除可疑淋巴结，术后要复查影像学检查，以确定切除的彻底性。

6. 其他治疗：包括：热疗；中医中药治疗；生物治疗。

【随访】

宫颈癌治疗后应定期随访，分别于出院后 1 个月、2~3 个月、半年复查一次，1 年后改为半年至

1 年复查一次，至少 5 年。复查内容为细胞学检查、B 超、血常规等，术后复查应特别注意阴道残端及阴道旁，放疗后则应坚持阴道冲洗。

第四节　子宫内膜癌

【概 述】

子宫内膜癌是原发于子宫内膜的上皮性恶性肿瘤，是女性生殖道三大恶性肿瘤之一，占女性生殖道恶性肿瘤 20%–30%。随着肥胖及高龄人群增加，近年来发病率不断上升。目前认为子宫内膜癌有两种发病类型。Ⅰ型是雌激素依赖型，其发生可能是无孕激素拮抗的内外源性雌激素导致子宫内膜增生进而发展为癌。临床上主要见于无排卵性疾病（无排卵性功血、多囊卵巢综合症）、分泌雌激素的肿瘤（颗粒细胞瘤、卵泡膜细胞瘤）、长期服用雌激素的绝经后妇女以及长期服用他莫昔芬的妇女，主要表现为肥胖、高血压、糖尿病、不孕或不育及绝经延迟。病理类型为子宫内膜样腺癌，肿瘤分化较好，雌孕激素受体阳性，预后好，占 80%–90%。Ⅱ型是非雌激素依赖型，多见于老年体瘦女性，病理类型特殊，如子宫内膜浆液性乳头状癌、透明细胞癌、腺鳞癌、粘液腺癌等。肿瘤分化差，雌孕激素受体阴性，预后差，占 10%–20%。

【诊断要点】

1. 临床表现。

（1）症状：主要为阴道流血及分泌物增多，腹部扪及肿块等病史。对于绝经后阴道流血、围绝经期月经紊乱患者，要排除子宫内膜癌可能性后再对症处理。有高危因素如肥胖、不孕、绝经延迟、长期服用雌激素、他莫昔芬、有乳腺癌、子宫内膜癌家族史者要密切随诊。

（2）体征：肥胖，妇查子宫增大。

2. 辅助检查。

（1）B 超：主要了解子宫大小、宫腔有无赘生物、子宫内膜厚度及肌层情况，绝经前妇女如子宫内膜厚度>12mm 或绝经后妇女子宫内膜厚度>5mm 要重视。

（2）MRI 或 CT　了解子宫肌层浸润深度、宫颈有无累及，盆腹腔淋巴结情况及远处是否转移。

（3）分段诊刮及颈管搔刮　明确病理诊断，了解宫颈是否受累，但具有一定假阳性和假阴性。

（4）宫腔镜检查：能直视宫腔病灶及宫颈管的情况，准确定位病变的部位及范围，避免漏诊，但宫腔镜检有一定风险性，有可能使癌细胞全腹腔扩散。

（5）CA125　可判断是否有子宫外播散，作为子宫内膜癌预后的检测指标，可作为随诊时复查指标。

3. 临床分期（见表 3–7）。

表 3-7 FIGO，2009 年子宫内膜癌手术病理分期

Ⅰ期★	肿瘤局限于子宫体
ⅠA	肿瘤浸润深度<1/2 肌层
ⅠB	肿瘤浸润深度<1/2 肌层
Ⅱ期★	肿瘤侵犯宫颈间质，但无宫体外蔓延★★
Ⅲ期★	肿瘤局部和（或）区域扩散
ⅢA	肿瘤累及浆膜层和（或）附件
ⅢB	阴道和（或）宫旁受累
ⅢC	盆腔淋巴结和（或）腹主动脉旁淋巴结转移#
ⅢC1	盆腔淋巴结阳性
ⅢC2	腹主动脉旁淋巴结阳性伴（或不伴）盆腔淋巴结阳性
Ⅳ期★	肿瘤侵及膀胱和（或）直肠粘膜，和（或）远处转移
ⅣA	肿瘤侵及膀胱和（或）直肠粘膜
ⅣB	远处转移，包括腹腔内和（或）腹股沟淋巴结转移

注：★包括 G1、G2、G3。★★ 仅有颈管内膜腺体受累属Ⅰ期。# 细胞学阳性需另行报告，不改变分期。

【治 疗】

1. 治疗原则。

子宫内膜癌治疗以手术为主，辅以放疗、化疗、激素治疗，根据患者全身情况、病变期别、组织学类型制定个体化治疗方案。手术方式可采取开腹或腹腔镜，经阴道或机器人手术。分期手术包括留取腹盆腔冲洗液进行细胞学检查，全面探查腹腔内脏器，对可疑病变取样送病理检查，子宫及双附件切除，盆腔及腹主动脉旁淋巴结切除或取样。

2. 不同期别子宫内膜癌的治疗选择。

（1）Ⅰ期：患者肿瘤局限于子宫体。

①无手术禁忌症者，行腹腔细胞学检查+全子宫+双附件+盆腹腔淋巴结切除（或取样）。

②需要保留生育功能者行可选择孕激素治疗。

③有手术禁忌症者行放疗。

④完成手术分期的Ⅰ期患者后续治疗需根据有无高危因素决定，高危因素包括：年龄>60 岁，淋巴脉管间隙浸润，宫颈腺体浸润，子宫下段病变等。

ⅠA 无高危因素，观察。

ⅠA 有高危因素，G1 观察，G2G3 观察或放疗。

ⅠB 无高危因素，G1G2 观察，G3 观察或放疗。

ⅠB 有高危因素，G1G2，可观察或放疗，ⅠBG3 有高危因素，可观察或放疗+化疗。

（2）Ⅱ期：宫颈受侵（宫颈搔刮或 MRI）

①无手术禁忌症患者行腹腔细胞学检查+子宫广泛切除+双附件切除+盆腹腔淋巴结切除术+盆腹腔探查或先行放疗（A 点剂量 75-80GY）再行子宫切除+双附件切除+腹主动脉旁淋巴结切除术。

②有手术禁忌症患者行放疗+孕激素治疗。

③完成手术分期后的Ⅱ期患者。如为 G1G2，盆腔放疗。如为 G3，盆腔放疗±化疗。

（3）Ⅲ期、Ⅳ期：肿瘤扩散至子宫外（MRI、PET-CT）。

①无手术禁忌者行腹腔细胞学检查+子宫切除+双附件切除±盆腹腔淋巴结切除+减瘤术，无法切除干净者行姑息手术。

②有手术禁忌者行化疗+放疗。

③完成手术后患者行化疗+放疗。

（4）特殊类型子宫内膜癌（浆液性乳头状癌、透明细胞癌、癌肉瘤）。

①无手术禁忌者行腹腔细胞学检查+子宫切除+双附件切除+盆腹腔淋巴结切除+大网膜切除+腹膜表面活检+减瘤术。

②术后如为ⅠA 期无肌层浸润，观察或化疗+盆腔放疗。术后如有肌层浸润以上期别者行化疗+放疗。

（5）不全手术分期后的治疗。

①ⅠAG1G2，先行影像学检查，如阴性可观察或放疗，如阳性再次手术分期。

②ⅠAG3、ⅠB、Ⅱ期以上可直接行再次手术分期，也可先行影像学检查，如阴性可放疗，如阳性行再次手术分期。

（6）复发患者的治疗。

与复发位置、既往是否接受过放疗相关。

①影像学检查无远处转移的局部复发。

A.复发位置未接受放疗，可行手术+放疗+化疗或放疗+化疗。

B.复发位置既往接受过放疗，手术切除±术中放疗+化疗±激素治疗。

②播散性病灶。

A.G1 或无症状或 ER/PR+可行激素治疗，继续进展则行化疗，化疗后再进展则支持治疗或临床试验。

B.有症状或 G2、G3 或巨块病灶则行化疗+姑息放疗，如进展则支持治疗或临床试验。

（7）保留卵巢功能的治疗。

病理学检查为子宫内膜样腺癌 G1、肌层侵犯小于 1/2、腹腔细胞学阴性、无淋巴脉管间隙浸润、无子宫外扩散、非特殊类型、年龄<40 岁，强烈要求保留卵巢功能者可考虑保留卵巢。

（8）保留生育功能的治疗。

病理学检查为子宫内膜样腺癌 G1、年龄<40 岁、未生育、强烈要求生育、无药物治疗或妊娠禁忌、治疗前咨询生殖医学专家、雌孕激素受体阳性、病灶局限于子宫内膜、影像学无可疑转移灶、CA125 和 CEA 正常，可采用保留生育功能的治疗。常用药物：甲地孕酮 160mg/天；醋酸甲羟孕酮 400-600mg/天；左炔诺孕酮宫内缓释系统。子宫内膜正常后，鼓励尽早妊娠，完成生育后或孕激素治疗后病变进展则行腹腔细胞学检查+全子宫+双附件+盆腹腔淋巴结切除（或取样）。

（9）放疗。

（1）术前腔内放疗全量后休息 8-12 周手术。

（2）有手术禁忌者行腔内放疗+体外照射。

(3) 术后有高危因素患者（ⅠAG3、ⅠB 期以上、特殊病理类型）行盆腔放疗±腹主动脉旁放疗。

(10) 化疗。

为晚期、复发及早期有高危因素患者（特殊病理类型患者、ⅠBG3、脉管间隙受侵）的治疗。化疗方案：有高危因素早期患者行 2–4 疗程，晚期复发患者行 4–6 疗程化疗。

化疗方案：AP 方案　DDP 50–60mg/m2，ADM 50–6060mg/m2；TP 方案　T 175mg/m2 ，P 70mg/m2 其它

(11) 激素治疗。主要用于子宫内膜不典型增生、要求保留生育功能患者、子宫内膜样腺癌 G1 年轻患者、子宫内膜癌晚期以及无法接受手术的复发患者。

(12) 雌激素替代治疗。仍有争议，对子宫内膜样腺癌Ⅰ期患者充分沟通后采用选择性雌激素受体调节剂（雷诺昔芬商品名为易维特）比普通雌激素更合理，但对吸烟、有乳腺癌病史、中风者不用雌激素替代治疗。

【随访】

治疗后应定期随访，75%–95%复发在术后 2–3 年内。随访内容包括详细询问病史、盆腔检查、阴道细胞学涂片、胸部 X 线摄片、血清 CA125 检测等。必要时可作 CT 及 MRI 检查。一般术后 2–3 年内每 3 个月随访一次，3 年后每 6 个月 1 次，5 年后每年 1 次。

第五节　子宫平滑肌瘤

一、普通平滑肌瘤

【概 述】

子宫平滑肌瘤。为女性生殖器官最常见的良性肿瘤，也是人体最常见的肿瘤之一。其成分以平滑肌细胞增生为主，其间有少量纤维结缔组织。也可简称为子宫肌瘤。子宫平滑肌瘤是一种激素依赖性肿瘤。雌激素是促使肌瘤生长的主要因素，其长期持久的刺激，且无孕激素对抗或对抗不足时关系更大，其次是生殖因素、遗传因素、肥胖因素等。

【病理改变】

1. 大体观。肿瘤可发生在浆膜下、肌壁间或黏膜下、单发或多发、为圆形边界清楚的大小不一的结节状肿瘤。切面灰白色编织样，质地较硬、均匀，部分可发生黏液样变、透明变性及钙化、出血、红色变性、坏死、液化及囊性变等继发性变化。

2. 镜下观。肿瘤由分化较好的、近似正常平滑肌细胞的细胞构成，瘤细胞呈束状交错排列，方向紊乱，无规则性。瘤细胞间少量纤维和血管组织。

【诊断要点】

1. 临床表现。

(1) 症状：

①我国妇女肌瘤患病的高峰年龄为 40–50 岁。子宫出血为最常见症状。表现为月经过多、经期延长、周期缩短或阴道不规则流血，多见于黏膜下肌瘤及大的肌壁间肌瘤。

②腹部肿块。子宫超过 3 个月妊娠大小或位于子宫底部的浆膜下肌瘤可从腹部触及。

③白带增多 子宫黏膜下肌瘤或宫颈黏膜下肌瘤均可引起白带增多。合并感染可有脓性白带，如有溃烂、坏死、出血时可有血性或脓血性恶臭的阴道排液。

④压迫症状。肿瘤压迫膀胱可产生膀胱刺激症状，表现为尿频、尿急；压迫直肠可产生盆腔后部坠胀感，大便不畅；肌瘤向侧方发展嵌入盆腔内压迫输尿管使上尿路受阻，形成输尿管扩张甚至肾盂积水。

⑤疼痛。多见于特殊部位的肿瘤或肌瘤有继发病变或并发症时。

⑥不孕和流产。可能因肌瘤压迫输卵管，或使宫腔变形引起。

⑦循环系统症状。长期月经过多，可造成继发性贫血，严重者可有贫血性心脏病。巨大的子宫肌瘤可合并红细胞增多症而出现各种症状。

（2）体征：子宫肌瘤的体征决定于肌瘤的大小、数目、位置以及有无退行性变、合并症等。

2. 辅助检查。

根据病史、症状体征，诊断多无困难。但对症状不明显或囊性变的小肌瘤有时诊断困难。但可借助辅助检查如 B 超、CT、宫腔镜、腹腔镜、子宫输卵管造影。

（1）B 超：可测出子宫大小及形状，肌瘤可显示出低回声区，并可排除因妊娠而增大的子宫及确定肌瘤是否合并妊娠。B 超可了解肌瘤的血流，如血流丰富，肌瘤可生长快或有恶变可能。

（2）探宫腔及诊断性刮宫：通过探宫腔深度及宫腔变形或宫腔结节不平，可诊断黏膜下肌瘤。诊断性刮宫能排除子宫内膜的病变。

（3）X 线检查。

① 下腹平片对诊断子宫肌瘤钙化有一定价值。

② 子宫输卵管碘油造影：对诊断子宫黏膜下肌瘤有一定价值，可见到宫腔内有充盈缺损。

（4）宫腔镜检查：通过宫腔镜可在直视下观察宫腔内情况，而且可通过宫腔镜直视下摘除黏膜下肌瘤。

（5）腹腔镜检查：能清楚辨认子宫肌瘤，即使示较小的浆膜下肌瘤。

【治 疗】

1. 治疗原则：子宫肌瘤的治疗，必须根据：①肌瘤大小及部位；②有无症状；③患者年龄及生育要求；④最近发展情况及并发症；⑤诊断是否明确。

2. 非手术治疗。

（1）保守治疗。 若肌瘤小无症状，通常不需治疗；近绝经年龄患者，肌瘤中等大小（小于 3 个月妊娠大小），位于浆膜下或肌层内，诊断明确，且无月经过多或不规则出血等症状，可暂时观察，不予处理，等待绝经后自然萎缩或消失。每 3–6 月随访 1 次，内容包括常规妇检，B 超检查子宫及附件，血常规等。如在观察中发现患者有月经增多倾向，估计至绝经尚有多年，则仍以手术为宜。

（2）药物治疗。

①雄激素。雄激素可抑制肌瘤的发展，对子宫肌瘤伴发的子宫出血效果更明显。常用药物为甲基睾丸素，每日 5–10mg，舌下含服；或经期注射丙酸睾丸酮以减少出血，每月剂量不超过 300mg；此外，长期大剂量使用雄激素对心血管系统、糖代谢、肝功能等有不利影响，不宜长期使用。

②孕三烯酮（内美通）。孕三烯酮有中度抗雌激素作用和较强的抗孕激素活性作用，抑制垂体分泌 FSH 和 LH，使内源性雌激素水平下降，临床上称之为假绝经疗法。其用法是自月经第一天开始，每次口服 2.5mg，每周 2 次，持续 3-6 月。月经停止后也可减量至 1.25mg，每周 2 次。亦可 5mg，每周 2 次，放置阴道。

③促性腺激素释放激素激动剂（GnRH-a） GnRH-a 其分子结构的改变增加了与 GnRH 受体的亲和力，对垂体引起降调节反应，使 FSH 和 LH 水平下降，其治疗肌瘤的效果是可逆的。常用药物：亮丙瑞林 3.75mg，肌注，每日 1 次。

④达那唑。达那唑具有弱雄激素作用和较强的抗雌激素活性，抑制下丘脑-垂体功能，使 FSH 和 LH 水平降低，从而抑制卵巢功能。用法是每日 400mg 连服 3-6 个月，如症状不缓解，可逐渐加至 600-800mg/d。长期服用应注意检测肝肾功能及心脏功能。

⑤米非司酮。米非司酮为孕激素受体拮抗剂。用法：每日口服 25-50mg，连服 3-6 个月。

3. 手术治疗。

手术是子宫肌瘤目前最常用的治疗方法。其适应症为：①有明显症状，如不规则出血、月经过多伴有继发性贫血者、或因肌瘤压迫引起的疼痛或尿潴留者等；②肌瘤超过 3 个月妊娠大小，不易萎缩；③肌瘤变性、生长过快或有恶变可能；④黏膜下肌瘤，特别是已突出于宫颈口者；⑤宫颈肌瘤；⑥肌瘤有蒂扭转或发生感染时（但需先控制感染）；⑦年轻妇女尚未生育者，如肌瘤大小超过 4cm，应行肌瘤剔除，以免影响妊娠；⑧诊断不明确，有卵巢瘤可能者。手术方法有以下几种：

（1）子宫肌瘤摘除术。适用于年龄 45 岁以下需保留子宫或保留生育功能的患者。禁忌症：①合并盆腔感染者；②怀疑有恶变者。术前需排除宫体和宫颈癌前病变或癌。子宫肌瘤摘除术主要风险在于出血，日后妊娠应警惕子宫破裂或胎盘植入，终止妊娠以剖宫产为宜。

子宫肌瘤摘除的途径有：

①经宫腔镜肌瘤摘除。适应于子宫黏膜下肌瘤，子宫肌壁间肌瘤有部分突向宫腔者以及宫颈肌瘤。

②经腹腔镜肌瘤剔除。可用于浆膜下或部分肌壁间的肌瘤，及阔韧带肌瘤。

③经阴道穹窿切开，剔除子宫浆膜下或肌壁间肌瘤。

④经腹式肌瘤摘除术。

（2）子宫切除术。适用于肌瘤较大，子宫大于 3 个月妊娠大小，症状明显，经药物治疗无效，不需要保留生育功能，或疑有恶变者，卵巢保留与否根据患者的年龄以及卵巢的情况而定。保留卵巢时，为避免输卵管将来发生积水，可以切除，但需注意保持卵巢血运良好。

①手术范围有部分子宫切除（或称阴道上子宫切除）和全部子宫切除。部分子宫切除的优点是手术简单，危险性小，但遗下的宫颈残端，将来仍有发生癌瘤机会，且处理较为难；同时宫颈残端因血运和淋巴引流受阻，也易使慢性炎症加重，故不如手术时一并切除宫颈为好。次全子宫切除术的适应症：①40 岁以下年轻妇女自愿保留宫颈者；②盆腔严重粘连切除宫颈困难者；③患有严重内科并发症不能耐受时间较长的全子宫切除术者；④一般情况危急，需要争取时间抢救者。术前需排除宫颈上皮内瘤样病变或早期浸润癌，术后应对患者宫颈进行监护。

②全子宫切除途径有经腹、经腹腔镜和经阴道三种。一般以经腹部切口进行手术为主。

经阴道全子宫切除术适应证多限于经产妇，子宫小于或等于 12 孕周，子宫脱垂，无前次盆腹腔手术史；无附件病变；不需探查或切除附件者。禁忌证为盆腔恶性病变，有广泛盆腔粘连的子宫内膜异位症和盆腔炎，较大和位置较低的宫颈肌瘤，阔韧带肌瘤，伴有较大的有粘连的附件包块（大于

6cm)，宫底高度超过脐部，阴道极度狭窄。

一般适合切除子宫的妇科良性病变，均可在腹腔镜下行子宫切除术，尤其是合并附件良性病变，子宫内膜异位症和盆腔粘连者。但对于绝大多数妇科恶性肿瘤，子宫过大，合并较严重的内科疾病以及因病情需要快速切除子宫者不宜选择腹腔镜子宫切除术。

4. 介入治疗。

子宫动脉栓塞术（UAE）的适应症基本与手术指征相同，其禁忌症包括合并严重的内科疾病，妇科急慢性炎症，碘过敏阳性者，对希望保留生育能力者应慎重选择 UAE。

5. 放射治疗。

放射治疗用于子宫肌瘤，主要是指以射线照射卵巢使之功能丧失达到人工绝经即“放射去势”。40 岁以上的妇女所需照射剂量为 600-800cGy。目前罕见使用，偶尔用于药物治疗无效且有手术禁忌证者。

6. 消融术。

适用于黏膜下肌瘤或肌壁间突向黏膜下肌瘤，肌瘤直径最好在 2-5cm，并须排除子宫或卵巢的恶性肿瘤疾病，以免肿瘤细胞扩散或转移。

7. 聚焦超声治疗。

高强度超声聚焦的超声波直接作用于瘤体后，造成子宫肌瘤组织的凝固性坏死，从而阻止肿瘤的生长，甚至使其萎缩或消失，进而缓解子宫肌瘤引起的症状和体征，在保留子宫的同时达到治疗子宫肌瘤的目的。其适应证为：①肌瘤血供不丰富，生长缓慢；②位于子宫前壁；③单个肌瘤，肿瘤直径 4-6cm；④无手术史；⑤无生育要求；⑥腹壁较薄。

8. 妊娠合并子宫肌瘤的处理。

妊娠合并子宫肌瘤的处理应根据妊娠月份、肌瘤大小、临床表现等因素而定。

(1) 妊娠早期子宫肌瘤的处理。妊娠早期对肌瘤的干预易导致流产，故孕早期对子宫肌瘤不宜任何干预。如肌瘤很大，估计继续妊娠出现并发症的机会较多，且患者要求人工流产则可先终止妊娠短期内行肌瘤摘除术或人工流产同时行肌瘤摘除术。

(2) 妊娠中期子宫肌瘤的处理。

①肌瘤直径小于 6cm，且无症状者：定期产前检查，绝大多数不需特殊处理。

②肌瘤直径大于 6cm，建议患者卧床休息及止痛剂保守治疗，密切监测肌瘤大小和质地。

(3) 妊娠晚期子宫肌瘤的处理　小型子宫肌瘤可不予处理。如肌瘤 ≥8cm，但无症状可等到足月后座剖宫产，同时行肌瘤摘除术。

(4) 分娩期子宫肌瘤的处理　。

①不阻塞产道时，可经阴道分娩，产程中注意子宫收缩、补充能量、严密监测胎儿宫内情况。产后适时宫缩剂应用，预防产后出血。

②阻塞产道时需择期剖宫产术。

(5) 产褥期子宫肌瘤的处理。

产褥期应用足量宫缩剂和抗生素，预防产后出血及感染，一般不主张在产褥期性肌瘤剔除或子宫切除术。

(6) 妊娠合并子宫肌瘤红色变性的处理。大多数妊娠期子宫肌瘤红色变性的患者经过保守治疗，可以安全地度过妊娠期至孕足月。保守治疗包括卧床休息、纠正水电解质失调、支持治疗，适当应用镇静剂和止痛药，减轻疼痛刺激。适当使用宫缩抑制剂如静滴硫酸镁、口服沙丁胺醇（舒喘宁）；主张抗感染治疗。如保守治疗无效、临床症状加重、高热不退、剧痛、应考虑手术治疗。妊娠早期，原则上行人工流产。妊娠中期行子宫肌瘤剔除术。尽量减少术中出血，强调注意不要剪掉肌瘤周围的子宫肌壁肌层组织，保留富余的组织。术后应用子宫收缩抑制剂，预防早产，一般术后可继续妊娠。

(7) 妊娠期带蒂浆膜下肌瘤扭转的处理。疑诊肌瘤蒂扭转，应立即行剖腹探查术，术中行肌瘤切除术。术后给予镇静剂、预防流产和早产，同时给予抗生素预防感染。

二、特殊类型的平滑肌瘤

【概 述】

1. 子宫交界性平滑肌瘤。子宫交界性平滑肌瘤（uterine borderline leiomyoma）是介于良性平滑肌瘤和平滑肌肉瘤之间的一种肿瘤。病理是其诊断的金标准。不同于良性子宫肌瘤的是：肿瘤细胞可带有异型性、核分裂象等非良性特征，但又不具有中重度核异型性+大量核分裂象+凝固性坏死的典型恶性特征。根据镜下细胞丰富程度、细胞异型程度及核分裂象三项细胞学特征将其分为富细胞性、不典型平滑肌瘤、核分裂活跃的平滑肌瘤、上皮样平滑肌瘤/平滑肌母细胞细胞瘤/透明细胞平滑肌瘤、不能确定恶性潜能的平滑肌肿瘤。

2. 静脉内平滑肌瘤病。静脉内平滑肌瘤病（intravenous leiomyomatosis，IVL）是指生长于静脉内的一种平滑肌瘤，亦可发生于淋巴管内，故又称为脉管内平滑肌瘤病，是比较罕见的一种特殊类型子宫平滑肌瘤病。其组织学表现为良性肿瘤，但其生长方式可局限于子宫肌层的静脉内，亦可沿着子宫肌层静脉或盆腔静脉向宫外生长，也可通过卵巢动静脉或宫旁静脉延伸到下腔静脉，甚至到右心房、右心室，引起血流（心肌）机械性梗阻，导致死亡。

3. 转移性平滑肌瘤。良性转移性平滑肌瘤（benign metastasizing leiomyomas，BML）是指发生于于育龄妇女的一种生长缓慢的良性疾病，多转移至双肺，发病率不高。病情较为缓慢，预后较平滑肌肉瘤好。

4. 子宫肌瘤恶变。子宫肌瘤恶变为子宫肌瘤的恶性转变，来源于子宫平滑肌细胞，是罕见的妇科恶性肿瘤，多见于年龄较大的妇女。肌瘤在短期内迅速长大或伴有不规则阴道出血者应考虑肌瘤恶变。

【治 疗】

1. 子宫交界性平滑肌瘤以手术治疗为主，特殊情况下可保留附件，除肌瘤剔除，不清扫淋巴；静脉内平滑肌瘤是手术彻底切除病灶，一般不宜行保守性手术；转移性平滑肌瘤首选手术抗雌激素治疗；子宫肌瘤恶变治疗原则同子宫肉瘤。

2. 肌瘤恶变的临床分期和治疗原则同子宫平滑肌肉瘤，以手术治疗为主，辅助以化疗、放疗和激素等综合治疗。

手术治疗方面：如确诊子宫肌瘤恶变，原则上行全子宫加双附件切除、盆腔淋巴结及腹主动脉旁淋巴结清扫。临床Ⅰ期患者可考虑行全子宫加双侧附件切除，而不行淋巴清扫。对于希望保留卵巢的患者：绝经前期的肌瘤恶变、其别较早、卵巢无转移的患者，可保留单侧或者双侧卵巢。对于年轻希望保留生育功能的妇女，如肿瘤体积较小、包膜完整、恶性程度较低、并在充分知情的条件下，可考虑保留子宫和双侧附件。

肉瘤有早期血行转移的特点，因此术后辅助全身化疗对于预防肉瘤全身转移尤为重要。目前多采用以铂类为主的联合化疗，如 PAD 方案（顺铂、阿霉素、氮烯米胺）。对于晚期（III、IV 期）患者，全身化疗可明显改善预后和降低肺转移，因此，对晚期患者或复发患者均应采用联合化疗。

对于肉瘤表达雌激素和孕激素受体的患者，可采用高效孕激素辅助治疗，如醋酸甲羟孕酮 200-600mg，每日 1 次，连用 3-6 月。

【随 访】

切需密切随访，尤其行肌瘤剔除患者，术后 1 年内每 1~2 月一次，2 年内 3~4 月一次，至少随访 5 年以上。

第六节　子宫肉瘤

【概 述】

子宫肉瘤是一组来源于子宫间质、结缔组织或平滑肌的恶性肿瘤，具有多种不同的组织学形态和生物学活性，临床少见，恶性程度高。其病因迄今不明，发病的高危因素有盆腔放疗史、种族和生育史。

1. 常见的病理组织学类型。

（1）子宫内膜间质肉瘤（endometrial stromal sarcomas）。

子宫内膜间质主要分为以下两种类型：

①高度恶性宫内膜间质肉瘤（High-Grade 间质肉瘤）。

大体所见，常见于宫底内膜，质软、广基息肉状或分叶状或纽扣状、突入宫腔，表面光滑或破溃而继发感染。同时子宫肿大，75%累及基层，甚至累及盆壁静脉或周围组织。切面外翻鱼肉样，黄色，出血坏死明显及囊状裂隙，肌层和子宫外盆腔血管内有蚯蚓样瘤栓。易局部和血行转移。

镜下所见：通常有两种类型。

一是同源型间质肉瘤（homologous type）最常见。细胞丰富致密，均一形态的大细胞，核分裂一般 10/10HPF 以上。

②多形型间质肉瘤（polymorphic type）瘤细胞明显异型性，细胞核大小、形态差异很大，常有单核或多核瘤巨细胞出现。

③低度恶性子宫内膜间质肉瘤（淋巴管内间质肉瘤）。

大体所见：与高度恶性子宫内膜间质肉瘤相似。

镜下所见：细胞形态与前者相同，但肿瘤扩散累及肌层淋巴管，或穿入裂隙中，但不破坏肌层，无坏死，细胞形态比较一致，预后较好。患者年龄一般较轻，转移少，手术切除预后好。

通常子宫内膜间质肿瘤弥漫性表达 a-平滑肌肌动蛋白、ER、PR，未分化子宫内膜间质肉瘤缺少 ER 和 PR 表达，但高度表达 EGFR。

（2）子宫平滑肌肉瘤（Leiomyosarmas）。

①大体所见：肿瘤多为单个，体积较大，平均直径 8-10cm。肿瘤质地较软，边界不清，不能完整剔除。切面呈灰白色或粉红色，鱼肉样或脑髓样，可有出血、坏死或囊性变。子宫平滑肌肉瘤可位于子宫黏膜下、肌壁间、浆膜下或阔韧带内，比肌瘤质地软脆，继发性平滑肌肉瘤多为结节状。

②镜下所见：瘤细胞常浸润正常宫壁组织，并累及血管或淋巴管。

(3) 混合型上皮和间叶肿瘤。

①恶性中胚叶混合瘤（癌肉瘤）是一种含有恶性的上皮成分和恶性的间质成分，既同时含有癌和肉瘤成分的肿瘤。多见于老年人，可发生于放射治疗后。

大体所见：肿瘤较大，多带蒂的息肉状突入宫腔，也可突向阴道，肿瘤质软，切面灰黄色，早期累及肌层或淋巴管，很快累及小骨盆内的组织及器官，发生腹膜及纵隔淋巴结转移较早，易发生肝、肺转移，预后很差。

另有一种少见而恶性程度高的肉瘤，多发生于幼女，来自子宫颈内膜，向阴道上段生长。肿瘤带有长蒂，远端呈透明质软的圆形膨大，形似葡萄，成为葡萄状肉瘤。

②腺肉瘤（mullerian adenosarcoma）肿瘤由间叶成分及上皮样成分组成，但只有间叶成分显示恶性特征，上皮成分组织表现及生物学行为均显示良性。多见于绝经后妇女，术后多数复发。

③癌纤维瘤。由恶性上皮成分与良性间叶成分混合组成的肿瘤，极少见。

2. 转移途径。子宫肉瘤的转移途径主要为血行播散。不同组织学类型的子宫肉瘤其转移途径有明显差别。子宫恶性苗勒管混合瘤以局部蔓延和淋巴结转移为主；子宫内膜间质肉瘤趋于向宫旁、阔韧带以及附件区扩散；子宫平滑肌肉瘤则更容易发生肺转移。

【诊断要点】

1. 临床表现。

(1) 症状。

可表现为：月经不规则。表现可为周期缩短或不规则、经血过多、经验延长等，或为不规则阴道流血，量多少不一；阴道分泌物增多。为常见症状：可呈血性、黏液性、脓样、恶臭的液体。有时阴道排出烂肉样组织。常见于子宫恶性苗勒管混合瘤和子宫内膜间质肉瘤；腹痛。由于肿瘤增长较快或合并局部及盆腔感染引起，可为隐痛、胀痛及痉挛痛；肿块：当肿物增大超出盆腔时，患者可自行触及肿块。在子宫平滑肌肉瘤更为突出；排便障碍：由于肿瘤压迫或刺激膀胱、直肠所致。表现为尿频、排尿不畅、肛门下坠、便秘等，以及其他症状：如继发性贫血、肾功能不全、长期消耗所致恶病质以及由肿瘤转移至不同器官而引起的相应症状。

(2) 体征。

妇科检查子宫增大，子宫可活动，可固定，表面光滑或结节不平，宫旁增厚、结节或有肿块存在，并可与子宫融合成块。

2. 辅助检查。

(1) 实验室检查：

①超声诊断。二维超声及彩色超声图像有下面特点：1. 子宫肌层内的大型占位性病变：分叶状或不规则型，内部失去平滑肌瘤典型的漩涡状结构，呈浸润性生长。此为平滑肌肉瘤的特点。2. 宫腔占位性病变：结节状囊实性占位性病变，体积较大充满宫腔，常伴有肌层浸润，病灶大者甚至突出宫颈外口。此种改变常见于癌肉瘤和子宫内膜间质肉瘤。3. 彩色超声：彩色超声在诊断子宫肉瘤方面有独特优点。在血流丰富型：彩超显示肿瘤内部和周边血流型号显著增多，血管形态不规则，排列紊乱，管径粗细不均，出现“镶嵌样”血流；常见于平滑肌肉瘤、癌肉瘤、高度恶性子宫内膜间质肉瘤。在血流不丰富型的肿瘤内部血流亦较多，只不过病灶周边血流少或无血流，常见于低度恶性子宫内膜间质肉瘤。

②CT扫描　CT图像缺乏特异性，能描述病灶大小形态但不能描述与子宫内膜的关系、浸润肌层深浅，肿瘤内的组织结构，在诊断中作用有限。

③MRI　MRI的T1、T2加权相可显示不同类型子宫肉瘤病灶内部的结构特点和出血坏死等特征性改变，显示出病变发生的位置，病变的大小形态，其与子宫内膜、肌层及宫颈的关系。增强MRI能显示子宫肉瘤内部血流分布特点，为确定良、恶性提供证据。

④PRT和PET/CT　用于鉴别良、恶性及是否复发更具优势。

（2）宫腔组织活检及诊断性刮宫。当临床怀疑子宫肉瘤时，应采取宫内组织，以获得病理确诊。

①子宫平滑肌肉瘤。子宫平滑肌肉瘤发生于子宫肌层，当其未突破内膜时刮宫可能难以取到肉瘤组织，手术前诊断困难。

②恶性中胚叶混合瘤。恶性中胚叶混合瘤发生于子宫内膜，肿物向宫腔突出，甚至脱出于宫颈外口，获得组织较平滑肌肉瘤容易。

③子宫内膜间质肉瘤。子宫内膜间质肉瘤发生于子宫内膜，浸润肌层也突向宫腔，甚至肿物脱出宫颈外口，通过宫口息肉样物、阴道脱出物以及取内膜活体组织检查可提高术前诊断率。

3. 分期（FIGO，2009）。

表3–8　子宫平滑肌肉瘤的分期

I　肿瘤限于子宫
Ia<5cm
Ib>5cm
II 肿瘤扩展到盆腔
IIa 累及附件
IIb 肿瘤扩展到子宫外的盆腔组织
III 肿瘤浸润腹腔组织（并非仅仅突向腹腔）
IIIa 浸润一处
IIIb 浸润多于一处
IIIc 转移到盆腔和/或主动脉旁淋巴结
IVa 肿瘤浸润膀胱和/或直肠
IVb 远处转移

表3–9　子宫内膜间质肉瘤和腺肉瘤

I　肿瘤限于子宫
Ia 肿瘤限于子宫内膜/宫颈内膜（没有肌层浸润）
Ib≤1/2肌层浸润
Ic>1/2肌层浸润
II 肿瘤扩展到盆腔
IIa 附件受累
IIb 肿瘤扩展到子宫外的盆腔组织
III 肿瘤浸润腹腔组织（并非仅仅突向腹腔）
IIIa 一处受累
IIIb 多于一处受累
IIIc 转移到盆腔和/或主动脉旁淋巴结

IVa 肿瘤浸润膀胱和/或直肠

IVb 远处转移

子宫癌肉瘤分期

I 肿瘤局限于子宫体

Ia 肿瘤浸润深度<1/2 肌层

Ib 肿瘤浸润深度≥1/2 肌层

II 肿瘤浸润宫颈间质，但无宫体外蔓延

III 肿瘤局部和（或）区域扩散

IIIa 肿瘤累及浆膜层和（或）附件

IIIb 肿瘤累及阴道和（或）宫旁

IIIc 盆腔淋巴结和（或）主动脉旁淋巴结转移

IIIc1 盆腔淋巴结转移

IIIc2 腹主动脉旁淋巴结转移伴有（无）盆腔淋巴结转移

IV 肿瘤浸及膀胱和（或）直肠黏膜，和（或）远处转移

IVa 肿瘤浸及膀胱或直肠黏膜

IVb 远处转移，包括腹腔内和（或）腹股沟淋巴结转移

【治 疗】

1. 治疗原则：以手术为主的综合治疗，除了癌肉瘤以外，淋巴结切除的临床意义有限，癌肉瘤和内膜间质肉瘤均不宜保留卵巢，化疗是一定疗效，放疗可能延缓盆腔复发。

2. 手术治疗：手术治疗是子宫肉瘤的最主要的治疗手段。子宫肉瘤的基本术式应为全子宫双附件切除、盆腔淋巴结清扫/主动脉旁淋巴结切除或取样，早期子宫肉瘤施行淋巴结清扫术可准确分期、估计预后，为术后辅助治疗提供依据。晚期子宫肉瘤应为细胞减灭术。年轻患者早期平滑肌肉瘤保留卵巢不影响存活率。但子宫内膜间质对激素敏感，子宫内膜间质肉瘤及癌肉瘤都不应保留卵巢。

3. 放射治疗：盆腔复发是子宫肉瘤重要的临床生物学行为之一，也是影响该病预后的主要因素之一。放疗有一定敏感性，可延缓盆腔复发。

4. 化疗治疗：子宫肉瘤具有早期血行转移和晚期远处转移的特点，因此，术后辅助化疗为主的全身治疗，以延缓肿瘤复发是有关子宫肉瘤治疗最为活跃的领域。

（1）子宫平滑肌肉瘤。

可供参考的化疗方案：

① DDP 75mg/m2 静点，d1；
ADM 40mg/m2 静注，d1。

② GEN 700mg/m2 静点，d1；
Docetaxal 100mg/m2 静点，d1。

③ IFO 1.2g/m2 静点，d1–4；
ADM 40mg/m2 静注，d1。

以异环磷酰胺化疗时应以美斯纳解毒，应用顺铂化疗时应水化。

(2）癌肉瘤。

可供参考的化疗方案：

① IFO（1.2g/m2，d1–4）+Taxel（135mg/m2 d1）；

② IFO（1.2g/m2，d1–4）+PDD（75mg/m2 d1）；

③ IFO（2g/m2，d1–3）+PDD（25mg/m2 d1–3）+ADM（25mg/m2 d1–3）。

（3）子宫内膜间质肉瘤。目前仅有报告以异环磷酰胺单药治疗复发转移性子宫内膜间质肉瘤，1.5/m2×5 天，有效率为 33%。

5. 激素治疗。目前认为孕激素对子宫内膜间质肉瘤、恶性中胚叶混合瘤治疗有一定疗效。建议作为子宫内膜间质肉瘤、恶性中胚叶混合瘤的治疗手段之一，既可用于初次治疗，也可用于复发转移的患者。用药时间可以到2 年。

【随 访】

随访的主要方法是临床检查。另外，还可行血液检查，如：全血检查、常规生化检查，特殊肿瘤标志物，以及影像学检查。

第七节　卵巢肿瘤

【概述】

卵巢肿瘤是常见的妇科肿瘤，各年龄均可发病，但组织学类型不同。卵巢恶性肿瘤死亡率高居妇科恶性肿瘤首位，成为严重威胁女性生命健康的主要肿瘤。

【诊断要点】

卵巢组织成分复杂，不同类型肿瘤的组织学结构和生物学行为差异很大，且有良性、交界性和恶性之分。基于卵巢组织发生学基础上的卵巢肿瘤组织学又分类为:

上皮性肿瘤：占原发性卵巢肿瘤 50%–70%；苗勒上皮的潜能。

生殖细胞肿瘤：占卵巢肿瘤的 20%–40%；生殖细胞来源于生殖腺以外的内胚叶组织。生殖细胞有发生为多种组织的功能。未分化者为无性细胞瘤，胚胎多能者为胚胎癌，向胚胎结构分化为畸胎瘤，向胚外结构分化为内胚窦瘤、绒毛膜癌。

性索间质肿瘤：约占卵巢肿瘤的 5%；性索间质来源于原始体腔的间叶组织，可向两性分化。性索向上皮分化成颗粒细胞瘤或支持细胞瘤；向间质分化成卵泡膜瘤或间质细胞瘤。

转移性肿瘤：占卵巢肿瘤的 5%–10%。

1. 临床表现。

表 3–10　卵巢肿瘤症状及体征

	卵巢良性肿瘤	卵巢恶性肿瘤
早期症状	肿瘤较小，多无症状	常无症状
晚期症状	可有腹胀或腹部扪及肿块；继续增大，可有压迫症状	腹胀、腹部包块、胃肠道症状、压迫症状、功能性肿瘤可有阴道流血
肿块特点	位于子宫一侧或双侧，球形，多囊性，表面光滑、活动，与子宫无粘连	位于子宫直肠凹，双侧，实性或囊实性，表面不平，活动差，与子宫分界不清，局部淋巴结可肿大

表 3-11　并发症状及体征

	发生率	病因	临床表现	治疗
蒂扭转	10%	体位突然改变后突发一侧下腹剧痛，常伴恶心呕吐甚至休克	扪及肿物张力大，压痛，以瘤蒂部最明显	尽快手术，在蒂根下方钳夹再将肿瘤和扭转的瘤蒂切除
破裂	3%	自发性：肿瘤生长过速，多肿瘤浸润性生长穿破囊壁；外伤性：腹部受重击、分娩、妇查、穿刺等引起。	腹部压痛、腹肌紧张，可有腹水征，原有肿块摸不到或扪及缩小而低张力的肿块	立即手术，吸净囊液，涂片行细胞学检查，清洗腹盆腔，切除标本仔细观察，注意破口边缘有无恶变并送病理学检查
感染	较少见	肿瘤扭转或破裂后引起，可来自邻近器官感染灶。	发热、腹痛、肿块及腹部压痛、反跳痛腹肌紧张及白细胞升高	应用抗生素抗感染，后行手术切除肿瘤。若短期内感染不能控制，宜即刻手术。
恶变	极少见	卵巢良性肿瘤可发生恶变	早期无症状。生长迅速，尤双侧性，应疑恶变	尽早手术。

2. 辅助检查。

（1）B 型超声临床诊断符合率>90%，但直径<1cm 的实性肿瘤不易测出。

（2）CT 或 MRI 检查：显示肿块的位置、性质及盆腹腔的转移灶。良性肿瘤多呈均匀性吸收，囊壁薄，光滑；恶性肿瘤轮廓不规则，向周围浸润或伴腹水。

（3）PET–CT 对肿瘤良恶性的鉴别及复发癌的诊断有帮助。

（4）CA125：用于卵巢上皮癌的诊断具有较好的敏感性，特异性中等，可用于病情监测。HE4 对上皮性卵巢癌具有特异性，可两者结合。

（5）AFP：对卵巢内胚窦瘤有特异性价值。

（6）hCG：对于原发性卵巢绒癌有特异性。

（7）性激素:颗粒细胞瘤、卵泡膜细胞瘤产生高水平雌激素。

（8）细胞学检查腹腔或后穹窿穿刺有助于卵巢恶性肿瘤的诊断。

（9）腹腔镜可在直视下活检，明确肿瘤的组织学类型和来源，对于晚期病例，大量腹水，一般情况差，估计手术困难者，腹水穿刺未找到恶性证据或无法肿块穿刺者，是最简捷的方法。

3. 卵巢恶性肿瘤临床分期。

表 3-12　原发性卵巢恶性肿瘤的手术-病理分期（FIGO，2013）

I 期	肿瘤局限于卵巢
IA	肿瘤局限于单侧卵巢，卵巢表面无肿瘤，包膜完整，腹水或腹腔冲洗液未见恶性细胞
IB	肿瘤局限于双侧卵巢，卵巢表面无肿瘤，包膜完整，腹水或腹腔冲洗液未见恶性细胞
IC	IA 或 IB 伴包膜破裂、一侧或双侧卵巢表面有肿瘤，腹水或腹腔冲洗液找到恶性细胞
II 期	肿瘤扩散至盆腔
IIA	转移到子宫和（或）输卵管
IIB	转移到其他盆腔组织
IIC	IIA 或 IIB 伴肿瘤包膜破裂、一侧或双侧卵巢表面有肿瘤，腹水或腹腔冲洗液见恶性细胞
III 期	肿瘤有盆腔外腹膜腔种植和（或）腹膜后及腹股沟淋巴结阳性；肝表面转移；
	肿瘤限于盆腔，但组织学证实有小肠或网膜转移
IIIA	盆腔外腹膜腔内镜下转移，淋巴结阴性
IIIB	盆腔外腹膜腔内肉眼见转移，转移灶最大径均不超过 2cm，淋巴结阴性
IIIC	盆腔外腹膜腔内转移，转移灶最大径>2cm 和（或）腹膜后/腹股沟淋巴结阳性
IV 期	腹腔外远处转移。胸腔积液细胞学阳性及肝脏实质转移

【治疗】

治疗原则

以手术为主的综合治疗。卵巢良性肿瘤常用腹腔镜手术，恶性肿瘤多剖腹手术。术后依据肿瘤性质，组织学类型，手术-病理分期等因素决定是否行辅助治疗。

1.良性肿瘤。卵巢肿瘤直径小于 5cm，疑为卵巢瘤样病变，可作短期观察，否则行手术治疗。

（1）年轻患者。单侧肿瘤应行患侧卵巢肿瘤剥出或卵巢切除术；双侧良性肿瘤行肿囊肿剥出术，保留正常卵巢组织。

（2）绝经后期患者　应行子宫及双侧附件切除术。

2.交界性肿瘤。

3.恶性肿瘤。

4.手术：首次手术的彻底性与预后密切相关。

（1）早期（FIGOI-II 期）卵巢上皮癌应行全面确定分期手术。内容包括：①盆、腹腔腹膜表面探查；②横膈、左右腹腔及盆腔冲洗液进行细胞学检查；③横结肠下大网膜切除；④盆腔淋巴结、腹主动脉旁淋巴结清扫；⑤可疑病灶或肿瘤粘连处组织学检查；⑥膀胱反折、左右结肠旁沟、直肠子宫陷凹及左右盆壁处腹膜可疑部位活检；⑦全子宫和双附件切除（卵巢动静脉高位结扎）；⑧黏液性肿瘤应行阑尾切除。

对于上皮性卵巢癌保留生育功能必须具备以下条件：①患者年轻，渴望生育；②IA 期；③细胞分化好（G1）或交界性瘤；④对侧卵巢外观正常、活检阴性；⑤腹腔细胞学阴性⑥“高危区域”

(子宫直肠凹、结肠侧沟、肠系膜、大网膜、腹膜后淋巴结探查及活检均阴性)⑦有随诊条件。

(2) 晚期卵巢癌应行肿瘤细胞减灭术，目的是尽可能切除所有原发灶和转移灶，使残存病灶直径小于 1cm 或肉眼无肿瘤，有脏器受累需要切除病灶，必要时可切除部分肠管、膀胱、脾脏或部分肝脏等。

(3) 复发性卵巢癌的手术治疗主要用于以下方面：①解除肠梗阻；②对二线化疗敏感的复发灶的减灭；③切除孤立的复发灶。对于复发癌的治疗多数只能缓解症状，生存质量是最应该优先考虑的因素。

5.化学药物治疗：为主要的辅助治疗。用于术后杀灭残留癌灶，减少复发；也可用于复发病灶的治疗。

(1) 新辅助化疗。指在明确卵巢癌诊断（病理学或组织学诊断）后，选择有效的化疗方案，给予有限疗程（3 疗程左右）的化疗，再行手术治疗，期望通过化疗，有效地减少肿瘤负荷量，降低围术期风险，提高手术彻底性，改善生存率。

(2) 强调首次一线方案化疗。NCCN 指南标准的一线方案为：顺铂/卡铂加紫杉醇/多西他赛。非顺铂、卡铂的铂类药物不作为首次化疗选择。剂量：顺铂 70–80mg/㎡，卡铂 AUC=5，紫杉醇 135–175mg/㎡，多西他赛 70–80mg/㎡，每 21 天一次。根据病情可采用静脉化疗或静脉腹腔联合化疗。

腹腔化疗药物主要是顺铂，70–80mg/㎡加生理盐水 2000–2500ml 腹腔灌注，每 21 天一次，一般 3–4 次，腹腔灌注后易形成肠粘连、包裹性积液，后续腹腔灌注困难，可再改静脉化疗。注：每疗程顺铂腹腔灌注后不再静脉用。

(3) 二线化疗主要用于复发和难治型卵巢癌。

难治型卵巢癌：卵巢癌在初始化疗中进展或稳定。

铂耐药型复发：卵巢癌在治疗达到完全缓解后，6 个月内复发。

铂部分敏感型复发：卵巢癌在治疗达到完全缓解后，6–12 个月复发。

铂敏感型复发：卵巢癌在治疗达到完全缓解后，大于 12 个月复发。

原则：①铂敏感型复发者用以铂类为基础的化疗方案通常有效，因此可选择原方案治疗；②铂耐药复发者不应再选用以铂类为主的化疗，而应选用与铂类无交叉耐药的非铂类药物治疗，如紫杉醇、托泊替康、吉西他滨、脂质体阿霉素、口服依托泊苷等。③推荐复发患者参与临床试验。④将复发分为生化复发和影像学或临床复发，对于生化复发（仅 CA125 升高，影像学未发现复发灶），可选择参加临床试验；或继续观察至出现临床复发；或立即治疗（2B 级证据）。有证据显示，CA125 升高后立即化疗并不能改善患者预后。⑤如患者已连续复发两次，再次接受治疗后获益的可能性极小，处理时应遵循个体化原则。

6.靶向治疗：表皮生长因子受体（EGFR）抑制剂、血管内皮生长因子（VEGF）抑制剂等。

7.妊娠合并卵巢肿瘤的现象:早孕合并卵巢囊肿，待妊娠 3 个月后进行手术为宜。妊娠晚期发现者，待足月，临产后若肿瘤阻塞产道即行剖宫产，同时切除肿瘤。若疑为卵巢恶性肿瘤，应尽早手术，处理原则同非孕期。

【随访与监测】

卵巢恶性肿瘤易于复发，应长期随诊和监测。

1.随访时间：术后 1 年内，每月 1 次；术后第 2–3 年，每 3 月 1 次；术后第 4–5 年，每 6 月 1 次；5 年以上者，每年 1 次。

2.监测内容：临床症状、体征、全身及盆腔（三合诊）检查。B超和胸片，必要时作CT或MRI检查。肿瘤标志物测定，如CAl25、AFP、hCG、雌激素、雄激素等据病情选用。

第八节　卵巢上皮性交界性肿瘤

【概 述】

卵巢交界性肿瘤（borderline ovarian tumor，BOT）是指组织病理学特点和生物学行为介于良性肿瘤和恶性肿瘤之间的具有恶性潜能的卵巢上皮性肿瘤。世界卫生组织（WHO）将其定义为“与相对应的良性肿瘤相比具有不典型的上皮增生但无破坏性间质浸润的卵巢肿瘤”。发病年龄轻，多数临床为早期，预后较好，晚期及伴有浸润性种植者预后相对较差。主要病理类型为浆液性和粘液性交界性肿瘤。交界性肿瘤一般应行全面分期手术，年轻患者可行保留生育功能的手术，早期和低危病历无需术后辅助治疗，晚期和浸润性种植者可行术后辅组化疗。交界性肿瘤多远期复发，需长期随访。

【诊断要点】

1. 临床表现：

（1）症状：常以腹胀为主要症状，或在体检时发现。

（2）体征：腹部肿块，盆腔肿块，部分可有腹水征。

2. 辅助检查。

（1）病理特点：

卵巢交界性肿瘤主要病理类型为浆液性和粘液性，少见类型有子宫内膜样、透明细胞、Brenner及混合型等。

①浆液性交界性肿瘤（SBOT）。大体上，肿瘤呈囊性及乳头状生长，直径从2-25cm不等，平均10cm，肿瘤表面可以出现外生性乳头。根据细胞及组织结构上的不同可以将SBOT分为两型：典型型SBOT和微乳头型SBOT。

A. 典型型SBOT：占浆液性交界性肿瘤的90%，有典型的分支乳头结构，乳头被覆多层上皮细胞，细胞核仅具有轻到中度非典型性，一般不出现核分裂像，或仅有少量核分裂像，但通常没有病理性分裂像。可以出现间质微浸润灶，囊液及间质中常可见到沙粒体。

B. 微乳头型SBOT：占浆液性交界性肿瘤的5%~10%，显微镜下可见细长的“微乳头”直接从囊壁或大的纤维性或水肿性乳头上已无分支的形式产生，形成“水母头”样表现。诊断微乳头型SBOT应注意以下两点：一是出现间质浸润；二是有重度的核异型性，则要考虑乳头状浆液性癌的可能。

两型SBOT，除在组织形态上有差异外，在临床预后上也有不同。多数研究认为微乳头型SBOT要较典型型SBOT更易出现浸润性腹膜种植，并且出现复发的间隔期也更短。

②粘液性交界性肿瘤（MBOT）。粘液上皮有复杂性增生，细胞及结构的非典型性要较囊腺癌明显，并且这种结构应至少占到肿瘤的10%。肿瘤不出现间质浸润，即使出现也不超过微浸润的界限。MBOT可分为两型：肠型和宫颈内膜（Mullerian）型。

A. 肠型MBOT：大体上80%~90%的病例为单侧肿物，肿瘤体积较大，平均直径为17cm，切面呈多房性，含有水样或粘液样内容物，被膜光滑。显微镜下可见肿瘤由大小不等的囊和腺体组成，被覆的上皮为复层增生的肠型粘液上皮，可形成桥状及复层结构，并可有绒毛及乳头状突起。即使是在同一肿瘤中，细胞核异型性的程度及核分裂像多少也有很大差异性，通常其异型性为轻度至中度，可以出现间质的微浸润，微浸润灶的直径<5mm。

B. 宫颈内膜型 MBOT：少见得多，13%~40%的肿瘤是双侧性，肿瘤平均直径为 7–8cm。大体结构上更类似于卵巢的 SBOT，肿瘤可以是囊内生长，也可以是外生性结构。显微镜下肿瘤可由宫颈性黏液上皮及浆液（纤毛细胞）型上皮混合组成。常呈现出复杂的分级乳头，上皮细胞排列成复层或丛状。核异型一般为轻度到中度，分裂像不常见，有较多的中性粒细胞浸润。

③腹膜种植。

A. 浸润性种植。组织学上表现为上皮杂乱无章的增生，不规则地延伸到腹膜下面的正常组织并将其破坏。种植灶常常由细长的乳头、腺体、小的实性细胞巢或筛状上皮巢组成。

B. 非浸润性种植。乳头状增生的浆液性上皮，位于腹膜表面不侵犯下方组织，细胞异型性不明显，没有核分裂像，可见沙粒体。

④腹膜假粘液瘤（PMP）。腹膜假粘液瘤（Pseudomyxoma peritonei，PMP）是指在手术中发现盆腹腔内出现大量粘液腹水和/或在腹膜表面有多量粘液结节，通常还伴有卵巢和阑尾的粘液性肿瘤。最近的形态学、免疫组化和分子遗传学研究都表明几乎所有的 PMP 都起源于胃肠道，尤其是阑尾粘液性肿瘤，而与 PMP 同时存在的卵巢肿瘤是继发性的。现认为 PMP 只是一种临床描述，而不是一个病例诊断。

（2）实验室检查以及影像学检查：彩色超声（尤其阴道超声是主要的辅助手段）、CT 或 MRI。

【治 疗】

1. 治疗原则：以手术治疗为主，根据患者的年龄、组织学类型、临床特点、疾病分期而制定，强调个体化治疗。除特殊病例外，现多不主张加用辅助治疗。

2. 手术治疗：

（1）全面分期手术。手术范围：子宫加双附件、盆腹腔病灶、大 切除，腹腔多点活检及腹腔冲洗液送检，粘液性交界性肿瘤同时行阑尾切除术。手术分期是否应包括淋巴结切除目前存在争议，2013 年 NCCN 指南建议分期手术包括腹膜后淋巴结切除术。

（2）保守型手术。

①适用于年轻有生育要求、临床分期较早、有条件长期随诊者。

②手术范围：通常指患侧附件切除，对侧卵巢是否剖视存在争议，其原因：A.对侧卵巢受累并不常用；B.术后粘连影响妊娠。如双侧卵巢受累可行卵巢病灶切除术，至少保留一侧部分正常卵巢组织。浸润性种植者预后较差，建议行根治性手术。如患者强烈要求保留生育功能，NCCN 指南建议，当患者完成生育后可考虑行根治性手术。

（3）腹腔镜手术。

优点：创伤小、盆腹腔粘连轻、腹壁无瘢痕，有利于年轻患者受孕。

缺点：术中肿瘤相对易破裂、肿瘤细胞盆腹腔播散、分期手术不完全的概率增加。

3. 术后辅助治疗。

（1）对于早期、低危型卵巢等交界性肿瘤，无需术后辅助治疗，加强密切随诊。

（2）浆液性交界性肿瘤中只有发生浸润性种植者需要化疗。

（3）辅助化疗的目的是缩小病灶，为再次减瘤手术成功创造条件，但不能期待通过辅助治疗改善预后。

(4) 宜选用较温和的方案（如 PC 方案），疗程不宜过于集中。

(5) 建议开展肿瘤细胞 DNA 含量、倍体水平及有关癌基因检测，指导临床治疗。

【随访及预后影响因素】

【随访】

卵巢交界性肿瘤多为晚期复发，中位复发时间是 5–7 年，一些病例可在 15 年或更长时间后复发，因此应坚持长期随访。

1. 随访时间：治疗后第一年每 3 个月随访一次，第 2 年后每 4–6 个月一次，第 5 年后每年随访一次。

2. 监测内容：临床症状、体征、全身及盆腔检查，并包括乳腺和全身浅表淋巴结检查。

3. 影像学检查：B 超、胸片 、必要时作 CT 或 MRI 检查。

4. 肿瘤标志物测定：浆液性交界性肿瘤主要查 CA125，粘液性交界性肿瘤主要查 CA199。

【影响预后的因素】

1. 卵巢外病变的性质，是最主要的预后影响因素之一。预后不良者显示以下三种特征之一：微乳头型、被裂隙围绕的实质上皮巢、浸润其下方组织。

浆液性交界性肿瘤伴微乳头性预后差，10 年生存率 60%。

2. Ⅱ、III 期患者腹膜的形态学，伴有浸润性腹腔种植的患者预后差。

3. 术后残留病灶大小，初次手术后有残留病灶是预后不良的指标。

4. 无残留病灶的患者影响预后的独立因素有：DNA 倍体、形态测定、FIGO 分期、组织学类型和分级、年龄；特别是 DNA 倍体和形态测定可作为指导预后的指标。交界性肿瘤非整倍体者生存率仅 15%。

第九节　卵巢生殖细胞肿瘤

【概 述】

卵巢生殖细胞肿瘤是指来源于胚胎生殖腺的原始生殖细胞并具有不同组织学特征的一组肿瘤，包括无性细胞瘤，卵黄囊瘤，畸胎瘤，胚胎癌，绒癌及混合型恶性生殖细胞肿瘤等。除成熟性畸胎瘤外，其他均为恶性肿瘤。患者发病年龄轻，多为幼女和年轻妇女。与上皮性卵巢癌不同的是，任何期别的恶性生殖细胞肿瘤，只要有生育要求，均可接受保留生育功能的手术。该类肿瘤的某些可分泌特异性蛋白（如 AFP，HCG）作为早期诊断和动态监测预后的肿瘤标志物。

【诊断要点】

1. 临床表现：

(1) 症状：肿瘤小时患者无自觉症状，仅在影像学检查或妇科检查时发现。肿瘤大时可出现腹胀，腹部包块。部分患者合并腹水。肿瘤扭转破裂时出现急腹痛。肿瘤坏死出血可出现发热。少数患者因有胸水有胸闷。

（2）体征：空腹腔肿块、腹水，少数可现胸水、消疫等。

2. 辅助检查。

（1）实验室检查：卵黄囊瘤肿瘤标志物为血 AFP，绒癌肿瘤标志物为 HCG，无性细胞瘤可出现 LDH 升高。

（2）影像学检查；彩超，CT，或 MRI

3. 病理特点。卵巢生殖细胞肿瘤主要病理类型为无性细胞瘤，卵黄囊瘤，畸胎瘤，胚胎癌，绒癌，混合型生殖细胞肿瘤。

①无性细胞瘤：肿瘤体积大，常为实性，表面光滑呈结节状或脑回状。切面质地较软，细腻光泽，呈灰白或灰黄色，可有出血，坏死，囊性变。诊断应在肉眼不同区域充分取材除外合并其它混合成分。

②畸胎瘤：畸胎瘤是一组来源于来源于生殖细胞并具有内，外及中胚层分化的肿瘤。畸胎瘤中 95%为成熟性畸胎瘤，由完全成熟的和少量胎儿性，2–3 个胚层组织组成。大体多为圆形，或卵圆形，包膜完整光滑。切面多为囊性。囊内有油脂，毛发，骨骼，头皮等。成熟畸胎瘤可以伴有恶变，很少见，以绝经后妇女多见，多为鳞癌变。未成熟畸胎瘤在畸胎瘤中占 5%，肿瘤以不等量的成熟组织和不成熟胚胎性组织构成。肿瘤切面以实性为主伴有囊性结构。镜下以出现幼稚的神经外胚层成分包括菊花团和神经管上皮，富于细胞和核分裂活跃的神经胶质，胶质母细胞或神经母细胞成分为诊断依据。根据幼稚神经组织在肿瘤中的含量多少将肿瘤分为 3 级。

③卵黄囊瘤：肿瘤一般体积较大，为 10–40CM 直径。常因肿瘤过大而造成包膜破裂。切面质地软，灰黄色，常有出血坏死，镜下结构多样：微囊状结构，内胚窦样结构，实性结构，肝样结构等，这些结构常混合存在，以 2–3 种结构为主要成分。

④胚胎癌：胚胎癌是一种未分化的，但具有多种分化潜能的高度恶性的生殖细胞肿瘤，极少见。肿瘤质软，常有出血坏死，包膜破裂。切面成分为实性，灰白色，略呈颗粒状。

⑤绒癌：卵巢原发性绒癌又称非妊娠性绒癌，罕见。原发性绒癌大多与其他生殖细胞肿瘤混合存在。

⑥混合性生殖细胞肿瘤：由于原始生殖细胞具有多种分化潜能，生殖细胞肿瘤可有两种以上成分呈不同程度的混合存在。

【治 疗】

1. 治疗原则：以手术为主化疗为辅的综合治疗。年轻希望保留生育功能的无论期别早晚，只要对侧卵巢和子宫未被肿瘤侵润，均可保留生育功能。

2. 手术治疗。

手术范围：年轻患者良性肿瘤行卵巢肿瘤剥除术或患侧附件切除术，双侧卵巢肿瘤行双侧肿瘤剥除术。绝经后妇女可考虑行全子宫及双侧附件切除术。恶性患者，无生育要求行卵巢肿瘤细胞减灭术。除无性细胞瘤外（其中 10%–15%患者有潜在的或显微的肿瘤转移可能）外，其他组织类型肿瘤患者目前不推荐对侧卵巢活检，免粘连或早衰引起继发不孕。

3. 化疗。

（1）适应征：除一期无性细胞瘤和一期，G1 的未成熟畸瘤外，其他恶性生殖细胞肿瘤均需要化疗。

（2）化疗方案：三种联合方案即 VAC 方案，PVB 方案及 BEP 方案。其中 BEP 方案是治疗生殖细胞肿瘤的首选方案。

表 3-13　化疗方案

方案	药物	剂量及用法
BEP 方案	博来霉素 15 mg/m2，d1-2	肌肉注射，每 3 周重复
依托泊苷	100mg/m2，d1-3	静脉滴注，每 3 周重复
顺铂	30mg/m2，d1-3	静脉滴注，每 3 周重复
PVB 方案	顺铂 20mg/m2，d1-5	静脉注射，每 3 周重复
长春新硷	1.5mg/m2，d1-2	静脉滴注，每 3 周重复
博来霉素	20mg/m2，d2	肌肉注射，每 3 周重复
VAC 方案	长春新硷 1.5mg/m2	每周 1 次，共 12 次
放线菌素	0.5mg iv d1-5	每 4 周重复
环磷酰胺	5-7mg/kg，d1-5	每 4 周重复

（3）化疗疗程：手术后及早开始化疗，3–4 个周期重复一个疗程，化疗 4–6 个周期。当平阳霉素总量达到 360mg 时，以后的几个疗程可仅用 PV（即顺铂及长春新硷）。用药要足量，不能因为化疗反应重或孩子小，随意减少药物剂量。

4. 放射治疗。为手术和化疗的辅助治疗。无性细胞瘤对放疗最敏感。但对年轻要求保留生育功能的患者，放疗的应用有一定的局限。。在下列情况下，放疗具有重要价值：患者无生育要求，又为晚期，转移复发瘤较多。可在手术后辅以放疗。远处转移复发。为避免放射治疗对正常卵巢破坏作用，可在放射治疗时覆盖对侧卵巢部位，使其不受照射。

【随 访】

1. 随访时间：治疗后第一年每 3 个月随访一次，第二年每 4–6 个月一次，第 5 年后每年随访一次。
2. 检测内容：临床症状，体征，全身及盆腔检查，并包括乳腺和浅表淋巴结检查。
3. 影像学检查：B 超，胸片，必要时做 CT 或 MRI 检查。
4. 肿瘤标志物测定：卵黄囊瘤测 AFP，无性细胞瘤测 LDH，绒癌测 HCG.

卵巢性索间质肿瘤

【概　述】

卵巢性索间质肿瘤来源于原始性腺中的性索及间叶组织。性索向上皮分化形成颗粒细胞或支持细胞瘤，向间质分化形成卵泡膜细胞瘤或间质细胞瘤。此类肿瘤常有内分泌功能，故又称卵巢功能性肿瘤。

【诊断要点】

1. 临床表现：

(1) 症状：早期无症状，或轻微腹胀。患者可出现性早熟，生育年龄患者出现月经紊乱，绝经后患者则有不规则阴道流血，常合并子宫内膜增生，甚至发生癌变。

(2) 体征：盆腹腔叶块，子宫增大，腹水或胸水体征，极个别男性化体征。

2. 辅助检查：

(1) 同生殖细胞病。

(2) 病理特点：

①颗粒细胞瘤：在病理上颗粒细胞瘤分为成人型和幼年型。成人型颗粒细胞肿瘤占95%，属低度恶性肿瘤，可发生任何年龄。肿瘤分泌雌激素，预后较好，5年生存率达80%以上，但有晚期复发倾向。

幼年型颗粒细胞瘤罕见，仅占全部颗粒细胞瘤的5%，恶性程度高。主要发生在青少年，98%为单侧，体积较大，实性或囊实性。

②卵泡膜细胞瘤：常与颗粒细胞同时存在，但也可单一成份。常合并子宫内膜增生甚至子宫内膜癌。良性多见，恶性少见，预后比上皮性卵巢癌好。

③纤维瘤：多见于中年妇女，实性，坚硬，表面光滑。纤维瘤常伴有腹腔积液或胸腔积液，称为梅格斯综合征，手术切除肿瘤后，胸腔积液，腹腔积液自行消失。

④支持细胞-间质细胞瘤：又称睾丸母细胞瘤，罕见。高分化属良性，中低分化为恶性。最常见的临床表现是雄激素水平升高所引起的去女性化，或男性化征。但仍有50%的患者无激素升高引起的症状仅为盆腔肿物或腹胀。

【治 疗】

1. 治疗原则：以手术为主的综合治疗。

2. 手术治疗：

①良性性索间质肿瘤：单侧肿瘤应行卵巢肿瘤剔除术，双侧肿瘤应行双侧卵巢肿瘤剔除术，绝经后妇女可考虑行全子宫及双侧附件切除术。

②恶性性索间质肿瘤：手术方法参照上皮性卵巢癌，但可不行后腹膜淋巴结切除术。复发患者也可考虑手术。

3. 术后辅助治疗：1期低危患者术后随访，不需辅助治疗。1期高危患者（肿瘤破裂，G3，肿瘤直径均超过10–15 cm）术后可选择随访，也可选择化疗或放疗。2–3期患者术后应给予化疗或残余灶放疗。常用化疗方案为BEP或TP（紫衫醇+卡铂），一般化疗6个疗程。

第十节 妊娠滋养细胞肿瘤

【概 述】

妊娠滋养细胞疾病（GTD）是一组来源于胎盘滋养细胞的疾病。组织学根据形态特征将其分为葡萄胎、侵蚀性葡萄胎、绒毛膜癌（简称绒癌）及胎盘部位滋养细胞肿瘤等，其中侵蚀性葡萄胎、绒癌及胎盘部位滋养细胞肿瘤等又统称妊娠滋养细胞肿瘤（GTN）。

临床上，由于侵蚀性葡萄胎和绒癌在临床表现、诊断和处理原则等方面基本相同，故将两者合称为妊娠滋养细胞肿瘤，但胎盘部位滋养细胞肿瘤在临床表现、发病过程及处理方式上与前两者明显不同，故另列一类。

一、葡萄胎

1. 为良性疾病，但部分可发展成妊娠滋养细胞肿瘤。

2. 完全性葡萄胎的染色体核型为二倍体，全部染色体来自父方。部分性葡萄胎的染色体核型为三倍体，一套多余的染色体也来自父方。

3. 典型的临床表现是停经后阴道流血和子宫异常增大。

4. 辅助检查包括超声检查和血清 hCG 测定等，组织学诊断是确诊依据。处理原则是及时清宫和定期 hCG 测定随访。

葡萄胎因妊娠后胎盘绒毛滋养细胞增生、间质水肿，形成大小不一的水泡，水泡间借蒂相连成串，形如葡萄而名之，也称水泡状胎块。葡萄胎分为完全性葡萄胎和部分性葡萄胎两类。

【诊断要点】

1. 临床表现：

（1）症状：停经后阴道流血，妊娠反应明显，阴道排出葡萄样水泡组织等。

（2）体征：子宫大于停经月份者。

2. 辅助检查：

（1）超声检查 B 超是可靠而敏感的诊断方法。完全性葡萄胎的典型超声图像为子宫大于停经孕周，无妊娠囊或胎心搏动，宫腔内充满不均质密集状或短条状回声，呈“落雪状”，水泡较大时则呈“蜂窝状”。常可测定双侧或一侧卵巢囊肿。

（2）人绒毛膜促性腺激素（hCG）测定。血清 hCG 测定是另一重要诊断指标。葡萄胎时，血 hCG 滴度明显高于相应正常孕周，并且在停经 8–10 周后继续持续上升。>8 万 U/L 支持诊断。但也有少数葡萄胎，因绒毛退变，hCG 升高不明显。

【治疗】

1. 清宫。葡萄胎一经诊断，应及时清宫。一般采用吸刮法，充分扩张宫颈管，大号吸管吸引后，再用刮匙轻柔刮宫。术中扩张宫颈口及吸引开始后可静滴缩宫素。子宫小于 12 孕周可一次刮净，大于 12 孕周或感一次刮净有困难时，于一周后第二次清宫。清宫标本送病检。子宫大于 16 孕周或有合并症者建议转诊有经验的医院清宫。

2. 预防性化疗。不常规推荐。仅可适用于有高危因素和随访困难的完全性葡萄胎患者，但也非常规。方法：单药方案，用至 hCG 阴性。

3. 子宫切除术。对近绝经年龄、无生育要求者可行全子宫切除术，保留卵巢。不能预防宫外转移，术后需随访。

【随访】

清宫后必须随访。随访内容：①定期 hCG 测定，清宫后每周一次，连续 3 次阴性后，每月一次共 6 月，再每 2 月一次共 6 有，共计 1 年。②询问病史，包括月经状况，有无阴道流血、咳嗽、咯血等。③妇科检查，必要时 B 超。胸片或 CT 检查等。

葡萄胎患者随访期间应避孕 1 年。hCG 成对数下降至阴性者可避孕 6 月。避孕方法：避孕套或口服避孕药。妊娠后，查 B 超及 hCG，确定有无异常，产后随访 hCG 至正常。

二、妊娠滋养细胞肿瘤

【概 述】

妊娠滋养细胞肿瘤 60%继发于葡萄胎，30%继发于流产，10%继发于足月妊娠或异位妊娠。继发于葡萄胎排空后半年以内的妊娠滋养细胞肿瘤组织学诊断多数为侵蚀性葡萄胎，1 年以上为绒癌，半年至 1 年者两种均可能，时间间隔越长，绒癌可能性越大。继发于流产、足月妊娠或异位妊娠后者应诊断为绒癌。侵蚀性葡萄胎恶性程度不高，多数仅有局部侵犯，仅 4%患者并发远处转移，预后较好。绒癌恶性程度极高，有效化疗问世前，死亡率高达 90%以上。随着诊断技术的改进及化疗的发展，绒癌的预后已极大地改善。

【诊断要点】

1. 临床表现：

(1) 症状：葡萄糖排空后或流产、足月分娩、异位妊娠后出现不规则阴道流血和（或）转移灶及其相应症状。

(2) 体征：外阴或阴道紫兰色结节转移灶，子宫增大等体征。

2. 辅助检查：

(1) 临床诊断。

①血 β-hCG 测定：hCG 水平是妊娠滋养细胞肿瘤主要的诊断依据，影像学证据支持诊断，但不是必须的。对葡萄胎后滋养细胞肿瘤，凡符合下列标准中的任何一项且排除妊娠物残留或妊娠，即可诊断为妊娠滋养细胞肿瘤：A.血 β-hCG 测定 4 次呈平台状态（±10%），并持续 3 周或更长时间，即 1、7、14、21 日。B.2β-hCG 测定 3 次升高（>10%），并持续 2 周或更长时间，即 1、7、14 日。C.血 β-hCG 水平持续异常达 6 个月或更长。

非葡萄胎后妊娠滋养细胞肿瘤的诊断标准为：足月产、流产和异位妊娠后 4 周以上，β-hCG 仍持续高水平或一度下降后又上升，已排除妊娠物残留或再次妊娠。

②超声检查：在声像图上，子宫肌层内可见高回声团块，边界清但无包膜；或肌层内有回声不均匀区域或团块，边界不清且无包膜；也可表现为整个子宫呈弥漫性增高回声，内部伴不规则回声或无回声。彩色多普勒超声主要显示丰富的血流信号和低阻力型血流频谱。

③胸部 X 线摄片：诊断肺转移有价值。肺转移的最初 X 线征象为肺纹理增粗，以后发展为片状或小结节阴影，典型表现为棉球状或团块状阴影。转移灶以右侧及中下部诊断较多见。

④CT 和磁共振成像：CT 对发现肺部较小病灶和脑、肝等部位的转移灶，有较高的诊断价值。磁共振成像主要用于脑、肝和盆腔病灶的诊断。

⑤组织学诊断　在子宫肌层内或子宫转移灶中，见到绒毛结构或退化的绒毛阴影，诊断为侵蚀性葡萄胎；仅见成片滋养细胞浸润及坏死出血，未见绒毛结构，诊断为绒癌。原发灶和转移灶诊断不一致，只要在任一组织切片中见有绒毛结构，均诊断为侵蚀性葡萄胎。

组织学证据对妊娠滋养细胞肿瘤的诊断并不是必须的。

3. 临床分期。

目前国内外普遍采用 FIGO 妇科肿瘤委员会于 2000 年审定并于 2002 年颁布的临床分期，该分期包块解剖学分期和预后评分系统两部分（表 3–14，表 3–15），其中规定预后评分总分≤6 分为低危，≥7 分为高危。例如患者为妊娠滋养细胞肿瘤肺转移，预后评分为 6 分，此患者的诊断应为妊娠滋养细胞肿瘤（Ⅲ：6）。FIGO 分期是妊娠滋养细胞肿瘤治疗方案制定和预后评估的重要依据。

表 3–14 妊娠滋养细胞肿瘤解剖学分期（FIGO，2000 年）

Ⅰ 病变局限于子宫	Ⅲ 病变转移至肺，有或无生殖系统病变
Ⅱ 病变扩散，仍局限于生殖器官（附件、阴道、阔韧带）	Ⅳ 所有其他转移

表 3–15 改良 FIGO 预后评分系统（FIGO，2000 年）

评 分	0	1	2	4
年龄（岁）	<40	≥40	–	–
前次妊娠	葡萄胎	流产	足月产	–
距前次妊娠时间（月）	+<4	4~6	7~12	≥13
治疗前血 hCG（Miu/ml）	<103	103~104	>104~105	>105
最大肿瘤大小（包括子宫）	–	3~4cm	≥5cm	–
转移部位	肺	脾、肾	胃肠道	肝、脑
转移病灶数目	–	1~4	5~8	>8
先前化疗失败	–	–	单药	两种或两种以上药物联合化疗

【治 疗】

1. 治疗原则以化疗为主、手术和放疗为辅的综合治疗。根据临床分期及评分确定低位或高危及患者的耐受能力，制定合适分层和个体化治疗方案。

2. 化疗 用于妊娠滋养细胞肿瘤化疗的药物很多，目前常用的一线化疗药物有甲氨蝶呤（MTX）、氟尿嘧啶（5–Fu）、放线菌素–D（Act–D）或国产更生霉素（KSM）、环磷酰胺（CTX）、长春新碱（VCR）、依托泊苷（VP–16）等。低危患者首选单一药物化疗，高危患者首选联合化疗。

（1）单一药物化疗：目前常用的单药化疗药物及用法，(见表 3–16)。

表 3–16 推荐常用单药化疗药物及其用法

药 物	剂量、给药途径、疗程数目	疗程间隔
MTX	0.4mg/(kg·d) 肌内注射，连续 5 日	2 周
Weekly MTX	50mg/m2	
MTX+	1mg/(kg·d) 肌内注射，第 1，3，5，7 日	
四氢叶酸（CF）	0.1mg/(kg·d) 肌内注射，第 2，4，6，8 日	
MTX	250mg 静脉滴注，维持 12 小时	
Act–D	10~12ug（kg·d）	静脉滴注，连续 5 日
5–Fu	28~30mg（kg·d），静脉滴注，连续 8–10 日	2 周★

★特指上一疗程化疗结束至下一疗程化疗开始的间隔时间。

2）联合化疗：适用于妊娠滋养细胞肿瘤联合化疗的方案很多，首选 EMA-CO 方案和以 5-Fu 为主的联合化疗方案（见表 3-17）。

表 3-17 联合化疗方案及用法

方 案	剂量、给药途径、疗程数目	疗程间隔
5-Fu		3 周 ★
5-Fu	26~28mg /(kg·d)，静脉滴注 8 日	
KSM	6ug/(kg·d)，静脉滴注 8 日	
EMA-CO		2 周
第一部分 EMA		
第 1 日	VP-16 100mg/ m2 静脉滴注	
	Act-D 0.5mg 静脉注射	
	MTX 100mg/ m2 静脉注射	
	MTX 200mg/ m2 静脉滴注 12 小时	
第 2 日	VP-16 100mg/ m2 静脉滴注	
	Act-D 0.5mg 静脉注射	
	CF 15mg 肌内注射 (从静注 MTX 后算 24 小时给药，每 12 小时 1 次，共 2 次)。	
第 3 日	CF15mg，肌内注射，每 12 小时 1 次，共 2 次。	
第 4~7 日	休息（无化疗）	
第二部分 CO		
第 8 日	VCR 1.0mg/ m2 静脉注射	
	CTX600mg/ m2 静脉滴注	

★特指上一疗程化疗结束至下一疗程化疗开始的间隔时间。

(3) 疗效评估：每一疗程结束后，应每周测血 β-hCG，结合妇科检查、B 型超声检查、胸部 X 线摄片、CT 等检查。化疗疗程结束至 18 日内，血 β-hCG 下降至少 1 个对数为有效。

(4) 毒、副反应防治：化疗主要的毒副反应为骨髓抑制，其次为消化道反应、肝功能损害、肾功能损害及脱发等。化疗前应先检查血、尿常规、肝功能、肾功能，了解骨髓及肝肾功能，用药期间严密观察，注意防治。

(5) 停药指征：低危患者的停药指征为：血 β-hCG 阴性后给予 1 个疗程的化疗，而对于化疗过程中 β-hCG 下降缓慢和病变广泛者通常给予 2~3 个疗程的化疗。高危患者的停药指征：血 β-hCG 阴性后继续化疗 3 个疗程，第一阶段必须为联合化疗。

3. 手术：作为辅助治疗手段。对控制大出血等各种并发症、消除耐药病灶、减少肿瘤负荷和缩短化疗疗程等方面有一定作用，在特定情况下应用。

（1）子宫切除：无生育要求的低危无转移患者在初次治疗时首选子宫全切术，并在术中开始给予单药化疗，直至血 β-hCG 水平正常。大病灶、耐药病灶或病灶穿孔出血时，应在化疗基础上手术。一般行子宫全切术，生育年龄妇女应保留卵巢。有生育要求的年轻妇女，血 hCG 水平不高，耐药病灶为单个及子宫外转移灶控制，可考虑行子宫病灶剜除术。

（2）肺叶切除：多次化疗未能吸收的孤立的肺转移耐药病灶，血 hCG 水平不高，可行肺叶切除。

（3）放射治疗：目前应邀较少，主要用于肝、脑转移和肺部耐药病灶的治疗。

4. 耐药复发病例的治疗：几乎全部无转移和低危转移病例均能治愈，仍有 20%左右高危转移病例出现耐药及复发，并最终死亡。治疗这类患者是当今妊娠滋养细胞肿瘤治疗的难题。其策略大致有：（1）治疗前准确临床分期，给予恰当化疗方案，减少耐药和复发。（2）采用有效的二线化疗药物组成联合化疗方案。对耐药和复发病例有效药物有异环磷酰胺、顺铂、卡铂、博来霉素、紫杉醇等，这些药物组成的化疗方案主要有 EP-EMA（EMA-CO 中的 CO 被顺铂和依托泊苷取代），PVB（顺铂、长春新碱、博来霉素），BEP（博来霉素、依托泊苷、顺铂），VIP（依托泊苷、异环磷酰胺、顺铂或卡铂）等。另有报道应用超大剂量联合化疗及自体造血干细胞移植治疗耐药患者取得一定疗效。（3）采用综合治疗和探索新的治疗方法，手术和放疗是有效的辅助治疗手段，合理适时应用能提高治愈率。随着放射介入技术的发展，超选择行动脉插管局部灌注化疗和栓塞治疗，对耐药和复发病灶均有疗效。

【随访】

治疗结束后应严密随访。第 1 次随访在出院后 3 个月，以后每 6 个月 1 次至 3 年 1 次，此后每年 1 次至 5 年，以后每 2 年 1 次。国外推荐Ⅰ~Ⅲ期随访 1 年，Ⅳ 期随访 2 年。随访内容同葡萄胎。随访期间应严格避孕，应于化疗停止≥12 个月方可妊娠。

三、胎盘部位滋养细胞肿瘤

【概 述】

胎盘部位滋养细胞肿瘤（placental site trophoblastic tumor， PSTT）是起源于胎盘种植部位的中间型滋养细胞的特殊类型的滋养细胞肿瘤。临床罕见。预后良好，仅少数发生转移，预后不良。

【诊断要点】

1. 临床表现：

（1）症状：多发生于生育年龄，可继发于足月产、流产和葡萄胎，但葡萄胎少见，偶尔合并活胎妊娠。多元典型症状或表现为停经后不规则阴道流血或月结过多。

（2）体征：体征不典型，容易误诊，或者为子宫均匀增大或不规则增大。仅少数病例发生子宫外转移，受累部位为肺、阴道、脑、肝、肾及盆腔和腹主动脉旁淋巴结。

2. 辅助检查：

（1）血 β-hCG 测定 多为阴性或轻度升高。其水平与肿瘤负荷不成比例，无评估预后值。

（2）血 HPL 测定 多为轻度升高或阴性。

（3）B 型超声检查 缺乏特异性。可见类似子宫肌瘤或其他妊娠滋养细胞肿瘤的声像图彩色多普勒超声检查显示子宫和病灶血流丰富，舒张期成分占优势的低阻抗血流频谱。

（4）病理检查：大多数需靠手术切除子宫标本作出病理诊断。大体检查见肿瘤可突向宫腔呈息肉样；也可局限于子宫肌层内，分界清楚；还可呈弥漫浸润至深肌层、浆膜或子宫外扩散，与子宫肌层界限不清。肿瘤切面呈黄褐色或黄色，偶见局限出血及坏死。镜下见肿瘤由中间型滋养细胞组成，无绒毛结构。肿瘤细胞向肌纤维间隙生长，可侵犯血管，但大多血管壁完整。免疫组化染色见见部分肿瘤细胞 hCG 和人胎盘生乳素（HPL）阳性。

3. 临床分期

采用 FIGO 分期中的解剖学分期，预后评分系统不适用于 PSTT。目前认为与 PSTT 预后相关的高危因素主要有：①肿瘤细胞有丝分裂数>5 个/10HP； ②距先前妊娠时间>2 年；③有子宫外转移灶；④足月妊娠后。

【治 疗】

手术是首选的治疗方法，原则是切除一切病灶，行子宫切除术，保留卵巢。I 期病灶局限的年轻患者可以剔除病灶，保留生育功能。有高危因素的 PSTT 患者，术后应给予辅助性化疗。因 PSTT 对化疗的敏感性不及妊娠滋养细胞肿瘤，首选的化疗方案为 EMA-CO.无高危因素的患者不主张术后辅助化疗。

【随 访】

治疗后应随访。随访内容同滋养细胞肿瘤。由于缺乏肿瘤标记物，随访时临床表现及影像学检查更有价值。

第十一节 妇科恶性肿瘤的放射治疗

【妇瘤放疗特点】

1. 为妇科肿瘤最重要的基本治疗方法，60%~80%的阴道癌、宫颈癌，37%~60%的外阴癌，部分子宫内膜癌以及少部分的卵巢癌，都与放射治疗有关，其中包括根治性放疗、姑息性放疗或成为综合治疗一部分。

2. 近距离照射与远距离照射的合理配合，使妇瘤放射治疗疗效可靠，放疗副反应相对减轻。

3. 强调治疗的个体化，根据临床观察适时调整放疗剂量与方法。

4. 与患者生活质量，特别是年轻患者的生理功能密切相关。

5. 放射治疗方式与方法随着放疗设备的更新在不断改进。

【妇瘤放疗的常用设备】

1. 后装机：分为妇瘤腔内放疗为主的后装机和多功能后装机，所采用的放射源都属 γ 线源（60Co、137CS、192Ir），20 世纪末出现中子后装机（252Cf）。根据机器的剂量率又分为中、低剂量率后装机和高剂量率后装机，现在临床应用多为多功能高剂量率后装机，最具代表性的以国产威达（广东）、进口（Selecfron）（荷兰）为主。使用经验证明，国产威达后装机经济、耐用、疗效确切，符合现时我国绝大部分经济欠发达地区。此外，国产的灵顿中子后装机临床应用效果也很好，但放射源目前均来自俄罗斯，价格昂贵，难以普遍推广。而进口多功能后装机治疗更为精细，以像学资料指导制定放疗计划，并与外照射相结合，使靶区剂量分布更加均匀合理，减少对周围脏器的损伤，实为今后妇瘤放疗的发展方向。但临床具体应用需有专门的配套设备，以减少置施源器以后因为病人体位改变而导致放射源移位，与设计图形不符，放疗剂量分布不合理等情况，基于使用过程颇为繁杂，难以在一定的时间内治疗人数众多的患者，临床推广普及尚需时日。

2. 外照射放疗设备。

（1） 钴 60 外照射治疗机：目前大都被淘汰，但仍有部分医疗单位用于立体定向放射治疗（γ-刀）和普通放疗。

（2）医用直线加速器。

【妇瘤放疗分类】

1. 根据临床需要，妇瘤放疗分为根治性放疗，即腔内放疗+体外照射和姑息性放疗，即解决患者主要病症为目的，其根本区别在于：根治放疗要使肿瘤局部达到肿瘤致死剂量，同时区域引流淋巴结及宫旁组织根据不同临床期别达到相应的预防剂量，对影像学证实或临床检查确认的病灶则缩野补量，以求达到最佳疗效，姑息治疗则以局部治疗为主，适当兼顾区域淋巴结及宫旁组织。

2. 根据临床综合治疗的需要，妇瘤放疗又包括术前放疗、术后放疗、术中放疗。

（1）术前放疗：缩小肿瘤体积，减少术中转移，利于手术操作。

（2）术中放疗：对无法切除的病灶直接进行照射，能有效减轻放疗反应，控制局部病灶。

（3）术后放疗：对术后病检具高危因素的病例（包括切除范围不可靠者），实施放射治疗，以减少复发率。

3. 根据放疗技术妇瘤放疗又分为：

(1) 腔内放疗：①传统的腔内放疗；②以影像学为基础的妇科腔内放疗。

(2) 外照射：①传统的以骨性标志定位的照射；②调强放疗即以像学为基础的，由以计算机控制的多叶光栅加速器对计划靶区（PTV）进行调强放疗。

(3) 立体定向放疗：利用立体定向、精确摆位技术将高能射线汇集于某一局限的靶组织，实施小野集束式（聚焦）放射治疗，根据所使用放射线种类又分为γ–刀、χ–刀、射波刀等。

【妇瘤放疗的适用征】

1. 不同期别不适合手术治疗的宫颈癌。
2. 部分复发性宫颈癌。
3. 不宜手术的子宫内膜癌。
4. 阴道癌（不宜手术者）。
5. 外阴癌术前放疗或姑息治疗。
6. 卵巢无性细胞瘤、颗粒细胞瘤手术、化疗后出现的较孤立性的病灶。
7. 卵巢上皮性癌手术、化疗后盆腔复发病灶或腹膜后淋巴结转移灶又不适宜手术者。
8. 子宫内膜间质肉瘤（手术治疗为主）。

9、滋养细胞肿瘤化疗或手术后顽固性的孤立病灶（包括肺、脑）。

【妇瘤放疗的具体方案】

详见各论。

第十二节　妇科肿瘤的化疗

【概述】

自化疗用于妇科恶性肿瘤取得成功，患者不但可以达到根治，而且可以保留患者生育功能，但耐药及复发病例的治疗效果仍不理想。耐药病例中先天耐药罕见，获得性耐药却很常见，规范化并非易事，如何合理应用手术，化疗，放疗，更是当前有待解决的。

【化学治疗机理】

1. 中心法则：生物遗传中心法则最早是由 Crick 于 1958 年提出的，用以表示生命遗传信息的流动方向或传递规律。由于当时对转录、翻译、遗传密码、肽链折叠等都还了解不多，在那个时候中心法则带有一定的假设性质。随着生物遗传规律的进一步探索，中心法则也逐步得到完善和证实。具体内容：①从 DNA 流向 DNA（DNA 自我复制）；②从 DNA 流向 RNA，进而流向蛋白质（转录和翻译）；③从 RNA 流向 RNA（RNA 自我复制）；④从 RNA 流向 DNA（逆转录）。其中前两条是中心法则的主要体现，后两条是中心法则的完善和补充。

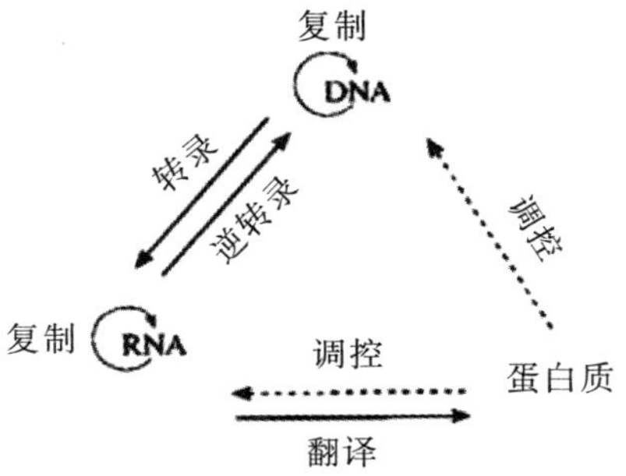

图 3–4

2. 细胞增殖周期。

细胞增殖周期是指细胞各组成部份在不断发展变化的基础上还要不断增殖，产生新细胞，以代替衰老、死亡和创伤所损失的细胞，这是机体新陈代谢的表现，也是机体不断生长发育、赖以生存和延续种族的基础。细胞以分裂的方式进行增殖，每次分裂后所产生的新细胞必须经过生长增大，才能再分裂。现在把细胞增殖必须经过生长到分裂的过程称为细胞周期。换句话说，细胞增殖周期（或细胞周期）是指细胞从一次分裂结束开始生长，到下一次分裂结束所经历的过程。细胞增殖周期可分为两个时期，即间期和分裂期。

整个细胞周期是一个动态过程，每个分期互相联系，不可分割。如细胞周期的某个阶段受到环境因素的干扰时，细胞的增殖则发生障碍。肿瘤细胞的增殖周期也可分为 G1、S、G2、M 四个时期。目前，人们试图在肿瘤细胞增殖周期的不同阶段，采取不同的治疗措施。例如，用放射线治疗某些肿瘤，就是利用放射线破坏癌细胞 DNA 的结构与合成，从而抑制癌细胞的增殖过程，达到治疗效果。因此，有关细胞增殖的理论和知识，对医药临床实践具有指导意义。

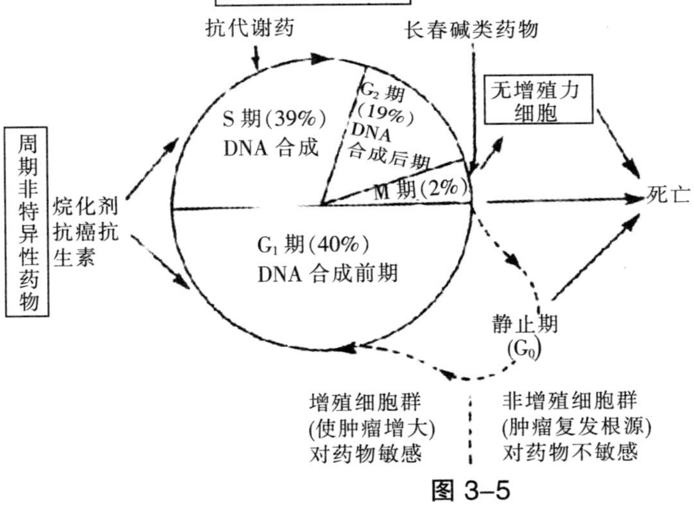

图 3–5

【常用化疗药的分类及作用机制】

1. 按其作用机理分类。

（1）细胞毒类药物：烷化剂类，由其氮芥基团作用于 DNA 和 RNA、酶、蛋白质，导致细胞死亡。主要有环磷酰胺（CTX）、异环磷酰胺、氮芥（HN2）、马利兰（BUS）、环已亚硝脲（CCNU）、卡氮芥（BCNU）等。

（2）抗代谢药：此类药物对核酸代谢物与酶结合反应有相互竞争作用，影响与阻断了核酸的合成主要有甲氨蝶呤（MTX）、6–巯基嘌呤（6–MP）、氟脲嘧啶（5–FU）、阿糖胞苷（Ara–C）等。

（3）生物碱类：主要为干扰细胞内纺锤体的形成，使细胞停留在有丝分裂中期。主要有长春新碱（VLB）、喜树碱（VCR）、三尖杉（HRT）鬼臼乙叉甙（VP–16）、紫杉醇（TAXOL）等。

（4）抗癌抗生素 主要有放线菌素 D（ACTD）、丝裂霉素（MMC）、博莱霉素（BLM）、阿霉素（ADM）、表阿霉素等。

（5）激素类：能改变内环境进而影响肿瘤生长，有的能增强机体对肿瘤侵害的抵抗力 黄体酮、甲地孕酮、丙酸睾丸酮、肾上腺皮质激素类、三苯氧胺、甲状腺素等。

（6）其它：不 属于以上诸类如甲基苄肼、羟基脲、L–门冬酰胺酶、顺铂、卡铂、抗癌锑、三嗪咪唑胺等。脂质体包裹 5–氟尿嘧啶为导向性剂型。

2. 按化疗药物对各期肿瘤细胞的敏感性不同分类 。

按化疗药物对各期肿瘤细胞的敏感性不同可将其分为两大类，即细胞周期非特异性药物（CCNSA）和细胞周期特异性药物（CCSA）。CCNSA 能杀死各时相的肿瘤细胞，包括 G0 期细胞，这类药物包括烷化剂、抗癌抗生素和激素类，CCSA 主要杀伤增殖期的细胞，G0 期细胞对其不敏感。在增殖期细胞中，S 期和 M 期对其最敏感。这类药物包括抗代谢物和植物类。

3. 从分子水平及作用机制方面分类；

从分子水平及作用机制方面可将化疗药物分为四类；

（1）直接破坏 DNA 的药物；

（2）间接破坏 DNA 药物 ；

（3）有丝分裂抑制剂；

（4）蛋白质合成的抑制剂。

【化疗新的使用方法】

1. 手术或放疗的辅助化疗。

目前辅助化疗受到重视，因为近年对肿瘤开始转移时间的看法与过去有明显不同。过去认为肿瘤开始时仅是局部疾病，以后才向周围侵犯，先由淋巴道转移，最后经血路全身转移，因此治疗肿瘤的关键是早期争取将肿瘤切除干净，手术范围力求广泛。但近年已认识到肿瘤发生后，肿瘤细胞即不断自瘤体脱落并进入血循环，其中的大部分虽能被身体的免疫防御机制所消灭，但有少数未被消灭的肿瘤细胞确会成为复发和转移的根源，因此当临床发现肿瘤并进行手术时，事实上大部分患者已有远处转移。因此手术后应当早期配合全身化疗，抓住大部分肿瘤已被切除的机会，及时消灭已转移的微小病灶。

2. 新辅助化疗。

新辅助化疗是在手术前给予辅助化疗。手术前给予辅助化疗的时间不可能太长，一般给予 2–3 个疗程左右。新辅助化疗的优点有：①可避免体内潜伏的继发灶，在原发灶切除后 1~7 天内由于体内肿瘤总量减少而加速生长；②可避免体内残留的肿瘤在手术后因凝血机制加强及免疫抑制而容易转移；③使手术时肿瘤细胞活力低，不易播散等。但目前尚不能肯定其是否能提高肿瘤患者长期生存率。

3. 腹腔内化疗。

目前胃肠道及卵巢恶性肿瘤虽然根治术后生存率有一定的提高，但是由于大多数病例就诊时较晚，术后复发的机会较多，因此采用腹腔内化疗以期减少腹腔内复发。药代动力学显示腹腔内给药的药物浓度明显高于全身给药。腹腔内化疗应在术中或术后早期开始，腹腔内化疗主要使用于卵巢癌切除术后有微小的残留病灶、胃肠道癌术后有残留，或有高度复发及转移危险、腹膜间皮瘤等。腹腔化疗给药方法有单点穿刺给药法、留置导管法等。

4. 动脉灌注化疗。动脉灌注化疗与全身静脉化疗相比有以下特点：（1）局部肿瘤组织药物浓度明显提高。（2）全身副作用明显降低。（3）疗效明显提高。目前妇科肿瘤动脉灌注化疗主要用于宫颈癌的治疗。

【妇科肿瘤化疗的适应症和禁忌症及化疗前准备】

【适应症】

1. 滋养细胞肿瘤：包括浸润性葡萄胎、绒癌及胎盘部位滋养细胞肿瘤。

2. 妇科恶性肿瘤的术前辅助治疗：如卵巢癌合并大量腹水，可先行化疗，而后行手术治疗；宫颈癌肿块较大，也可先行化疗，待肿块缩小后行手术。

3. 妇科恶性肿瘤的术后辅助化疗：如卵巢癌术后常应用化疗进行辅助治疗，以杀灭残存的肿瘤细胞。再如子宫内膜癌脉管内见瘤栓，也常进行术后辅助化疗。

4. 同步放化疗：用于宫颈癌和子宫内膜癌。化疗药物可作为放射治疗的增效剂，以提高放疗的疗效。

5. 晚期或复发性肿瘤的姑息性治疗：适用于各种妇科恶性肿瘤。

6. 恶性胸、腹水。

【禁忌症】

1.心脏功能、肝功能、肾功能严重损害。

2.KPS 评分≤50。

3.年老体衰或恶病质者。

4.血象长期很低或有出血倾向者。

5.贫血、营养障碍及血浆蛋白低下者。

6.有骨髓转移的病人。

7.有感染、发热及其他并发症的病人。

【停药指标】

在化疗过程中，根据所用药物及病人情况可考虑以下几方面作为停药指标：

1. 续用药有效的机会不大。

2. 吐频繁影响病人进食或电解质失平衡时。

3. 腹泻超过每日 5 次，或有血性腹泻。

4. 血象下降（如白细胞低于 2000/mm3，血小板低于 5 万/mm3）。

5. 病人感染发热。

6. 出现重要脏器的毒性如心肌损害、中毒性肝炎、中毒性肾炎或膀胱炎、化学性肺炎。

7. 疗程结束后进行长期随访，以观察缓解期的长短与远期毒性。

【用药前的准备】

由于化疗药物有其特定的作用及有一些特殊的副作用，故用药前应行一些准备，以便可以使患者能够顺利的完成化疗，从而得到良好的治疗效果。常需要的准备包括：

1. 必须了解肿瘤的诊断和已有的治疗方法。

2.必须了解患者有无药物过敏。

3.必须要给患者做仔细的体格检查，以了解患者的一般身体状况。

4.患者必须进行一些常规的实验室检查，包括血常规，以了解患者骨髓的造血功能；尿常规，以了解泌尿道的情况；肝、肾功能，药物常常在肝脏代谢，在肾脏排泄，如肝肾功能异常，则药物的代谢要受影响；心电图检查，以了解患者心脏的情况；胸片检查，了解远处转移的情况；B型超声或彩色多普勒超声检查，可以发现有无肿瘤的复发；肿瘤标志物的测定，可以早期发现有无肿瘤复发的可能。

5.要让患者及家属了解化疗的必要性及化疗药物可能发生的副作用，签定化疗知情同意书。

【妇科肿瘤常用化疗方案】

1. 上皮性卵巢癌。

表 3–18　紫杉醇（paclitaxel）+卡铂　（carboplatin ）（PC）

Paclitaxel	135−175 mg/m²	i.v.（3h）	d1
Carboplatin	AUC=5−7.5	i.v.（1−3h）	d1
每 3 周重复（i.v:静脉滴注，h:小时，d1:第一天，AUC:曲线下面积）			

说明：PC 方案是卵巢癌标准治疗方案

表 3–19　紫杉醇（Paclitaxel）+ 顺铂（cisplatin）（PP）

Paclitaxel	135−175mg/m2	i.v.（3h 或 24h）	d1
Cisplatin	75mg/m2	i.v.	d1

表 3–20　多西紫杉醇（docetaxel）+ 卡铂（DC）

Docetaxel	60−75mg/m²	i.v.（1h）	d1
carboplatin	AUC=5−7	i.v.（1−3h）	d1
每 3 周重复（i.v:静脉注射，h:小时，d1:第一天，AUC:曲线下面积）			

说明：上述 PP 和 DC 方案作为卵巢癌的备选。

表 3–21　紫杉醇和顺铂静脉腹腔化疗

Paclitaxel	135 mg/m2	i.v.（24h）	d1
Cisplatin	100 mg/m2	i.p.（腹腔灌注）	d2
Paclitaxel	60 mg/m2	i.p.（腹腔灌注）	d8

说明：2006 年发表的 GOG172 临床试验结果上述静脉和腹腔化疗途径方案能提高总生存率和无进展生存时间，但副作用较大。

表 3–22　卡铂（carboplatin）

Carboplatin	AUC=5	i.v.（1h）	d1

说明：体弱者可采用，以减少副作用。挽救治疗：主要用于铂类难治者。

表 3-23　紫杉醇（paclitaxel）

paclitaxel	175 mg/m2	i.v.（3h）	d1
每 3 周重复			
paclitaxel	60–80mg/m2	i.v.（1h）	每周 1 次
一疗程持续 4–8 周			
拓扑替康（Topotecan）			
Topotecan	1.0–1.5mg/m2	i.v.（10 或 30min）	d1–5
每 3 周重复			
脂质体阿霉素（Pegylated liposomal doxorubicin， PLD）			
PLD	35–50 mg/m2	i.v. （1 h inf）	d1
每 4 周重复			
吉西他宾 （Gemcitabine）			
Gemcitabine	1000 mg/m2	i.v. （30 min inf）	d1，d8
每 4 周重复			
足叶乙苷（Etopside）			
Etopside	50–100mg/m2	p.o.（口服）	d1–14
每 3–4 周重复 （直到肿瘤进展）			
异环磷酰胺（Ifosfamide）和含异环磷酰胺的联合化疗			
Ifosfamide	1500mg/m2	i.v.（持续） 并用美斯纳保护泌尿系	d1–5

2.卵巢生殖细胞肿瘤。

表 3-24　卵巢生殖细胞肿瘤治疗

1.BEP			
DDP	100mg/m2	i.v.（1h）	d1
或 DDP	20mg/m2	i.v.（1h）	d1–3
VP16	100mg/m2	i.v.（1h）	d1–3
BLM（博莱霉素）	15mg	i.v.（持续）	d1–3
2.PEI（挽救治疗）			
IFO	1500mg/m2	i.v.（美斯纳保护）	d1–4
VP16	75mg/m2	i.v.	d1–4
DDP	25mg/m2	i.v.	d1–4

3.宫颈癌。

表 3–25　宫颈癌

1.单药 DDP			
DDP	75mg/m2	i.v.（1mg/min）	d1
2.DDP+IFO			
DDP	30mg/m2	i.v.	d1−3
IFO	1500mg/m2	i.v.（24h 持续）	d1−3
3.卡铂+IFO			
卡铂	AUC=4	i.v.	d1
IFO	1800mg/m2	i.v.	d1−3
4.TIP			
紫杉醇	175mg/m2	i.v.（3h）	d1
DDP	50mg/m2	i.v.	d2
IFO	5000mg/m2	i.v	d2
5.DDP+紫杉醇			
紫杉醇	135mg/m2	i.v.（24h）	d1
DDP	50mg/m2	i.v.	d2
6.NDP+紫杉醇			
紫杉醇	135−175mg/m2	i.v.	d1
NDP	80mg/m2	i.v.	d2
7.DDP+ BLM + IFO			
DDP	30mg	i.v.	d1−3
IFO	1500mg/m2	i.v.（24h 持续）	d1−3
BLM	15 mg	i.v.	d1−3

同步放化疗。通常以顺铂为主，或与 5Fu 联合应用。

表 3–26　同步放化疗。通常以顺铂为主，或与 5Fu 联合应用

1.DDP + 5Fu 联合			
顺铂	50−75mg/m2	i.v.（4h）	d1
5Fu	750mg/m2	i.v. （持续）	d1−4
每 3 周一次，共 3 次			
2.DDP 单药			
DDP	30−40 mg/m2	i.v.	d1
每周一次，共 5−6 次。			

（1）非鳞状细胞癌：对腺癌敏感的化疗药相对缺乏，目前报告单药有效的化疗药物包括：顺铂，紫杉醇和 5-FU。

（2）建议 TP 方案。

（3）宫颈小细胞癌：宫颈小细胞癌的生物学行为和治疗模式与肺小细胞癌类似，顺铂加 VP16 化疗，结合早期放疗，取得较好疗效。

表 3-27　顺铂加 VP16 化疗

VP16	60mg/m2	i.v.	d1-4
顺铂	25mg/m2	i.v.	d1-4

4.子宫内膜癌（子宫体癌）。

激素治疗（略）。

表 3-28　子宫内膜癌化疗

1.AP			
阿霉素	60mg/m2	i.v.	d1
顺铂	50-60mg/m2	i.v.	d1
3 周重复			
2.PC			
泰素	175mg/m2	i.v.	d1
卡铂	AUC5-7	i.v.（30 min）	d1
门诊治疗，每 4 周重复，至 6 个疗程。			
3.TAP			
阿霉素	45 mg/m2	i.v.	D1
顺铂	50 mg/m2	i.v.	D1
紫杉醇	160 mg/m2	i.v.	D1
每 3 周重复，最多至 7 个疗程，G-CSF 支持。			

5. 恶性滋养细胞肿瘤。

表 3-29　恶性滋养细胞肿瘤首次化疗

I 期病例			
1. MTX	14-16mg/m2	i.v.gtt	d1-d5
每 2 周重复			
2. KSM	0.3-0.4mg/m2	i.v.gtt	d1-d5
每 2 周重复			
3. MTX-CF			

MTX	1 mg/kg	i.m.	d1，d3，d5，d7
CF	0.1 mg/kg	i.m.	d2，d4，d6，d8
每 2 周重复			
II – III 期和 FIGO 评分<7 分的病例			
1. MTX+KSM 方案			
MTX	0.4 mg/kg	i.v. gtt	d1–d5
KSM	0.8 ug/kg	i.v. gtt	d1–d5
每三周重复			
2. 5–FU+KSM 方案			
5–FU	25 mg/kg	i.v. gtt	d1–5
KSM	8 ug/kg	i.v. gtt	d1–5
每三周重复			

Ⅳ期和 FIGO 评分≥7 分的病例。

（1） 5–FU+ACTD 为主，配合多种药物，多途径化疗。

（2）EMA–CO （EMA–EP）方案。

表 3–30 EMA 方案

第 1 天	KSM	500μg+5% G.S. 200ml， ivgtt， 1h
	VP16	100 mg/m2 +N.S. 300ml，ivgtt， 1h
	MTX	100 mg/m2 +N.S. 30ml，iv，
	MTX	200 mg/m2 +N.S.1000ml，ivgtt， 12h
第 2 天	KSM	500μg +5% G.S. 200ml， ivgtt， 1h
	VP–16	100 mg/m2 +N.S. 300ml，ivgtt， 1h
	CF	15 mg +N.S. 4ml，im， Q12h 4 次（自静注 MTX 开始计算，24h 后应用）
CO 方案（EP）		
第 8 天	VCR	1 mg/m2 +N.S. 30ml iv
	CTX	600 mg/m2 +N.S. 50ml iv
	或	
	VP–16	150 mg/m2 +N.S. 300ml， ivgtt
	DDP	75 mg/m2+N.S. 300ml， ivgtt （水化）

第 15 天开始下一周期。

MOMK（MOFK）方案			
MTX	10–20 mg	i.v. gtt	d1–d5
或 5–FU	1000–1250mg	i.v. gtt	d1–d5
ACTD	400 ug	i.v. gtt	d1–d5
VCR	2 mg	i.v.	d1
NH2	5 mg	i.v.	d1，d3，d5
每三周重复			
二线化疗			
EMA–CO（EP）方案 （见前）			
PEBA 方案			
DDP	20mg	i.v.	d1–d4
VP16	100mg	i.v.	d1–d4
BLM	15mg	i.v.	d1–d4
E–ADM	40mg	i.v.	d1–d4

6. 阴道癌和外阴癌。

表 3–31　阴道癌和外阴癌化疗

1.顺铂			
顺铂	75 或 100 mg/m2	i.v.	d1
每 3–4 周重复。			
2.放化疗			
顺铂	20mg/m2	i.v.	d 1–4
5Fu	500mg/m2	i.v. （持续）	d 1–4
3.化疗			
顺铂	100 mg/m2	i.v.	d 1
5Fu	500 mg/m2	i.v. （持续）	d 2–4
CTX	250 mg/m2	i.v.	d 2–4
第 28 天重复			

【化疗常见不良反应和处理】

化疗导致的不良反应多是因为损伤快速分裂的正常细胞，如骨髓细胞、胃肠道粘膜细胞和生殖道细胞和毛囊。大部分化疗药物影响以上所有细胞，但是程度有所不同。主要与化疗药物，剂量，化疗周期和患者状况有关。

1. 过敏反应。

大部分化疗药物的药物反应轻微，主要表现为：潮红、皮疹、和后背疼痛。严重的过敏反应如：呼吸短促、水肿、血压改变，严重的可以导致心衰。妇科肿瘤中常见的可以引起过敏反应的药物有：铂类、多柔比星脂质体和紫杉烷类。化疗前一定要对可能的过敏反应做好应对措施。

2. 骨髓抑制。

骨髓抑制是化疗常见的不良反应，。白细胞降低多发生在化疗后 7–10 天，在这段时间容易发生感染。妇科肿瘤化疗药物引起的白细胞下降所致的发热相对较少。原则上，不提倡预防性使用 G–CSF，只有在白细胞下降延误化疗时才考虑使用。

血小板下降和恢复都较粒细胞晚，当血小板<50，出血风险增加，当血小板小于 10 时自发出血的风险非常高。血小板减少是临床中比较棘手的问题，血小板输注可以暂时缓解症状，但是血小板减少常要药物减量或者延迟化疗。

3. 恶心呕吐。

病人恶心/呕吐率是化疗病人最痛苦的不良反应。导致致恶心/呕吐发生率和严重程度因素，包括特定的化疗药物使用，用量，方案，和给药途径。止吐剂可以防止恶心/呕吐发生；因此，化疗前预防性使用止吐剂治疗。

4. 脱发。

5. 周围神经病。

铂和紫杉烷多见，症状有：疼痛、麻木/刺痛、感觉丧失、和功能障碍，往往只有部分可逆，神经伤害是永久性的。周围神经病变的风险与化疗药物，累积剂量，药物神经毒性有关。风险还与患者特征，比如年龄和是否存在神经病变（如酒精、糖尿病诱导的神经病变，维生素 B12 缺乏，甲减）。目前没有证据表明药物可以有效预防或治疗化疗引起的周围神经病变。因此，早期检测在其影响功能和日常生活行为之前阻止这种情况发生。在铂+紫杉类联合治疗方案中，若出现严重的周围神经病变，改变剂量甚至必要时取消紫杉烷。病人需要选择合适的鞋子和注意化疗引起的手脚损伤。

6. 性功能障碍生育问题妊娠问题。

化疗会影响阴道粘膜导致干燥和浅表出血。此外，阴道感染如真菌或疱疹可能因化疗重新活化。

化疗可以引起卵巢早衰和不育，取决于患者年龄、药物剂量、化疗药物选择。化疗有潜在的致突变、致畸、致癌的影响，与化疗药物，剂量有关。

7. 其他不良反应：肾毒性，认知障碍和疲劳。

近年来随着抗癌新药不断进入临床，特别是抑制微管蛋白解聚的紫杉类的面市、多药耐药因的研究、生物治疗（包括基因治疗）等新方法的应用，使得妇科肿瘤治疗的内容更加丰富多彩，成为学术界最活跃的一个研究领域。基因检测在化疗药物敏感性及药物选择方面的研究；辅助药物如造血因子和新型止吐药物的应用，解决了化疗引起骨髓抑制和严重呕吐的不良反应的问题。多年的实践与探索，妇科肿瘤医师在对化疗剂量强度的掌握，以及化疗后患者骨髓功能和内在抗病能力的恢复等方面也积累了一定经验，使得治疗更为合理，更加顺利，为妇科肿瘤的治疗开创新的篇章。

第十三节　妇科恶性肿瘤的内分泌治疗

【概 述】

妇科恶性肿瘤的发生与卵巢所产生的甾体激素及各种激素之间的平衡状况有关，同时妇科肿瘤本身也具有内分泌活动，并可通过激素靶器官的特征对肿瘤治疗效果产生影响。女性生殖道肿瘤内分泌治疗的基础是肿瘤对性激素的依赖性及肿瘤细胞内含有功能完好的性激素受体。外阴癌的雌激素受体(ER)、孕激素受体（PR）含量极低、甚至低于正常阴道组织。输卵管癌的ER、PR含量极低，几乎不能测得。宫颈鳞癌的ER、PR的关系类似正常组织，存在一种正相关关系，PR随着ER上升而增加，但含量少于正常宫颈鳞状上皮，因此上述肿瘤用激素治疗不可能产生很好的效果，但子宫内膜癌与卵巢癌用激素治疗的经验则比较成熟。

激素治疗妇科恶性治疗一般需要大剂量（高于正常避孕剂量的十几倍或几十倍），长期使用副反应比化疗低，耐受性好，但不是根治手段，不能替代手术，期协同手术、放化疗可起协同作用，提高治疗的有效率及5年生存率。预先测定受体情况可指导合理用药。

【子宫内膜癌的性激素治疗】

子宫内膜癌ER、PR的研究最为成熟，通常正常的子宫内膜癌的ER、PR双阳性率为90-100%，而子宫内膜癌的受体阳性率ER为50-80%，PR为40-70%，ER、PR双阳性率为50%，癌组织的分化程度好，受体阳性率和含量亦高，癌周围内膜组织的ER、PR有一定的变化，特别是PR显著降低时，说明受体功能已经有相当损害，激素治疗的效果差。子宫内膜癌的孕激素治疗从20世纪60年代开始，孕激素可使子宫内膜癌的腺体向良性逆转，在结构和功能上均向更好的方向转化，是妇科肿瘤中唯一可用激素治疗的癌，有效率可达30%，比化疗有效率高，副反应小，并可长期使用。

1.早期癌 对于早期癌要求保留生育功能的可以孕激素作为首次治疗，病理为G1级，甲的孕酮160㎎／d，连用3月，Kim YB报道治疗21例，有效率62%，其中3例生育6个活婴。因此单纯以孕激素治疗子宫内膜癌有获得成功的可能，但仅局限于G1级，要长期的随访，无效时及时改变治疗方案。

Cal也用孕激素治疗6例绝经后有手术禁忌症早期子宫内膜癌，治疗后在取内膜检查无癌变，随访5年也未发展为癌。Martio等综合大量文献，认为子宫内膜癌应用孕激素治疗死于心血管病的比率较不用孕激素的明显增高。因此，目前认为在早期子宫内膜癌，孕激素不作为手术后的预防用药，除非患者具有高危因素，而且ER、PR为阳性。

2.中晚期癌 手术后如发现肿瘤有宫外侵犯，选择放疗或者化疗+孕激素治疗。孕激素的疗效报道不一，有诸多因素影响缓解率，最重要的是肿瘤的分化程度及ER、PR的状况。G1、G2的明显高于G3的患者，Podratz等报道运用孕激素治疗G1的子宫内膜癌缓解率为40%，而G3只有1.4%。Kauppi等报道PR阳性的缓解率为89%，而PR阴性的只有17%。GOG报道51例ER、PR阳性的缓解率为40%，而阴性的为12%。常用药物为醋酸甲地孕酮、已酸孕酮、甲地孕酮。三苯氧胺为非甾体类抗雌激素类药物，并有微弱的雌激素样作用。与雌激素竞争受体，抑制了内源性雌激素与受体结合，减少了雌激素对子宫内膜的促进作用，也提高了孕激素受体的水平，PR水平低的患者可先用三苯氧胺使 PR 的水平升高后再用孕激素或三苯氧胺与孕激素同用。Rendina 等运用三苯氧胺 20mg/2 次/天，与甲羟孕酮 250mg肌注/周，治疗 42 例晚期子宫内膜癌，达到了 33%的缓解率。芳香化酶如来曲唑和环氧合酶-1（COX-2）抑制剂均在研究中。

3.复发癌 复发后的治疗应综合分析复发部位、范围及药物治疗的方式等，但辅助激素治疗对 ER、PR 为阳性者应为首选。Fang 报道 44 例转移或复发的子宫内膜癌，用顺铂、环磷酰胺、阿霉素和甲羟孕酮联合治疗的有 53%疗效，平均存活期为 3 月。Ishizaki 等报道了 VP16 加甲羟孕酮治疗复发的内膜癌，尤其是高分化的取得了肯定的疗效。近年来努力探索用 GnRH 激动剂癌治疗复发性子宫内膜癌，Gallagher.1991 年报道了 17 例复发性子宫内膜癌，经 GnRH 激动剂治疗后，6 例（35%）获得完全或部分缓解，至报道时平均缓解时间为 20 个月，且物副作用。但另有报道其对复发性或转移性内膜癌效果差。

【卵巢癌的性激素治疗】

卵巢恶性肿瘤中，上皮性肿瘤含 ER、PR 最高，性索间质肿瘤次之；浆液性囊腺癌的 ER、PR 含量低于最高内膜样癌，但高于其它的恶性肿瘤，受体量在粘液性癌较低，在透明细胞癌中更低。卵巢癌 70%有雄激素受体，60%有 ER，50%有 PR，86%有 LHRH 受体， 因此卵巢癌的内分泌治疗是有物质基础的。 但首先需测定受体浓度，ER、PR（+）则激素治疗有效。临床运用激素治疗卵巢癌的指针应为 ER、PR（+）、早期、分化好、手术比较彻底。但有复发转移可能者，应配合化疗更好。Pendina 报道，用甲羟孕酮 300-800mg可使 15%的临床上皮癌获短期缓解。Hatch 报道 105 例复发卵巢上皮性癌采用三苯氧胺 40mg/d，10%完全反应，8%部分反应，38%短期稳定。 其中 ER、PR（+）者较 ER（+）为好，因为 PR（+）反应受体的完整性。运用激素治疗卵巢癌虽然有一定的短期疗效，但一般仅用于手术及化疗的辅助治疗及复发或耐药病例的姑息治疗。

【子宫肉瘤的性激素治疗】

此类肿瘤中低度恶性子宫内膜间质肉瘤的发病与雌激素密切相关，用孕激素治疗有效的病例。近来有研究发现芳香化酶抑制剂用于子宫内膜间质肉瘤有一定疗效。

第四章　放疗科

第一节　恶性肿瘤放射治疗

【引言】

恶性肿瘤(癌症）是世界严重的公共卫生问题，据国际癌症研究机构公布的数据显示，每年全球约 800 万人死于癌症。

2012 年《中国肿瘤年报》报告，我国肿瘤的发病率为 285.91/10 万，平均每天每分钟有 6 人被诊断为恶性肿瘤。每年新发癌症病例达到 312 万（2012 年《中国肿瘤登记年报》提示)。全国肿瘤死亡率为 180.54/10 万，每年因癌症死亡病例达 270 万例。肿瘤死亡率男性高于女性，为 1.68:1。

世界卫生组织于 2014 年 2 月 4 日《世界癌症日》前发布的《世界癌症报告》中指出，到 2030 年，全球癌症患者将增加 50%。报告认为：全球癌症发病形势严峻，发病率和死亡率呈持续上升趋势，尤其是发展中国家，其中中国的癌症病例几乎占了全球的一半，高居榜首。世卫组织癌症专家还预言：到 2035 年，全球将有 2400 万人被确认患有癌症，这比目前的水平高出 1000 万人。

国际癌症研究中心（IARC）统计报告也说：随全球人口的增加及老化，加上愈来愈多的人染上危险的生活习惯，癌症死亡人数每年 820 万人增至 1300 万人。

在 2014 年《世界癌症日》的前一天，联合国在全球癌症形势分析报告中也表示，2030 年前新癌症病例将增加 5 成，从 2012 年的每年 1400 万例增至 2160 万例。

世卫组织癌症专家们还指出：如果人们遵循健康的生活方式，2000 多万例的癌症患者中的一半可以避免患癌症；戒烟、减肥及戒酒都能有效的预防癌症的发生。

【概述】

放射治疗临床上主要用于治疗恶性肿瘤（癌症），故又被称之为放射肿瘤学（Radiation Oncology)。它和外科肿瘤学（手术治疗）、内科肿瘤学（化学治疗）一起组成了目前癌症治疗的三大主要方法。当然，还有中医中药、生物免疫治疗及分子靶向治疗等手段。

放射治疗还可用于良性肿瘤（如垂体瘤）及一些良性疾病（如瘢痕增生）等。

2005 年统计报告：目前临床三大治疗手段可以治愈的恶性肿瘤已由 1999 年的 45%上升到 55%。其中：手术：22%→27%（49%)；放疗：18%→22%（40%)；化疗：5%→6%（11%)。

放射治疗是一种利用电离辐射对恶性肿瘤患者进行治疗的临床手段。其目的是对肿瘤靶区剂量准确的、较均匀的照射，而肿瘤靶区周围正常组织剂量尽可能的小，即在正常组织照射损伤很小的情况下，根治了恶性肿瘤，延长患者生存期，并获得较好的生存质量。它除了对于肿瘤的根治性治疗外，还可以发挥有效的姑息性治疗和缓解疾病症状的作用，减轻疼痛，保留各种管腔的功能、骨骼的完整，以最小的损害保留器官功能。

放射线应用于科学研究和医学领域已有 100 多年的历史，X 线的发现是这个历史的起点。自伦琴于 1895 年报告发现 X 线以来，临床医学就于 1896 年开始临床应用（芝加哥和里昂），并取得疗效。从而开创了放射线治疗恶性肿瘤的先河。它远早于化学药物治疗癌症。

1902 年开始用镭作近距离放射治疗皮肤癌；

1920 年代 200KV 级深部 X 线治疗机诞生；

1950 年代钴-60 远距离治疗机的诞生及立体定向放射手术的概念提出；

1960 年代医用电子加速器的产生；

1990 年代三维适形调强放疗概念的产生及技术在临床上的应用。……

目前每年全球有近 60%的肿瘤患者在接受放射治疗，而我国目前能接受放射治疗的患者约 30%，大大低于世界平均水平。而临床上约 70%的肿瘤患者在其疾病的不同阶段均需采用放射治疗的方法或放疗配合手术/化疗来控制疾病进展或减轻疾病带来的痛苦。无论是单独应用还是与其他临床治疗手段相结合，放射治疗在肿瘤的临床治疗中均占有重要地位。

经 WHO 磋商裁定：就目前而言，手术及放射治疗在根治癌症中仍是最有效、经济（Cost-effective）的手段。

截止于 2012 年底，据不完全统计，全国有加速器 1100 余台（0.81/百万人）。湖南仅有 54 台加速器（0.77/百万人）。而发达国家一般为 2~3 台/百万人，欧洲则高达 4.85 台/百万人。

【放射治疗的原理、照射方式及基本组成】

一、放射治疗的基本原理及照射方式

1. 放射治疗的基本原理。

放射治疗的基本原理是：利用放射线的电离辐射作用直接或间接的杀灭或杀伤细胞而达到控制疾病的目的。临床上利用放射线能杀伤细胞的作用来治疗疾病，称为放射治疗，简称放疗。

2. 放疗方式及放射源。

（1）临床上以两种基本的照射方式进行放疗：

①放射源位于体外一定距离，集中照射人体某一部位，叫体外远距离照射，简称外照射。

②将放射源密封直接植入被治疗的组织内或放入人体的天然管腔内进行的照射，叫组织间放疗和腔内放疗，又称近距离放疗。

近距离放疗还有一种情形，就是利用人体某种组织器官对某种放射性同位素的选择性吸收，将该种放射性同位素通过口服或静脉注入人体内进行治疗，又称为内用同位素治疗。

（2）放疗所使用的放射源。

主要有三类：

① 放射性同位素放出的 α、β、γ 射线（临床上常用 60Co、192Ir、125I 等）；

② X 线治疗机和各类加速器产生的不同能量的 X 线；

③ 各类加速器产生的电子束、质子束、中子束、负 π 介子束和其他重粒子束等。

目前临床上使用的主要是同位素钴-60 所产生的 γ 射线和医用直线加速器产生的 X 射线、电子束及质子束、碳离子束等。

二、放射治疗的基本组成

1. 放射肿瘤学的组成。

由以下四部分组成：

（1）临床肿瘤学；

（2）临床放射物理学；

（3）临床放射生物学；

（4）放射治疗技术。

2. 放射治疗的基本设备组成。

（1）临床放疗常用设备：医用加速器；钴-60 治疗机（含 γ 刀）；后装治疗机；深部 X 线治疗机等。

（2）常用辅助用设备：普通模拟定位机；CT 模拟定位机；TPS（治疗计划系统）；型模切割机；体位固定器材等。

（3）常用临床质量控制及保证的设备：剂量监测仪；三维水箱；二维剂量探测仪；剂量验证体模等。

【放射治疗的若干基础】

一、临床肿瘤学知识

放射肿瘤学是一个临床学科，要求放射肿瘤医师必须具有一般的临床知识及经验，能处理放射治疗前、中、后的临床问题；更要具备一般的肿瘤学知识（如肿瘤流行病学、肿瘤分子生物学知识等），熟悉临床肿瘤学，了解不同肿瘤的生物学行为、转归，每一种肿瘤的分期及不同期别的治疗原则，放疗在各种肿瘤不同期别治疗中的作用等。

二、临床放射物理学知识

放疗是利用放射线治疗肿瘤的。因此，放射肿瘤医师必须具有放射线的物理知识，熟悉放疗设备的性能、其所产生的各种射线的特点及临床应用的剂量、临床剂量学原则，了解剂量的计算等。

临床剂量学原则：

1. 肿瘤区即靶区的剂量要求准确；

2. 治疗靶区内剂量分布要均匀，要达到≥90%的剂量分布（梯度变化≤±5%）；

3. 尽量提高治疗区域内剂量，降低照射区正常组织受量范围；

4. 保护肿瘤周围重要器官免受或少受照射（≤耐受剂量）。

三、临床肿瘤放射生物学知识

肿瘤放射生物学的最基本目的是解释组织细胞被照射后所产生的现象并建议改善现有治疗的战略。它可以从三个方面为临床放疗提供发展：概念、治疗战略以及研究方案。故放射肿瘤医师必须要了解它并具备肿瘤放射生物学知识。

肿瘤的放射敏感性取决于它们的固有敏感性、组织来源、分化程度、肿瘤的大体类型以及病人的一般状况，如是否贫血，肿瘤有无感染等。

放射敏感性是指放射效应。按放疗效应不同，临床上把不同肿瘤分成放射敏感、中等敏感和放射抗拒三类（相对）。放射敏感的肿瘤一般是分化程度差、恶性程度高的肿瘤，虽然放疗的局部疗效较好，但它们易转移而最终导致患者未能治愈（如小细胞肺癌）；放疗抗拒的肿瘤较难治愈；中等敏感的肿瘤由于有一定的敏感性，且远处转移的机会也相对的少些，则疗效较好（如鼻咽癌、子宫颈癌等）。

临床上对放射线欠敏感的四种细胞：

1. 乏氧细胞；

2. G0 期细胞；

3. S 期细胞；

4. 基因上对射线欠敏感的细胞（固有）。如源于间质、软组织的肉瘤细胞；腺癌细胞等。

四、临床放射治疗技术、方法等知识

1. 放疗技术。

(1) 体外照射常用的照射技术有三种：①固定源皮距（SSD）照射技术；②、等中心定角（SAD）照射技术；③、旋转（ROT）照射技术。

放疗技术应用方法除常规分割放疗（1.8~2.0Gy/次/天，5 天/周）外，还分为非常规分割放疗：超分割照射、加速超分割、后程超分割或加速超分割、逐步递量超分割等；还有后装放疗（含粒子植入)、三维适形放疗（包括分次立体定向放射治疗 FSRT 和立体定向放射手术 SRS 治疗）和调强放射治疗。

人们常说的所谓“γ（X）刀”治疗，就是三维适形放疗技术应用的特例。即当肿瘤体积较小、形状较规则时，这时的三维适形放疗就是“γ（X）刀”治疗。

(2) 近距离放疗技术有四种：①腔内或管内照射；②组织间照射；③敷贴（模板）照射；④术中置管术后放疗技术。

2. 放疗方式。

(1) 单纯放疗。临床上分为根治性和姑息性放疗。

(2) 放疗与手术。分为术前、术中及术后放疗三种形式。

(3) 放疗与化疗。两者合理的结合具有互补优势。

五、肿瘤热疗

肿瘤的物理治疗除了放疗外，临床上还有加温治疗。目前归于放疗学科，但有独立形成学科的趋势。

1. 肿瘤加温治疗的方法。

有三种：局部加温（包括热水浴、短波透热、射频电流、微波及超声等)、局部灌注加温和全身加温。

2. 热使细胞失活的机制。

热剂量：一定的温度以及加温时间，形成热剂量。

热耐受：第一次加温后，再一次加温时产生的暂时的无遗传性的对热的抗拒性，称为诱发的热抗拒，即热耐受。

细胞失活机制：可能性有三个主要的：①细胞膜的损伤；②细胞浆内溶酶体的损伤；③蛋白的热损伤。

3.临床应用。

常与放疗或化疗合并使用。

六、放疗前的准备工作及放疗过程

1. 放疗前准备工作。

医疗上的准备：纠正较严重的贫血、脱水，控制感染等；头颈部照射的患者，应洁牙、拔除照射野内的残牙、保持口腔清洁等。

患者及家属的准备：病情、治疗方案、预后及放疗中、后期可能发生的反应及晚期反应的介绍，取得知情同意。

2. 放射治疗过程。

患者治疗过程中，放射肿瘤医师、放射物理师、放射技师等各有不同的任务。

表 4–1 放射治疗过程

项目	责任人
临床检查及诊断（明确临床诊断、分期、了解病理特征等）	放射肿瘤医师
确定治疗目的（根治、姑息、单纯放疗还是综合治疗）	放射肿瘤医师
确定放射源（体外照射还是近距离放疗）	放射肿瘤医师
确定放疗方法（常规、三维适形、调强放疗等）	放射肿瘤医师
患者固定装置制作	模拟定位技师
模拟机（CT 机）定位及摄片	模拟定位技师
确定靶区体积及剂量（肿瘤、危及器官等）	放射肿瘤医师
放疗计划制定（照射野设计、最佳方案选择等）	放射物理师
放疗计划的确定	放射肿瘤医师
	(放射物理师)
铅挡块的制作	型模室技师
放疗计划的验证	放射肿瘤医师
	(模拟机技师)
签字	放射肿瘤医师
	(放射物理师)
第一次放疗、摆位	放疗室技师
(放射肿瘤医师)	
	(放射物理师)
摄验证片	放疗室技师
(放射肿瘤医师)	
每周核对治疗单	放射肿瘤医师
	(放射物理师)
每周检查患者（必要时更改治疗计划）	放射肿瘤医师
治疗结束时的小结	放射肿瘤医师
随诊	放射肿瘤医师

【放射治疗临床应用】

一、放射治疗范围

临床上几乎全身所有的恶性实体肿瘤都可进行放射治疗。

1. 中枢神经系统肿瘤：如脑瘤、垂体瘤、生殖细胞瘤、脊髓肿瘤等；

2. 头颈部肿瘤：如鼻咽癌、鼻腔和副鼻窦癌、舌癌、口咽癌、喉癌等；

3. 胸部肿瘤：如乳腺癌、肺癌、食管癌、纵隔肿瘤等；

4. 腹腔内肿瘤：如消化系统的胃、肠及胰腺癌、肝癌等；泌尿生殖系统的肾癌、膀胱癌、前列腺癌、子宫癌、阴茎癌、睾丸癌等；

还有恶性淋巴瘤、皮肤癌、骨、软组织肉瘤、黑色素瘤及转移瘤等等。

另外，一些良性肿瘤和疾病如：垂体瘤、嗜酸性肉芽肿，瘢痕疙瘩，腮、胰腺漏等，也可进行放射治疗。

放射治疗恶性肿瘤时虽然也损伤正常组织，但只要选择合理（个体差异除外），它具有保存器官及外观美容等功能的优点（如喉癌的保声音、早期乳腺癌的保乳房、直肠癌的保肛门治疗等）。故临床上有“不开刀的手术治疗”的美称。

二、治疗方式

1. 单纯放疗。

临床上分为根治性和姑息性放疗。适合单纯根治性放疗且疗效较好的肿瘤有：鼻咽癌，早期的(I 期）喉癌（特别是声带癌)、宫颈癌、非小细胞肺癌、乳腺癌、霍奇金淋巴瘤、食管癌、前列腺癌等。

2. 放疗与手术。

分为术前、术中及术后放疗三种形式。

(1）术前放疗。术前放疗可缩小肿瘤体积，有效控制亚临床病灶，能提高手术的切除率并缩小手术范围、减少器官或肢体的功能损害；还能减少术中种植和播散的可能性。如上颌窦癌、肺尖癌等。

(2）术中放疗。术中放疗主要针对手术不能切除或切除不彻底的病灶。在术中给予一次大剂量照射；也可术中先预置管，术后给予后装放射治疗。

临床上常用于胰腺癌、胃癌、直肠癌等病种。

(3）术后放疗。术后放射治疗可以减低局部复发率，提高生存率。

如中枢神经系统恶性肿瘤、食管癌、乳腺癌、直肠癌、精原细胞瘤、软组织肉瘤等术后有残留、外侵、局部淋巴结转移或淋巴引流区需行预防性治疗的。

3. 放疗与化疗。

(1）化疗的优势：在于对全身多处病灶及亚临床病灶的控制，但治疗后常出现原位病灶未控或复发。

(2）放射治疗的优势：则在于对局部病灶（含亚临床病灶）的控制而达到减少远处转移的目的。

两者的合理结合使同步放化疗已经成为一些临床常见肿瘤的标准治疗模式。

4. 放疗与热疗。

三、放疗的副反应

放射线在治疗肿瘤的过程中除杀伤肿瘤细胞外，也会对正常组织器官产生不同程度的损伤，有急、慢性之分。除局部外也有全身反应。

1. 全身反应。

放射治疗过程中或治疗结束后一段时间里，患者出现全身反应，如：食欲不振、恶心呕吐、胃胀不适、消化不良等消化道反应；还有疲乏无力、头晕头痛、失眠、血象下降及免疫力低下等全身反应；严重者可出现应激性溃疡导致大出血。一般情况下，全身反应不会很严重，临床上不需要特殊处理，患者通过自身调理和改变一些生活习惯就可减轻反应；反应重者则需对症支持治疗。

2. 局部反应。

(1) 急性表现：

皮肤：干燥、色素沉着、烧灼感、脱毛脱屑、发痒、水泡破溃、溃疡；

粘膜：粘膜红肿、糜烂、溃疡、疼痛、口腔可导致味觉改变等；

脑：充血、水肿致颅内压升高；

肺：咳嗽、咳痰、发热、严重可引起呼吸困难；

食管：胸骨后烧灼感、吞咽疼痛或困难；

胃：厌食、恶心、呕吐等，重者可出血、穿孔；

肠：腹痛、腹泻、大便次数增多，直肠可有里急后重、粘液血便以及大便时疼痛等炎性表现；

膀胱：下腹疼痛、排尿不畅、尿频尿急、尿痛及血尿等炎性表现。

(2) 慢性表现：

软组织：纤维化（包括肺）；

脑组织：软化坏死；

骨骼：骨折，造血功能受抑制（急性也有），感染可诱发骨髓炎。

3. 诱发恶性肿瘤（RIC）。

继发恶性肿瘤可以认为是遗传学缺陷表现的易感性倾向和主要是化学药物和电离辐射对原发疾病的临床治疗，或遗传学因素和医源性因素相互关联所导致的结果。放射治疗后所诱发的癌症则是其中的一部分。一般表现为肉瘤、癌、白血病。

【展望】

由于电子计算机及影像学的法展，肿瘤放疗技术有了高速发展，由上世纪的二维照射发展为三维→四维照射。疗效也有了明显的提高（如鼻咽癌采用三维适形调强放疗后，局控率提升到90%左右，五年生存率已达80%以上）。随着放疗技术的进一步发展，影像引导的放疗、生物影像引导的放疗、剂量引导的放疗及自适应放疗技术的开展，还有质子、重离子放射治疗的临床应用，肿瘤放射生物学研究的进展，将进一步提高患者的生存率和生存质量。

第二节 头颈部肿瘤放射治疗

【头颈部肿瘤的特点】

1. 范围：颅底、锁骨上、椎前；
2. 功能性器官：眼、耳、鼻、喉、口腔；
3. 重要器官：脑、脑干、脊髓；

4. 局部侵犯：颈淋巴结转移常见；
5. 病理鳞癌多见：对放疗较敏感；
6. 手术广泛彻底切除受限；
7. 部分手术与放疗的疗效相似。

【头颈部需放疗的肿瘤】

1. 口腔癌：舌、口底、齿龈、颊粘膜、硬腭；
2. 口咽癌：扁桃体、软腭、舌根；
3. 下咽癌；
4. 鼻咽癌；
5. 鼻腔、鼻窦癌；
6. 中耳癌；
7. 喉癌；
8. 涎腺肿瘤：腮腺、颌下腺、舌下腺；
9. 甲状腺癌；
10. 颈部转移性癌：75%来源于头颈部原发肿瘤。

【综合放疗的方式】

1. 单纯放疗：鼻咽癌、早期口腔癌、口咽癌、下咽癌、喉癌；
2. 术前放疗：上颌窦癌、局部晚期口腔癌、喉癌；
3. 术后放疗：局部晚期口腔癌、口腔癌、下咽癌、喉癌、涎腺癌、鼻腔鼻窦癌、颈转移癌；
4. 放化疗：晚期鼻咽癌、晚期口咽癌、下咽癌。

【放射线的种类】

1. 外照射：直线加速器、60co 机、深部 X 线机；
2. 内照射：铱 192 后装机；
3. 放射粒子植入：I125。

【放射剂量】

1. 根治剂量：70Gy±。
2. 术前放疗：45–50Gy。
3. 术后放疗：50Gy，残留 15–20Gy。

【放疗注意事项】

放疗前准备

1. 口腔处理：残根、龋齿、金属牙；
2. 上颌窦开窗引流；
3. 治疗合并疾病：糖尿病、高血压；
4. 纠正贫血。

放疗中

1. 放疗不随意间断；
2. 保护照射区域皮肤：清洁、干燥、放射保护剂；
3. 保护口腔卫生：漱口液；
4. 保护照射摆位的标记；
5. 高热量、高蛋白质、维生素丰富的食物、蔬菜水果。

放疗后

1. 放疗后 1–3 月复查一次；
2. 练习张口运动、颈部运动；
3. 三年内尽量不拔牙。

【放射的毒性反应】

急性反应

1. 恶心呕吐；
2. 急性粘膜反应：充血、水肿、疼痛、糜烂、溃疡；
3. 口干；
4. 喉水肿；
5. 放射性皮肤反应：红、肿、痒、湿性反应、溃破。

晚期反应　后遗症

1. 口干；
2. 颈部纤维化；
3. 张口困难；
4. 放射性中耳炎；
5. 骨坏死：下颌骨、喉软骨；
6. 放射性脊髓炎、脑坏死。

【预防严重的后遗症】

1. 精确靶区、精确剂量、精确照射；
2. 选择放疗方式：常规、非常规、适形调强、X（γ）刀；
3. 与手术、化疗的合理匹配。

【治疗进展】

1. 综合治疗。
2. 放疗技术：IGRT　VGRT　DGRT　生物调强高 LET（质子　重离子）。
3. 靶向药物：西妥昔单抗　抗血管生成。
4. 功能保护及修复。

第三节　原发性支气管肺癌放射治疗

【概述】

原发性支气管肺癌，指的是源于支气管粘膜上皮的恶性肿瘤，生长在叶、段支气管开口以上的肿瘤称中央型肺癌；位于段以下支气管的癌肿称周围型肺癌。生长在气管或其分叉处的为气管癌，很少见。根据生物学特性，肺癌可分为非小细胞肺癌和小细胞肺癌两大类，非小细胞肺癌又包括鳞癌、腺癌、大细胞癌和鳞腺癌（腺鳞癌）几种。国内学者发现，腺癌所占的比例在近30年有增高的趋势。

放射治疗在肺癌的综合治疗中占重要地位。I、II期非小细胞肺癌（NSCLC）以手术治疗为主，但其中20%–30%的病人因合并内科疾病（心肺功能不全、糖尿病等基础疾病）、高龄或拒绝接受手术而选择放疗。I、II期接受手术的病例中，约15%因手术切缘阳性对于手术切除或术后复发而需要接受放射治疗。在III期NSCLC中，可手术病例不组20%，80%的病例需要行放疗或放/化疗综合治疗。对于手术切除的III期病例，放射治疗仍作为术后治疗的指征。IV期病例放疗治疗作为姑息治疗手段，65%的病例在其病程的不同阶段需要接受放射治疗。

【放疗指征】

包括根治性放疗、姑息放疗、辅助放疗和预防性放疗等。

1. 对根治性放疗适用于KPS评分≥70分（Karnofsky评分见附件2）的患者，包括因医源性或/和个人因素不能手术的早期非小细胞肺癌、不可切除的局部晚期非小细胞肺癌、以及局限期小细胞肺癌。

2. 姑息性放疗适用于对晚期肺癌原发灶和转移灶的减症治疗。对于非小细胞肺癌单发脑转移灶手术切除患者可以进行全脑放疗。

3. 辅助放疗适应于术前放疗、术后切缘阳性的患者，对于术后pN2阳性的患者，鼓励参加临床研究。

4. 术后放疗设计应当参考患者手术病理报告和手术记录。

5. 预防性放疗适用于全身治疗有效的小细胞肺癌患者全脑放疗。

【放射治疗】

一、非小细胞肺癌(NSCLC)放疗

1. 适应症。

放疗可用于因身体原因不能手术治疗的早期NSCLC患者的根治性治疗、可手术患者的术前、术后辅助治疗、局部晚期病灶无法切除患者的局部治疗以及晚期不可治愈患者的重要姑息治疗方式。

I期不能接受手术治疗的NSCLC患者，放射治疗是有效的局部控制病灶的手段之一。对于接受手术治疗的NSCLC患者，如果术后病理手术切缘阴性而纵隔淋巴结阳性（pN2），除了常规接受术后辅助化疗外，也建议加用术后放疗。对于切缘阳性的pN2肿瘤，如果患者身体许可，建议采用术后同步放化疗。对切缘阳性的患者，放疗应当尽早开始。

对于因身体原因不能接受手术的II–III期NSCLC患者，如果身体条件许可，应当给予适形放疗结合同步化疗。在有治愈希望的患者，在接受放疗或同步放化疗时，通过更为适行的放疗计划和更为

积极的支持治疗，尽量减少治疗时间的中断或治疗剂量的降低。

对于有广泛转移的IV期NSCLC患者，部分患者可以接受原发灶和转移灶的放射治疗以达到姑息减症的目的。

2. 放射治疗方案。

(1) 靶区确定：放疗计划应基于相同体位的CT模拟图像，推荐使用静脉造影剂以增加准确性。靶区应包括GTV（CT可见病灶）、微小病灶边缘（CTV）、靶区运动范围以及定位误差，得到最终PTV。

大体肿瘤靶体积（GTV）：包括肺窗中所见肺内肿瘤范围及纵隔窗中所见纵隔受累范围，病变的毛刺边缘应包括在GTV中，建议分为GTVp（原发肿瘤）和GTVnd（转移淋巴结）。

临床靶体积（CTV）为鳞癌GTVp外放6mm，腺癌GTVp外放8mm，GTVnd区的外放包括受累淋巴结引流区，不进行淋巴结引流区选择性预防照射；除非确有外侵存在，CTV不应超出解剖学边界。根治性术后放疗CTV主要包括手术残端、同侧肺门、同侧纵隔和隆突下淋巴结区域。

PTV为CTV加上肿瘤的运动范围及摆位误差。运动范围确定方法：模拟机下测量肿瘤活动范围，或依据四维CT。建议各单位根据自己单位实际测量情况确定摆位误差。

(2) 治疗方式：根治性治疗和术前或术后放疗应采取适形或适形调强放射治疗技术。

(3) 剂量选择：术前放疗剂量45–50Gy，1.8–2Gy常规分割；根治性放疗一般需要60–74Gy，体部立体定向放疗（SBRT）剂量5–12.5Gy/次，4–12次；同步化疗时为60–70Gy，2Gy常规分割；术后放疗R0病例50–54Gy，R1病例54–60Gy，R2病例60–70Gy，1.8–2Gy常规分割。姑息治疗旨在减轻症状，总剂量可以适当减低。

(4) 脏器保护：应常规评估危及器官的剂量体积直方图，限制其受照剂量。常规分割三维适形放疗或调强放疗技术，推荐的正常组织剂量限制为：脊髓<50Gy，全肺V20<35%，全肺平均剂量<20Gy，心脏V40<30%、V30<40%，食管平均剂量<34Gy，臂丛神经总剂量<66Gy。对于肺切除术后患者，其肺组织放射耐受性可能显著降低，应该考虑更严格的正常肺组织剂量限制，尽量降低放射剂量。肺叶切除后的病例，剩余全肺V20<25%；全肺切除后的病例，健肺V20<10%。

(5) 同步放化疗的化疗方案按照《原发性肺癌诊治规范（2011年）》实施。同步治疗推荐化疗药物为足叶乙甙/顺铂或卡铂（EP/EC）与紫杉醇/铂类、培美曲塞/铂类。序贯治疗化疗药物见一线治疗。

二、小细胞肺癌（SCLC）放疗

1.适应症。

局限期SCLC经全身化疗后部分患者可以达到完全缓解，但是如果不加用胸部放疗，胸内复发的风险很高，加用胸部放疗不仅可以显著降低局部复发率，而且死亡风险也显著降低。

在广泛期SCLC患者，远处转移灶经化疗控制后加用胸部放疗也可以提高肿瘤控制率，延长生存期。

如果病情许可，小细胞肺癌的放射治疗应当尽早开始，可以考虑与化疗同步进行。如果病灶巨大，放射治疗导致肺损伤的风险过高的话，也可以考虑先采用2–3周期的化疗，然后尽快开始放疗。

预防性脑照射（PCI）：局限期小细胞肺癌患者，在胸内病灶经治疗达到完全缓解后推荐加用预防性脑照射。广泛期小细胞肺癌在化疗有效的情况下，加用预防性脑照射亦可降低小细胞肺癌脑转移的发生的风险。

2.放射治疗方案。

(1) 靶区确定：放疗计划应基于相同体位的CT模拟图像，推荐使用静脉造影剂以增加准确性。

靶区应包括 GTV（临床可见病灶）、微小病灶边缘（CTV）、靶区运动范围以及定位误差，得到最终 PTV。

大体肿瘤靶体积（GTV）：包括肺窗中所见肺内肿瘤范围及纵隔窗中所见纵隔受累范围，病变的毛刺边缘应包括在 GTV 中。如行诱导化疗后，原发灶按化疗后的病灶勾画，转移淋巴结按化疗前的受累区域勾画。

临床靶体积（CTV）为 GTV 外放 5mm（同步放化疗）-8mm，化疗前受累区域淋巴结引流区外放 5mm，不进行对侧肺门和双锁骨上的淋巴结引流区选择性预防照射；除非确有外侵存在，CTV 不应超出解剖学边界。

PTV 为 CTV 加上肿瘤的运动范围及摆位误差。运动范围确定方法：模拟机下测量肿瘤活动范围，或依据四维 CT。建议各单位根据自己单位实际测量情况确定摆位误差。

（2）治疗方式：根治性治疗和术前或术后放疗应采取适形或适形调强放射治疗技术。

（3）剂量选择：Dt54-60Gy/12Gy/F/5-6w，如化疗达到 CR，治疗剂量 Dt50Gy/2Gy/F/25F。预防性全脑放疗推荐剂量 Dt36Gy/18F 或 Dt25Gy/10F。

（4）脏器保护：应常规评估危及器官的剂量体积直方图，限制其受照剂量。常规分割三维适形放疗或调强放疗技术，推荐的正常组织剂量限制为：脊髓<50Gy，全肺 V20<35%，全肺平均剂量<20Gy，心脏 V40<30%、V30<40%，食管平均剂量<34Gy，臂丛神经总剂量<66Gy。

【放射治疗副作用及并发症】

严重的放射治疗并发症包括严重、威胁生命和致死性三个级别。发生在放疗开始后 90 天内的毒副作用为急性放射，往往呈自限性特点。后期放射损伤多发生在放疗结束后 6 到 18 个月，多为不可逆的组织损害。

1.急性放射性肺损伤发生率 33%，肺的后期放射损伤 82%为肺的纤维化。

急性放射性肺损伤和慢性肺纤维化发生原因与肺部大照射野、高剂量、快速照射有关。急性放射性肺损伤的治疗主要是休息，使用肾上腺皮质激素和扩张支气管的药物，必要时吸氧。有继发肺部感染时必须同时使用抗生素，轻症慢性肺纤维化无特殊疗法，一般作对症处理。放射性肺损伤是肺癌放射治疗中不易控制的并发症，关键在于预防，治疗中应根据个体特点谨慎、仔细计划照射剂量，照射方法和正确设计照射野。

2.放射性食管炎的发生随剂量增高而增加。

放射性食管炎较为常见。照射剂量 10~20Gy 时出现进食疼痛主要是食管粘膜反应，30~40Gy 时出现疼痛，可能是食管肌层和食管周围的组织反应。疼痛症状较轻时可不作处理，继续放射可自行缓解；疼痛较重者，可用粘膜表面麻醉剂，如 1%普鲁卡因液口服，也可用抗生素；疼痛剧烈者应暂停放疗。后期食管损伤较少，但文献报道有食管狭窄、粘连、溃疡和瘘管形成等，多出现在食管接受的总剂量>70Gy 时。

3.放射治疗引起心脏损伤的发病率，随放疗剂量的增加而增多。

心脏被照射体积超过 60%、剂量大于 40Gy 时，约 5%的患者发生心包炎、心包积液、心肌炎和纤维化等合并症，剂量在 60Gy 以上，发生率 50%。在放疗期间产生的急性放射性心脏损害常常是亚临床的，可发现心电图异常以 ST—T 改变最多见，其次为房早、室早、房颤、窦速、窦缓。而房室传导阻滞及异常 Q 波少见。既往心电图异常者，放疗后均可加重。老年人心脏改变多于年轻者，对原有心肌供血不足或动脉硬化者，要降低心脏（主要是左心室的）照射量。

4.放射性脊髓炎。

早期主要症状为肢体出现触电似的麻木感，特别是在病人低头时发生，一般发生在放射治疗后1~10个月，平均潜伏期3~4个月。应用大量维生素和神经细胞营养药物，以及肾上腺皮质激素，病情可以得到控制和恢复。晚期主要是脊髓横断性损伤，表现为横断性截瘫，发生于放疗后1年以上。只要把脊髓的放射剂量控制在小于50Gy/25次?5周的安全范围内，一般不会产生此并发症。

【疗效及随访】

影响治疗预后的因素主要包括：行为状态评分（KPS），体重，TNM分期，病理类型，性别等，治疗相关因素：根治性放疗，同期放化疗，总剂量等。

非小细胞肺癌综合治疗后5年生存率：I期57%–70%，II期40%–50%，III期患者的生存率随着治疗方式改变。而可以采用的治疗方式依赖程度。一些3期非小细胞肺癌患者仍旧能够施行手术治疗。他们的5年生存率为25%–30%。对于包括纵隔和锁骨上淋巴结转移的III期肺癌患者，放疗和化疗是主要的治疗方式。对只用放疗的患者，5年生存率为5%–10%。如果放化疗综合治疗的患者，5年生存率为7%–23%。IV期患者的1年生存率为15%–35%，而对于那些不适合化疗的患者，数据显示为10%。

小细胞肺癌综合治疗后，局限期2年及5年生存率分别为30%–40%及15%–20%，广泛期5年生存率小于5%。

对于新发肺癌患者应当建立完整病案和相关资料档案，诊治后定期随访和进行相应检查。具体检查方法包括病史、体检、血液学检查、影像学检查、内镜检查等，旨在监测疾病复发或治疗相关不良反应、评估生活质量等。随访频率为治疗后2年内每3~6个月随访一次，2~5年内每6个月随访一次，5年后每年随访一次。

第四节　食管癌放射治疗

【概述】

1. 流行病学研究显示：吸烟和重度饮酒是引起食管癌的重要因素。国外研究显示：对于食管鳞癌，吸烟者的发生率增加3–8倍，而饮酒者增加7–50倍。在我国食管癌高发区，主要致癌危险因素是致癌性亚硝胺及其前体物和某些霉菌及其毒素。组织学类型上，我国以鳞状细胞癌为主，占80%以上，而美国和欧洲的腺癌已超过鳞状细胞癌，占50%以上。

2. 高危人群：处于食管癌高发区，年龄在40岁以上，有肿瘤家族史或者有食管癌的癌前疾病或癌前病变者是食管癌的高危人群。

3. 食管癌的转移特点：

（1）食管癌的壁内播散：癌细胞浸润食管粘膜下层淋巴管后，可沿食管固有膜及粘膜下层淋巴管浸润播散。癌细胞沿食管粘膜下播散并非连续性，在粘膜下形成的癌灶可以是跳跃式的。粘膜下有癌浸润播散时食管粘膜呈苍白色结节状，一般肉眼不易分辨，只有镜检才能证实。

（2）直接浸润邻近器官：食管上段癌可侵入喉部、气管及颈部软组织，甚至侵入支气管，形成支气管瘘；也可侵入胸导管、奇静脉、肺门及肺组织。

(3) 淋巴结转移：每一段淋巴管上下连通，形成侧副通道，都可能与静脉交通，直接注入胸导管。转移部位与食管引流方向有关。如颈段转移多至气管旁、颈深、锁骨上，胸段多至食管旁、肺门，下段多至食管旁、贲门、胃左淋巴结。可同时向上下两个方向转移。

(4) 血行转移：食管癌的远处转移较少见。尸检资料中约 1/3 病人死亡时肿瘤始终局限于食管及周围组织。转移部位以肝、肺、骨、肾、大网膜、腹膜、肾上腺多见。

4. 症状：吞咽食物时有哽噎感、异物感、胸骨后疼痛一般是早期食管癌的症状，而出现明显的吞咽困难一般提示食管病变为进展期。临床诊断为食管癌的病人出现胸痛、咳嗽、发热等，应考虑有食管穿孔的可能。

5. 体征：大多数食管癌病人无明显相关阳性体征。 临床诊断为食管癌的病人近期出现头痛、恶心或其他神经系统症状和体征，骨痛，肝肿大，皮下结节，颈部淋巴结肿大等提示远处转移的可能。

6. 食管癌检查手段：

(1) X 线钡餐：食管钡餐显示肿瘤长度与实际肿瘤长度较相符。

(2) 食道粘膜脱落细胞学：简便，受检查痛苦小，假阳性率低，可进行大面积普查。

(3) 食管镜捡查及活组织病理证实：明确食管癌诊断的常规检查手段之一。因为内镜下可直接观察到病变的特征并取病变组织行病理检查。

(4) CT 扫描：清晰显示食道与邻近纵隔器官的关系，是常见的食道癌的检查方法。CT 对食管癌的肿瘤长度的显示并不是很理想。勾画靶区的时候因炎性反应和肿瘤无明显边界导致病变较实际长。

(5) 食管内镜超声（EUS)：评价食管癌临床分期最重要的检查手段，对 T 和 N 分期的准确度要优于 CT，在判断食管癌外侵程度准确度方面也有其优势。对于食管癌的部位、大小与周围关系、癌瘤侵犯食管深度、附近淋巴结是否肿大能显示清楚，有助于食管癌早期诊断和制订治疗计划。

(6) PET-CT：与 CT 比较，明显提高了 N 与 M 分期的准确度。PET/CT 检查对 N 分期灵敏度、特异度及准确度分别为 96.0%、81.0%和 90.0%，M 分期的灵敏度、特异度及准确度分别为 78.0%、93.0%和 84.0%。

7. 食管癌的分段。

与以往不同，食管癌国际 TNM 分期第 7 版对食管癌的原发部位以肿块上缘所在的食管位置决定，以上切牙到肿块上缘的距离来表示具体位置：

颈段食管：上接下咽，向下至胸骨切迹平面的胸廓入口，内镜检查距门齿 15 厘米至<20 厘米。

胸上段食管：上自胸廓入口，下至奇静脉弓下缘水平，内镜检查距门齿 20 厘米至<25 厘米。

胸中段食管：上自奇静脉弓下缘，下至下肺静脉水平，内镜检查距门齿 25 厘米至<30 厘米。

胸下段食管：上自下肺静脉水平，向下终于胃，内镜检查距门齿 30 厘米至<40 厘米。

食管胃交界（EGJ）癌：EGJ 上 5 厘米的食管远端与 EGJ 以下 5 厘米的胃近端是一个充满争议的部位，新版食管癌 TNM 分期与胃癌 TNM 分期内容协调一致，明确规定：凡肿瘤位于 1）食管下段；2）侵犯 EGJ；均按食管腺癌 TNM 分期；3）胃近端 5 厘米内发生的腺癌未侵犯 EGJ 者可称为贲门癌，连同胃其它部位发生的肿瘤，按胃癌的 TNM 标准分期。

8. 食管癌分期。

目前采用新版国际食管癌 TNM 分期标准（2009 年第 7 版）。TNM 分期标准，包含了 3 个关键指标：T 指原发肿瘤的大小，N 指区域淋巴结的受累情况，M 指远处转移的情况。新的第 7 版 TNM 分期标准增加了癌细胞分化程度（G）和癌细胞组织类型（H）两个分期因素，具体如下：

(1) 原发肿瘤（Primary Tumor，T)。

Tx：原发肿瘤不能确定；

T0：无原发肿瘤证据；

Tis：重度不典型增生；

T1：肿瘤侵犯粘膜固有层、粘膜肌层、或粘膜下层；

T1a：肿瘤侵犯粘膜固有层或粘膜肌层；

T1b：肿瘤侵犯粘膜下层；

T2：肿瘤侵犯食管肌层；

T3：肿瘤侵犯食管纤维膜；

T4：肿瘤侵犯食管周围结构；

T4a：肿瘤侵犯胸膜、心包或膈肌（可手术切除）；

T4b：肿瘤侵犯其他邻近结构如主动脉、椎体、气管等（不能手术切除）。

（2）区域淋巴结（Regional Lymph Nodes，N）。

Nx：区域淋巴结转移不能确定；

N0：无区域淋巴结转移；

N1：1–2 枚区域淋巴结转移；

N2：3–6 枚区域淋巴结转移；

N3：≥7 枚区域淋巴结转移。

注：必须将转移淋巴结数目与清扫淋巴结总数一并记录。

（3）远处转移（Distant Metastasis，M）。

M0：无远方转移；

M1：有远方转移。

（4）肿瘤分化程度（Histologic Grade，G）。

Gx：分化程度不能确定----按 G1 分期；

G1：高分化癌；

G2：中分化癌；

G3：低分化癌；

G4：未分化癌----按 G3 分期。

（5）肿瘤细胞类型（Histologic type，H）。

H1：鳞状细胞癌；

H2：腺癌。

表 4–2　第 7 版食管癌 TNM 分期：鳞状细胞癌（包括其他非腺癌类型）

分期	T	N	M	G	部位★
0	is （HGD）	0	0	1，X	Any
IA	1	0	0	1，X	Any
IB	1	0	0	2–3	Any
	2–3	0	0	1，X	下段，X
IIA	2–3	0	0	1，X	中、上段

分期	T	N	M	G	部位★
	2−3	0	0	2−3	下段，X
IIB	2−3	0	0	2−3	中、上段
	1−2	1	0	Any	Any
IIIA	1−2	2	0	Any	Any
	3	1	0	Any	Any
	4a	0	0	Any	Any
IIIB	3	2	0	Any	Any
IIIC	4a	1−2	0	Any	Any
	4b	Any	0	Any	Any
	Any	3	0	Any	Any
IV	Any	Any	1	Any	Any

注：肿瘤部位按肿瘤上缘在食管的位置界定，X 指未记载肿瘤部位。

表 4−3　第 7 版食管癌 TNM 分期：腺癌

分期	T	N	M	G
0	is（HGD）	0	0	1，X
IA	1	0	0	1−2，X
IB	1	0	0	3
	2	0	0	1−2，X
IIA	2	0	0	3
IIB	3	0	0	Any
	1−2	1	0	Any
IIIA	1−2	2	0	Any
	3	1	0	Any
	4a	0	0	Any
IIIB	3	2	0	Any
IIIC	4a	1−2	0	Any
	4b	Any	0	Any
	Any	3	0	Any
IV	Any	Any	1	Any

表 4-4　食管癌的区域淋巴结名称与编码

编码	名称	部位描述
1	锁骨上淋巴结	位于胸骨上切迹与锁骨上
2R	右上气管旁淋巴结	位于气管与无名动脉根部交角与肺尖之间
2L	左上气管旁淋巴结	位于主动脉弓顶与肺尖之间
3P	后纵隔淋巴结	位于气管分叉之上，也称上段食管旁淋巴结
4R	右下气管旁淋巴结	位于气管与无名动脉根部交角与奇静脉头端之间
4L	左下气管旁淋巴结	位于主动脉弓顶与隆突之间
5	主肺动脉窗淋巴结	位于主动脉弓下、主动脉旁及动脉导管侧面
6	前纵隔淋巴结	位于升主动脉和无名动脉前方
7	隆突下淋巴结	位于气管分叉的根部
8M	中段食管旁淋巴结	位于气管隆突至下肺静脉根部之间
8L	下段食管旁淋巴结	位于下肺静脉根部与食管胃交界之间
9	下肺韧带淋巴结	位于下肺韧带内
10R	右气管支气管淋巴结	位于奇静脉头端与右上叶支气管起始部之间
10L	左气管支气管淋巴结	位于隆突与左上叶支气管起始部之间
15	膈肌淋巴结	位于膈肌膨隆面与膈脚之间（膈上）
16	贲门周围淋巴结	位于胃食管交界周围的淋巴结（膈下）
17	胃左淋巴结	位于胃左动脉走行区
18	肝总淋巴结	位于肝总动脉走行区
19	脾淋巴结	位于脾动脉走行区
20	腹腔淋巴结	位于腹腔动脉周围

注：11–肺叶间淋巴结，12–肺叶淋巴结；13–肺段淋巴结；14–肺次段淋巴结不属于食管癌引流淋巴结，本表未列出。

【放疗适应症】

1. 早期或可以手术食管癌，但因内科疾病如心脏病、高血压等不能手术，或不愿手术，可以选择单纯放疗±化疗或放化同步治疗。

2. 一般情况好，病变比较短，食管病变处狭窄不明显，无明显的外侵，无锁骨上和腹腔淋巴结转移，无严重的并发症，可行根治性放疗。

3. Ⅱb 期以上食管癌，可先采取术前同步放化疗，提高手术切除率。

4. 术后放疗：根治性手术后（R0 切除）Ⅱa（T2-3N0M0-淋巴结阴性组）行术后预防性放疗；切缘阳性、Ⅱb-Ⅲ期行同步放化疗。

5. 姑息性放疗：对于有广泛远地转移的食管癌，能减轻肿瘤相关症状（骨转移的放疗、淋巴结压迫症状的缓解、脑转移等），缓解进食困难，提高生活质量，延长患者生存期。

6. 颈段食管癌、中晚期食管癌（Ⅱb-Ⅳ期），行同步放化疗。

放疗禁忌症：食管穿孔、恶病质、多处地转移（相对禁忌症）。

【放射治疗】

1. 二维放射治疗。食管照射长度通常为肿瘤上下界外放 3-5cm，采用 6MV-X 射线等中心照射，分三个阶段照射：

第一个阶段：DT：3600~3800cGy，前后野照射；

第二个阶段：DT：1200~1400cGy，斜野和水平野照射；

第三个阶段：DT：1000cGy，缩野到重点区域。

2. 三维适行放疗（或调强放疗）。在食管癌的 3D—CRT、IMRT 和 IGRT 中，首先要确定靶区，包括肿瘤靶体积（gross tumor target volume，GTV）、临床靶体积（clinical target volume，CTV）、计划靶体积（planning target volume，PTV），靶区周围正常组织的耐受剂量。

（1）GTV 的勾画：包括食管原发病灶（GTVl）和肿大淋巴结（GTV2），由临床医师在 CT 图像上逐层勾画。一般认为正常食管壁的厚度在 CT 图像上不超过 5 mm，且与临近器官组织分界清楚。当食管壁厚度>5mm 时则被认为是异常。但单纯依靠 CT 图像确定的 GTV 对确定原发灶侵犯周围组织的程度、肿瘤的长度、纵隔转移淋巴结等方面还存在不足。因此，在确定食管癌 GTV 时要充分利用和结合现有的各种检查手段，取长补短，避免靶区的遗漏。

（2）CTV 的勾画：国内外无统一标准，最主要的区别在于有无淋巴结预防性照射。

美国 RTOG 研究中采用的照射方法是部分淋巴结预防照射，即 CTV 为 GTV 上下外放 4 cm，左右前后 1 cm；中胸段不进行淋巴结预防照射，颈段和上胸段食管癌外加锁骨上区淋巴结预防照射，下胸段进行腹腔干淋巴结预防照射。

日本学者报道了一项淋巴结预防照射方案的临床研究结果 。该研究采用的靶区定义是：CTV 包括全食管（从锁骨上窝到贲门）外放 5 mm+区域淋巴结和 M 1a 淋巴结区域。M 1a 按照 AJCC1997 的定义：上胸段食管癌的是颈部淋巴结，下胸段食管癌的是腹腔干淋巴结，中胸段没有 M 1a 淋巴结。放疗剂量为 50~50.4 Gy 联合同期 PF 方案化疗。治疗失败的原因中，照射野内复发 50%（食管原发灶 38%，淋巴结 12%），远处脏器转移也为 50%。患者的 3 年生存率为 43%，放射性食管炎和肺炎死亡率为 3.2%。

复旦大学附属肿瘤医院采用的方法是累积野照射，不进行淋巴引流区预防照射。具体定义是：CTV 是 GTV 上、下外放 3 cm 正常食管，左、右、前、后不外放。这种累积野照射患者的失败模式是：44%在照射野内复发，46%为远处转移，8%为照射野外区域淋巴结复发。2009 年，英国学者分析了 145 例用 3D-CRT 技术进行累积野照射食管癌时也发现，治疗失败的患者中，65%在照射野内复发，32%是远处转移，仅 4%是野外的区域性复发 。由此可见，扩大照射野可能无法有效提高局部控制率和生存率。

中国协和医科院则采用淋巴引流区预防照射。具体定义为：CTV1：包括 GTV、GTV 可能侵犯的周围结构、病变上下 3-5cm 食道及预防照射的淋巴结引流区（食管旁，双侧锁骨上区，纵隔内 2、4、

5、7 区）。CTV2：包括预防照射的淋巴引流区。 上段：锁骨上淋巴引流区、食管旁、2 区、4 区、5 区、7 区。中段：食管旁、2 区、4 区、5 区、7 区的淋巴引流区。下段：食管旁、4 区、5 区、7 区和胃左、贲门周围的淋巴引流区。

淋巴结预防性照射与否直接决定了照射靶区的大小。到目前为止，还没有随机分组研究证明以上照射野哪种更优的报道。但根据已有文献来看，不管是预防照射还是累积野照射，失败的原因主要是照射野内复发和远处转移，且各占 50%。

（3）ITV 的勾画：食管的运动到目前为止，没有指南作出明确规定。最近的关于食管运动的研究结果显示：食管侧向运动范围在 1cm 之内，胸上端 5mm，胸中段 6–7mm， 胸下段 8–9mm。杨福俊等利用四维 CT 测量平静呼吸下原发胸段食管肿瘤靶区中心在左右、前后、头脚方向总移动峰值分别为 0.65、0.55、2.03cm。

（4）PTV 的勾画：在 GTV/CTV 的基础上扩 0.5~1.0 cm。周围：0.5 cm，上下：颈段、胸上段：0.5 cm；胸中段：0.6–0.8 cm；胸下段：0.7–1.0 cm 。

（5）放疗剂量。

根治性剂量：95%PTV DT：60–70Gy/6–7 周；

术后放疗剂量：95%PTV DT：54–60Gy/27–30 次/5.4–6 周；

同步放化疗剂量：95%PTV DT：50–50.4Gy（1.8~2Gy/天）；

术前放疗剂量：95%PTV DT：40–50Gy/20–25 次/4–5 周。

（6）危及器官的剂量。肺平均剂量≤13Gy，两肺 V20≤28%，两肺 V30≤20%，两肺 V5≤58%，同时化放疗者两肺 V20≤27% 。脊髓剂量：平均剂量 10Gy–20Gy 和 1cc 体积剂量≤45Gy/6 周。心脏：V40≤40–50%。术后胸胃：V40≤40–50%（不能有高剂量点）。

【放射治疗副作用及并发症】

1. 放射性食管炎：时间多数在放疗剂量为 20–40Gy 时，主要表现吞咽痛和进食困难的症状较前有所加重，主要原因是食管粘膜充血、水肿、渗出及糜烂。轻者不需要特殊处理，重者给予输液，补充液体，适当抗生素及短期内应用少量激素以缓解症状。

2. 气管反应：表现刺激性干咳，痰液不易咳出。轻者不需要特殊处理，或对症治疗，比如口服止咳化痰药，雾化治疗。

3. 食管穿孔：放疗中或放疗后均可发生，预后不佳。表现为发热、胸背部疼痛、白细胞增高等纵膈炎症表现，X 线片显示有穿孔征象。一旦发现穿孔，应立即停止放疗。禁食。鼻饲或胃造瘘。积极有效的抗感染治疗。加强支持治疗及时补充营养。

4. 梗阻：放疗前和放疗中均可出现。放疗中出现梗阻原因多为病变全周浸润性生长，食管失去正常的弹性，或肿瘤侵及和占据全部管腔，加之放疗引起局部的炎性渗出、水肿。放疗前梗阻可放置鼻饲管或放置食管支架，加强支持治疗，积极抗感染和消水肿治疗。放疗后发现梗阻予以输液、抗感染、消水肿治疗，上述治疗无效时可行食管镜检查，钳出食物残渣。

【疗效及随访】

早期或能手术单因内科疾病不能手术或不愿手术或不愿手术患者，放疗的 5 年生存率为 20%–73%；对局部病期偏晚又没有淋巴结转移者术前放疗 5 年生存率为 18%–60.7%；选择性术后放射治疗的 5 年生存率为 18.7%–41.3%；局部晚期食管癌放化综合治疗 5 年生存率为 16.2%–30%。

对于新发食管癌患者应建立完整病案和相关资料档案，治疗后定期随访和进行相应检查。治疗后头两年每 4 个月 1 次，两年后每 6 个月 1 次，直到 4 年，以后每年 1 次。

第五节　直肠癌的放射治疗

【概述】

结直肠癌是全世界仅次于肺癌和乳腺癌的第三大常见恶性肿瘤。20 世纪 70 年代以来，随着社会经济的发展，居民生活习惯、饮食结构的改变以及人口老龄化的进程加快，我国结直肠癌发病率和死亡率呈逐步上升趋势，发病率为 45/10 万~48/10 万，全国发病率以 3.33%的速度增长，死亡率以 3.05%的速度增长，成为危害我国居民健康的三大主要恶性肿瘤之一，给社会经济和家庭造成沉重的负担。在欧洲，结肠癌的发病率明显高于直肠癌，结肠癌占 60~70%，直肠癌占 30~40%；在我国直肠癌的发病率明显高于结肠癌，结肠癌占 30~45%，直肠癌占 55~70%，其中又以低位直肠癌为多，65% ~ 75% 的患者为低位癌，其中 15% 的患者为 30 岁以下青年人。

由于直肠在骨盆的解剖位置限制，直肠癌获得较宽的阴性切缘较困难，因此局部复发率高，T3N0M0 的病例术后复发率 15% –35%， T3–4N1–2M0 可达 45% –65%。随着外科技术的革新，尤其直肠系膜全切除（totalmesorectal excision，TME）已明显降低了局部复发， 局部复发率仅为 5.0%~15%。放疗加TME 可进一步减少局部复发率和提高保肛率。

【直肠癌放射治疗适应证】

直肠癌放疗或同步放化疗的主要目的为辅助治疗和姑息治疗。辅助治疗的适应证主要针对Ⅱ~Ⅲ期直肠癌；姑息性治疗的适应证为肿瘤局部区域复发和/或远处转移。对于某些不能耐受手术或者有强烈保肛意愿的患者，可以试行根治性放疗或放化疗。具体如下：

1.I 期直肠癌不推荐放疗。但局部切除术后，有以下因素之一，推荐行根治性手术；如拒绝或无法手术者，建议术后放疗。

（1）术后病理分期为 T2；

（2）肿瘤最大径大于 4cm；

（3）肿瘤占肠周大于 1/3 者；

（4）低分化腺癌；

（5）神经侵犯或脉管瘤栓；

（6）切缘阳性或肿瘤距切缘<3mm。

2.临床诊断为Ⅱ/Ⅲ期直肠癌，推荐行术前放疗或术前同步放化疗。

3.根治术后病理诊断为Ⅱ/Ⅲ期直肠癌，如果未行术前放化疗者，必须行术后同步放化疗。

4.局部晚期不可手术切除的直肠癌（T4b），必须行术前同步放化疗，放化疗后重新评估，争取根治性手术。

5.局部区域复发的直肠癌，首选手术；如无手术可能，推荐放化疗。

6.Ⅳ期直肠癌：对于初治Ⅳ期直肠癌，建议化疗±原发病灶放疗，治疗后重新评估可切除性；转移灶必要时行姑息减症放疗。

7.复发转移直肠癌：可切除的局部复发患者，建议先行手术切除，然后再考虑是否行术后放疗。不可切除局部复发患者，推荐行术前同步放化疗，并争取手术切除。

【直肠癌的放疗方式】

1. 直肠癌的术前新辅助治疗。

NCCN 指南推荐对 T3 或 T4 期或任何 TN+M0 距肛缘≤12cm 直肠癌患者行术前联用放疗及 5-FU 化疗。直肠癌术前放疗的生物学优点在于：①肿瘤缩小，淋巴结转移数目减少，减少术中肿瘤种植；②术前小肠未粘连固定，且在腹膜反折以上，小肠照射少，肠粘连、肠穿孔、出血的机会减少；③术前血供丰富，放射敏感性较高；④增加保肛率；⑤降低分期，提高切除率；⑥提高局部控制率。

目前直肠癌新辅助治疗的主要方案有以下两种。（1）短程快速分割放疗：总放疗剂量 25Gy，5 次分割，1 周方案（25Gy/5f/1 周），放疗后 1 周内手术，此方案多应用于瑞典、荷兰。（2）长程放疗：总放疗剂量 45.0–50.4Gy，25–28 次分割，5 周方案（45.0–50.4Gy/25–28f/5 周），同时辅以 5-FU 为基础化疗。放疗后 4–8 周完成手术，多应用于美国及部分欧洲国家。同期放化疗给药方案：

① 放疗+5-Fu 持续输注：每天 225mg/m2，放疗期间每天 24 小时每周 5 天或 7 天维持。

② 放疗+5-Fu/LV：放疗第 1、5 周给予 5-Fu 400mg/m2/d + LV 20mg/m2/d 静脉推注，d1–4 共 4天。

③ 放疗+卡培他滨：放疗 5 周，期间卡培他滨 825mg/m2，每天 2 次，每周 5 天或 7 天。

2. 直肠癌的术后同步放化疗。

Ⅱ~Ⅲ期直肠癌根治术后，推荐先行同步放化疗再行辅助化疗或先行 1–2 周期辅助化疗、同步放化疗再辅助化疗的夹心治疗模式。放疗最好在术后 3 个月内开始。

3. 局部不可切除的肿瘤，应先行 5-Fu 同步放化疗或卡培他滨同步放化疗，照射范围和剂量同术前放疗，然后评价可切除性，若仍不可切除，应加量同步放化疗，肿瘤局部剂量可加到 60–70Gy。

4. 复发性直肠癌：吻合口复发，若复发病灶不可切除，且既往未行盆腔放疗，可行同步放化疗（剂量同术前放化疗），再评估手术可能性。若不可切除，肿瘤局部剂量可加到 60Gy。

盆腔复发，若既往未行盆腔放疗，可给全盆腔或局部扩大野照射 DT50Gy 后，复发灶局部加量照射（至 60–70Gy）。若曾经接受盆腔放疗，则行局部放疗 DT40–60Gy。放疗期间可配合同期化疗。

5. 盆腔以外转移病灶：可配合肿瘤外科或肿瘤内科行局部放射治疗，如肺肝转移灶及转移淋巴结在正常组织耐受的前提下可行放疗。

【直肠癌的放射治疗技术】

1. 术前放疗靶区定义。

（1）大体靶区（GTV） GTV 为定位 CT 影像上可见的大体肿瘤范围，包括原发灶和盆腔转移淋巴结。

（2）临床靶区（CTV）：GTV 及直肠周围系膜区、骶前、骶 3 上缘（梨状肌起始部）以上髂外血管淋巴结引流区、全部髂内血管淋巴结引流区、闭孔淋巴结引流区。病变位于上中段时，不必包括坐骨直肠窝，如果病变位于腹膜反折以下则需要包括坐骨直肠窝。T4 的病变如侵犯前列腺（男性）、阴道中下段（女性），可考虑包括髂外淋巴结引流区。

2. 术后放疗 CTV：瘤床、骶前、吻合口、骶 3 上缘以上髂外血管淋巴结引流区、全部髂内血管淋巴结引流区、闭孔淋巴结引流区、手术疤痕（Mile’s 术后）。CTV 上界为腰 5 椎体下缘，下界在上段直肠癌为吻合口下 3cm，不必包括坐骨直肠窝，在中下段直肠癌为吻合口下 3cm，包括坐骨直肠窝。

3. 计划靶区（PTV）CTV 外扩，根据各单位测量结果决定，一般头脚 10mm，左右 5–10 mm，腹背 10 mm。

4. 正常组织和器官的勾画：包括双侧股骨头、膀胱、照射范围内的小肠（需勾画到 PTV 最上层的上两层）和睾丸。

正常组织限量 膀胱 V50≤50%；小肠 V20≤50%，Dmax≤50Gy； 股骨头 V50≤5%。

【照射技术及剂量】

1.照射技术。根据医院具有的放疗设备选择不同的放射治疗技术，如常规放疗、三维适形放疗、调强放疗、图像引导放疗等。

①推荐 CT 模拟定位，如无 CT 模拟定位，必须行常规模拟定位。建议俯卧位，充盈膀胱。

②必须三野及以上的多野照射。

③如果调强放疗，必须进行计划验证。

④局部加量可采用术中放疗或外照射技术。

⑥放射性粒子植入治疗不推荐常规应用。

2.照射剂量。无论使用常规照射技术还是三维适形放疗或调强放疗等新技术，都必须有明确的照射剂量定义方式。三维适形照射和调强放疗必须应用体积剂量定义方式，常规照射应用等中心点的剂量定义模式。

① 盆腔剂量 45–50Gy/25–28 次，对于可切除的肿瘤，照射 45Gy 之后应考虑瘤床和两端 2cm 范围予追加剂量。术前放疗追加剂量为 5.4Gy/3 次，术后放疗为 5.4–9Gy/3–5 次。术前放疗如采用 5x5 Gy/5 次/1 周或其他剂量分割方式，有效生物剂量必须≥30 Gy。

②有肿瘤和/或残留者行根治性放疗者，全盆腔照射后局部缩野加量照射 DT10–20Gy。

【直肠癌放疗副作用】

1. 放射性皮炎：主要见于肛门周围皮肤。放射初期可见皮肤发红，发痒，类似日晒性皮炎改变；放射中期皮肤色素沉着，变厚粗糙，毛孔粗黑；放射后期在皮肤皱褶、腹股沟区可出现湿性脱皮，局部皮肤浮肿，严重时出现水疱，继而破溃、糜烂，甚至溃疡。告知患者保护放疗区皮肤，便后使用软纸，穿全棉、宽松内裤；卧床时取侧卧位或截石位，尽量使臀裂处皮肤、黏膜分开，可不穿内裤；皮肤黏膜糜烂、溃疡患者，坐浴后用干毛巾吸干水分，可予表皮生长因子或清得佳凝胶外涂于糜烂、溃疡处。

2. 放射性肠炎：是由于肠壁血管放射性损伤，使肠壁局部血液循环障碍，引起肠黏膜水肿、增厚甚至坏死脱落形成溃疡，易出血、感染、结缔组织增生、纤维化，造成肠腔狭窄。临床表现为腹痛、腹泻、便血、大便次数增多、里急后重、肛门坠胀、刺痛等。可口服黄连素、蒙脱石散止泻，地塞米松针静滴减轻放射性肠炎反应。对于肛周刺痛评分>3 分的患者，可口服氨酚羟考酮片止痛或肌注 654–2 解痉止痛；做好饮食指导，进高热量、高维生素、无刺激性、低纤维素、低脂、易消化饮食，避免进产气食物。

3. 放射性肠梗阻：直肠癌术后发生放射性肠梗阻的重要原因为术后黏连，尤为低位直肠癌患者、腹膜未予缝合患者，当小肠坠入盆腔后易发生黏连；放疗使肠黏膜水肿，肠道功能及肠管通畅性障碍，从而出现腹痛、腹胀、排便和排气停止等症状。予以禁食、胃肠减压，可配合胃管内灌注中草药或石蜡油或泛影葡胺解除肠梗阻。

4. 放射性膀胱炎：直肠癌采取盆腔放疗，放射野累及膀胱，可发生放射性膀胱炎或其他泌尿系感染，表现为尿急、尿痛、尿频、排尿不尽感，严重时出现血尿。指导患者多饮水，放疗时保持膀胱充盈，忌刺激性食物；观察尿色、尿量；必要时使用抗生素和地塞米松静滴可缓解症状。

5. 骨髓抑制：多发生在放疗后期，表现为全身乏力，血液学检查发现白细胞降低、贫血和血小板下降。进食清洁营养饮食，可使用 G–csf 皮下注射升白细胞治疗，使用 IL–11 皮下注射升血小板治疗。

【随诊】

对治疗后的直肠癌病人进行定期复查和随访。术后前 2 年内每 3 个月复查 1 次，以后每 6 个月 1 次，至 5 年；5 年之后每年 1 次，并进行详细问诊和体格检查，肝脏 B 超及 CEA 等肿瘤标志物检测。胸腹部 CT ：每 6 月一次至 2 年，然后，每年一次至 5 年。术后 1 年内行肠镜检查，若无异常，每 3 年时再复查 1 次；如果术前因肿瘤梗阻无法行全结肠镜检查，术后 3~6 个月内行肠镜检查。低位前切除者 5 年内每 6 个月进行 1 次直肠镜检查。

第六节　淋巴瘤放射治疗

【概　述】

1994 年国际淋巴瘤研究组根据形态学、表型、基因型和临床特征重新将 HL 分成结节性淋巴细胞为主型霍奇金淋巴瘤（NLPHL）和经典型霍奇金淋巴瘤（CHL）两类，后者又包括结节硬化型、混合细胞型、淋巴细胞削减型和富含淋巴细胞的霍奇金淋巴瘤（LRCHL），并于 1999 年被 WHO 所承认。霍奇金淋巴瘤（ HL）起源于淋巴造血组织，是治疗效果较好、治愈率较高的恶性肿瘤之一。随着放射技术和化疗药物等的进步，尤其是化疗、放疗综合治疗的应用，不仅保证了治愈率的提高，而且大大减少了治疗的并发症和后遗症。

随着新的 REAL/WHO 恶性淋巴瘤病理分类的广泛应用和化疗的进展，放射治疗在非霍奇金淋巴瘤（NHL）治疗中的地位发生了很大的变化。首先，放疗仍然是某些早期低度恶性/惰性淋巴瘤或预后好的早期淋巴瘤的主要治疗手段，例如Ⅰ/Ⅱ期Ⅰ/Ⅱ级滤泡淋巴瘤、Ⅰ/Ⅱ期小淋巴细胞淋巴瘤、早期皮肤滤泡中心细胞淋巴瘤、皮肤蕈样霉菌病、ⅠE 期皮肤大细胞间变性淋巴瘤和ⅠE–ⅡE 期结外(胃、腮腺、甲状腺等）粘膜相关淋巴瘤等。其次，部分侵袭性淋巴瘤对化疗抗拒，放疗是其主要治疗手段或根治性治疗手段，例如，ⅠE–ⅡE 期鼻腔 NK/T 细胞淋巴瘤通过放射治疗可取得好的疗效，放疗是根治性治疗手段。化疗和放疗综合治疗仍然是早期弥漫性大 B 细胞淋巴瘤的标准治疗原则。相反，任何期别高度恶性 NHL 如 T 淋巴母细胞淋巴瘤等都以化疗为主，放疗仅起姑息性作用或降低局部复发率，对生存率无影响。

【放射治疗适应证及放疗原则】

1. 放疗在霍奇金淋巴瘤治疗中的作用。

最近几十年，放射治疗在霍奇金淋巴瘤治疗中的作用发生了很大的变化。在 20 世纪 60 至 70 年代，扩大野照射可以有效地治愈大部分早期和中期 HL. 最近 10 年，化疗加受累野照射已成为Ⅰ一Ⅱ期 HL 的主要治疗手段，对于Ⅲ和Ⅳ期化疗后的患者，受累野照射应用于大肿块或残存病灶。HL 扩大野照射包括全淋巴结照射和次全淋巴结照射，包括斗蓬野和倒 Y 野，后者分为锄形野（腹主动脉旁和脾脏）和盆腔野，次全淋巴结照射指斗蓬野加锄形野照射。受累野（involved field，IF）指照射野仅包括临床上肿瘤受侵的淋巴区域。扩大野照射是早期 HL 的有效治疗手段，但化疗和放疗综合治疗已逐步成为Ⅰ-Ⅱ期 HL 的标准治疗方案，而晚期 HL 化疗后未达到完全缓解或化疗前为大肿块的患者需要接受放射治疗。因此，受累野照射已成为所有各期 HL 重要的治疗手段。受累野定义、照射范围和照射剂量在不同的肿瘤放疗中心存在很大的差别。大部分单位应用 Ann Arbor 分期原则中淋巴结受侵区域图解来定义和确定受累野区域和照射范围. 放疗剂量一般控制在 30Gy 左右，目前有进一步降低剂量的趋势。

放疗在晚期患者治疗中的作用目前仍有争论。主要有以下 3 方面:①经化疗 CR 后辅助放疗；②作为综合治疗的一部分；③经化疗部分缓解后放疗。晚期 HL 化疗后病变残存或化疗前有大肿块的患者，放疗能改善生存率；不伴大肿块或化疗 CR，尚无证据表明放疗能提高生存率。最近 Meta 分析表明晚期患者放疗获益与化疗周期数有关，如化疗过度，放疗的优势可能会有所减弱。

值得强调的是，儿童时期对骨骼、肌肉和软组织的照射会影响其生长发育，产生不良影响，单侧颈部照射可导致单侧软组织和骨骼发育不良，儿童颈部不对称性生长、畸形。因此，儿童 HL 颈淋巴结受侵时，受累野应同时照射双侧颈部，而不是行单颈照射。

2. 放疗在非霍奇金淋巴瘤治疗中的作用。

单纯放疗：滤泡淋巴瘤对放射治疗高度敏感。扩大野照射或全淋巴结照射是否优于受累照射仍是未解决的临床问题。治疗原则为，根据目前的临床研究证据，Ⅰ/Ⅱ级滤泡淋巴瘤的治疗策略如下:Ⅰ/Ⅱ期:①早期可被治愈，不应延迟治疗。②单纯放疗，受累野或扩大野照射。③目前仍无肯定证据表明，化疗加入放疗能提高总生存率。Ⅲ/Ⅳ期:①姑息治疗，不可治愈。②口服苯丁酸氮芥有效，临床缓解率为 65%。③联合化疗改善了完全缓解率，但未改善总生存率。④化疗和美罗华联合治疗提高了缓解率和生存率。⑤IFN 维持治疗显著改善了无病生存率，但未改善总生存率。⑥高剂量化疗加骨髓移植对年龄小于 60 岁的患者可能有益。Ⅰ/Ⅱ期滤泡淋巴瘤Ⅰ/Ⅱ级的治疗可采用单纯放疗（扩大野照射）或综合治疗。晚期滤泡淋巴瘤的治疗以化疗为主，多采用 CHOP 方案，更强的化疗方案并未改善滤泡淋巴瘤的生存率。Ⅲ级滤泡淋巴瘤的治疗原则同弥漫性大 B 细胞淋巴瘤相同，Ⅰ/Ⅱ期以综合治疗为主，3-4 周期 CHOP 方案化疗后行受累野照射。

结外边缘带 B 细胞淋巴瘤（MALT 型）原发于结外部位，占所有淋巴瘤的 4% -13%。MALT 淋巴瘤最常见的部位为胃肠道，占全部 MALT 淋巴瘤的 45% -56%。其它较常见的非胃肠道部位包括肺、眼和结膜、皮肤、甲状腺和乳腺。根据最近发表的文献，66% -74%的患者为Ⅰ/Ⅱ期，同时发生多部位 MALT 淋巴瘤约 11% -23%，有时转移至远处淋巴结和其它血液系统如骨髓、肝或脾，外周淋巴结转移极少见。中位年龄 60 岁，以女性多见。放射治疗是Ⅰ/Ⅱ期结外 MALT 淋巴瘤最重要的治疗手段，取得非常好的疗效，又可保留器官功能。在最近的大宗文献报道中，早期结外 MALT 淋巴瘤单纯放疗的5 年生存率达 95%以上，无病生存率为 77%。胃和甲状腺 MALT 淋巴瘤的预后优于其它结外部位 MALT 淋巴瘤，胃 NHL 对放疗敏感，由于放疗为非创伤性治疗手段，能保留胃功能，提高生存质量，放疗合并或不合并化疗逐步成为Ⅰ/Ⅱ期胃 NHL 保留胃功能治疗的主要治疗手段之一。ⅠE/ⅡE 期胃 MALT 淋巴瘤放疗的 5 年生存率和无病生存率分别超过 90%和 80%。放疗适应证主要包括以下几方面:抗感染治疗无效或 HP 阴性的ⅠE 期、ⅡE 期以上、有 t（11；18）（q21；q21）易位或转化的胃 MALT 淋巴瘤和高度恶性胃 MALT 淋巴瘤（弥漫性大 B 细胞淋巴瘤）。

早期非霍奇金淋巴瘤的综合治疗：早期非霍奇金淋巴瘤的治疗经历了一系列的变迁。半个世纪前，由于缺乏有效的化疗药物，早期 NHL 的治疗常采用单纯放射治疗，最近 10 多年化疗药物的迅猛发展和对 NHL 生物学行的认识，化疗得到了广泛的应用，并有效地提高了 NHL 患者的生存率。最近几年，临床医生认识到，放射治疗在早期 NHL 的治疗中仍然起到非常重要的作用，特别是放射治疗的局部控制率明显优于化疗。化疗作为一种全身治疗，能控制远处器官转移和受侵。应用化疗和放疗相结合的治疗既能控制局部复发又能很好地控制远地转移。综合治疗的另一个重要目的在于降低治疗毒性，综合治疗提高了早期中高度恶性 NHL 的疗效，在综合治疗时，必须考虑减少化疗周期。放射治疗采用受累野照射，而非扩大野照射。在化疗达到完全缓解的病例，应降低放射治疗剂量。对某些患者，如年老或拒绝化疗，可单纯行扩大野照射。

综合治疗的原理和优势在于，全身化疗能有效地控制远处器官亚临床转移，而放疗能有效地控制局部复发。在早期的随机对照研究中大都采用放疗后化疗。此后，山于认识到隐性远处转移是 NHL 主要治疗失败的原因，综合治疗很快转变为化疗后放疗。从 20 世纪 80 年代后期开始，化疗加受累野照射的综合治疗方案逐步取代单纯放疗，成为中高度恶性或侵袭性 NHL 的标准治疗。有多项随机研究证明，综合治疗和单纯放疗或单纯化疗比较，显著提高了患者的生存率和/或无病生存率。化疗后放疗的综合治疗已被广泛接受为成人Ⅰ/Ⅱ期 B 细胞来源中高度恶性 NHL、特别是弥漫性大 B 细胞淋巴瘤的标准治疗。Ⅰ/Ⅱ期弥漫性大细胞淋巴瘤综合治疗后的 5–10 年总生存率和无病生存率为 63% – 85%。，放射治疗则采用受累野照射，以降低第二原发肿瘤危险性，减少毒副作用。

【淋巴瘤累及野的设计】

1. 肿瘤侵犯范围：一侧颈部和/或锁骨上淋巴结，但无耳前淋巴结受侵。

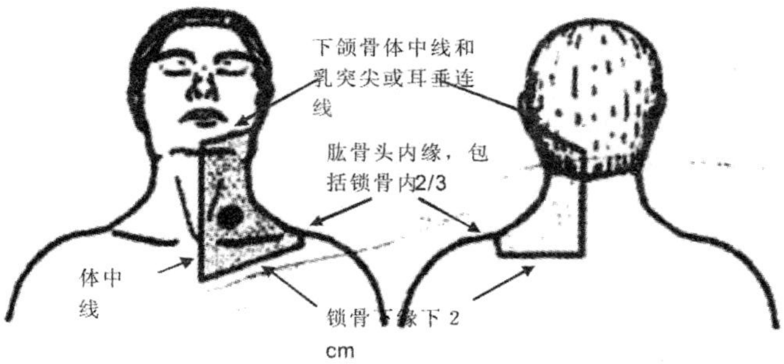

图 4–1　单颈野

2. 肿瘤侵犯：双侧颈部±锁骨上淋巴结，但无耳前淋巴结受侵.

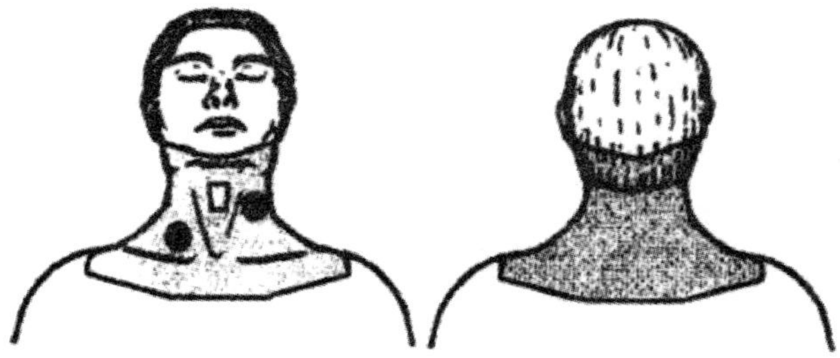

图 4–2　双颈野

3. 肿瘤侵犯：纵隔和/或肺门淋巴结.

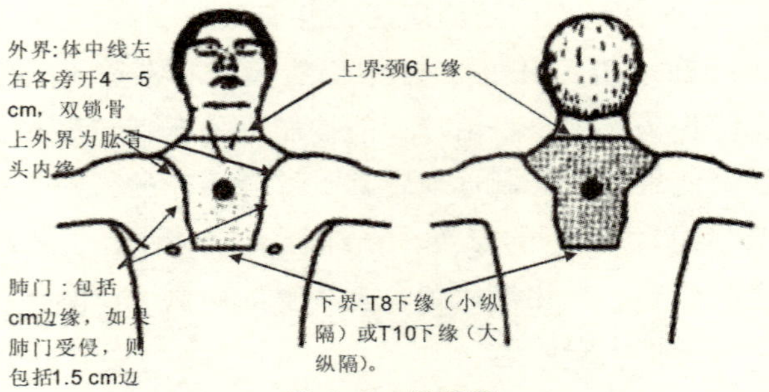

图 4–3 纵隔野

4. 肿瘤侵犯：双颈淋巴结和纵隔淋巴结±肺门淋巴结。

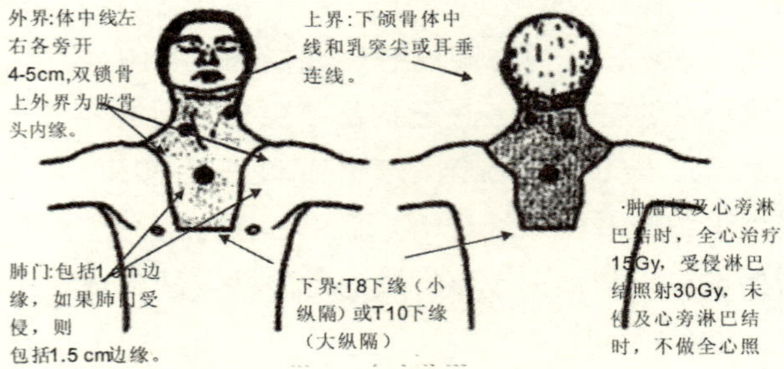

图 4–4 小斗野

5. 肿瘤侵犯：纵隔淋巴结±肺门淋巴结和一侧颈部淋巴结。

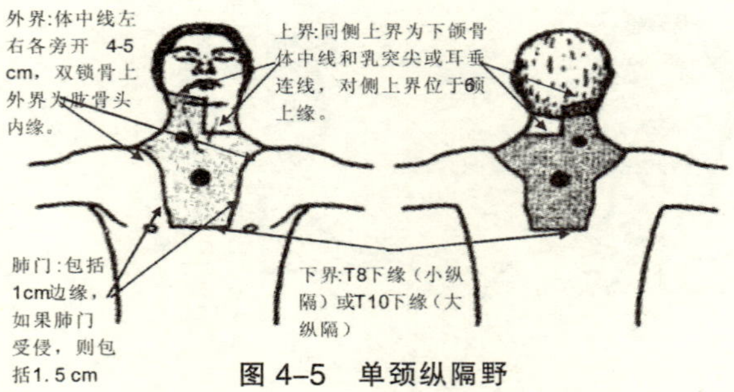

图 4–5 单颈纵隔野

6. 肿瘤侵犯：一侧腋窝淋巴结。

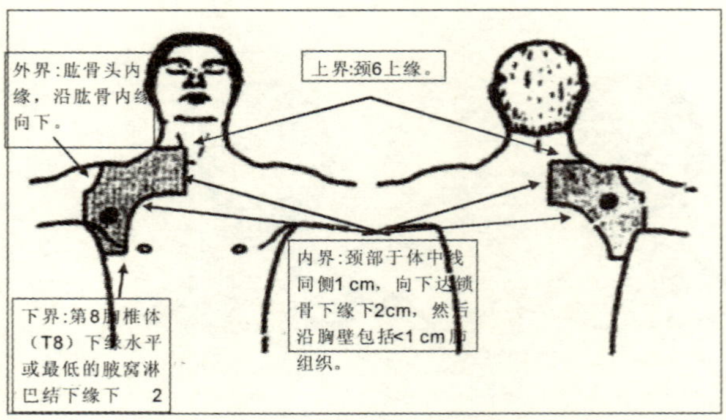

图 4–6 腋窝野

7. 肿瘤侵犯范：腹主动脉旁淋巴结。

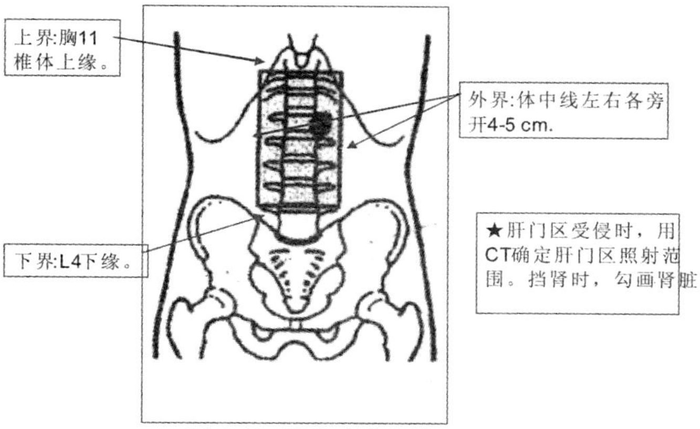

图 4–7　腹主动脉旁野

8. 肿瘤侵犯:一侧腹股沟淋巴结和/或同侧股三角淋巴结。

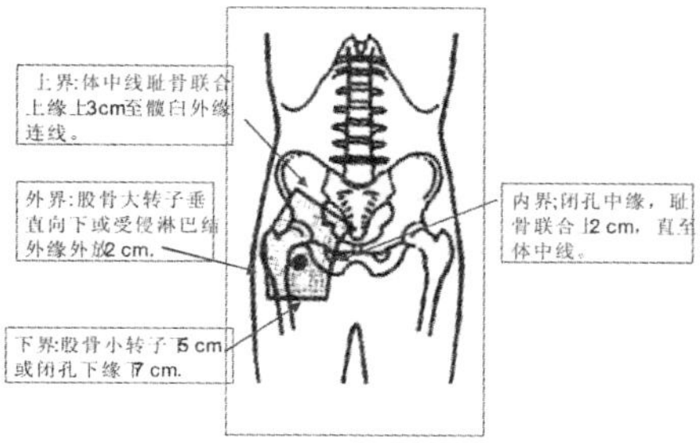

图 4–8　腹股沟野

9. 肿瘤侵犯:一侧盆腔淋巴结加同侧腹股沟淋巴结或一侧盆腔淋巴结。

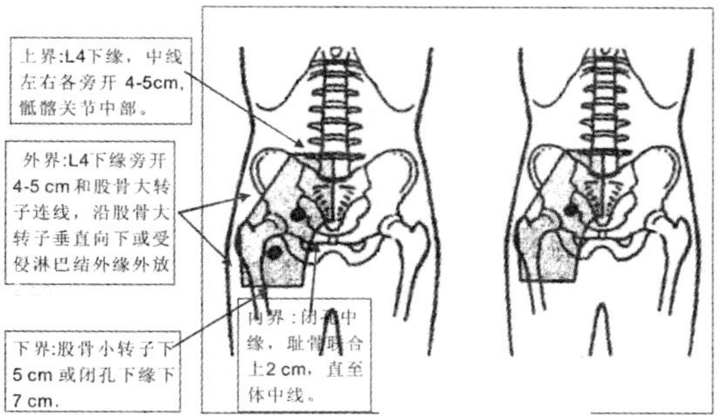

图 4–9　单侧盆沟野

10. 肿瘤侵犯:双侧盆腔淋巴结±腹股沟/股三角。

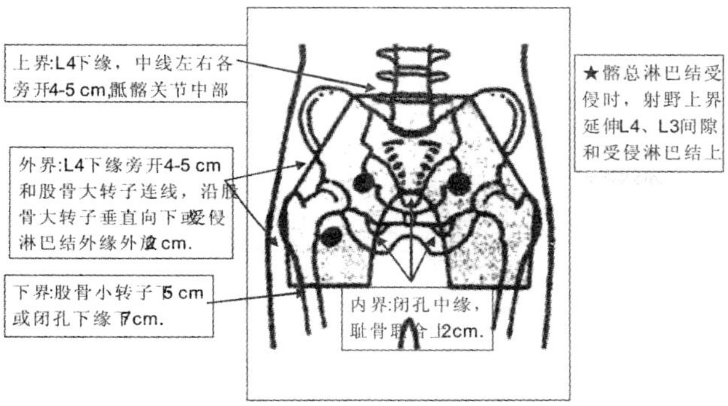

图 4–10　盆腔野

淋巴瘤放射治疗的剂量总的趋势在逐步降低，尤其是在综合治疗时代，化疗已缓解了大部分瘤负荷的前提下，放射治疗范围在逐步减少而放疗剂量降低。然而，依淋巴瘤病理类型的不同、分期不同以及化疗周期数和疗效的不同，放疗野的大小和剂量都会有不同的安排。

对于霍奇金淋巴瘤，在非大肿块的情况下，通常放疗剂量为：25–40Gy 之间；单次分割剂量为 1.6–2.0Gy. 尤其是对在 3 周期化疗前就达到完全缓解（化疗早缓解）的情况，放疗范围有偏小而剂量有偏低的趋势。对于化疗前有大肿块，或者化疗后有残留病变的情况，放疗剂量宜选择 40–45Gy。

对于非霍奇金淋巴瘤中的惰性淋巴瘤或低度恶性淋巴瘤，放疗剂量通常为: 36–40Gy； 而对于侵袭性强的病理类型，放疗剂量通常为：40–60Gy；如对于头面部 NK/T 细胞淋巴瘤，大体肿瘤区域通常应在 50Gy 以上。对于化疗前大肿块、化疗抗拒或化疗后残留，放疗剂量宜在 50Gy 左右。

【淋巴瘤放射治疗的副作用】

淋巴瘤放射治疗有其特殊性，首先放射范围大，其次绝大部分患者在放疗前已行多周期的化疗。所以，除了通常各部位放射治疗的副反应外，最突出的是放疗过程中出现的骨髓功能抑制导致的血液学毒性。

由于女性卵巢和男性睾丸对放射线非常敏感，睾丸在 100cGy，卵巢在 600cGy 时可导致其功能丧失。因此，对于腹部和盆腔淋巴瘤实施放疗时，尤其要与患者就生育功能进行充分交流。如：可考虑在放疗前取精子冷藏来保留生育功能，部分情况可考虑放疗前行卵巢移位手术，使得最大限度保留卵巢功能。

对于儿童或还处于生长发育阶段的淋巴瘤患者，放射治疗对其放疗区域的骨骼和肌肉发育有抑制作用，因此应谨慎考虑，在能得到化疗控制的条件下，尽可能不选择放射治疗，或者可推迟放疗；在病情需要不得不实施放疗时，要考虑放射治疗区域的对称性，也即在设计放疗累及野时，考虑身体双侧的对称照射。

由于很大部分淋巴瘤患者得到治愈且能长期生存，放射治疗的远期副反应值得关注。尤其是放射线导致的第二原发肿瘤以及心血管疾病的危险度极大的升高。在可能的情况下，减少放疗照射的范围和剂量，尤其注重对乳腺组织和心脏的保护。

在高精放疗时代，尤其是使用调强放疗来照射淋巴瘤时，特别应关注低剂量照射体积的增加对正常组织近期和远期的影响。

【随访】

对治疗后的淋巴瘤病人进行定期复查和随访。前 2 年内每 3 个月复查 1 次，以后每 6 个月 1 次，至 5 年；5 年之后每年 1 次，并进行详细问诊和体格检查，胸腹部淋巴瘤病例推荐行 CT 检查，有疑问时可考虑 PET/CT 检查，PET/CT 对淋巴瘤诊断的精确性达 95%以上；脑部和脊椎部病例推荐 MRI 检查。

第七节　乳腺癌的放射治疗

【疾病概述】

女性乳腺是由皮肤、纤维组织、乳腺腺体和脂肪组成的，乳腺癌是发生在乳腺腺上皮组织的恶性肿瘤。乳腺癌中 99%发生在女性，男性仅占 1%。

据国家癌症中心和卫生部疾病预防控制局 2012 年公布的 2009 年乳腺癌发病数据显示：全国肿瘤登记地区乳腺癌发病率位居女性恶性肿瘤的第 1 位，女性乳腺癌发病率（粗率）全国合计为 42.55/10 万，城市为 51.91/10 万，农村为 23.12/10 万。

乳腺癌已成为当前社会的重大公共卫生问题。自 20 世纪 90 年代全球乳腺癌死亡率呈现出下降趋势；究其原因，一是乳腺癌筛查工作的开展，使早期病例的比例增加；二是乳腺癌综合治疗的开展，提高了疗效。

【病因】

乳腺癌的病因尚未完全清楚，研究发现乳腺癌的发病存在一定的高危因素。据中国肿瘤登记年报显示：女性乳腺癌年龄别发病率 0~24 岁年龄段处较低水平，25 岁后逐渐上升，50~54 岁组达到高峰，55 岁以后逐渐下降。乳腺癌家族史是乳腺癌发生的危险因素。乳腺癌的危险因素还有月经初潮早 (<12 岁)，绝经迟 (>55 岁)；未婚，未育，晚育，未哺乳；患乳腺良性疾病未及时诊治；长期服用外源性雌激素；绝经后肥胖；长期过量饮酒；以及携带与乳腺癌相关的突变基因，现已知的有 BRCA-1、BRCA-2，还有 p53、PTEN 等，占全部乳腺癌的 5%~10%。具有以上若干项高危因素的女性并不一定患乳腺癌，只能说其患乳腺癌的风险比正常人高，中国妇女乳腺癌的发病率还是低的。

【临床表现】

早期乳腺癌往往不具备典型的症状和体征，不易引起重视，常通过体检或乳腺癌筛查发现。以下为乳腺癌的典型体征。

1. 乳腺肿块：80%的乳腺癌患者以乳腺肿块首诊。患者常无意中发现乳腺肿块，多为单发，质硬，边缘不规则，表面欠光滑。大多数乳腺癌为无痛性肿块，仅少数伴有不同程度的隐痛或刺痛。

2. 乳头溢液：非妊娠期从乳头流出血液、浆液、乳汁、脓液，或停止哺乳半年以上仍有乳汁流出者，称为乳头溢液。

3. 皮肤改变：乳腺癌引起皮肤改变可出现多种体征，最常见的是肿瘤侵犯了连接乳腺皮肤和深层胸肌筋膜的 Cooper 韧带，使其缩短并失去弹性，牵拉相应部位的皮肤，出现" 酒窝征"。若癌细胞阻塞了淋巴管，则会出现" 橘皮样改变"。乳腺癌晚期，癌细胞沿淋巴管、腺管或纤维组织浸润到皮内并生长，在主癌灶周围的皮肤形成散在分布的质硬结节，即所谓" 皮肤卫星结节"。

4. 乳头、乳晕异常：肿瘤位于或接近乳头深部，可引起乳头回缩。肿瘤距乳头较远，乳腺内的大导管受到侵犯而短缩时，也可引起乳头回缩或抬高。乳头湿疹样癌，即乳腺 Paget´s 病，表现为乳头皮肤瘙痒、糜烂、破溃、结痂、脱屑、伴灼痛，以致乳头回缩。

5. 腋窝淋巴结肿大：乳腺癌患者 1/3 以上有腋窝淋巴结转移。初期可出现同侧腋窝淋巴结肿大，肿大的淋巴结质硬、散在、可推动。随着病情发展，淋巴结逐渐融合，并与皮肤和周围组织粘连、固定。晚期可在锁骨上和对侧腋窝摸到转移的淋巴结。

【检查】

在乳腺门诊，医生了解了病史后首先会进行体检，检查双侧乳腺；还会结合影像学检查，包括乳腺 X 线摄影（乳腺钼靶照相）、彩超，必要时也可进行乳腺磁共振检查（MRI）。最后确诊还将依据细胞病理学和组织病理学诊断，在临床检查发现异常的基础上进行活检，可用穿刺的方法，也可用外科手术的方法，一旦发现癌细胞就马上采取治疗。若患者有乳头溢液，还可开展一些针对乳头溢液的检查方法，如乳管镜、乳腺导管造影、溢液细胞学涂片等。

【治疗】

随着对乳腺癌生物学行为认识的不断深入，以及治疗理念的转变与更新，乳腺癌的治疗进入了综合治疗时代，形成了乳腺癌局部治疗与全身治疗并重的治疗模式。医生会根据肿瘤的分期和患者的身体状况，酌情采用手术、放疗、化疗、内分泌治疗、生物靶向治疗及中医药辅助治疗等多种手段。其中放疗是利用放射线破坏癌细胞的生长、繁殖，达到控制和消灭癌细胞的作用。

1、乳腺癌放疗的重要性。

放射治疗是治疗乳腺癌的主要组成部分，是局部治疗手段之一，多用于综合治疗包括全乳切除术之前或后作辅助治疗晚期乳腺癌。乳腺癌术后复发多发生在术后2-3年，复发率在70%-75%之间，而术后放疗可减少术后复发率，提高远期生存率。

小手术+根治性放疗+化疗已成为早期乳腺癌的主要治疗模式。

2、乳腺癌放疗适应征。

（1）乳腺癌术前放疗适应征。

①原发灶较大估计直接手术有困难者；

②肿瘤生长迅速短期内明显增长者；

③原发灶有明显皮肤水肿或胸肌粘连者；

④腋淋巴结较大或与皮肤及周围组织有明显粘连者；

⑤应用术前化疗肿瘤退缩不理想的病例；

⑥争取手术切除的炎性乳腺癌患者。

（2）全乳切除术后放疗适应征。

全乳切除术后放疗可以使腋窝淋巴结阳性的患者5年局部-区域复发率降低到原来的1/4左右。全乳切除术后，具有下列预后因素之一，则符合高危复发，具有术后放疗指征，该放疗指征与全乳切除的具体手术方式无关：

①原发肿瘤最大直径≥5 cm，或肿瘤侵及乳腺皮肤、胸壁；

②腋窝淋巴结转移≥4枚；

③淋巴结转移1~3枚的T1/T2，目前的资料也支持术后放疗的价值。其中包含至少下列一项因素的患者可能复发风险更高，术后放疗更有意义：年龄≤40岁，腋窝淋巴结清扫数目<10枚时转移比例>20%，激素受体阴性，HER-2/neu过表达等。

（3）乳腺癌保乳放疗适应征。

①保乳术后的全乳放疗可以将早期乳腺癌保乳手术后的10年局部复发率降低到约原来的1/3，所以原则上所有保乳手术后的患者都具有术后放疗适应证；

②70岁以上、病理Ⅰ期、激素受体阳性、切缘阴性的患者鉴于绝对复发率低，全乳放疗后乳房水肿，疼痛等不良反应消退缓慢，可以考虑单纯内分泌治疗而不行放疗。

（4）乳腺癌姑息放疗指征。

①有未控制的肿瘤相关症状，如疼痛、呼吸困难、厌食和恶液质、恶心呕吐等；

②有与肿瘤诊断和治疗相关的中、重度生理和心理问题；

③有严重的伴发疾病、精神和社会心理状况；

④预期生命≤6 个月；

⑤患者及家属有对疾病发展过程了解和参与治疗决定的需求；

⑥患者及家属有姑息治疗的需求。

3.乳腺癌放射治疗。

（1）放射源的选择：高能直线加速器 4~6MV-X 线和电子线或 60Coγ 射线，近距离放射常用 192Ir。

（2）放疗常用形式及剂量选择：全乳切除术后放疗照射部位、技术及剂量。

照射部位：

腋窝：腋窝淋巴结未清扫或清扫不彻底的患者。

内乳：不做常规放疗。

胸壁和锁骨上下淋巴结区域：所有患者。

照射技术：

①锁骨上/下野：

上界：环状软骨水平。

下界：第一前肋骨端水平（锁骨头下缘）。

内界：胸锁乳突肌内缘内 0.5cm。

外界：肩关节（肱骨头）内侧。

②胸壁野：

上界：与锁骨上/下野的下界共线。

下界：相当于对侧乳腺皱襞下 2cm。

内界：体中线。

外界：腋中线或腋后线。

注：包全手术瘢痕和引流口。

③腋窝野：

A.锁骨上和腋窝联合野：

上界：同锁骨上野。

下界：第二肋间。

内界：同锁骨上野。

外界：肱骨颈，需保证射野的外下角开放。

B.腋后野：

上界：平锁骨下缘。

下界：同腋-锁骨联合野的下界。

内界：肋缘内 1.5cm。

外界：前野肱骨头铅挡相接，一般包括约 1cm 肱骨头。

照射剂量：

所有术后放疗靶区原则上给予共 50 Gy (5 周，25 次) 的剂量，对于影像学 (包括功能性影像) 上高度怀疑有残留或复发病灶的区域可局部加量至 60 Gy 或以上。

乳腺癌保乳术后放疗照射部位、技术及剂量

照射部位：

患侧乳腺：所有患者。

锁骨上下区：腋窝淋巴结转移的患者。

腋窝：腋窝淋巴结未清扫或前哨淋巴结阳性未作腋窝清扫的患者。

内乳：不做常规放疗。

照射技术：

乳腺内切野和外切野：内界和外界：需要各超过腺体 1 cm。

上界：一般在锁骨头下缘，或者与锁骨上野衔接。

下界：在乳房皱褶下 1~2 cm。

后界：包括不超过 2.5 cm 的肺组织。

前界：皮肤开放，留出 1.5~2 cm 的空隙防止在照射过程中乳腺肿胀超过射野边界。

照射剂量：

全乳腺 DT50Gy/5 周，每日 DT2Gy。浸润性癌、手术切缘阴性者，乳腺瘤床补量 DT10–16Gy；浸润性癌、手术切缘阳性者，乳腺瘤床补量 DT16–20Gy。导管内癌无需瘤床补量。锁骨上下区和腋窝预防照射计量 DT50Gy。

全乳切除术后胸壁和区域淋巴结复发的放疗。

①争取切除复发病灶。

②全胸壁照射 50Gy，复发灶切除者对原病灶区加量至 60Gy；有病变残留者，总量 65–70Gy 或更高。

③胸壁复发时应对锁骨上区做预防性照射。

④腋窝及内乳区不做预防性照射。

⑤放疗后作全身治疗。

乳腺癌远地转移的放疗

晚期乳腺癌的治疗以内分泌治疗及化疗为主，但对某些特殊部位的转移，如骨转移和脑转移，仍以放疗为首选的治疗手段。

三维适型调强放疗

CTV：患侧乳腺、胸大肌筋膜。不包括皮肤、胸大小肌、肋骨和肋间肌（除非这些部位受侵）。

PTV： CTV 外放，头脚方向 1–1.5cm，胸骨、腋窝、肺方向外放 0.5–1.0cm，皮肤方向不外放（限皮下 0.5cm）。

正常器官：双肺，健侧乳腺，心脏。

剂量学要求：

PTV：95% PTV50Gy，V55<5%，V53.5<10%。

患侧肺：V20<25%，平均量<15Gy。

双肺： V20<20%。

心脏： V30<10%， V40<5%。

双侧乳腺：平均剂量<1Gy，最大量<5Gy。

4.目前我院开展的放疗技术。

(1) 常规切线照射技术 ；

(2) 三维适形 (3D–CRT) 切线照射技术；

(3) 野中野照射技术；

(4) 调强切线照射技术；

(5) 调强五野照射技术；

(6) 切线三维适形联合调强放射治疗技术。

如图：

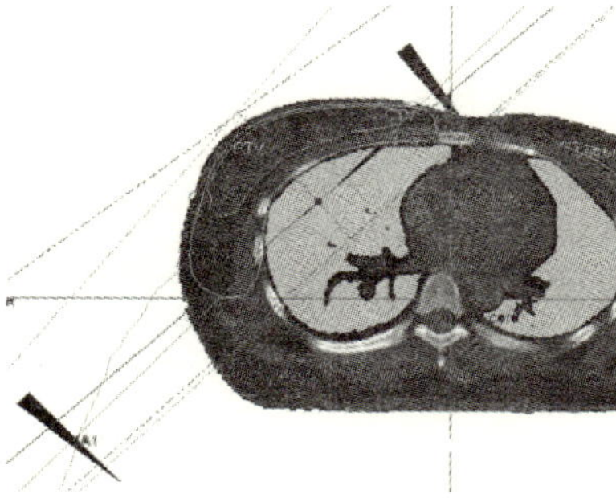

（a）2F-2D

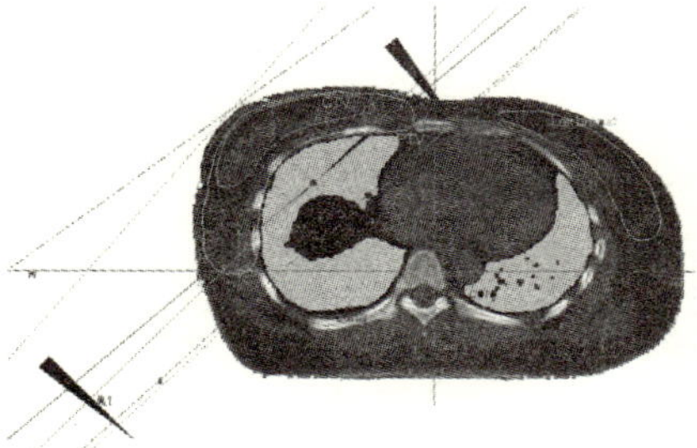

（b） 2F-CRT， 2F-FIF

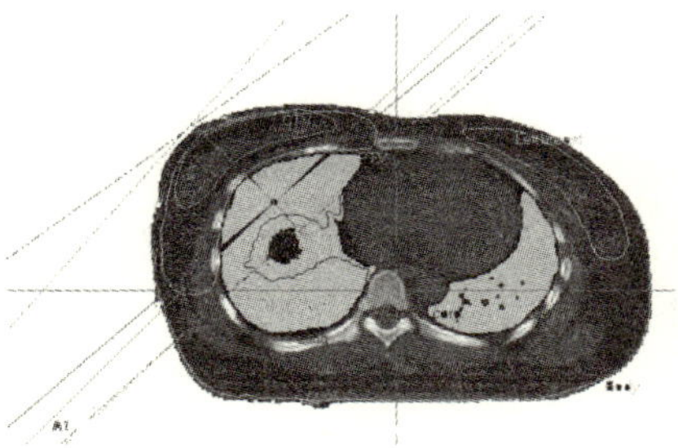

（c） 2F-IMRT

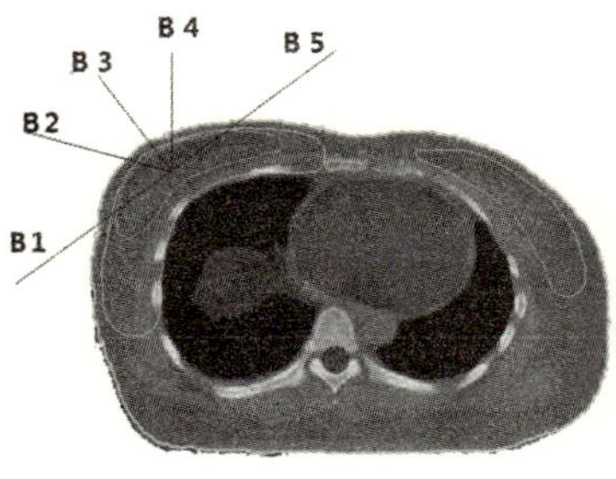

（d） 5F-IMRT

图 4-11

5.各种放疗技术的优劣。

(1) 3D-CRT 切线照射技术优于常规切线照射技术；

(2) 野中野照射技术优于 3D-CRT 切线照射技术；

(3) 调强切线照射技术又优于野中野照射技术；

(4) 切线三维适形联合调强放射治疗技术稍优于五野调强照射技术；

(5) 五野调强照射技术、切线三维适形联合调强放射治疗技术和调强切线照射技术相比，各有优劣之处；

(6) 建议靶区体积较小时采用调强切线照射技术，靶区体积较大时采用五野调强照射技术或切线三维适形联合调强放射治疗技术。

6.放疗常见并发症及处理。

(1) 皮肤反应：急性者可分为三度，第一度是红斑的发生，并随着继续放射由鲜红色逐渐变成暗红色，以后出现脱屑；第二度反应是有高度充血、水肿、水泡形成，糜烂以至浅部溃疡，有渗出液，成为湿性皮炎；第三度反应是溃疡或坏死侵犯到真皮，称为放射性损伤。穿棉质内衣，勿戴胸罩，局部禁冷热敷，勿用肥皂、热水擦洗，勿涂刺激性药物，保持局部保持清洁干燥；勿晒太阳，切忌抓挠撕扯局部皮肤，忌在照射区皮肤上贴胶布或擅自使用药物和冷热敷。如皮肤出现灼热、干燥、瘙痒等感觉，可喷洒洁悠神或使用冰片滑石粉外涂；有渗出性皮炎时及时向医护人员报告，并做相应的处理。

(2) 胸区反应：可引起放射性肺炎及放射性肺纤维化。保持居室通风，经常户外活动提高抵抗力，遵医嘱停止放疗对症治疗，安慰患者予以心理支持，卧床休息，呼吸困难给予半坐卧位，持续给流量吸氧，遵医嘱给予抗生素、糖皮质激素等药物治疗。

(3) 全身性反应：其程度随着放射剂量的高低，照射的部位，照射组织的体积以及机体的神经类型而不同。轻度的仅有头痛、疲劳和食欲减退；中度的有眩晕、恶心、食欲减退、失眠、轻度白细胞下降等；重度的少见、可有胃肠功能障碍、心脏功能障碍、骨髓受抑制、白细胞减少、全身衰弱等。

(4) 患者肢体肿胀、功能障碍：指导患侧上肢做肩关节旋转、梳头、手指爬墙运动，每天 1–3 次，循序渐进，避免劳累，避免在患侧上肢测血压、抽血、注射，避免手臂提重物，淋巴水肿可戴弹力手套，每晚取下，进行向心按摩，用枕垫高。

【随访】

随访检查包括体检、肿瘤标记物检查和影像学检查。临床体检是最主要的早期诊断局部复发手段。以下征象提示复发可能：1.由癌性淋巴管炎引起的皮肤水肿和红斑，与放疗中急性皮肤反应不同；2.表皮渗透结节；3.治疗后乳房出现的近期变形，原瘤床部位出现肿块，这些必须与放疗后纤维收缩和瘢痕硬化相区别。

CA15–3 是最主要的肿瘤标记物，可以先于临床转移灶 6 个月出现增高。许多学者建议在 CA15–3 增高时再做 X 射线胸片、腹部超声和骨放射性核素扫描等检查。

钼靶片是乳房保留治疗病人随访的首选影像学检查，在有疑问时可选择乳房超声和 MRI 检查。

【预防】

乳腺癌的病因尚不完全清楚，所以还没有确切的预防乳腺癌的方法。从流行病学调查分析，乳腺癌的预防可以考虑以下几个方面：

1.建立良好的生活方式，调整好生活节奏，保持心情舒畅；

2.坚持体育锻炼，积极参加社交活动，避免和减少精神、心理紧张因素，保持心态平和；

3.养成良好的饮食习惯。婴幼儿时期注意营养均衡，提倡母乳喂养；儿童发育期减少摄入过量的高蛋白和低纤维饮食；青春期不要大量摄入脂肪和动物蛋白，加强身体锻炼；绝经后控制总热量的摄入，避免肥胖。平时养成不过量摄入肉类、煎蛋、黄油、奶酪、甜食等饮食习惯，少食腌、熏、炸、烤食品，增加食用新鲜蔬菜、水果、维生素、胡萝卜素、橄榄油、鱼、豆类制品等；

4.积极治疗乳腺疾病；

5.不乱用外源性雌激素；

6.不长期过量饮酒；

7.在乳腺癌高危人群中开展药物性预防。美国国立癌症中心负责开展了三苯氧胺与雷洛昔芬等药物预防乳腺癌的探索性研究。

第八节 放疗急性反应和晚期反应的预防和处理

【概 述】

放射治疗的地位。

肿瘤放射治疗就是用放射线治疗癌症。放射治疗已经历了一个多世纪的发展历史.在伦琴发现X线、居里夫人发现镭之后，很快就分别用于临床治疗恶性肿瘤，直到目前放射治疗仍是恶性肿瘤重要的局部治疗方法。大约70%的癌症病人在治疗癌症的过程中需要用放射治疗，约有40%的癌症可以用放疗根治。放射治疗在肿瘤治疗中的作用和地位日益突出。放射治疗已成为治疗恶性肿瘤的主要手段之一。

WHO在80年代提出防治癌症的战略思想，至少1/3可预防；1/3可早期发现治愈；1/3可缓解症状，减轻痛苦，提高生活质量，延长生命。这3个1/3反映了数十年来癌症防治的研究成果，发达国家45%的5年治愈率就证明了这一点。其中22%以手术为主治愈，放疗占18%、化疗占5%，这18%是在目前的放疗条件下达到的，通过改进治疗方法后还可提高疗效，提高局部控制率，而达到提高5年治愈率。

【头颈部肿瘤放疗常见急性反应】

1. 急性放射性口腔黏膜炎。

放射性口腔黏膜炎是头颈部肿瘤放射治疗过程中常见的严重并发症之一。多在放疗后两到三周出现，随着放射治疗剂量增加而加重，发生率100%。轻者口腔黏膜出现充血水肿。表现为咽痛、吞咽不适等症状。重者口腔黏膜出现白膜反应，甚至溃疡和渗血，病人表现为烦躁不安、口咽疼痛、声音嘶哑和吞咽困难等症状，部分病人合并有不同程度的低热和呼吸困难，少数病人因吞咽疼痛而不能进食，最终导致营养不良。

2. 放射性口腔黏膜炎的分级。

卫生部规定的急性放射性口腔黏膜炎诊断标准分为4度。

Ⅰ度：轻度疼痛，口腔黏膜充血、红斑。

Ⅱ度：中度疼痛，能进食流质，片状黏膜 炎、炎性分泌物、水肿或溃疡。

Ⅲ度：重度疼痛、吞咽困难，纤维索性黏膜炎、水肿、溃疡。

Ⅳ度：重度疼痛、不能进食，黏膜溃疡、出血、坏死。

放射性口腔黏膜炎的预防。

(1) 保持口腔清洁：漱口、刷牙。病人在饭后或放疗前每日漱口数次。用软毛刷刷牙，以免损伤口腔黏膜。

(2) 饮食：放疗后病人可出现食欲减退，恶心呕吐等，根据病人的营养状况而制定膳食，给予高热量、高蛋白、高营养、富含维生素的饮食。多吃新鲜蔬菜和水果，食物宜软容易消化，避免坚硬及刺激性食物损伤口腔黏膜。

放射性口腔黏膜炎的治疗护理措施。

I度口腔炎:加强漱口，超声雾化吸入，指导病人做张口运动，预防张口困难，减少厌氧菌感染的机会。

Ⅱ度口腔炎：除常规漱口外，口腔溃疡用金喉健喷雾局部用药，雾化吸入液中加入地塞米松，定期做口腔黏膜咽拭子细菌培养加药敏，根据结果更换漱口水及雾化液。避免刺激性食物，进食微温(37℃) 软食和饮料，且少量多餐，督促病人坚持张口运动。

放射性口腔黏膜炎的治疗护理措施：

Ⅲ度口腔炎：在Ⅱ度口腔炎护理的基础上进一步加强。

停止使用牙刷，疼痛重者饭前及睡前用地卡因含漱，此时病人口咽部分泌物增多且比较粘稠不易排出，雾化吸入液中加入糜蛋白酶稀释痰液。

给予流质饮食或者半流质饮食，必要时使用吸管避免口腔黏膜进一步损伤。

溃疡严重者预防性应用抗生素，疼痛重者适当应用止痛药。

嘱病人注意休息及保暖，预防感冒。

此期容易引起张口困难及加重感染，鼓励病人多做练习。

放射性口腔黏膜炎的治疗护理措施：

Ⅳ度口腔炎：

临床上较少出现，一旦出现应暂停放疗并及时对症处理。

2. 放射性皮炎。

放射性皮炎：急性皮肤放射反应。

放射性皮炎分5度：

0度：无变化。

I度：表现为皮肤滤泡样暗红色斑或脱发或干性脱皮或出汗减少。

Ⅱ度：表现为皮肤触痛性或鲜色红斑或片状湿性脱皮或中度水肿。

Ⅲ度：表现为皮肤皱褶以外部位的融合性湿性脱皮或凹陷性水肿。

Ⅳ度：表现为溃疡、出血、坏死。

放射性皮炎的护理：

照射区皮肤的一般护理：

保持局部皮肤的清洁、干燥。

避免冷热的刺激，勿吹风，日晒。

忌用手瘙痒，禁用肥皂水清洗，避免涂擦刺激性或含重金属的药物，如碘酊。

禁止热敷及做红外线理疗。

嘱患者照射部位勿与粗糙物接触，不穿化纤内衣及硬领衣服，穿棉质无领柔软上衣。

急性放射性皮炎发生后的护理：

I 度、Ⅱ度皮肤反应的患者不需要停止放疗治疗，放疗结束后 2 周，症状可自行消失，对于皮肤瘙痒者，嘱患者用温水软毛巾护理局部皮肤，不能用手抓或撕脱局部皮肤，给予无刺激性软膏外涂。

Ⅲ度和Ⅳ度患者应立即终止放射治疗。

3. 放射性中耳炎。

放射性中耳炎的病因：

放疗会导致中耳渗出增加，使咽鼓管功能障碍，照射后引起粘液过度分泌和纤毛的破坏，从而导致粘液纤毛系统功能损伤；

肿瘤本身侵犯腭帆张肌，引起咽鼓管开放障碍和肿瘤侵犯咽鼓管软骨，引起咽鼓管关闭障碍，也可出现分泌性中耳炎。

放射性中耳炎的临床症状及体征。

临床症状：耳胀感、耳重感、耳痛、耳鸣及听力下降，类似卡他性中耳炎。体征：1.鼓膜浑浊、外凸，外耳道淡黄色分泌物，外耳道皮肤充血；2.合并感染可以出现急性化脓性中耳炎；鼓膜穿孔、外耳道流脓，甚至出现头痛、发热，甚至并发乳突炎；3.传导性听力减退，中耳压力下降；

放射性中耳炎的预防。

放疗后一旦发生分泌性中耳炎，治疗极为困难，因此预防极为重要。

药物预防：

(1) 糖皮质激素的使用；局部加用抗生素、麻黄素等；

(2) 尽可能对中耳的放疗剂量加以控制，使其在耐受范围之内

(3) 放射野的选择：尽量避开中耳高剂量的照射方式；尽量采用适形调强方式来减少中耳的放疗剂量。

放射性中耳炎的治疗：

一旦发生中耳炎，如何治疗是个难题：

(1) 中耳置管是相对较好的办法，适用于穿刺抽液后再发的患者；

(2) 去除鼓室积液后配合药物治疗，如局部用糖皮质激素、抗生素、麻黄素等等，减少炎性成分的渗出，促进分泌物排出，并帮助咽鼓管咽口功能的恢复。

【胸部肿瘤放疗的常见放疗反应】

一、放射性肺炎

放射性肺炎概念：放射性肺炎（radiation pneumonitis）系由于肺癌，乳腺癌、食管癌、恶性淋巴瘤或胸部其他恶性肿瘤经放射治疗后，在放射野内的正常肺组织受到损伤而引起的炎症反应。轻者无症状，炎症可自行消散；重者肺脏发生广泛纤维化，导致呼吸功能损害，甚致呼吸衰竭。

美国肿瘤放射治疗协作组和欧洲肿瘤治疗研究协作组（RTOG/EORTC）诊断分级标准:

0 级：无变化；

Ⅰ级：轻度干咳或劳累性呼吸困难；

Ⅱ级：持续性咳嗽需要麻醉性镇咳剂，轻微活动即出现呼吸困难，但休息时无呼吸困难；

Ⅲ级：严重咳嗽麻醉性镇咳剂无缓解，休息时有呼吸困难出现急性肺炎的临床表现或放射影像学改变，需间断吸氧或激素治疗；

Ⅳ级：严重呼吸困难，需要持续吸氧。

(一) 放射性肺炎病因。

放射性肺炎的发生、严重程度与放射方法、放射量、放射面积、放射速度均有密切关系。

1. 剂量在6周内小于2000Gy，一般极少发生肺炎，剂量超过4000Gy则肺炎明显增多，放射量超过6000Gy者，必有放射性肺炎；

2. 放射野越大发生率越高；大面积放射的肺组织损伤较局部放射为严重；

3. 照射速度越快，越易产生肺损伤；

4. 其他影响因素如个体对放射线的耐受性差，肺部原有病变如肺炎、慢性支气管炎、慢性阻塞性肺部疾病以及再次放射治疗等均易促进放射性肺炎的发生；

5. 某些化疗药物亦可能加重肺部的放射治疗反应；

6. 老年和儿童对放射治疗的耐受性差。

(二) 放射性肺炎的临床表现。

临床表现：轻者无症状；（多于放射治疗后2~3周出现症状），常有刺激性、干性咳嗽、伴气急、心悸和胸痛，不发热或低热、偶有高热。气急随肺纤维化加重呈进行性加剧、容易产生呼吸道感染而加重呼吸道症状。并发放射性食管炎时出现吞咽困难。若放射损伤肋骨，产生肋骨骨折，局部有明显压痛。体检见放射部位皮肤萎缩、变硬，肺部可闻及干、湿罗音和磨擦音。肺部广泛、严重纤维化，最后导致肺动脉高压及肺源性心脏病，出现相应征象。

放射性肺炎的诊断：根据放射治疗史，干性呛咳，进行性气急和胸部X线有炎症或纤维化改变可作出诊断，但应与肺部肿瘤恶化和转移性肿瘤相鉴别。

(三) 放射性肺炎的防治。

放射性肺炎的防治关键，在于“防”。“防”的关键在于以下三点：

1. 严格掌握放射剂量；

2. 控制放射野，放射野越大，发生率越高；

3. 选择合适的放疗方式，如3D-CRT或IMRT；

4. 选择适当的照射速度。一旦发现本病，应尽早开始治疗，阻断病程的进展。如已发生广泛肺纤维化，则预后不良治疗方法主要是对症治疗，及早使用“三素”（大剂量抗生素+大剂量维生素+大剂量激素，给予氧气吸入能改善低氧血症。

(四) 放射性肺炎的护理。

对于老人，儿童，一般情况差，合并糖尿病和/或慢性肺部疾病患者易发生放射性肺炎，应密切观察病情，监测患者的体温、心率、痰液、呼吸状况及肺部体征。急性期积极治疗，防止病变进一步发展，提高患者的生存质量。

心理护理：了解患者的心理状态和病情，告之放疗的注意事项和有可能发生的并发症，以及有关放射性肺炎早期出现症状，同时劝慰患者不要担心。

由于放射性肺炎的治疗需使用大剂量激素，应用激素的观察与护理：使用皮质激素可降低炎症反应的程度，增加炎症渗出的吸收，在使用时应注意有无用药后的反应，如面色潮红、胃部不适、大便颜色改变、皮肤痤疮等症状，并及时进行处理。

发热的护理：发热为放射性肺炎患者的主要症状，按发热症状处理，做好降温后保暖

保持呼吸道通畅：患者痰多粘稠时，可用沐舒坦等化痰药物，或者雾化吸入稀释痰液，同时给予叩背，并教会患者正确的咳痰方法，以使痰液顺利排出，必要时给予吸痰，并注意痰液的颜色及性质。对于有刺激性干咳的患者，可给予止咳剂，夜间应加强巡视，如发现有此类干咳的患者，还应及

时给予患者饮一些热水，可减轻咽喉部的刺激而缓解咳嗽，促进睡眠。

饮食护理：给予高热量、高维生素、低脂肪、易消化的清淡饮食；禁用辛辣刺激性食物；适当多饮水，以增加尿量，使因放疗所致肿瘤细胞大量破裂死亡而释放的毒素排出体外，减轻全身的放疗反应。

(五) 健康宣教。

放射治疗前应去除机械刺激，戒烟、酒。

放射性肺炎以预防为主，对于即往有做过化疗，长期吸烟，肺功能差的患者应密切观察病情，及早发现症状。

注意保暖，及时增减衣服，冬季时防止门窗同时开发致使空气对流而诱发或加重放射性肺炎，同时多休息，避免劳累。

二、放射性食道炎

因放射线所引起的食管损伤，称之为放射性食管炎（radiation esophagitis）。

(一) 放射性食道炎的病理生理。

放射性食管炎常发生于肺癌及纵隔等胸部恶性肿瘤的放疗过程中或之后，有时间接发生于口咽部恶性肿瘤的放疗。放疗大于 30Gy 可引起食管神经肌肉的损伤，导致食管的蠕动减弱，甚至消失。随着放射线剂量增大，食管损伤愈重。放射线本身的电离作用可使食管上皮细胞损伤、坏死。在此基础上，由于食管蠕动的减慢，造成有害物质通过食管时间延长，加重了这种损伤。

此外，放疗可引起机体白细胞减少，机体免疫力减低，从而引起食管感染，出现食管的炎症性改变。

口咽部恶性肿瘤的放疗，有时也会引起放射性食管炎，这与放射线导致涎腺萎缩，唾液分泌极度下降有关。唾液是中和胃酸，保护食管黏膜的有效物质。抗酸屏障减弱，可致使损伤因子作用强于保护因子，从而引起反流性食管炎

(二) 放射性食道炎的临床症状。

放射性食管炎典型的症状，为咽下疼痛或胸骨后疼痛。常见于放疗后 1 周或数周内出现，一般症状较轻。严重者可出现胸部剧痛、发热、呛咳、呼吸困难、呕吐、呕血等，应警惕食管穿孔或食管气管瘘的发生。

放射治疗肿瘤协作组（RTOG）急性放射性食道炎损伤分级标准。

0 级：无症状；

1 级：轻度吞咽困难或吞咽疼痛，需用表面麻醉药、非麻醉药镇痛或进半流饮食；

2 级：中度吞咽困难或吞咽疼痛，需麻醉药镇痛或进流质饮食；

3 级：重度吞咽困难或吞咽疼痛，伴脱水或体重下降大于 15%，需鼻胃饲或静脉输液补充营养；

4 级：完全梗阻，溃疡、穿孔或瘘道形成。

3. 放射性食道炎的诊断。

根据患者放疗病史及症状，诊断并不困难。早期有症状者，食管吞钡检查可见全蠕动波减弱、食管溃疡等，晚期则可见食管狭窄。食管镜检查可窥见不同时期的食管炎表现。

(三) 放射性食道炎的并发症状。

如患者持续性胸骨后剧痛，伴发热、脉搏加快等，应警惕食管穿孔，需立即进一步检查并作恰当处理。食管癌患者放疗后并发食管穿孔、大出血和瘘管，并非全由放射性食管炎所致，而可能是肿瘤外侵放疗后退缩的结果。

(四) 放射性食道炎的治疗:

1. 解除食管平滑肌痉挛和保护食管黏膜。

(1) 硝苯地平（心痛定）10mg，3 次/d，饭前半小时服。

(2) 硝酸异山梨酯（消心痛）10mg，3 次/d，饭前半小时服。

(3) 硫糖铝 0.5g，3~4 次/d，饭前半小时服。

2. 抑制胃酸，防止酸反流入食管。

(1) H2 受体阻滞药：如雷尼替丁 150mg，2 次/d，饭前半小时服

(2) 质子泵抑制剂：如奥美拉唑 20mg，1 次/d，饭前半小时服

3. 对症治疗 给予止吐、止血、镇静，预防感染。应予以高热量、高蛋白质、高维生素易消化的饮食。疑有穿孔需禁食、输液、抗感染。

4. 皮质激素的应用 因大量照射治疗可引起肾上腺皮质功能衰竭。其应用可减轻放射损伤，改善病程。但需同时并用抗生素预防感染。使用泼尼松（强的松）20~30mg，1 次/d 口服为宜。

5. 增强细胞免疫。

6. 其他 除以上处理外，必要时暂停照射或延长疗程间歇期。

(五) 放射性食道炎的预防。

1. 制酸剂、H2 受体拮抗剂、表面麻醉剂、食管动力药等，可用来缓解急性放射性食管炎的症状。同时，根据病情轻重，给予镇静、止吐、止血、抗感染等治疗。饮食选择以高热量、高蛋白、高维生素和易消化饮食为宜。

2. 有人认为接受大剂量放疗患者，有可能产生肾上腺皮质功能衰减。因此，放射性食管炎患者可考虑使用糖皮质激素，减轻放射损伤以及改善病程。

三、 放射性心包炎

(一) 放射性心包炎的病因。

放射性心包炎（radiation pericarditis）是由心脏和心包的放射损伤所致，常是胸部、纵隔恶性肿瘤进行放射治疗的并发症，如乳腺癌、霍奇金病及非霍奇金淋巴瘤的放疗。

放射性心包炎的影响因素

放射性心包炎是胸部肿瘤放射治疗的严重并发症。多发生在放疗后数年，放射治疗对心肌和心包的损伤取决于：（1）放射治疗的剂量；（2）治疗次数和治疗时间；（3）放疗照射区所包括心脏的容积；（4）放射治疗的设备和放疗方式。

(二) 放射性心包炎的病理生理。

放射性心包炎主要的病理生理变化是由于缩窄的心包限制双侧心室的正常活动。患病早期，主要表现为心室舒张晚期心脏舒张受到限制，随病情进展，舒张中期也受到明显影响。左心室舒张期间，心室内压快速升高，左、右心室回流血液受阻，静脉压升高，表现为颈静脉怒张、肝肿大、腹水、胸水及全身水肿，有少数病人可出现脾肿大。心排血量比正常略低，每搏量明显减少。在体力活动时或在严重缩窄时，主要靠增加心率来维持每分钟心排血量。在房室沟及大血管根部出现环形缩窄时，可产生相应部位的瓣膜功能障碍的杂音和体征。腹水和周围水肿的程度不成比例是本病的一大特点。腹水产生的机制有以下 3 点：①肝脏阻性充血，肝静脉回流受阻；②膈肌面的心包粘连影响淋巴回流；③血浆白蛋白降低。

(三) 放射性心包炎的诊断。

诊断：有恶性肿瘤并进行放射治疗而发生心包炎或心包积液，临床诊断可以确立。

放射性心包炎的并发症

常合并放射性心肌损害、慢性心包压塞和缩窄性心包炎。

(四) 放射性心包炎的治疗与护理。

放射治疗后无症状心包积液，定期随访，不需特殊治疗。

大量心包积液、心脏压塞或为明确诊断进行组织学检查需做心包穿刺术。

严重顽固疼痛和威胁生命的心包积液可用激素治疗。

反复大量心包积液，严重渗出–缩窄性心包炎行心包切除术，手术死亡率21%，而非特异性缩窄性心包炎手术死亡率则为8%，明显低于放射性心包炎。术后随访5年生存率5%，而其他病因心包切除术，5年随访生存率83%。

(五) 放射性心包炎的预防。

在放射治疗的过程中，要注意放射治疗的剂量、次数和时间的掌握，剂量不宜过大、时间不要太长。放疗照射区所包括心脏的容积尽量要小。在放射治疗的过程中要注意对心脏和肺的保护。必要时在隆突下用防护垫保护心脏，可降低对心脏的损害。

(六) 放射性心包炎的预后。

预后：急性放射性心包炎可在放射治疗过程中或放疗后数周、数月后发生。其发生率约为6%~30%，临床上可无症状或无典型心包炎表现，也可发生心包渗出、心包填塞，反复发生心包填塞者易发生缩窄性心包炎，常合并放射性肺炎和心肌损害，预后不良。

【腹部放射治疗常见放疗反应】

一、 放射性肠炎（包括结、直肠炎和小肠炎）

放射性肠炎（radiation enteritis）是盆腔，腹腔、腹膜后恶性肿瘤经放射治疗引起的肠道并发症。分别可累及小肠，结肠和直肠，故又称为放射性直肠、结肠，小肠炎。根据肠道遭受辐射剂量的大小、时间的长短，发病的缓急，一般将放射病分为急性和慢性两种。又根据射线来源放置的体内外位置的不同将其分为外照射放射病和内照射放射病，在早期肠粘膜细胞更新受到抑制，以后小动脉壁肿胀、闭塞，引起肠壁缺血，粘膜糜烂。晚期肠壁引起纤维化，肠腔狭窄或穿孔，腹腔内形成脓肿、瘘道和肠粘连等。

1.放射性肠炎病因。

（1）肠上皮细胞增生受抑制：肠粘膜上皮细胞对放射线最为敏感。放射线抑制这些细胞的增殖，使肠粘膜发生特征性的急性病变。

（2）肠粘膜下小动脉受照射后，小动脉的内皮细胞对放射线很敏感。大剂量放射治疗使细胞肿胀、增生、纤维样变性，引起闭塞性动脉内膜炎和静脉内膜炎，因此产生肠壁缺血和粘膜糜烂、溃疡。肠道内的细菌侵入使病损进一步发展。

（3）肠壁组织受损：肠壁组织经广泛持续照射后引起水肿，肠壁各层均有纤维母细胞增生，结缔组织和平滑肌呈透明样变化，最后导致纤维化、肠管狭窄、粘膜面扭曲，因此放射线产生的肠道改变可从可逆性粘膜结构改变直至慢性纤维增厚，伴有溃疡的肠管，甚至引起肠梗阻。

2.放射性肠炎的诊断。

本病的诊断一般不困难。有放疗史结合临床表现和有关检查，可以确定病变的性质和部位，即可明确诊断。

RTOG/EORTC 急性放射肠损伤分级标准

0级：无变化；

Ⅰ级：大便次数增多或大便习惯改变，无需用药；

Ⅱ级：腹泻，黏液分泌增多，需用止泻药物；肠道或腹部疼痛，需用止痛药；

Ⅲ级：腹泻，重度黏液或盆腔分泌物增多。

3.放射性肠炎的临床症状。

（1）早期症状：由于神经系统对放射线的反应，早期即可出现胃肠道的症状。一般多出现在放疗开始后1~2周内。恶心、呕吐、腹泻、排出粘液或血样便。累及直肠者伴有里急后重。持久便血可引起缺铁性贫血。便秘少见。偶有低热。痉挛性腹痛则提示小肠受累，乙状结肠镜检查可见粘膜水肿、充血，严重者可有糜烂或溃疡。

（2）晚期症状：急性期的症状迁延不愈或直至放疗结束6个月至数年后始有显著症状者，均提示病变延续，终将发展引起纤维化或狭窄。此期内的症状，早的可在放疗后半年，晚的可在10年后甚至30年后才发生，多与肠壁血管炎以及后续病变有关。

结肠、直肠炎：常出现于照射后6~18个月。国内报道发病率为2.7%~20.1%，症状用腹泻、便血、粘液便和里急后重、大便变细和进行性便秘或出现腹痛者提示肠道发生狭窄。严重的病损与邻近脏器形成瘘管，如直肠阴道瘘，粪便从阴道排出；直肠膀胱瘘可出现气尿；直肠小肠瘘可出现食糜混于粪便中排出，也可因肠穿孔引起腹膜炎，腹腔或盆腔脓肿。由于肠道的狭窄和肠袢缠绕可发生肠梗阻。

小肠炎：小肠受到放射线严重损伤时出现剧烈腹痛、恶心呕吐、腹胀、血样腹泻。但晚期表现以消化吸收不良为主，伴有间歇性腹痛、脂肪泻、消瘦、乏力、贫血等

4.放射性肠炎的治疗。

一般治疗：急性期应卧床休息。饮食以无刺激、易消化、营养丰富、多次少餐为原则。限制纤维素摄入。腹泻严重者可采用静脉高营养疗法。

5.放射性肠炎的治疗。

（1）收敛解痉：可用巅茄合剂、复方樟脑酊、石榴皮煎剂（石榴皮30g加水200~300ml煎制50ml，每日1次口服）。阿司匹林可有效地控制放射性肠炎的早期腹泻，可能与抑制前列腺素的合成有关。

（2）局部镇痛剂和粪便软化剂：有显著里急后和疼痛者，可用2%苯唑卡因棉籽油保留灌肠。用温石蜡油保留灌肠或温水坐浴。

（3）激素灌肠：琥珀酰氢化可的松50mg加200ml温盐水保留灌肠，特别是里急后重者有效。

（4）止血：低位肠出血可在内窥镜直视下压迫止血或使用止血剂或出血点作“8”字缝合止血。但不能作烧灼止血。部位较高的出血点可作去甲肾上腺素4~6mg或新福林10~20mg稀释于200ml温盐水中保留灌肠，或用凝血酶100~1000单位加200ml温盐水中保留灌肠，一般在1~3分钟内即可止血。大量难以控制的高位出血需作外科处理。

（5）抗感染：有继发性感染时，需用抗生素。

手术治疗：肠狭窄、梗阻、瘘道等后期病变多需外科手术治疗。远端结肠病变，可作横结肠造口术，以达到永久性或暂时性大便改道，其结果常较单纯切开远端结肠病变为好。一般结肠造口，需经6~12个月以上，待结肠功能恢复再关闭。

二、 放射性膀胱炎

放射性膀胱炎主要是放射线引起的血管损伤、小血管闭塞、粘膜充血水肿以致形成溃疡，周围有明显水肿，常合并感染、出血。由于放射线引起的小血管病变（动脉闭塞、血管壁纤维化及硬化）缓

慢进行，组织处于缺血状态，形成粘膜、粘膜下组织、肌肉萎缩及纤维增生，形成慢性膀胱萎缩，容量减少（常只有 50m1 左右），可引起尿频、尿失禁，且容易合并感染。

表 4-5　RTOG 对放射性肠炎的分级标准

0 级	无
1 级	轻度上皮萎缩；轻度毛细血管扩张（镜下血尿）
2 级	中度尿频；广泛毛细血管扩张，间断性肉眼血尿
3 级	重度尿频和排尿困难，重度广泛毛细血管扩张（常伴瘀斑），　频繁血尿，膀胱容量减少（<150ml）
4 级	坏死/膀胱挛缩（容量<100ml）。重度出血性膀胱炎

1.放射性膀胱炎的临床表现。

（1）轻度：仅有轻度症状及体征，如尿急、尿频、尿痛等。膀胱镜检查，可见粘膜混浊、充血、水肿。

（2）中度：除上述症状外，尚有膀胱粘膜毛细血管扩张性血尿，可反复发作。膀胱镜检查，可见粘膜水肿，相当范围的纤维膜、毛细血管扩张，可伴有溃疡出现，病变常在膀胱三角区后壁及输尿管间的皱褶处。

（3）重度：膀胱阴道瘘形成。

2.放射性膀胱炎的治疗。

对轻、中度急性放射性膀胱炎，主要采用保守疗法，如抗生素消炎、止血及对症治疗，以缓解膀胱刺激症状。药物可全身使用，方法与一般的膀胱炎相似。常用的局部治疗如下：

（1）药物膀胱冲洗。苯佐卡因（Benzo—caine）0.3g，颠茄酊 0.5g，庆大霉素 12 万 u，地塞米松 1.5mg，加生理盐水至 30ml，每日膀胱灌注 2 次。

（2）经导管注入 2%苯佐卡因 50ml，保留 5 分钟放出，注入 4%甲醛液 150~200ml（用量可根据膀胱容量调整）保留“分钟后放出，随后注入 50%酒精 200m1，冲洗 2 次。此法主要用于出血性膀胱炎治疗。

（3）明矾液膀胱灌注疗法。明矾液是一种不被机体吸收的收敛剂，能使出血面的蛋白质沉淀，降低细胞膜通透性，并使毛细血管内皮细胞粘合质变硬，从而使毛细血管内血浆蛋白流动减慢，局部组织的水肿、炎症和渗出减轻而出血停止。使用前先用生理盐水经三腔 Foley 管冲洗膀胱，尽量排尽血块，然后用 1%明矾液 250ml 膀胱灌注，保留 20 分钟排出。同法可反复冲洗 3 次。

（4）经尿道行电凝固术止血。由于放射损伤的组织供血不良，易形成纤维化，再生功能低下，凝固部位易发生坏死，故应注意防止瘘的形成。

（5）骶前封闭疗法。在直肠与尾骨之间以 0.25%普鲁卡因 80~100ml 作浸润性封闭，每 5~7 天 1 次。2~3 次治疗后，有可能缓解症状。

三、放射性肝炎

放射性肝炎：由于肝脏接受过量的放射线照射后，引起的炎症性反应，见于肝脏恶性肿瘤的放射治疗过程中。它通常发生在放射后 2~6 周。其发生主要与放射总剂量有关。另外还与肝脏受放射区的面积大小、肝脏的肿瘤侵犯程度，肝细胞处于增殖状态与否等因素有关。

1.放射性肝炎的病理。

病理上可见肝血窦扩张、充血、肝细胞萎缩、肝小叶结构塌陷，在中央静脉和小叶下静脉内，血管内皮细胞脱落，嗜银纤维沉着、血管腔狭窄或闭塞。

表 4-6　RTOG 对放射性肝炎的分级

0 级	无
1 级	轻度无力；恶心，消化不良；轻度肝功能不正常
2 级	中度症状；肝功能检测有些不正常；血清白蛋白正常
3 级	肝功能不全；肝功能检测不正常；低白蛋白，水肿或腹水
4 级	坏死/肝昏迷或肝性脑病

2.放射性肝炎临床表现。

肝脏肿大，大量腹水，有时伴有黄疸，类似于肝静脉阻塞性疾病时的 Budd-Chiari 综合征。实验室检查提示肝功能损害。

3.放射性肝炎的处理。

病人应卧床休息、给高蛋白、高热量饮食、限制盐摄入。并对症给予利尿剂，必要时腹腔穿刺放腹水。放射性肝炎，经过治疗或者恢复（一般在四个月内），或者在短期内肝功能衰竭而死亡。不常见但不允许发生的放射性损伤。

四、放射性脊髓炎

放射性脊髓炎是肿瘤放射治疗中不可逆的严重并发症，随着放疗设备的改进及放疗技术能力的提高，使放射治疗达到更高的精确度，此严重并发症已很少见。

1.放射性脊髓炎分类。

(1) 短暂型放射性脊髓炎。

(2) 迟发横贯性放射性脊髓炎。

(3) 急性放射性脊髓炎。

2.放射性脊髓炎的临床表现。

(1) 短暂型放射性脊髓炎：

感觉异常：如肢体麻木、刺痛、触痛、烧灼感以及颈肩部疼痛等，典型的低头曲颈触电样征：即低头时，出现从颈部沿着背部脊椎向下肢或四肢放射性的触电感，头复位时，症状消失；屈颈动作愈迅速有力，触电感亦愈强烈，如屈颈动作缓慢，触电感则较轻微；

此期多无神经系统异常体征，常为头颈部肿瘤放射治疗后损伤的一种短暂症状，一般发生于放射治疗后 2-4 个月，症状常在数周至几个月自发性消退，亦可作为慢性进行性放射性脊髓病的第一个征象出现 。

(2) 迟发横贯性放射性脊髓炎：也称慢性进行性放射性脊髓炎，多为脊髓放射损伤的远期反应，常出现一侧或双侧下肢感觉障碍，以后逐渐进展出现运动障碍，脊髓半侧或完全性横贯性损害 。

(3) 急性放射性脊髓炎：少见，急性起病，常见在几小时至几天内发展为截瘫或四肢瘫痪，多表现为上运动神经元损害的特征，双下肢肌张力增高，腱反射亢进，病理反射阳性伴损害平面以下深浅感觉减退 。

3. 放射性脊髓炎的治疗。

(1) 放射性脊髓炎是严重的不可逆的放疗并发症，尚无有效的治疗方法，主要以预防为主。下面的一些治疗可延缓病情发展或改善临床症状的方法：

(2) 急性期：采用大剂量激素冲击疗法；20%甘露醇每次 125ml 加压静脉滴注，根据病情 4~6 h 重复；50%葡萄糖溶液 100ml/次静脉推注与甘露醇交替使用；应用改善微循环药物及血管活化剂；

慢性期和恢复期：高压氧治疗；应用促进神经细胞恢复药物并配合主动或被动功能锻炼；针灸及

功能性电刺激；循环药物及血管活化剂，如低分子右旋糖苷、复方丹参；促进神经细胞恢复药物如神经节苷脂。

第九节　剂量学

【X 线射野剂量学】

1. 放射治疗的几个基本概念：

（1）源皮距（SSD）；

（2）源轴距（SAD）；

（3）源瘤距（STD）；

（4）参考点。

2. X 线剂量学的几个基本概念：

（1）照射量；

（2）吸收剂量；

（3）比释动能；

（4）电子平衡条件。

3. 百分深度剂量（PDD）。

（1）定义：

对百分深度剂量的影响：射野中心轴上某一深度 d 处的吸收剂量率 Dd 与参考点深度 d0 处剂量率 Dd0 的百分比。

$$PDD=\frac{D_d}{D_{d0}}\times 100\%$$

（2）规律：

①百分深度剂量随射线能量变化；

②射野面积和形状对百分深度剂量影响；

③源皮距对百分深度剂量的影响；

4. 组织体模比和组织最大剂量比：

定义：模体中射野中心轴上任意一点的剂量率与空间同一点模体中射野中心轴上参考深度（t0）处同一射野的剂量率之比。

$$TMR(d,FSZ_d)=TPR(d,FSZ_d)=\frac{\dot{D}_d}{\dot{D}_{dm}}=\frac{\dot{D}_d}{\dot{D}_m}$$

5. 处方剂量计算。

（1）处方剂量：确认的射野安排，欲达到一定的靶区剂量 DT，换算到标准体模内每个使用射野的射野中心轴上最大剂量点处的剂量 Dm，单位为 cGy。

（2）加速器剂量率标定：

当使用射野的最大剂量点处的剂量 Dm（如使用直线加速器）或剂量率（如钴-60 治疗机）是以

参考射野 10×10cm 的剂量 Dm 或剂量率标定。

对加速器，一般在 SSD 或 SAD 处，标定 1cGy=1MU，MU 为加速器剂量仪上的监测跳数。对钴-60 治疗机，认为剂量率稳定，处方剂量通过 SSD 或 SAD 处的剂量率表示表示成时间，单位为 s。

（3）加速器剂量计算公式：

$$D_m = \frac{D_t}{PDD \bullet S_p(FSZ) \bullet OUF(FSZ_0) \bullet (SSD\text{因子})}$$

6. 常用照射野方案。

（1）两野对穿照射。特点：最简单的组合技术，照射方式可用 SSD 或 SAD 技术， 摆位技术简单，重复性好，但正常组织和邻近入射表面的组织受到过量照射。

（2）两野交角照射。两开野照射形成一定角度时必须加一定角度的楔形板。如典型的上颌窦照射。

（3）两野相邻照射。当单野照射时还满足不了照射范围时，需要两野相邻照射。其关键技术在于避免交叠时造成的剂量冷点和热点。主要解决方法有：①共用同一个边界；②预留间隔；③半野照射。

（4）三野组合照射。三野组合用途更广泛，可以灵活调整权重以避开危及器官和调整最大剂量的分布区域。如典型的一前两后斜野照射胸段食管癌，此外还有一前两侧照射盆腔肿瘤。

（5）四野组合照射。多用于盆腔肿瘤和腹部肿瘤，其剂量分布为箱型。

（6）旋转照射。需要在中高档的治疗计划系统上完成。

（7）非共面照射。多个非共面照射可以提高靶区的适形度，同时降低周围正常组织的剂量受量。但一般必须在三维治疗计划系统上完成。

【电子线射野剂量学】

高能电子线在现代肿瘤放射治疗中有着重要的地位，特别是对表浅肿瘤（深度小于 5cm）的治疗，其射野设计的简明和剂量分布的优越使之几乎成为唯一的选择。高能电子线因其剂量特性而能避免靶区后深部组织的照射，这是电子线优于高能 X 线的地方，也是电子线最重要的剂量学特点。据统计，在接受放射治疗的患者中，10~15%的患者在治疗过程中要应用高能电子线，主要用于治疗表浅或偏心的肿瘤和浸润的淋巴结。高能电子线应用于肿瘤的放射治疗始于 20 世纪 50 年代初期，一开始由电子感应加速器产生，后来发展为由直线加速器产生。现代医用直线加速器除提供两档高能 X 线外，通常还提供能量范围在 4~25 MeV 之间的数档高能电子线。

1. 电子线的射野剂量学特点。

（1）高能电子束具有有限的射程，可以有效保护病变后的正常组织；

（2）易于散射，皮肤剂量相对较高，且随电子能量的增加而增加；

（3）随着电子束限光筒到患者皮肤距离的增加，射野的剂量均匀性迅速变劣、半影增宽；

（4）百分深度剂量随射野大小特别在射野较小时变化明显；

（5）不均匀组织对百分深度剂量影响显著。

2. 电子线特有的剂量学参数。

高能电子线无论是百分深度剂量还是等剂量分布都远较高能 X 线复杂，剂量学参数较多，除了与高能 X 线定义一致的 PDD 和 等参数，电子线还有其它一些有别于高能 X 线的剂量学参数。

（1）电子线的射程。

（2）电子线能量参数。

（3）电子线的离轴比。

（4）电子线的均整度、对称性及半影。

（5）电子线的等剂量线分布特点。

3. 电子线的一般照射技术。

由于电子线容易散射的特性，影响输出剂量的因素比较多，因此在临床应用时应特别注意：照射时应尽量保持射野中心轴垂直入射表面，即限光筒端面与患者皮肤平行；同时保持限光筒端面至皮肤的正确距离。这是由于电子线的一些重要剂量学参数，如百分深度剂量、输出因子及等剂量分布曲线，极易受到诸如人体曲面、斜入射和源皮距等影响发生较大的变化。这些变化有些没有规律性，有些虽有一定规律性可采用数学的方法进行校正，但也必须进行实际测量，得到具体照射条件的实测数值，供临床作计划时参考。

1. 电子线处方剂量 ICRU 参考点。

高能电子线，主要用于治疗表浅或偏心的肿瘤和浸润的淋巴结，通常使用单野标准源皮距技术。国际放射单位和测量委员会（International Commission on Radiation Units and Measurements, ICRU）2004 年颁布了 ICRU 71 号报告（Prescribing, Recording, and Reporting Electron Beam Therapy），对电子线治疗的各种体积和剂量做出了明确的规定，对处方、记录和报告做出了详细的说明和建议。

通常在高能电子线单野照射时，当线束垂直入射时，选择适当的能量和限光筒使得射野中心轴上最大剂量点处在计划靶体积（planning target volume, PTV）的中心（或中心区域），此时中心轴上最大剂量点可作为处方剂量 ICRU 参考点；当最大剂量点不在 PTV 的中心区域时，PTV 的中心也可作为处方剂量 ICRU 参考点，有时最大剂量甚至允许超过处方剂量 20%，但必须报告最大剂量值及所在位置。后一种情况需注意皮肤剂量有可能大于处方剂量。

当使用不规则野、线束斜入射或需要作组织不均匀校正时，建议用治疗计划系统计算剂量分布，处方剂量点选在 PTV 中心（或中心区域）处，并报告靶区的剂量不均匀性情况。

2. 能量和照射野的选择。

根据电子线百分深度量随深度变化的规律，电子线能量选择可根据下式：

$$E \approx 3 \times d_{后} + 2 \sim 3$$

式中能量 E 单位为 MeV；$d_{后}$ 指 PTV 后缘深度，单位为 cm，一般取在 90%（或 95%）剂量深度（有时限于条件可适当放宽，但不能小于 80%）；2~3 为选用不同射野大小和电子能量设置所加的调整数。临床中选择电子线能量一般应根据靶区深度，靶区剂量的最小值及危及器官可接受的耐受量等因素综合考虑。

4. 射野形状及铅挡技术。

电子线的射野形状总是由电子线限光筒或在限光筒底端插入由低熔点铅（low melting-point alloy lead, LML）制成的中有开口的一定厚度挡板形成，前者一般形成限光筒标准野，后者形成非标准野（包括矩形野和不规则野）。实际工作中，也有用铅橡皮直接放在患者体表需要被遮挡的部位形成非标准野。

5. 电子线的补偿技术。

在电子线治疗中，补偿块被用来改变电子线在患者体内的剂量分布，通常主要用于以下三方面：(1) 提高皮肤剂量；(2) 补偿人体不规则的体表使之平坦；(3) 减弱电子线的穿透能力。